Annette Heuwinkel-Otter (Hrsg.)

Anke Nümann-Dulke (Hrsg.)

Norbert Matscheko (Hrsg.)

Menschen pflegen

Annette Heuwinkel-Otter (Hrsg.)
Anke Nümann-Dulke (Hrsg.)
Norbert Matscheko (Hrsg.)

Menschen pflegen

Band 1

Pflegeprinzipien
Fachabteilungen
Beruf und Karriere

Mit 312 farbigen Abbildungen und 76 Tabellen

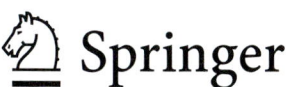

Annette Heuwinkel-Otter
Leopoldstr. 108b
80802 München

Anke Nümann-Dulke
Kluskampstr. 29
32657 Lemgo

Norbert Matscheko
Entenbachstr. 15
81541 München

ISBN-10 3-540-23507-8 **Springer Medizin Verlag Heidelberg**
ISBN-13 978-3-540-23507-1 **Springer Medizin Verlag Heidelberg**

Bibliografische Information der Deutschen Bibliothek
Die Deutsche Bibliothek verzeichnet diese Publikation in der Deutschen Nationalbibliografie;
detaillierte bibliografische Daten sind im Internet über http://dnb.ddb.de abrufbar.

Dieses Werk ist urheberrechtlich geschützt. Die dadurch begründeten Rechte, insbesondere die der Übersetzung, des Nachdrucks, des Vortrags, der Entnahme von Abbildungen und Tabellen, der Funksendung, der Mikroverfilmung oder der Vervielfältigung auf anderen Wegen und der Speicherung in Datenverarbeitungsanlagen, bleiben, auch bei nur auszugsweiser Verwertung, vorbehalten. Eine Vervielfältigung dieses Werkes oder von Teilen dieses Werkes ist auch im Einzelfall nur in den Grenzen der gesetzlichen Bestimmungen des Urheberrechtsgesetzes der Bundesrepublik Deutschland vom 9. September 1965 in der jeweils geltenden Fassung zulässig. Sie ist grundsätzlich vergütungspflichtig. Zuwiderhandlungen unterliegen den Strafbestimmungen des Urheberrechtsgesetzes.

Springer Medizin Verlag

springer.de

© Springer Medizin Verlag Heidelberg 2006
Printed in Germany

Die Wiedergabe von Gebrauchsnamen, Warenbezeichnungen usw. in diesem Werk berechtigt auch ohne besondere Kennzeichnung nicht zu der Annahme, dass solche Namen im Sinne der Warenzeichen- und Markenschutzgesetzgebung als frei zu betrachten wären und daher von jedermann benutzt werden dürften.

Produkthaftung: Für Angaben über Dosierungsanweisungen und Applikationsformen kann vom Verlag keine Gewähr übernommen werden. Derartige Angaben müssen vom jeweiligen Anwender im Einzelfall anhand anderer Literaturstellen auf ihre Richtigkeit überprüft werden.

Planung: Barbara Lengricht, Berlin
Projektmanagement: Dr. Ulrike Niesel, Heidelberg
Redaktion: Ute Villwock, Heidelberg
Zeichner: Annette Gack, Neuendettelsau; GbR Hippmann, Schwarzenbruck
Fotograf: Jürgen Drexler, Zweibrücken
Redaktion und Illustrationen Schülerseiten: Claudia Styrsky, München
Lektorat Schülerseiten: Ina Pfitzner, Stuttgart
Design und Titelbild: deblik Berlin

SPIN 11324195
Satz: Fotosatz-Service Köhler GmbH, Würzburg
Druck und Bindearbeiten: Stürtz GmbH, Würzburg
Gedruckt auf säurefreiem Papier   22/2022 – 5 4 3 2 1 0

Vorwort

1 Ein Elefant hat i.d.R. vier Beine – ein etwas anderes Vorwort

Liebe Leserinnen und Leser,

die ersten Worte dieses Buches richten sich an Sie. Für Sie ist dieses Werk gemacht! Wie ist es Ihnen ergangen? Sind Sie über die Überschrift gestolpert und neugierig geworden? Genau das möchten wir erreichen.

Wir möchten Sie neuGIERIG machen, wir möchten Sie be-REICH-ern und wir möchten Sie beGEISTern. Kurz gesagt – wir möchten Sie für dieses Werk gewinnen. Unsere Idee war es, ein Lehrbuch zu machen nach dem Motto: **Leicht lernen mit Spaß**.

Geschrieben wurden diese Bücher für Schülerinnen und Schüler der Gesundheits-/Krankenpflege-, der Gesundheits-/Kinderkrankenpflege-, der Altenpflegeausbildung, der Krankenpflegehilfe- und Altenpflegehilfe sowie für Lehrer und Lehrerinnen der entsprechenden Berufsfelder und für beruflich Pflegende, die ihrer **Verpflichtung** nachkommen, ihr **Fachwissen aktuell zu halten**.

In zweiter Linie sind die Bücher für jeden geeignet, der sich für Pflege interessiert, sich mit Pflege auseinandersetzt oder jemanden zu Hause pflegt, da Sie auch ohne Erläuterungen aus dem Unterricht Handlungstipps, Anregungen und Hintergrundwissen nutzen können.

Und nun noch eine Bitte! Machen Sie es nicht wie viele andere und überspringen die **folgenden Seiten** der Einleitung oder überfliegen Sie diese nur, weil Sie glauben, hier stünde nur Belangloses. Mitnichten! Hier finden Sie Wichtiges, z. B. zum Thema Lernen, das didaktische Konzept und Hinweise zum Aufbau der Bücher. Dies ist Ihre Gebrauchsanleitung – oder als Begriff aus der Medikamentenlehre – **Ihr** »**Beipackzettel**«. Da heißt es: Vor der Anwendung lesen!

2 Auf der Jagd nach dem grünen Diamanten – Von der Idee zur Umsetzung

Es war während der Krankenpflegeausbildung (1979–1982) als wir, Anke und Annette, uns erstmals ein Pflegelehrbuch wünschten, das Spaß macht und das Lernen erleichtert. 1990 sahen wir uns wieder. Die eine, Anke, war inzwischen Lehrerin für Pflegeberufe und arbeitete an unserer ehemaligen Krankenpflegschule. Die andere wollte Lehrerin für Pflegeberufe werden und absolvierte dort ein Praktikum. Wir erinnerten uns: »Weißt Du noch, die Idee mit dem Buch? Wir müssten es wirklich angehen …«. Und dabei blieb es vorerst. 1998 holten wir die im Kopf vergrabene Idee wieder ans Tageslicht. Und diesmal taten wir, was wir sagten.

Auf das Buchkonzept, Pflege anhand von **Pflegediagnosen** zu vermitteln, einigten wir uns schnell. Dann kam die Feinarbeit, d. h. die Auswahl und Anpassung der Pflegediagnosen, die Erarbeitung und der Abgleich des Inhaltsverzeichnisses mit den aktuellen Lehrplänen, die Entwicklung des didaktischen Konzeptes, die Suche nach Autoren, einem Fachbeirat, einem Verlag und, und, und … Wir erstickten in Arbeit und sprachen deshalb zur Unterstützung Norbert Matscheko an. Er entschloss sich schnell, trotz des fast fertigen Konzeptes, mitzumachen und zu dritt ging es dann viel besser.

> Man muss etwas Neues machen, um etwas Neues zu sehen.
> *Georg Christoph Lichtenberg*

Die Zeit verflog im Nu und mit ihr änderte sich vieles: das Altenpflegegesetz, die Novellierung des Krankenpflegegesetzes, die neue NANDA-Taxonomie, der Ansatz einer generalisierten bzw. integrierten Pflegausbildung u. v. m. Alles sollte, wollte in unser Buch hinein. Da hieß es verändern, anpassen und erneuern. Auch wurde klar, dass Schüler keine dicken Bücher, sog. »Pflegebibeln«, mögen, weil sie unhandlich und schwer zu tragen sind. Auch aus diesem Wissen zogen wir die Konsequenzen und das hieß: Aus eins mach drei. Und nun gibt es die Buchfamilie Menschen pflegen mit drei Bänden.

Im übertragenen Sinne wollten wir schreiben wie Erich Dombrowski, der ehemalige Chefredakteur der Mainzer Allgemeinen Zeitung und Mitherausgeber der FAZ, es seinen Mitarbeitern empfahl:

»Ihr müsst so schreiben, dass Euch die Marktfrau am Dom versteht, der Winzer in Rheinhessen das Blatt lesenswert findet und auch der Universitätsprofessor euch ernst nimmt.«

Ist das gelungen? Sind die Inhalte verständlich, macht es Spaß, mit den Büchern zu arbeiten, fehlt etwas oder ist etwas überflüssig? Bitte schreiben Sie uns, was Sie denken! Wir sind für Ihre Rückmeldungen dankbar! Nutzen Sie die Antwortkarte in diesem Buch oder schicken Sie eine E-Mail an pflege@springer.com.

Wir wünschen Ihnen viel Spaß beim Lesen, Lernen und Anwenden und hoffen auf Lob und Kritik von Ihnen.

Mit herzlichen Grüßen

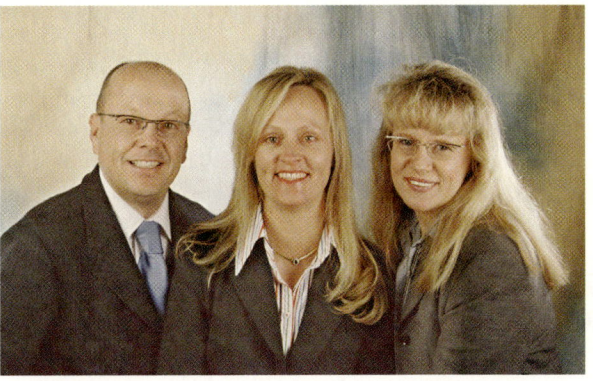

Norbert Matscheko   Annette Heuwinkel-Otter   Anke Nümann-Dulke

PS.: Hat Sie die Überschrift an etwas erinnert? Es ist der Titel eines Filmes von 1984 mit Michael Douglas, Kathleen Turner und Danny De Vito in den Hauptrollen. Es geht dabei um einen im Dschungel versteckten Schatz, der verzweifelt und unter großen Gefahren gesucht wird. Der Film endet mit einem Happy End. Parallelen zur Buchentstehung sind dabei nicht zu leugnen.

3 With a Little Help From My Friends

Ein langer Atem und Durchhaltevermögen aller Beteiligten hat dieses Projekt ermöglicht. Lust und Frust lagen dabei manches Mal eng beieinander und dennoch haben wir gemeinsam unser Ziel erreicht. Wir bedanken uns herzlich bei allen, die diesen Weg mitgegangen sind oder uns ein Stück des Weges begleiteten haben. Jeder trug etwas bei, aus dem wir lernen konnten.

Besonderen Dank schulden wir **Claudia Styrsky** für die Redaktion der Schülerseiten, die sie mit viel Engagement gestaltet und zu dem gemacht hat, was sie jetzt sind, und für die gelungenen Comics. Unser Dank gilt auch Frau Monika Gelderbloom, die bei den Schülerseiten der Bände 2 und 3 mitwirkte. Danken möchten wir auch den **Mitglieder des Fachbeirates**, die immer wieder Kapitel gegengelesen haben und deren fachlicher Rat unverzichtbar war. Des Weiteren bedanken wir uns bei **Peter Jacobs**, der die Rechtsfälle erarbeitet hat und damit das Buchkonzept mitprägte, **Manfred H. Riedel**, der uns für viele Schülerseiten Anregungen gab, **Rita Hollmann-Karsten**, die uns Anregungen zu den Themen Intensivpflege und Lebensgefahr gab, **Anita Knizia**, die uns stets ermutigte weiterzumachen, **Beatrix Meier**, die uns fachlichen Rat gab, **Dr. Andreas Merget**, der bei urologischen Fachfragen weiterhalf, **Dr. Ralf Patrunky**, der uns bei chirurgischen Fragen zur Seite stand, **Magdalena Heuwinkel**, die uns als ehemalige Krankenschwester von früher erzählte und damit die Verbindung zwischen damals und heute schuf, und **Ulrich Brumbauer**, der uns im Fachbereich Psychiatrie unterstützte.

Ein herzliches Dankeschön sagen wir auch allen Schülern und Pflegenden, die uns während der Bucherstellung mit hilfreichen Hinweisen immer wieder auf den »Boden der Pflege« zurückholten.

Dank sei vor allem auch dem Springer Medizin Verlag und **Herrn Dr. Georg Ralle**, der das Risiko eingegangen ist, ein völlig neues Buchkonzept zu publizieren. Besonders danken wir **Frau Barbara Lengricht** für ihren persönlichen Einsatz, ihre unermüdliche Unterstützung und Motivation und dafür, dass sie uns manchmal vor dem Abheben rettete. Außerdem danken wir **Frau Ulrike Hartmann** für ihren beständigen Ansporn, den **Lektoren** für die Bearbeitung der Manuskripte, Herrn Maid-Kohnert, der bei Band 2 und 3 stets bei allen Manuskripten den Überblick behielt, Herrn **Jürgen Drexler** für die Fotografien, Frau **Annette Gack**, Frau **Christine** und Herrn Dr. **Michael von Solodkoff** für die ansprechenden Zeichnungen, **Herrn Max Mönnich** für das Layout des Buches und den **Mitarbeitern des Satzbetriebes**, die unter Zeitdruck Unmögliches möglich gemacht haben.

Den ersten Band der Buchfamilie Menschen pflegen widmen wir
- unseren Lebenspartnern und Familien, die uns unterstützt, getröstet, motiviert und verständlicherweise mal mehr oder weniger geduldig die Buchentstehung mitgetragen haben
- und einer lieben Kollegin, Margit Büttner, die uns bis kurz vor ihrem Tod vor allem im Rahmen der Pflegemaßnahmen für Kinder sehr unterstützte. Sie war mit Leib und Seele Kinderkrankenschwester und Lektorin und wünschte sich kurz vor ihrem Tod, in diesem Buch genannt zu werden.

Die Herausgeber

Annette Heuwinkel-Otter
Gesundheits- und Krankenpflegerin mit Weiterbildung für Anästhesie- und Intensivpflege, Leitung des Pflegedienstes einer Station, Lehrerin für Pflegeberufe und Pflegedienstleitung, Abteilungspflegedienstleiterin im Krankenhaus Neuperlach; Lektorin, später Programmleiterin für Pflege- und weitere Heilberufe im medizinischen Fachverlag Urban & Schwarzenberg; Onlineredakteurin im Gesundheit-Scout 24; seit 1999 Journalistin, Autorin, Dozentin für Gesundheit, Pflege und Medizin. Seit 1987 Mitglied im Deutschen Berufsverband für Pflegeberufe (DBfK) Landesverband (LV) Bayern e.V., 1993–1997 Vorstandsmitglied, 1997–2001 stellv. Vorstandsvorsitzende, 2001–2004 Vorstandsvorsitzende

Norbert Matscheko
B.Sc. Angewandte Gesundheitswissenschaften, Gesundheits- und Krankenpfleger mit Weiterbildung für Anästhesie- und Intensivpflege, Leitung des Pflegedienstes einer Station, Lehrer für Alten- und Krankenpflege; Akademieleitung der Bayerischen Pflegeakademie und seit 2004 Geschäftsführer der Gesellschaft für Gesundheits- und Pflegebildung in Bayern, einer gemeinnützigen Einrichtung des DBfK, LV-Bayern e.V.

Anke Nümann-Dulke
Dipl. Pflegepädagogin (FH), Gesundheits- und Krankenpflegerin, Gesundheits- und Krankenpflegerin in der Schweiz, Leitung des Pflegedienstes einer Station, Referentin für Pflege-, Fort- und Weiterbildung; Autorin und Herausgeberin von Pflegefachliteratur und Unterrichtsmaterialien; seit 1992 Schulleiterin der Krankenpflegeschule am Klinikum Lemgo

Der Fachbeirat

Franz Allmer
Diplomierter Gesundheits- und Krankenpfleger – DGKP, Akademischer Pflegemanager; Oberpfleger an der II. Neurologischen Abteilung im Krankenhaus Hietzing mit Neurologischem Zentrum Rosenhügel in Wien

Prof. Dr. Sabine Bartholomeyczik
Krankenschwester, Dipl. Soziologin, Dr. rer. pol., habil. Pflegewissenschaft; Universitätsprofessorin, Lehrstuhl Epidemiologie - Pflegewissenschaft, Universität Witten/Herdecke, Institut für Pflegewissenschaft; Vorsitzende der Deutschen Gesellschaft für Pflegewissenschaft

Friederike Graß
Physiotherapeutin, Bobath-Therapeutin, Kinaesthetics-Trainerin; freiberufliche Tätigkeit als Physiotherapeutin, Dozentin und Supervisorin für Kinästhetik in Fördereinrichtungen für Menschen mit Behinderungen

Beate Hechtle-Frieß
Dipl. Psychologin; klinische Psychotherapeutin im Aphasiker-Zentrum Unterfranken gGmbH, Würzburg

Die Herausgeber, der Fachbeirat, die Autoren

Karla Kämmer
Dipl. Organisationsberaterin, Gesundheits- und Krankenschwester, Altenpflegerin, Studium der Sozialwissenschaften; Leitung von Bildungseinrichtungen sowie von Wohneinrichtungen für Senioren und für Menschen mit Behinderung. Kuratorin der Demenz Support Stuttgart; Beiratsmitglied des Heidelberger Instituts für Gerontologie zur Entwicklung eines Instrumentes zur Lebensqualität Demenzerkrankter (H.I.L.DE.). Inhaberin KK Training Beratung Weiterbildung, Essen; Lehrauftrag an der Katholischen Fachhochschule Freiburg

Peter König
Dipl. Pflegewirt (FH), Gesundheits- und Krankenpfleger; Pflegedienstleiter, Projektleiter, DRG-Beauftragter Klinik für Tumorbiologie Freiburg; Lehraufträge und Gastvorlesungen an diversen Hochschulen und Weiterbildungsinstituten; aktive Mitarbeit im DBfK e.V. Bundesverband; Direktor des ICN Accredited Research and Development Centre: Deutschsprachige ICNP Nutzergruppe, Mitglied der ICF-Arbeitsgruppe am DIMDI

Dr. med. Wolfgang Otter
Dr. med., Krankenpfleger, Internist, Schwerpunktbezeichnung Kardiologie; Oberarzt der Kardiologischen Abteilung am Städtischen Klinikum München GmbH – Klinikum Schwabing, München; ab Juli 06 niedergelassen im Zentrum Innere Medizin (ZIN), Unterschleißheim/München

Annemarie Schäper
Dipl. Pflegepädagogin (FH), Dipl. Pflegemanagerin (FH), Kinderkrankenschwester; stellvertretende Pflegedirektorin am Universitätsklinikum Münster

Die Autoren

Maren Asmussen-Clausen (Kapitel 8)
Dipl. Pädagogin, Krankenschwester; freiberuflich tätig als Kinaesthetics-Trainerin und Qualitätsberaterin in Pflege- und Behinderteneinrichtungen in Deutschland und Dänemark, DK, Tinglev; Mitglied im DBfK e.V.

Rüdiger Bauer (Kapitel 7)
Magister Sozialmanagement, Krankenpfleger mit Weiterbildung Psychiatrie, Psychotherapie und Psychosomatik, Ausbilder klientenzentrierte Gesprächsführung, Autor; seit 2002 Leiter im IBI-Institut, Berater für Gesundheitseinrichtungen, Leiter des Verlages ibicura, Trainer zu Fortbildungen mit dem Schwerpunkt »Beziehungspflege«

Anne Gebert (Kapitel 9.1)
Dipl. Pflegewirtin (FH), Gesundheits- und Krankenpflegerin mit Weiterbildung Intensiv- und Anästhesiepflege; wissenschaftliche Mitarbeiterin am Deutschen Institut für angewandte Pflegeforschung (dip), Köln, Arbeitsschwerpunkte: Erhaltung und Förderung von Selbstständigkeit im Alter, Prävention und Gesundheitsförderung in der Pflege

Uwe Genge (Kapitel 24)
Gesundheits- und Krankenpfleger mit Weiterbildung Psychiatrie; Stabstelle Pflegewissenschaft und -forschung

Martin Gieseke (Kapitel 1, 2, 4, 5)
BScN, stud. MScN, Krankenpfleger (reg. SRK), Fachlehrer im Gesundheitswesen, Pflegewissenschaftler; Stabstelle Pflegewissenschaft am Institut für Pflegeberufe, Städtisches Klinikum München GmbH – Klinikum Schwabing, München

Friederike Graß (Kapitel 8)
▶ Beirat

Silvia Grauvogl (Kapitel 22)
Gesundheits- und Krankenschwester mit Weiterbildung Pflege in der geriatrischen Rehabilitation, Pflegedienstleitung; tätig als Referatsleitung für Ambulante Pflege und Altenpflege, DBfK-LV-Bayern e.V.

Sieglinde Gross (Kapitel 27)
Krankenschwester mit Weiterbildung Palliative Care

Jürgen Grosser (Kapitel 14)
Dipl. Berufspädagoge (FH); Leiter des Bildungszentrums für Gesundheits- und Sozialberufe St. Johannisstift

Lieselotte Hertrich-Jácamo (Kapitel 13)
Krankenschwester mit Weiterbildung für Anästhesie und Intensivpflege, Lehrerin für Pflegeberufe, Sozialbetriebswirtin; freiberuflich tätig im Bereich Managementberatung für Informations- und Kommunikationstechnologien im Gesundheitswesen

Annette Heuwinkel-Otter (Didaktisches Konzept, Kapitel 3)
▶ Herausgeber

Dieter Hirsch-Nilsen (Kapitel 16, 17)
Krankenpfleger mit Weiterbildung OP-Pflege; ausgebildet an der Fuerst-Stirum Klinik in Bruchsal; tätig im Haukeland Universitet Sykehus in Bergen, Norwegen

Peter Jacobs (Kapitel 6, Rechtsfälle auf den Schülerseiten)
Pflegedirektor des Klinikums der Universität München, Großhadern-Innenstadt, Lehrer für Pflegeberufe; Mitglied im redaktionellen Fachbeirat der Fachzeitschriften: intensiv, Die Schwester/Der Pfleger, Pflege- und Krankenhausmanagement; Fachbuchautor mit den Schwerpunkten: Pflegerecht, Pflegemanagement und Fusionsmanagement

Maria Jaeger (Kapitel 9.3 – 9.5)
Dipl. Pflegepädagogin (FH), Krankenschwester; freiberufliche Trainerin und Dozentin mit den Schwerpunkten Gruppendynamik, Kommunikation und Beziehungen; Pflegepädagogin an der Schwesternschule der Universität Heidelberg

Dietmar Kirchberg (Kapitel 12, 18)
Dipl. Pflegewirt (FH), Gesundheits- und Krankenpfleger; Bildungsreferent DBfK-LV-Bayern e.V., interner Qualitätsprozessbegleiter

Eva Knipfer (Kapitel 12, 19)
Dipl. Pflege- und Gesundheitswissenschaftlerin, Krankenschwester mit Weiterbildung Anästhesie und Intensivmedizin, Lehrerin für Pflegeberufe; wissenschaftliche Mitarbeiterin, Gefäßchirurgie Klinikum rechts der Isar der Technischen Universität München

Caroline Koletzki (Kapitel 10)
Krankenschwester mit Weiterbildung Leitung des Pflegedienstes einer Station

Jasenka Korečić (Kapitel 26)
Krankenschwester; verantwortliche Pflegefachkraft und stellvertretende Heimleiterin im GRN-Altenpflegeheim, Nussloch; Tätigkeit als Praxisanleiterin in der Altenpflegeausbildung und freiberufliche Dozentin an der Fachschule für Altenpflege; Weiterbildung: Stationsleitungskurs, Weiterbildung zur Leiterin des Pflegedienstes und Heimleitung

Waltraud Küntzle (Kapitel 20)
Krankenschwester mit Weiterbildung Nephrologie; Pädagogische Leitung; ifw – Institut für Fort- und Weiterbildung; tätig in der Aus- Fort- und Weiterbildung, Schwerpunkt nephrologische Pflege; PHV – Der Dialysepartner, Patienten-Heimversorgung Gemeinnützige Stiftung

Brigitte Marty-Teuber (Kapitel 8)
Logopädin, Kinaesthetics-Trainerin; freiberufliche Tätigkeit als Kinaesthetics-Trainerin, CH–Will

Norbert Matscheko (Kapitel 3, 5, 19)
▶ Herausgeber

Anke Nümann-Dulke (Kapitel 3)
▶ Herausgeber

Cosima Pinkowski (Kapitel 23)
Dipl. Medizin-Pädagogin, Ergotherapeutin; tätig an der Hochschule für angewandte Wissenschaft und Kunst (HAWK), FH Hildesheim/Holzminden/Göttingen, Fakultät Soziale Arbeit und Gesundheit, Studiengänge Ergotherapie, Logopädie und Physiotherapie

Manfred H. Riedel (Kapitel 28, 29)
Lehrer für Pflegeberufe, Bibliodramaleiter; Schulleiter in der Diakonie Neuendettelsau an der Berufsfachschule für Krankenpflege, Neuendettelsau und an der Berufsfachschule für Altenpflege Roth; Dozent an der Internationalen Akademie DiaLog, Neuendettelsau

Annemarie Schäper (Kapitel 25)
▶ Beirat

Susanne Schneider (Kapitel 11)
Dipl. Pflege- und Gesundheitswissenschaftlerin, Krankenschwester mit Weiterbildung Anästhesie- und Intensivpflege; tätig als Mitarbeiterin im Vertragsmanagement einer gesetzlichen Krankenkasse in Dresden

Claudia Styrsky (Redaktion und Graphiken Schülerseiten)
Gesundheits- und Krankenpflegerin, EU-Qualifikation »Public Health in Nursing«; nach dem Studium der Kunstgeschichte und Bühnengestaltung freischaffende Bühnen- und Kostümbildnerin, seit 2001 tätig als Gesundheits- und Krankenpflegerin und Mentorin in der Notaufnahme eines Münchener Krankenhauses; aktives Mitglied in der Nachwuchsarbeit des DBfK-LV-Bayern e.V.

Birgit Unfug (Kapitel 21)
Krankenschwester mit Weiterbildung allgemeine Kinder- und Krankenpflege, Stationsleitung, Palliativpflege; Tätigkeit in der Unfallchirurgie, Inneren Medizin, Ambulanter Pflegedienst für Onkologie; tätig als Leiterin der Kardio/Pulmonologie mit Herzkatheterlabor im Städtischen Klinikum München GmbH – Klinikum Schwabing, München; Mitglied beim DBfK-LV-Bayern e.V.; Häuslicher Onkologiepflege Verein (Hope)

Patric Walter (Kapitel 15)
Dipl. Pflegewirt (FH), Krankenpfleger; pflegerische Leitung der Inneren Funktionsdiagnostik am Krankenhaus der Barmherzigen Brüder in München (Endoskopie, Kardiologie, Sonographie und Pulmonologie); Mitgliedschaft in der DEGEA (Deutsche Gesellschaft für Endoskopie-Assistenzpersonal)

Dr. Angelika Zegelin-Abt (Kapitel 9.2)
Dr. rer. med., M.A., Krankenschwester, Lehrerin für Pflegeberufe, Studium der Erziehungswissenschaften; Pflegewissenschaftlerin im Institut für Pflegewissenschaft, Universität Witten/Herdecke, Curriculumbeauftragte, u. a. zuständig für »pflegebezogene Patienten-/Familienedukation«, Herausgeberin zahlreicher Fachartikel und Buchbeiträge, z. B. zu Pflegeritualen, Sprache und Pflege, Doktorarbeit zum Thema »Bettlägerigkeit«

Autorenverzeichnis

Asmussen-Clausen, Maren
Skovfennen 11, 6360 Tinglev, Dänemark

Bauer, Rüdiger
Institut für Beziehungsmarketing
und Individualökonomie (IBI)
Dorfstr. 13, 86869 Unterostendorf

Gebert, Anne
Deutsches Institut für angewandte
Pflegeforschung e.V.
Hülchraterstr. 15, 50670 Köln

Genge, Uwe
Eichenhang 49, 89075 Ulm

Gieseke, Martin
Hermann-Lang-Straße 3, 86833 Ettringen

Graß, Friederike
St. Anna-Str. 74, 86424 Dinkelscherben

Grauvogl, Silvia
DBfK Landesverband Bayern
Romanstr. 67, 80639 München

Gross, Sieglinde
Hinterer Rebstock 2a, 56410 Montabaur

Grosser, Jürgen
Bildungszentrum für Gesundheits- und
Sozialberufe am St. Johannisstift
Neuhäuser Straße 24–26,
33102 Paderborn

Hertrich-Jácamo, Lieselotte
Bellinozastr. 1, 81475 München

Heuwinkel-Otter, Annette
Leopoldstr. 108b, 80802 München

Hirsch-Nilsen, Dieter
Kleppevegen 68, 5300 Kleppestø, Norge

Jacobs, Peter
Klinikum der Universität München –
Innenstadt
Maisstr. 11, 80337 München

Jaeger, Maria
Von der Tann Str. 8, 69126 Heidelberg

Kirchberg, Dietmar
DBfK LV Bayern
Romanstr. 67, 80639 München

Knipfer, Eva
Portweg 7, 80939 München

Koletzki, Caroline
Finkenweg 19, 56337 Eitelborn

Korečić, Jasenka
Gückelsberg 4, 69226 Nußloch

Küntzlc, Waltraud
IFW – Institut für Fortbildung
und Weiterbildung der Patienten
Dorfstr. 10, 71636 Ludwigsburg

Marty-Teuber, Brigitte
La Rete GmbH
Hofbergstr. 45, 9500 Wil, Schweiz

Matscheko, Norbert
Entenbachstr. 15, 81541 München

Nümann-Dulke, Anke
Kluskampstr. 29, 32657 Lemgo

Pinkowski, Cosima
Zur Eibe 46, 47802 Krefeld

Riedel, Manfred H.
Lange Laenge 35, 91564 Neuendettelsau

Schäper, Annemarie
Westfälische Wilhelms-Universität Münster
Albert-Schweitzer-Str. 33, 48197 Münster

Schneider, Susanne
Obergraben 8a, 01097 Dresden

Unfug, Birgit
Kaltenbachstr. 6, 81459 München

Walter, Patric
Ordenslandstr. 4, 82140 Olching

Zegelin-Abt, Angelika
Institut für Pflegewissenschaft,
Universität Witten/Herdecke
Stockumerstr. 12, 58453 Witten

Inhaltsverzeichnis

I Einsteigen ohne auszusteigen: Das didaktische Konzept

Einsteigen ohne auszusteigen – Das didaktische Konzept XIX
Ent-DECKe die Möglichkeiten XX
Pflegediagnosen – auswählen, anpassen, zusammenfügen, entwickeln XXII
Die Qual der Wahl – Berufsbezeichnungen XXII
Wissen speichern – aber wie? XXIV
Lehrer und Dozentenseiten (nicht für Schüler …) XXXIII

II Zurück in die Zukunft: Pflegeverständnis

1 Pflege – was ist das? 3
Martin Gieseke
1.1 Ein wichtiger Unterschied: informelle Pflege und berufliche Pflege 4
1.2 Schlüsselbegriffe der Pflege 10
1.3 Ethik, Moral und Dilemma in der Pflege 18
1.4 Pflegeethik 22
1.5 Schlüsselqualifikationen – Voraussetzung für berufliche Pflege 27
Schülerseite 30

2 Pflege als Prozess 33
Martin Gieseke
2.1 Wie alles begann… – historischer Hintergrund . . . 35
2.2 Phasen des Pflegeprozesses – das 6-Phasen-Modell 35
2.3 Pflegeprozess anwenden – Für und Wider 48
2.4 Pflege dokumentieren – aber wie? 51
Schülerseite 57

3 Pflegediagnosen 59
Annette Heuwinkel-Otter, Norbert Matscheko, Anke Nümann-Dulke
3.1 Geschichtliche Entwicklung der Pflegediagnosen 60
3.2 Verknüpfung von Pflegediagnosen und Pflegeprozess 62
3.3 Bestandteile von Pflegediagnosen 69
3.4 Arten von Pflegediagnosen 73
3.5 Der Weg zur Pflegediagnose – pflegediagnostischer Prozess 75
3.6 Klassifikationen von Pflegediagnosen 77
3.7 Im Vergleich – Pflegediagnosen und medizinische Diagnosen 79
Schülerseite 81

4 Pflegetheorien/Pflegewissenschaft 83
Martin Gieseke
4.1 Pflegetheorien und Pflegemodelle 84
4.2 Pflegeforschung 100
4.3 Beruflich Pflegende und Pflegeforschung 105
Schülerseite 110

5 Pflegequalität 113
Martin Gieseke, Norbert Matscheko
5.1 Qualität – was ist das? 114
5.2 Qualität in der Pflege – Pflegequalität 119
5.3 Qualitätsförderung in der Pflege 121
5.4 Pflegeleitbild – Definition, Ziele, Inhalte 126
5.5 Pflegeorganisationsformen – Pflegesysteme 127
Schülerseite 131

6 Pflegerecht 133
Peter Jacobs
6.1 Rechte und Gesetze 134
6.2 Die ungeklärte Frage nach der Pflegequalität 138
6.3 Kleines Lexikon der rechtlichen Grundbegriffe . . . 139
6.4 Grundlagen zum Haftungsrecht 145
6.5 Die Delegation von Aufgaben 147
Schülerseite 153

III Gewusst wie: Grundlagen der Pflegetechniken

7 Menschen 157
Rüdiger Bauer
7.1 Der Mensch in der Pflege 158
7.2 Menschenbilder 161

7.3	Funktionen des Mensch-Seins	165		11	**Perioperative Pflege**	275
7.4	Rollen von Menschen in Pflegesituationen	167			*Susanne Schneider*	
7.5	Pflegebeziehung – ein Handlungsmodell	169		11.1	Präoperative Phase	276
7.6	Werte und Normen in der Pflege	171		11.2	Intraoperative Phase	280
7.7	Nähe und Distanz – Beziehungsbedürfnisse	173		11.3	Postoperative Phase	281
	Schülerseite	175			Schülerseite	291

8	**Kinästhetik: Leben ist Bewegung – Bewegung ist Leben**	177
	Brigitte Marty-Teuber, Friederike Graß, Maren Asmussen-Clausen	
8.1	Der Einfluss von Menschenbildern auf die Pflege	178
8.2	Die Grundannahmen der Kinästhetik	178
8.3	Die 6 Konzepte der Kinästhetik	181
8.4	Kinästhetikprogramme	187
8.5	Kinästhetik und Prävention	197
	Schülerseite	199

12	**Geräte nutzen und anwenden: Medizinproduktegesetz**	293
	Dietmar Kirchberg, Eva Knipfer	
12.1	Der kleine Unterschied: Medizinproduktegesetz – Medizinprodukte-Betreiberverordnung	294
12.2	Für wen gelten MPG und MPBetreibV?	294
12.3	Was sind Medizinprodukte?	295
12.4	Keine Anwendung ohne Einweisung	296
12.5	»10-Punkte-Programm« für die Einweisung am Beispiel einer Infusionspumpe	299
12.6	Im Fall eines Falles	301
	Schülerseite	304

9	**Krankheit vermeiden – Gesundheit erhalten**	201
	Anne Gebert, Angelika Zegelin-Abt, Maria Jaeger	
9.1	Prävention und Gesundheitsförderung	202
	Anne Gebert	
9.2	Patienten-/Familienedukation – informieren, schulen, beraten	211
	Angelika Zegelin-Abt	
9.3	Gesunderhaltung und Eigenschutz des Pflegepersonals	222
	Maria Jaeger	
9.4	Hygienegrundlagen zur Gesundheitssicherung	234
	Maria Jaeger	
9.5	Krank durch den Beruf – Berufskrankheiten begegnen	239
	Maria Jaeger	
	Schülerseite	246

13	**Miteinander arbeiten im Rahmen ärztlicher Diagnostik und Therapie**	307
	Lieselotte Hertrich-Jácamo	
13.1	Die ungeklärte Frage: wer macht was?	308
13.2	Radiologische und andere bildgebende Verfahren	309
13.3	Nuklearmedizin	314
13.4	Strahlentherapie	315
13.5	Strahlenschutz – Gesetze und Maßnahmen	316
13.6	Endoskopische Eingriffe	317
13.7	Laboruntersuchungen	318
13.8	Medikamentöse Therapie und Impfen	319
13.9	Medizinische Funktionsdiagnostik	330
13.10	Punktionen und Biopsien	333
	Schülerseite	336

IV Wissen und spezialisieren: Fachrichtungen und Arbeitsgebiete

10	**Wahrnehmen, beobachten, untersuchen**	249
	Caroline Koletzki	
10.1	Was ist was?	250
10.2	Wahrnehmungsgesetze	252
10.3	Beeinflussung von Wahrnehmung bzw. Beobachtung	253
10.4	Wahrnehmen und beobachten in der Pflege	257
10.5	Pflegerische Untersuchung	263
	Schülerseite	272

14	**Ambulanz**	339
	Jürgen Grosser	
14.1	Begriffserklärung und Patientensituation	340
14.2	Abteilungsaufbau und -organisation	342
14.3	Aufgaben des Pflegepersonals	343

14.4	Diagnostische und therapeutische Maßnahmen	346	20	**Dialyse**	431
14.5	Rechtliche Aspekte	347		*Waltraud Küntzle*	
	Schülerseite	349	20.1	Begriffserklärung und Patientensituation	432
			20.2	Abteilungsaufbau und -organisation	435
15	**Endoskopie**	351	20.3	Aufgaben des Pflegepersonals	437
	Patric Walter		20.4	Qualitätssicherung der Dialysebehandlung	439
15.1	Begriffserklärung und Patientensituation	352	20.5	Rechtliche Aspekte	440
15.2	Abteilungsaufbau und -organisation	352		Schülerseite	442
15.3	Aufgaben des Pflegepersonals	353			
15.4	Diagnostische und therapeutische Maßnahmen	357	**21**	**Herzkatheterlabor**	445
15.5	Rechtliche Aspekte	363		*Birgit Unfug*	
	Schülerseite	365	21.1	Begriffserklärung und Patientensituation	446
			21.2	Abteilungsaufbau und -organisation	447
16	**Zentralsterilisation**	367	21.3	Aufgaben des Pflegepersonals	449
	Dieter Hirsch-Nilsen		21.4	Diagnostische und therapeutische Maßnahmen	452
16.1	Begriffserklärung	368	21.5	Rechtliche Aspekte	456
16.2	Aufbau und -organisation	368		Schülerseite	458
16.3	Aufgaben der Mitarbeiter	369			
16.4	Sterilisationsverfahren	373	**22**	**Ambulante Pflege**	461
16.5	Rechtliche Aspekte (europäisches Recht)	376		*Silvia Grauvogl*	
	Schülerseite	377	22.1	Begriffserklärung und Patientensituation	462
			22.2	Einrichtungsarten und -organisation	463
17	**Operationsabteilung**	379	22.3	Aufgaben der Mitarbeiter	467
	Dieter Hirsch-Nilsen		22.4	Diagnostische und pflegetherapeutische Maßnahmen	469
17.1	Begriffserklärung und Patientensituation	380	22.5	Rechtliche Aspekte	470
17.2	Abteilungsaufbau und -organisation	382		Schülerseite	473
17.3	Aufgaben des Pflegepersonals	385			
17.4	Diagnostische und therapeutische Maßnahmen	388	**23**	**Rehabilitative Einrichtungen**	475
17.5	Rechtliche Aspekte	388		*Cosima Pinkowski*	
	Schülerseite	390	23.1	Begriffserklärung und Patientensituation	476
			23.2	Abteilungsaufbau und -organisation	478
18	**Anästhesieabteilung**	391	23.3	Aufgaben des Pflegepersonals	482
	Dietmar Kirchberg		23.4	Diagnostische und therapeutische Maßnahmen	486
18.1	Begriffserklärung und Patientensituation	392	23.5	Rechtliche Aspekte	490
18.2	Abteilungsaufbau und -organisation	392		Schülerseite	492
18.3	Aufgaben des Pflegepersonals	395			
18.4	Diagnostische und therapeutische Maßnahmen	400	**24**	**Psychiatrische Einrichtungen**	495
18.5	Rechtliche Aspekte	407		*Uwe Genge*	
	Schülerseite	410	24.1	Begriffserklärung und Patientensituation	496
			24.2	Abteilungsaufbau und -organisation	500
19	**Intensivstation**	411	24.3	Aufgaben des Pflegepersonals	501
	Eva Knipfer, Norbert Matscheko		24.4	Diagnostische und therapeutische Maßnahmen	504
19.1	Begriffserklärung und Patientensituation	412	24.5	Rechtliche Aspekte	506
19.2	Abteilungsaufbau und -organisation	413		Schülerseite	507
19.3	Aufgaben des Pflegepersonals	416			
19.4	Diagnostische und therapeutische Maßnahmen	421			
19.5	Rechtliche Aspekte	427			
	Schülerseite	429			

25	**Pädiatrische Einrichtungen** 509
	Annemarie Schäper
25.1	Begriffserklärung und Patientensituation 510
25.2	Abteilungsaufbau und -organisation 511
25.3	Aufgaben des Pflegepersonals 513
25.4	Diagnostische und therapeutische Maßnahmen . . 517
25.5	Rechtliche Aspekte 518
	Schülerseite 521

26	**Geriatrische Einrichtungen** 523
	Jasenka Korečić
26.1	Begriffserklärung und Situation älterer Menschen 524
26.2	Einrichtungsaufbau und -organisation 526
26.3	Aufgaben des Pflegepersonals 531
26.4	Diagnostische und therapeutische Maßnahmen . . 538
26.5	Rechtliche Aspekte 539
	Schülerseite 543

27	**Hospize** 545
	Sieglinde Gross
27.1	Begriffserklärung und Patientensituation 546
27.2	Aufbau und Organisation eines Hospizdienstes . . . 548
27.3	Aufgaben der Mitarbeiter 550
27.4	Diagnostische und therapeutische Maßnahmen . . 553
27.5	Rechtliche Aspekte 553
	Schülerseite 555

V Agieren und qualifizieren: Beruf und Karriere

28	**Karriereplanung für Pflegeberufe** 559
	Manfred H. Riedel
28.1	Karriereplanung – was ist das? 560
28.2	Ausbildung und mehr 561
28.3	Persönlichkeitsentwicklung 563
28.4	Persönlichkeit als Erfolgsmarke 564
28.5	Gutes Benehmen 565
28.6	Beziehungen nutzen?! 567
28.7	Richtig bewerben 568
	Schülerseite 572

29	**Lebenslang Lernen** 575
	Manfred H. Riedel
29.1	Lernen kann jeder – regelmäßig fortbilden 576
29.2	Lernen hilft weiter – gezielt weiterbilden 578
29.3	Lernen macht klug – studieren und promovieren . 579
29.4	Lernen ist spannend – Auslandserfahrung sammeln 579
	Schülerseite 583

VI Suchen und finden: Serviceteil

Gewusst wer: Pflegeorganisationen – organisiert sein ist alles?! 586
Gewusst wohin: Internetadressen 594
Gewusst was: Glossar 595
Gewusst woher: Abbildungsverzeichnis 602
Gewusst wo: Stichwortverzeichnis 605

Marie-Luise Müller

Präsidentin des Deutschen Pflegerates (DPR), Berlin

Menschen pflegen wird für das 21. Jahrhundert eine der größten gesellschaftlichen Herausforderungen. Dabei erhält die Aus-, Weiter- und Hochschulbildung für die verschiedenen Gesundheits- und Pflegeberufe eine hohe Bedeutung. Notwendig ist eine breite generalistische Qualifizierung mit späterer Spezialisierung für die unterschiedlichen Gesundheitseinrichtungen, um auf die Globalisierung der Gesundheitsmärkte vorbereitet zu sein.

Vera F. Birkenbihl

Managementtrainerin, Leiterin des Instituts für gehirn-gerechtes Arbeiten

Menschen pflegen setzt immer eine Beziehung voraus. Je mehr Respekt die Pflegenden ihren Mitmenschen entgegen bringen, desto wohler fühlen sich beide Parteien. Nur so kann Menschenwürde sich entfalten (bei beiden).

Einsteigen ohne auszusteigen – Das didaktische Konzept

Annette Heuwinkel-Otter

Ent-DECKe die Möglichkeiten

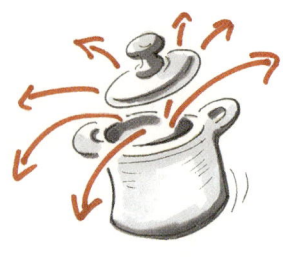

Das Wort »unmöglich« gibt es nur im Wörterbuch für Narren.
Napoleon

Pflegepraxis und Pflegewissenschaft sind vielfältig, da viele Wissenschaften wie Medizin, Psychologie oder Soziologie einfließen. Sie machen das Pflegewissen sehr komplex. Wer Pflege lernen will, muss fachübergreifend denken und lernen. Pflege ist zwar »zusammengesetzt« und von anderen Wissenschaften beeinflusst, aber das Konzept und der Aufbau der Buchfamilie Menschen pflegen macht deutlich, dass Pflege eine anspruchsvolle Aufgabe ist und viele eigenständige Bereiche hat. Unser Ziel ist es, uns vom Denken der vergangenen Jahrzehnte zu verabschieden, dass Pflege nahezu ausschließlich von der Medizin bestimmt wird. Daher bilden auch nicht die Krankheitsbilder das Rückgrat der Bücher, an das die Pflege, quasi als Ergänzung, angehängt wird. Wir wollen mit dieser Buchfamilie bislang »**Nebensächliches**«, nämlich die **Pflege, zur Hauptsache machen**. Den **Schlüssel** dazu **bilden** die **Pflegediagnosen**. Sie sind deshalb der Dreh- und Angelpunkt der Buchfamilie und bestimmen in Band 2 und 3 die **Buchstruktur**:

Band 1 beinhaltet das **Pflegeverständnis** und die **pflegerischen Arbeitsgebiete**, die während der Ausbildung relevant sind. Folgende Fragen werden geklärt: Was ist Pflege, was und wer leistet sie, was ist notwendig, um sie leisten zu können? Wie sieht die rechtliche Situation aus? Was sind Pflegediagnosen, wie stellt man sie? Wie sehen die Fachgebiete aus, auf was müssen sich Schüler im Praxiseinsatz vorbereiten? Welche Arbeitsprinzipien sind in der Gemeinde- und Intensivpflege, Psychiatrie etc. sinnvoll? Was bedeutet »lebenslanges Lernen«? Wie finde ich meine »Traumstelle«?

Band 2 erläutert ausführlich 60 ausgewählte **Pflegediagnosen** und die darauf abgestimmten **Pflegemaßnahmen**. Dabei werden Fragen geklärt wie: Wie ist eine Pflegediagnose definiert und zu erkennen? Auf welche Kennzeichen ist zu achten? Welche Beobachtungstechniken werden wann und wie angewendet? Welche Pflegemaßnahmen gibt es, um die Pflegediagnose zu beeinflussen, und wie sind sie auszuführen? Welche präventiven Maßnahmen sind zu berücksichtigen? Wie können Pflegebedürftige angeleitet und beraten werden?

Band 3 beschreibt in Korrelation zu den Pflegediagnosen stehende **Krankheitsbilder** und 55 **Lebenssituationen**. Geklärt wird: Welche Hintergründe hat eine Erkrankung oder eine Lebenssituation, wie entstehen sie? Welche medizinischen bzw. pflegerischen Maßnahmen sind zur Heilung, Linderung oder Prävention notwendig? Wie können Menschen in schwierigen Lebens- und Krankheitssituationen unterstützt werden?

Diese Buchfamilie entspricht keinem Fachbuch im ursprünglichen Sinne. Sie, liebe Leser, sollen auf **Ent-DECK-ungsreise** gehen. Neben dem für Sie wichtigen Fachwissen gibt es noch Anderes und bisher für ein Pflegelehrbuch Ungewöhnliches zu ent-DECK-en. Lassen Sie sich überraschen und lesen Sie auch dazu »Wissen speichern, aber wie?«

> Lernpsychologische Erkenntnisse beweisen: Wissen, das man selber erarbeitet und damit ent-DECKt, bleibt länger im Gedächtnis. So macht Lernen Spaß.

Wissen macht (selbst)sicher

Als Begleiter in der Ausbildung sollen Bücher Ihre Partner sein, damit Sie Ihre Ausbildungsziele erreichen und Schlüsselqualifikationen erlangen.

Diese Bücher tun auch etwas für Sie ganz persönlich: Wissen stärkt Sie! Ist Ihr Wissen auf dem aktuellen Stand, wird sich dies in Ihrer Leistung, in der Anerkennung durch andere und in Ihrem Erfolg niederschlagen. Wissen befähigt Sie, Zusammenhänge herzustellen, um anderen gegenüber argumentieren zu können.

Was Pflege ist und kann, muss vielen Menschen erklärt werden, von selbst erklärt sich nichts. Können Sie die Wichtigkeit und die Inhalte Ihrer Arbeit darstellen, werden Sie ernst genommen und erhalten Anerkennung und Akzeptanz von anderen.

> **Insidertipp**
> Sie erhalten durch das Erlernte und die praktische Erfahrung Sicherheit und Vertrauen in die eigene Arbeit und Achtung vor Ihrer eigenen Leistung. Ihr Selbstbewusstsein und Selbstwertgefühl wachsen.

Menschen verstehen

Sie werden lernen, Menschen unterschiedlicher Altersstufen, mit abweichenden Charakteren und aus verschiedenen Gesellschaftsschichten zu verstehen, damit diese auch Sie verstehen. Im Pflegeberuf gilt es, sich in andere hineinzuversetzen und sie dort abzuholen, wo sie stehen. Verstehen sie einander nicht, werden viele Pflegemaßnahmen nicht erfolgreich sein.

Sie werden auch lernen, mit anderen Berufsgruppen zu kooperieren und zusammen zu arbeiten. Dabei haben alle ein gemeinsames Ziel: den Betroffen Hilfestellung zu geben.

> **Insidertipp**
> Freuen Sie sich, einen Beruf gewählt zu haben, in dem Sie täglich in direktem Austausch mit Menschen stehen. Dieses Miteinander wird nie langweilig und ist immer wieder eine neue Herausforderung.

Lebenssituationen bewältigen

Sie werden in der Pflege nicht nur kranken Menschen begegnen, sondern auch solchen, die sich abgesehen vom Grund ihrer Pflegedürftigkeit in unterschiedlichen Situationen wie Einsamkeit, Armut, Scheidung, Midlife-Crisis oder Transsexualität befinden. Sie lernen, diese Lebenssituationen einzuschätzen und damit umzugehen.

> **Insidertipp**
> Dennoch werden Sie auch manchmal Ihre eigene Hilflosigkeit spüren und erkennen, dass Medizin und Technik nicht mehr helfen können, sondern nur noch Ihre eigene Gegenwart und die Tatsache, dass Sie Mensch für den Menschen sind. Eine verantwortungsvolle Aufgabe, die Sie stolz machen darf und anderen hilft.

Lernen fürs Leben

Sie sollen in Ihrer Ausbildung lernen, dass Ihr pflegerisches Handeln pflegebedürftigen Menschen zu Gesundheit, Wohlbefinden, Geborgenheit und Linderung verhilft. Sie sollen Unterstützung bei Ihrer täglichen Arbeit und im Umgang mit anderen bekommen. Sie erhalten Argumentationshilfen und können die Frage: »Warum wird was gemacht?« beantworten. Und

Sie lernen, mit anderen Menschen auch in schwierigen Situationen adäquat umzugehen und können so die richtigen Worte finden.

> **Insidertipp**
>
> Pflege beruht auf Beziehung und Interaktion mit Pflegebedürftigen, deren Bezugspersonen und anderen Berufsgruppen. Wenn Sie auf andere eingehen und offen miteinander sprechen, werden Sie Wertschätzung erfahren.

Pflegediagnosen – auswählen, anpassen, zusammenfügen, entwickeln

Der größte Teil der hier verwendeten und genannten Pflegediagnosen basiert auf den **NANDA-Pflegediagnosen** und auf der in Band 1, Kapitel 3 angegebenen Literatur, vor allem auf den Büchern von Marilynn E. Doenges, Mary Frances Moorhouse, Alice C. Giessler-Mun (2004) *Pflegediagnosen und Maßnahmen*. Hans Huber Verlag ,Bern; Marjory Gordon, Sabine Bartholomeyczik (2001) *Pflegediagnosen*. Urban & Fischer bei Elsevier, München; Harald Stefan, Franz Allmer, Josef Eberl (2004) *Praxis der Pflegediagnosen*. Springer, Wien; NANDA-International (2005) *NANDA-Pflegediagnosen. Definition und Klassifikation 2005–2006*. Hans Huber Verlag, Bern.

Da es **derzeit 172** NANDA-Pflegediagnosen gibt und sich die Zahl ständig verändert, haben die Herausgeber eine **Auswahl getroffen**, viele zusammengefügt, einige abgewandelt und die Benennung, d. h. den Diagnosetitel, vereinheitlicht.

So wurden beispielsweise einige »Gefahrendiagnosen« erweitert, da wir als Herausgeber der Meinung sind, dass Pflegende nicht nur die Gefahr für etwas erkennen (z. B. Infektionsgefahr), sondern häufig auch die aktuelle Sachlage beurteilen müssen (z. B. Infektion). Das bedeutet: Pflegende beurteilen nicht nur, ob eine Wunde gefährdet ist, sich zu infizieren, sondern auch, ob eine Wunde infiziert ist oder nicht. Entsprechende Beobachtungen und Einschätzungen geben sie an den Arzt weiter.

Teilweise fehlten uns bei den NANDA-Pflegediagnosen verschiedene Aspekte oder wir hielten sie für den deutschsprachigen Raum für unverständlich bzw. nicht sinnvoll einsetzbar. Deshalb wurden einige Pflegediagnosen wie z. B. »Lebensgefahr« neu entwickelt, bzw. es wurden der Diagnosetitel und die Definition angepasst. Lesen Sie dazu auch **Kapitel 3**!

Anhand der gesonderten Übersicht, die Sie in der Einleitung von Band 2 und 3 finden, wird ersichtlich, welche NANDA-Diagnosen zusammengefasst und welche von uns neu entwickelt wurden.

Die Qual der Wahl – Berufsbezeichnungen

Die geschützten Berufsbezeichnungen Krankenschwester/Krankenpfleger, Kinderkrankenschwester/Kinderkrankenpfleger (nach dem Krankenpflegegesetz von 1985) bzw. Gesundheits-/Krankenpflegerin bzw. Gesundheits-/Krankenpfleger und Gesundheits-/Kinderkrankenpflegerin bzw. Gesundheits-/Kinderkrankenpfleger nach dem neuen Krankenpflegegesetz vom 1.01.2004 setzen wir hier nur eingeschränkt ein. Dies hat mehrere Gründe.

Auf der einen Seite sind diese Bezeichnungen sehr lang, etwas umständlich und behindern deshalb den Lesefluss. Auf der anderen Seite würden sich die Altenpflegerinnen und Altenpfleger mit diesen Bezeichnungen nicht angesprochen fühlen. Auch ist es schwierig abzuwägen, welche Berufsbezeichnung man an welcher Stelle im Text verwendet, da ein Patient oder Bewohner oft von verschiedenen Pflegeberufen versorgt wird.

Um diesen Unwegsamkeiten aus dem Weg zu gehen, verwenden wir die Begriffe **Pflegende, beruflich Pflegende** oder **Pflegepersonal**. Ganz glücklich sind wir mit dieser Entscheidung nicht, denn der Begriff »Pflegende« ist undifferenziert, da auch pflegende Angehörige oder Pflegehelfer darunter verstanden werden können.

Daher hatten wir uns zunächst auf den Begriff **Pflegetherapeut** verständigt, denn die Pflegeausbildungen werden in Zukunft durch die integrierte oder generalisierte Ausbildung verstärkt zusammenwachsen und dieses Lehrwerk ist bereits darauf ausgerichtet. Außerdem können unter dem Begriff alle 3-jährig ausgebildeten Pflegenden zusammengefasst werden.

Was spricht noch für den Begriff Pflegetherapeut? Die Pflege von Menschen umfasst u. a.:

- **Kompensatorische Aufgaben** mit therapeutischen Auswirkungen (Versorgen bzw. Unterstützen), z. B. bei der Nahrungsaufnahme helfen oder Essen eingeben, damit Kranke sich nach einer Erkrankung erholen und zu Kräften kommen, Sterbende nicht an Lebensqualität einbüßen oder alte Menschen möglichst lange gesund und selbstständig bleiben.
- **Beobachtung,** inklusive Situationseinschätzung von Patienten oder Bewohnern, zum Stellen von Pflegediagnosen sowie Planen und Anpassen des Therapiekonzeptes (Pflegemaßnahmen und ärztliche Maßnahmen).
- **Therapeutische Aufgaben,** wie Pflegemaßnahmen planen, z. B. im Rahmen der Prävention, der Gesundheitsberatung oder Prophylaxen; im Rahmen der Rehabilitation, z. B. Schlucktraining oder Gehtraining; im Rahmen der Kuration therapeutische Konzepte anwenden, z. B. Basale Stimulation, Bobath-Konzept etc.
- **Zusammenarbeit mit Ärzten**, z. B. bei ärztlichen Aufgaben mitwirken (Legen eines Venenkatheters), den Arzt über den Zustand eines Patienten oder über vorgenommene Pflegemaßnahmen informieren, mit dem Arzt geplante Pflegemaßnahmen abstimmen (z. B. Nahrungsaufbau, Wundbehandlung) und ärztliche Anordnungen umsetzen (z. B. Medikamentengabe).

Viele der **Aufgaben** werden **eigenständig ausgeführt und verantwortet**, so wie es **§3 Krankenpflege- und Altenpflegegesetz** vorsieht. Die Pflege von Menschen hat zudem einen hohen therapeutischen Ansatz, d. h. therapeutische Hintergründe und Auswirkungen, so dass die Bezeichnung Pflegetherapeut u. E. den Kern trifft.

An dieser Stelle möchten wir die schon lange geführte **Diskussion** um die Berufsbezeichnungen in den Pflegeberufsgruppen nochmals anregen. Die Einführung der Berufsbezeichnung Pflegetherapeut haben wir für diese Ausgabe zurückgestellt, da die von uns gewählte Berufsbezeichnung bei einigen Mitstreitern auf Rückhalt, bei anderen jedoch auf Ablehnung stieß. Auch im Autorenteam wurde kontrovers diskutiert. Frau Dr. Zegelin-Abt tritt z. B. für die Bezeichnung »Pflegekundige bzw. Pflegekundiger« ein. Auch andere Bezeichnungen wie »Pflegeexpertin bzw. Pflegeexperte« wurden in die Diskussion gebracht.

Eines jedoch ist sicher: Wird zukünftig eine gemeinsame Pflegeausbildung etabliert, benötigen wir eine Bezeichnung, die alle 3-jährig ausgebildeten Pflegeberufe vereint. Und noch einen Schritt weitergedacht bedeutet dies: Wir brauchen auch eine Berufsbezeichnung für die Helferberufe in der Pflege.

Die Diskussion um die Berufsbezeichnung kursiert seit etwa 15 Jahren. Es ist es an der Zeit, eine Entscheidung zu treffen, damit uns die Zeit nicht einholt und wir gezwungen sind, schnell eine Notlösung zu finden. Bitte beteiligen Sie sich an dieser Diskussion und geben Sie **Ihre Meinung** ab. **Schicken Sie eine E-mail an: pflege@springer.com**

Nichts geschieht ohne Risiko, aber ohne Risiko geschieht auch nichts.
Walter Scheel

Etwas bewegen kann man nur durch Bewegen.
A. Heuwinkel-Otter

Wissen speichern – aber wie?

Früher hielt man das während der Ausbildung erworbene Fachwissen für viele Jahre ausreichend. Heute hingegen ist lebenslanges Lernen erforderlich (▶ Kap. 29). Erhält heute in unserer **Wissensgesellschaft** jemand sein Examen bzw. Diplom und passt sein Wissen nicht laufend den neuen Erkenntnissen an, ist er **in 4–5 Jahren hoffnungslos out-of-date**.

»Wie schrecklich«, werden manche sagen, weil sie mit **Unmut und Furcht** an ihre **Schulzeit** denken. Allein der Begriff »Lernen« löst bei vielen Menschen **negative Gefühle** und Lernfrust aus. Die **Synonyme für Lernen** verdeutlichen die negativen Assoziationen: büffeln, ochsen, pauken, bimsen, auf den Hosenboden setzen, eintrichtern, die Schulbank drücken. Nicht gerade motivierend, oder? Aber dennoch, ohne Lernen geht es nicht mehr!

Von der Lernlust zum Lernfrust

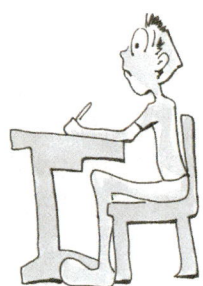

Ein Kind ist neugierig und lernt gerne, um seine Welt zu erkunden. Vieles erlernt es spielerisch und mühelos, z. B. die Muttersprache, Ballspielen, Radfahren, Essen mit Besteck (▶ Kap. W1). Dabei verspürt es Lust und Freude. Aber mit zunehmenden Alter folgen **Maßregelungen** und z. T. Bestrafung **für das kindliche Ausprobier- und Lernverhalten**: Fass das nicht an! Frag nicht soviel! Und in der Schule: Sitz still! Sei ruhig! Stellt ein Lehrer eine Frage und schaut das angesprochene Kind zur Zimmerdecke, weil es sich konzentriert, bekommt es vielleicht zu hören: »Da oben steht es bestimmt nicht geschrieben«, und die ganze Klasse lacht. So lernt jedes Kind die Unlust am Lernen.

Unser Bildungssystem schafft es: Es nimmt den Kindern die Neugierde und damit die Lust an Neuem. Als Erwachsene fristen sie oft ihr Leben als »Lernmuffel« und entziehen sich häufig jeder Lernsituation, indem sie sich standhaft Neuem gegenüber verweigern. Dieses Phänomen ist übrigens auch in Pflegeberufen weit verbreitet. Seit der **PISA-Studie 2000** ist das Dilemma unseres Bildungssystems bekannt. Jeder weiß inzwischen, dass sich Lernen und Lehren in den Schulen, aber auch in anderen Bereichen, dringend verändern müssen. Auch uns haben diese Ergebnisse aufgeschreckt und wachgerüttelt. Deshalb gehen wir neue Wege und bieten in den Büchern Möglichkeiten zum spielerischen Ent-DECK-en im Rahmen des Selbststudiums und zur Unterrichtsgestaltung an.

Den Lernfrust besiegen – gehirngerecht Lernen

Lernen geschieht auf viele Arten. Voraussetzung sind sog. **Neuronen** (Nervenzellen) in unserem Gehirn, von denen wir etwa 20 Millionen besitzen. Durch elektrische Signale aktivieren und deaktivieren sie sich gegenseitig. Diese Schaltungen verändern sich permanent und reagieren sehr dynamisch. **Denken** beinhaltet, dass sich Neuronen verschalten und so bestimmte Strukturen schaffen. Das Gehirn ist fähig, sich ständig den Erfordernissen seines Gebrauchs anzupassen (Neuroplastizität).

> Wissen als Ergebnis von Lernprozessen ist ein komplexes, vernetztes dynamisches System, das sich in der Vernetzung von Neuronen manifestiert. Alle Außeneinflüsse, z. B. Wahrnehmungen, werden entweder in das vorhandene Wissenssystem integriert oder verworfen (▶ Kap. 10).

Wissen speichern – aber wie?

Die Gehirnforschung und Lernphysiologie ist noch lange nicht abgeschlossen. Einiges dazu können Sie in den Kapiteln D1 und W1 nachlesen. Aufgrund dieses Wissens sollte dieses didaktische Konzept einen wirklichen Lern-WERT enthalten. Bei der Realisierung stießen wir auf Menschen, die sich seit Jahren für ein verbessertes Bildungssystem einsetzen und neue Lernmethoden entwickeln, u. a. die Professoren für Didaktik Peter Gallin, Hilbert Meyer, Urs Ruf oder die Managementtrainerin **Vera F. Birkenbihl,** die 1996 das »**gehirn-gerechte Lernen**« entwickelte.

Ihre Lernstrategien inspirierten uns und flossen in das didaktische Konzept ein. So sind u. a. die Schülerseiten entstanden, die zum **eigenständigen Lernen mit Spaß** befähigen und auf denen Lehrer Tipps und Anregungen für ihre Unterrichtsgestaltung finden. Außerdem enthalten die Bücher einige **Lehrerseiten**, die im Internet weitergeführt werden (voraussichtlich ab Frühjahr 2007). Insgesamt sind die Bücher so aufgebaut, dass nicht jedes Buch bzw. Kapitel von vorne nach hinten durchgelesen werden muss, um die Inhalte zu verstehen. Vielmehr soll und darf hin und her gesprungen und selektiv gelesen werden. So wird ent-DECK-en und damit eigenständiges Lernen möglich.

An dieser Stelle bedanken wir uns bei allen, die uns inspirierten und uns Mut zu diesem Buchkonzept machten. Vor allem danken wir Vera F. Birkenbihl, die uns mit Tipps, Kritik, Anregungen und der Erlaubnis, ihre Beispiele benutzen zu dürfen, sehr unterstützte. 1000 Dank!

Von Neuro-Mechanismen, NLLS und Küglis

Vera F. Birkenbihl entwickelte bzw. entwickelt Lernstrategien, die auf Neuro-Mechanismen, NLLS, das heißt Nicht-Lern Lern-Strategien und sog. Küglis beruhen (Birkenbihl). Der Begriff »Kügli« kommt aus der Schweiz, man kann aber auch von Punkten oder Sternen sprechen.

Was sind Neuro-Mechanismen?

Vera F. Birkenbihl hat 17 **angeborene neurologische Grundbedürfnisse** identifiziert, sie spricht von sog. Neuro-Mechanismen. Analog zu ihrer Wichtigkeit für effektives Lernen erhalten sie Sterne. Die wichtigen Neuro-Mechanismen erhalten 2 oder 3 Sterne (Tab. 1).

Was heißt NLLS?

Um die genannten Neuro-Mechanismen zu aktivieren, entwickelte Vera F. Birkenbihl eine Reihe von **strategischen Maßnahmen**. Diese nennt sie **NLLS: Nicht-Lern Lern-Strategien**. Die Strategien sind jeweils nach ihrer Wichtigkeit mit ein oder zwei Sternen belegt (Tab. 2). Diese derzeit 39 Techniken können Lehrer einsetzen bzw. Schüler lernen und selbst anwenden.

Tabelle 1. Neuro-Mechanismen (nach Birkenbihl)

	Neuro-Mechanismen	Sterne
1.	ABSTRAHIEREN (Regeln ableiten)	★
2.	ASSOZIATIVes Denken	★★
3.	BEDEUTUNG (Sinn, Wesen) suchen	★
4.	BEWEGUNG	★
5.	EXPLORER (eigene Ent-DECK-ungen)	★
6.	FRAGEN	★★
7.	IMITATION	★★
8.	INCIDENTAL	★★★
9.	KATEGORISIEREN	★★
10.	MUSTER (Gemeinsamkeiten) suchen, finden, erkennen	★★
11.	NEUGIERDE (befriedigen, wecken)	★
12.	PROBIEREN OHNE ANGST	★★
13.	SINN suchen	★
14.	SOFORTiges Feedback (BALL-IM-TOR-EFFEKT)	★
15.	SPIEL-Trieb	★
16.	VER-GLEICHEN	★★
17.	WESEN-tliches suchen	★

Tabelle 2. Nicht-Lern Lern-Strategien (nach Birkenbihl)	
Nicht-Lern Lern-Strategien (NLLS)	
ASSOZIATIV-Spiele und Techniken	ABC-Listen ★, KaWa ★, ABC-COUVERT ★, ABC-Kreativ ★, STADT-LAND-FLUSS-Spiele ★, LULL'sche LEITER ★, VERGLEICHE ★★, TRAIN-OF-THOUGHT ★, MADELEINE-Spiele ★, VERGLEICHs-Spiele ★, GEMISCHTE ABC.s ★, KNICK-Spiele ★
Weitere Techniken	BALL-IM-TOR-EFFEKT ★, CHORSPRECHEN ★, EXPLORER-STIL ★, FRAGE-RÄTSEL-Spiele ★★, FRAGEN formulieren ★★, Frontal-Info einbetten ★, HIERARCHIESIEREN ★, HITLISTEN-Spiel ★, IDEEN GENERIEREN ★, IDEEN KONSULTIEREN ★, INFOS FESTHALTEN ★, IMITATION ★, KATEGORISIERUNGS-Spiele ★, KRYPTISIEREN ★, LÜCKEN-TEXTE ★, METAPERN-Spiel ★, PASSIV HÖREN ★ QUIZ-Spiele ★, RECHTSCHREIB-Spiele ★, TAPETEN-EFFEKT ★, TÄTIGKEITEN-Lernen ★, UNBEWUSSTES Lernen ★, VOR-ANKÜNDIGUNG ★, WIEDERHOLUNGEN ★, WQS - WISSENS-QUIZ-Spiele ★★, ZITATE-VERGLEICHS-Spiel ★

Was bedeuten die Sterne?

Aus neuro-physiologischer Sicht ist das Lernen bei weniger als 4 Punkten unmöglich bzw. wird ver-UNMÖGLICHt. Kombiniert man Neuromechanismen miteinander und/oder mit einem oder mehreren NLLS vermehren sich die Punkte. Somit wird Lernen zum Erfolg.

> Mit 4 Sternen ist Lernen noch schwer, ab 7 Sternen wird Lernen zum Spiel.

Mehr zum Thema »Neuro-Mechanismen«

1. ABSTRAHIEREN

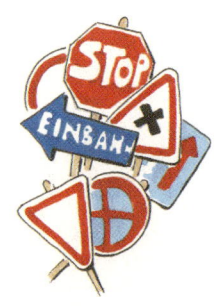

Unser Gehirn versucht automatisch **Regeln abzuleiten**. »Füttert« man uns zuerst mit Regeln (z. B. in der Schule), ist kein selbstständiges ent-DECK-en mehr möglich. Lernende sollten eingeladen werden, selbst herauszufinden nach welchen Regeln etwas funktioniert.

2. ASSOZIATIVes Denken

ASSOZIATIVes Denken ist der Lernstil schlechthin, **es kann jeder**! Leider wurde mit den Lateinschulen im Mittelalter diese natürliche Art des Denkens durch das sog. »Pauken« verdrängt. Auch heute gehen viele Schulen davon aus, der rational-analytische Stil entspräche dem normalen Denken. Viele Schüler haben deshalb keinen Spaß am Lernen und bringen schlechte Leistungen (Birkenbihl, 2004b, S. 37).

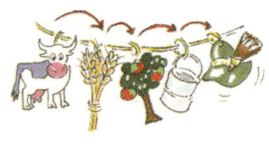

ASSOZIATIVes Denken meint, seinen Gedanken für einige Minuten freien Lauf zu lassen und **Dinge** zu **verknüpfen**. Assoziationen können **intellektueller Natur** sein. So fallen uns z. B. zum Begriff Bauernhof bestimmte Wörter ein wie Tiere, Getreide oder Gemüse. Sie können auch **emotionaler Natur** sein, d. h. schöne oder unschöne Gefühle hervorrufen, z. B. Kindheitserinnerungen, wie draußen spielen können oder viel arbeiten müssen. Durch assoziative Denk-Schübe kommt vieles in unserem **Geist in Bewegung**, was uns auch in Verbindung mit anderen Themen lockerer macht. Vor dem Denken kommt immer zuerst das **Wahrnehmen** (▶ Kap. 10). Nehmen wir etwas wahr, vergleichen wir im ersten Schritt. Im zweiten Schritt löst die Wahrnehmung Gedanken oder Gedankenketten aus. Diese haben zunächst eine Ver-BIND-ung zu dem Wahrgenommenen, können dann aber ein Eigenleben entwickeln und uns regelrecht entführen (▶ Schülerseite Kap. 11 u. 15).

Auch Lehrende können solche »Gedankenspaziergänge« auslösen, am einfachsten mit der Frage: »Was fällt Ihnen (dazu) ein?«

3. BEDEUTUNG (Sinn, Wesen) suchen

Auch hier gilt: Eine Bedeutung bedeutet uns nichts, wenn man sie vorgibt. Einprägsamer und spannender ist es, wenn junge Menschen lernen, **den Sinn von etwas selbst zu suchen**. Nur so wird es möglich, selbstständig zu denken und sich in unserer Wissensgesellschaft zu behaupten.

4. BEWEGUNG

In Kapitel 8 werden Sie lesen, dass Bewegung Leben und Leben Bewegung ist. Man weiß seit vielen Jahren, dass sich das gesamte Nervensystem inklusiv der Lernfähigkeit ohne körperliche Bewegung nicht richtig entwickeln kann – trotzdem sollen Kinder in der Schule stillsitzen. Studien belegen, dass Kinder besser lernen, wenn sie sich dabei bewegen dürfen, indem sie z. B. vor einem Lernposter auf und abgehen (Birkenbihl, 2004 b, S.64). **Wer sich bewegt, bewegt auch den Geist**. Deshalb sollten Lehrende auch in der Erwachsenbildung dafür sorgen, dass sich die Schüler bzw. Teilnehmer mehrmals kurz während des Unterrichts im Seminarraum bewegen können.

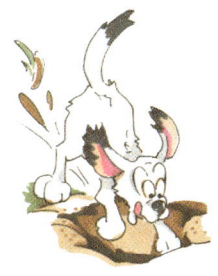

5. EXPLORER

Explorer bedeutet etwas zu **erforschen** und zu **ent-DECK-en**. Die notwendigen Voraussetzungen dazu liefert das Sammler-/Jägerverhalten. Wir jagen nach Antworten und wollen Beute machen. Explorer meint jedoch nicht nur die gezielte Suche nach etwas, sondern auch das Finden von Dingen, die wir eigentlich nicht gesucht haben.

6. FRAGEN

Stellt uns jemand eine Frage, begeben wir uns augenblicklich auf die Suche nach einer Antwort, fast reflexartig. Fragen **öffnen den Geist**, wir müssen nachdenken, nachsehen oder recherchieren. Es gibt verschiedene Fragearten wie geschlossene oder offene Fragen, aber auch Wissensspiele, bei denen Fragen selbst formuliert werden. Einige der Methoden werden Sie auf den Schülerseiten wiederfinden.

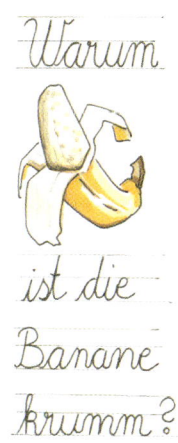

7. IMITATION

Laut neuesten Forschungsergebnissen sind sog. **Spiegelneuronen** die neurophysiologische Basis für IMITATIONs–Lernen und für die Fähigkeit, Mitgefühl zu entwickeln (▶ Lehrerseite). Bei der IMITATION unterscheidet man das angeborene, **unbewusste Nachahmen** (wie bei Babys, die den Gesichtsausdruck eines Erwachsen nachmachen) von dem bewussten Imitieren. Bei der IMITATION mit Blick auf das Verhalten ist es wichtig, von guten Vorbildern umgeben zu sein. Das **bewusste Nachahmen** entsteht oft bei komplexen Vorgängen durch mehrmaliges Hinschauen, begreifen (wie etwas läuft), nachmachen und ggf. üben.

8. INCIDENTAL

Der Begriff leitet sich von »incident« (engl.) ab, was sowohl »Zufall« als auch »Erlebnis« bedeutet. INCIDENTAL bedeutet »beiläufig«, »nebenbei«. Ein vergleichbares Fremdwort ist »Koinzidenz«, d. h. etwas ereignet sich parallel, gleichzeitig mit anderem. **INCIDENTAL bedeutet, dass Lernen in der freien Natur beiläufig passiert**. Es erfolgt während wir andere Dinge tun, Probleme lösen, Aufgaben erledigen etc. INCIDENTALes Lernen ist somit **der wichtigste Neuro-Mechanismus** und erhält als einziger 3 Sterne.

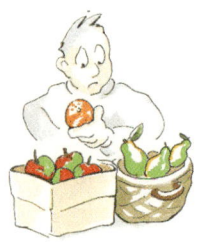

9. KATEGORISIEREN

Fast immer und unbemerkt versuchen wir Fakten, Daten, Gegenstände zu **sortieren** und in Schubladen unterzubringen, da wir sie uns so besser merken können. Dieses **Ein- und Zuordnen ist ohne Denkleistung nicht möglich.**

Eine NLLS- Methode, die sich in Kombination mit dem KATEGORISIEREN anbieten, ist das KRYPTISIEREN. Daneben gibt es noch viele andere Methoden der Kategorisierung, wie Infos festhalten (▶ Schülerseite Bd.2, Kap. K1) oder Lückentexte.

10. MUSTER

Der Mensch sucht nach Mustern (Bateson, Ökologie des Geistes). Das Finden und Begreifen von Mustern ist ein effektiver Lernprozess, der **Lernen nebenbei ermöglicht.** Leider wird in vielen Schulen Wissen in zu kleine Häppchen zerteilt, so dass Zusammenhänge und Muster nicht mehr erkennbar sind.

11. NEUGIERDE

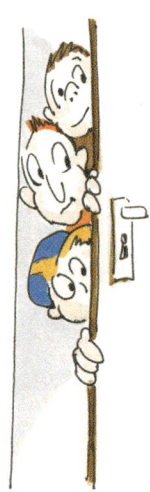

Der Mensch ist von Natur aus neugierig. Auch mit zunehmendem Alter bleibt dieser Neuromechanismus bestehen. Für Lehrer und Dozenten besteht die Kunst am Lehren darin, die Neugierde und damit **Interesse** zu **wecken** und nicht durch klassische Paukmethoden wie das Auswendiglernen abzuwürgen.

12. PROBIEREN OHNE ANGST

Unser Bildungssystem ist auf die Jagd nach Fehlern ausgerichtet. Immer wieder wird mit Kindern, die Fehler gemacht haben, geschimpft oder genörgelt. Oft werden diese Kinder so lange verunsichert, bis sie keine Lust mehr haben, etwas zu versuchen oder auszuprobieren. Damit werden sie zu Menschen erzogen, die **Angst vor Fehlern** haben. Und so wird der Lerneffekt gehemmt, der mit Ausprobieren verknüpft ist. Zusätzlich entstehen Nebeneffekte, wie Fehler zu vertuschen, nicht wahrhaben zu wollen oder nicht zugeben zu können. Schade, so geht wieder ein Lernerfolg verloren! Denn auch durch das Entdecken und Aufdecken von Fehlern wird gelernt. Probieren ohne Angst beinhaltet deshalb eine **sanktionsfreie Fehlerkultur.**

13. SINN suchen

Den Sinn einer Sache zu suchen und zu finden, ist für manche eine schwierige Aufgabe. Unterstützen Lehrende die Schüler dabei Erlebnisse, Fakten, Filme, Texte usw. nach ihrem Sinn zu durchforschen, werden diese ent-DECK-en, dass sie **durch** die **aktive Wahrnehmung, Analyse, Bewertung und Reflexion** den Sinn selbst schaffen. So ist es möglich, dass der Sinn das Ergebnis der eigenen Konstruktion wird. Techniken zum Sinn suchen sind z.B. Fragen stellen, assoziieren, katalogisieren, testen, vergleichen.

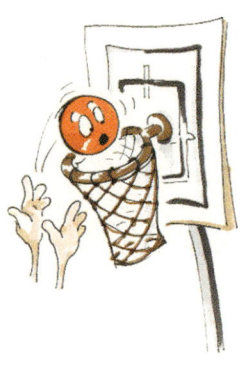

14. SOFORTiges Feedback (BALL-IM-TOR-EFFEKT)

FEEDBACK ermöglicht Lernen fast ohne Hilfe von außen, da wir sofort sehen, ob etwas funktioniert oder nicht, z. B. ob der Ball im Tor landet oder nicht. Bei Hilfestellung von außen durch ein **neutrales, differenziertes FEEDBACK**, z. B. etwas mehr nach links und mit ein bisschen mehr Schwung von unten, fällt es nicht schwer, sich zu korrigieren. FEEDBACK meint nicht, Aufgaben mit ausgedruckten Lösungen anzubieten, sondern erfolgt eher **im Sinne von Tipps**, die dazu befähigen, gemachte Fehler selbst zu ent-DECK-en und es beim nächsten Mal anders zu versuchen.

15. SPIEL-Trieb

Spiel ist der **Schlüssel zum Lernen**, indem durch spielerisches Ausprobieren die Welt ent-DECK-t wird. »Spielend Lernen« erfolgt im Sinne von leicht Lernen (»Das mache ich spielend.«). Spielen macht **Spaß,** und wenn etwas Spaß macht, entwickelt man daran Interesse und macht es gerne. Eine bessere Grundlage zum Lernen kann es kaum geben.

16. Ver-GLEICH-en

Unser Gehirn vergleicht ständig: Bekanntes oder Unbekanntes (Neues), kennen wir Anderes, kennen wir Ähnliches (Vergleichbares).

Identifiziert unser Gehirn **Unbekanntes,** schiebt es sich sofort in unser Bewusstsein, damit wir handeln können. Gleichzeitig löst es dabei Stress aus, damit wir im Zweifelsfall kämpfen oder flüchten können. Deswegen reagieren viele Menschen auf Neues auch mit Abwehr.

Bemerkt das Gehirn **Anderes,** kann es ebenfalls zur Abwehrreaktion kommen, vor allem wenn sehr viel Energie in alte Ideen investiert wurde. In solch einem Fall können wir uns besonders schlecht von Altem trennen.

Erkennt das Gehirn **Ähnliches,** erscheint es vertraut und löst keinen Stress aus. Man kann so Verbindungen herstellen und zum Lernen Nervenbahnen nutzen, die sich schon mit einem ähnlichen Thema beschäftigt haben. Sie brauchen »nur« noch aktiviert werden. Vergleichen schult das Denken und erleichtert damit das Lernen.

17. WESEN-tliches suchen

Der Begriff »WESEN-tliches« beinhaltet: Wir wollen etwas über das **WESEN** einer Sache erfahren. Diese Aussage beruht auf Winfried d'Avis und ist zu lesen in seinem Buch »Der informierte Mensch«. Um das WESEN-tliche zu finden ist das VER-GLEICHEN notwendig.

In der heutigen Informationsflut, in der viele Menschen zu ertrinken drohen, ist es (überlebens)notwendig, Wichtiges von Unwichtigem zu trennen. Passend dazu ist die **Metapher vom Fisch**: Der Fisch hat Kiemen, mit denen er das Wichtige aus dem Wasser herausfiltert, nämlich Sauerstoff. Funktionieren die Kiemen nicht, ertrinkt der Fisch in dem Stoff, der sein Lebenselixier bildet (Birkenbihl, 2004b, S. 152). Informationen sind für Menschen das Lebenselixier. Sind wir davon abgeschnitten, können wir kaum überleben. Allerdings benötigen auch wir »Kiemen«, um uns in der Informationsflut zurechtzufinden und nicht zu ertrinken.

3 von 39 – Beispiele für Nicht-Lern Lern-Strategien
KaWa.s – WORT-Bilder

WORT-Bilder entstehen durch **freie Assoziationen** zu den **Buchstaben eines Wortes**. Dazu wird ein Wort in die Mitte eines Blatt Papiers geschrieben. Die Augen wandern waagerecht über die Buchstaben des Wortes. Fällt einem zu einem Buchstaben etwas ein, werden die Assoziationen zu den einzelnen Buchstaben in kleine Rahmen unter oder neben das Wort geschrieben. Dies ähnelt einer Mind Map, ist aber übersichtlicher angeordnet. Probieren Sie dies mit einem KaWa-Namensspiel.

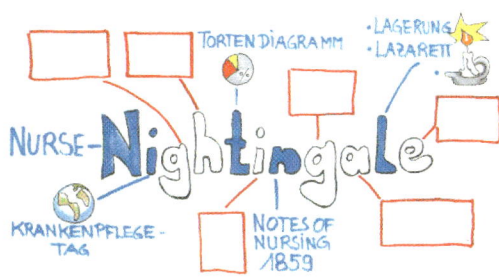

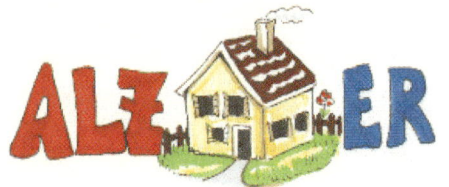

Wort-BILDER – KaGa.s

Wort-BILDER entstehen, indem wir **Ideen oder Sachverhalte** »hieroglyphisieren«, d. h. **zeichnen**. Diese Zeichnungen müssen für andere nicht verständlich sein. Wer ein Problem zeichnen kann, hat es auch begriffen, wer es nicht zeichnen kann, hat es nicht begriffen.

Zitaten-Spiele

Die Zitaten-Spiele ermöglichen es uns zu **lernen, ohne es zu merken**. Es ist ein Beispiel für INCIDENTALes Lernen und erhält damit schon ★★★. Durch ein Zitaten-Spiel können wir einen spannenden Einstieg in neue Themen finden. Einzelne kurze Zitate helfen uns, sie auf Problemstellungen zu transferieren. Jedes Kapitel dieser Bücher enthält Zitate in der Randspalte. Der Lehrende kann aus vielen Zitaten auswählen und eine **Aufgabe stellen**, z.B.:

- Lesen Sie in Band 2 die Zitate des Kapitels K1 und vergleichen Sie sie. Finden Sie einen roten Faden, der durch alle Zitate geht? Antwort: Kommunikation, reden, zuhören, Worte. Bei dieser Aufgabe vermehren sich die Sterne, d.h. für das Ver-GLEICH-en kommen ★★ hinzu (▶ Lehrerseite).
- Lesen Sie die Zitate und achten Sie auf die Verfasser. Was verbinden Sie mit den Namen?

Weitere Beispiele finden Sie auf den **Schülerseiten** (z. B. TÄTIGKEITEN-lernen ▶ Kap. 6; STADT-LAND-FLUSS-Spiel ▶ Kap. 7; KRYPTIESIEREN ▶ Kap. 16; ABC-Listen und KaWa.s ▶ Kap. 20) und in den Büchern von Vera F. Birkenbihl (▶ u.).

Gehirn-gerechte Tricks in der Buchfamilie

Ein wichtiger Trick besteht in der Entwicklung der **Pflegediagnosen anhand einer ABC-Liste**, die sich auch in einer Abkürzung mit Nummer wiederfindet, z. B. K1 Kommunikationsstörungen (verbal, averbal). Siehe dazu die Übersicht in Band 2 und 3 »Grundständige Pflegediagnosen«. Auf diese Weise ist das Inhaltsverzeichnis von Band 2 und 3 mit der Kapitelnummerierung entstanden. Durch die alphabetische Abkürzung kann man sich die Pflegediagnosen besser merken und sie eignen sich hervorragend für Dokumentationszwecke.

Die folgenden Tricks sind ebenfalls nach einer ABC-Liste geordnet.

Bilder und Tabellen verdeutlichen und zusammenfassen

Sie werden in den Büchern Fotografien, verschiedene Zeichenstile und Kombinationen von Zeichnung und Foto finden. In den **Kapiteln** sind größtenteils **Abbildungen mit didaktischem Nutzen** integriert. Fotos stellen z. B. einen Handlungsablauf dar und Zeichnungen verdeutlichen eine Situation oder Pflegetechnik. Wichtiges ist farblich (meist in rot) hervorgehoben. Auf Buntheit wurde aus didaktischen Gründen bewusst verzichtet. Die **Schülerseiten** enthalten **Abbildungen zum Auflockern**, zum Nachdenken, zum Schmunzeln und zum darüber Reden. Sie eigenen sich auch hervorragend zum Unterrichtseinstieg.

Tabellen dienen zur Informationsbündelung und zur Darstellung von Handlungsabläufen (Handlungstabellen) bei Pflegemaßnahmen. Die **Handlungstabellen** sind stets in **grün** dargestellt und gleich aufgebaut (nach dem Motto: Gleiches steht an gleicher Stelle), damit Sie sich als Leser nicht immer wieder neu orientieren müssen. Die Tabellen **stellen** außerdem **Zusammenhänge dar**: Wie und wodurch entsteht etwas? Worauf ist warum zu achten?

Gleiches steht an gleicher Stelle

Die **Überschriften**, d. h. die **Kapitelstrukturen,** sind in Kapiteln mit ähnlichen Bezügen gleich.
- Ein-blick in den Körper bzw. Ein-blick ins Leben: hier sind Hintergründe zu einer Pflegediagnose zu finden, z. B. zur Anatomie, Physiologie und Soziologie
- Beobachtungskriterien: hier sind die Kennzeichen für eine Pflegediagnose erklärt, d. h. Abweichungen von der Norm
- Beobachtungstechniken: hier finden Sie Informationen darüber, wie man was bei welcher Pflegediagnose beobachtet

Sie brauchen keine **Inhalte** zu sortieren, sie sind **bereits sortiert.** Dadurch wird das Auffinden und Merken extrem erleichtert. Dabei haben wir uns an amerikanischen Lehrbüchern orientiert, die eine ähnliche didaktische Struktur verwenden. In Deutschland ist dies übrigens das erste, in solcher Art strukturierte Pflegelehrbuch.

Hervorgehoben und markiert – Gefahren, Interessantes, Wichtiges

Symbole bzw. Buttons werden im Text sparsam verwendet, um Ihr Gedächtnis nicht unnütz zu strapazieren. Stattdessen wird mit **kurzen Überschriften** und **farblichen Unterscheidungen** gearbeitet (▶ Wegweiser durch das Buch).

Hilfreich ist es, wenn Sie **mit Farben lesen.** Etwas haben wir Ihnen dabei schon geholfen, durch **Achtungssätze, Merksätze, Fettgedrucktes** etc. Das eigene Anstreichen (aber nur im eigenen Buch!) wichtiger Gedankengänge im Text fördert zusätzlich die Konzentrationsfähigkeit und damit das Merken. Koordinieren bzw. strukturieren Sie die Informationen optisch. Lesen Sie beispielsweise einen Text zum Thema Gehirn und wollen Sie sich speziell mit Aspekten zum Gedächtnis beschäftigen, markieren Sie diese Texte mit einer einheitlichen Farbe. Die Randspalte können Sie zum Anzeichnen oder auch für Randbemerkungen nutzen.

Insidertipp
Sie erhalten durch das Erlernte und die praktische Erfahrung Sicherheit und Vertrauen.

Lern-(b)Bar für Schüler und Lehrer

Für den Lern- und Spaßfaktor wurden sog. **Schülerseiten** entwickelt. Sie sind in 4 Blöcke eingeteilt: **Erfahren, Erinnern, Probieren** und **Wissen.** Hier können Schüler oder Lehrer z. B. anhand von Fragen prüfen, ob sich das Wissen nach dem Lesen eines Kapitels vermehrt hat. Oder Sie proben damit eine Prüfungssituation. Stellen Sie sich selbst oder anderen weitere Fragen, ist die Chance groß, dass Sie sich 75–80% der möglichen Prüfungsfragen selbst erarbeiten und Sie so Ihre Prüfungsangst verringern können.

Außerdem erhalten Sie Anregungen für die **Gestaltung des Unterrichtes**, für das **Selbststudium**, gemeinsames Lernen und zur Selbsterfahrung. Sie bekommen zusätzliche Informationen, die es lohnt zu vertiefen oder die Sie an Angehörige Ihrer Patienten weitergeben können.

Lernen, ohne es zu merken

Als wichtige Lernstrategie wurde in dieser Buchfamilie **Alltagswissen mit Fachwissen verknüpft**. Haben Sie den ersten Teil dieser Startseiten gelesen, dann wissen Sie bereits, wie wichtig der 16. Neuromechanismus Ver-GLEICH-en ist, d. h. die Suche nach Ähnlichem (dafür gibt es immerhin ★★).

Sprüche und **Zitate** in der Randspalte bilden eine Brücke zwischen Fach- und Allgemeinwissen. Sie dienen z. B. als Gedankenanker. Sie merken sich einen Spruch und der Fachtext dazu fällt Ihnen ein, wenn Sie an den Spruch denken. Oder die Sprüche lassen Bilder vor Ihrem geistigen Auge entstehen, die Sie mit dem Fachwissen verknüpfen und sich so merken können. Oder Sie machen ein Zitaten-Spiel und fördern damit Ihr Fach- und/oder Allgemeinwissen.

Allgemeinwissen haben, heißt mitreden können.
A. Heuwinkel-Otter

Eine weitere Brücke bilden **Fotos und Statements** von bekannten Persönlichkeiten. So lernen Sie nebenbei Menschen kennen oder erfahren etwas über sie, was Sie noch nicht wussten.

Nebenbei lernen

In Band 2 und 3 sind in der Randspalte Begriffe mit ihrer englischen Übersetzung eingefügt. Diese Begriffe sind angelehnt an die sog. **ICNP's**, der International Classifikation of Nursing Practice, deren Entwicklung der ICN (Internationale Council of Nurses) unterstützt (▶ Kap. 3). Die ICNP's umfassen Begriffe aus den Bereichen der Pflegemaßnahmen, Pflegephänomene, pflegerische Arbeitsmittel, Körperteile, etc. Durch die ICNP's soll sich eine **weltweit** verwendbare **internationale Fachsprache** entwickeln und verbreiten. Die englischen Begriffe weichen jedoch z. T. vom schulüblichen – britischen – Englisch ab, da sie aus unterschiedlichen englischsprachigen Ländern (Australien, Neuseeland, USA, etc.) zusammengetragen wurden. Es kann also sein, dass einige Begriffe nicht im üblichen englischen Wörterbuch zu finden sind.

Mit Hilfe der ICNP's wird das beiläufige Lernen gefördert (8. Neuromechanismus INCIDENTAL ★★★, und schon gibt es 3 Punkte! Beim Parallel-Lernen schaffen Sie 2 Dinge auf einmal: Sie lesen einen Text und nehmen nebenbei, ohne es zu merken, die englischen Begriffe wahr. Sicher merken Sie sich nicht alle Begriffe auf einmal. Da sie aber in den Kapiteln häufiger auftauchen und Sie somit immer wieder über sie stolpern, werden viele in Ihrem Gedächtnis hängen bleiben. Außer dem 8. Neuromechanismus werden noch aktiviert: der 1., 3., 5., 6., 13., 16. und 17. Neuro-Mechanismus. Wie viele Punkte erhalten Sie also dafür? (Antwort: 12)

Natürlich können Sie sich zur Abwechslung auch einmal ausschließlich auf die englischen Begriffe konzentrieren und überprüfen, wie gut Ihr Fachenglisch ist.

Suchen und finden

Der Serviceteil in den drei Bänden bietet Informationen rund um die Pflege, z. B. Übersicht über Pflegeorganisationen, Berufsverbände, Fachzeitschriften, Selbsthilfegruppen oder Gesundheitsministerien. Alle 3 Bänden enthalten ein Glossar und ein Register.

Unbekanntes nachschlagen und verstehen

Schlagen Sie unbekannte Begriffe nur dann **nach**, **wenn Sie** sonst **den Absatz nicht** richtig **verstehen**. Schlagen Sie jeden unbekannten Begriff sofort nach, wie viele es fälschlicherweise empfehlen, verstehen Sie vor lauter Nachschlagen nicht mehr den Sinn des Textes. Sie sollten dann Nachschlagen, wenn Sie beginnen, sich zusammenzureimen, was in etwa passen könnte, denn »in etwa« muss nicht richtig sein! In diesem Buch gibt es deshalb ein **Glossar** für Fachbegriffe.

Ihnen kann es auch passieren, dass Sie z. B. nicht wissen, wo ein Organ liegt, von dem die Rede ist. Nehmen Sie sich dann **andere Bücher zur Hilfe** und zwar gleich. Denn fehlt Ihnen völlig die Vorstellung von etwas, können Sie sich selbst kein Bild machen!

Verständlich und begreifbar

Die Texte sind verständlich geschrieben. Fremdwörter werden entweder im Text oder im Glossar erklärt. Außerdem haben wir auf eine kurze, prägnante Sprache geachtet. **Beispiele** und **Patientensituation** veranschaulichen Sachverhalte und lassen diese leichter begreifen. Beispiele produzieren Bilder in Ihrem Kopf, die Sie mit dem Gelesenen verknüpfen und abspeichern können. Trockene Materie wurde vermieden. Falls das nicht immer gelungen ist und Sie einen Text mehr als 3mal lesen müssen, bevor Sie ihn verstehen, geben Sie uns Bescheid!

Lehrer und Dozentenseiten (nicht für Schüler …)

Liebe Lehrerinnen und Lehrer, liebe Dozentinnen und Dozenten,
auf Ihnen liegt die Last, kompetente Pflegende zu »produzieren«. Keine einfache Aufgabe, der Sie sich gestellt haben! Ihnen gilt unsere Anerkennung, denn die meisten meistern diese Aufgabe mit Be-GEIST-erung und Engagement. Aber jedem Lehrenden ist klar: Nicht immer ist es einfach, stets aufs Neue bei den Schülern LUST zum Lernen zu wecken, NEUGIERDE zu entfachen und die LIEBE zum Beruf zu vermitteln. Deshalb wollen wir Ihnen mit dem didaktischen Konzept die geforderte Stoffvermittlung nach dem Kranken- und Altenpflegegesetz erleichtern und die Schüler zum Selbststudium befähigen, was durch die neuen **Lernpläne** bzw. **Ausbildungsrichtlinien** gefordert ist.

Damit kehren Sie Büchern der Vermittlung von lehrerzentrierten Faktenwissen und Spezialfertigkeiten den Rücken. Die 3 Bände von Menschen pflegen vermitteln Inhalte, die es den Schülern ermöglichen, sich Hintergrunds-, Begründungs- und Kontextwissen zu erarbeiten. Anregungen zum **sozialen, problemorientierten, erfahrungsorientierten und handlungsorientierten Lernen** werden in den 3 Bänden berücksichtigt und u. a. in Form von Lernkontrollen und Leistungsbeurteilungen auf den Schülerseiten vertieft. Des Weiteren sind in den Kapiteln exemplarische Fallbeispiele, Anregungen für Projektunterrichte, Übungsmöglichkeiten von Handlungssequenzen oder Aufgaben zum Erstellen von Produkten zu finden. So wird es den Schülern möglich, die geforderten **übergeordneten Ziele** wie **fachliche, sozial-kommunikative, methodische und personale Kompetenz** zu erlangen. Weitere Anregungen finden Sie auf der Internetseite zum Buch (voraussichtlich Frühjahr 2007).

Fächerintegrativ – Lernbereiche und Lernfelder

Die im Buch beschriebenen Kapitel bzw. Pflegediagnosen lassen sich nach dem Krankenpflegegesetz, der Ausbildungs- und Prüfungsverordnung und den Empfehlungen und Richtlinien der Länder den entsprechenden Lernfeldern bzw. Lernbereichen zuordnen.

Am Beispiel der nordrhein-westfälischen Richtlinie können Sie sehen (Tab. 3) wie eine Zuordnung der Buchinhalte bzw. der Pflegediagnosen erfolgen kann. Auf der Internetseite zum Buch finden Sie eine vollständige Zuordnung der Lernbereiche (ab Frühjahr 2007).

> **Insidertipp**
>
> Einfacher ist es allerdings, die in den Büchern dargestellten Pflegediagnosen als Lernfeld oder Lernbereich zu nutzen.

Diese Möglichkeit ist durchaus realistisch umzusetzen, da alle Pflegediagnosen fächerübergreifend aufgebaut sind und sie sich über die gesamte Lebensspanne bewegen, wie im Alten- und Krankenpflegegesetz in §3, Absatz 1 gefordert. Sie beinhalten auch die im Gesetz festgehaltene interdisziplinäre Zusammenarbeit und das miteinander arbeiten im multiprofessionellen Team (§3, Absatz 2, Nr. 3). Damit sind die Anforderungen aus den entsprechenden Gesetzen und den Lernplänen bzw. Ausbildungsrichtlinien weitgehend erfüllt, so dass es möglich ist, die **Ausbildung auf Pflegediagnosen aufzubauen** und auszurichten.

Tabelle 3. Ausbildungsrichtlinien in Verbindung mit Pflegediagnosen

Lernbereich I: Pflegerische Kernaufgaben	
Teilbereich: Aktivierend und/oder kompensierend pflegen (bezogen auf:) I.5 Essen und trinken	N1 Nahrungsaufnahme, beeinträchtigt, Gefahr/Nahrungsaufnahme, beeinträchtigt (▶ Bd. 2 u. 3)
Teilbereich: Bei der medizinischen Diagnostik und Therapie assistieren und in Notfällen handeln I.9 Hygienisch arbeiten	Krankheiten vermeiden – Gesundheit erhalten (▶ Bd. 1, Kap. 9.4 »Hygienegrundlagen zur Gesundheitssicherung«)
Teilbereich: Gespräche führen, beraten und anleiten I.19 Gespräche führen I.23 Zu pflegeinhaltlichen Fragen beraten und anleiten	K1 Kommunikation, beeinträchtigt (verbal, averbal; ▶ Bd. 2) Krankheiten vermeiden – Gesundheit erhalten (▶ Bd. 1, Kap. 9.2 »Patienten-/Familienedukation – informieren, schulen beraten«) W2 Wissensdefizit (▶ Bd. 2)
Teilbereich: Organisieren, planen und dokumentieren I.24 Pflege planen und dokumentieren	Pflege als Prozess (▶ Bd. 1, Kap. 2) Pflegediagnosen (▶ Bd. 1, Kap. 3)
Teilbereich: Menschen in besonderen Lebenssituationen oder mit spezifischen Belastungen betreuen I.32 Fieberkranke Menschen pflegen	K5 Körpertemperatur/Schweißproduktion, unausgeglichen Gefahr/Körpertemperatur/Schweißproduktion, unausgeglichen (▶ Bd. 2 und Bd. 3)
Lernbereich II: Ausbildungs- und Berufssituation von Pflegenden	
Teilbereich: Die SchülerInnen als Lernende bzw. Auszubildende II.2 Lernen und Lerntechniken	Wissen speichern – aber wie? (▶ »Einsteigen ohne auszusteigen«) W2 Wissensdefizit (▶ Bd. 2)
Teilbereich: Die SchülerInnen als Angehörige der Pflegeberufe II.7 Grundfragen und Modelle beruflichen Pflegens	Pflegetheorien und Pflegewissenschaft (▶ Bd. 1, Kap. 4)
Teilbereich: Die SchülerInnen als Betroffene schwieriger sozialer Situationen II.24 Angst und Wut	A3 Angst/Furcht (▶ Bd. 2 u. 3) G3 Gewalttätigkeit, Gefahr/Gewalttätigkeit (▶ Bd. 2 u. 3)
Lernbereich III: Zielgruppen, Institutionen und Rahmenbedingungen pflegerischer Arbeit	
Teilbereich: Institutionen und Rahmenbedingungen pflegerischer Arbeit III.7 Pflegebedürftige und ihre Angehörigen im ambulanten Bereich	Ambulante Pflege (▶ Bd. 1, Kap. 22)
III.9 Gesundheitsförderung und Prävention	Krankheiten vermeiden – Gesundheit erhalten (▶ Bd. 1, Kap. 9.1 »Prävention und Gesundheitsförderung«) G1 Gesundheitsverhalten, unwirksam (▶ Bd. 2)
Lernbereich IV: Gesundheits- und Krankenpflege oder Gesundheits- und Kinderkrankenpflege bei bestimmten PatientInnengruppen	
IVa.2 Pflege herzkranker PatientInnen	H3 Herzleistung vermindert (▶ Bd. 2 u. 3)
Lernbereich IVb: Gesundheits- und Kinderkrankenpflege bei bestimmten PatientInnengruppen	
IVb.1 Pflege von Neu- und Frühgeborenen	S11 Stillen, verändert (▶ Bd. 2 u..3)

Was hat es nun mit den Sternen genau auf sich?

Nehmen wir als Beispiel noch einmal das ZITATEN-Spiel. Es war ein Beispiel für INCIDENTALes Lernen (8. Neuro-Mechanismus) und erhält damit 3 Sterne ★ ★ ★. Diese können Sie vermehren, indem Sie noch mehr Neuro-Mechanismen aktivieren (▶ Tab. 4). Diese Technik ist explorativ (▶ 5. Neuro-Mechanismus), ermöglicht das Ent-DECK-en (▶ 5. Neuro-Mechanismus) und basiert auf assoziativem Denken (▶ 2. Neuro-Mechanismus). So erreichen Sie durch den Einsatz einer Lerntechnik 11 Sterne.

Lehrer und Dozentenseiten (nicht für Schüler …)

Und nun ganz ehrlich, unter uns Lehrenden gesagt: Es ist nicht zwingend notwendig mit Sternen, Punkten oder Küglis zu arbeiten. Sie sind eigentlich eher **metaphorisch** zu betrachten, d. h. sie sollen etwas ver-BILDlichen, da so der Kerngedanke leichter zu merken ist.

> Je mehr Neuro-Mechanismen aktiviert werden, desto mehr Spaß hat man beim Lernen und desto leichter lässt sich Wissen speichern!

Tabelle 4. Beispiel aus den NLLS »ZITATEN-Spiel«

Ziel: Möglichst 7 Sterne erreichen, damit Lernen zum Spiel wird	
Sterne für aktivierte Neuro-Mechanismen	Eingesetzte Nicht-Lern Lern-Strategien (NLLS) zur Anreicherung der Sterne auf der Seite der Neuro-Mechanismen
2. ASSOZIATIVes Denken ★ ★ 5. Explorer ★ ★ 8. INCIDENTALes Lernen ★ ★ ★ 12. Probieren ohne Angst ★ ★ 15. SPIEL-Trieb ★ 17. WESEN-tliches suchen ★	Zitaten-Spiel ★

Und da Lehrer mehr wissen als Schüler

Noch eine Zusatzinfo, nur für Sie bestimmt: »Warum steckt Gähnen an? Warum fühlen wir mit, wenn ein Mensch weint? Warum können wir uns in die Haut eines anderen hineinversetzen und warum sind uns manche Menschen auf den ersten Blick sympathisch, während wir andere nicht leiden können?«

Verantwortlich für diese Phänomene sind wahrscheinlich sog. **Spiegelneuronen** (▶ 7. Neuromechanismus). Sie ermöglichen emotionale Resonanzen mit anderen Menschen und versorgen uns mit intuitivem Wissen. Sie sind die Basis von Empathie, Bauchgefühl und der Fähigkeit, zu lieben.

Entdeckt wurden die *Spiegelneuronen* in den 90er Jahren in Tierversuchen von **Vittorio Gallese** und **Giacomo Rizzolatti** an der Universität Parma. Hier fiel auf, dass für eine Tätigkeit typische Hirnaktivitäten bei Primaten feststellbar sind, auch wenn diese eine Tätigkeit nur beobachten oder die dazu nötigen Gegenstände wahrnehmen. Bei Menschen konnten die Spiegelneuronen u. a. im **Broca-Zentrum nachgewiesen** werden, das für die Sprachverarbeitung wichtig ist. Diskutiert wird, ob mit ihnen der Schlüssel für das Verständnis von Empathie, Sprache und für die Kultur an sich gefunden wurde. Die bislang vorliegenden Forschungsergebnisse sind für solche Schlussfolgerungen jedoch noch nicht ausreichend.

In Deutschland hat **Joachim Bauer** zu diesen Themen geforscht und veröffentlicht. Er wurde 1951 geboren, ist Internist, Psychiater und Facharzt für psychotherapeutische Medizin am Universitätsklinikum Freiburg und seit 1992 Professor für Psychoneuroimmunologie. 1996 wurde er mit dem Organon-Forschungspreis geehrt. Neben dem unten genannten Buch veröffentlichte er u. a.: »*Das Gedächtnis des Körpers. Wie Beziehungen und Lebensstile unsere Gene steuern*« (2002).

Nun, liebe Schülerinnen und Schüler, hat es funktioniert, haben auch Sie diesen Teil gelesen? Dann wissen Sie jetzt einiges mehr, z. B. was Lernfelder in diesem Buch sind oder was es mit den Sternen auf sich hat. Und nun viel Spaß beim weiteren Schmökern, Lernen und Wissen speichern.

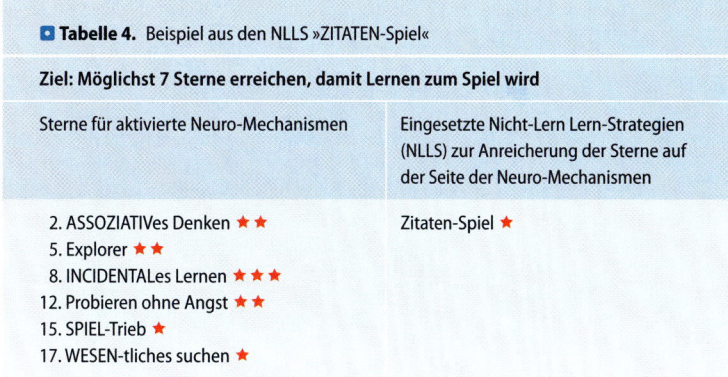

Halt, noch eins zum Schluss

Und wissen Sie, von wem der Titel »With a Little Help From My Friends« im Vorwort stammt? Genau, es ist ein Lied von Joe Cocker.

Es ist wissenschaftlich erwiesen, dass Menschen, die regelmäßig Lernen bzw. ihr Gehirn durch Lesen, Kreuzworträtsel, Denk- und Ratespiele mit Arbeit versorgen, ihr Gedächtnis fit halten. Sie leiden weniger an dem sog. schlechten Gedächtnis und an Vergesslichkeit.

> Je mehr Sie Ihr Gehirn fordern, desto umfangreicher wird Ihr Wissensnetz.

Wissen macht (selbst)sicher und gibt auch anderen Sicherheit.
A. Heuwinkel-Otter

Nachschlagen und Weiterlesen

Bateson G. Ökologie des Geistes. 8. Aufl. Suhrkamp Verlag KG, Frankfurt am Main
Bauer J (2005) Warum ich fühle, was du fühlst. Intuitive Kommunikation und das Geheimnis der Spiegelneurone. Hoffmann + Campe Vlg GmbH, Hamburg
Birkenbihl V. F. (2004a) Stroh im Kopf. mvg, Landsberg am Lech/München
Birkenbihl V. F. (2004b) Trotzdem Lehren. Gabal, Offenbach
Birkenbihl V. F. (2004c) Intelligente Wissensspiele. Gabal, Offenbach
Birkenbihl V. F. (2005) Jungen und Mädchen: wie sie lernen. Droemer Knaur, München
d'Avis W. (1999) Der informierte Mensch. Quintessenz Verlag, Berlin
Ludwig C, Pfeiffer K (2005) Der große ›Blöff‹. Neue deutsche Rechtschreibung einfach unlernbar. Stolzverlag, Düren
Internet: www.birkenbihl.de

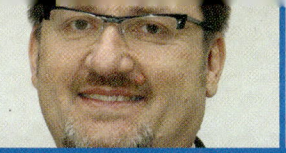

Franz Wagner, M.Sc.

Bundesgeschäftsführer des Deutschen Berufsverbandes für Pflegeberufe (DBfK) Bundesverband e.V.
Direktor des WHO Collaborating Center Pflege
1. Vizepräsident des ICN

Menschen pflegen war für mich vor allem der Kontakt mit Menschen. Diese Begegnungen vermisse ich heute. Die Motivation für meine jetzige Aufgabe speist sich primär aus der Erwartung durch berufspolitisches Handeln qualifizierte Pflege zu ermöglichen. Manches geht mir dabei zu langsam, aber mit den Jahren werden die Erfolge deutlich!

Zurück in die Zukunft: Pflegeverständnis

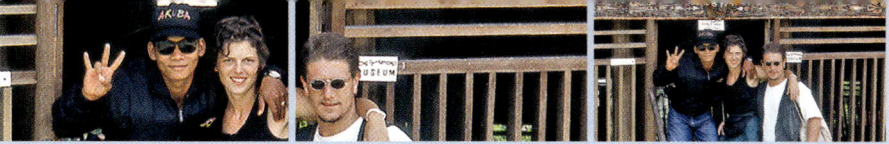

1 Pflege – was ist das?

Martin Gieseke

1.1 **Ein wichtiger Unterschied: informelle Pflege und berufliche Pflege** – 4
1.1.1 Informelle Pflege – pflegen ohne Pflegeausbildung – 4
1.1.2 Berufliche Pflege – pflegen mit Pflegeausbildung – 5
1.1.3 Professionelle Pflege – wissenschaftliches Fachwissen und Fallverstehen – 9

1.2 **Schlüsselbegriffe der Pflege** – 10
1.2.1 »Mensch« bzw. »Person« als 1. Schlüsselbegriff – 10
1.2.2 »Umfeld« als 2. Schlüsselbegriff – 12
1.2.3 »Gesundheit und Krankheit« als 3. Schlüsselbegriff – 14
1.2.4 »Pflegehandlung« als 4. Schlüsselbegriff – 17

1.3 **Ethik, Moral und Dilemma in der Pflege** – 18
1.3.1 Was sind Ethik, Moral und Dilemma? – 18
1.3.2 Ethik näher betrachtet – 19
1.3.3 Ethik und Moral – Grundlagen des menschlichen Miteinanders – 20

1.4 **Pflegeethik** – 22
1.4.1 Warum überhaupt Pflegeethik? – 22
1.4.2 Ethik in der Pflege – moralisch handeln – 25
1.4.3 Ethische Dilemmata in der Pflege – 27

1.5 **Schlüsselqualifikationen – Voraussetzung für berufliche Pflege** – 27

Schülerseite – 30

Der Begriff »Pflege« ist in unserem *Kultur*kreis vorwiegend positiv besetzt und wird entsprechend häufig verwendet: z. B. Körperpflege, Blumenpflege, Motorpflege, Gartenpflege oder Hautpflege. »Pflege« steht auch für versorgen, kümmern, betreuen, unterstützen von Menschen, eben der »Pflege«. Ist ein Mensch gesund und in der Lage, für sich selber zu sorgen sog. **Selbstversorgung**, braucht er i. d. R. keine Pflege.

> Unter dem Begriff der Selbstversorgung werden alle Aktivitäten zusammengefasst, die ein Mensch ausübt, um seinen Lebensalltag allein zu meistern. Selbstversorgung beinhaltet, ein möglichst sicheres, gesundes und sinnerfülltes Leben zu führen (▶ auch Kap. S4).

Krankheit, Behinderung, Unfall oder Verletzung können zur Folge haben, dass ein Mensch nicht mehr für sich selbst sorgen kann. Dies führt zu einem **Verlust** an individueller Freiheit und ggf. zu einer **Abhängigkeit** von anderen Menschen, z. B. von Angehörigen, Bezugspersonen oder beruflich Pflegenden (◘ Abb. 1.1).

»Pflege« im beruflichen Sinne wurde bislang noch nicht – und wird es möglicherweise auch nie – mit einer einheitlichen Definition geklärt. In den folgenden Kapiteln wird mit Hilfe des Wortes »Pflege« als eine Art Arbeitsdefinition die Theorie und Praxis der Pflegeberufe »Altenpflege«, »Gesundheits- und Krankenpflege« und »Gesundheits- und Kinderkrankenpflege« beschrieben.

1.1 Ein wichtiger Unterschied: informelle Pflege und berufliche Pflege

1.1.1 Informelle Pflege – pflegen ohne Pflegeausbildung

Die informelle Pflege ist eine Ergänzung der Selbstversorgung durch **andere Menschen**, die **keinen Pflegeberuf erlernt haben** und somit kein Fachwissen besitzen. Man bezeichnet diese Art der Pflege auch unzutreffend als **Laienpflege**. Unzutreffend deshalb, weil sich informell Pflegende häufig, auf ihre individuelle Pflegesituation bezogen, als Experten erweisen, deren Einschätzungen und Hinweise von hohem Wert für die beruflich Pflegenden sind.

Informelle Pflege findet nahezu immer in einer persönlichen Beziehung statt und wird meist von Angehörigen oder anderen Bezugspersonen ausgeübt. Sie beruht häufig auf der Grundlage der Gegenseitigkeit, kann aber auch durch ein *humanistisches* oder religiöses Weltbild motiviert sein (▶ auch Kap. 7).

Seit Einführung der Pflegeversicherung in Deutschland wird die **informelle Pflege staatlich gefördert** und durch die Krankenkassen mit einem finanziellen Ausgleich bedacht (▶ Kap. 22). Informelle Pflege ist eine wichtige Leistung im *sozialen Netzwerk*, ohne die eine Gesellschaft nicht zurechtkommen würde.

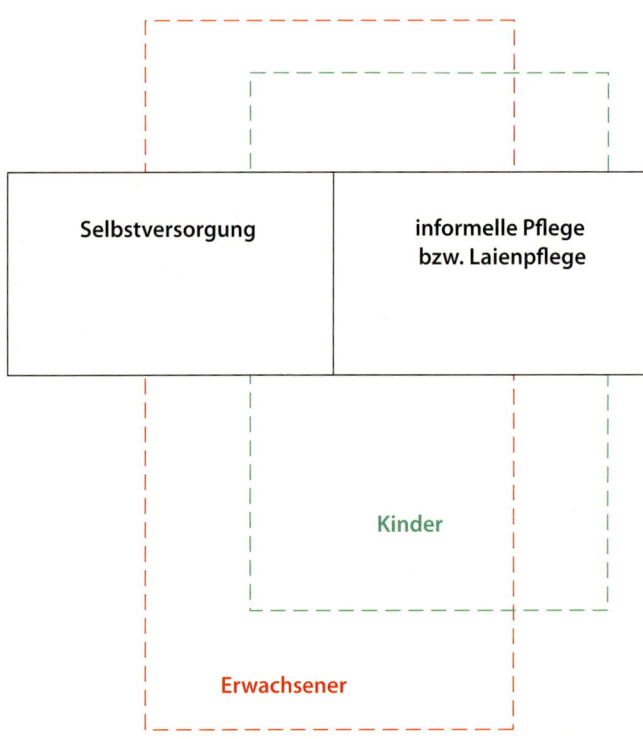

◘ **Abb. 1.1.** Die Unterschiede der Selbstversorgung werden beim Vergleich von gesunden Kindern und Erwachsenen deutlich

> **Insidertipp**
> Beruflich Pflegende berücksichtigen und unterstützen Menschen, die die informelle Pflege ausüben.

1.1.2 Berufliche Pflege – pflegen mit Pflegeausbildung

Definitionen für berufliche Pflege

Die American Nurses Association (ANA = Berufsverband der US-amerikanischen Pflegekräfte) definierte 1980 Pflege als die

> »Diagnose und Behandlung menschlicher Reaktion auf aktuelle oder potenzielle Gesundheitsprobleme«. (Bartholomeyczik S/Müller E 1997 S. 48)

Der International Council of Nurses (ICN = Internationale Berufsorganisation der Krankenschwestern) benannte 1965 als **Ziele von Pflege**:
- Gesundheit fördern,
- Krankheit verhüten,
- Gesundheit wiederherstellen,
- Leiden lindern.

Der Deutsche Berufsverband für Pflegeberufe (DBfK) beschreibt in seiner **Berufsordnung** Pflege wie folgt:

> »Pflege […] ist Lebenshilfe und für die Gesellschaft notwendige Dienstleistung. Sie befasst sich mit gesunden und kranken Menschen aller Altersgruppen. Pflege […] leistet Hilfe zur Erhaltung, Anpassung und Wiederherstellung der physischen, psychischen und sozialen Funktionen und Aktivitäten des Lebens. […] Pflege dient der Förderung der Gesundheit, Verhütung von Krankheit, Wiederherstellung von Gesundheit, Linderung von Leiden und der Begleitung sterbender Menschen.« (DBfK 1993 S. 5–6).

Ruth Schröck, die **erste Professorin** eines deutschen Pflegestudienganges, schrieb:

> »Pflegen ist eine helfende und unterstützende Tat, die primär darin besteht, dem Kranken bei seinen alltäglichen Aufgaben […] beizustehen. Vermindert eine Krankheit die Kraft oder den Willen des Menschen, seine individuellen physischen, psychischen, emotionalen, intellektuellen, spirituellen und sozialen Bedürfnisse zu befriedigen, oder hat er nicht das notwendige Wissen dazu, ist es die Aufgabe der Krankenschwester oder des Pflegers, ihm in entsprechender Weise beizustehen […]. Das Ziel der Krankenpflege ist, dem Einzelnen zur Wiedergesundung oder zu dem bei ihm höchstmöglichen Grad der Unabhängigkeit zu verhelfen. Ist dies nicht zu erreichen, besteht die Aufgabe darin, dem Kranken einen friedlichen und würdigen Tod zu ermöglichen. Das ständige Bestreben der Pflege muß darin bestehen, den Kranken und die ihm Nahestehenden durch das Erlebnis der Krankheit, des Schmerzes, der Sorgen und oft der Verzweiflung zu begleiten. Pflege ist die intimste Dienstleistung sowohl im physischen wie im emotionalen Sinn, die ein Erwachsener von einem anderen Menschen annehmen kann. […] Schwestern und Pfleger haben die Aufgabe, die Grundidee des Pflegens zu realisieren, nämlich auf die spontan geäußerten Bedürfnisse des Kranken und auf seine Nöte des Augenblicks einzugehen.« (Schröck 1988, S. 86–87).

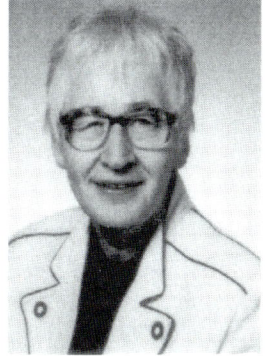

Ruth Schröck

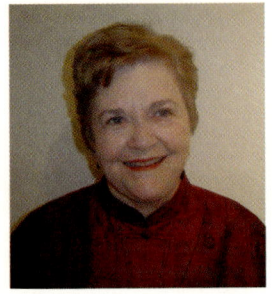

Patricia Benner

Patricia Benner, eine amerikanische Pflegewissenschaftlerin, versteht Pflege als **Dienst am Menschen**, bei dem Pflegende ihre Macht dazu benutzen, ihre Patienten zu fördern und dazu

> »[…] ihnen ihrerseits die Macht zu verleihen, sich selbst zu helfen.« (Benner 1994, S. 203)

Pflegende stellen sich völlig auf die Seite des Patienten und fühlen mit ihm. Die Beziehung zum Patienten muss auf gegenseitigem Respekt und echter Anteilnahme beruhen. Beruflich Pflegende üben sechs unterschiedliche Formen von Macht aus:

> »[…] Macht, Veränderungen zu bewirken, Patienten zu integrieren, sich zu ihrem Fürsprecher zu machen, zu heilen, sich persönlich zu engagieren und Probleme zu lösen.« (Benner 1994, S. 204).

Berufliche Pflege ist demnach eine **von Spezialisten** erbrachte Dienstleistung und hat zusammenfassend die Aufgabe, Menschen jeden Alters in physischer, psychischer, emotionaler, intellektueller, spiritueller und sozialer Hinsicht zu begleiten, zu betreuen, zu unterstützen oder zu versorgen, die aufgrund von eingetretenen oder drohenden Veränderungen ihres Lebensalltags diesen nicht (mehr) allein bewältigen können oder aber ihre Fähigkeiten zur Alltagsbewältigung gefährden. Dabei verfolgt sie die **Ziele**, Gesundheit zu fördern, Krankheit zu verhüten, Gesundheit wiederherzustellen und Leiden zu lindern.

Berufliche Pflege versucht, in einer Beziehung von gegenseitigem Respekt und echter Anteilnahme den Pflegebedürftigen zu einem **höchstmöglichen Grad an Unabhängigkeit und Wohlbefinden** zu verhelfen. Sie geht dazu geplant und spontan situationsbezogen vor.

> **Insidertipp**
>
> Die Rahmenbedingungen für die berufliche Pflege in Deutschland sind geregelt im Altenpflegegesetz von 2003 und dem Krankenpflegegesetz von 2004. Der Altenpflegeberuf, Gesundheits- und Krankenpflege- bzw. Gesundheits- und Kinderkrankenpflegeberuf sind der Gruppe der Heilberufe (▶ auch Kap. 6) zugeordnet (◘ Tabelle 1.1).

Aufgabenfelder beruflicher Pflege

Beruflich Pflegenden steht eine Vielzahl möglicher Arbeitsbereiche im Gesundheitswesen offen. Manche dieser Arbeitsbereiche verlangen eine erworbene Zusatzqualifikation, andere sind für alle examinierten Berufsangehörige erreichbar (▶ Kap. 28 und 29). Die bisherigen Reformen im Gesundheitswesen, die Einführung des Pflegeversicherungsgesetzes und die zunehmende Zahl von Alten und chronisch Kranken in unserer Gesellschaft, haben zur Folge, dass **Pflege zunehmend außerhalb von Krankenhäusern** stattfinden wird. Aktuelle Ansätze in der Gesundheitsgesetzgebung sind *Rehabilitation,* Prävention (Vorbeugung), verstärkte ambulante und häusliche Versorgung statt stationärem Aufenthalt. Dies führt zu Veränderungen im gesamten Gesundheitssystem und zu **veränderten Anforderungen** an beruflich Pflegende.

Die unterschiedlichen Einsatzbereiche beruflich Pflegender können zunächst in **ambulante** und **stationäre** Einrichtungen unterschieden werden. Innerhalb dieser beiden Kategorien gibt es weitere Untergliederungen.

Stationäre Einrichtungen

Stationäre Einrichtungen führen Stationen, auf denen neu aufgenommene Patienten oder Bewohner für mehr als 24 Stunden ein Bett zugewiesen bekommen (◘ Tabelle 1.2). Ihr **Leistungsangebot** besteht aus:

1.1 · Ein wichtiger Unterschied: informelle Pflege und berufliche Pflege

Tabelle 1.1. Geschichte der Pflegeausbildung in Deutschland

Jahr	Dauer und Inhalte der Kranken-, Kinderkranken- und Altenpflegeausbildung*
1906	Beschluss des Bundesrates, der den Ländern des Deutschen Kaiserreiches empfahl, Gesetze zur Regelung einer 1-jährigen Ausbildung zu erlassen
1938	Die Ausbildung wird auf 1½ Jahre verlängert
1942	2 Jahre Ausbildung und Schutz der Berufsbezeichnung; 200 Stunden Unterricht; theoretische und praktische Abschlussprüfung
1957	Verlängerung der 2-jährigen Ausbildung um ein praktisches Anerkennungsjahr; mindestens 400 Stunden Unterricht; erstmals Berufsbezeichnung »Kinderkrankenschwester« im Gesetz genannt und gesetzlich geschützt
1958	1. Ausbildungsstätte der Arbeiterwohlfahrt in NRW (Marl) für die Altenpflege; 6 Monate ohne Abschlussprüfung; 1152 Stunden
1965	Verlängerung der Ausbildung auf 3 Jahre mit mindestens 1200 Stunden Unterricht; Kinderkrankenpflege als eigenständige Ausbildung aufgenommen
1969	Staatlich anerkannte 1-jährige Altenpflegeausbildung; 600 Stunden Theorie, 1470 Stunden Praxis in NRW
1977	Europäisches Übereinkommen: die Europäische Kommission legt verbindlich für alle Mitgliedsländer der Europäischen Union (EU) Mindeststandards für die Ausbildung fest
1980	2-jährige Altenpflegeausbildung mit 1400 Stunden Theorie und 1000 Stunden Praxis; anschließend 6 Monate Praktikum (in Baden-Württemberg)
1985	Krankenpflege- und Kinderkrankenpflegegesetz orientiert sich an den Mindeststandards der EU; 1600 Stunden theoretischer Unterricht, 3000 Stunden praktische Ausbildung; Formulierung von Ausbildungszielen
1989	In den meisten Bundesländern 3-jährige Altenpflegeausbildung mit 1840 Stunden Theorie und 3000 Stunden Praxis, aber keine bundeseinheitliche Regelung
1999	In 16 Bundesländern gibt es 17 verschiedene Ausbildungsregelungen, die nicht von allen anerkannt werden, für die Altenpflegeausbildung
2003	Bundeseinheitliches Altenpflegegesetz schreibt 3-jährige Ausbildung vor; theoretischer und praktischer Unterricht in der Altenpflege 2100 Stunden und praktische Ausbildung 2500 Stunden
2004	Kranken- und Kinderkrankenpflegegesetz; 2100 Stunden Theorie und 2500 Stunden Praxis, davon u. a. für jeden Schüler 500 Stunden in ambulanten Versorgungsbereichen; gewünscht ist eine integrierte Ausbildung mit der Berufsbezeichnung: Gesundheits- und Kranken- bzw. Kinderkrankenpflegerin oder Gesundheits- und Kranken- bzw. Kinderkrankenpfleger

* Wenn nicht explizit genannt, bezieht sich die Regelung immer auf Kinderkranken- und Krankenpflegeausbildung.

- Hotelleistungen:
  - zur Verfügung stellen einer Übernachtungsgelegenheit,
  - Versorgung mit Mahlzeiten,
  - Angebot von TV, Radio, Telefon,
- medizinischen bzw. therapeutischen Leistungen:
  - ärztliche und fachärztliche Diagnostik und Therapie,
  - Physiotherapie, Ergotherapie, Beschäftigungstherapie etc.
- Pflegeleistungen:
  - Hilfe bei beeinträchtigter Selbstversorgung,
  - Unterstützungsleistungen in Bezug auf Diagnostik und Therapie.

Tabelle 1.2. Stationäre Einrichtungen

Einrichtung	Versorgungsauftrag bzw. Aufgaben
Allgemeinkrankenhaus (Akutkrankenhaus)	Versorgung akut kranker Menschen, relativ kurze durchschnittliche Verweildauer
Fachklinik	ist auf eine Fachrichtung oder die Behandlung einer Krankheit spezialisiert, z. B. Sportklinik
Sonderkrankenhaus	ist auf besondere Unterbringungsarten, besondere Patientengruppen oder besondere Behandlungen spezialisiert, z. B. psychiatrisches Krankenhaus
Rehabilitationsklinik	ist auf die im Anschluss an eine Akutbehandlung folgende Nachsorge bei bestimmten Erkrankungen spezialisiert, z. B. nach Schlaganfall. Ihr Ziel ist die Wiederherstellung von Alltagskompetenz und Arbeitsfähigkeit des Patienten
Kurklinik	ist auf krankheitsvorbeugende Maßnahmen und die Minimierung von Risikofaktoren spezialisiert. Die Gäste werden individuell betreut und beraten, sie sollen ihre Gesundheit und Arbeitskraft erhalten bzw. verbessern
Altenheim	bietet alten Menschen eine Wohn- und Lebensmöglichkeit, ohne dass sie sich um Haushaltsaufgaben oder ähnliches kümmern müssen
Pflegeheim	betreut pflegebedürftige (meist alte oder behinderte) Menschen, die nicht mehr im häuslichen Bereich versorgt werden können und im Pflegeheim wohnen
Einrichtung der Kurzzeitpflege	betreut pflegebedürftige Menschen über einen befristeten Zeitraum, z. B. wenn pflegende Angehörige im Urlaub oder krank sind, oder im Anschluss an eine stationäre Behandlung (s. auch §§ 39 und 42 Pflegeversicherungsgesetz)
Tagesklinik	betreut tagsüber Patienten, die noch pflegerische Unterstützung oder eine anspruchsvolle Therapie benötigen und abends wieder nach Hause gehen. Sie versorgt oft psychiatrische Patienten, aber auch immer mehr Pflegebedürftige, deren Angehörige tagsüber berufstätig sind
Nachtklinik	betreut die Patienten über Nacht, die pflegerische Unterstützung oder Therapie benötigen und morgens wieder nach Hause gehen
Hospiz	betreut stark leidende und sterbende Menschen, die zu Hause nicht versorgt werden können oder wollen

Ambulante Einrichtungen

Ambulante Versorgungseinrichtungen bieten ihre Leistungen kranken oder hilfsbedürftigen Menschen in deren häuslichen Umgebung, in Praxen, Ambulanzen oder *Poliklinik*en an. **Arztpraxen** oder **Klinikambulanzen** bieten vermehrt ambulante Operationen und Therapien an, nach denen stationäre Betreuung und Überwachung nicht mehr notwendig sind. **Ambulante Pflegedienste** oder **Sozialstationen** betreuen pflegebedürftige Menschen in deren Wohnung (▶ Kap. 22) oder bieten z. B. eine Tagesbetreuung an. Weitere Einsatzbereiche für beruflich Pflegende sind der ◘ Abb. 1.2 zu entnehmen.

Sonstige Arbeitsbereiche

Pflegende können in allen Arbeitsfeldern der Gesundheitsfürsorge tätig werden, z. B. bei Krankenkassen, als Betriebskrankenschwestern, im Gesundheitsamt, als Fachlektoren oder als Mitarbeiter in Berufsverbänden. Zudem nehmen viele die Möglichkeit wahr, sich selbstständig zu machen (z. B. in Beratungsfunktionen oder im Dozentenbereich, ▶ Kap. 21 u. 22).

Miteinander arbeiten im therapeutischen Team

Beruflich Pflegende arbeiten bei der Betreuung Pflegebedürftiger nur selten allein. Fast immer sind **weitere Berufsgruppen** an der Versorgung der Betroffenen beteiligt, allerdings jede Berufsgruppe mit einem anderen Schwerpunkt. Das Zusammenspiel unterschiedlichster Berufsgruppen wird als Arbeit im **therapeutischen Team** bezeichnet. Gemeinsam ist den verschiedenen Mitgliedern des therapeutischen Teams die **Orientierung an der Situation des Betroffenen** (▶ auch Kap. 7).

> Die Mitglieder eines therapeutischen Teams verfolgen alle das Ziel, die Situation im Sinne des Betroffenen zu verbessern.

Um dieses Ziel zu erreichen, arbeiten alle Teammitglieder **partnerschaftlich** und bringen ihre beruflichen Kompetenzen ein, um eine **optimale Lösung** mit dem Betroffenen zu erreichen. Ein funktionierendes therapeutisches Team ist geprägt von:

- gegenseitigem **Respekt**,
- **Anerkennung** der gegenseitigen berufsspezifischen Kompetenzen und Expertisen,
- gelungener **Kommunikation**,
- gemeinsamer **Entscheidungsfindung**,
- gemeinsamer **Zielsetzung**,
- je nach Situationsbedarf wechselnden **Führungsrollen**,
- gemeinsamer **Überprüfung und Auswertung** der Teamaktivitäten.

> Der Aufbau eines therapeutischen Teams erfordert ein hohes Maß an sozialen Kompetenzen und ist ein eher langwieriger Prozess, in dem alle Beteiligten immer wieder aktiv an der Entwicklung des Teams mitarbeiten.

1000 Möglichkeiten

Weiterbildung für:
- Psychiatrie
- Operationsdienst
- Intensivpflege/Anästhesie
- Geriatrie
- Onkologie
- Rehabilitation
- Stomatherapie
- Nephrologie

Zusatzqualifikationen:
- Stations-/ Bereichsleitung
- Hygienefachkraft
- Praxisanleiter
- Mentor
- Pflegeberater
- Supervisor
- Qualitätsbeauftragter
- Pflegesachverständiger
- Pflegeexperte

für

Studiengänge:
- Pflegemanagement
- Pflegepädagogik
- Pflegewissenschaft
- Gesundheitswissenschaft
- Gesundheitsförderung
- Gesundheitsökonomie
- Heilpädagogik
- Sozialmanagement
- Sozialarbeit

Weitere Tätigkeitsbereiche:
- Krankenkassen
- Medizinischer Dienst
- Gesundheitsämter
- Werksambulanzen
- medizinische Zentren
- ausländische Einrichtungen
- Entwicklungsdienst
- Selbstständigkeit
- *Home-Care*-Anbieter

Pflegeberufe

Abb. 1.2. Berufs- und Tätigkeitsfelder für beruflich Pflegende

1.1.3 Professionelle Pflege – wissenschaftliches Fachwissen und Fallverstehen

Die Weiterentwicklung der »beruflichen« Pflege ist die »professionelle« Pflege mit ihrer **situativen Kompetenz**, deren Kennzeichen eine integrierte Einheit aus Fachwissen und umfassendem Fallverstehen ist. Dabei besteht das **Fachwissen** aus fachwissenschaftlich begründetem Wissen, mit dem der Professionelle sowohl sein Handeln wie auch sein Planen und Überprüfen in jedem Schritt begründen kann. Umfassendes **Fallverstehen** hingegen lässt sich auf berufliches Erfahrungswissen, *Eigenreflexion*, ethisch-moralische Kompetenz und Respekt vor der Autonomie der Lebenspraxis der Pflegebedürftigen zurückführen (Weidner F 1995).

> Professionell Pflegende sind in der Lage, ihr Wissen ohne langes Nachdenken, immer situationsgerecht und spontan auf den direkt Betroffenen bezogen mit Erfolg anzuwenden.

1.2 Schlüsselbegriffe der Pflege

In den USA sind unterschiedliche theoretische Auffassungen von Pflege als so genannte »**Pflegetheorien**« entstanden. Wissenschaftstheoretikerinnen versuchten, diese Theorien zu ordnen und zusammenfassend darzustellen (▶ Kap. 3). Dabei entwickelte **Jacqueline Fawcett** (1996) die Vorstellung vom *Metaparadigma* der Pflege. Dieses ist der Kern jeglichen Nachdenkens über die Frage »Was ist Pflege?«. Es ist der Bezugsrahmen, innerhalb dessen Pflege gedacht und ausgeübt wird, es ist das Gedankengebäude, in dem alle theoretischen Überlegungen zu Pflege unter einem Dach vereint werden können. Die »**Schlüsselbegriffe**« (oder Eckpunkte), die diesen Bezugsrahmen festlegen, wurden 1983 von **Margaret Newman** mittels vergleichender Analyse der entstandenen Pflegetheorien erarbeitet. Die Fragestellung war: welche zentralen Begriffe werden in allen Pflegetheorien aufgegriffen und beschrieben? Als Ergebnis ihrer Arbeit wurden **4 Schlüsselbegriffe** (Mensch oder Person, Umfeld, Gesundheit bzw. Krankheit, Pflegehandlungen) formuliert (◘ Abb. 1.3).

In allen Pflegetheorien wurden davon mindestens 2 Begriffe aufgegriffen und beschrieben. Fawcett bezeichnete die 4 Schlüsselbegriffe als das Metaparadigma der Pflege, da sie den Kern pflegerischen Denkens und Handelns bilden – und alles, was Pflegende tun, durch ihr Verständnis und ihre Einstellung zu diesen Eckpunkten beeinflusst wird.

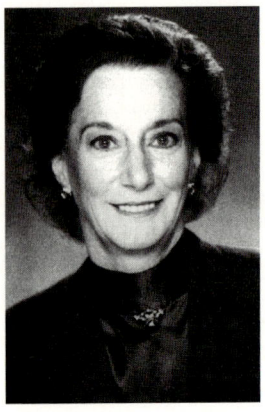

Jacqueline Fawcett

1.2.1 »Mensch« bzw. »Person« als 1. Schlüsselbegriff

Der Begriff »Mensch« oder »Person« beinhaltet die bewusste Entscheidung darüber, wie sowohl der Pflegende als auch der Pflegebedürftige gesehen werden. Dabei geht es um die Frage des Menschenbildes (▶ auch Kap. 7).

> Ein Menschenbild entsteht auf der Grundlage eigener Werte und Überzeugungen. Es wird von dem kulturellen und sozialen Rahmen, in dem man lebt, stark beeinflusst.

Allgemeine **Wertvorstellungen**, wie die Menschenrechte, und eigene Werte, z. B. die Nächstenliebe, bestimmen die Ausrichtung des Menschenbildes und damit auch die Art und Weise, bzw. die Normen, des persönlichen Handelns im Umgang mit anderen Menschen.

> Pflegende erleben in ihrem Berufsalltag häufig das Vorhandensein zweier Menschenbilder, zu denen sie sich immer wieder neu positionieren. Gemeint sind das mechanistische und das ganzheitliche Menschenbild. Da beide berechtigterweise kritisiert werden können, wurde ein drittes, das humanistische Menschenbild, entwickelt.

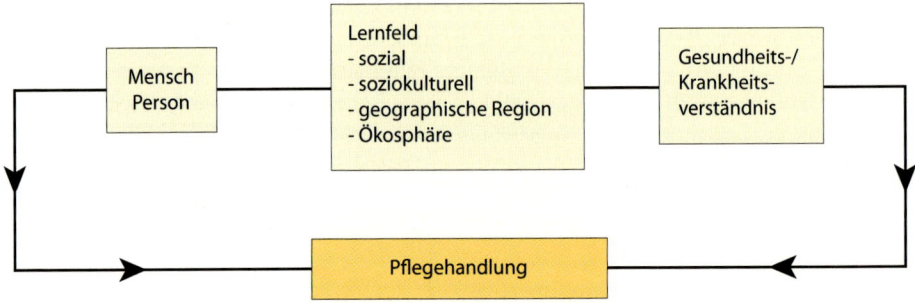

◘ **Abb. 1.3.** Schlüsselbegriffe der Pflege

Mechanistisches Menschenbild

Das sog. mechanistische Menschenbild ist der Versuch einer Objektivierung der Sicht des Menschen. Es hat seine Wurzeln bei dem französischen Wissenschaftler und Philosophen **René Descartes**, der im 17. Jahrhundert lebte. Nach ihm wird diese Sichtweise auch die »kartesianische« genannt. Sie **trennt** den Menschen in **Geist** und **Körper**, wobei letzterer vom Funktionsprinzip wie eine Maschine oder eine Sache verstanden wird. Diese Sicht ist die traditionell naturwissenschaftliche und bildet auch die Grundlage für das Menschenbild der modernen Medizin, welche den Menschen zunehmend in seinen **Teilen** mit dem Ziel betrachtet, Funktionsstörungen durch gezieltes Eingreifen zu beseitigen. Das kann dazu führen, dass nicht mehr von der Patientin Müller gesprochen wird, sondern von der »Galle in Zimmer 7«.

> Für Pflege bedeutet diese Sichtweise, dass sie sich weniger am Menschen und mehr an der Erkrankung orientiert und ihre Handlungen nach physiologischen Funktionen und Normen ausrichtet.

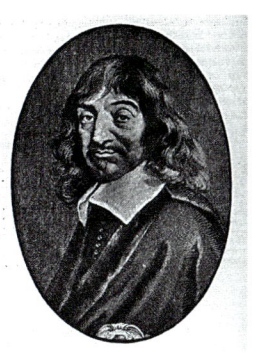

René Descartes

Ganzheitliches, »holistisches« Menschenbild

Seit Beginn der 70er-Jahre wurde, besonders als Gegenentwurf zum mechanistischen Menschenbild, in der Pflege das ganzheitliche, umfassende Menschenbild diskutiert und favorisiert. Ganzheitlichkeit bedeutet, dass der **Mensch als Ganzes** gesehen wird, als eine Einheit aus Körper, Geist und Seele, die in Wechselbeziehungen zu ihrer sozialen, kulturellen und ökologischen Umwelt steht. Jeder Mensch ist einzigartig, mit individuellem Erleben, Bedürfnissen und Entwicklungsmöglichkeiten ausgestattet, die er in der Wechselbeziehung mit seiner Umgebung gestaltet und verändert. **Rosette Poletti** hat die ganzheitliche Sichtweise eines Menschen in Bezug zu seiner Umwelt schematisch dargestellt (Abb. 1.4).

So kann der pflegebedürftige Mensch für den beruflich Pflegenden nie weniger als ein Partner sein, der gleichberechtigt in die Entscheidungen zur Gestaltung seiner Pflege einbezogen werden muss. Im Idealfall der ganzheitlichen Orientierung ist der pflegebedürftige Mensch selbst der einzige zulässige Maßstab, an dem sich berufliche Pflege ausrichtet.

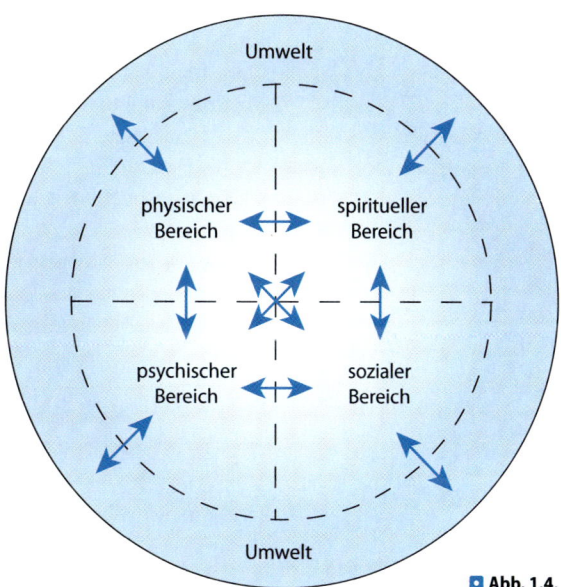

Abb. 1.4. Ganzheitlichkeit nach R. Poletti

Insidertipp

In den letzten Jahren mehren sich in der Diskussion allerdings kritischen Stimmen, die zu bedenken geben, dass eine **strikt ganzheitliche Orientierung** gar nicht möglich sei, weil kein Mensch ganzheitlich erkennen und agieren kann. Auch sei die umfassende Berücksichtigung des *Holismus* für die Pflege eine nicht zu erfüllende Aufgabe und führe zu einer an Allmacht heranreichenden Selbstüberschätzung der Pflege, die weder in ihren theoretischen Grundlagen noch in ihrer praktischen Arbeit berechtigt erkennbar sei.

Auf der Suche nach den Wurzeln der Ganzheitlichkeit in der Pflege wurde bereits **Florence Nightingale** ein ganzheitlicher Ansatz unterstellt. Sie äußerte: »Nurse the sick one, and not the sickness« (Pflege den Kranken, und nicht die Krankheit). Auf dieses Zitat bezieht sich auch die Forderung der »*postmodernen* Pflegetheoretiker« (▶ Kap. 3), dass Nightingale für die Pflege wiederentdeckt werden müsse (»recreating Nightingale«).

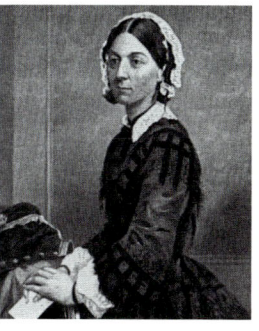

Florence Nightingale

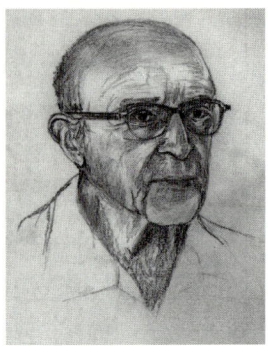
Carl Rogers

Humanistisches Menschenbild

Das oben angeführte Zitat von Florence Nightingale könnte allerdings auch, statt einer historischen ganzheitlichen Sichtweise, ein Indiz für eine humanistische Grundhaltung darstellen.

Die Begründer der humanistischen Psychologie, **Abraham Maslow** und **Carl Rogers,** orientieren sich bei der Beschreibung ihres Menschenbildes an dem Leitgedanken, dass jeder Mensch eine nach Selbstentfaltung strebende Persönlichkeit ist. Dieses Prinzip der **individuellen Selbstbestimmung** ist es, auf dem die Gesellschaften unseres Kulturkreises aufbauen und das sich in der Formulierung der Menschenrechte und der Gestaltung unserer politischen Systeme niederschlägt.

Daraus folgt für die berufliche Pflegesituation, dass sich das Verhältnis zwischen Pflegenden und Gepflegten als eine **Beziehung von Person zu Person** darstellt. Für die Pflege bedeutet dies, die individuelle Selbstbestimmung der zu Pflegenden zu stärken und durch verantwortliches Handeln zu realisieren. Dies ist aber nur dann möglich, wenn einerseits die Betrachtung von Gesundheit, Krankheit und Problemen der zu Pflegenden im Licht ihrer Gesamtpersönlichkeit und ihrer Situation geschieht (holistisch) und andererseits deren Selbstbestimmung als Richtlinie pflegerischen Handelns respektiert wird. Dabei ist zu berücksichtigen, dass Pflegebedürftige die ihre Selbstbestimmung nicht wahrnehmen können (z. B. Bewusstlose), trotzdem im Sinne ihrer **anzunehmenden** Wünsche und Interessen behandelt werden.

> **Insidertipp**
>
> Da Pflegende aber immer die Interessen verschiedener Seiten vertreten (Interessen der zu Pflegenden, der Institution, des Gesundheitssystems und eigene Interessen), stellt sich jede berufliche Pflegebeziehung als Aushandlungsprozess zwischen dem Pflegebedürftigen und den Pflegenden dar.

1.2.2 »Umfeld« als 2. Schlüsselbegriff

Jeder Mensch lebt und existiert in einer Umgebung, mit der er in einer ständigen **Wechselbeziehung** steht. Dies bedeutet, dass die Umgebung den Menschen genauso beeinflusst und verändert, wie der Mensch seine Umgebung beeinflusst und verändert. Dabei bezieht sich der Begriff »Umgebung« auf alles, was eine Person umgibt, also sein soziales Umfeld, die Gesellschaft, die geographische Region und die Ökosphäre.

Soziales Umfeld

Als »soziales Umfeld« werden diejenigen **Menschen** bezeichnet, mit denen man in **näherem Kontakt** steht. Dies ist häufig die Familie, wobei sich in unserer Zeit aber das traditionelle Bild der Familie zunehmend auflöst und andere Konstruktionen, die zeitlich begrenzter sind, auftreten. Das soziale Umfeld beeinflusst in hohem Maße die Entwicklung von **persönlichen Einstellungen** und **Werten** und gibt **Normen** vor, die im Leben des Einzelnen berücksichtigt werden müssen. Dadurch hat das soziale Umfeld eine große Bedeutung sowohl für die Entstehung von Krankheit als auch für die Förderung der Gesundheit.

Im sozialen Umfeld fand schon immer Pflege statt, meist die sog. informelle Pflege. Seit einigen Jahren verlagert sich aber auch die berufliche Pflege immer mehr in die häusliche Umgebung, z. B. Familiengesundheitspflegerinnen/-pfleger.

Soziokulturelles Umfeld

Der Begriff »soziokulturelles Umfeld« bezeichnet die **Gesellschaft**, in der man lebt und die die sozial akzeptierten Werte festlegt. Das soziokulturelle Umfeld hat Einfluss auf Gesundheit und Krankheit. In verschiedenen Untersuchungen wurde festgestellt, dass u. a. **Arbeitsumstände** oder Arbeitslosigkeit, Qualität von **Wohnung** und Wohngegend, **finanzielle Lebenssituation**, soziale **Schichtzugehörigkeit**, Möglichkeiten der Zeitgestaltung und die Möglichkeit bzw. Unmöglichkeit, auf Gestaltungsprozesse des soziokulturellen Umfeldes Einfluss nehmen zu können, Auswirkungen auf Gesundheit, Krankheit oder Wohlbefinden eines Menschen haben.

Zu berücksichtigen ist auch, dass sowohl das Verständnis von Gesundheit und Krankheit, als auch das dazu gehörige Rollenverhalten, in verschiedenen Kulturkreisen unterschiedlich ausgeprägt sind.

> Beruflich Pflegende erfassen die kulturspezifischen Eigenheiten der Betroffenen und integrieren sie in die Gestaltung der pflegenden Beziehung.

Geographische Region

Damit ist die Stelle auf unserem Planeten gemeint, an der sich ein Mensch befindet. Der Einflussfaktor »geographische Region« entscheidet, mit welchem **Klima und damit verbundenen Risiken** (z. B. Unwetterhäufigkeit, Überschwemmungen), mit welchem Krankheitsspektrum (z. B. Tropenkrankheiten), mit welchen natürlichen Ressourcen (z. B. Wasser, fruchtbarer Boden, Rohstoffe) und mit welchen Gefahren (z. B. natürliche Strahlenbelastung) ein Mensch leben und woran er sich anpassen muss, um gesund zu bleiben. So scheinen aus unserer Sicht die **gemäßigten Klimazonen für** die **Gesundheit am besten zuträglich** zu sein. Die größte Anzahl von Menschen lebt aber in tropischen und subtropischen Gebieten.

Ökosphäre

Die Vorsilbe »öko« stammt vom griechischen Wort »oikos« ab und bedeutet »Haus«. In unserem Sprachgebrauch wird dieses Wortbildungselement vor allem mit der Bedeutung »**Lebensraum**« im Zusammenhang mit der Wissenschaftsrichtung »Ökologie« verwendet, die sich mit den Wechselbeziehungen zwischen den Organismen und der unbelebten Umwelt befasst. In der ökologischen Betrachtungsweise geht es darum, nicht auf Kosten der Natur zu leben, sondern ein **Leben mit der Natur** zu gestalten. Der Mensch ist in der Lage, seinen natürlichen Lebensraum weitgehend zu beeinflussen und umzugestalten. Dieses hat – aufgrund der Wechselwirkungen – wiederum **Einfluss auf Gesundheit und Krankheit**. Beispiele dazu sind allseits bekannt: die schlechte Luftqualität vieler Industriezentren, Allergien und Hauterkrankungen aufgrund verwendeter Baustoffe, krank machende Zusatzstoffe in Nahrungsmitteln, antibiotikaresistente Erreger durch Infektionsprophylaxe bei Massentierhaltungen, die radioaktive Verseuchung ganzer Regionen durch einen Atomunfall, Artensterben durch Umweltverschmutzungen, Zunahme von Unwettern und Überschwemmungen durch globale Erwärmung u. v. m.

> Gesundheitsförderung in der Pflege bedeutet, auch diesen Bereich zu berücksichtigen – sowohl als mögliche Problemursache des Betroffenen, als auch als persönliches Aufgaben- und Handlungsfeld, für das beruflich Pflegende Verantwortung tragen bzw. bei sich und anderen erzeugen sollen.

Das Talent des Menschen hat seine Jahreszeiten wie Blumen und Früchte.
La Rochefoucauld

1.2.3 »Gesundheit und Krankheit« als 3. Schlüsselbegriff

Der Schlüsselbegriff von »Gesundheit und Krankheit« beinhaltet das **Verständnis** von Gesundheit bzw. Krankheit, das dem Denken und Handeln beruflich Pflegender zugrunde liegt. In noch nicht allzu ferner Vergangenheit war in unserem Sprachraum »**Krankheit**« der Leitbegriff von beruflicher Pflege, was sich u. a. in der Berufsbezeichnung »**Kranken**schwester/-pfleger« und in der Tätigkeitsbeschreibung »**Kranken**pflege« widerspiegelte. Dass mittlerweile, wie auch in diesem Buch, von **Pflege** gesprochen wird, hängt mit dem in den letzten Jahren gewachsenen Bewusstsein zusammen, dass Pflege sich nicht nur um Krankheiten und Defizite kümmert, sondern auch **Gesundheit und Ressourcen** der Pflegebedürftigen im Blick hat, um eine Pflegebeziehung erfolgreich zu gestalten. Diese neue Sichtweise führte auch zu der im Krankenpflegegesetz von 2003 festgelegten, neuen Berufsbezeichnung »Gesundheits- und Krankenpfleger/in bzw. Gesundheits- und Kinderkrankenpfleger/in«.

> Auslöser einer Pflegebedürftigkeit ist zwar häufig eine Krankheit oder deren Folgen, aber dennoch muss ein Mensch nicht krank sein, um pflegebedürftig zu werden, z. B. die Pflege alter Menschen, die Pflege Behinderter, die Wochen- und Neugeborenenpflege, oder die Haus- und Familienpflege.

Der Mensch kann nicht genug vom Menschen denken.
Immanuel Kant

Krankheit bedeutet in dem durch die Schulmedizin geprägten Sprachgebrauch eigentlich immer eine **Abweichung von der Norm**. Diese Norm wird häufig mit »Gesundheit« gleichgesetzt. Die Gleichsetzung ist bei näherer Betrachtung nicht korrekt, da das »Normale« ja lediglich das häufigste Phänomen, das häufigste Erscheinungsbild, die häufigste Ausprägung ist. Die Häufigkeit eines Phänomens allein kann aber noch kein Kriterium für die Zuordnung zu Krankheit oder Gesundheit bedeuten.

Gesundheit und Krankheit sind **Erfahrungen**, die beide zum Leben eines Menschen gehören und sich nicht gegenseitig ausschließen müssen. Daher wird im neueren Verständnis häufig von einem **Gesundheits-Krankheits**-*Kontinuum* gesprochen, auf dem ein Mensch als mehr oder weniger gesund bzw. krank eingestuft werden kann. Die beiden Außenpunkte »vollständige Gesundheit« und »vollständige Krankheit« sind normalerweise nicht erreichbar, da jedes Lebewesen gleichzeitig sowohl gesunde als auch kranke Anteile besitzt (▶ Bd. 2, Kap. G2).

Gesundheit

Im **biomedizinischen** Verständnis bedeutet Gesundheit die Abwesenheit von Krankheit. Beide Begriffe bilden hier ein Gegensatzpaar. Die pointierteste Beschreibung findet sich in folgendem Witz: »Herr Kollege, für mich gibt es keine Gesunden, nur schlecht Diagnostizierte.«

Krankheit lässt den Wert der Gesundheit erkennen.
Heraklit

Im **psychosozialen** Verständnis wäre ein Mensch als gesund zu bezeichnen, wenn er sich gegenüber Stressoren als erfolgreich anpassungsfähig zeigt und bezogen auf seine Position in der Gesellschaft und seine ausgeübten sozialen Rollen zufrieden ist. Mit einer Beschreibung von Gesundheit schuf die **Weltgesundheitsorganisation (WHO)** anlässlich ihrer Konstitution im Jahre 1948 eine Begriffsdefinition, die seitdem nachhaltig Diskussionen, Kritik, Zustimmung und Widerspruch anregt:

> »**Gesundheit ist ein Zustand des umfassenden körperlichen, geistigen und sozialen Wohlbefindens und nicht nur das Fehlen von Krankheit oder Behinderung.**«

Die Kritik und der Widerspruch zu diesem Gesundheitsbegriff beziehen sich auf seine ganzheitliche, uneingeschränkte Dimension, denn – wer kann aufgrund dieser Definition überhaupt als gesund bezeichnet werden? Häufig wird hierbei jedoch nicht berücksichtigt, dass diese Beschreibung eigentlich nichts definieren, sondern ein **Ideal formulieren will**. Gesundheit ist, genau wie Krankheit, als Begriff nur eine Konstruktion, die aus eher philosophischen Gedankengängen über einen nur in der Vorstellung vorhandenen Bestzustand entsteht. Diesen Bestzustand kann man aber nicht eindeutig bestimmen, da er an individuelles Erleben, kulturellen Kontext und die einschränkende Perspektive des Betrachters gebunden ist. Die Gesundheitsdefinition der WHO ist daher nicht als Begriffsdefinition zu betrachten, sondern als Beschreibung einer **Leitidee** wie beispielsweise auch »Freiheit« oder »Gleichheit«. Sie zählt deshalb zu den fundamentalen **Menschenrechten**. Das bedeutet, dass das Recht auf Gesundheit für alle Menschen auf dieser Welt gilt, genau wie das Recht auf Gleichheit, auf Unversehrtheit, auf würdevolle Behandlung, auf Selbstbestimmung, auf freie Meinungsäußerung, auf Glaubensfreiheit, auf Bildung, usw. Dementsprechend sollen alle Menschen nach Willen der WHO Zugang zu den grundlegenden Ressourcen für Gesundheit haben.

> Die Ottawa Charta der WHO von 1986 nennt folgende Grundvoraussetzungen für Gesundheit: Frieden, angemessene ökonomische Mittel, Nahrung und Wohnmöglichkeiten, ein stabiles Ökosystem und nachhaltige Ressourcennutzung.

Es gibt tausend Krankheiten, aber nur eine Gesundheit.
Ludwig Börne

Die Festlegung dieser Grundvoraussetzungen untermauert das ganzheitliche Verständnis von Gesundheit, das untrennbar mit sozialen und ökonomischen Bedingungen, physikalischer Umwelt und individuellen Lebensstilen verbunden ist. Für die **berufliche Pflege** bedeutet das Verständnis von Gesundheit als Menschenrecht eine besonders **hohe Verantwortung** im Hinblick auf die Pflegebedürftigen, da diese oft aufgrund der Einschränkungen ihrer Selbstversorgungsfähigkeiten nicht mehr in der Lage sind, ihre grundlegenden Rechte wahrzunehmen.

> **Insidertipp**
> Pflegende agieren stellvertretend für die Pflegebedürftigen und garantieren die Wahrung und Berücksichtigung ihrer Rechte. In diesem Sinne gehören der Schutz und die Förderung von Gesundheit zu den Kernaufgaben von Pflegenden.

Gesundheitsförderung beinhaltet die Stärkung der Kenntnisse und Fähigkeiten der Pflegebedürftigen genauso wie die gezielte *Intervention* zur Veränderung ungünstiger sozialer, ökonomischer oder ökologischer Umweltbedingungen. Die dabei wichtigsten Faktoren sind die aktive **Beteiligung** der betroffenen Menschen (Partizipation) und die »Befähigung des Einzelnen zu **selbstbestimmtem Handeln** (Empowerment)« (Jakarta Deklaration der WHO, Juli 1997).

> »Gesundheit wird von Menschen in ihrer alltäglichen Umwelt geschaffen und gelebt: dort, wo sie spielen, lernen, arbeiten und lieben. Gesundheit entsteht dadurch, dass man sich um sich selbst und für andere sorgt, dass man in die Lage versetzt ist, selber Entscheidungen zu fällen und eine Kontrolle über die eigenen Lebensumstände auszuüben sowie dadurch, dass die Gesellschaft, in der man lebt, Bedingungen herstellt, die allen ihren Bürgern Gesundheit ermöglichen.« (Ottawa Charta der WHO, 1986).

Krankheit

Früher wurde Krankheit meist als Schicksal, Vorbestimmung oder göttliche Bestrafung für Fehlverhalten angesehen und verlangte Interventionen durch spirituelle Fachleute oder geduldige Annahme der Krankheit. Diese Sichtweise findet sich immer noch in vielen Kulturen. Auch im europäischen Kulturkreis sind noch entsprechende Anteile festzustellen. Abergläubische Verhaltensweisen, die Angst vor dem »bösen Blick« oder die häufige Frage »Warum gerade ich?« haben hier ihre Wurzeln. Krankheit erhält in unserer heutigen Gesellschaftsordnung ausschließlich durch den **Arzt** ihre Gültigkeit.

> Offiziell krank ist jemand erst dann, wenn er eine entsprechende Bescheinigung eines Arztes vorweisen kann.

Die Naturwissenschaft ohne Religion ist lahm, die Religion ohne Naturwissenschaft ist blind.
Albert Einstein

Die Aufgabe des Arztes ist es, Krankheiten festzustellen, zu benennen, zu behandeln und, im günstigsten Falle, zu beseitigen. Zur Feststellung von Krankheitsart und Krankheitsursache werden besonders die Methoden und Möglichkeiten der **Naturwissenschaften** benutzt: messen, zählen, wiegen, berechnen, analysieren. Diese werden durch verschiedene **Erklärungsmodelle** untermauert bzw. ergänzt.

Ein Erklärungsmodell im Sinne des kartesianischen Menschenbildes zerlegt den Körper des Menschen in immer feinere Einheiten. Auf diese Weise wird die der Krankheit zugrunde liegende Funktionsstörung gesucht, um diese nach dem **Kausalitätsprinzip** (Ursache – Wirkung) zu beheben oder zu verringern (▶ Kap. 1.2.1). Diese **biomedizinische** Sicht von Krankheit hat ihre Wurzeln in der Mitte des 19. Jahrhunderts und wirkt sich bis heute aus.

Das klassische Erklärungsmodell der **Psychoanalyse** erweitert diese Sichtweise um das Modell der Entstehung psychischer und körperlicher Erkrankungen, die aus einem Missverhältnis zwischen den Bedürfnissen eines Menschen und deren Befriedigungsmöglichkeiten resultieren. Dieses Missverhältnis erzeugt Stress, der sich, bei unzureichender Fähigkeit oder Möglichkeit der Stressbewältigung, in Form einer Erkrankung manifestieren kann. Auch in diesem Erklärungsmodell wird nach dem Kausalitätsprinzip vorgegangen.

Man braucht vor dem Leben keine Angst zu haben. Man muss es nur verstehen.
Marie Curie

Als 3. klassisches Modell bezieht sich das **soziologische Erklärungsmodell** auf die Umgebung des Menschen, in der Störungen der Lebensbedingungen Krankheit entstehen lassen können.

Zu kritisieren ist, dass alle 3 Modelle in ihrer Sichtweise begrenzt sind und isolierte Bereiche betrachten, ohne dabei die ganze Lebenswelt eines Menschen zu berücksichtigen.

> Seit 2–3 Jahrzehnten setzen sich zunehmend multifaktorielle Betrachtungsweisen durch, in denen die Entstehung von Krankheit als ein Zusammenwirken verschiedener Faktoren gesehen wird.

Eine der frühesten war die der **Psychosomatik**, die auf dem klassischen Modell der Psychoanalyse basiert und dieses Verständnis weiter fasst:

> Körperliche, psychische und soziale Einflüsse zwingen den Menschen, sich an seine Umgebung und Lebenssituation anzupassen. Versagen seine Anpassungsmechanismen, wird der Mensch krank, wobei die Krankheitsursache nicht unbedingt körperlich sein muss.

Ein weiterer multifaktorieller Ansatz in der Betrachtung von Krankheit ist das **Risikofaktoren-Modell**. In der biomedizinischen Tradition stehend, werden in diesem Modell **riskante Verhaltensweisen** des Menschen betrachtet, die die Entstehung von Erkrankungen fördern, z. B. Rauchen, Übergewicht und Bewegungsmangel (▶ Kap. 9). Die Wahrscheinlichkeit der Krankheitsentstehung wird statistisch berechnet, wobei das Zusammenwirken verschiedener Risikofaktoren die Wahrscheinlichkeit einer Erkrankung nochmals erhöht. Kritisiert wird dieses Modell einerseits, weil die Angabe einer statistischen Wahrscheinlichkeit nichts darüber aussagt, wer im Endeffekt wirklich krank wird und andererseits, weil mit diesem Modell die Möglichkeit gegeben wird, bereits gesunde Menschen aufgrund ihrer Risikofaktoren zu behandeln, obwohl niemand sagen kann, ob und wann dieser Mensch tatsächlich erkranken würde (was aber keinesfalls bedeuten soll, dass Rauchen unschädlich sei!).

Ein interessanter multifaktorieller Ansatz ist das Modell der *Salutogenese,* das von **Aaron Antonovsky** (1923–1994) entwickelt wurde. In seiner Absicht stand es, das *pathogenetische* Betrachtungsmodell der Medizin so zu erweitern, dass die *Ressourcen* eines Menschen, die ihn gegen Krankheit widerstandsfähig machen, mit in den Blick der behandelnden Fachleute rücken. Durch dieses Denken wird die ganze Person mit ihrer Lebensgeschichte und dem System, in dem sie lebt, berücksichtigt. Dabei soll aber nicht die Frage gestellt werden, was diesen Menschen krank macht, sondern die Frage, was diesen Menschen gesund erhält. Krankheit wird von Antonovsky als **Zusammenbruch des Organismus** bezeichnet, der nicht nur durch Bekämpfung der krank machenden Einflüsse, sondern besonders durch die gleichzeitige Stärkung von Ressourcen vermieden oder vermindert werden kann. Die entscheidendste dieser Ressourcen ist das **Kohärenzgefühl** (»sense of coherence«, Kohärenz: Zusammenhang), womit Antonovsky die **Grundhaltung** eines Individuums der Welt gegenüber, also dessen Weltanschauung bzw. Lebenseinstellung, bezeichnet. Dieses Gefühl besteht in dem Bewusstsein, die **Welt zu verstehen** (»Verstehbarkeit«), weitgehend jede **Situation handhaben** bzw. bewältigen zu können (»Handhabbarkeit«) und dabei diese **Situation** als **sinnhaft** bzw. bedeutsam zu **erleben** (»Bedeutsamkeit«).

> Je ausgeprägter das Kohärenzgefühl eines Menschen ist, desto gesünder sollte er sein bzw. desto schneller sollte er gesund werden und bleiben. Wie stark sich das Kohärenzgefühl ausbilden kann, hängt von der Verfügbarkeit und Ausprägung der »generalisierten Widerstandsressourcen« der einzelnen Person ab.

Damit sind sowohl alle **individuellen** (z. B. körperlicher Zustand, Immunsystem, Wissen, Intelligenz, Bewältigungsstrategien, Selbstbild) wie auch **soziokulturellen** (z. B. Einkommen, Wohnung, soziale Unterstützung, kulturelle Stabilität, religiöse Vorgaben) Faktoren gemeint. Diese werden in allen möglichen Situationen i. d. R. generalisiert wirksam und **erhöhen die Widerstandsfähigkeit** der Person.

Insidertipp

Das Modell geht von einem in seiner Alltagswelt **aktiv handelnden Individuum** aus und eröffnet damit allen Akteuren im Gesundheitswesen ganz andere Handlungsmöglichkeiten als die mechanistische Sichtweise der Krankheit als Prozess, dem der Einzelne ausgeliefert ist und der nur durch den kundigen Experten von außen beeinflusst werden kann.

1.2.4 »Pflegehandlung« als 4. Schlüsselbegriff

Viele Autoren von Fachbüchern und Fachartikeln haben den vierten Schlüsselbegriff mit »Pflege« bezeichnet. Dies führte (und führt immer noch) zu wissenschaftstheoretischer Kritik: die Erklärung von Pflege durch »Pflege« sei eine unzulässige *Tautologie* und nicht logisch. Wichtig ist aber bei einer Beurteilung die Berücksichtigung von Perspektive und sinnhaftem Bezug der Begriffe. In »Metaparadigma der Pflege« steht, wie bereits erläutert, der Begriff »Pflege« für das gesamte Gedankengebäude, für die gesamte Disziplin, für Wissenschaft und Praxis. Der Schlüsselbegriff »Pflege« als einer der 4 Eckpunkte des Metaparadigmas steht hingegen für das, was nach Ansicht des jeweiligen Theoretikers oder Praktikers **beruflich Pflegende tun oder tun sollten**, sowie die dem zugrunde liegende Absicht, das Ziel und das dazugehörige Ergebnis. Somit ist der Tatbestand einer Tautologie nicht gegeben.

Um aber die verschiedenen Bezugsebenen deutlicher zu machen und um Missverständnissen vorzubeugen, wurde hier der Begriff »Pflegehandlung« gewählt.

Es ist nicht genug zu wissen, man muss auch anwenden.
Goethe

1.3 Ethik, Moral und Dilemma in der Pflege

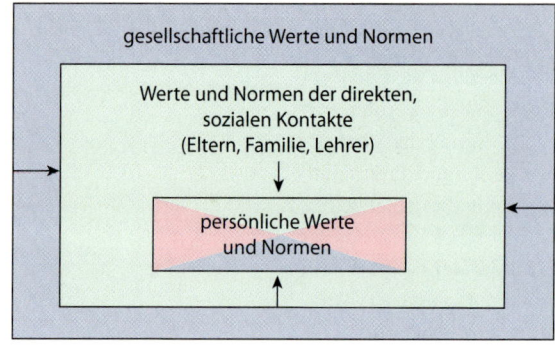

Abb. 1.5. Ethik

Menschen sind handelnde Wesen. Jeder bewussten Handlung im menschlichen Miteinander gehen moralische Entscheidungen voraus, mit denen die ausgeführte Handlung auch verantwortet und begründet werden kann. Die Entscheidungen werden beeinflusst durch Werte und Normen (Abb. 1.5).

> Pflege ist ein direkt auf den Anderen bezogener Beruf.

Aufgrund der besonderen Situation des Anderen muss verantwortliches Handeln für Pflegende eine wesentliche Bedeutung haben und ist deshalb untrennbar mit Ethik bzw. Moral verbunden.

1.3.1 Was sind Ethik, Moral und Dilemma?

Ethik

Das Wort »Ethik« stammt vom griechischen Wort »Ethos« ab, das **Gewohnheit**, **Herkommen**, **Sitte** meint. Ethik ist ein Zweig der Philosophie. Sie setzt sich mit Theorien und Prinzipien moralischen Denkens und Handelns auseinander. Ethiker versuchen herauszufinden, nach welchen Normen sich menschliches Handeln richtet, wie es gerechtfertigt wird, was überhaupt »gutes« Verhalten sein könnte und wie dieses erkennbar wäre.

> Ethik ist abstrakt und betrachtet distanziert, sie lehrt keine Urteile, sondern das Urteilen selbst.

Daher haben ethische Ansprüche und Vereinbarungen einen Soll-Charakter und nicht einen Muss-Charakter wie beispielsweise Gesetze. Dies bedeutet, dass der Handelnde im Rahmen seiner persönlichen Verantwortlichkeit die Wahl hat, welche Handlung er ausführt und welche er unterlässt. Ethisch verhält er sich in dem Moment, in dem er seine Absichten und die möglichen Folgen seiner Handlung auf der Grundlage ethischer Prinzipien *reflektiert*. Dies bedeutet aber nicht, dass damit sein Handeln auch »gut« sein wird. Die Entscheidung über »gut« oder »böse« ist eine Aufgabe der Moral, nicht der Ethik.

Moral

> Der Zustand der gesamten menschlichen Moral lässt sich in zwei Sätzen zusammenfassen: we ought to. But we don't.
> *Kurt Tucholsky*
> (dt: wir sollten, aber wir tun nicht)

Das Wort »Moral« stammt vom lateinischen Wort »mos« (Mehrz. »mores«) und meint Brauch, **Sitte**, **Gewohnheit**, Charakter. Im heutigen Sprachgebrauch bezeichnet Moral ein der Gesellschaft zugrunde liegendes, im Alltag als verbindlich akzeptiertes und eingehaltenes System sittlicher Werte und Normen. Damit ist Moral konkret an die Lebenswelt und die Kultur gebunden. Moral bestimmt die Grenzen dessen, was getan werden darf und was nicht. Der ethische Anspruch an Moral ist der, dass Grenzen immer erklärbar und Gesetze immer begründbar sein sollen.

> Moral ist üblicherweise *normativ* und entscheidet, ob Handlungen »gut« oder »böse« sind.

Nicht jede Frage nach »richtig« oder »falsch« ist aber eine moralische Frage. Moralisch wird solch eine Frage immer dann, wenn zur Entscheidung wertorientierte Begründungen oder Einwände berücksichtigt werden müssen. Moralische und ethische Fragen führen dabei oft in ein Dilemma.

Dilemma

Das aus dem griechischen stammende Wort »Dilemma« bezeichnet eine **Zwangslage**, eine Wahl zwischen zwei unbefriedigenden Möglichkeiten. In dem Moment, in dem man sich fragt: »Soll ich das tun oder soll ich das lassen?«, und beide alternativen Handlungsmöglichkeiten moralisch gleich bedeutsam sind, befindet man sich in einem Dilemma. Jede Entscheidung bedeutet nun einen Verstoß gegen ein moralisches Prinzip, der begründet werden muss.

> Sehr häufig gibt es Dilemmata zwischen dem ethischen oder moralischen Anspruch an ein »Sollen«, dem »Können« (z. B. bei so genannten Sachzwängen) oder dem »Wollen« (z. B. bei Erschöpfung).

Über Dilemmata sollte gesprochen werden, sie benötigen ein intensives, nachdenkliches und reflektierendes Gespräch, einen »*Diskurs*«. Darin geht es nicht um schnelle Urteile oder größeres Faktenwissen, sondern um die Vereinbarung lebbarer Kompromisse.

1.3.2 Ethik näher betrachtet

Es gibt keine einheitliche Ethik, sondern es werden unterschiedliche Formen beschrieben. Die häufigsten Unterscheidungsmöglichkeiten sind nach Art des **Erkenntnisinteresses** oder nach **Basisphilosophien**.

Einteilung nach Erkenntnisinteresse

Je nach Erkenntnisinteresse, das bedeutet, je nach dem Ziel und der Methode der wissenschaftlichen Vorgehensweise und dem betrachteten »Gegenstand« wird zwischen verschiedenen Arten von Ethik unterschieden.

Deskriptive Ethik: Die deskriptive oder auch empirische Ethik beschreibt wertfrei die verschiedenen Ausprägungen von Moral und Sittlichkeit in verschiedenen Völkern und Kulturen und versucht, diese, ebenfalls wertfrei, in ihrem Kontext zu erklären. Verschiedene Völker und Kulturen haben verschiedene Auffassungen über »gut« und »böse«.

Normative Ethik: Die normative Ethik befasst sich mit der kritischen Überprüfung der jeweils vorherrschenden Moral. Sie sucht nach Begründungen und Prinzipien für menschliches Handeln mit dem Ziel, Normen für richtiges Handeln zu bestimmen.

Metaethik: Das Interessensgebiet der Metaethik besteht in der kritischen Analyse von moralischen Aussagen, Werten, Normen, Theorien und dem Zusammenhang zwischen menschlichem Handeln und Moral. Diese Richtung von Ethik ist die abstrakteste.

Konstruktive Ethik: Die konstruktive oder angewandte Ethik richtet sich auf die Analyse von ethischem Handeln in der lebensweltlichen Situation. Sie untersucht die Regeln und Beratungen, welche zu vernünftigem, gemeinsamem Handeln führen sollen.

Einteilung nach Basisphilosophien

Da Ethik ein Zweig der Philosophie ist, führen unterschiedliche philosophische Richtungen zu unterschiedlichen ethischen Ansätzen. Die verbreitetsten Ansätze sind Teleologie, Deontologie, Utilitarismus, die Dialogische Ethik des Anderen und die Verantwortungsethik. Die wichtigsten Elemente dieser Richtungen können der ◘ Tabelle 1.3 entnommen werden.

> Moral ist ständiger Kampf gegen die Rebellion der Hormone.
> *Frederico Fellini*

Tabelle 1.3. Basisphilosophien und wesentliche Elemente. (Nach Schnell 1999)

Autor	Grundbegriff	Menschenbild	These	Aufgabe des Menschen	Schützenswertes Gut
Aristoteles	Teleologie = Zielethik	Menschen streben nach einem Ziel und können dies mehr oder weniger erreichen. Der Mensch ist Ausgangspunkt.	Der Mensch strebt nach dem Guten. Das Gute ist das, was in sich selbst gut ist.	Überlegen, welche Mittel und Wege zum Ziel führen.	Freundschaft
Immanuel Kant	Deontologie = Pflichtethik	Der Mensch ist mündig, d. h., fähig zur Autonomie und Selbstbestimmung. Der Mensch ist Mittelpunkt.	Über die Vernunft ergeht an den Menschen das moralische Gesetz des kategorischen Imperativs. Selbstbestimmung soll nicht zu Willkür oder Unterjochung führen.	Autonom und pflichtgemäß handeln	Moralische Person
John Stuart Mill	Utilitarismus = Nutzen	Der Mensch wünscht von sich aus Lust, will keine Unlust. Es kommt darauf an, wie man sich dabei fühlt.	Die wertvollere von zwei Lüsten ist die, welche von der Mehrheit bevorzugt wird. Etwas an sich Gutes gibt es nicht, es hängt von meiner Bewertung ab. Eine richtige Handlung befördert Glück.	Nur die Handlungen ausführen, die dem Glück der Mehrheit der Menschen nützen. Für den größtmöglichen Gesamtnutzen sorgen.	Nutzenmaximierer
Emmanuel Lévinas	Dialogische Ethik des Anderen = Antwort	Der Mensch ist immer schon auf den Anderen bezogen, ob er will oder nicht. Der Andere ist Mittelpunkt, nicht das Ego.	Der Andere hat Vorrang vor dem Ich. Der Andere ist Fremder, nicht Teil eines »Wir«.	Den Anderen analog zu sich selbst betrachten. Dem Anderen gerecht werden.	*Humanismus* des anderen Menschen, Freiheit des Anderen
Hans Jonas	Ethik der Verantwortung = Konsequenz	Der Mensch ist Teil des Seins, welches er durch sein Können unterwerfen und zerstören kann.	Dem Menschen wächst die Verantwortung für sein Tun zu. Die Folgen des Tuns müssen bedacht werden.	Als Beschützer das Sein und die Natur erhalten. Vor dem Handeln die Folgen bedenken.	Der verantwortungsfähige Mensch

1.3.3 Ethik und Moral – Grundlagen des menschlichen Miteinanders

Wie bereits zuvor erwähnt, sind Ethik und im Besonderen Moral mit Kultur gebunden. Da das Miteinander von Menschen allem Anschein nach nur in einer (wie auch immer) geregelten Form möglich scheint, bestehen in allen Kulturen und Gruppierungen **Richtlinien für** das **Zusammenleben**. Diese wurden meist zunächst als religiöse Gebote oder Ideologien entwickelt, auf denen dann lokale Regeln und Gesetze aufbauten. Aber es gibt auch Grundsätze, die über Staats- und Kontinentgrenzen hinweg anerkannt und berücksichtigt werden.

1.3 · Ethik, Moral und Dilemma in der Pflege

Allgemeine Erklärung der Menschenrechte

Am 10. Dezember 1948 wurde unter dem Eindruck des zweiten Weltkrieges und des Atombombenabwurfs auf Hiroshima in der Generalversammlung der Vereinten Nationen die »Allgemeine Erklärung der Menschenrechte« beschlossen. An diese erklärten Menschenrechte sollen sich alle Staaten dieser Erde halten. Kein Land hat gegen die Verabschiedung dieser Erklärung gestimmt. Im Folgenden einige Auszüge:

> Recht ist was der Freiheit dient.
> *Thomas Dehler*

 »Artikel 1
Alle Menschen sind frei und gleich an Würde und Rechten geboren. Sie sind mit Vernunft und Gewissen begabt und sollen einander im Geiste der Brüderlichkeit begegnen.
Artikel 2
(1) Jeder Mensch hat Anspruch auf die in dieser Erklärung verkündeten Rechte und Freiheiten, ohne irgendeine Unterscheidung, wie etwa nach Rasse, Farbe, Geschlecht, Sprache, Religion, politischer oder sonstiger Überzeugung, nationaler oder sozialer Herkunft, nach Eigentum, Geburt oder sonstigen Umständen. […]
Artikel 3
Jeder Mensch hat das Recht auf Leben, Freiheit und Sicherheit der Person. […]
Artikel 5
Niemand darf der Folter oder grausamer, unmenschlicher oder erniedrigender Behandlung oder Strafe unterworfen werden. […]
Artikel 7
Alle Menschen sind vor dem Gesetze gleich und haben ohne Unterschied Anspruch auf gleichen Schutz durch das Gesetz. […]
Artikel 18
Jeder Mensch hat Anspruch auf Gedanken-, Gewissens- und Religionsfreiheit; […]
Artikel 19
Jeder Mensch hat das Recht auf freie Meinungsäußerung; dieses Recht umfasst die Freiheit, Meinungen unangefochten anzuhängen und Informationen und Ideen mit allen Verständigungsmitteln ohne Rücksicht auf Grenzen zu suchen, zu empfangen und zu verbreiten. […]
Artikel 23
(1) Jeder Mensch hat das Recht auf Arbeit, auf freie Berufswahl, auf angemessene und befriedigende Arbeitsbedingungen sowie auf Schutz gegen Arbeitslosigkeit.
(2) Alle Menschen haben ohne jede unterschiedliche Behandlung das Recht auf gleichen Lohn für gleiche Arbeit. […]
(4) Jeder Mensch hat das Recht, zum Schutze seiner Interessen Berufsvereinigungen zu bilden und solchen beizutreten.
Artikel 25
[…] (2) Mutter und Kind haben Anspruch auf besondere Hilfe und Unterstützung. Alle Kinder, eheliche und uneheliche, genießen den gleichen sozialen Schutz.
Artikel 26
(1) Jeder Mensch hat Recht auf Bildung. Der Unterricht muss wenigstens in den Elementar- und Grundschulen unentgeltlich sein. Der Elementarunterricht ist obligatorisch. […]
Artikel 29
(1) Jeder Mensch hat Pflichten gegenüber der Gemeinschaft, in der allein die freie und volle Entwicklung seiner Persönlichkeit möglich ist.«
(zitiert nach Kultusministerium NRW 1982, S. 165 ff)

> Das Leben gilt nichts, wo die Freiheit fehlt.
> *Theodor Körner*

Grundgesetz für die Bundesrepublik Deutschland

In das Grundgesetz der Bundesrepublik Deutschland wurden entscheidende Anteile der allgemeinen Erklärung der **Menschenrechte integriert**. Auch hierzu einige Auszüge:

Das Recht des Stärkeren ist das stärkste Unrecht.
Marie von Ebner-Eschenbach

§ »Artikel 1
(1) Die Würde des Menschen ist unantastbar. Sie zu achten und zu schützen ist Verpflichtung aller staatlichen Gewalt.
(2) Das Deutsche Volk bekennt sich darum zu unverletzlichen und unveräußerlichen Menschenrechten als Grundlage jeder menschlichen Gemeinschaft, des Friedens und der Gerechtigkeit in der Welt. […]
Artikel 2
(1) Jeder hat das Recht auf die freie Entfaltung seiner Persönlichkeit, soweit er nicht die Rechte anderer verletzt und nicht gegen die verfassungsmäßige Ordnung oder das Sittengesetz verstößt.
(2) Jeder hat das Recht auf Leben und körperliche Unversehrtheit. Die Freiheit der Person ist unverletzlich. In diese Rechte darf nur auf Grund eines Gesetzes eingegriffen werden.
Artikel 3
(1) Alle Menschen sind vor dem Gesetz gleich.
(2) Männer und Frauen sind gleichberechtigt.
(3) Niemand darf wegen seines Geschlechtes, seiner Abstammung, seiner Rasse, seiner Sprache, seiner Heimat und Herkunft, seines Glaubens, seiner religiösen oder politischen Anschauungen benachteiligt oder bevorzugt werden.
Artikel 4
(1) Die Freiheit des Glaubens, des Gewissens und die Freiheit des religiösen und weltanschaulichen Bekenntnisses sind unverletzlich.
(2) Die ungestörte Religionsausübung wird gewährleistet.
(3) Niemand darf gegen sein Gewissen zum Kriegsdienst mit der Waffe gezwungen werden. […]
Artikel 5
(1) Jeder hat das Recht, seine Meinung in Wort, Schrift und Bild frei zu äußern und zu verbreiten […] Eine Zensur findet nicht statt. …
(3) Kunst und Wissenschaft, Forschung und Lehre sind frei. Die Freiheit der Lehre entbindet nicht von der Treue zur Verfassung.«
(zitiert nach Kultusministerium NRW 1982, S. 11–13)

1.4 Pflegeethik

Die Bezeichnung Pflegeethik beinhaltet bereits, dass es für den Berufs- und Gegenstandsbereich der Pflege einen eigenen Anwendungsbereich für ethische Normen und Prinzipien gibt.

1.4.1 Warum überhaupt Pflegeethik?

Im Mittelpunkt des Interesses der allgemeinen Ethik stehen allgemeine **Werte und Normen, nach denen sich menschliches** Handeln, Sprechen und **Verhalten richten soll**. Pflege als ein direkt auf den Anderen bezogener Beruf beinhaltet in ihrem Verantwortungsbereich die Besonderheit der Beziehung zwischen pflegebedürftigen Menschen und beruflich Pflegenden.

1.4 · Pflegeethik

Diese Besonderheit beinhaltet auch pflegespezifische Problembereiche. Als innerhalb der Pflege typische **moralische Problemfelder** können nach Schröck (1995) und Berg et al. (2000) folgende Punkte benannt werden:
- Eingriffe in das Privatleben von Pflegebedürftigen,
- Halbwahrheiten und Lügen,
- gebrochene Versprechen,
- große und kleine alltägliche Freiheitsberaubungen,
- Mangel an Respekt,
- Verletzung menschlicher Würde,
- unangemessene Machtausübung,
- verbale und physische Gewalttätigkeiten,
- Mitansehen, Dabeistehen und Wegschauen,
- Vertrauensbrüche,
- Fehler,
- Gehorsamkeit aus Bequemlichkeit,
- Eingriffe in die Leiblichkeit des Patienten.

> Die Problemfelder liegen vor allem im **Ungleichgewicht** der pflegenden Beziehung begründet, in der sich scheinbar alle Vorteile und Stärken auf Seiten der beruflich Pflegenden befinden.

Zur Regulierung dieses Ungleichgewichtes wurden seit Beginn der beruflichen Pflege mit der pflegerischen Berufsrolle moralische Ideale verbunden, aus denen sich im weiteren Verlauf eine **Standesethik** bzw. ein **Berufsethos** entwickelte.

Standesethik und Berufsethos

Ein Berufsethos beinhaltet eine Zusammenstellung ethischer und moralischer Regeln und Vereinbarungen. Er gibt **Richtlinien** für das Verhalten der jeweiligen Berufsangehörigen vor und führt dadurch für diese zu einer ethischen Entlastung. Solch ein **Verhaltenskodex** bietet den Vorteil, dass nicht jeder Berufsangehörige sich kontinuierlich in jeder Berufssituation die Frage stellen muss, welches Verhalten das richtige wäre. Für die Berufsangehörigen der Pflegeberufe hat der **Weltbund der Krankenschwestern und Krankenpfleger** (ICN) 1953 einen internationalen **Ethikkodex** verabschiedet (◘ Abb. 1.6).

Der kritisch zu betrachtende Nachteil eines solchen Verhaltenskodexes ist, dass eine falsche Verhaltenssicherheit entstehen kann.

> **Insidertipp**
> Es gibt keine Pauschallösungen, die für wirklich alle pflegerischen Situationen zutreffend und angemessen sind.

Ein alleiniges Verhaften in einem solchen Verhaltenskodex würde bedeuten, dass überhaupt keine ethische Reflexion mehr stattfindet, wodurch die »ethischen Sünden« **Routineverhalten** und **Selbstgerechtigkeit** gefördert werden. Daher wird mittlerweile Ethik in der Pflege als genauso wichtig bewertet, wie das Vorhandensein eines Berufsethos.

Routine ist gefährlich. Weil sie dazu führt, die Gefahr zu unterschätzen.
Heinrich Haber

Der ICN Ethikkodex für Pflegende

Präambel

- Pflegende haben vier grundlegende Aufgaben:
Gesundheit zu fördern, Krankheit zu verhüten, Gesundheit wiederherzustellen, Leiden zu lindern. Es besteht ein universeller Bedarf an Pflege.
- Untrennbar von Pflege ist die Achtung der Menschenrechte, einschließlich dem Recht auf Leben, auf Würde und auf respektvolle Behandlung. Sie wird ohne Rücksicht auf das Alter, Behinderung oder Krankheit, das Geschlecht, den Glauben, die Hautfarbe, die Kultur, die Nationalität, die politische Einstellung, die Rasse oder den sozialen Status ausgeübt.
- Die Pflegende übt ihre berufliche Tätigkeit zum Wohle des Einzelnen, der Familie und der sozialen Gemeinschaft aus; sie koordiniert ihre Dienstleistungen mit denen anderer beteiligter Gruppen.

1. Pflegende und ihre Mitmenschen

- Die grundlegende berufliche Verantwortung der Pflegenden gilt dem pflegebedürftigen Menschen.
- Bei ihrer berufliche Tätigkeit fördert die Pflegende ein Umfeld, in dem die Menschenrechte, die Wertvorstellungen, die Sitten und Gewohnheiten sowie der Glaube des Einzelnen, der Familie und der sozialen Gemeinschaft respektiert werden.
- Die Pflegende gewährleistet, dass der Pflegebedürftige ausreichend Informationen erhält, auf die er seine Zustimmung zu seiner pflegerischen Versorgung und Behandlung gründen kann.
- Die Pflegende behandelt jede persönliche Information vertraulich und geht verantwortungsvoll mit der Informationsweitergabe um.
- Die Pflegende teilt mit der Gesellschaft die Verantwortung, Maßnahmen zugunsten der gesundheitlichen und sozialen Bedürfnisse der Bevölkerung, besonders der von benachteiligten Gruppen, zu veranlassen und zu unterstützen.
- Die Pflegende ist auch mitverantwortlich für die Erhaltung und den Schutz der natürlichen Umwelt vor Ausbeutung, Verschmutzung, Abwertung und Zerstörung.

2. Pflegende und die Berufsausübung

- Die Pflegende ist persönlich verantwortlich für die Ausübung der Pflege, sowie für die Wahrung ihrer fachlichen Kompetenz durch kontinuierliche Fortbildung.
- Die Pflegende achtet auf ihre eigene Gesundheit, um ihre Fähigkeit zur Berufsausübung zu erhalten und sie nicht zu beeinträchtigen.
- Die Pflegende beurteilt die individuellen Fachkompetenzen, wenn sie Verantwortung übernimmt oder delegiert.
- Die Pflegende soll in ihrem beruflichen Handeln jederzeit auf ein persönliches Verhalten achten, das dem Ansehen der Profession dient und das Vertrauen der Bevölkerung in sie stärkt.
- Die Pflegende gewährleistet bei der Ausübung ihrer beruflichen Tätigkeit, dass der Einsatz von Technologie und die Anwendung neuer wissenschaftlicher Erkenntnisse vereinbar sind mit der Sicherheit, der Würde und den Rechten der Menschen.

3. Pflegende und Profession

- Die Pflegende übernimmt die Hauptrolle bei der Festlegung und Umsetzung von Standards für die Pflegepraxis, das Pflegemanagement, die Pflegeforschung und die Pflegebildung.
- Die Pflegende wirkt aktiv bei der Weiterentwicklung der wissenschaftlichen Grundlagen der Profession mit.
- Durch ihren Berufsverband setzt sich die Pflegende dafür ein, dass gerechte soziale und wirtschaftliche Arbeitsbedingungen in der Pflege geschaffen und erhalten werden.

4. Pflegende und ihre Kollegen

- Die Pflegende sorgt für eine gute Zusammenarbeit mit den Kollegen aus der Pflege und anderen Professionen.
- Die Pflegende greift zum Schutz des Patienten ein, wenn sein Wohl durch Kollegen oder eine andere Person gefährdet ist.

Abb. 1.6. Der ICN-Ethikkodex für beruflich Pflegende. (Nach DBfK 2000)

1.4.2 Ethik in der Pflege – moralisch handeln

Unter Ethik in der Pflege ist die Entwicklung und Beschreibung einer eigenen Ethik durch die beruflich Pflegenden selbst gemeint. Mittels dieser Ethik sollen Fragen aus dem direkten Praxiserleben mit dem Ziel behandelt und diskutiert werden, in konkreten Situationen pflegerischer Praxis moralisch Handeln zu können. Dazu beschreibt Arndt (1996a, b) zwei Ansätze, die nach Bondolfi (1996b) gleichberechtigt und einander ergänzend realisiert werden sollten: eine Ethik der Verantwortung und eine kontextuelle Ethik.

Ethik der Verantwortung

In einer Ethik der Verantwortung (Tabelle 1.3) besteht an den Handelnden ein Anspruch, auf den dieser antworten soll. Arndt (1996a) führt zum besseren Verständnis 5 grundlegende Prinzipien einer solchen Ethik an, zu denen dann jeweils pflegespezifische Fragen formuliert werden können.

1. Prinzip: Achtung vor dem Wert des Lebens

Wesentlicher Teil dieses Prinzips im pflegerischen Kontext ist die **Wahrung der Menschenwürde**. Dies bedeutet die Gewährleistung einer vertrauensvollen und persönlichen Beziehung zwischen beruflich Pflegendem und Pflegebedürftigem. Die **Zustimmung des Pflegebedürftigen** muss laufend zu allen Pflegehandlungen eingeholt und gesichert sein. Dazu ist es notwendig, dass der Pflegebedürftige umfassend aufgeklärt wird. Allerdings bezieht sich der Anspruch zur Wahrung der Menschenwürde nicht nur auf den Pflegebedürftigen, sondern auch auf die Kollegen.

> Weiterhin beinhaltet dieses erste Prinzip den Anspruch an beruflich Pflegende, Leben zu schützen, zu fördern und zu bewahren.

Zuviel Vertrauen ist häufig eine Dummheit, zuviel Misstrauen ist immer ein Unglück.
Johann Nestroy

2. Prinzip: das Gute und das Richtige tun

Zur Berücksichtigung dieses Prinzips müssen sich beruflich Pflegende immer wieder die Frage stellen, ob sie mit ihren Handlungen den Pflegebedürftigen oder ihren Kollegen **wohl tun** und ihnen **keinen Schaden zufügen**. Dazu sollte vor der tatsächlichen Handlung vorausschauend bedacht werden, welche Folgen diese Handlung für den Betroffenen haben könnte und welche Bedeutung diese Folgen.

> Moralische Feinfühligkeit und persönliche als auch fachliche Kompetenz sind notwendig.

3. Prinzip: Gerechtigkeit und Fairness

An beruflich Pflegende besteht der Anspruch, zumindest im Rahmen ihrer beruflichen Tätigkeiten alle Menschen **gleich** zu **behandeln**. Es ist nicht fair oder gerecht, wenn einige Betroffene besser oder freundlicher behandelt werden, als andere.

> Jeglicher Verdacht und jedes Indiz der Parteilichkeit oder Voreingenommenheit verhindert die Entstehung von Vertrauen und schädigt nachhaltig die Beziehung zum Anderen.

4. Prinzip: Wahrheit und Ehrlichkeit

Der Umgang mit Pflegebedürftigen und mit Kollegen beinhaltet den Anspruch auf Offenheit und Ehrlichkeit, **damit ein Vertrauensverhältnis entstehen kann**. Bei der Berücksichtigung dieses Prinzips ist zu bedenken, dass berufliche Sozialisierung einen Prozess moralischer Desensibilisierung zu verstärken scheint.

> Ohne Ehrlichkeit und Wahrhaftigkeit entsteht kein Vertrauen!

5. Prinzip: individuelle Freiheit und Selbstbestimmung

Dieses Prinzip gewährleistet die Freiheit der persönlichen Entscheidung. Liegt im ersten Prinzip der Schwerpunkt auf der ausführlichen Information, welche eine Zustimmung erst ermöglicht, so besteht in diesem Prinzip der Anspruch auf die Respektierung der **Autonomie** und Entscheidung des Gegenübers. Dieser Respekt ist vor allem dann erforderlich, wenn diese Entscheidung nicht mit den Zielen der beruflich Pflegenden vereinbar ist.

> Niemand kann und darf gegen seinen Willen beeinflusst oder behandelt werden. Zu diesem Prinzip gehört auch der Schutz personenbezogener Daten und Informationen.

Diese **Ethik der Verantwortung** hängt im beschriebenen Bezug noch eng mit dem formulierten Berufsethos zusammen. Sie erfordert durch ihre weitgehend normativen Prinzipien eine regelgeleitete, eher vernunftbetonte Denk- und Vorgehensweise. Da aber, wie bereits im Abschnitt »Berufsethos« erwähnt, keine Pauschallösungen für alle Situationen möglich sind, führt die Beschränkung auf diesen ethischen Ansatz zwangsläufig zu neuen Situationen ethisch-moralischer Unsicherheit. Daher wird mittlerweile die Kombination einer Ethik der Verantwortung mit einer Ethik der Fürsorge (oder kontextueller Ethik) als Ausweg aus der Unsicherheit diskutiert.

Kontextuelle Ethik

Philosophie ist der liebevolle Umgang mit der Weisheit.
Dante

Als Kontextuelle Ethik, die von der neueren Philosophie und von feministischen Ansätzen beeinflusst ist, beschreibt Arndt.

> »[…] eine Ethik der Fürsorge, des Mitgefühls, der Anteilnahme und der Zuwendung.« (Arndt 1996a, S. 96)

In dieser speziellen Form der Ethik soll der Blick nicht auf abstrakte Regeln gerichtet, sondern die Gesamtsituation in ihren Zusammenhängen und mit ihrem Beziehungsgefüge berücksichtigt werden. Dieses ethische Denken bezieht sich auf konkrete Menschen in konkreten Situationen. Es orientiert sich an der Wirklichkeit und den Lebenserfahrungen der Betroffenen. Das moralische Empfinden wird dabei nicht von verallgemeinernden Prinzipien geleitet, sondern vom **einfühlenden Mitempfinden**, von der Sorge um und der Sorge für den Anderen (▶ auch Kap. 7). Der Umgang mit moralischen Problemsituationen richtet sich in diesem ethischen Ansatz auf die bewusste Reflexion der erlebten Situation, wobei nach der Bedeutung und dem Ergebnis der Erfahrung gesucht wird. Der Reflektierende löst sich vom reinen Pflichtdenken und begibt sich auf eine kreative Suche.

> **Insidertipp**
>
> Als Resultat dieser Vorgehensweise entwickeln sich bei den beruflich Pflegenden persönliche, ethisch-moralische Kompetenzen, die es ihnen ermöglichen, in ihrem beruflichen Alltag bewusster und effektiver zu handeln.

Voraussetzung dieser ethischen Grundhaltung ist

> »die Bereitschaft, wirkliche andere Menschen mit ihren konkreten Erfahrungen wahr- und ernst zu nehmen …« (Arndt 1996a, S. 97)

> So wie die Ethik der Verantwortung mit »Fairness und Recht« beschrieben werden kann, so kann die kontextuelle Ethik mit »Wertschätzung und Verstehen« bezeichnet werden.

Beschränkungen der kontextuellen Ethik bestehen einmal in den Situationen, in denen eine kognitive, analytische Vorgehensweise notwendig ist, um sehr komplexe Konfliktsituationen oder moralische Probleme lösen zu können, dann in der **Gefahr** einer entstehenden **Überfürsorglichkeit**, welche den Anderen kolonialisiert und zuletzt in einer Überbetonung des »Wir« vor dem »Du«. Daher sollten beide Grundeinstellungen, sowohl die Ethik der Verantwortung, als auch die kontextuelle Ethik, erlernt und verinnerlicht werden.

> Beruflich Pflegende sollten in der Lage sein, sowohl gefühlsbetont, als auch vernunftzentriert zu handeln.

Das Gefühl ergänzt den Verstand und dieser seinerseits das Gefühl. Wichtig (und gleichzeitig das Schwierigste) ist, das Richtige im richtigen Moment zu tun. Eines ist jedoch trotzdem sicher: ethische Dilemmata können nicht vermieden werden.

1.4.3 Ethische Dilemmata in der Pflege

Wie bereits in Kap. 1.3.1 gesagt, bezeichnet der Begriff Dilemma eine Zwangslage, in der nur die Wahl zwischen zwei unbefriedigenden Möglichkeiten bleibt. Ethische (oder moralische) Dilemmata lassen sich nicht vermeiden, wichtig ist, wie mit ihnen umgegangen wird. Dilemmata brauchen Reflexion und Diskurs (▶ Schülerseite).

Dilemmata in der beruflichen Pflege ergeben sich zumeist aus Kontrasterfahrungen, in denen ein deutlicher **Widerspruch** zwischen dem Wunsch oder der Einstellung des beruflich Pflegenden und der tatsächlichen Situation besteht. Plötzlich existiert ein Gefühl von Unsicherheit, da eine Entscheidung zwischen 2 Alternativen getroffen und begründet werden muss. Zur Entscheidungsfindung werden folgende Kriterien überdacht:

- Welche Handlungsmöglichkeiten bestehen in dieser Situation?
- Wie sollte der betreffende beruflich Pflegende handeln?
- Wie ist meine persönliche Meinung?
- Worauf begründet sich meine Meinung?
- Welche Interessen oder Empfindungen hat der Andere?
- Auf welche ethischen Grundlagen kann man sich in dieser Situation beziehen?
- Was könnte in dieser Situation das Richtige sein?

In der Welt ist es sehr selten mit dem Entweder – Oder getan.
Joh. Wolfgang v. Goethe

1.5 Schlüsselqualifikationen – Voraussetzung für berufliche Pflege

In diesem Kapitel war bereits des Öfteren von Kompetenzen die Rede. Es gibt unter den vielen unterschiedlichen Kompetenzen, die ein Mensch in seinem Leben erwerben kann, einige grundlegende, so genannte **Kernkompetenzen**. Wenn man diese beherrscht, dann fällt der Erwerb weiterer Kompetenzen oder Qualifikationen leichter. Sie wirken somit wie ein Bund von Schlüsseln, die den Weg zu unterschiedlichen weiteren Qualifikationen öffnen. Daher der Begriff: Schlüsselqualifikationen.

Schlüsselqualifikationen für die berufliche Pflege beziehen sich auf **Haltungen**, **Fähigkeiten** und **Fertigkeiten**, die überall erworben werden können und sowohl allgemein in der Berufsausbildung als auch in der Persönlichkeitsbildung notwendig sind. Der Besitz dieser Schlüsselqualifikationen befähigt dazu, komplexe berufliche Anforderungen erfolgreich bewältigen zu können. Sie sind **erlernbar**, das bedeutet, sie können systematisch in Aus-, Fort- und Weiterbildung geschult und entwickelt werden.

> Alles Wissen und alle Vermehrung unseres Wissens endet nicht mit einem Schlusspunkt, sondern mit Fragezeichen.
> *Hermann Hesse*

Schlüsselqualifikationen haben gerade in der beruflichen Pflege eine besonders hohe Bedeutung, weil

- sich das Fachwissen durch pflegerische und medizinische Forschung immer schneller überholt (▶ auch Kap. 3.2.2, »Pflegeanpassung«),
- eine zunehmende Spezialisierung in den einzelnen Tätigkeitsbereichen der Pflege eine solide Grundlagenausbildung erfordert,
- berufliche Pflege ein dynamischer Prozess ist, der Kommunikationsfähigkeit und ständige aktualisierte Anpassung, Flexibilität erfordert (▶ auch Kap. 3.2.2, »Pflegeanpassung«).

Bezogen auf die drei unterschiedlichen Kompetenzebenen **soziale Kompetenz**, **persönliche Kompetenz** und **Fachkompetenz** sind die für die pflegerische Berufsausübung in ◘ Tabelle 1.4 genannten Schlüsselqualifikationen wesentlich.

◘ Tabelle 1.4. Wesentliche Schlüsselqualifikationen für beruflich Pflegende

Soziale Kompetenz	— Gesprächsführungs- und Beratungsfähigkeit — Anleitungsfähigkeit — Teamfähigkeit — Konsensfähigkeit — Beziehungsfähigkeit — Kritikfähigkeit — Konfliktfähigkeit — Einfühlungsvermögen — Führungskompetenz — Delegationsfähigkeit
Persönliche Kompetenz	— Eigenverantwortlichkeit — Selbstständigkeit, Selbstvertrauen — Reflexionsfähigkeit — Lernfähigkeit — Motivation, Initiative — Entscheidungsfähigkeit — Problemlösungsfähigkeit — Wahrnehmungsfähigkeit — ethisch-moralische Kompetenz — Verlässlichkeit — Geschicklichkeit — Kreativität — Flexibilität — Belastbarkeit
Fachliche Kompetenz	— Beobachtungsfähigkeit — Beurteilungsfähigkeit — Reaktionsfähigkeit — Planungsfähigkeit — Handlungsfähigkeit — Fachwissen — Fähigkeit zur Umsetzung von Wissen — Organisationsfähigkeit — Fähigkeit, Prioritäten setzen zu können — Qualitätsbewusstsein — Fähigkeit zum Prozessmanagement

> **Insidertipp**
>
> Sind praktische und theoretische Ausbildung gut aufeinander abgestimmt bzw. bilden beide gezielt Schlüsselqualifikationen aus und helfen sie zu entwickeln, lernen Schüler der beruflichen Pflege effektiv zu handeln.

Nachschlagen und Weiterlesen

Arndt M (1996a) Ethik denken – Maßstäbe zum Handeln in der Pflege. Thieme, Stuttgart
Arndt M (1996b) Aus Fehlern lernen. PFLEGE, Verlag Hans Huber, Bern. Heft 1: 13 ff
Bartholomeyczik S, Müller E (1997) Pflegeforschung Verstehen. Urban & Fischer bei Elsevier, München
Berg A, Borker S, Schnell MW (2000) Ethische Betrachtung einer Nahrungsverweigerung – Teil 1: Aufzeigen der Problematik und Fallbeispiel. Die Schwester/Der Pfleger, Bibliomed, Melsungen. Heft 8: 669 ff
Bengel J, Strittmacher R, Willmann H (1998) Was erhält Menschen gesund? – Antonovskys Modell der Salutogenese – Diskussionsstand und Stellenwert. Bundeszentrale für gesundheitliche Aufklärung, Köln
Benner P (1994) Stufen zur Pflegekompetenz – From Novice to Expert. Verlag Hans Huber, Bern
Bischoff C (1996) Zum Ganzheitsbegriff in der Pflege. In: Krüger H, Piechotta G, Remmers H (Hrsg.) Innovation der Pflege durch Wissenschaft, Perspektiven und Positionen. Bremen, 103–128
Bondolfi A (1996a) Moralisch Handeln in der Pflege – Einige Überlegungen aus ethischer Sicht. PFLEGE, Verlag Hans Huber, Bern. Heft 1: 19 ff
Bondolfi A (1996b) Kohlberg und die Folgen. In: Arndt M und Bondolfi A: Ein wissenschaftlicher Diskurs über Theorien der Moral und Ethik. PFLEGE, Verlag Hans Huber, Bern. Heft 1: 29 ff
Bundeszentrale für Gesundheitliche Aufklärung (Hrsg, 1996) Leitbegriffe der Gesundheitsförderung: Glossar zu Konzepten, Strategien und Methoden der Gesundheitsförderung. Sabo, Schwabenheim
Burns N (2005) Pflegeforschung verstehen. Urban & Fischer bei Elsevier, München
Deutscher Berufsverband für Pflegeberufe (DBfK) e.V. (2000) ICN-Ethikkodex für Pflegende. Eschborn
Fawcett J (1998) Konzeptuelle Modelle der Pflege im Überblick. Verlag Hans Huber, Bern
Käppeli, S (2001) Pflegewissenschaft im Kontext der Medizin – Verbindendes und Trennendes in den beiden Disziplinen. Hochschulforum Pflege, Institut für Pflegewissenschaft der Universität Witten-Herdecke, Witten. Heft 1: 7 ff
Kirkamp G B (1998) Schlüsselqualifikationen für die Pflegeausbildung – Brückenfunktion zwischen Theorie und Praxis. Unterricht Pflege, Prodos, Brake. Heft 3: 35–37
Kultusministerium Nordrhein-Westfalen (1982) Menschenrechte Bürgerfreiheit Staatsverfassung. Verlag Ferdinand Kamp, Bochum
Orem D (1996) Strukturkonzepte für die Pflegepraxis. Ullstein-Mosby, Berlin
Schnell M W (1999) Einführung in das Studium ›Ethik in der Pflege‹. Seminarmitschriften und Seminarunterlagen, Universität Witten-Herdecke, Studiengang Pflegewissenschaft, SS 99
Schröck R (1995) Zum moralischen Handeln in der Pflege. PFLEGE, Verlag Hans Huber, Bern. Heft 4: 315 ff
Schröck R (1988) Forschung in der Krankenpflege: Methodologische Probleme. PFLEGE, Verlag Hans Huber, Heft 2: 86–87
Weidner F (2003) Professionelle Pflegepraxis und Gesundheitsförderung. Mabuse, Frankfurt am Main
WHO (1986) Ottawa Charter for Health Promotion. WHO, Genf
WHO (1997) Jakarta Deklaration – Gesundheitsförderung auf dem Weg ins 21.Jahrhundert. Verlag für Gesundheitsförderung, Hamburg

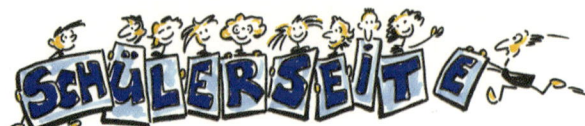

Wissen

Erinnern

Fragen
1. Beschreiben Sie den Unterschied zwischen Selbstversorgung, informeller und beruflicher Pflege.
 (▶ Kap. 1.1–1.1.3)
2. Nennen Sie die 4 Ziele von Pflege, die der ICN benannte.
 (▶ Kap. 1.1.3)
3. Was versteht man unter dem Begriff der Salutognese?
 (▶ Kap. 1.2.3)
4. Welche Schlüsselqualifikationen sollen in der Ausbildung erworben werden? (▶ Kap. 1.5)

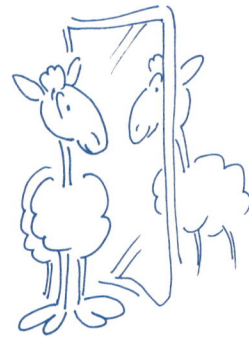

»Wer ist Dolly?« *(Die Antwort finden Sie auf der Schülerseite in Kap. 5)*

Pflege – was ist das … für Sie?

Studierende der Fachrichtung Pflegemanagement an der Katholischen Stiftungsfachhochschule München benannten Ziele bzw. Aufgaben der Pflege folgendermaßen:

Menschen zu unterstützen, zu begleiten, zu beraten, damit sie ihre Gesundheit fördern oder erhalten können und/oder Krankheiten vermeiden oder lindern können, das Wohlbefinden zu steigern sowie die Lebenswelten so zu gestalten, dass man trotz (chronischer) Krankheit bzw. Einschränkung ein angenehmes Leben führen kann. Beratung und Begleitung von Bezugspersonen ist eine weitere Aufgabe. Ebenso gehört zur Pflege die angemessene und humane Gestaltung des Sterbeprozesses (Quelle: Heilberufe 4/2005, Urban & Vogel).

Was bedeutet Pflege für Sie persönlich? Notieren Sie hierzu in einem Notizbuch ein paar Stichworte und vergleichen Sie diese in einem halben, in einem und in drei Jahren.

Vor 10 Jahren richtete der Vorstand der Bundesärztekammer in Deutschland eine unabhängige **Zentrale Ethikkommission** ein. Die Kommission setzt sich aus bis zu 16 Mitgliedern unterschiedlicher wissenschaftlicher Disziplinen zusammen. Auch der Deutsche Bundestag und der Bundesrat können je zwei Vertreter entsenden.
Eine der Aufgaben dieser Kommission ist es, »Stellungnahmen zu ethischen Fragen abzugeben, die durch die technologische Entwicklung in der Medizin und ihren Grenzgebieten aufgeworfen werden und die eine gemeinsame Antwort für die Bundesrepublik Deutschland erfordern.«

Internet

Auszug aus dem Statut der Zentralen Ethikkommission vom 14.10.1994 http://www.zentrale-ethikkommission.de

In ihrer derzeitigen Amtsperiode (2004–2007) setzen sich die Mitglieder u. a. mit dem Thema »Therapeutisches Klonen« auseinander. In Deutschland sichert das 1991 eingeführte Embryonenschutzgesetz die Unantastbarkeit von Leben bereits auf zellulärer Ebene.
Reproduktives und therapeutisches Klonen sind daher verboten! Allerdings ist seit 1. Juli 2002 der Import von Stammzellen in streng definierten Ausnahmefällen zu Forschungszwecken erlaubt.

Wie ist Ihre persönliche Meinung zu diesem Thema? Diskutieren Sie im Klassenverband.

Erfahren

Wer hilft bei ethischen Fragen?

In Ihrem Beruf können ethische Fragen Sie immer wieder in ein **Dilemma** bringen. Deshalb werden Sie vielleicht auch mit der einen oder anderen schlaflosen Nacht zu kämpfen haben. Im vorigen Kapitel wurden Ihnen theoretische Richtlinien als Entscheidungshilfe (z. B. der ICN-Ethikkodex) vorgestellt. Trotzdem können Sie natürlich nicht auf alle Fragen eine Antwort haben. ❗**Aber keine Sorge, Sie sind nicht alleine!**❗ Sprechen Sie über Gewissenskonflikte, Entscheidungsprobleme, Unsicherheitsgefühle. Wenden Sie sich an Freunde, Kollegen, an Ihre Mentorin, an eine Vertrauensperson in Ihrer Schule oder an Berufsverbände. In anderen Fällen hilft es vielleicht, sich an Vorbildern zu orientieren, die nicht zwingend dem Pflegeberuf angehören müssen.

Wissen

Wer kennt diesen Mann?

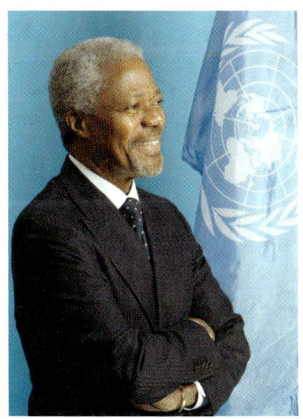

Kofi Annan

Er hat 2001 den Friedensnobelpreis erhalten. Seit 40 Jahren arbeitet er in unterschiedlichen Ämtern bei den Vereinten Nationen. 1996 wurde er UN-Generalsekretär. Sein größter beruflicher Erfolg ist die Einrichtung des Internationalen Strafgerichtshofes in Den Haag, vor dem u. a. Verbrechen gegen die Menschlichkeit verhandelt werden. Weniger erfolgreich war er in seinen Bemühungen, den letzten Irakkrieg zu verhindern. Aufgeben wird er deshalb nicht. Sein Ziel ist eine friedlichere Zukunft für alle Menschen.

Probieren

❓ Ethische Fragen – Wie würden Sie entscheiden?

Diskutieren Sie die folgenden Beispiele im Kollegenkreis auf Station, mit Mitschülern oder Ihren Lehrern.

— Ein Patient hat vor einer halben Stunde ein Schlafmittel erhalten und soll nun in den Operationssaal gebracht werden. Die zuständige Pflegeperson kontrolliert die Akte und stellt fest, dass der Patient seine Einverständniserklärung nicht unterschrieben hat. Der Patient schläft bereits, die Operation müsste wahrscheinlich verschoben werden.

— Ein Patient meldet sich sehr häufig wegen starker Schmerzen. Die Schmerzangaben des Kranken sind nicht recht nachvollziehbar, da er zwischenzeitlich vergnügt im Bett liegt. Das Stationsteam ist genervt. Es stellt die Angaben des Patienten infrage. Ein Kollege schlägt vor, dem Patienten ein Placebo zu verabreichen.

— Eine Schülerin sieht zufällig, dass ein Kollege in seinem Umkleideschrank eine Flasche Korn versteckt hält. Mehrmals pro Schicht geht der Kollege in den Umkleideraum und kommt nach kurzer Zeit wieder.

— Ein Pflegehelfer richtet die Medikamente für seine Gruppe und verteilt diese. Auf dem Heimweg schießt ihm durch den Kopf, dass er die Medikamentenbecher zweier Patientinnen verwechselt hat. Die Medikamente sind mittlerweile längst eingenommen.

— Eine Kollegin sagt während der Schichtübergabe: »Ich hoffe, dass der komatöse Patient in meiner Gruppe endlich stirbt.«

— Eine Schülerin, eine überzeugte Abtreibungsgegnerin, soll bei einem medizinisch begründeten Schwangerschaftsabbruch assistieren, weil eine Kollegin kurzfristig erkrankt ist.

Eine der Fragen enthält auch einen rechtlichen Aspekt.
➡ Finden Sie ihn heraus und ermitteln Sie dazu in einer Projektarbeit die Rechtslage
(Richtig, die Frage ist: Dürfen Pflegehelfer Medikamente stellen?)

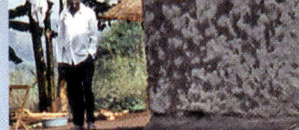 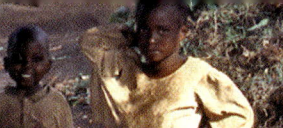 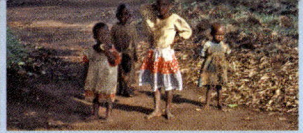

2 Pflege als Prozess

Martin Gieseke

2.1 Wie alles begann … – historischer Hintergrund – 35

2.2 Phasen des Pflegeprozesses – das 6-Phasen-Modell – 35
2.2.1 Phase 1: Informationssammlung – 35
2.2.2 Phase 2: Erkennen von Ressourcen und Pflegeproblemen – 38
2.2.3 Phase 3: Festlegung der Pflegeziele – 39
2.2.4 Phase 4: Planung der Pflegemaßnahmen – 43
2.2.5 Phase 5: Durchführung der Pflege – 45
2.2.6 Phase 6: Beurteilung und Evaluation – 47

2.3 Pflegeprozess anwenden – Für und Wider – 48
2.3.1 Voraussetzungen für den Einsatz des Pflegeprozesses – 48
2.3.2 Nutzen des Pflegeprozesses – 49
2.3.3 Kritikpunkte am Pflegeprozess – 50

2.4 Pflege dokumentieren – aber wie? – 51
2.4.1 Prinzipien der Pflegedokumentation – 51
2.4.2 Computergestützte Dokumentation in der Pflege – 52

Schülerseite – 57

Kapitel 2 · Pflege als Prozess

> Man sollte viel öfter nachdenken; und zwar vorher.
> *Werner Mitsch*

Das Wort »*Prozess*« stammt vom lateinischen »processus« = Verlauf ab. Ein »Prozess« ist eine sich vollziehende Entwicklung, die nach bestimmten, definierbaren Schritten in eine beobachtbare Richtung verläuft. Die Grundelemente des Prozessgedankens sind die Schritte **Denken**, **Entscheiden** und **Handeln**. Die Schritte erfolgen genau in dieser festgelegten Reihefolge (Abb. 2.1).

Ein Prozess wird meist in Form eines **Regelkreises** dargestellt (z. B. als Schaubild einer Zentralheizung). Ursprung des Prozessgedankens ist der **Problemlösungsprozess**, der in 5 Phasen abläuft und in nahezu allen wissenschaftlichen Disziplinen angewendet wird (Abb. 2.2).

> Ein Prozess ist nicht statisch. Aufgrund von Veränderungen der Gegebenheiten ist er veränderbar und kann neuen Situationen, Strukturen usw. angepasst werden.

In der Pflege wird eine **systematische Herangehensweise** im Rahmen eines Problemlösungsprozess an eine individuelle Pflegesituation als »**Pflegeprozess**« bezeichnet. Mittels des Pflegeprozesses werden erforderliche Handlungsabläufe strukturiert. **Ziel** des Pflegeprozesses ist es, gemeinsam mit den Pflegebedürftigen zu besseren, konkreteren Ergebnissen zu kommen.

Der Pflegeprozess ist eine **Arbeitsmethode**, die von Pflegenden gelernt und dazu benutzt werden kann, die pflegerische Beziehung auf das zu pflegende Individuum hin orientiert und problemlösend zu gestalten. Die einzelnen Phasen des Pflegeprozesses sind miteinander verbunden, beziehen sich aufeinander und verlaufen *zyklisch*. Aufgrund der dadurch geschaffenen Form des Regelkreises entsteht ein Rückkoppelungseffekt, der die Beurteilung und Anpassung von Pflegehandlungen ermöglicht. Ergeben sich während einer Phase Veränderungen, müssen zwangsläufig die anderen Phasen angepasst werden. Grundsätzlich ist das Pflegeprozessdenken nichts Neues. Neu daran ist nur, dass Pflegende, je länger sie damit arbeiten, desto bewusster arbeiten.

> **Insidertipp**
>
> Der Pflegeprozess folgt einem rationalen Denkschema, das den Pflegenden hilft, bzw. sie zwingt, in klaren, kleinen Schritten zu denken, geplant zu handeln und sich zielbewusst zu verhalten.

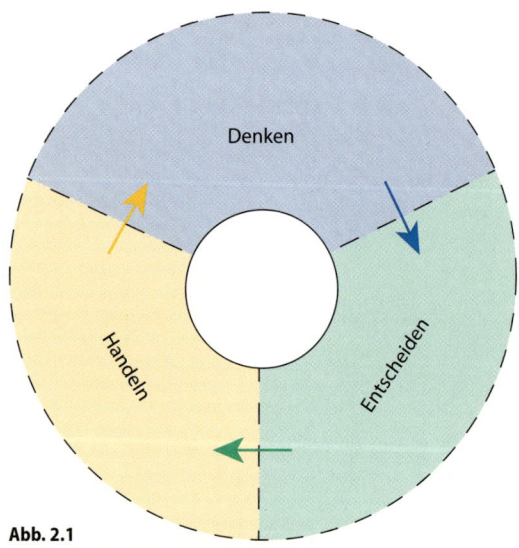

Abb. 2.1. Prozesshaft handeln heißt: Denken, Entscheiden, Handeln

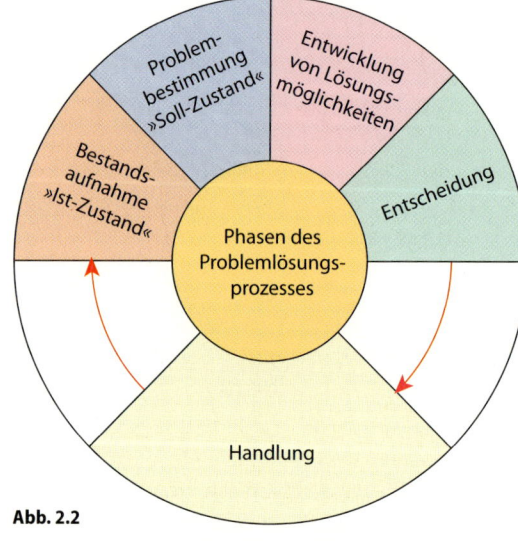

Abb. 2.2. Phasen des Problemlösungsprozesses

2.1 Wie alles begann… – historischer Hintergrund

In den **50er-Jahren** entstand in den **USA** die Auffassung, **Pflege als** einen **Prozess zu betrachten**. Grundlage dafür waren die Arbeiten verschiedener Pflegetheoretikerinnen, aus denen sich eine effektive, systematische Herangehensweise für die Pflege ableiten ließ (▶ Kap. 4). Dass Pflege von diesen Wissenschaftlerinnen als ein Prozess betrachtet wurde, muss in den Zusammenhang mit verschiedenen Entwicklungen im amerikanischen Gesundheitswesen gestellt werden.

Nachdem in den **USA** schon **1893** der erste Studiengang für Pflege an einer medizinischen Fakultät eingerichtet wurde, entstanden in den 50er-Jahren des 20. Jahrhunderts an den dortigen Universitäten vermehrt Fakultäten für Pflege: die Pflege entwickelte sich zu einer wissenschaftlichen Disziplin. In dieser Zeit begann die Diskussion darüber, was Pflege wirklich bedeutet, was Pflege definiert und abgrenzt und welches die Rolle der Pflegenden im Gesundheitssystem sein sollte. Pflegende begannen, Pflege als eigenständige Profession zu sehen, als von der Medizin verschieden und nur in bestimmten Zusammenhängen ergänzend zu ihr stehend.

Mit dieser Sichtweise einer eigenständigen Profession stand die Pflege im Gegensatz zu Ärzten, Psychologen und Seelsorgern. Diese vertraten die Meinung, eine wissenschaftliche Beschäftigung sei für das Pflegepersonal nicht notwendig – das Pflegepersonal müsse nicht denken, sie solle nur Regeln befolgen, Gehorsam zeigen, Mitgefühl haben, ihre Pflicht erfüllen und den Anweisungen des Arztes folgen. Es war eine Diskussion, die in Deutschland noch heute nicht abgeschlossen ist. Durch die Anwendung wissenschaftlicher Methoden wurde aber klar, dass Pflege durchaus unabhängig und professionell, auf ein ihr originäres Fachgebiet bezogen (nämlich die Erkennung physischer und psychosozialer Probleme eines Menschen und die Hilfe bei deren Bewältigung) bestehen kann.

In **Deutschland** wird der Pflegeprozess vereinzelt seit Anfang der 70er-Jahre und verstärkt seit den 80er-Jahren diskutiert. Seit der Verabschiedung des Krankenpflegegesetzes und der Ausbildungs- und Prüfungsverordnung für die Berufe der Krankenpflege 1985 ist der Pflegeprozess Bestandteil des Lehrplans.

> Die pflegerischen Einrichtungen als Ausbildungsstätten sind dem Gesetz zufolge verpflichtet, die Einführung einer sach-, fachkundigen und geplanten Pflege für den Patienten/Bewohner oder Betroffenen sicherzustellen, damit die unter § 3 Krankenpflegegesetz und § 3 Altenpflegegesetz aufgeführten Ausbildungsziele von den Auszubildenden erreicht werden können.

Man sollte die Dinge so nehmen, wie sie kommen. Aber man sollte dafür sorgen, dass die Dinge so kommen, wie man sie nehmen möchte.
Curt Götz

2.2 Phasen des Pflegeprozesses – das 6-Phasen-Modell

Wie bereits erwähnt, ist der Pflegeprozess in mehrere Phasen gegliedert. Dabei gibt es international unterschiedliche Modelle und Sichtweisen (▶ Kap. 3, ◘ Tabelle 3.1). Bei der Umsetzung ist jede Phase abhängig von der Pflegetheorie, die zu Grunde gelegt ist (▶ Kap. 4). Nachfolgend wird das 6-Phasen-Modell nach Fiechter/Meier erläutert (◘ Abb. 2.3).

2.2.1 Phase 1: Informationssammlung

Die Informationssammlung (Patientengespräch, Basis-Assessment) ist die erste und wichtigste Phase im Pflegeprozess, in der alle **pflegerelevanten Informationen** ermittelt werden (◘ Abb. 2.4), d. h. sind all die Informationen, die zur Planung und Ausführung von pflegerischen Maßnahmen notwendig sind. Dabei liegen die Schwerpunkte auf dem physischen und psychischen

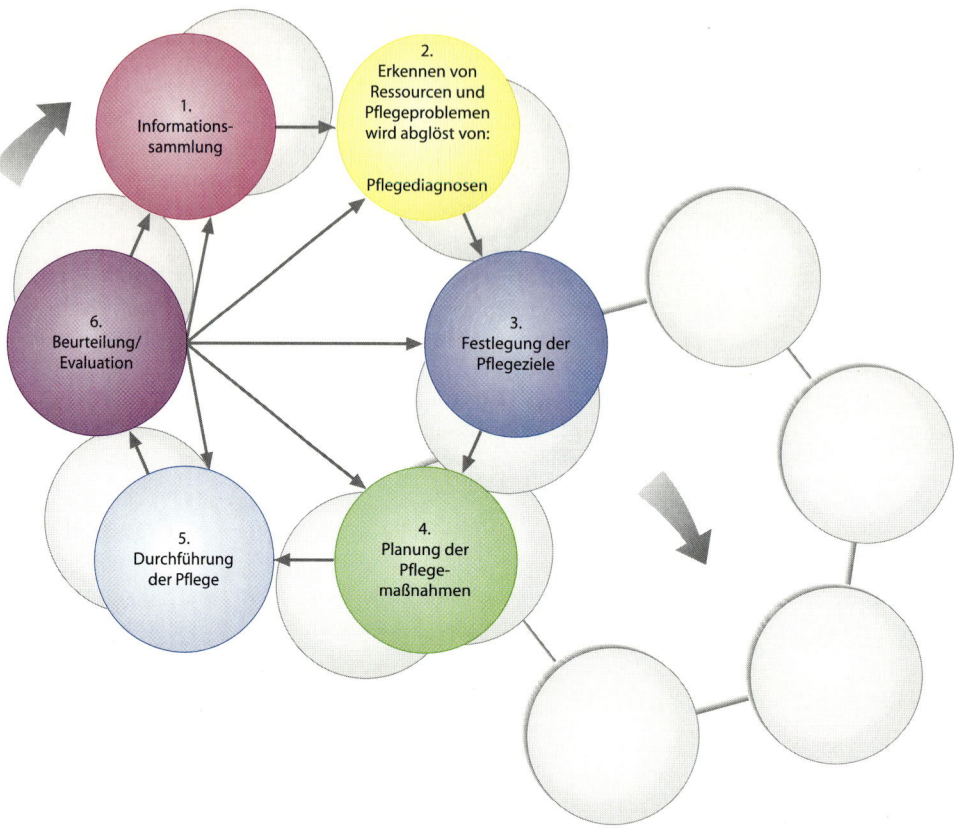

Abb. 2.3. Der Pflegeprozess: Das 6-Phasen-Modell. Die **Pfeile** zeigen an, dass jede Phase für sich und alle Phasen miteinander beurteilt (evaluiert) werden

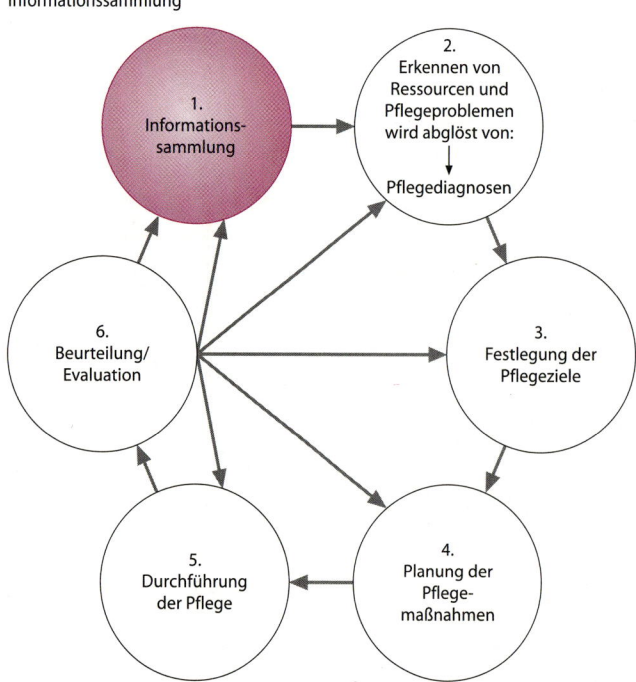

Abb. 2.4. Der Pflegeprozess: Informationssammlung

Zustand des Betroffenen, seinen Fähigkeiten, seinem Lebensstil, seinem Bildungsstand, seinen Wünschen, Überzeugungen und Werten hinsichtlich der eigenen Gesundheit.

> Ohne Informationen keine Pflegeplanung!

Das sog. »**Patientengespräch**« ist in vielen Pflegeeinrichtungen standardisiert. Neben dem Informationsgewinn dient die Informationssammlung auch dem gegenseitigen Kennen lernen, dem Beziehungsaufbau und der Information des Betroffenen über die für ihn verantwortlichen Personen, einrichtungsspezifische Besonderheiten, mögliche Angebote, Tagesstrukturen, Regeln usw.

> Die Informationssammlung beginnt zunächst umfassend beim Aufnahmegespräch bzw. durch den ersten Kontakt mit dem Pflegebedürftigen und begleitet danach ergänzend den gesamten Pflegeprozess.

Eine gute Informationssammlung zeigt eine strukturierte Vorgehensweise. Als **Strukturhilfen** bieten sich Bestandteile aus Pflegetheorien, Pflegemodellen und

Pflegediagnosen an, mit deren Hilfe Wust und Chaos bei der Informationssammlung vermieden werden: die Aktivitäten des täglichen Lebens (ATL) nach Juchli, die Lebensaktivitäten (LA) nach Roper, die Aktivitäten und existenziellen Erfahrungen des Lebens (AEDL) nach Krohwinkel, die funktionellen Verhaltensmuster (FVM) nach Gordon, die menschlichen Reaktionsmuster nach NANDA, die Selbstpflegerfordernisse (SPE) nach Orem usw. (▶ Kap. 4).

> **Insidertipp**
> Die Situation der Informationssammlung soll der Betroffene nicht als Abfragen erleben, sondern als einfühlsames Gespräch. Dabei wird auf eine ruhige, private Atmosphäre geachtet, in der keine Unbeteiligten zuhören können.

Die ermittelten Informationen werden sowohl in der **Art** (objektive und subjektive), als auch nach der **Herkunft** (direkt und indirekt) unterschieden.

- **Objektive** (tatsächliche, sachliche) Informationen sind **beobachtbare** und **messbare** Werte, z. B. Größe, Gewicht und Körpertemperatur (▶ Kap. 10). Bei korrektem Vorgehen entstehen wenige Irrtümer.
- **Subjektive** (einseitige, unsachliche) Informationen beziehen sich auf **Befindlichkeiten** und **Gefühle** des Pflegebedürftigen, z. B. Traurigkeit, Überforderung, Stress, Unfreundlichkeit, Aufgeschlossenheit. Auch diese Informationen sind bedeutsam, da nur sie dabei helfen können, die Situation und das Erleben des Pflegebedürftigen zu verstehen. Daher ist es wichtig, dass Pflegende verantwortungsvoll mit solchen Informationen umgehen und im Rahmen von Aus- und Fortbildung ihre Kompetenzen zur professionellen Gesprächsführung weiterentwickeln. Ebenfalls ist es wichtig, subjektive Informationen im Dokumentationssystem als solche zu kennzeichnen und nicht in Interpretationen oder Urteile umzuwandeln.

> Objektivität ist das, wovon wir uns wünschen, dass andere Leute es anderen Leuten gegenüber an den Tag legen.
> *Gabriel Laub*

Zur weiteren **Einschätzung** subjektiver Informationen kann das **PQRST-Schema** (nach Brobst 1996, S. 25) benutzt werden. Dabei folgt die Befragung festgelegten Kriterien (◘ Abb. 2.5).

- **Direkte** Informationen gewinnt man aus eigenen **Beobachtungen** bzw. aus **Äußerungen** des Betroffenen. Die Irrtumswahrscheinlichkeit ist dabei niedrig.
- **Indirekte** Informationen erhält man von **Drittpersonen** (z. B. Angehörige), aus alten oder externen Unterlagen und durch die Interpretation von direkten Informationen. Dabei ist eine hohe Irrtumsgefahr gegeben, insbesondere, wenn Informationen von Drittpersonen stammen.

> **Direkten Informationen ist immer der Vorzug zu geben.**

Bei der Verarbeitung oder Weitergabe von Informationen besteht stets die Gefahr der Interpretation und damit der **Fehlinterpretation**.

◘ **Abb. 2.5.** PQRST-Schema nach Brobst

Beispiel
Ein Mann weint. Ohne klar ersichtliche Zeichen ist dem Beobachter nicht klar, ob er aus Freude (Freudentränen) oder aus Kummer weint. Konkrete Zeichen wären ein fröhliches Gesicht, Lachen oder ein trauriges Gesicht und eine Äußerung wie: »Warum ist meine Frau nur gestorben?«.

Die gesammelten Informationen werden auf einem Formular dokumentiert und durch die Unterschrift der examinierte Pflegeperson rechtsgültig.

> **PQRST-Schema** nach Brobst
>
> Gefragt wird nach:
> - Provozierenden und auslösenden Faktoren
> - Qualität und Quantität der Symptome
> - Region oder Radation (Ausstrahlung) der Symptome
> - Stärke der Beschwerden und
> - Timing oder dem zeitlichen Auftreten der Beschwerden

> 48 Stunden nach der Aufnahme einer Person in einer Pflegeeinrichtung soll die Informationssammlung erstellt und alle Defizite des Betroffenen erfasst sein.

Das Basis-*Assessment* kann durch die Verwendung von problemorientierten Assessment-Instrumenten (z. B. Skalen) ergänzt oder vertieft werden, das sog. **Fokus-Assessment**. Beispielsweise ist zur Feststellung einer Dekubitusgefährdung der Einsatz der Norton- oder der Bradenskala anzuraten, zur Bestimmung der Bewusstseinslage die Glasgow-Koma-Skala, zur Feststellung der Selbstversorgungsfähigkeit den Barthel-Index. Viele der in der Pflege eingesetzten **Assessmentinstrumente** sind jedoch noch nicht für den deutschsprachigen Anwendungsraum wissenschaftlich überprüft. Ihre Anwendung ist aber durchaus sinnvoll, um den pflegerischen Blick zu schulen, zu vergleichen oder Verläufe zu überprüfen. Die erzielten Ergebnisse selbst sollten aber nicht als unbeschränkt gültig betrachtet werden.

2.2.2 Phase 2: Erkennen von Ressourcen und Pflegeproblemen

> Es ist weniger schwierig, Probleme zu lösen, als mit ihnen zu leben.
> *Pierre Teilhard de Chardin*

Geht man von dem 6-Phasen-Modell aus, folgt nach Abschluss der Informationssammlung die zweite Phase des Pflegeprozesses: das Erkennen von *Ressourcen* und Pflegeproblemen (Abb. 2.6). Dabei steht, wie bereits in Kap. 1 erwähnt, die körperliche, geistige, seelische und soziokulturelle Situation bzw. Reaktionen des Betroffenen auf Gesundheitsprobleme im Mittelpunkt und nicht, wie bei medizinischen Diagnosen, die Krankheit.

Mit **Ressourcen** sind in der Pflege Fähigkeiten und Möglichkeiten gemeint, die der Pflegebedürftige hat und einsetzen kann, um sich selbst zu versorgen und seinen gesundheitlichen Zustand positiv zu beeinflussen.

Ein **Pflegeproblem** ist eine Beeinträchtigung in einem Bereich, die der Betroffene selbst nicht kompensieren kann. Es werden 3 Problemarten unterschieden:

- **Aktuelle** Probleme: Probleme, die sofort erkennbar sind.
- **Potenzielle** Probleme: werden nur erkannt von Pflegepersonen, die über das entsprechende Fachwissen verfügen. Diese Probleme können aufgrund der momentanen Situation auftreten, wenn keine Gegenmaßnahmen ergriffen werden.
- **Vermutete** Probleme: werden vom Pflegepersonal interpretiert (aufgrund von eigenen Beobachtungen und/oder Äußerungen der Patienten).

Als weitere Unterscheidungsmöglichkeit können Probleme in 2 Kategorien eingeteilt werden:
- **Generelle** Pflegeprobleme: Probleme, die mit hoher Wahrscheinlichkeit bei einem Krankheitsbild auftreten werden. Sie erscheinen in Standardpflegeplänen als Hilfestellung für die Pflegeplanung.
- **Individuelle** Pflegeprobleme: treten bei den einzelnen Betroffenen auf und beschreiben die Art, den Umfang und den Grad der Beeinträchtigung bei der einzelnen Person.

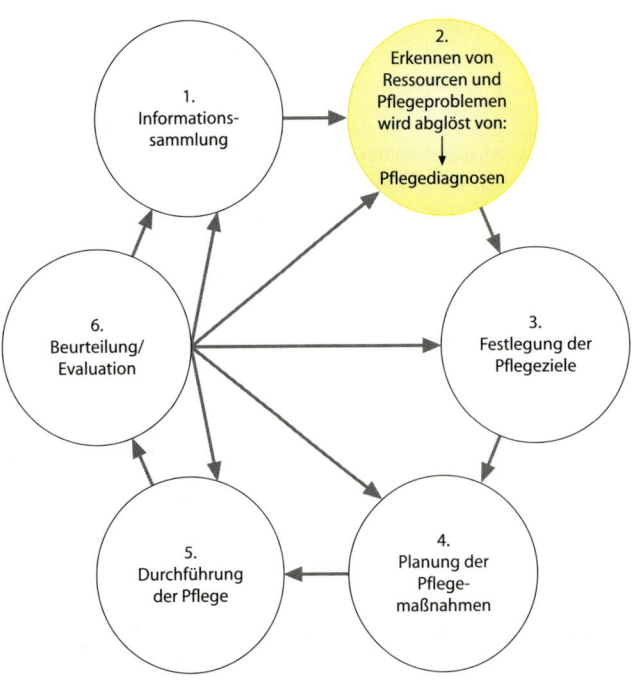

Abb. 2.6. Der Pflegeprozess: Erkennen von Ressourcen und

Um ein Pflegeproblem benennen zu können, sind 3 Schritte notwendig:
- Der 1. Schritt besteht in der **Analyse** der Informationen, in der diese zerlegt werden und der/die Pflegende nach konkreten Zeichen und Symptomen sucht (▶ auch Kap. 3).
- Als 2. Schritt folgt die **Interpretation** der Informationen, in der verschiedene Informationsteile einander sinnvoll zugeordnet werden.
- Im 3. Schritt erfolgt die **Formulierung** des jeweiligen Pflegeproblems.

Die Festlegung von Ressourcen und Pflegeproblemen verlangt von Pflegenden eine zielgerichtete und systematische Vorgehensweise, Fachwissen, Offenheit für Rationalität und Intuition. Die Aufgabe ist umso komplexer, je stärker die Hinweiszeichen in der Informationssammlung überlappen oder voneinander abhängig sind. Daher sollte jedes Pflegeproblem konsequent überprüft bzw. **validiert** (Validität = Angemessenheit, Gültigkeit) werden, bevor es als gültiges Pflegeproblem in der Pflegeplanung erscheint.

> **Insidertipp**
> Arbeiten Pflegende mit **Pflegediagnosen**, wird die Formulierung der Pflegeprobleme durch das Formulieren von Pflegediagnosen ersetzt. Die Stellung einer Pflegediagnose erfolgt schrittweise anhand des **pflegediagnostischen Prozesses** (▶ Kap. 3).

2.2.3 Phase 3: Festlegung der Pflegeziele

Nach der Formulierung von Ressourcen und Pflegeproblemen erfolgt die Festlegung der zu den jeweiligen Pflegeproblemen gehörenden Pflegeziele, wenn zuvor zwei **Voraussetzungen** erfüllt sind (◘ Abb. 2.7).

Richtungsweisende Voraussetzungen

Bevor Pflegeziele festgelegt und formuliert werden können, sind einige Vorüberlegungen wichtig. Im Hinblick auf die individuelle Situation des Pflegebedürftigen, d. h. die Möglichkeiten der Selbstversorgung, seine Selbstbestimmungsfähigkeit, die Ausprägung der Erkrankung, Ressourcen usw., werden grundlegende Vorgaben, die die Pflege des Betroffenen bestimmen, festgelegt:
- die Beteiligung des Pflegebedürftigen im Rahmen seiner Möglichkeiten gewährleisten,
- die generelle Richtung der pflegerischen Interventionen festlegen.

> **Insidertipp**
> Erst wenn die Richtung klar ist, sollte man sich auf den Weg machen.

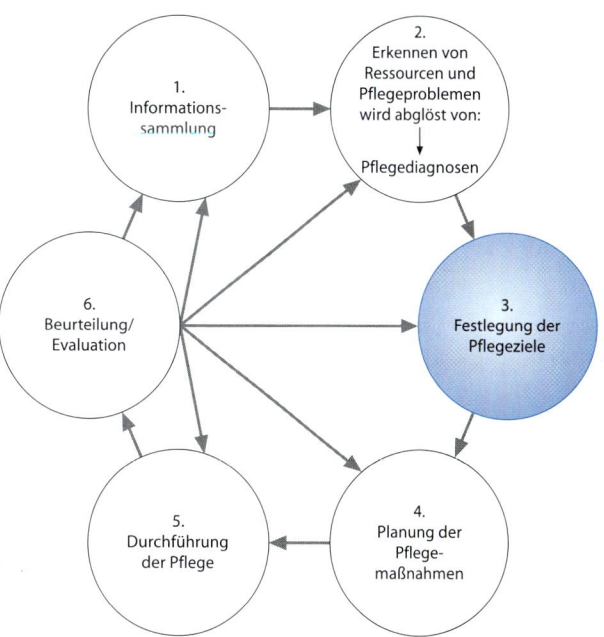

◘ **Abb. 2.7.** Der Pflegeprozess: Festlegung der Pflegeziele

Beteiligung des Pflegebedürftigen

Im Rahmen des Kapitels über das humanistische Menschenbild wurde bereits darauf hingewiesen, dass Pflege die Stärkung der individuellen Selbstbestimmung des Pflegebedürftigen

Zwang hält nicht lang.
Deutsches Sprichwort

zum Ziel hat. Dies bedeutet zwangsläufig, dass beruflich Pflegende ihre Pflegeplanungen prinzipiell unter Einbeziehung des Betroffenen erstellen und nicht über ihn hinweg entscheiden. Somit ist im Rahmen der beruflichen Pflege ein **Aushandlungsprozess** mit dem Pflegebedürftigen notwendig, damit dieser gleichberechtigt entscheiden kann, auf welche pflegerische Richtung, Pflegeziele und Pflegemaßnahmen er sich einlassen möchte. Sind als Ergebnis dieses Aushandlungsprozesses die Interessen beider Seiten, des beruflich Pflegenden und des Pflegebedürftigen, in einer Balance, kann ein Erfolg versprechender Pflegeprozess gestaltet werden. Pflegepläne, die Entscheidungen des Betroffenen nicht einbeziehen, bleiben meist unwirksam. Können Pflegebedürftige ihre Selbstbestimmung nicht ausüben, weil sie zum Beispiel bewusstlos sind, berücksichtigen und handeln beruflich Pflegende im Sinne der **anzunehmenden Wünsche** und Interessen des Betroffenen, z. B. nach Patientenverfügungen (▶ Bd. 2, Kap. T1).

Generelle Richtung der Pflege

In der pflegerischen Beziehung eröffnen sich, abhängig von der Situation des Pflegebedürftigen und seiner absehbaren Prognose, unterschiedliche Richtungen, in die der Pflegeprozess gesteuert werden kann. Die Einschätzung und Festlegung der angemessenen Richtung erfordert von der zuständigen Pflegeperson ein hohes Maß an Fach- und Erfahrungswissen.

> **Insidertipp**
>
> Pflegende entscheiden, welche Art von Pflege und welche Ausprägung der Pflegehandlungen dem Pflegebedürftigen am dienlichsten sind: muss man ihn schützen oder stützen, muss man ihn lehren oder begleiten, muss man ihn trainieren oder zurückhalten, muss man Pflegehandlungen koordinieren oder selbst übernehmen.

Wer etwas freudig tut und sich des Getanen freut, ist glücklich.
Unbekannt

Es lassen sich 4 primäre Richtungen unterscheiden, deren Ausprägung und Variationen durchaus nochmals unterschiedlich sein können:
- aktivierende Pflege,
- gleichbleibende Pflege,
- palliative (lindernde) Pflege und
- koordinierende Pflege.

Aktivierende Pflege

Die aktivierende Pflege wird auch »Pflege ohne Hände« genannt. Ihr Ziel ist eine größtmögliche Eigenständigkeit des Pflegebedürftigen, weshalb die Pflegeperson immer weniger Pflegehandlungen übernimmt, während der Pflegebedürftige sein Selbstversorgungspotenzial ausschöpft und erweitert. Die Hauptaufgabe der Pflegeperson liegt in der **Unterstützung** und **Anleitung** des Pflegebedürftigen. Am häufigsten findet aktivierende Pflege in der Altenpflege, in der Akutversorgung und im Rehabilitationsbereich (rehabilitierende Pflege) statt.

Gleichbleibende Pflege

Bei der gleichbleibenden Pflege sind die **Handlungen zwischen** der **Pflegeperson** und dem **Pflegebedürftigen aufgeteilt**, wobei der Pflegebedürftige das tut, wozu er in der Lage ist und die Pflegeperson die verbleibenden der erforderlichen Selbstpflegeaktivitäten ausführt. Diese sog. »Pflege mit Händen« erfolgt, wenn eine aktivierende Pflege nicht mehr möglich oder wünschenswert ist und hat zum Ziel, den bestehenden Zustand des Pflegebedürftigen so lange wie möglich aufrechtzuerhalten. Gleichbleibende Pflege findet vorwiegend in Einrichtungen zur Langzeitpflege, in vielen häuslichen Pflegesituationen und bei der Unterstützung chronisch Kranker statt.

Palliative Pflege

In der palliativen Pflege **übernimmt** die **Pflegeperson** stellvertretend **für den Pflegebedürftigen** immer mehr die Ausführung der erforderlichen **Selbstversorgungsaktivitäten**. Im Vordergrund steht hier die Aufrechterhaltung eines höchstmöglichen Maßes an Lebensqualität. Das Ziel dieser Art von Pflege ist die Linderung von Leiden und die Begleitung des Pflegebedürftigen bis zum Tod. Palliative Pflege findet in nahezu allen Bereichen des Gesundheitssystems statt, besonders aber im Hospiz und auf den sog. Palliativstationen (▶ Kap. 20).

Koordinierende Pflege

Bei der koordinierenden Pflege liegt die Aufgabe der Pflegeperson in der **Planung, Koordination** und **Bewertung von Versorgungs- und Behandlungsaktivitäten**, die anschließend auch von anderen Personen übernommen werden können. Ziel ist es eine effektive, schnellst mögliche Situationsbesserung für den Pflegebedürftigen zu erreichen. Koordinierende Pflege ist z. Zt. vor allem im ambulanten Pflegebereich (▶ Kap. 22) zu finden und wird insbesondere in Deutschland durch den § 37 (3) des Pflegeversicherungsgesetzes legitimiert.

Pflegeziele richtig formulieren

Pflegeziele beschreiben, was mit der Pflege erreicht werden soll, also den **angestrebten Zustand** des Pflegebedürftigen. Pflegeziele beziehen sich, je nach Pflegeprozessmodell, auf die bei der Pflegeplanung festgelegten Pflegeprobleme oder auf Pflegediagnosen. Pflegeziele sind daher **richtunggebend** für die Festlegung von Pflegemaßnahmen und zugleich der **Maßstab**, an dem die Wirksamkeit der Maßnahmen überprüft wird. Pflegeziele müssen realistisch, d. h. von den gegebenen menschlichen und materiellen Möglichkeiten her erreichbar sein. Sie werden in Absprache mit den Betroffenen entwickelt.

> Pflegeziele sind realistisch, erreichbar und überprüfbar.

Vor der Festlegung werden nachfolgende Fragen, bezogen auf die zugehörigen Pflegeprobleme oder Pflegediagnosen, überprüft:
- Ist eine Besserung möglich?
- Ist die Aufrechterhaltung der Situation realistischer?
- Ist eine Anpassung möglich?
- Ist die Ursache des Problems beseitigt, verringert oder nicht veränderbar?

Diese Überlegungen beziehen sich auch auf die oben beschriebene Festlegung der generellen Richtung. Als Resultat sollte eine Kongruenz (Übereinstimmung, Deckungsgleichheit) von genereller Richtung und Richtung der Pflegeziele im Pflegeplan entstehen. Das richtige Formulieren von Pflegezielen mit entsprechenden Beispielen ist in ◘ Tabelle 2.1 dargestellt.

Das wichtigste Kriterium bei der Formulierung von Pflegezielen ist die **Bezogenheit** auf den Pflegebedürftigen. Für die weiteren zu beachtenden Kriterien wird im englischen Sprachraum als Gedankenstütze die Abkürzung **RUMBA** benutzt. Dies steht für:
- **R**elevant; d. h., konkret auf die Pflegediagnose bezogen; muss zu einer richtigen Lösung führen
- **U**nderstandable = verständlich; d. h. Betroffene, Kollegen und andere involvierte Berufsgruppen haben keine Verständnisschwierigkeiten
- **M**easurable = messbar
- **B**ehavioral = auf wahrnehmbares Verhalten des Betroffenen bezogen
- **A**ttainable = erreichbar

Nur der Mensch, der sich verstanden fühlt, ist bereit, sich verstehen und führen zu lassen.
Emil Oesch

◘ **Tabelle 2.1.** Die »5er-Regel« zur Formulierung von Pflegezielen

Regeln	Beispiele	Anmerkungen
Pflegeziele bezeichnen ein zu erwartendes Resultat **konkret**, dies erfordert eine Formulierung in der **Gegenwartsform**	… behält eine intakte Haut	
Das Kriterium der **Messbarkeit** erfordert die Einbindung von möglichst objektiven, überprüfbaren Daten in die Zielformulierung	… trinkt mind. 2 Liter pro 24 Stunden	
Die Zielformulierung sollte möglichst eine **Zeit-** oder **Datumsangabe** enthalten, zu der das Ziel erreicht sein sollte; vor allem bei Patientensituationen, die eine Entwicklung in mehreren Schritten oder Stufen fordern	… kann am 11.12. ohne Hilfe 250 m weit gehen	erleichtert die spätere Evaluation (Überprüfung, Bewertung)
Subjektive Empfindungen werden in der Zielformulierung so weit wie möglich **objektiviert**, um überprüfbar zu sein	Herr Meier sagt, er hat weniger Schmerzen	Die Formulierung soll keinesfalls lauten: »Herr Meier hat weniger Schmerzen«, weil dies eine subjektive Interpretation des Pflegepersonals erfordert, der aber die tatsächlich empfundenen Schmerzen des Patienten gar nicht nachfühlen kann
Die Zielformulierungen beziehen sich auf den **Pflegebedürftigen**; dabei bestehen Bezugsmöglichkeiten:	– auf das **Verhalten** des Betroffenen: »… redet über seine Angst« – auf den körperlichen Zustand: »… hat intakte Haut« – auf das **Wissen** des Betroffenen: »… kennt die Zeichen der Hypoglykämie« – auf das **Können:** »… misst seinen Blutdruck selbst« – auf die **Perspektive** des Betroffenen: »… hat erkannt, dass er trotz Beinamputation selbstständig leben kann«	Da sich Pflegeprobleme bzw. Pflegediagnosen auf die aktuell erlebte Situation des Betroffenen (und nicht etwa auf die der Pflegenden) beziehen, richtet sich auch die Zielformulierung auf den Betroffenen aus

Pflegezielarten – Fern- und Nahziele

Es gibt Pflegeziele, die nur nach einer langen Zeitspanne erreicht werden können. Dies ist vor allem bei der »aktivierenden Pflege« oder »rehabilitierenden Pflege« der Fall.

Beispiel
»… versorgt sich bei Entlassung völlig selbstständig.«

> Ist die Zeit das Kostbarste unter allem, so ist die Zeitverschwendung, die allergrößte Verschwendung.
> *Benjamin Franklin*

Diese Art von Pflegeziel wird **Fernziel** genannt. Fernziele sind kongruent mit der pflegerischen Richtung und zusätzlich noch in sich selbst richtungweisend. Sie **erschweren** aber aufgrund der großen zeitlichen Distanz zwischen Ist- und Soll-Situation die Evaluation der Pflege und die Entscheidung für konkrete Pflegemaßnahmen beträchtlich.

> **Insidertipp**
> Nach zwei Monaten festzustellen, dass ein Ziel aufgrund eines Fehlers im Pflegeprozess nicht erreicht wurde, ist weder im Sinne des Betroffenen, noch in dem der Pflegenden und erst recht nicht in dem der Kostenträger.

2.2 · Phasen des Pflegeprozesses – das 6-Phasen-Modell

Daher sollten in der Pflegeplanung besser **Nahziele** eingesetzt werden. Nahziele beschreiben einzelne Schritte, die zum Erreichen des Fernziels notwendig sind.

Beispiel
»… kann sich bis Ende der Woche selbst korrekt Insulin spritzen« (Fernziel: »… kann mit seiner Krankheit umgehen und leben«).

Mögliche Fehler oder Fehleinschätzungen im Pflegeplan werden bei der Verwendung von Nahzielen eher sichtbar und können dementsprechend schnell und mit weniger Risiken für den Betroffenen erkannt und beseitigt werden.

> Nahziele sind konkreter als Fernziele und somit auch schneller und einfacher überprüfbar.

2.2.4 Phase 4: Planung der Pflegemaßnahmen

Pflegemaßnahmen (oder Pflegeinterventionen) sind die bei der Pflegeplanung festgelegten pflegerischen Handlungen, mit denen die gesteckten Pflegeziele erreicht werden können bzw. sollen. Pflegemaßnahmen ergeben sich konsequenterweise aus der Zielformulierung und werden gleichfalls zusammen mit dem Pflegebedürftigen festgelegt (Abb. 2.8). Pflegemaßnahmen sind **Handlungsanweisungen**, aus denen ersichtlich wird:

- was zu tun ist,
- wie und womit es zu tun ist,
- wann oder wie oft es getan wird,
- ggf. wer es tut.

Innerhalb der Pflegeplanung werden Pflegemaßnahmen eindeutig, konkret für andere verständlich formuliert:

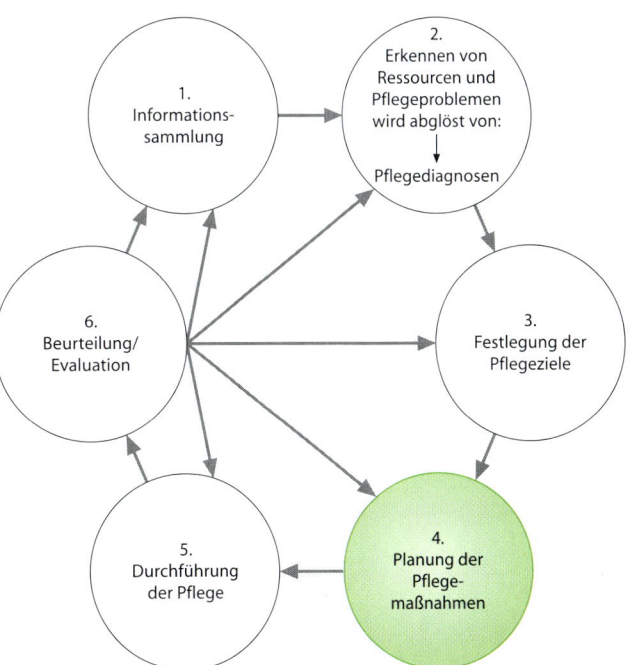

Abb. 2.8. Der Pflegeprozess: Planung der Pflegemaßnahmen

Beispiel
- montags – mittwochs – freitags: morgens mit Reinigungsbad,
- zeitliches positionieren nach Bewegungsplan,
- Standard DekuPro 2a.

> Jede Pflegemaßnahme muss dem aktuellen Fachwissen entsprechen und bezieht sich, sofern möglich, auf Forschungsergebnisse, gesicherte Erfahrungen, Ergebnisse einer Fachdiskussion oder formulierte Pflegestandards und Standardpflegepläne.

Nach Standards arbeiten – Einschränkung der Individualität?

Standards sind **verbindliche Vorgaben**. Im Vorfeld einer Standardisierung muss diskutiert werden, was unter Qualität verstanden werden soll, welches Qualitätsniveau angestrebt wird, wie es überprüfbar bleiben kann und mit welchen Konsequenzen auf festgestellte Mängel reagiert werden soll. Wichtig ist, dass die im Standard definierte Qualität erreichbar und, genauso wie definierte Methoden, Maßnahmen und Leistungen, mess- und nachweisbar bleibt.

Eine häufig geäußerte **Kritik** lautet, Standardisierung sei Gleichmacherei und verhindere somit ein individuelles Vorgehen. Dies ist nur bei schlechten Standards der Fall.

Alles will gelernt sein.
Englisches Sprichwort

Pflegestandards

Pflegestandards stellen ein festgelegtes **Niveau pflegerischer Leistungsqualität** dar, haben also ihren Ursprung in der Rationalisierung und in der Qualitätssicherung. Pflegestandards für eine Pflegeeinrichtung werden von den jeweiligen Vorgesetzten verabschiedet oder eingesetzt. Ab diesem Zeitpunkt haben sie den Charakter von Dienstanweisungen.

> Ein Standard bestimmt, was in welcher Qualität und mit welchen zur Verfügung gestellten Mitteln erreicht werden soll.

Gültige Pflegestandards basieren auf Forschungsergebnissen und bedürfen wie diese der laufenden Diskussion, Überprüfung und **Anpassung**. Sind diese Kriterien erfüllt, beinhalten Pflegestandards im besten Fall den Ausdruck des aktuellen Wissens und Könnens der Pflegeberufe und im schlechtesten Fall die gerade noch von der Berufsgruppe vertretbare Minimallösung.

> **Insidertipp**
>
> Im Rahmen der verbindlichen Vorgaben beinhaltet ein guter Pflegestandard für eine konkrete Pflegeintervention **Auswahlmöglichkeiten**, mit denen auch die Pflege nach Standard individualisierbar bleibt.

Die mittlerweile vom Deutschen Netzwerk für Qualitätsentwicklung in der Pflege (DNQP, ▶ http://www.dnqp.de) verabschiedeten »Nationalen Expertenstandards« stellen den aktuellen Stand des pflegerischen Fachwissens dar. Einrichtungsspezifische Standards müssen mit ihnen kompatibel sein.

Standardpflegepläne

Als Standardpflegepläne werden standardisierte Pflegeplanungen bezeichnet, die zugehörige Pflegeziele und vorgegebene Kataloge von Pflegemaßnahmen enthalten. Sie sind ausgelegt auf einen pflegerischen Interventionsbereich, eine Erkrankung oder auf ein Risiko, das auf den Pflegebedürftigen bezogen ist.

> Aus einem Standardpflegeplan ist ersichtlich, wann und in welchem Umfang Pflegende bei einem Pflegebedürftigen mit einer vorab bekannten Problematik tätig werden sollen und welche Ziele mit den vorgegebenen Pflegemaßnahmen angestrebt werden.

Daher kann ein Standardpflegeplan eine schnelle **Strukturhilfe** für die Gestaltung einer individuellen Pflegeplanung sein. Zudem sind Standardpflegepläne effizient, fördern die Pflegekontinuität, erleichtern die Einarbeitung neuer Mitarbeiter, den Lernprozess von Auszubildenden, vereinheitlichen die Kommunikation innerhalb der Pflege und erleichtern wissenschaftliche Untersuchungen zur Wirkung und Vergleichbarkeit von Pflege.

Mit Pflegestandards und Standardpflegepläne arbeiten

Pflegestandards und Standardpflegepläne sind keine Patentlösungen oder Pauschalrezepte. Sie befreien nicht von der Denkarbeit und nehmen den Anwendern nicht deren Verantwortung für eine richtige Situationseinschätzung, eine korrekte Handlungsausführung und eine kontinuierliche Wissensaktualisierung ab. Pflegestandards und Standardpflegepläne bedeuten keine Abkehr von der individuellen Pflege, sondern bieten die Möglichkeit, ein definiertes Qualitätsniveau in der pflegerischen Versorgung von Menschen anzubieten und dessen Beibehaltung auch bei einem Wechsel von Bezugspersonen zu garantieren.

Sollte die individuelle Situation des Betroffenen Pflegeziele oder Pflegehandlungen erfordern, die eine Abweichung vom Pflegestandard oder vom Standardpflegeplan notwendig machen, wird die Abweichung in der Pflegedokumentation (Pflegebericht) **begründet**.

> **Insidertipp**
>
> Die Schreibarbeit bei der Erstellung von Pflegeplänen lässt sich durch die Verwendung von Pflegestandards und Standardpflegepläne beträchtlich reduzieren. Dazu werden in den Pflegeplanungen lediglich die entsprechenden Kürzel aus den Standardvorlagen eingetragen.

2.2.5 Phase 5: Durchführung der Pflege

Planen allein genügt nicht. Selbstverständlich müssen die geplanten Handlungen auch ausgeführt, d. h. in konkrete Pflegemaßnahmen mit, am oder für den Betroffenen umgesetzt werden (◘ Abb. 2.9). Dabei sollten beruflich Pflegende ein möglichst erfolgreiches pflegerisches Handeln gewährleisten, weil sie nur damit ihren Expertenstatus rechtfertigen können.

Pflegemaßnahmen – anwenden nach Maß

Damit Pflegemaßnahmen erfolgreich sein können, ist **korrektes Ausführen und ein kontinuierliches Überprüfen der Pflegemaßnahmen** auf ihre Richtigkeit in Bezug auf das aktuelle medizinische und pflegerische Fachwissen erforderlich. Die nachfolgenden 6 Faktoren bilden die Basis für die Umsetzung von Pflegemaßnahmen.

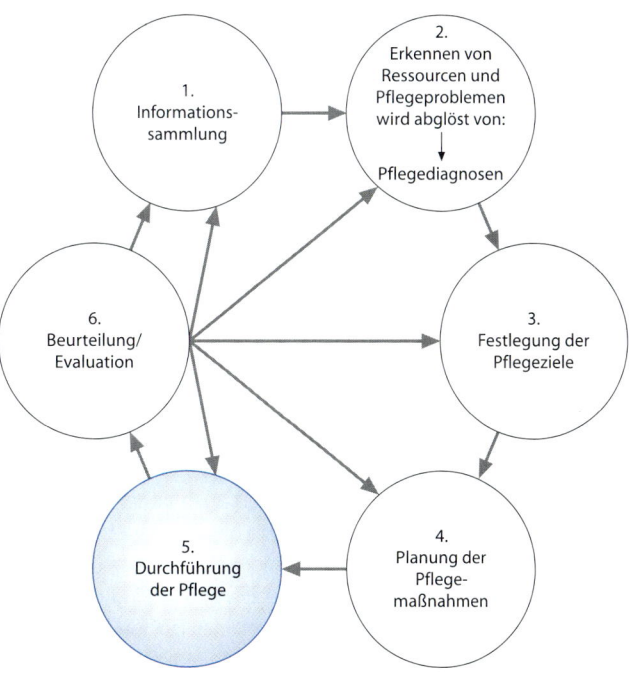

◘ **Abb. 2.9.** Der Pflegeprozess: Durchführung der Pflege

Konsequenz

Damit die geplanten Pflegemaßnahmen möglichst erfolgreich sind, werden sie konsequent so **umgesetzt, wie sie geplant** wurden. Nur wenn dies gewährleistet ist, lässt sich die geplante Pflege auf Wirkung und Angemessenheit hin untersuchen. Zudem kann nur so anhand der Pflegepläne die tägliche Arbeit vorab strukturiert werden. Muss man aufgrund einer akuten Veränderung in der Situation des Betroffenen vom bestehenden Pflegeplan abweichen, wird das neu angepasste Vorgehen in der Pflegedokumentation begründet.

Beobachtung

Zur korrekten Umsetzung im Rahmen des Pflegeprozesses gehört die kontinuierliche Beobachtung bezüglich **Wirksamkeit und Angemessenheit** der **Pflegemaßnahmen**. Hierzu wird die Reaktion des Betroffenen auf die jeweiligen Pflegehandlungen sorgfältig registriert und eingeschätzt. Dabei wird geprüft, ob die wie geplant vorgenommenen Pflegemaßnahmen zu einer Verbesserung oder zu einer Verschlechterung der pflegerelevanten Problematiken des Betroffenen führen. Alle Beobachtungen werden im Pflegebericht dokumentiert.

Erweiterung der Informationssammlung
Beobachtungen, die während der weiteren Betreuung eines Pflegebedürftigen ermittelt werden, dienen zur Erweiterung der Informationssammlung. Hier geht es darum, so schnell wie möglich **Veränderungen** im Zustand des Betroffenen **festzustellen**, andere oder neu auftretende Probleme zu erkennen und neue, pflegerelevante, bisher noch nicht erhaltene Informationen zu identifizieren und festzuhalten.

Anpassen des Pflegeplans
Der Pflegeplan wird korrigiert oder aktualisiert, wenn Situationsveränderungen auftreten oder mangelnder Wirksamkeit bzw. Unangemessenheit der Pflegemaßnahmen festgestellt werden. Ist über längere Zeit keine Veränderung der Situation in Richtung der festgelegten Pflegeziele zu erkennen, weist dies auf **Ineffektivität der** geplanten **Pflege** hin, was die dringende Anpassung des Pflegeplans erfordert. Sind gesetzte **Pflegeziele erreicht**, werden die entsprechenden **Pflegemaßnahmen gestoppt**.

Dokumentationspflicht
Im Rahmen der Umsetzung von Pflegemaßnahmen besteht für das Pflegepersonal eine Dokumentationspflicht. Es muss jederzeit nachvollziehbar sein, **wer was wann** getan hat. Mit anderen Worten: aus einer Pflegedokumentation muss hervorgehen, ob die Pflege wie geplant ausgeführt wurde und wenn nicht, warum nicht. Dies liegt einerseits im Interesse des Betroffenen, ist andererseits aber auch juristisch von besonderer Wichtigkeit (▶ Kap. 6).

> **Insidertipp**
> Für die Pflegenden ist die Dokumentation ein Leistungsnachweis ihrer täglichen Arbeit.

Durchführungsverantwortung

Wir sind verantwortlich für das, was wir tun, aber auch für das, was wir nicht tun.
Voltaire

Mit der Ausführung der Pflegemaßnahmen bzw. der Maßnahmen, die Ärzte delegieren, steht der zentrale Begriff der »Durchführungsverantwortung« in engem Zusammenhang (▶ Kap. 6). Sie besagt, dass derjenige, der eine Handlung vollzieht, für die Art und Weise der Durchführung und die daraus entstehenden Folgen verantwortlich ist.

> **Selbst wenn eine Person auf Anweisung einer anderen tätig wird, hat sie die Durchführungsverantwortung.**

Führen beruflich Pflegende Pflegehandlungen aus, so sind sie im Rahmen ihrer Durchführungsverantwortung dazu verpflichtet, **entsprechend dem aktuellen Stand des** bekannten **Fachwissens und in der Ausführung korrekt zu handeln**, denn sonst hätten sie gegenüber dem Pflegebedürftigen keine berufliche oder professionelle Legitimation. Der Pflegebedürftige muss sich darauf verlassen können, dass er von beruflich Pflegenden fachlich korrekt betreut und ihm kein Schaden zugefügt wird. Können einzelne beruflich Pflegende diesen Anspruch nicht erfüllen, so sind sie im Rahmen ihrer Durchführungsverantwortung dazu verpflichtet, die Umsetzung der Pflegehandlung im Interesse des Betroffenen abzulehnen und an qualifiziertere Pflegepersonen zu übertragen. Sie sind zudem verpflichtet, schnellstmöglich ihre Defizite durch geeignete Maßnahmen zu beseitigen (▶ Kap. 29).

2.2.6 Phase 6: Beurteilung und Evaluation

Die Evaluation (lat. für Bewertung) wird i. d. R. als letzte Phase des Pflegeprozesses dargestellt (◘ Abb. 2.10). Dies bedeutet aber nicht, dass Evaluation nur am Ende des Pflegegeschehens stattfindet, sondern sie ist Bestandteil jedes einzelnen Schrittes im Pflegeprozess. Im Rahmen dieser kontinuierlichen Evaluation werden Pflegehandlungen anhand von festgelegten Kriterien gemeinsam mit dem Betroffenen (▶ Kap. 2.2.3) beurteilt.

> Das Ziel einer jeden Evaluation im Pflegeprozess ist die Optimierung der geplanten und geleisteten Pflege im Sinne von mehr Effektivität, mehr Flexibilität und mehr Qualität.

Bei den **Evaluationsarten** unterscheidet man zwischen Prozess- und Produktevaluation.
- Durch die **Prozessevaluation** wird das pflegerische Handeln selbst beurteilt und bewertet.
- Die Beurteilung bei der **Produktevaluation** bezieht sich auf die erreichten Resultate nach Beendigung der Pflege (engl. »outcome«) oder auf den Zustand an vorher festgelegten Zeitpunkten.

> Die Prozessevaluation findet permanent während des Patientenaufenthaltes statt. Die Produktevaluation hingegen in regelmäßigen Abständen bzw. im Rahmen eines Entlassungsgespräches mit dem Betroffenen.

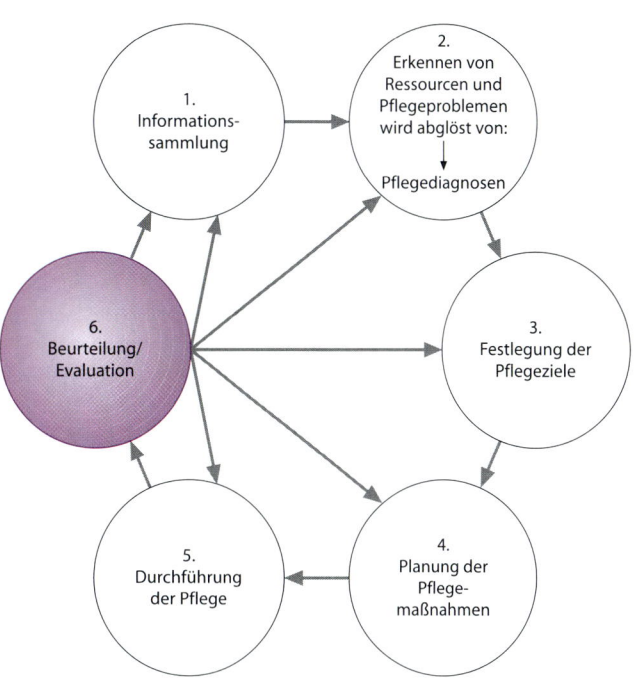

◘ **Abb. 2.10.** Der Pflegeprozess: Beurteilung/Evaluation

◘ **Tabelle 2.2.** Fragestellungen im Rahmen der Prozessevaluation und Produktevaluation

Prozessevaluation	– Welche Kriterien soll Pflege bei diesem Betroffenen erfüllen?
	– Wie reagiert der Betroffene auf die durchgeführte Pflege?
	– Wie erlebt der Betroffene seine Pflege?
	– Welche Faktoren beeinflussen die Durchführung der Pflege?
	– Sind diese Faktoren ausreichend im Pflegeplan berücksichtigt?
	– Führen die geplanten Interventionen zu den gewünschten Resultaten?
	– Ist die Belastung, die der Betroffene auf sich nehmen muss, akzeptabel?
	– Stimmen die formulierten Pflegeprobleme bzw. Pflegediagnosen mit den tatsächlichen Problemen des Betroffenen während des Pflegezeitraumes überein?
	– Müssen Pflegeziele verändert oder angepasst werden?
	– Welche Ursachen gibt es für die Nichterreichung der Pflegeziele?
Produktevaluation	– Inwieweit stimmen die Resultate mit den Pflegezielen überein?
	– Sind die erreichten Resultate konstant?
	– Stimmen die formulierten Pflegeprobleme bzw. Pflegediagnosen mit den tatsächlichen Problemen des Betroffenen während des Pflegezeitraums überein?
	– Müssen Pflegeprobleme bzw. Pflegediagnosen neu formuliert, hinzugefügt oder gestrichen werden?
	– Wie erlebte der Betroffene seine Pflege?
	– Welche Ursachen gibt es für die Nichterreichung der Pflegeziele?
	– Wer oder was ist für das Erreichen oder Scheitern der Nah- und Fernziele verantwortlich?

Beruflich Pflegende übernehmen im Rahmen der Evaluation die Verantwortung für ihr Planen und Handeln.

Die in ◘ Tabelle 2.2 angeführten beispielhaften Fragestellungen sollten im Rahmen der Prozessevaluation und Produktevaluation bearbeitet werden.

Die durch Evaluation gewonnenen Erkenntnisse und Begründungen für Veränderungen des Pflegeplanes werden **dokumentiert**. Zur Entlassung eines noch pflegebedürftigen Betroffenen schreibt die zuständige Pflegeperson nach einem Entlassungsgespräch und dessen Auswertung einen **Entlassungsbericht**, der an die nachfolgend betreuende Person bzw. Institution weiterzuleiten ist.

2.3 Pflegeprozess anwenden – Für und Wider

2.3.1 Voraussetzungen für den Einsatz des Pflegeprozesses

Damit das Instrument Pflegeprozess sinnvoll eingesetzt werden kann, sind einige Voraussetzungen in der beruflichen Praxis notwendig. So sollten das **Pflegeverständnis** und die **Werthaltung** der beteiligten Pflegenden einheitlich sein, damit unterschiedliche Sichtweisen und Prioritätensetzungen nicht die Zusammenarbeit erschweren oder gar unmöglich machen. Mit der Formulierung eines verbindlichen **Pflegeleitbildes** kann dieses Ziel erreicht werden.

Weiterhin ist eine **personenorientierte Pflegeorganisation** (Zimmer-, Bereichs-, Bezugspersonenpflege) notwendig (► Kap. 5), in der der zugeordnete beruflich Pflegende die umfassende Verantwortung für alle zu erbringenden Pflegehandlungen in seinem umschriebenen Abteilungsbereich trägt. Nur im Rahmen einer solchen Organisationsform ist ein umfassender Überblick über die Situation der Betroffenen und deren Berücksichtigung im Pflegehandeln möglich.

Im Rahmen der **Funktionspflege** ist durch die Zerstückelung von Arbeitsabläufen und Aufgaben eine vollständige Situationserfassung durch eine Pflegekraft unmöglich.

Lernen ist wie Rudern gegen den Strom. Sobald man aufhört, treibt man zurück.
Benjamin Britten

Die Pflegequalität und die Qualität des Pflegeprozesses hängen zu einem großen Teil von dem aktuellen Stand des Fachwissens, auf das beruflich Pflegende zurückgreifen, ab. In der Pflege ist es wie in vielen anderen Berufen selbstverständlich, den eigenen Wissensbestand auch nach Beendigung der Grundausbildung kontinuierlich zu aktualisieren (► Kap. 29). Aus Sicht der Rechtsprechung besteht diese Selbstverständlichkeit seit langem.

> Der Maßstab der juristischen Beurteilung einer Pflegehandlung ist immer das aktuell vorliegende Fachwissen der Berufsgruppe, nicht das des Einzelnen.

Die Anwendungsmöglichkeiten des Pflegeprozesses und seine inhaltliche Gestaltung (welche Informationen gesammelt werden, wie geplant wird, wie gepflegt wird, wie die Pflege bewertet wird usw.) müssen bekannt sein und einheitlich erfolgen. Der dafür notwendige **Lernprozess** erfordert nicht nur eine Lehr- und Impulsveranstaltung, sondern konsequente Begleitung und Schulung anhand exemplarischer und praktischer Fallbeispiele über etwa 3 Jahre.

Ein brauchbares **Pflegedokumentationssystem**, in dem die Möglichkeit besteht, die einzelnen Schritte des Pflegeprozesses praktikabel abzubilden und auszuformulieren, ist unabdingbar. Hierzu gibt es viele verschiedene Systeme, die sich auch auf die Erfordernisse der einzelnen Pflegeeinrichtung anpassen lassen. In den letzten Jahren wurden vermehrt EDV-basierte Dokumentationssysteme entwickelt, die die Schritte des Pflegeprozesses in die elektronische Patientenakte integrieren und auch die Einbindung von Pflegestandards und Standardpflegeplänen ermöglichen (► Kap. 2.4.2).

Die letzte und wichtigste Voraussetzung zur Arbeit mit dem Pflegeprozess ist die **Motivation** der Pflegepersonen selbst. Ohne diese Motivation wird jeder Versuch einer Pflegeprozesseinführung scheitern. Fördern lässt sich die Motivation z. B. durch fundierte Aus- und Fortbildung, arbeitserleichternde Methoden (wie Pflegestandards oder Standardpflegepläne), Lob und Anerkennung seitens der Vorgesetzten, Dienstanweisungen und Kontrollen bezüglich der Einhaltung, Leistungs- und Qualitätsüberprüfungen der Kostenträger und durch Auswertung bzw. Rückmeldung der Ergebnisse.

2.3.2 Nutzen des Pflegeprozesses

> Nur vom Nutzen wird die Welt regiert.
> *Friedrich Schiller*

Die Einbindung des Pflegeprozesses in die berufliche Praxis wird in Deutschland immer noch kontrovers diskutiert, bietet aber große Vorteile für die berufliche Pflege. Durch die erforderliche **Systematik** und **Zielgebundenheit** der pflegerischen Tätigkeiten kommt es seltener zu einem pflegerischen Misserfolg. Auch die Organisation der Pflegearbeit wird systematischer und zielgerichteter. Doppelte Ausführungen von Aufgaben werden vermieden, was Zeit und Mittel spart. Übergaben werden kürzer, effizienter und inhaltlich substanzieller. Die Pflegeplanung stellt die Grundlage für eine effektive Pflegevisite dar. Ein anfänglich beträchtlicher Zeitaufwand reduziert sich durch die zunehmend geübtere Anwendung.

> **Insidertipp**
> Je vertrauter die beruflich Pflegenden mit dem Pflegeprozess werden, desto mehr führt dessen Anwendung aufgrund der veränderten Organisation und einer schnelleren Selbstständigkeit der Betroffenen zu deutlicher Zeitersparnis.

Aufgrund der Überprüfung der Maßnahmen auf Wirksamkeit wird durch die Anwendung des Pflegeprozesses die pflegerische **Ergebnisqualität** gravierend verbessert. Schriftlich formulierte Probleme rufen verbindlich nach Konsequenzen und mittels des Pflegeprozesses lässt sich die Notwendigkeit pflegerischer Maßnahmen belegen. Der Pflegeprozess stellt sicher, dass die Kontinuität der Pflege auch bei Personalwechsel gewährleistet ist, zudem wird die Zusammenarbeit aller an der Pflege Beteiligten transparenter und intensiviert sich.

Der **Pflegeprozess** dokumentiert **die Pflege in ihren Zusammenhängen**. Durch die Arbeit mit dem Pflegeprozess beweisen beruflich Pflegende ihre Fähigkeit, unabhängig von anderen Berufsgruppen im Gesundheitsbereich klinische Urteile zu fällen und Behandlungen zu planen. Selbstständiges Handeln in der beruflichen Pflege kann unter Beweis gestellt und begründet werden.

Nicht zuletzt bedeutet die Anwendung des Pflegeprozesses in der beruflichen Pflege einen entscheidenden Schritt zur **Professionalisierung des Berufsstandes** durch die dann bestehende Möglichkeit wissenschaftlicher Überprüfungen.

Die Anwendung des Pflegeprozesses in der beruflichen Pflege zeigt positive Auswirkungen auf:
- Personenorientierung,
- Pflegequalität,
- Effektivität von Pflege,
- Effizienz von Pflege,
- Begründung und Bedeutung von Pflege,
- Professionalisierung der Pflege,
- Pflegeforschung.

> **Insidertipp**
>
> Die Anwendung des Pflegeprozesses führt zu einer durchdachten, strukturierten, personenorientierten, auf die vorhandenen Ressourcen ausgerichteten, bewusst eingesetzten Pflege und dient dem Leistungsnachweis der beruflich Pflegenden.

2.3.3 Kritikpunkte am Pflegeprozess

Man verliert die meiste Zeit damit, dass man Zeit gewinnen will.
John Steinbeck

Die häufigste Kritik, die gegen die Anwendung des Pflegeprozesses geäußert wird, lautet, dass der **Zeitaufwand** dafür einfach zu hoch sei. Dies mag in der Anfangs- oder Einführungsphase tatsächlich so sein. Sobald aber die Pflegenden den Pflegeprozess beherrschen, führt seine Anwendung, bezogen auf die Gesamtdauer der pflegenden Beziehung, zu einer deutlichen Zeitersparnis.

Ein weiterer Kritikpunkt besagt, dass die für den Pflegebedürftigen notwendige **Pflegezeit** nicht am Papier, sondern bei ihm selbst verbracht werden sollte. Infolge der strukturierten und reflektierten Herangehensweise bei Anwendung des Pflegeprozesses wird die Pflege effektiver und effizienter und führt somit zu einer schnelleren Verbesserung der Situation des Pflegebedürftigen. Die oben beschriebene Zeitersparnis kommt also dem Betroffenen zugute. Zudem sollte die Dokumentation am Patientenbett erfolgen, wodurch der Kontakt zum Betroffenen gefördert wird.

Die Kritik von wissenschaftlicher Seite ist, dass die komplexe Situation des Pflegebedürftigen künstlich auf ein einfaches, abstraktes Modell reduziert wird, was zu einer hohen Standardisierung und zu **mechanisiertem Vorgehen** führen kann. Da der Mensch mehr als die Summe seiner einzelnen körperlichen, geistigen und psychischen Teilbereiche sei, könne eine komplexe Pflegebeziehung nicht genauso vorausplanend und standardisiert ablaufen wie z. B. die Produktion eines Industriegutes. Personenorientierte Pflege sei mehr als das bloße Abarbeiten eines Problem- und Maßnahmenkataloges, der beruflich Pflegende in eine Schablone des sofortigen Vorgehens zwinge, in der die Wahrnehmung nur der Identifizierung von angenommenen Problemen diene und sich das Verstehen in der möglichst lückenlosen Erfassung von wiederum zerstückelten Lebensaktivitäten erschöpfe.

Auf diese durchaus begründete Kritik ist zu erwidern, dass die Anwendung des Pflegeprozesses und dessen konkrete Gestaltung von dem jeweils verantwortlichen beruflich Pflegenden abhängt. Prinzipiell müssen pflegerische Interventionen systematisierbar, planbar, begründbar und belegbar sein. Wichtig bei diesen Entscheidungen ist aber nur das, was die Situation des Betroffenen bestimmt und ihm selbst auch subjektiv als wichtig erscheint. Das subjektive Empfinden des Patienten muss in jeder Pflegesituation erkennbar und beantwortbar sein.

> Pflege unter dem Anspruch der Personenorientierung erfordert in der pflegerischen Situation die subjektive Wahrnehmung und individualisierte Einzellösungen.

2.4 Pflege dokumentieren – aber wie?

Wichtige Informationen bzw. Daten müssen aus **Sicherheitsgründen,** damit sie nicht verloren gehen, aufgezeichnet werden. Die aktuelle Rechtsprechung in Deutschland beinhaltet seit 1978 eine **Pflicht zur Dokumentation** des Behandlungsgeschehens in einem Dokumentationssystem.

> Der Begriff »Pflegedokumentation« bezeichnet eine zusammenhängende und geordnete Sammlung von Informationen über einen pflegebedürftigen Menschen, die für dessen pflegerische Versorgung relevant sind.

In Krankenhäusern ist die Pflegedokumentation ein Teil der Patientenakte. Zu ihr gehören alle Aufzeichnungen der beruflich Pflegenden über Beobachtungen, Gespräche, Entscheidungen, Pflegehandlungen und Evaluationen, die auf die pflegerische Versorgung eines Menschen bezogen sind. In der Altenpflege und in der ambulanten Pflege ist die Pflegedokumentation meist auch die vollständige Bewohner- oder Patientenakte. **Ziele** der Dokumentation sind:
- Sicherstellung aller relevanten Informationen für die an der Versorgung des Betroffenen Beteiligten,
- Sicherung der Therapie und Versorgung,
- Überprüfbarkeit und Rechtfertigung von Entscheidungen,
- Nachweisbarkeit und Abrechnung der erbrachten Leistungen,
- Qualitätssicherung,
- Erhebung von Daten für Forschung und Statistik.

Ein Pflegedokumentationssystem enthält somit:
- das schriftliche Protokoll der Pflegeanamnese,
- den durch Pflegeprobleme oder Pflegediagnosen begründeten Pflegeplan,
- den schriftlichen Nachweis der tatsächlich erbrachten Pflegeleistungen,
- fortlaufend geführte Berichte über das Befinden des Pflegebedürftigen, Veränderungen seines Zustandes und seine Reaktionen auf die vorgenommenen Pflegehandlungen,
- die Werte kontinuierlich erhobener Messungen (mögl. tabellarisch),
- ggf. pflegerische Entlassungsprotokolle und Übergabeberichte.

2.4.1 Prinzipien der Pflegedokumentation

An Dokumentationen werden hohe **Anforderungen** gestellt, damit sie die oben beschriebenen Ziele tatsächlich erreichen.

> Eine Pflegedokumentation ist vollständig, eindeutig, zeitnah, echt und geschützt.

Vollständigkeit
Es ist alles das zu dokumentieren, **was tatsächlich geschehen ist**. Der aktuelle **Zustand** des Pflegebedürftigen soll innerhalb des Dokumentationssystems klar ersichtlich und die Hintergründe für den jeweiligen Zustand nachvollziehbar sein. Zur vollständigen Dokumentation gehören gleichfalls eine eindeutig identifizierbare **Unterschrift** der verantwortlichen Pflegeperson sowie **Datum** und **Uhrzeit** der Eintragung.

 Unvollständige Informationen sind nicht eindeutig.

Schreiben ist organisierte Spontaneität.
Martin Walser

Prinzipien haben ist gut, Prinzipien beachten ist besser.
Manfred Rommel

Eindeutigkeit

Aufgezeichnete Informationen müssen eindeutig sein. Missverständliche Beschreibungen, Abkürzungen oder Nachrichten sind nicht gestattet.

Beispiel
»Frau X. hat HWI« – dies kann sowohl Hinterwandinfarkt als auch Harnwegsinfekt oder noch etwas ganz anderes bedeuten.

Vermutungen und Interpretationen sollten vermieden werden oder müssen zumindest eindeutig als solche erkennbar sein. Bevor Schlussfolgerungen notiert werden, sollte kontrolliert werden, ob sie mit den tatsächlichen Gegebenheiten übereinstimmen.

Beispiel
»Herr Y. war ängstlich und verschlossen« – dies muss nicht wirklich zutreffen. Die bessere Lösung wäre: »Herr Y. wirkte auf mich ängstlich, wollte aber nicht mit mir darüber reden«.

Zeitnähe

> Ein zunehmender Zeitabstand nährt den Verdacht einer Urkundenfälschung.

Eine Dokumentation soll möglichst **unmittelbar** erfolgen. Spätere Eintragungen beinhalten die Gefahr von Informationsverlusten, Interpretationen und Irrtümern.

Echtheit

Die Pflegedokumentation ist eine **Urkunde** und muss als solche behandelt werden. Eintragungen mit Bleistift, überkleben oder übermalen von Eintragungen sind nicht zulässig. Dokumentationsteile dürfen nicht nachträglich auseinander geschnitten oder zusammengeklebt werden. Geschrieben wird immer mit **dokumentenechtem Schreibmaterial**. Schreibfehler oder falsche Eintragungen sind so durchzustreichen, dass sie entzifferbar bleiben. Nur die Person, die Leistungen ausgeführt, Messwerte festgestellt oder Anordnungen getroffen hat, darf diese auch dokumentieren oder abzeichnen.

> Dokumentiert wird, was passiert ist und was gemacht wurde. Im Voraus zu dokumentieren ist nicht erlaubt.

Schutz und Verschwiegenheit

Da das Dokumentationssystem personenbezogene Daten enthält, unterliegt es dem **Datenschutz** und fällt unter die **Schweigepflicht**. Die Unterlagen müssen unter Verschluss oder unter ständiger Aufsicht gehalten werden. Sie dürfen nur den Personen zugänglich sein, die unmittelbar mit dem Pflegebedürftigen arbeiten.

 Jeder Pflegebedürftige hat jederzeit ein Einsichtsrecht in seine Pflegedokumentation oder Krankenakte.

2.4.2 Computergestützte Dokumentation in der Pflege

Nachdem Patientenverwaltung, Rechnungserstellung, Buchhaltung und Kostenrechnung bereits seit langem mit elektronischer Datenverarbeitung (EDV) unterstützt werden, macht mittlerweile die EDV auch vor der Pflege nicht mehr Halt. Informations- und Kommunikationstechnik versprechen beim Einsatz von **Pflegeinformationssystemen (PIS)** Effizienz, Geschwindigkeit und ökonomische Rentabilität.

 Als Hauptziel für den Einsatz von EDV im Pflegebereich gilt die Rationalisierung der Arbeit mit Informationen.

2.4 · Pflege dokumentieren – aber wie?

Als **positive Effekte** eines EDV-Einsatzes in der Pflege werden genannt:
- sinkender Zeitaufwand für Dokumentationsarbeiten zugunsten von direkter Pflegezeit,
- leichte und schnellere Zugänglichkeit zu Informationen,
- Vollständigkeit und Genauigkeit von Informationen,
- Vereinfachung von Leistungsanforderungen (z. B. Röntgen),
- Unterstützung betriebsinterner Vorgänge (z. B. Materialbestellung).

Um diese positiven Effekte zu erreichen, bieten mittlerweile viele Firmen aus dem EDV-Bereich den Betreibern von Krankenhäusern und Pflegeeinrichtungen die unterschiedlichsten Hard- und Softwarelösungen an.

Allerdings scheinen die versprochenen Effekte zur Zeit nur teilweise in der Realität eingetreten zu sein. Insbesondere das Argument, die Einführung von PIS führe zu weniger Administrations- und mehr direkter Pflegezeit, das auch am häufigsten zur Begründung einer EDV-Einführung dient, lässt sich bisher nicht belegen. Eine Untersuchung internationaler Literatur zu dieser Thematik (Simon 2001) kommt zu dem Ergebnis, dass bisher kein Nachweis für Zeitersparnis durch Pflegeinformationssysteme besteht. Jedoch können PIS trotzdem **positive Auswirkungen** haben, insbesondere auf
- Lesbarkeit und Vollständigkeit der Dokumentation,
- zeitnahe Verfügbarkeit relevanter Informationen,
- Möglichkeit der Sammlung und Auswertung von Daten.

Diese positiven Auswirkungen könnten durchaus Grund genug zur Entscheidung für die Einführung eines Pflegeinformationssystems sein. Es gibt die in Tabelle 2.3 aufgelisteten EDV-Angebote für die berufliche Pflege.

Zudem besteht beim Vorhandensein von EDV-Systemen in einer Pflegeeinheit die Möglichkeit, mit »normalen« Textverarbeitungs- (z. B. MS Word oder Lotus WordPro) und Tabellenkalkulationsprogrammen (z. B. MS Excel oder Lotus 1-2-3) **eigene Formulare** zu entwerfen, wie z. B. Handzeichenlisten, Informationsblätter, Bereichs- oder Zimmerzuordnungspläne für den Pflegepersonaleinsatz usw.

Die umfassendste und wohl auch sinnvollste EDV-Lösung wäre für Krankenhäuser die Einführung eines **Krankenhausinformationssystems (KIS)**, da in einer Klinik nahezu alle Berufsgruppen mit EDV arbeiten und viele Daten für mehrere Bereiche von Interesse sind. Innerhalb eines KIS werden, mit Zugriff auf und für alle beteiligten Bereiche, die vorhandenen Informationen Patienten bezogen gesammelt und abgeglichen. Doppelungen oder Defizite in der Versorgung sollen vom System erkannt und gemeldet oder ausgeschaltet werden.

Vor einer Entscheidung zur Einführung von EDV, in welchem Pflegebereich auch immer, sollten allerdings die Fragen in Tabelle 2.4 mit den davon betroffenen Mitarbeitern geklärt werden. Wenn diese Fragen zur Zufriedenheit aller Beteiligten beantwortet wurden, steht der Einführung eines PIS oder KIS nichts mehr im Wege.

> Das Unsympathische an Computern ist, dass sie nur ja oder nein sagen können, aber nicht vielleicht.
> *Brigitte Bardot*

Tabelle 2.3. EDV-Angebote für die berufliche Pflege

EDV-Anwendungsbereich	Kurzbeschreibung
Patientenverwaltung	– organisiert Aufnahme, Verlegung, Entlassung von Patienten – verwaltet alle gesammelten Patientendaten – kann die bisherige papierne Krankenakte ersetzen – Grundlage für statistische Auswertungen, z. B. Belegungszahlen, Verweildauer, Diagnosehäufigkeiten
Kostenrechnung	– verwaltet zur Verfügung stehende Budgets für definierte Kostenstellen, z. B. eine Station – berechnet Personalkosten, Sachkosten, innerbetriebliche Leistungen – ermöglicht kontinuierliche Einsicht in die aktuelle Budgetsituation – fördert Eigenverantwortlichkeit und wirtschaftliches Denken/Arbeiten – führt zu mehr Kostentransparenz
Bestell- und Anforderungswesen	– organisiert Bestellung, z. B. von Pflegematerial, medizinischem Material, Arzneimittel, Patientenessen – organisiert Anforderung, z. B. von Untersuchungs- oder Therapieterminen, Konsilen, Patiententransportdienst – sollte mit Kostenrechnung verknüpft sein – im Bestellwesen sollten definierte Maximalmengen für Lagerbestand hinterlegt sein – im Anforderungswesen sollten bestehende Termine elektronisch abgeglichen und mit Wegzeiten verknüpft werden – führt zu geringerer Lagerhaltung und optimierten Warenflüssen – führt zu besserer Terminkoordination und weniger Wartezeiten – ermöglicht schnellere Bearbeitung von Bestellungen und Anforderungen – statistische Erstellung von Materialbedarfs- und Anforderungsprofilen möglich
Dienstplanung	– unterstützt die Erstellung von Dienstplänen – überprüft die Einhaltung gesetzlicher Vorschriften, z. B. maximale Arbeitszeiten, Mutterschutz, und definierte Maximal- oder Minimalbesetzungen – berechnet automatisch Mehrarbeit und Zeitzuschläge – kann mit Kostenrechnung und Personalverwaltung verbunden werden – verringert Erstellungs- und Auswertungszeiten – kann zu effektiverem Personaleinsatz führen
Pflegedokumentation	– organisiert pflegerischen Leistungsnachweis, Pflegebericht und pflegerische Messdaten – sollte zeitnah erfolgen und möglich sein – sollte mit Patientenverwaltung und Kostenrechnung verknüpft sein – ermöglicht vollständige Leistungsdokumentation und -abrechnung – kann Zeit- und Personalbedarf berechnen – verhindert Informationsverluste – ermöglicht statistische Auswertung von Leistungsprofilen und zeitlicher Verteilung der Pflegearbeit – stellt hohe Anforderungen an Hardware-Ausstattung (möglichst dezentrale Systeme, z. B. Hand-Held-Computer, mit drahtloser Datenübertragung auf einen zentralen Server) und Schulung der Mitarbeiter
Pflegeplanung	– unterstützt die Erstellung von Pflegeplanungen – Pflegeplanungen werden mittels vorgeschlagener Textbausteine erstellt – die möglichen Textbausteine sollten durch hinterlegte Pflegediagnosen, Pflegestandards und Standardpflegepläne begrenzt werden – freie Formulierungen sind möglich – ermöglicht zeitlich schnellere Erstellung von Pflegeplänen – ermöglicht pflegerische Qualitätssicherung – ermöglicht schnelle, übersichtliche Aktualisierungen und Änderungen von Pflegeplänen – ermöglicht über die Verknüpfung mit internationalen Klassifikationssystemen Vergleiche mit anderen Häusern und Ländern – ermöglicht wissenschaftliche Bearbeitung der Daten – kann nur dann sinnvoll eingesetzt werden, wenn der Anwender das Konzept vom Pflegeprozess verstanden hat – beinhaltet ansonsten die Gefahr der Pflege nach Vorgaben
Schulverwaltung	– unterstützt Administration und Planung von Aus- und Fortbildung – verknüpft Personalverwaltung, Kursverwaltung, Bewerberverwaltung, Einsatzplanung, Unterrichtsplanung, Stundenplanung, Lehrstoffverteilung und Dozentenabrechnung – ermöglicht eine ständige Überprüfung von aktuellem Ausbildungsstand und Fehlzeiten – ermöglicht schnellere Strukturierung und Planung von Ausbildung

2.4 · Pflege dokumentieren – aber wie?

Tabelle 2.3 *(Fortsetzung)*

EDV-Anwendungsbereich	Kurzbeschreibung
Informationssuche	**lokal:** – schnelles Auffinden benötigter, im angeschlossenen elektronischen Netzwerk hinterlegter, Informationen, z. B. Patientenakte, Pflegepläne, Befunde – Nutzung digitalisierter Informationen per Diskette, PC-Programm, CD-ROM oder DVD, z. B. Literaturrecherche, elektronisches Lexikon, Fachzeitschrift auf Datenträger **Intranet:** – internes EDV-Netzwerk einer Institution ohne öffentliche Zugriffsmöglichkeit – ermöglicht Nutzung interner Datenbanken mit Informationen z. B. über Hygienepläne, Gefahrstoffhandbuch, Telefonliste, Pflegestandards, verfügbare Arzneimittel, Fort- und Weiterbildungsangebote, Rundschreiben, elektronische Fachzeitschriften und Lexika – schneller interner Kontakt über E-Mail **Internet:** – externes, weltweites EDV-Netzwerk – Nutzung diverser Suchmaschinen, Diskussionsforen, Informationsangebote – Einkauf/Bestellung über Internet-Plattformen – schneller weltweiter Kontakt über E-Mail – viele spezielle pflegebezogene Angebote – Probleme: Zugangskosten, Gefahr der privaten Nutzung am Arbeitsplatz, Gefahr elektronischer Angriffe (Hacker, Viren)

Tabelle 2.4. Zu klärende Fragen vor der EDV-Einführung

Fragen	Vorgehen und weiter zu klärende Fragen
Welche Aufgaben sollen vom PIS oder KIS abgedeckt werden?	Hierzu sollte mit den betroffenen Beteiligten ein genaues Anforderungsprofil erstellt werden
Existieren bereits in irgendwelchen Bereichen EDV-Systeme?	Sind diese Systeme kompatibel? Wäre ein Konvertierungsmodul teurer als eine Neuanschaffung?
Welche Pflegeorganisationsform wird gewünscht?	Bei Zimmer- oder Bereichspflege reicht eine PC-Station nicht aus
Welche baulichen Gegebenheiten existieren?	Lassen sich die notwendigen Installationen überhaupt durchführen? Ist die Stromversorgung ausreichend? Können die Kabel sicher verlegt werden? Ist der vorgesehene Standort überhaupt für Computer geeignet (Temperatur, Feuchtigkeit, elektronische Abschirmung etc.)?
Welche Möglichkeiten gibt es für EDV-Arbeitsplätze?	Gesetzliche Vorschriften und Normen, sowie Vorgaben der Berufsgenossenschaften müssen eingehalten werden
Welche EDV-Kenntnisse bestehen beim Personal?	Hier sollten bereits im Vorfeld ausreichend Schulungsmaßnahmen stattfinden, aber auch begleitend weitergeführt werden
Ist die Datensicherheit gewährleistet?	Wer soll wie Zugriff auf die Daten erhalten? Wie soll nicht autorisierter Zugriff verhindert werden? Sind die vorgesehenen Speichermöglichkeiten ausreichend? Ist eine automatische Datensicherung vorgesehen? Sind die Daten vor nachträglicher Veränderung geschützt?

Nachschlagen und Weiterlesen

Anderegg-Tschudin H (1999) Vom komplexen Zusammenhang zwischen Pflegediagnostik und Pflegemanagement. PFLEGE, Verlag Hans Huber, Bern. Heft 4: 216 ff
Arets J et al. (1999) Professionelle Pflege – Theoretische und praktische Grundlagen. Verlag Hans Huber, Bern
Bartholomeyczik S (1995) Pflegestandards kritisch betrachtet. Die Schwester/Der Pfleger, Bibliomed, Melsungen. Heft 10: 888 ff
Bienstein C (1995a) Pflegestandards – Eine Hilfe zur Qualitätssicherung – Teil 1. Pflege aktuell, DBfK, Eschborn. Heft 1: 24 ff
Bienstein C (1995b) Pflegestandards – Kriterien und Strukturelemente – Teil 2. Pflege aktuell, DBfK, Eschborn. Heft 2: 103 ff
Bienstein C (1995c) Pflegestandards – Beispiele zum Erstellen medialer Standards – Teil 3. Pflege aktuell, DBfK, Eschborn. Heft 3: 201 f
Brobst R et al. (2005) Der Pflegeprozess in der Praxis. Verlag Hans Huber, Bern
Corr DM, Hrsg (1992) Gerontologische Pflege – Herausforderungen in einer alternden Gesellschaft. Verlag Hans Huber, Bern
Fiechter V, Meier M (1981) Pflegeplanung – Eine Anleitung für die Praxis. Hoffmann-La Roche & Co AG, Basel
Lustig E (1998) Konzeptuelle Überlegungen für das Arbeiten mit Pflegestandards. PFLEGE, Verlag Hans Huber, Bern. Heft 4: 199 ff
Steffen U, Debong B, Andreas M (1996) Notwendigkeit und Umfang der Pflegedokumentation. Die Schwester/Der Pfleger, Bibliomed, Melsungen. Heft 3: 273–275
Stösser A von (1993) Pflegestandards – Erneuerung der Pflege durch Veränderung der Standards. 2. Aufl. Springer, Berlin
Zielke-Nadkarni A (1997) Wenn Florence das geahnt hätte… – Pflegeplanung leicht gemacht… mit EDV. Die Schwester/Der Pfleger, Bibliomed, Melsungen. Heft 12: 1038 ff

Schülerseite

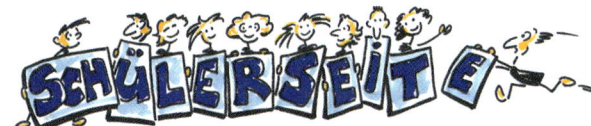

Erinnern

Fragen
1. Nennen Sie je 2 Beispiele für objektive, subjektive, direkte und indirekte Informationen. (▶ Kap. 2.2.1)
2. Erläutern Sie die aktivierende, gleich bleibende, palliative und koordinierende Pflege. (▶ Kap. 2.2.3)
3. Definieren Sie die Begriffe »Produkt- und Prozessevaluation«. (▶ Kap. 2.2.6)
4. Was versteht man unter der RUMBA-Regel und wofür stehen die Buchstaben? (▶ Kap. 2.2.3)
5. Was enthält ein Pflegedokumentationssystem? (▶ Kap. 2.4)

Erfahren

Die Fete

Sie sind in eine neue WG eingezogen und wollen eine Einstandsparty geben. Ein großer Topf Chili con Carne soll den Hunger von zwölf Leuten stillen, aber Sie haben dieses Gericht noch nie gekocht. Also besorgen Sie sich das Rezept und gehen die Zutaten durch. Einige Lebensmittel, die Sie benutzen können, finden sich im Kühlschrank. Geschirr ist auch ausreichend vorhanden. Dann starten Sie den Einkauf für die noch fehlenden Zutaten und mit viel Unterstützung aus der Stereoanlage bereiten Sie Ihr erstes Chili zu. Es duftet phantastisch als die Gäste kommen. Das Essen beginnt, die Stimmung ist toll. Nur Karl, ein Freund Ihrer Mitbewohner, sitzt am Tisch und stochert in seinem Teller herum. »Ist es zu scharf?«, fragen Sie ihn. Mit einem verlegenen Lächeln gesteht er: »Weiß nicht. Ich bin Vegetarier…« Ups.

❓ Was ist schief gelaufen und was hat das alles mit dem Pflegeprozess zu tun?

Wissen

Kurz vorgestellt: Einige Sprüchemacher

Bardot, Brigitte: (*1934) kurz BB genannt. Französische Schauspielerin und Sexsymbol der 50er- und 60er-Jahre; setzt sich engagiert für den Schutz bedrohter Tierarten ein, weil Tiere ihr mehr Freude bereiten als die meisten Menschen.

Laub, Gabriel: (1928–1998) polnisch-deutscher Schriftsteller und einer der bedeutendsten Satiriker deutscher Sprache. »Der vorsichtige Pessimist begeht Selbstmord, indem er sich vor einen Krankenwagen wirft.«

Rommel, Manfred: (*1928) Stuttgarts Alt-Oberbürgermeister, der trotz Parkinson seinen Humor nicht verloren hat. ❗ **Die beste Rede entsteht dann, wenn der Redner nicht weiß, was er sagt, und die Zuhörer glauben, sie haben ihn verstanden.«** ❗

Schiller, Friedrich: (1759–1805) großer deutscher Schriftsteller und Dichter. ❗ **Liebling vieler Deutschlehrer, aber trotzdem lesenswert** ❗ (»Das Lied von der Glocke«, »Wallenstein«, »Maria Stuart«, »Wilhelm Tell« u. a.).

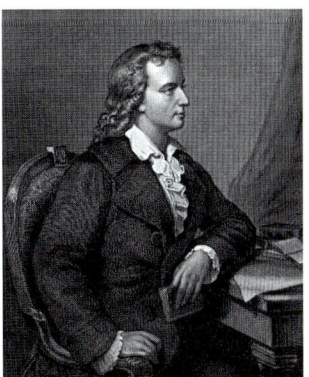

Friedrich Schiller

Steinbeck, John: (1902–1968) amerikanischer Meeresbiologe, Kriegsberichterstatter, Erzähler und Romanautor (z. B. »Von Mäusen und Menschen«, »Die Früchte des Zorns«, »Jenseits von Eden«).

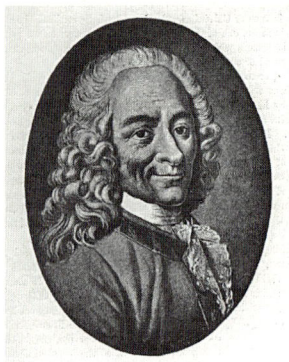

Voltaire

Voltaire (Francois Marie Arouet): (1694–1778) Begründer und einer der populärsten Vertreter der modernen Aufklärung; hatte schon früh den Ruf eines Spötters: Als wegen Sparmaßnahmen die Hälfte der Pferde in den Ställen des französischen Königs abgeschafft wurden, lautete der Vorschlag Voltairs, doch besser 50% der Esel zu entlassen, die den königlichen Hof ausmachten.

Walser, Martin: (*1927) deutscher Schriftsteller, Chronist des Alltags und Kritiker der deutschen Wohlstandsgesellschaft (»Ehen in Philippsburg«, »Ein fliehendes Pferd«, »Ein springender Brunnen« u. a.) Anlässlich seiner Rede zur Verleihung des Friedenspreises des Deutschen Buchhandels kam es zur Auseinandersetzung zwischen ihm und dem Vorsitzenden des Zentralrats der Juden, Ignatz Bubis. Walser hatte von der »Instrumentalisierung« von Auschwitz gesprochen, worauf Bubis ihm »geistige Brandstiftung« vorwarf. Letztlich einigten sich beide, dass es noch keine angemessene Sprache für den Umgang mit der deutschen Vergangenheit gebe.

🌐 Internet

Deutsches Netzwerk für Qualitätsentwicklung in der Pflege in Osnabrück; hier können Kurzfassungen der Nationalen Expertenstandards heruntergeladen werden: http://www.dnqp.de

Probieren

Standards – ein Fall für die Schublade?

Stöbern Sie doch mal in den Ordnern im Stationszimmer. Sie werden erstaunt sein wie viele Empfehlungen, Anweisungen und Vereinbarungen sich da im Laufe der Zeit angesammelt haben! ❓ Welche davon sind noch aktuell und wie viele Pflegestandards finden tatsächlich Anwendung auf Ihrer Station? ➡ Sammeln Sie diese und vergleichen Sie sie mit denjenigen Ihrer Mitschüler.

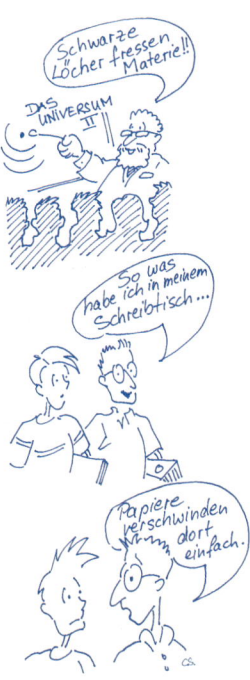

Schwarze Löcher und andere Katastrophen…

📘 Buchtipp

Snowley G et al. (1999) Pflegestandards und Pflegeprozess. Verlag Hans Huber, Bern

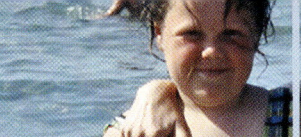
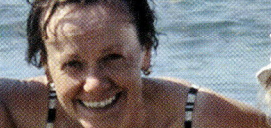
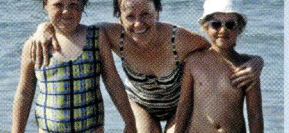

3 Pflegediagnosen

Annette Heuwinkel-Otter, Norbert Matscheko, Anke Nümann-Dulke

3.1 Geschichtliche Entwicklung der Pflegediagnosen – 60

3.2 Verknüpfung von Pflegediagnosen und Pflegeprozess – 62
3.2.1 Definition von Pflegediagnose – Aufgaben von Pflege – 62
3.2.2 Modifiziertes Pflegeprozessmodell – 62

3.3 Bestandteile von Pflegediagnosen – 69
3.3.1 Pflegediagnosentitel – 69
3.3.2 Bestimmungswörter – 69
3.3.3 Definition – 70
3.3.4 Präzisierung nach Inhalt, Grad und Zeit – 71
3.3.5 Einflussfaktoren (Ätiologie/Ursache/ Risikofaktoren) – 72
3.3.6 Symptome/Kennzeichen – 72
3.3.7 Das PES-Schema – 72

3.4 Arten von Pflegediagnosen – 73
3.4.1 Aktuelle Pflegediagnosen – 73
3.4.2 Risiko-Pflegediagnosen (Gefahr- bzw. Hochrisikodiagnosen) – 74
3.4.3 Syndrom-Pflegediagnosen – 74
3.4.4 Gesundheitsdiagnosen – 74

3.5 Der Weg zur Pflegediagnose – pflegediagnostischer Prozess – 75

3.6 Klassifikationen von Pflegediagnosen – 77
3.6.1 Die NANDA-Klassifikation – 78
3.6.2 Weitere Klassifikationssysteme – 79

3.7 Im Vergleich – Pflegediagnosen und medizinische Diagnosen – 79

Schülerseite – 81

> Krankheit fragt nicht nach der Zeit, Elend sieht nicht auf den Tag.
> *Deutsches Sprichwort*

Seitdem es Pflege gibt, haben Pflegende Informationen über Pflegebedürftige zusammengetragen und diese genutzt, um zu entscheiden, wie ein Mensch zu pflegen ist. Dabei standen vor allem die Defizite eines Menschen im Vordergrund, die zu entsprechenden Pflegemaßnahmen führten. Im Verlauf der letzten 3 Jahrzehnte entwickelte sich die **klinische Beurteilung des Gesundheitszustandes** im pflegerischen Bereich zu einem immer wichtigeren Teil der Pflegepraxis.

Durch die Entwicklung und Anwendung des Pflegeprozesses werden sowohl **Defizite** (Pflegeprobleme) als auch **Ressourcen** pflegebedürftiger Menschen systematisch berücksichtigt. Pflegeprobleme geben den Hinweis, in welchem Bereich Pflege anzusetzen hat. Die Ressourcen des Pflegebedürftigen eines Menschen regeln die Einbindung des Pflegebedürftigen beim umsetzen der Pflegemaßnahmen (▶ Kap. 2).

> ◆ **Pflegeprobleme und Ressourcen bestimmen das Pflegeziel und damit die Art, die Intensität und den Umfang der Pflegemaßnahmen.**

> Probleme: Menschen tragen mehr oder weniger Konfliktstoff mit sich. Wer Schwierigkeiten macht, hat sie auch.
> *Emil Oesch*

Bei der Umsetzung des Pflegeprozesses wird das Formulieren eines Pflegeplanes von beruflich Pflegenden häufig als schwierig beschrieben. Das breite Spektrum pflegerischen Handelns – vom Verbandwechsel bis zur Begleitung von Sterbenden – wiederzugeben, bedarf vieler Worte und Zeit. Pflegeprobleme werden nicht einheitlich formuliert, sie unterliegen keiner generell vorgegebenen Struktur, sind deshalb sprachlich sehr vielschichtig und werden von unterschiedlichen Personen unterschiedlich verstanden oder ausgelegt (▶ Kap. 2). Durch das Einführen von Pflegediagnosen soll erreicht werden, dass alle Pflegenden und andere Berufsgruppen im Gesundheitswesen das Gleiche unter der entsprechenden Formulierung verstehen und zwar auf sprachlicher als auch auf fachlicher Ebene.

> ◆ **Pflegediagnosen sind eine Weiterentwicklung der Pflegeproblemformulierung.**

> **Insidertipp**
>
> Die Entwicklung der Pflegediagnosen brachte es mit sich, dass (z. T. durch verschiedene Übersetzungen aus dem Englischen) durch Weiterentwicklungen oder abweichende *Interpretationen* unterschiedliche Begrifflichkeiten für gleiche Sachverhalte verwendet werden. Zum Teil ist das für Leser, die mehrere Bücher zu einem Thema lesen, verwirrend. In diesem Kapitel haben die Autoren versucht, synonym verwendete Begriffe in Klammern aufzuführen, damit die Orientierung bei vergleichendem Lesen leichter fällt.

3.1 Geschichtliche Entwicklung der Pflegediagnosen

> Wir müssen mit der Zeit gehen oder die Zeit übergeht uns.
> *Unbekannt*

In den 50er-Jahren des letzten Jahrhunderts wurde der wissenschaftliche Ansatz zur Problemlösung in der Pflege entwickelt, was zur Entstehung des Pflegeprozessgedankens führte (▶ Kap. 2). Der **Pflegeprozess** dient – kurz gesagt – zur Erkenntnisgewinnung und zur Planung. Seine Anwendung führte zum systematischen Beschreiben von pflegerelevanten Problemen und damit zur Endscheidung über die Auswahl und die Planung von Pflegemaßnahmen. Daraus folgte ein verändertes Rollenverständnis der Pflegenden: Selbstständige, pflegerische Handlungen kamen neben ärztlich angeordneten Maßnahmen zu den ärztlichen Therapien hinzu.

Das Stellen von Diagnosen (diagnostizieren bedeutet: erkennen, feststellen) als Aufgabe der Pflegeberufe beschreibt als erste R. Louise McManus 1950 in der Veröffentlichung »Annahmen über die Aufgaben der Krankenpflege«. Der Begriff **Pflegediagnose** wurde **1953 erstmals von**

V. Fry in den USA geprägt. Sie sah die Formulierung einer Pflegediagnose als notwendigen Schritt bei der Festlegung eines Pflegeplans.

In den späten 60er-Jahren tauchten in der Literatur verschiedene theoretische **Modelle des Pflegeprozesses** auf (◘ Tabelle 3.1). Pflegende definierten mehr und mehr, welche Behandlungen und Ziele im Zuständigkeitsbereich der Pflege liegen. Parallel hierzu verlief die Wandlung weg von formulierten Pflegeproblemen hin zu Pflegediagnosen, die sich am Pflegebedürftigen orientieren. Eine einheitliche Definition von Pflegediagnosen gab es noch nicht.

Den größten Einfluss auf die Entwicklung von Pflegediagnosen hatten 2 Dozentinnen der Saint Louis Universität: **Kristine Gebbie** und **Mary Ann Lavin**. Sie beteiligten sich an einem Projekt zur elektronischen Datenverarbeitung von Pflegeinformationen. Dabei erhielten sie den Auftrag, die Informationen so zu organisieren, dass sie in einer Datenbank leicht abgerufen und verschlüsselt werden konnten. Die Pflegedaten sollten sich von den Daten der anderen Berufsgruppen, die Zugang zu den Daten hatten, unterscheiden. Bei ihrer Arbeit entdeckten sie, dass es in der Pflegepraxis keine einheitlichen Bezeichnungen für Pflegeprobleme gab. Pflegefachkräfte benutzten das medizinische Standardvokabular und dehnten diese *Terminologie* aus, um das zu benennen, was von Pflegenden wahrgenommen wird. Aufgrund dieser Erfahrung organisierten Gebbie und Lavin im Jahr 1973 die erste **Konferenz zur Klassifikation von Pflegediagnosen** mit der Amerikanischen Krankenpflegegesellschaft (American Nursing Association, ANA). Ziele der Konferenz waren die Erfassung, Klassifikation und Kategorisierung von Sachverhalten, die Pflegende diagnostizierten und behandelten.

Dies war der 1. Versuch, eine **eigene Sprache für diagnostische Beurteilungen** des Pflegepersonals zu entwickeln. Gebbie und Lavin definierten auf der Konferenz den Begriff Pflegediagnose wie folgt:

> Eine Pflegediagnose ist das Ergebnis einer pflegerischen Einschätzung.

Als Resultat der Konferenz wurden von der ANA die »Standards of Nursing Practice« herausgegeben, in denen Pflegediagnosen als autonomer Teil der Krankenpflege anerkannt sind.

Die Teilnehmer der 1. Konferenz etablierten eine Koordinationsstelle »Die Sonderkommission der Nationalen Gruppe zur Klassifikation von Pflegediagnosen«. Dieses Gremium war unabhängig von sämtlichen Berufsverbänden, förderte die Umsetzung des Diagnosenkonzepts und richtete eine zentrale Anlaufstelle an der Saint Louis Universität ein.

In den darauf folgenden Jahren fand der Begriff der Pflegediagnose (nursing diagnosis) in der US-amerikanischen Fachliteratur vielfach Erwähnung. Die Nationale Gruppe zur Klassifikation von Pflegediagnosen organisierte weitere Konferenzen (1975, 1978 und 1980) und entwickelte neue diagnostische Begriffe für die Beschreibung von Gesundheitsproblemen. Die Pflegediagnosen gingen dabei nicht von medizinischen Diagnosen, Organsystemen oder Pflegehandlungen aus, sondern sind auf (Leidens-)zustände bezogen, die beim Menschen aufgetreten sind oder auftreten können.

Auf der 5. Konferenz im Jahr 1982 gestaltete sich die Sonderkommission der Nationalen Gruppe zur Klassifikation von Pflegediagnosen zur **NANDA** (North American Nursing Diagnosis Association) um, welche fortan die gemeinsame Arbeit aller Pflegefachkräfte in den Vereinigten Staaten und Kanada repräsentiert. Ziel der NANDA ist es, eine **verbindliche Terminologie** und eine **internationale** *Taxonomie* (Klassifikation, Ordnung) für Pflegediagnosen zu schaffen (▶ unten).

Die NANDA hält in 2-jährigem Turnus Konferenzen ab und arbeitet heute mit der ANA und anderen internationalen Fachorganisationen zusammen, um Pflegediagnosen zu entwickeln, zu überprüfen und neue zu klassifizieren.

> Persönlichkeiten, nicht Prinzipien, bringen die Zeit in Bewegung.
> *Oscar Wilde*

3.2 Verknüpfung von Pflegediagnosen und Pflegeprozess

Wie zu Beginn des Kapitels beschrieben, werden im Pflegeprozess Pflegediagnosen anstelle der Pflegeproblemformulierung eingesetzt.

> Pflegediagnosen stellen eine standardisierte sprachliche Form, d. h. einheitliche Terminologie für die aus der Informationssammlung abgeleiteten Probleme des Patienten dar, und werden an deren Stelle in den Pflegeprozess integriert (▶ auch ◘ Abb. 2.6).

3.2.1 Definition von Pflegediagnose – Aufgaben von Pflege

Die NANDA definierte 1990 den Begriff Pflegediagnose wie folgt:

> »Eine Pflegediagnose ist die klinische Beurteilung der Reaktion von Einzelpersonen, Familien oder sozialen Gemeinschaften auf aktuelle oder potentielle Probleme der Gesundheit oder im Lebensprozess. Pflegediagnosen liefern die Grundlagen zur Wahl von Pflegehandlungen und zum Erreichen erwarteter Pflegeziele, für welche die Pflegeperson die Verantwortung übernimmt.« (Stefan et al, S. 13)

Diese Definition beinhaltet die **Aufgaben** der Pflegenden im Rahmen der z. T. gesetzlich verankerten Pflegeplanung in Deutschland und Österreich. Es wird deutlich, dass Pflege nicht nur an **Einzelpersonen,** sondern auch in **Familien** und **Lebensgemeinschaften** wirksam wird. Letzteres ist in Deutschland größtenteils noch unüblich, wird jedoch durch die Implementierung von Familiengesundheitspflegerinnen/-pflegern (family health nurse) vorangetrieben.

> **Insidertipp**
>
> Pflegende werden tätig, wenn Probleme bestehen (z. B. wenn jemand desorientiert ist), die Gefahr von Problemen droht (z. B. die Aspirationsgefahr bei Schluckstörungen) oder jemand gesund ist und etwas Neues lernen möchte (z. B. das Stillen).

Bestehende Probleme sollen sich durch entsprechende Pflegemaßnahmen bessern. Gefahren wird durch Prävention und Gesundheitsberatung vorgebeugt bzw. entgegengewirkt. Der Bereich des Anleitens und Lernens erhält einen neuen Stellenwert. Die Aufgabenfelder von Pflege sind durch das bundeseinheitliche Altenpflegegesetz aus dem Jahr 2003 und durch das novellierte Krankenpflegegesetz aus dem Jahr 2004 deutlich gewachsen und umfassender geworden. Dies muss sich im Pflegeprozess niederschlagen.

3.2.2 Modifiziertes Pflegeprozessmodell

Ändere die Welt, sie braucht es.
Bertolt Brecht

Aufgrund der oben beschriebenen veränderten Aufgaben der verschiedenen Pflegeberufe wurde das 4-Phasen-Modell des Pflegeprozesses der WHO von den Autoren abgewandelt (◘ Tabelle 3.1). Die bekanntesten Phasen der unterschiedlichen Modelle sind integriert, wobei eine Phase neu formuliert (Pflegetherapie) und eine weitere aufgenommen wurde (Pflegeanpassung).

> Neu ist an dem Modell in diesem Buch bei den Pflegerichtungen die Prävention und als eigener Schritt des Pflegeprozesses die Pflegeanpassung.

3.2 · Verknüpfung von Pflegediagnosen und Pflegeprozess

Tabelle 3.1. Verschiedene Modelle des Pflegeprozesses

Name	6-Phasen-Modell	5-Phasen-Modell	4-Phasen-Modell	In diesem Buch
Quelle	Fiechter/Meier (Schweiz)	USA 1960–1979	WHO	Anlehnung an das 4-Phasen-Modell der WHO, Heuwinkel-Otter, Nümann-Dulke, Matscheko
Bezeichnung und Abfolge der einzelnen Phasen	1) Informationssammlung	1) Informationssammlung	1) Einschätzung (Assessing)	1) **Pflegediagnostik** (Pflegediagnostischer Prozess) — Informationen, inklusive Ressourcen, **sammeln** (Gespräche, Untersuchung, Messungen etc.) — Informationen **analysieren**, **interpretieren** — Informationen **synthetisieren** (bündeln) — Kennzeichencluster **benennen**, Pflegediagnose **formulieren** (Verdachtsdiagnose und/oder endgültige)
	2) Erkennen von Problemen/Ressourcen	2) Pflegediagnose		
	3) Festlegung der Pflegeziele	3) Planung	2) Pflegeplanung (Planning)	2) **Pflegetherapie** — Pflegeziele und Pflegerichtung festlegen (aktivierend, gleichbleibend, palliativ, koordinierend und präventiv) — Pflegemaßnahmen planen — Pflegemaßnahmen umsetzen (inkl. Prävention, Gesundheitsberatung)
	4) Planung der Pflegemaßnahmen			
	5) Durchführung der Pflege	4) Durchführung	3) Durchführen der Pflege (Implementing)	
	6) Beurteilung/Evaluation	5) Evaluation	4) Evaluieren/Bewerten der Pflege (Evaluating)	3) **Pflegeevaluation** (Erfolg der Pflegetherapie anhand der Situation des Pflegebedürftigen bewerten, z. B. Gesundheitszustand, Verhaltensänderung)
				4) **Pflegeanpassung** (Pflegetherapie anpassen auf Grund veränderter Situation des Pflegebedürftigen, erfolgloser Pflegetherapie, neuem Pflegefachwissen, wissenschaftlichen Erkenntnissen)

Der Pflegeprozess ist wie auch der pflegediagnostische Prozess schrittweise, nacheinander ablaufend beschrieben, damit Schüler oder unerfahrene Pflegende das Vorgehen nachvollziehen können. Erfahrene Pflegende werden in der Praxis jedoch häufig Dinge gleichzeitig erfassen, einleiten und ausführen.

> **Insidertipp**
>
> Erfahrene Pflegende erkennen häufig mit einem **ersten Blick** auf den Patienten (oder in den Arztbrief bzw. die Krankenakte) in welcher Situation oder Verfassung sich der Betroffene befindet. Der pflegediagnostische Prozess verläuft somit verkürzt. Gleichzeitig mit der Erfassung der Situation legen sie **Handlungsprioritäten** (z. B. bei Lebensgefahr Aufrechterhaltung oder Wiederherstellung der Vitalfunktionen) oder die Richtung fest, in die Pflegemaßnahmen gehen müssen (z. B. palliative Pflege).

Phase 1 – Pflegediagnostik (pflegediagnostischer Prozess)

Wissen kann man nicht rückgängig machen.
Alberto Moravia

Der pflegediagnostische Prozess (▶ Kap. 3.4) beginnt, wie auch bei den anderen Modellen des Pflegeprozesses, mit der **Informationssammlung**, d. h. der Erstellung einer umfassenden Pflegeanamnese (Gespräch, Beobachtung, Untersuchung, ▶ auch Kap. 10). Um die Beobachtung eines Menschen, die den Mittelpunkt des pflegerischen Tuns bildet (ohne Beobachtung keine Informationen) zu erleichtern, schlagen die Autoren vor, nach **2 Faktoren des Menschseins** vorzugehen, um herauszufinden, was den Menschen ausmacht, ihn formt und beeinflusst (▶ Kap. 10).

> **Insidertipp**
>
> Vorsicht, nicht durcheinander bringen: Der pflegediagnostische Prozess ist die 1. Phase des Pflegeprozesses!

Die Informationen werden **interpretiert**, um zu prüfen, ob eine Pflegediagnose vorliegen könnte. Als Zwischenschritt kann, wenn die Diagnose nicht von vornherein ohne jeden Zweifel gesichert ist, eine vorläufige Diagnose (Verdachtsdiagnose) gestellt werden. Zur Kennzeichnung einer Verdachtsdiagnose sollte bei der Dokumentation der Zusatz »Verdacht auf« (V. a.) gemacht werden.

> **Insidertipp**
>
> Die Verdachtsdiagnose bildet einen Zwischenschritt, der nicht zwingend notwendig ist.

Zur Findung der endgültigen Pflegediagnose werden die Informationen bzw. die Verdachtsdiagnosen geprüft. Es erfolgt eine *Synthese* (Zusammenfügung). Ermittelte Informationen und Daten des Patienten werden mit weiteren Informationen bzw. mit Definitionen, *Ätiologien* (Ursachen, weitere Faktoren) und Kennzeichen (Symptome, Zeichen, Merkmale) aus der Fachliteratur verglichen.

Warum keine Unterscheidung zwischen Symptomen und Zeichen?
Symptome und Zeichen werden in diesem Buch gemeinsam als **Kennzeichen** benannt. Die Unterscheidung zwischen Symptomen und Zeichen wird in der Literatur unterschiedlich beschrieben. Teilweise werden **Symptome** krankheitsbezogen (z. B. Stridor) und **Zeichen** als all-

gemeine Beobachtungen definiert, die beispielsweise auf die Stimmung eines Menschen schließen lassen (z. B. Weinen). Andere Wissenschaftler beschreiben Symptome als die subjektive Perspektive des Patienten, also als das, was er empfindet und berichtet, und Zeichen als das, was von Pflegenden erhoben wird.

In dem vorliegenden Buch verzichten die Autoren auf solche Unterscheidungen, da die Literatur widersprüchlich und unserer Ansicht nach der Begriff »Symptome« bereits besetzt ist. In Deutschland wird der Begriff »Symptom« meist in der Medizin verwendet. Symptome sind unserem Erachten nach krankheitsorientiert und weisen auf eine entsprechende Erkrankung hin.

Pflegende nehmen Symptome wahr und machen eigene Beobachtungen. Ob die eigenen Beobachtungen extra bezeichnet werden müssen, ist fraglich. Beides (Symptome und Beobachtungen) zu erfassen ist notwendig, um sich ein Bild vom Betroffenen machen zu können. **Wichtig** ist unserer Meinung nach die **Unterscheidung von subjektiven und objektiven Daten**, da diese Unterscheidung Einfluss auf die Interpretation der Daten und damit auf das Stellen einer Pflegediagnose hat.

> **Insidertipp**
>
> In dem vorliegenden Buch werden Symptome bzw. Kennzeichen im Pflegediagnosenkasten (»In Kürze«) unter dem Begriff »Kennzeichen« und sonst im Buch unter »Kriterien der Beobachtung« bzw. »Beobachtungskriterien« abgehandelt.

Phase 2 – Pflegetherapie

In der Phase 2 folgen die Schritte der Pflegeplanung wie in Kap. 2 beschrieben: **Zielfestlegung**, **Auswahl**, **Planung** und **Ausführung** von geeigneten **Pflegemaßnahmen**. Außerdem legt das Pflegepersonal die **Richtung der Pflege** fest, d. h. aktivierend, gleichbleibend, palliativ oder koordinierend. Die Festlegung der Pflegerichtung erfolgt entsprechend der Patientensituation zusammen mit dem Betroffenen (▶ Kap. 2.2.3). Einen besonderen Stellenwert erhält die **präventive Pflege**. Sie ist zwar schon seit langem im Bereich der Prophylaxen berücksichtigt (z. B. Dekubitus- oder Pneumonieprophylaxe), muss aber verstärkt integriert werden, da Prävention und Gesundheitsförderung im novellierten Krankenpflegegesetz vom 1.1.2004 ihren Niederschlag gefunden haben.

Warum »Pflegetherapie«?

Pflege bezeichnen die Autoren deshalb als **Therapie**, da zunehmend deutlich wird, dass Pflegende selbstständig Pflegemaßnahmen mit therapeutischem Effekt vornehmen, ohne dass sie vom Arzt angeordnet werden müssen. Dies gilt z. B. für Übungen zur Rückerlangung der Selbstversorgungsfähigkeiten oder im Bereich der Gesprächsführung z. B. mit psychisch Kranken. Viele Pflegebedürftige würden ohne diese Pflegemaßnahmen ihre Selbstständigkeit nicht wieder erlangen. Außerdem sind Pflegende vor allem in der ambulanten Pflege therapeutisch tätig, indem Sie Pflegediagnosen stellen und Therapievorschläge machen. Diese Vorschläge müssen jedoch von Ärzten befürwortet und angeordnet werden, da sonst die Pflegemaßnahme nicht erfolgen kann.

Beispiel

Menschen mit Apoplexie sollen in die Lage versetzt werden, sich wieder selber zu versorgen, d. h., dass sich die Hemiplegie ganz oder teilweise zurückbildet und/oder das Gehen und Sprechen neu erlernt wird (▶ Bd. 3, Kap. K3 und Bd. 2, Kap. K1). Dies ist nur durch kontinuierliches

Wenn die Zeit kommt, in der man könnte, ist die vorüber, in der man kann.
Marie von Ebner-Eschenbach

Training möglich, also durch eine aktivierende und rehabilitative Pflege, die parallel zur medizinischen Therapie beginnt und nach der medizinischen Therapie weitergeführt wird.

Des Weiteren kann die **Palliativpflege** als therapeutische Pflege bezeichnet werden, da bei dieser Form ohne das Zutun von Ärzten eine Leidenslinderung des Betroffenen möglich ist (z. B. durch Trösten als Pflegemaßnahme, ▶ auch Bd. 1, Kap. 27 und Bd. 2, Kap. T1).

In der **ambulanten Pflege** ist es üblich, dass das Pflegepersonal Pflegediagnosen stellt (z. B. Harnwegsinfekt bzw. Blasenentzündung bei liegendem Blasendauerkatheter) und den Hausarzt bittet, ein entsprechendes Rezept für das notwendige Hilfsmittel (z. B. ein neuer Blasenkatheter) bzw. für ein Medikament auszustellen. In der Regel vertraut der Hausarzt den Fachkenntnissen der Pflegenden und folgt dem Vorschlag, ohne solche für den Patienten nicht bedrohlichen Diagnosen vor Ort zu überprüfen. Somit wird der Pflegende therapeutisch tätig, hat aber bisher nicht die Befugnis, Rezepte auszustellen.

Die **präventive Pflege** ist ein eigenverantwortlicher Pflegebereich, der z. B. die Gesundheitsberatung (z. B. Umgang mit Genussmitteln, Ernährung), die Patientenedukation (▶ Kap. 9) zur Vorbeugung von Pflegebedürftigkeit oder die Anleitung zu Untersuchungen zur Krebsfrüherkennung (z. B. Abtasten der Brust) umfasst. Pflegebedürftige oder Angehörigen fordern diese Leistungen zunehmend ein. Größtenteils erbringen Pflegende diese Aufgaben schon allein deshalb, weil sie diejenigen sind, die die meiste Zeit mit den Pflegebedürftigen verbringen. Aus diesem Grund sollte die Prävention fest in das Leistungsangebot von Pflege integriert werden.

> Pflege ist ein Bereich, der neben den Aufgaben, die in Kooperation mit Ärzten erfolgen, therapeutische Anteile hat, die eigenständig und eigenverantwortlich wahrgenommen werden. Dies schlägt sich auch im Krankenpflegegesetz nieder.

Der Geist bewegt die Marterie.
Vergil

Durch die **Novellierung des Krankenpflegegesetzes** (KrpfG 2004) wurde der Bereich, der in Kopperation mit Ärzten erfolgt, neu formuliert. Im Gesetz von 1985 wird noch von »Hilfstätigkeiten« gesprochen, im geltenden Gesetz heißt es unter § 3 Ausbildungsziel wie folgt:

»(1) Die Ausbildung für Personen nach § 1 Abs. 1 Nr. 1 und 2 soll entsprechend dem allgemein anerkannten Stand pflegewissenschaftlicher, medizinischer und weiterer bezugswissenschaftlicher Erkenntnisse fachliche, personale, soziale und methodische Kompetenzen zur **verantwortlichen Mitwirkung** insbesondere bei der Heilung, Erkennung und Verhütung von Krankheiten vermitteln. Die Pflege im Sinne von Satz 1 ist dabei unter Einbeziehung präventiver, rehabilitativer und palliativer Maßnahmen auf die Wiedererlangung, Verbesserung, Erhaltung und Förderung der physischen und psychischen Gesundheit der zu pflegenden Menschen auszurichten. Dabei sind die unterschiedlichen Pflege- und Lebenssituationen sowie Lebensphasen und die Selbständigkeit und Selbstbestimmung der Menschen zu berücksichtigen (Ausbildungsziel).
(2) Die Ausbildung für die Pflege nach Absatz 1 soll insbesondere dazu befähigen
1. die folgenden Aufgaben **eigenverantwortlich** auszuführen:
a) Erhebung und Feststellung des Pflegebedarfs, Planung, Organisation, Durchführung und Dokumentation der Pflege,
b) Evaluation der Pflege, Sicherung und Entwicklung der Qualität der Pflege,
c) Beratung, Anleitung und Unterstützung von zu pflegenden Menschen und ihrer Bezugspersonen in der individuellen Auseinandersetzung mit Gesundheit und Krankheit,
d) Einleitung lebenserhaltender Sofortmaßnahmen bis zum Eintreffen der Ärztin oder des Arztes,

2. die folgenden Aufgaben im Rahmen der **Mitwirkung** auszuführen:
a) **eigenständige Durchführung** ärztlich veranlasster Maßnahmen,
b) Maßnahmen der medizinischen Diagnostik, Therapie oder Rehabilitation,
c) Maßnahmen in Krisen- und Katastrophensituationen,
3. interdisziplinär mit anderen Berufsgruppen zusammenzuarbeiten und dabei multidisziplinäre und berufsübergreifende Lösungen von Gesundheitsproblemen zu entwickeln.«

Hierdurch wird deutlich, dass Pflegende verstärkt eigenverantwortlich tätig sind und damit mehr Verantwortung als in der Vergangenheit übernehmen werden.

Phase 3 – Pflegeevaluation

In Phase 3 prüft das Pflegepersonal durch Evaluation (Bewertung) den Erfolg der Pflegemaßnahmen. **Erfolg** wird z. B. dadurch deutlich, dass es dem Patienten sichtbar besser geht (»er sieht besser aus«), dass der Kranke dies selbst äußert, oder dass eine Familie ihr Verhalten ändert. **Bewertungen** finden während einer pflegerischen Beziehung **häufiger** (z. B. nach jeder Schicht und/oder in zuvor festgelegten Zeitabschnitten) und selten nur einmal zum Abschluss einer pflegerischen Beziehung statt.

Phase 4 – Pflegeanpassung

Nach der Pflegeevaluation erfolgt in Phase 4 ggf. eine neu angepasste Pflegetherapie, z. B. wenn die vorgenommenen Pflegemaßnahmen nicht den gewünschten Erfolg hatten oder sich die Situation des Pflegebedürftigen verändert hat. Die Anpassung der Pflege ist bei den genannten Modellen zum Pflegeprozess in den Bereich Evaluation integriert. Dadurch scheint es, als ob sie nur dann notwendig ist, wenn sich in Bezug auf den Pflegebedürftigen etwas geändert hat.

Warum »Pflegeanpassung« als neue Phase des Pflegeprozesses?

Die Autoren wollen damit verdeutlichen, dass die Pflegeplanung nicht mit der Evaluation beendet ist, sondern in jedem Fall die Anpassung von Pflegehandlungen erfolgen muss. Eine Anpassung der Pflegetherapie ist nicht nur notwendig, wenn sich die Situation des Pflegebedürftigen ändert, sondern auch, wenn sich das **Pflegewissen** verändert. Das Pflegewissen ist auf Grund von neuen Pflegetechniken, Hilfsmitteln, Krankheitsbildern und wissenschaftlichen Erkenntnissen der ständigen Veränderung unterworfen.

Allerdings wurden gerade im Bereich des Pflegewissens Qualitätsdefizite vom Medizinischen Dienst der Krankenkassen (MDK) bei der Überprüfung von ambulanten und stationären Pflegeeinrichtungen festgestellt (Brüggeman 2000, S. 53). Bei vielen Pflegenden ist beobachtbar, dass Lernen und Fortbilden mit der Pflegeausbildung aufgehört hat. Ihnen scheint die Pflicht gegenüber den Patienten nicht deutlich zu sein. In der Pflege tätig zu sein, beinhaltet **lebenslanges Lernen** und das Wissen kontinuierlich auf dem neuesten Stand zu halten (▶ auch Kap. 29). Kommen Pflegende dieser Forderung nicht nach und handeln sie falsch (obwohl sie es hätten besser wissen können) und schädigen dadurch einen Menschen, werden sie juristisch zur Verantwortung gezogen (▶ Kap. 6).

> **Insidertipp**
> Durch die Eingliederung des Schrittes »Pflegeanpassung« in den Pflegeprozess wird lebenslanges Lernen zur Verpflichtung für alle beruflich Pflegenden.

Je mehr ein Mensch weiß, desto weniger ahnt er.
Hermann Bahr

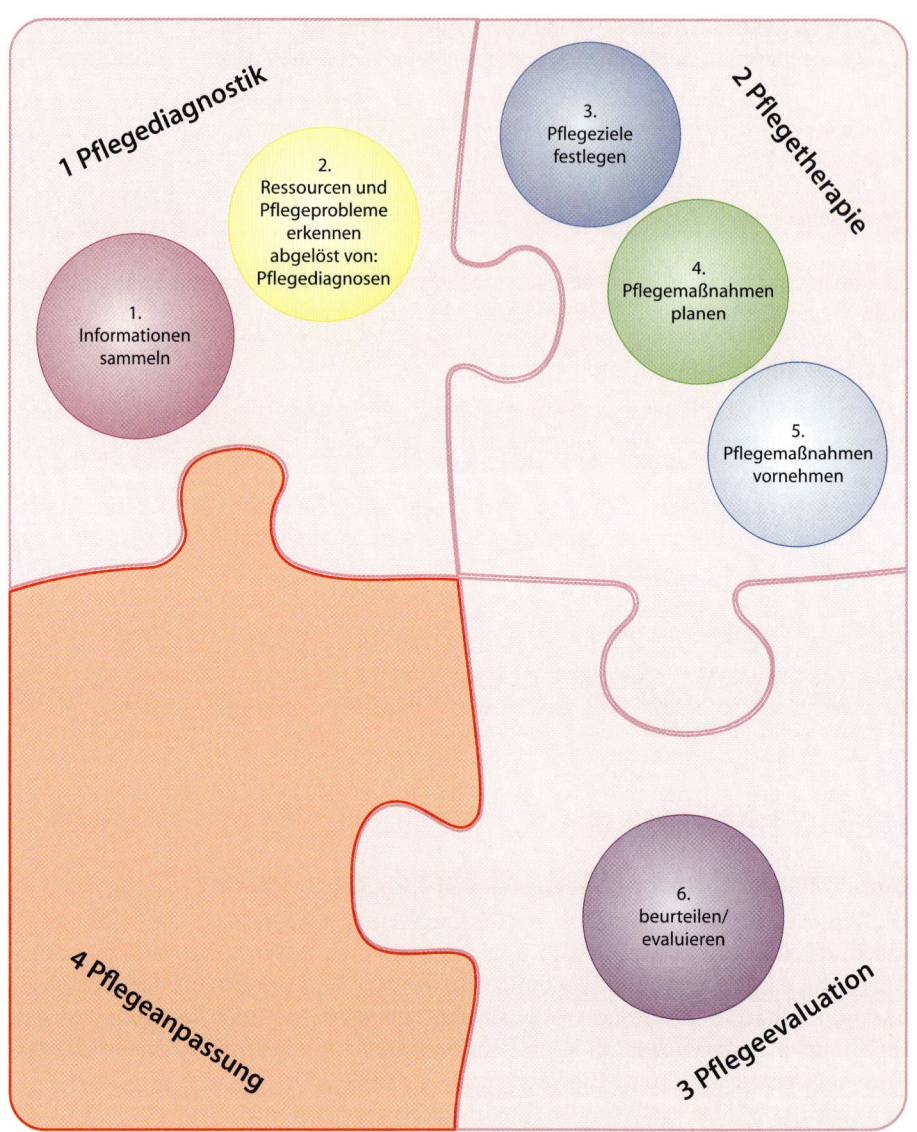

Abb. 3.1. Pflegeprozesspuzzle: vom 6-Phasen-Modell zum neuen 4-Phasen-Modell. Der Pflegeprozess funktioniert nur, wenn alle Teile vollzählig sind

Die Tatsachen, dass sich das Pflegewissen ständig wandelt und dass eine Notwendigkeit zum ständigen Lernen besteht, bedingt professionelles Handeln und ist mit vermehrter Verantwortung und größerer gesellschaftlicher Anerkennung verbunden. Dem häufig zitierten Satz: »Pflegen kann jeder« wird somit jegliche Grundlage entzogen.

> Für alle Phasen des Pflegeprozesses ist das Pflegepersonal verantwortlich, deshalb ist die Dokumentation der einzelnen Phasen unerlässlich. Nur wenn alle Teile vollständig sind, kann der Pflegeprozess funktionieren (Abb. 3.1).

3.3 Bestandteile von Pflegediagnosen

Die NANDA-Pflegediagnosen sind mit einem kurzen **P**flegediagnosentitel (bzw. Problem, gesundheitliches Problem), meist mit einem Bestimmungswort und immer mit einer etwas ausführlicheren, dazugehörigen Definition (bzw. Problembeschreibung) versehen. Hinzu kommen, je nach Art der Pflegediagnose, die **E**influssfaktoren (Ätiologie/Ursachen, mögliche Ursachen, Risiko- (Gefahr-) Faktoren und **S**ymptome/Kennzeichen (Zeichen, Merkmale, ◘ Abb. 3.2).

> Während Pflegeprobleme eine individuelle und damit uneinheitliche Formulierung zulassen, ist bei der Anwendung von Pflegediagnosen der Pflegdiagnosetitel vorgegeben. Dieser ist von einer exakten Definition gestützt und erscheint somit in einer einheitlichen Terminologie.

Der Vorteil bei diesem Vorgehen ist, dass alle Pflegenden, die mit den NANDA-Pflegediagnosen arbeiten, dieselben Formulierungen verwenden und somit jeder Pflegende weiß, was genau der Pflegediagnosetitel bedeutet.

Werden Pflegediagnosen für Forschungs- und Abrechnungszwecke eingesetzt, ist es sinnvoll, sie zu verschlüsseln. Dies geschieht anhand der **NANDA-Taxonomie** mittels **Nummerncode**. Taxonomie bedeutet Einordnung in ein bestimmtes System. Die NANDA-Taxonomie teilt die Pflegediagnosen in Gruppen ein, in sog. »**menschliche Reaktionsmuster**« und versieht jede einzelne Pflegediagnose zur Verschlüsselung mit einer Nummer. Inzwischen wurden die Begriffe der menschlichen Reaktionsmuster und die Nummerierung verändert, d. h. die NANDA-Taxonomie 1 wurde von der NANDA-Taxonomie 2 abgelöst (▶ Kap. 3.6). In diesem Buch ist nur noch die NANDA-Taxonomie 2 zu finden.

Heutzutage kennt man von allem den Preis, aber von nichts den Wert.
Oskar Wilde

3.3.1 Pflegediagnosentitel

Der Pflegediagnosetitel (das Problem bzw. Gesundheitsproblem) ist eine Bezeichnung, die präzise mit 1–2 Worten die **Reaktion** eines bzw. mehrerer Menschen (z. B. Familie oder Lebensgemeinschaften) auf Gesundheits- oder Lebensprozesse **beschreibt**. Der Pflegediagnosentitel sollte mit klaren Begriffen formuliert sein, damit ggf. eine Zuordnung zu diagnostischen Kategorien (z. B. menschliche Reaktionsmuster nach NANDA, ▶ Kap. 3.6.1) möglich ist.

Beispiel
Flüssigkeitsdefizit (NANDA-Taxonomie 2: Ernährung, 00027)
oder
Flüssigkeitsdefizit, Gefahr (NANDA-Taxonomie 2: Ernährung, 00028)

3.3.2 Bestimmungswörter

Um eine einheitliche Terminologie auch bei der Erstellung von Pflegediagnosentiteln zu gewährleisten, gibt es von der NANDA festgelegte Begriffe »Bestimmungswörter«, die die Reaktion des Betroffenen bzw. den Pflegediagnosentitel **genauer spezifizieren** (◘ Tabelle 3.2).

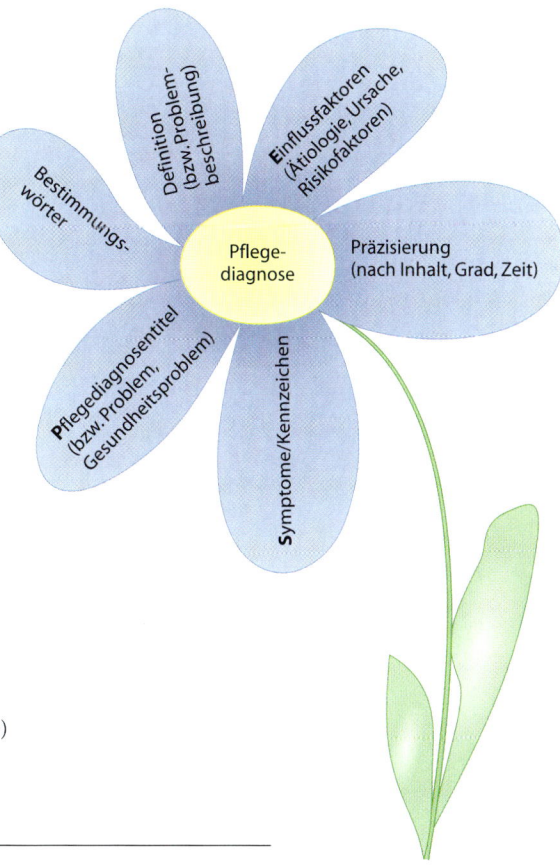

◘ **Abb. 3.2.** Pflegediagnosenblume: Die Bestandteile der Pflegediagnosen

Tabelle 3.2. Anerkannte Bestimmungswörter der NANDA

Bestimmungswörter (modifiziert nach Doenges et al. 2002, S. 899; kursiv: zusätzliche Bestimmungswörter aus Stefan/Allmer et al. 2000, S. 32)	Erläuterungen
akut	ernst, aber von kurzer Dauer
beeinträchtigt (in NANDA-Taxonomie 1 verändert)	reduziert, eingeschränkt, nicht vollständig, nicht voll funktionsfähig, verschlechtert, geschwächt, herabgesetzt
chronisch	lang anhaltend, gewohnt, konstant, immer wieder auftretend
defizitär (Defizit)	ungenügend in Quantität, Qualität, Grad, unvollständig, fehlerhaft, inadäquat
desorganisiert	gestört, unausgereift
effektiv	beabsichtigte, erwartete Wirkung erzielen
erschwert (in NANDA-Taxonomie 1 fehlgeleitet)	nicht dem üblich/normalen Verlauf entsprechend, unvollkommenes Funktionieren
gesteigert	Form, Anzahl oder Menge vergrößert
gestört oder Störung (in NANDA-Taxonomie 1 verändert)	erregt, unterbrochen, Schwankungen nach oben und unten
herabgesetzt	geringere Größe, Menge oder Maß
intermittierend	endet oder beginnt in bestimmenden Abständen, periodisch oder zyklisch
mangelhaft	Größe, Menge oder Maß ungenügend, fehlerhaft, unvollständig
Überschuss	Mehr als notwendig, erwünscht, sinnvoll, angemessen, erforderlich; übertrieben; mehr als nützlich
unausgeglichen	nicht im Gleichgewicht
unterbrochen	kurzeitiges oder gänzliches Aufhören (Anmerkung: Def. der Autoren, von NANDA benutzt aber nicht definiert)
unwirksam (in NANDA-Taxonomie 1 ungenügend)	nicht den erwünschten/gewohnten Effekt erzielend, mit Schwierigkeiten verbunden
verbessert *(Möglichkeit zu erhöhtem)*	etwas größer oder besser machen (z. B. bei Gesundheitsverhalten)
vermindert oder herabgesetzt	geringer in Menge, Größe, Ausmaß, Grad; abgeschwächt
ungenügend	bringt nicht den gewünschten Effekt hervor

 Ein Pflegediagnosetitel wird durch ein Bestimmungswort konkretisiert.

Beispiel
»Gesundheitsverhalten unwirksam« bedeutet, dass die Lebensweise bzw. das Verhalten einer Person im Rahmen seiner Gesunderhaltung nicht den gewünschten Effekt erzielt.

3.3.3 Definition

Die Definition (oder Problembeschreibung) **erklärt kurz**, was genau unter dem Pflegediagnosentitel zu verstehen ist.

Beispiel
Der Pflegediagnosentitel »Atemvorgang, unwirksam« (NANDA-Taxonomie 2: Aktivität und Ruhe, 00032) wird wie folgt erklärt: Inspirations- und/oder Exspirationsvorgang, der nicht zu einer adäquaten Belüftung der Lungen führt.

3.3.4 Präzisierung nach Inhalt, Grad und Zeit

Verschiedene Pflegediagnosen müssen zusätzlich zum Diagnosetitel genauer beschrieben werden.

> **Insidertipp**
> Je präziser eine Angabe, desto unmissverständlicher ist sie für andere.

Präzisierung nach Inhalt

Sind Pflegediagnosen zusammengefasst, muss die **konkrete Erscheinungsform** benannt werden, damit deutlich wird, um was es genau geht.

Beispiel
- »Selbstversorgungsdefizit« beinhaltet mehrere Bereiche, z. B. sich kleiden/äußere Erscheinung, Essen, Körperpflege etc.,
- »Rollenverhalten verändert« beinhaltet mehrere Möglichkeiten, z. B. Wer ist betroffen (z. B. Kind, Mutter, Vater)? Welche Rollenveränderung liegt vor (z. B. allein erziehend, pflegt den kranken Ehemann)?

In der Dokumentation erscheint:
- Selbstversorgungsdefizit: Essen,
- Rollenverhalten verändert: Rolle als pflegende Angehörige und Mutter.

Präzisierung nach Grad

In manchen Fällen ist es notwendig, eine Aussage über den **Grad**, die **Stufe**, die **Intensität** oder die **Ausprägung** einer Pflegediagnose zu treffen. Dies trifft z. B. auf folgende Pflegediagnosen zu: Angst, Aktivitätsintoleranz, Mobilität körperlich eingeschränkt, Hautschädigung und Selbstversorgungsdefizit.

> **Insidertipp**
> Zur Präzisierung werden **Scores** oder **Skalen** verwendet, die in diesem Buch bei der jeweiligen Pflegediagnose i. d. R. unter »Kriterien der Beobachtung« angegeben sind.

Beispiel
- Hautschädigung: Dekubitus Grad III,
- Selbstversorgungsdefizit: Essen Grad II,
- Angst: Stufe I,
- Schmerzen: Ausprägung 4 Punkte.

Präzisierung nach Zeit

Bei einigen Pflegediagnosen ist es sinnvoll, eine zeitliche Präzisierung anzufügen, z. B. **akut**, **chronisch**, **intermittierend**, **kontinuierlich**.

Beispiel
- Angst: Stufe I, kontinuierlich,
- Schmerzen: Ausprägung 4 Punkte, akut.

3.3.5 Einflussfaktoren (Ätiologie/Ursache/Risikofaktoren)

Des Weiteren kann eine Pflegediagnose **ätiologische Faktoren** (Ursachen bzw. mögliche Ursachen) beinhalten, die ausschlaggebend für die Reaktion eines Menschen sind bzw. sein könnten, und somit ein Gesundheitsproblem verursachen oder aufrechterhalten. Ätiologische Faktoren können Verhaltensweisen des Patienten, Einflüsse aus dessen Umgebung bzw. die Wechselwirkung zwischen beiden sein.

Beispiel
Flüssigkeitsdefizit (NANDA-Taxonomie 2: Ernährung, 00027)
    Ätiologische Faktoren könnten sein: aktiver Flüssigkeitsverlust (z. B. bei einer Verbrennungskrankheit), Versagen von regulatorischen Mechanismen (z. B. bei Nierenversagen), zu geringe Flüssigkeitszufuhr (z. B. durch körperliche oder psychische Beeinträchtigung).
    Risikofaktoren (bzw. Gefahrenfaktoren) können das Verhalten oder den Gesundheitszustand von Menschen negativ beeinflussen. Sie stellen eine Gefährdung dar und sollten möglichst minimiert oder besser beseitigt werden. Risikofaktoren können unterschiedlicher Genese sein, z. B.: umweltbedingt, psychologisch, physiologisch, genetisch, chemisch.

Beispiel
Flüssigkeitsdefizit, Gefahr (NANDA-Taxonomie 2: Ernährung, 00027)
    Mögliche Risikofaktoren: hohe Außentemperatur, Fieber, Durchfall, Erbrechen, Wissensdefizit.

3.3.6 Symptome/Kennzeichen

Eine Pflegediagnose wird immer über Kennzeichen (Symptome, Zeichen, Merkmale) definiert. Sie stellen die Indikatoren für die jeweilige Situation dar.
    »Kennzeichen« ist der Sammelbegriff für Symptome und Zeichen. In der US-amerikanischen Fachliteratur werden sie als »cue« bezeichnet. Die früher übliche Unterteilung in Haupt- und Nebenkennzeichen wurde mit der Entwicklung der NANDA-Taxonomie 2 aufgegeben, da sie nicht anwenderfreundlich war. Zur Diagnosefindung bildet man Gruppen von Kennzeichen, sog. *Cluster* (▶ Kap. 3.5).

3.3.7 Das PES-Schema

> Ihre Entstehung verdanken die Meisterwerke dem Genie, ihre Vollendung dem Fleiß.
> *Joseph Joubert*

Pflegediagnosen werden nach dem PES-Schema erstellt. Das Vorgehen richtet sich nach einigen der oben beschriebenen Bestandteilen der Pflegediagnose. Dazu gehören: **P**flegediagnosentitel, **E**influssfaktoren, **S**ymptome = PES-Schema. In manchen Fachbüchern ist das »E« durch ein »Ä« für Ätiologie ersetzt: PÄS-Schema. Wenn notwendig, erfolgt zusätzlich zum

Tabelle 3.3. Das PES-Schema bei verschiedenen Pflegediagnosen

P = Pflegediagnosentitel (ggf. mit Bestimmungswort)	Präzisierung (nach Inhalt, Grad, Zeit)	E = Einflussfaktoren (Ätiologie/Ursache/Risikofaktoren)	S = Symptome/Kennzeichen (ermittelte Kennzeichen)
Atemvorgang, ungenügend	akut	langjähriges Rauchen, tracheo-bronchiale Infektion	kurzatmig, ineffektiver Husten, Nasenflügelatmung
Haushaltsführung, beeinträchtigt	Wohnung ist in einem gesundheitsgefährdenden Zustand	unzulängliche finanzielle Mittel, Krankheit, beeinträchtigte kognitive Fähigkeiten	Schmutz, verdorbene Nahrung, üble Gerüche, zu hohe Wohnungstemperatur

PES-Schema die Präzisierung nach Inhalt, Grad und Zeit. In ◘ Tabelle 3.3 sind Beispiele dargestellt.

 P = Pflegediagnosetitel – beeinflusst durch (b/d) **E** = Einflussfaktor – angezeigt durch (a/d): **S** = Symptome, Zeichen und Merkmale

> **Insidertipp**
>
> Bei der Dokumentation sollte man sich auf eine Formulierungsweise einigen. Auf die Formulierungen »beeinflusst durch (b/d)« oder »angezeigt durch (a/d)« kann verzichtet werden, wenn mit den Buchstaben PES oder PÄS gearbeitet wird.

Beispiel
P – Gewebeschädigung (NANDA-Taxonomie 2: Sicherheit und Schutz, 00044); **E** – Mangelernährung, eingeschränkte Mobilität; **S** – Blasenbildung der Haut, li. äußerer Fußknöchel, Durchmesser ca. 2-Eurostück-groß
oder
Gewebeschädigung (NANDA-Taxonomie 2: Sicherheit und Schutz, 00044); **b/d:** Mangelernährung, eingeschränkte Mobilität; **a/d:** Blasenbildung der Haut, li. äußerer Fußknöchel, Durchmesser ca. 2-Eurostück-groß

3.4 Arten von Pflegediagnosen

Hinsichtlich ihrer Struktur unterscheidet man 4 Arten von Pflegediagnosen (◘ Abb. 3.3). Sie unterscheiden sich durch unterschiedliche Bestandteile und Definitionen.

3.4.1 Aktuelle Pflegediagnosen

Aktuelle Pflegediagnosen beschreiben **aktuelle**, d. h. derzeitige **Reaktionen** von Menschen auf Gesundheitsprobleme oder Lebensprozesse. Aktuelle Pflegediagnosen sind nach dem PES-Schema aufgebaut und somit dreiteilig (▶ oben).

3.4.2 Risiko-Pflegediagnosen (Gefahr- bzw. Hochrisikodiagnosen)

Risiko-Pflegediagnosen benennen **Zustände**, die **voraussehbar** sind, also wahrscheinliche eintreten werden, aber **noch nicht eingetreten** sind. Risikofaktoren sind gefährdende Indikatoren, die das Auftreten einer Pflegediagnose begünstigen. Das Ziel von Pflege ist es, die Risikofaktoren zu minimieren bzw. zu beseitigen. Die Struktur einer Risiko-Pflegediagnose besteht aus 2 Anteilen:
- Gefahr von … (Pflegediagnosentitel) – beeinflusst durch (b/d) einen oder mehrere
- Risikofaktor/en

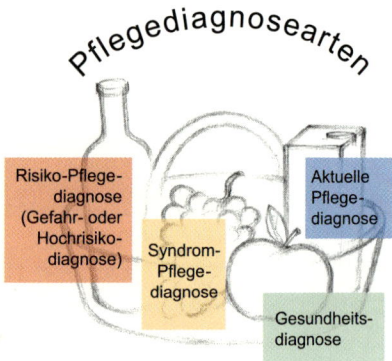

Abb. 3.3. Pflegediagnosearten: Aus dem »Korb« der Pflegediagnosearten wird die auf die jeweilige Patientensituation passende ausgewählt

Beispiel
Hautschädigung, Gefahr (NANDA-Taxonomie 2: Sicherheit und Schutz, 00047)
Risikofaktoren: z. B. körperliche Immobilität, mechanische Faktoren (Scherkräfte, Druck), Feuchtigkeit, Knochenvorsprünge, veränderte Stoffwechsellage.

3.4.3 Syndrom-Pflegediagnosen

Syndrom-Pflegediagnosen umfassen eine **Gruppe** von aktuellen Pflegediagnosen oder Risikodiagnosen, die mindestens **einen gemeinsamen ätiologischen Faktor** besitzen. Der ätiologische Faktor wird i. d. R. zur Spezifizierung des Pflegediagnosentitels benutzt und ist somit im Titel enthalten. Syndrom-Pflegediagnosen sind eine Möglichkeit, komplexe Problemsituationen zu dokumentieren, da nur der Pflegediagnosentitel des Syndroms und nicht einzelne damit zusammenhängende Pflegediagnosen aufgeführt werden.

Beispiel
Vergewaltigungssyndrom (NANDA-Taxonomie 2: Coping und Stresstoleranz, 00142); gemeinsamer ätiologischer Faktor: Vergewaltigung

Zusammenhängend mit »Vergewaltigungssyndrom« sind folgende Pflegediagnosen: Machtlosigkeit (NANDA-Taxonomie 2: Selbstwahrnehmung, 00125), Coping unwirksam (NANDA-Taxonomie 2: Coping und Stresstoleranz, 00069), Trauern, erschwert (NANDA-Taxonomie 2: Coping und Stresstoleranz, 00135), Trauern, vorzeitig (NANDA-Taxonomie 2: Coping und Stresstoleranz, 00136), Angst (NANDA-Taxonomie 2: Coping und Stresstoleranz, 00146), Furcht (NANDA-Taxonomie 2: Coping und Stresstoleranz, 00148).

3.4.4 Gesundheitsdiagnosen

Gesundheitsdiagnosen (früher auch als Wellness-Pflegediagnosen bezeichnet) werden dann formuliert, wenn ein gesunder Mensch den Wunsch äußert, sein **Gesundheitsverhalten** zu **ändern**, um von einem bestehenden Gesundheitsniveau zu einem höheren zu gelangen oder um sich persönlich weiterzuentwickeln. Gesundheitsdiagnosen enthalten Ressourcen (Fähigkeiten, Motivation, Kenntnisse) des Patienten, die er einsetzen kann, um sein Wohlbefinden zu verbessern.

> **Insidertipp**
>
> Gesundheitsdiagnosen sind wichtig für das Pflegeverständnis, da die meisten NANDA-Diagnosen defizitorientiert formuliert sind.

Gesundheitsdiagnosen bestehen aus einem Pflegediagnosetitel und der direkten Aussage (Wunsch) des Betroffenen über die gewünschte Gesundheitsveränderung.

Beispiel

Gesundheitsförderliches Verhalten (NANDA-Taxonomie 2: Gesundheitsförderung, 00084): Patient wünscht Umstellung auf gesunde Ernährungs- und Bewegungsgewohnheiten, oder: Patient äußert den Wunsch nach einer verbesserten Fitness.

> **Insidertipp**
>
> Die Diskussion um Gesundheitsdiagnosen ist noch nicht abgeschlossen, da die Pflegediagnosen z. T. wie Ziele formuliert sind (z. B. effektives Stillen), was nicht zu den Formulierungen der »normalen« Pflegediagnosen passt.

3.5 Der Weg zur Pflegediagnose – pflegediagnostischer Prozess

Der pflegediagnostische Prozess umfasst alle Aktivitäten (in diesem Buch als »Beobachtungstechniken« bezeichnet) von beruflich Pflegenden, um eine **Einschätzung des pflegebezogenen Zustands** des Patienten zu erhalten. So wird es möglich, Pflegediagnosen zu erkennen und zu benennen (◘ Abb. 3.4).

> **Insidertipp**
>
> Je genauer, spezifischer und kompletter die Pflegeanamnese ist, desto besser kann in den Schritten des pflegediagnostischen Prozesses damit gearbeitet werden.

Man darf nie soviel Arbeit haben, dass man zum Nachdenken keine Zeit mehr hat.
J. R. Jeffers

Der Pflegediagnoseprozess verläuft **rational, bewusst**, auf der Basis theoretischen Fachwissens sowie **intuitiv** (vorausahnend, d. h. zu erspüren was in einen Menschen vorgeht bzw. was er braucht etc., ▶ auch Kap. 7). Bereits bei der Pflegeanamnese wird zwischen Problemanzeichen (z. B. den Gesundheitszustand betreffend), Zeichen, die auf ein aktuelles oder potentielles Problem hinweisen und Ressourcen unterschieden. **Suchstrategien** sind notwendig, um Probleme genauer zu identifizieren und sie mit einem Pflegediagnosentitel zu benennen. Dazu stehen 3 Fähigkeiten des Pflegepersonals im Mittelpunkt:

— analysieren (*Analyse*) = zergliedern/untersuchen,
— interpretieren (Interpretation) = auslegen/deuten,
— synthetisieren (Synthese) = zusammenfügen.

> Der pflegediagnostische Prozess beinhaltet weit mehr als nur die einfache Unterscheidung zwischen An- und Abwesenheit von Gesundheit.

Abb. 3.4. Das Haus des pflegediagnostischen Prozesses: Pflegediagnosen festlegen

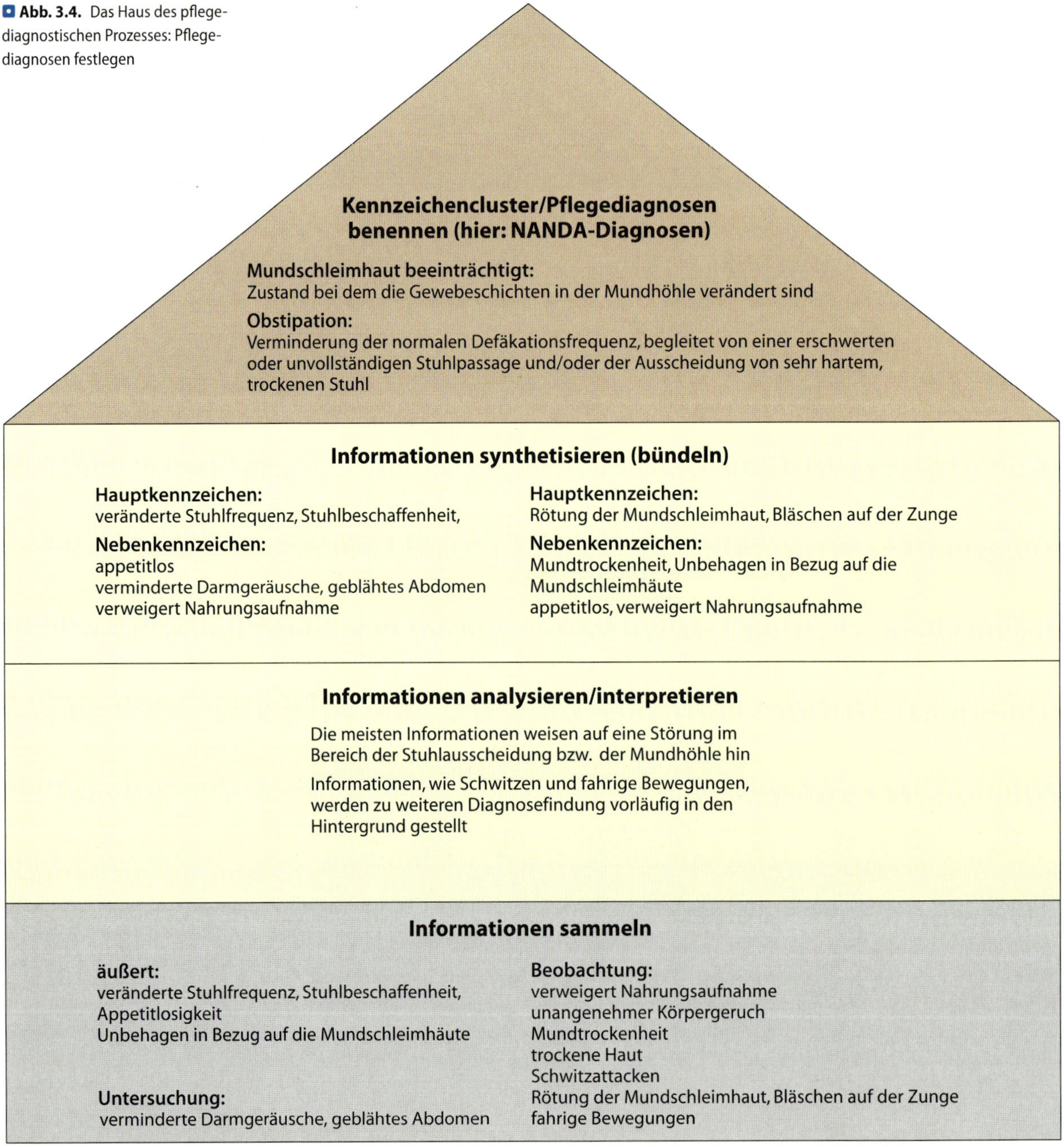

Kennzeichencluster/Pflegediagnosen benennen (hier: NANDA-Diagnosen)

Mundschleimhaut beeinträchtigt:
Zustand bei dem die Gewebeschichten in der Mundhöhle verändert sind

Obstipation:
Verminderung der normalen Defäkationsfrequenz, begleitet von einer erschwerten oder unvollständigen Stuhlpassage und/oder der Ausscheidung von sehr hartem, trockenen Stuhl

Informationen synthetisieren (bündeln)

Hauptkennzeichen:
veränderte Stuhlfrequenz, Stuhlbeschaffenheit,

Nebenkennzeichen:
appetitlos
verminderte Darmgeräusche, geblähtes Abdomen
verweigert Nahrungsaufnahme

Hauptkennzeichen:
Rötung der Mundschleimhaut, Bläschen auf der Zunge

Nebenkennzeichen:
Mundtrockenheit, Unbehagen in Bezug auf die Mundschleimhäute
appetitlos, verweigert Nahrungsaufnahme

Informationen analysieren/interpretieren

Die meisten Informationen weisen auf eine Störung im Bereich der Stuhlausscheidung bzw. der Mundhöhle hin

Informationen, wie Schwitzen und fahrige Bewegungen, werden zu weiteren Diagnosefindung vorläufig in den Hintergrund gestellt

Informationen sammeln

äußert:
veränderte Stuhlfrequenz, Stuhlbeschaffenheit, Appetitlosigkeit
Unbehagen in Bezug auf die Mundschleimhäute

Untersuchung:
verminderte Darmgeräusche, geblähtes Abdomen

Beobachtung:
verweigert Nahrungsaufnahme
unangenehmer Körpergeruch
Mundtrockenheit
trockene Haut
Schwitzattacken
Rötung der Mundschleimhaut, Bläschen auf der Zunge
fahrige Bewegungen

Folgende 4 Komponenten des pflegediagnostischen Prozesses lassen sich unterscheiden:

1. Informationen sammeln: Nach der Aufnahme eines Kranken oder eines Bewohners beginnt, mit dem damit verbundenen Aufnahmegespräch, die Erstellung der **Pflegeanamnese**. Instrumente zur Pflegeanamnese sind **Beobachtungstechniken**, wie: Gespräche, Einsatz eigener Sinne (z. B. Betrachten, Zuhören), Berechnungen, (z. B. Body-Mass-Index), Score und Skalen anwenden (z. B. Schmerzskalen) sowie körperliche Untersuchungen (z. B. Inspektion bestimmter Körperregionen, ermitteln des Körpergewichts; ► auch Kap. 10, »2 Faktoren des Menschseins«). Der Prozess der Informationssammlung endet nie, da während einer pflegerischen Beziehung immer wieder neue Informationen hinzukommen, die zur Pflegeanpassung führen können. Bei der Informationssammlung werden auch die Ressourcen berücksichtigt.

2. Informationen analysieren und interpretieren: Die Analyse (zergliedern, untersuchen) sowie die Interpretation (deuten) der Daten sind bestimmend für die Ermittlung des (Gesundheits-)Zustands eines Menschen, einer Familie oder Lebensgemeinschaft. Beide Arbeitsschritte erfordern Wissen, schlussfolgerndes Denken und Beurteilungsvermögen der Pflegenden. Analyse und Interpretation dienen dazu die ermittelten und **beobachteten Daten** des Betroffenen mit den **Symptomen/Kennzeichen** der Pflegediagnosen zu **vergleichen**.

3. Informationen synthetisieren: Die herausgefilterten **Kennzeichen** werden zu sinnvollen Gruppen zusammengefügt. Diejenigen, die zu einem Bild passen, bilden eine **Gruppe (Cluster)**. Gruppen können z. B. durch das Zuordnen von Zeichen bzw. Symptomen in **diagnostische Kategorien** (z. B. menschliche Reaktionsmuster nach NANDA, funktionelle Verhaltensmuster nach Gordon, ► Kap. 3.6) gebildet werden. In dieser Phase kann eine Verdachtsdiagnose beschrieben werden, die im Verlauf des diagnostischen Prozesses bestätigt oder widerlegt wird.

4. Kennzeichencluster benennen – Pflegediagnose formulieren: »Passen« die ermittelten Kennzeichen eines Patienten zu einem entsprechenden Bild, d. h. zu einer bestimmten Pflegediagnose, wird dieser Sammlung (auch Kennzeichencluster genannt) ein entsprechender Pflegediagnosetitel gegeben und somit die endgültige Pflegediagnose festgelegt.

> Das effektive Sammeln von gesundheitsbezogenen Daten und das Auswerten wird durch Erfahrung und Fachwissen der diagnostizierenden Pflegenden beeinflusst.

3.6 Klassifikationen von Pflegediagnosen

Unter Klassifikation (Taxonomie) versteht man die **Zusammenfassung** von Objekten/Subjekten **zu Teilmengen aufgrund ihrer Ähnlichkeiten**. Eine Klasse (Gruppe, Cluster) verhält sich innerhalb der Gruppe homogen und außerhalb der Gruppe heterogen. Alle Elemente einer Klasse sind einander sehr ähnlich und Elemente verschiedener Klassen sind einander sehr unähnlich. Eine Klassifikation erfolgt durch Vergleich beobachtbarer Charakteristika mit den typischen Merkmalen einer bestimmten Klasse. Das Ergebnis sind **Gruppen** und ggf. **Untergruppen** wie bei der NANDA-Taxonomie 2 (► unten).

> Ein Klassifikationssystem ist eine Ordnungshilfe, die die Zuordnung einzelner Elemente zu verschiedenen Klassen ermöglicht.

3.6.1 Die NANDA-Klassifikation

Je planmäßiger die Menschen vorgehen, desto härter trifft sie der Zufall.
Unbekannt

Die NANDA-Taxonomie 1 beruhte auf 9 menschlichen Reaktionsmustern (»Menschliche Verhaltensmuster«, »human response platters«). Die Taxonomie 2 enthält 13 Bereiche, denen sog. Klassen zugeordnet wurden (◘ Tabelle 3.4).

Zusätzlich wurden die Pflegediagnosentitel **kodiert** und mit fünfstelligen Zahlen versehen. Dies ermöglicht die computergestützte Erfassung, Analyse und Synthese pflegerischer Daten, sowohl für die Pflegepraxis als auch für die Pflegeforschung. Außerdem kann die Kodierung der Leistungserfassung von Pflege und der Berechnung pflegerischer Leistungen dienen.

Die Zuordnung der Pflegediagnosen zu Gruppen ist für verschiedene Anwender hilfreich, um sich innerhalb eines Ordnungssystems leichter zurechtzufinden. Für andere ist dieses System bei der Suche nach einer Pflegediagnose eher verwirrend und hinderlich, da ihre Zuordnung nicht für jeden klar und schlüssig ist. Dies gilt sowohl für die NANDA-Taxonomien als auch für ATLs, AEDLs etc., die ebenso als Ordnungssystem genutzt werden können.

Kritisch ist zu bemerken, dass die NANDA-Taxonomie 2 auf medizinisch orientierte Begriffe zurückgreift, z. B. auf Organsysteme wie Atmung, Kreislauf, Ausscheidung. Dies durchbricht die Eigenständigkeit von Pflegediagnosen.

> **Insidertipp**
>
> Um das Suchen zu erleichtern wurde dieses Buch nicht nach der NANDA-Taxonomie gegliedert, sondern **alphabetisch** nach den **Pflegediagnosetiteln**, mit einer eigenen Kodierung (z. B. A3 Angst/Furcht).

◘ Tabelle 3.4. NANDA-Taxonomie 2

13 Gruppen	zugeordnete Klassen
1. Gesundheitsförderung	Gesundheitsbewusstsein, -management
2. Ernährung	Nahrungsaufnahme, Verdauung, Absorption, Verstoffwechslung, Hydration
3. Ausscheidung	Harnwegssystem, gastrointestinales und pulmonales System, Haut
4. Aktivität/Ruhe	Schlaf/Ruhe, Aktivität/Bewegung, Energiegleichgewicht, kardiovaskuläre und pulmonale Reaktion
5. Perzeption/Kognition	Aufmerksamkeit, Orientierung, Wahrnehmung/Perzeption, Kognition, Kommunikation
6. Selbstwahrnehmung	Selbstkonzept, Selbstwertgefühl, Körperbild
7. Rolle/Beziehungen	Laienpflege-Rolle, Familienbeziehungen, Rollenausübung
8. Sexualität	sexuelle Identität, sexuelle Funktionen, Reproduktion
9. Coping/Stresstoleranz	posttraumatische Reaktion, Coping-Reaktionen, *neurobehavioraler* Stress
10. Lebensprinzipien	Werte, Glaubenseinstellungen, Werte-, Glaubens-, Handlungskongruenz
11. Sicherheit/Schutz	Infektion, Körperverletzung, Gewalt, Umweltgefahren, defensive Prozesse, Thermoregulation
12. Wohlbehagen (Comfort)	physisches, umgebungsbezogenes und soziales Wohlsein
13. Wachstum/Entwicklung	Wachstum/Entwicklung

Aus den 155 NANDA-Pflegediagnosen wurden 60 ausgewählt, die häufig in der Praxis gestellt werden. Stellt man also die Verdachtsdiagnose »Angst«, findet man unter diesem Begriff die notwendigen Informationen, um das Vorliegen der Pflegediagnose überprüfen zu können. Ähnliche Pflegediagnosen wurden einander zugeordnet, z. B. ist »Furcht« der Pflegediagnose »Angst« zugeordnet. Zum Teil wurden neue Diagnosetitel entwickelt, um ein alphabetisches Auffinden zu erleichtern, z. B. »Urinausscheidung beeinträchtigt«. Dieser Diagnose wurden alle anderen Diagnosen, die mit Urinausscheidung zu tun haben z. B. »Dranginkontinenz« zugeordnet. Auf diese Weise bleibt die Übersichtlichkeit gewahrt und man muss nicht alle Diagnosen durchsuchen, bis die richtige gefunden wird. Außerdem spart man sich den Schritt, erst nach der Gruppe suchen zu müssen, in der die Pflegediagnose womöglich zu finden sein wird. Dies hat den Vorteil, dass man sich nicht alle Gruppennamen und Untergruppennamen merken muss.

3.6.2 Weitere Klassifikationssysteme

Eine andere Art der Zuordnung von Pflegediagnosen wird von der US-amerikanischen Professorin Marjory Gordon vorgeschlagen. Sie verwendet als Diagnosenkategorien 11 »Funktionale Gesundheitsverhaltensmuster« (»functional health patterns«). In den USA wurde diese Gliederung weit häufiger in der Praxis angewendet als die NANDA-Taxonomie. Offensichtlich ist die Gliederung von Gordon als Arbeitsinstrument für die praktische Arbeit besser geeignet.

Seit 1989 besteht ein Projekt des International Council of Nurses (ICN), das als **Internationale Klassifikation für die Pflegepraxis** (International Classifikation of Nursing Practice, ICNP) bezeichnet wird. Enthalten sind Pflegephänomene (u. a. NANDA-Pflegediagnosetitel), Pflegeinterventionen und Pflegeergebnisse. Diese Klassifikation wurde als weltweit verwendbares System entwickelt, damit die Pflege eine internationale Fachsprache zur Verfügung hat. In Zukunft wird angestrebt, die ICNP als Pflegeklassifikationssystem von der Weltgesundheitsorganisation (WHO) anerkennen zu lassen. Mit den WHO-Klassifikationen werden weltweit gesundheitsbezogene Daten gesammelt und ausgewertet.

> **Insidertipp**
> Die ICNPs sind ein Sprachsystem und kein inhaltliches System, das die Pflegediagnosen ersetzen kann. In diesem Buch sind die Begrifflichkeiten der ICNPs in der Marginalspalte in Deutsch und Englisch zu finden.

Das älteste vor der WHO anerkannten Klassifikationssysteme ist die internationale Klassifikation der Krankheiten (International Classifikation of Diseases, ICD).

Die für den medizinischen Bereich im Jahr 2004 in Deutschland erprobten **Diagnosis Related Groups** (DRGs) sind zur Messung des Behandlungsaufwands entstanden. Dabei werden u. a. die ICD-Schlüssel zur Kodierung verwendet. Die DRGs enthalten medizinische Diagnosetitel, die etwa zu 21% denen der NANDA-Pflegediagnosen von den Begrifflichkeiten her ähnlich sind (Fischer 2002, S. 274). Derzeit sind jedoch keine Pflegebelange in den DRGs berücksichtigt.

3.7 Im Vergleich – Pflegediagnosen und medizinische Diagnosen

Pflege und Medizin haben sowohl eigene als auch kooperierende bzw. sich überschneidende Tätigkeitsgebiete. Ein Teil der Aufgaben in der Pflege besteht nach wie vor aus Maßnahmen,

Der beste Weg, andere an uns zu interessieren, ist der, an ihnen interessiert zu sein.
Emil Oesch

die Ärzte an das Pflegepersonal delegieren. Im Laufe der vergangenen Jahrzehnte erhielt der Pflegeberuf durch die systematische Weiterentwicklung des Fachwissens in einigen Bereichen mehr Eigenständigkeit. Das zukünftige Ziel ist eine interdisziplinäre, kooperative Zusammenarbeit mit Ärzten und anderen Berufsgruppen im Gesundheitswesen.

Sowohl Pflegende als auch Mediziner ermitteln anhand von Diagnosen den Zustand eines Menschen (z. B. körperlich, psychisch, hygienisch). Sie ermitteln den Bedarf eines Menschen, z. B. sich gesund zu erhalten oder gesund zu werden, und leiten davon Maßnahmen ab. Ärztliche Diagnosen und Pflegediagnosen unterscheiden sich dadurch, dass sich die Medizin mit den **Krankheiten** von Patienten auseinandersetzt und die notwendigen medizinischen **Therapien** zur Heilung einleitet. Oberstes Ziel der medizinischen Interventionen ist die Gesundung und die Lebenserhaltung eines Menschen.

Pflegende hingegen setzen sich nicht »nur« mit Krankheit und dem Gesundungsprozess auseinander. Sie berücksichtigen auch das **Krankheitserleben** und die daraus resultierenden pflegerelevanten Reaktionen von Menschen. Pflegende begleiten und unterstützen Menschen in kritischen **Lebenssituationen** (z. B. im Sterbeprozess, bei eingeschränkten oder fehlenden Selbstversorgungsfähigkeiten). Sie **bewahren** Menschen **vor gesundheitlichen Problemen**, durch das Anwenden von Prophylaxen oder durch Beratung, Schulung und Anleitung. Letzteres dient auch dazu Patienten **zur Selbstständigkeit** und Unabhängigkeit zu **befähigen**. Die aus den genannten Bereichen resultierenden **Pflegemaßnahmen** sind vielschichtig und nicht ausschließlich auf Gesundheit ausgerichtet, sondern umfassen sehr viele Lebensbereiche von den Betroffenen.

Es ist erwähnenswert, dass momentan die pflegerische Leistung nicht über die DRGs abgerechnet wird, wenn sie nicht explizit (derzeit als sog. Nebendiagnosen) darin erwähnt ist. Für die Zukunft wäre es vorstellbar, medizinische Leistung nach DRG und pflegerische Leistung nach Pflegediagnosen abzurechnen. Dabei muss berücksichtigt werden, dass viele Pflegebedürftige nicht nur eine Pflegediagnose, sondern mehrere vorweisen. Voraussetzung für solch ein Abrechnungssystem ist allerdings, dass Pflegende mit Pflegediagnosen umgehen können.

Nachschlagen und Weiterlesen

Bartholomeyczik S (2003) Zur Formalisierung der Sprache in der Pflege. In: ICNP Internationale Klassifikation für Pflegende (International Council of Nursing, ICN). Verlag Hans Huber, Bern, 77-87
Doenges ME, Moorhouse MF (2004) Pflegediagnosen und Maßnahmen. Verlag Hans Huber, Bern
Fischer W (2002) Diagnosis Related Groups (DRGs) und Pflege. Verlag Hans Huber, Bern
Gordon M, Bartholomeyczik S (2003) Handbuch Pflegediagnosen. Urban & Fischer bei Elsevier, München
Hinz M, Dörre F, König P, Tackenberg P (Hrsg, 2003) ICNP Internationale Klassifikation für die Pflegepraxis. Verlag Hans Huber, Bern
Heuwinkel-Otter A (2000) Pflegediagnosen – was bedeuten sie, wem nützen sie? Balk-Info, Fachzeitschrift für Pflegemanagement, Urban & Vogel, München, Heft 41: 46 f
Heuwinkel-Otter A (2002) Pflegediagnosen. Beweismaterial zur Leistungsabrechnung. PflegeRecht. Beilage PflegeBulletine, Luchterhand (Wolters Kluwer Deutschland), Neuwied, Heft 6: 1–4
König P (1999) Entstehung, Entwicklung und Aufbau von Pflegediagnosen. In: Kollak I, Georg M (Hrsg) Pflegediagnosen: Was leisten sie – was leisten sie nicht? Mabuse, Frankfurt, 13–27
König P (1999) ICNP – Eine kritische Bestandsaufnahme. DBfK, Pflege aktuell Heft 53 (12): 650
König P (2001) Pflegediagnosen Geschichte und Entwicklung. Heilberufe, Urban & Vogel, Berlin, Heft 11
König P (2002) Klassifikationssysteme in der Pflege. Heilberufe, Urban & Vogel, Berlin, Heft 9:32–33
Stefan H, Allmer F, Eberl J (2005) Pflegediagnosen. Springer, Wien

Schülerseiten

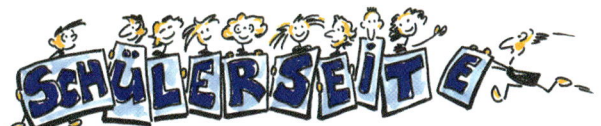

Erinnern

Fragen

1. Was ist eine Pflegediagnose?
   a) Die Übertragung einer medizinischen Diagnose auf den Bereich der Pflege.
   b) Ein Begriff, der eine Pflegetechnik beschreibt.
   c) Die klinische Beurteilung der Reaktion eines Menschen auf Probleme der Gesundheit oder des Lebensprozesses.
   d) Die Beurteilung der medizinischen Bedürfnisse durch eine Pflegeperson.
   e) a) und d) sind richtig.

   ◀ Antwort c ist richtig

2. Welche der folgenden Sätze beschreibt am genauesten die Bestandteile einer Risiko-Pflegediagnose?
   a) Pflegediagnosetitel mit einem näheren Bestimmungswort.
   b) Pflegediagnosetitel mit einem näheren Bestimmungswort und charakteristischen Merkmalen.
   c) Pflegediagnosetitel mit einem näheren Bestimmungswort, Ätiologie und Risikofaktoren.
   d) Gefahr von … (Pflegediagnosetitel) – beeinflusst durch (b/d) einen oder mehrere Risikofaktoren.

   ◀ Antwort d ist richtig

3. Welche 4 Phasen des Pflegeprozesses sind diesem Buch zu Grunde gelegt? (▶ Kap. 3.2.2)
4. Nennen Sie 5 der Pflegediagnosenbestandteile. (▶ Kap. 3.3)
5. Was ist das PES- (bzw. PÄS-) Schema? (▶ Kap. 3.3.7)

Wissen

Noch mal klar gestellt

Der Begriff Diagnose ist neutral. Er hat keinerlei Bindung an eine bestimmte Berufsgruppe. **❗ Medizinische und pflegerische Diagnosen beurteilen den Gesundheitszustand eines Menschen aus unterschiedlichen Blickwinkeln und ergänzen sich zu dessen Wohl. ❗** Sie stehen nicht in Konkurrenz zueinander, sondern bilden für Ärzte und Pflegepersonal ein **gemeinsames Hilfsmittel, um den notwendigen Handlungsbedarf zu ermitteln**. Kompetenzstreitigkeiten zwischen den Berufsgruppen sind unnötig und u. U. auch hinderlich für einen Behandlungserfolg.

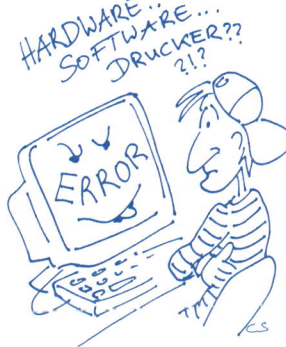

Eine medizinische Diagnose ist **krankheitsobjektiv** und orientiert sich i. d. R. an **einzelnen Organsystemen**. Sie wird vorwiegend durch technische Geräte ermittelt. Die Diagnose bildet die Grundlage für die finanzielle Abrechnung gegenüber dem Kostenträger.

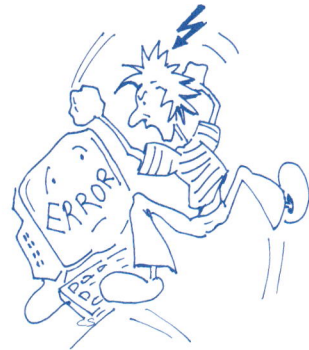

Eine Pflegediagnose bezeichnet die **Reaktion** eines Menschen auf sein Problem. Sie basiert v. a. auf **klinischer Beobachtung** und schließt dabei die persönliche Umwelt dieses Menschen ein. Eine Abrechnung der Pflegeleistungen auf Grund von Pflegdiagnosen findet im deutschsprachigen Raum bisher noch nicht ausreichend statt.

Wissen

Berühmte Persönlichkeiten

Wilde, Oscar: (1854–1900) verstarb an den Folgen einer eitrigen Mittelohrentzündung mit Penetration ins Zwischenhirn; Dichter, Schriftsteller, der zahlreiche Bücher, Bühnenstücke und Gedichte verfasste. Oscar Wilde war verheiratet, hatte zwei Kinder und saß mehrere Jahre wegen einer homosexuellen Beziehung im Gefängnis.

Frauen sind da, um geliebt, nicht um verstanden zu werden.
Oscar Wilde

Nightingale, Florence (Lady with the lamp): (1820–1910) Krankenschwester, war im Krimkrieg zusammen mit 24 Nonnen und 14 weiteren Frauen mit der Diagnose von Gesundheitsproblemen und ihrer Behandlung so erfolgreich, dass die Todesfälle in den britischen Militärlazaretten von 42% auf 2% sanken. Der Krimkrieg fand 1853–1856 zwischen Russland und dem Osmanischen Reich, Frankreich, Großbritannien und Piemont-Sardinien statt. Es war der erste »moderne« Krieg der Weltgeschichte mit Dampfkanonenbooten und Explosivgranaten. Er forderte fast 500.000 Tote. Telegraph und Eisenbahn ermöglichten erstmals eine zeitnahe Kriegsberichterstattung.

Buchtipp

Vasold M (2003) Florence Nightingale. Eine Frau im Kampf für die Menschlichkeit. Friedrich Pustet Verlag, Regensburg

ICNP: Internationale Klassifikation für die Pflegepraxis, Verlag Hans Huber, Bern, Übersetzung von 1300 Pflegebegriffen und etwa 350 Pflegephänomenen, enthalten sind die meisten NANDA-Pflegediagnosen.

International Council of Nurses (ICN, 2003) ICNP Internationale Klassifikation für die Pflegepraxis. Verlag Hans Huber, Bern

Probieren

❗ **Pflegediagnosen werden ständig weiterentwickelt.** ❗

Wer neue Pflegediagnosen erstellen oder bestehende verbessern möchte, sollte sie von der NANDA-Konferenz anerkennen lassen. Hierzu sind bestimmte Voraussetzungen notwendig. Kontaktadresse:

NANDA International
100 N. 20th Street, 4th Floor
Philadelphia, PA 19103
Tel.   215-545-8105
Fax   215-545-8107
mail   info@nanda.org

Internet

http://www.pflegediagnosen.com/-2k
http://www.nanda.org

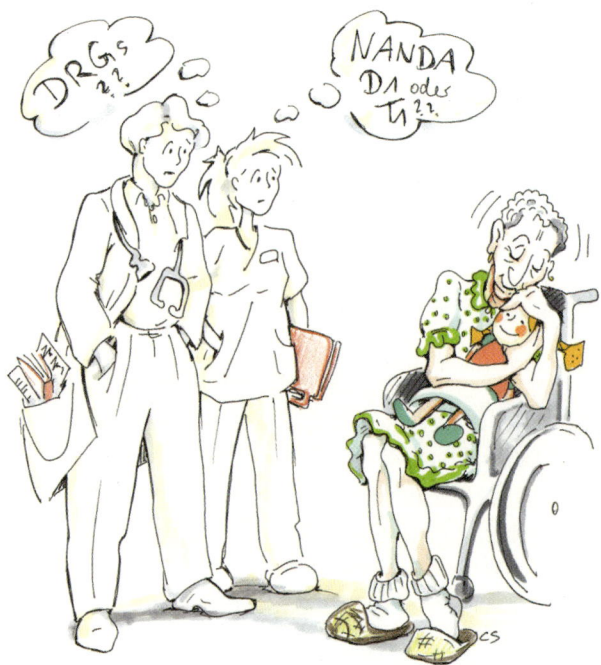

Hinter jeder Diagnose steckt ein menschliches Schicksal

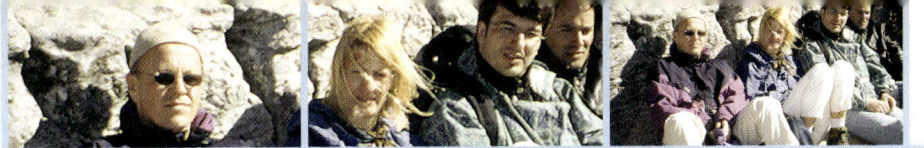

4 Pflegetheorien/Pflegewissenschaft

Martin Gieseke

4.1 Pflegetheorien und Pflegemodelle – 84
4.1.1 Theorien – Pflegetheorien – 84
4.1.2 Modelle – Pflegemodelle – 85
4.1.3 Theorieentwicklung in der Pflege – 86
4.1.4 »Grand Theories« – 88
4.1.5 Pflegetheorien und Pflegemodelle im deutschsprachigen Raum – 96

4.2 Pflegeforschung – 100
4.2.1 Forschungsrichtungen – 100
4.2.2 Der Forschungsprozess – 102

4.3 Beruflich Pflegende und Pflegeforschung – 105
4.3.1 Umgang mit Forschungs- und Fachliteratur – 106
4.3.2 Strukturvorgaben von Forschungsberichten – 106
4.3.3 Lesen von Fachliteratur – 107
4.3.4 Angebot und Suche von Fachliteratur – 108

Schülerseite – 110

> Wissenschaft ist die Suche nach Erkenntnis mittels anerkannter Methoden

Ich halte dafür, dass das einzige Ziel der Wissenschaft darin besteht, die Mühseligkeit der menschlichen Existenz zu erleichtern.
Bertolt Brecht, Galilei

In vielen Ländern ist Pflege seit geraumer Zeit, in den USA bereits schon seit 1907, als eigenständige **wissenschaftliche Disziplin** an Universitäten vertreten. Da Universitäten die primären Orte sind, an denen Wissenschaft entwickelt wird, begannen dort auch die Pflegenden, über pflegerisches Tun, über pflegerische Zielsetzungen und über die Einstellungen und Gründe, die pflegerischem Handeln zugrunde liegen, nachzudenken und die tatsächliche Gültigkeit des traditionellen Wissens Pflegender in Frage zu stellen. Als Resultat dieses Nachdenkens entwickelten Pflegewissenschaftlerinnen ab den 50er-Jahren des 20. Jahrhunderts, vorwiegend in den USA, Theorien über das, was Pflege ist oder sein könnte. So wie die **Theorie** zur Wissenschaft gehört, gehört auch die **Forschung** zu ihr. Mit Forschung können Theorien überprüft oder erarbeitet werden. Dies sind somit die zwei Seiten der Medaille Wissenschaft.

Die aus dem eigenen Berufsfeld erwachsende Pflegewissenschaft ist eine notwendige Voraussetzung für eine weitere Professionalisierung von Pflege, weil nur Pflegewissenschaft als »**Wissenschaft aus der Pflege**« erfolgreich das pflegerische Fachwissen systematisieren und erweitern kann. Insbesondere die Entwicklung neuer Pflegeinterventionen ist einer beschreibenden »Wissenschaft **über** Pflege« nicht möglich. Damit dient die Pflegewissenschaft auch der Erweiterung und der Verteidigung des Tätigkeitsfeldes beruflich Pflegender. Zudem hat die Pflegewissenschaft die Aufgabe der Selbstreflexion und der Positionierung von Pflege im Gesellschaftssystem.

4.1 Pflegetheorien und Pflegemodelle

4.1.1 Theorien – Pflegetheorien

Eine **Theorie** ist eine Gesamtheit von logisch zusammenhängenden Aussagen zur Erklärung bestimmter Tatsachen oder Erscheinungen (Phänomenen) in dieser Welt und der ihnen zugrunde liegenden Gesetzmäßigkeiten.

Die Theorie sollte nie vergessen, dass sie nichts weiter ist als angewandte Praxis.
Gabriel Laub

Theorie stellt eine, anhand definierter Begriffe und damit zusammenhängender Auffassungen und Behauptungen, **abstrakte Betrachtung der Wirklichkeit** dar. Dabei kann das Abstraktionsniveau hoch oder niedrig sein. Allerdings ist zu berücksichtigen, dass, je höher das Abstraktionsniveau einer Theorie, desto größer ihre Reichweite ist. Aber gleichzeitig wird die konkrete Umsetzung in der Praxis umso schwieriger.

Ein Beispiel für ein hohes Abstraktionsniveau ist der Begriff »Schwerkraft«. Die Schwerkraft ist im Alltag nicht direkt mit den Sinnen wahrnehmbar – man sieht nur, dass etwas herunterfällt, aber man sieht nicht die Schwerkraft.

Ein noch höheres Abstraktionsniveau beinhaltet der Begriff »Lebensqualität«. Diese ist nicht für andere wahrnehmbar, nicht messbar und nicht generalisierbar. Es gibt hierzu kein gemeinsames Vorstellungsbild mehrerer Menschen, es sei denn, dieser übergeordnete Begriff wird wieder durch eine Bezeichnung oder Definition anhand bestimmter Kriterien konkretisiert, d. h. im Abstraktionsniveau eingeschränkt (z. B. Zufriedenheit, Wohlbefinden, gesunde Lebensjahre). Lebensqualität kann also im Endeffekt nur individuell bestimmt und durch weniger abstrakte Begriffe eingeschränkt erklärt werden.

> **Theorien beschreiben, erklären und sagen voraus.** Damit bieten Theorien ihren Anwendern eine Möglichkeit oder Perspektive an, Wirklichkeit zu sehen, zu beurteilen und anhand von diesen oder anderen Entscheidungshilfen zu gestalten.

Eine Theorie soll in ihrer Anwendung dazu befähigen, systematisch, bewusst und effektiv zu denken, zu handeln und zu kommunizieren. Aufgrund ihres definierten Begriffsrahmens ermöglichen Theorien eine **gemeinsame Sprache**, auf deren Basis sich unterschiedlichste Anwender verständigen können. Somit können Theorien für einen Beruf oder eine Disziplin auch identitätsstiftend sein.

Theorien oder Anteile von Theorien können wahr oder unwahr sein, also müssen sie so formuliert sein, dass ihre Behauptungen wissenschaftlich **überprüft** werden können.

Grau, teurer Freund, ist alle Theorie und grün des Lebens goldner Baum.
Johann Wolfgang Goethe, Faust I

Beispiel
Die Theorie der Entstehung von Dekubitus ist: Druck × Zeit = Gewebeschädigung

Pflegetheorien beziehen sich auf den Gegenstand der Pflege und haben somit die Zielsetzung, Pflegesituationen systematisch beschreiben, erklären, voraussagen, gestalten und erforschen zu können. Damit ermöglichen sie Qualitätssicherung in der Pflege, fördern den Lernprozess der beruflich Pflegenden, verhelfen zu einer *Ökonomie* des Denkens und einer Effektivität des Handelns und befähigen zur klaren Argumentation gegenüber anderen Berufsgruppen.

> Der »Gegenstand« von Pflege ist das, womit sich Pflege beschäftigt.

4.1.2 Modelle – Pflegemodelle

> Modelle sind vereinfachende Abbildungen der Wirklichkeit, beispielsweise eines Gegenstandes oder eines Handlungsablaufes.

Modelle erleichtern eine Betrachtung oder machen sie überhaupt erst möglich. Dies funktioniert bei Modellen oft nur durch einen hohen Grad an Verallgemeinerung oder Verfremdung zu Lasten der Detailgenauigkeit. Beispiele sind das Architektenmodell eines geplanten Hauses, die Darstellung der Zahl π, das anatomische Modell des Körpers, ein *Organigramm* und die graphische Darstellung des Pflegeprozesses.

In einem Modell werden die aus der Sicht des Modellentwicklers wesentlichen Elemente besonders betont und miteinander in Beziehung gesetzt, nicht jedoch jedes Element und jede Beziehung dargestellt. So soll ein besseres Verstehen eines Teils der Wirklichkeit ermöglicht werden. Die Entwicklung eines Modells ist eine sehr anspruchsvolle Tätigkeit, denn wenn zu viele Elemente dargestellt oder zu viele weggelassen werden, ist das Modell unbrauchbar.

Ein **Pflegemodell** ist somit nicht ein Versuch einer vereinfachenden Darstellung der Pflegewirklichkeit, sondern eine vereinfachte Darstellung, wie die Pflegewirklichkeit aussehen sollte, also eine Normvorstellung, bei der bestimmte Elemente als wesentlich hervorgehoben und andere Elemente als unwesentlich reduziert werden. Weil Modelle die Wirklichkeit nur ausschnittweise und vereinfacht darstellen, lassen sich, im Gegensatz zur Theorie, deren Gültigkeit und Wahrheit **nicht wissenschaftlich überprüfen**. Die Modelle lassen sich v. a. deswegen nicht überprüfen, weil sie Normvorstellungen sind.

Insidertipp
Um die Begriffe »Pflegemodell« und »Pflegetheorie« gab es v. a. in unserem Sprachraum lange Diskussionen und Missverständnisse, weil verschiedene Metatheoretikerinnen der angloamerikanischen Pflegewissenschaft unterschiedliche Begriffe konstruiert hatten, die dann auch noch falsch oder missverständlich ins Deutsche übersetzt wurden.

> Metatheoretiker bewegen sich auf einer übergeordneten, der »Meta«-Ebene. Sie werden so bezeichnet, weil sie über Theorie theoretisieren. Metatheoretiker analysieren Theorien und entwickeln dazu geeignete Kriterien.

Zudem wurden die meisten der großen US-amerikanischen Pflegetheorien bzw. Pflegemodelle in den 60er-Jahren entwickelt. Die weitere Darstellung des Theoriegedankens basiert weitgehend auf der Position der Metatheoretikerin und Dekanin der School of Nursing an der University of Pennsylvania (UPENN) in Philadelphia, **Afaf Meleis**.

4.1.3 Theorieentwicklung in der Pflege

Die Theorieentwicklung in der Pflege wird von Meleis in verschiedene Phasen und Stadien eingeteilt (Tabelle 4.1):

- **Praxisphase:** In ihr wurden die Grundprinzipien von Pflege beschrieben und die Anforderung an Pflegekräfte, den Heilungsprozess des Einzelnen, besonders in Kriegszeiten, zu unterstützen, formuliert. Es folgte die Ausbildungsphase.
- **Ausbildungsphase:** In dieser Phase kämpften beruflich Pflegende für die Verbesserung ihres Ausbildungsniveaus und eine Akademisierung. Aus den bei der Entwicklung von Ausbildungsplanungen entstandenen Fragen heraus erwuchs als dritte Phase die Forschungsphase.
- **Forschungsphase:** In der Forschungsphase mussten Pflegende Ausbildungsinhalte differenzieren und dazu nach den eigentlichen Aufgaben von Pflege und dem dafür erforderlichen Hintergrund suchen. Zwangsläufig führte dies zur vierten, der Theoriephase.
- **Theoriephase:** In dieser Phase stand die Frage: »Was ist Pflege?« sowie die Entstehung von unterschiedlichen Denkschulen (»Grand Theories«) und Pflegetheorien im Mittelpunkt.

Die **Theoriephase** selbst gliedert sich nach Meleis in **6 Stadien**, die aber nicht streng linear aufeinander folgen, sondern sich auch überschneiden oder gleichzeitig ablaufen können.

Tabelle 4.1. Phasen der Entwicklung der Pflegetheorien. (Nach Meleis 1997)

Phase	Praxisphase	Ausbildungsphase	Forschungsphase	Theoriephase
Zeitraum	bis Anfang des 20. Jhs	bis Mitte des 20 Jhs (USA) bis heute in anderen Ländern	50er- bis 60er-Jahre (USA)	ab Mitte 50er-Jahre (USA)
Thesen und Bedeutung	Grundprinzipien und Anforderungen	– Ausbildung verbessern und akademisieren – Curriculumentwicklung – Biomedizinisches Modell als Grundlage	– Unterscheidung in krankenhausgebundene und Hochschulausbildung – Hinterfragen des biomedizinischen Modells als Ausbildungsgrundlage	– Entwicklung von »Grand Theories« – Metatheoretiker – Fachgebietsdefinition – Konzeptentwicklung – philosophische Analysen und Debatten – situationsspezifische Theorien und Theorien mittlerer Reichweite
Kernfrage	Wie soll man pflegen?	Was ist Pflegewissen und wo kommt es her?	Welche Aufgaben und welche Grundlagen hat Pflege?	Was ist Pflege?

Das **1. Stadium** ist das der **Theorie**. Dabei bestimmten Pflegetheoretikerinnen mit ihren Antworten auf die Frage, welchen Auftrag und Gegenstand Pflege habe, das Fachgebiet von Pflege. Das Ziel der Theorieentwicklung war zu diesem Zeitpunkt, die eine, einzig gültige Pflegetheorie zu schaffen. Die in diesem Stadium entstandenen »Grand Theories« (in anderen Publikationen auch als »Konzeptuelle Rahmen« oder »Konzeptuelle Pflegemodelle« bezeichnet) sind so abstrakt und multidimensional, dass keine präzisen Beziehungsbeschreibungen zwischen den Begriffen möglich sind. Daher werden sie auch als **prä-theoretische Basis** bezeichnet, als Vorstufe, aus der auf einem niedrigeren Abstraktionsniveau überprüfbare Theorien entwickelt werden könnten.

Das **2. Stadium** bezeichnet Meleis mit **Syntax** (Beziehung und Anordnung von sprachlichen Elementen) der **Disziplin**. In ihm begannen Metatheoretikerinnen, sich mit der Bedeutung von Theorie für die Pflegewissenschaft und mit Kriterien zur Theorieevaluation zu befassen. Es entstanden Regeln und Kriterien zu Beurteilung und Entwicklung von Theorien, wodurch der theoretische Dialog innerhalb des Faches angeregt wurde.

Darauf folgte das **3. Stadium**, das der **Fachgebietsdefinition**, in dem Pflege mit Hilfe der entwickelten Analysekriterien zum dynamischen, wissenschaftlichen Fachgebiet mit Forschung und klinischer Praxis geformt wurde. Dies wiederum förderte Theorieentwicklung, Pflegeforschung und Pflegepraxis. Nun konnten **Phänomene** (das Erscheinende, mit den Sinnen Wahrnehmbare) identifiziert und untersucht werden, mit denen beruflich Pflegende umgehen.

Als **4. Stadium** schloss sich das der **Begriffsentwicklung** an. Dabei wurden aus der Fülle der identifizierten Pflegephänomene zentrale **Begriffe** (Informationskategorie, abstrakte Verallgemeinerung von Phänomenen und gleichzeitige Abgrenzung zu anderen aufgrund bestimmter Eigenschaften, die die Zuordnung festgestellter Phänomene erleichtern) für das Fachgebiet Pflege entwickelt.

> *Unsere Theorien sind unsere Erfindungen. Sie sind nie mehr als kühne Vermutungen, Hypothesen; von uns gemachte Netze, mit denen wir die wirkliche Welt einzufangen versuchen.*
> *Karl R. Popper*

> **Insidertipp**
> Beispiele für zentrale Begriffe der Pflege sind: Wohlbefinden, Fürsorge, Unterstützung, Interaktion, Verhaltensweisen, Reaktionen, Selbstpflegekompetenz, Ganzheitlichkeit.

Beispiel
Phänomene: Gähnen, hängende Augenlider, schlaffer Muskeltonus, Konzentrationsprobleme, langsame Atmung, niedriger Puls usw.
Konzept: Müdigkeit.

Das **5. Stadium** ist das der **philosophischen Analysen und Debatten**, in dem der Charakter von Pflegewissenschaft, die fragliche Übereinstimmung zwischen Pflegewissen und Forschungsmethoden und die Hypothesen der Pflegeforschung kontrovers diskutiert wurden. Es entwickelte sich eine intellektuelle Vielfalt innerhalb des Fachgebietes, die zur Förderung und Akzeptanz unterschiedlicher Denk- und Herangehensweisen (Theorien- und Methodenpluralismus) führte. In diesem Stadium verabschiedete man die Vorstellung von der einen, einzig gültigen Pflegetheorie endgültig.

Als **6. Stadium** folgt das der Entwicklung von situationsspezifischen Theorien und von Theorien mittlerer Reichweite. Dieses Stadium stellt nach Meleis auch die Richtung der zukünftigen Entwicklung von Pflegewissenschaft und Pflegeforschung dar (Abb. 4.1):

- **Theorien mittlerer Reichweite** können aus »Grand Theories« abgeleitet oder direkt entwickelt werden. Sie **beantworten grundlegende Fragen der Pflege**, sind weniger abstrakt und global und näher an Realität und Praxis als die großen Theorien. Ferner sind sie **durch Forschung**

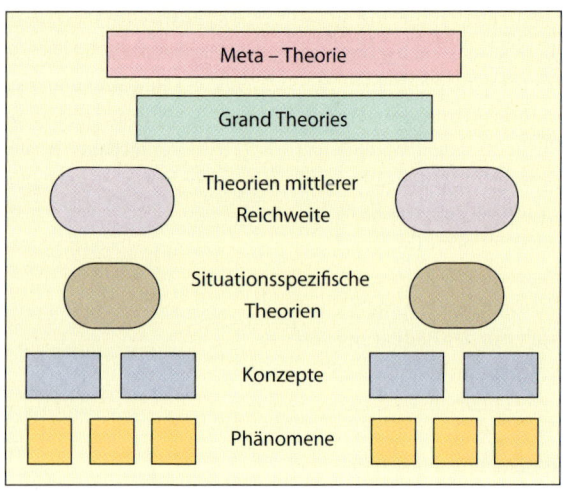

Abb. 4.1. Ebenen der Theorieentwicklung. (Nach Meleis 1997)

überprüfbar, haben aber einen wissenschaftlich interessanten Allgemeinheitsgrad. Im Zusammenhang mit den zukünftigen Entwicklungen im Gesundheitswesen, die verstärkt interdisziplinäre Behandlungspläne für bestimmte Erkrankungen oder kritische Situationen von Betroffenen erfordern, wird ein hoher Bedarf an Theorien mittlerer Reichweite entstehen.

- **Situationsspezifische Theorien** sind Theorien, die erwünschte Situationen produzieren sollen. Bei ihnen besteht eine sehr enge Vernetzung zwischen Denken und Handeln, das Abstraktionsniveau ist relativ niedrig. Sie können auf spezifische Bevölkerungsgruppen, bestimmte Praxissituationen oder einzelne Pflegemaßnahmen bezogen sein und sorgen für Vielfalt und Klientennähe in der Pflegesituation. In situationsspezifischen Theorien werden die Beziehungen zwischen Handlungsweisen und Effekten erklärt, beschrieben und vorausgesagt. Sie formulieren Fragen und interpretieren Daten, die unter ganz bestimmten Bedingungen vorkommen und **treffen für konkrete Pflegehandlungen oder -situationen Voraussagen** im Sinne von: wenn dies so ist, dann ist mit relativ hoher Wahrscheinlichkeit jenes zu erwarten.

4.1.4 »Grand Theories«

Wenn zzt. von »Pflegetheorien« oder »Pflegemodellen« gesprochen wird, dann sind damit meist die sog. »Grand Theories« aus dem angloamerikanischen Raum gemeint. Diese bezeichnet man in der Regel nicht mit ihrem tatsächlichen Titel, sondern mit dem **Namen der jeweiligen Theoretikerin**. Theorien mittlerer Reichweite und situationsspezifische Theorien dagegen werden eher nach ihren Inhalten und Absichten benannt. Die folgende Darstellung der einflussreichsten Grand Theories gibt lediglich einen Überblick über deren Zuordnungsmöglichkeiten und inhaltliche Ausrichtung.

Ordnung nach Entstehungszeit

Eine nahe liegende Möglichkeit besteht in der zeitlichen Ordnung nach Entstehungs- bzw. Veröffentlichungsjahr. Allerdings lässt diese Ordnungsart keine Rückschlüsse auf Bezüge zu anderen Wissenschaftsdisziplinen, Einflüssen oder Zugehörigkeit zu gleichen Denkschulen zu (Tabelle 4.2).

Ordnung nach wissenschaftlichen Trends (nach Marriner-Tomey)

Die Metatheoretikerin **Ann Marriner-Tomey** ordnete die Pflegetheorien in einen Rahmen von *Komplementärwissenschaften* und -theorien, die für die jeweilige Pflegetheorie die stärksten Bezüge und Einflüsse zeigen. Diese Einflüsse resultieren einerseits aus den zum Zeitpunkt der Theoriebildung vorherrschenden wissenschaftlichen und gesellschaftlichen Trends und andererseits aus den Prägungen der Theoretikerinnen selbst, die nicht unbedingt Pflegewissenschaft studiert hatten, sondern mitunter eine andere Disziplin (Tabelle 4.3).

Tabelle 4.2. Pflegetheorien nach Entstehungszeit

Jahr	Theoretikerin	Name der Theorie/ veröffentlichte Titel	Kurzbeschreibung
1860	Florence Nightingale 1820–1910	Notes on nursing	– Zusammenhang zwischen Krankenpflege, Pflegeperson, Krankem und Umwelt dargestellt – saubere Umgebung für den Kranken
1952	Hildegard E. Peplau 1909–1999	Interpersonal relations in nursing The art and science of nursing (1988)	– Pflege ist ein interpersoneller, therapeutischer Prozess – Pflege wirkt erzieherisch und persönlichkeitsfördernd – Pflegende sind Mittler von Veränderungen – 4 Phasen der pflegerischen Beziehung: Orientierung, Identifikation, Nutzung, Lösung
1960	Faye Glenn Abdellah 1919 geb.	Patient-centered approaches to nursing	– Patient als ganzheitliche Person, die individuell gepflegt werden muss – der Patient oder die Familie bestimmen das Pflegeproblem – die Pflegekraft hat die Qualifikation, das Problem zu lösen – 21 pflegebezogene Problembereiche – Pflege erstellt eine Pflegediagnose und wendet den Pflegeprozess an – die bestmöglichste Funktionsfähigkeit des Patienten ist das Ziel
1961	Ida Jean Orlando 1926 geb.	The dynamic nurse-patient relationship: function, process and principles (neu 1990)The discipline and teaching of nursing process: an evaluation study (1972)	– pflegerisches Handeln will Bedürfnisse befriedigen und so Probleme verringern – die Pflegekraft reagiert auf das Verhalten des Patienten und schätzt Art und Umfang des Bedürfnisses ein – anschließend handelt die Pflegekraft automatisch oder gezielt, wobei nur gezielte Handlungen Probleme lösen und verhindern
1964	Ernestine Wiedenbach 1900–1996	Clinical nursing: a helping art	– Pflege antwortet auf das Bedürfnis des Patienten nach Hilfe – der Patient soll seine Fähigkeit zur Bewältigung situationsbedingter Anforderungen verbessern oder wiedererlangen – 4 Aspekte bestimmen klinische Pflege: Philosophie, Absicht, Praxis und Kunst – Pflege ist zielgerichtetes, bewusstes und patientenzentriertes Handeln – Pflegende benötigen Kenntnisse, Urteilsvermögen und Fertigkeiten – Pflegehandlungen sind rational, reaktiv oder bewusst
1966	Lydia E. Hall 1906–1969	Another view of nursing care and quality	– der Patient besteht als Einheit aus 3 überlappenden Bereichen: »core« (Kern) = Person, der wichtigste Aspekt; »cure« (heilen) = Krankheit und Behandlung und »care« (Pflege) = Körper, der Pflegeaspekt – erst die Integration aller 3 Bereiche in das Verständnis der Pflegekraft ermöglicht effektive Pflege – die Pflegekraft unterstützt den Patienten beim Lernen – Ziel des Patienten ist Rehabilitation und damit ein höheres Maß an Selbstverwirklichung und Selbstliebe

◘ **Tabelle 4.2** *(Fortsetzung)*

Jahr	Theoretikerin	Name der Theorie/ veröffentlichte Titel	Kurzbeschreibung
1966	Virginia Henderson 1897–1996	The nature of nursing	– Pflege unterstützt den einzelnen Menschen auf dem Weg zur Unabhängigkeit – maßgeblich sind die individuellen Bedürfnisse des Patienten – 14 generelle Grundbedürfnisse – die Pflegekraft bewältigt den Pflegeprozess eigenständig, ohne ärztliche Hilfe – eigenständige Tätigkeiten werden nicht von arztabhängigen Tätigkeiten eingeschränkt – entscheidend für die Pflege sind Empathie und umfassendes Wissen
1966	Joyce Travelbee 1926–1973	Interpersonal aspects of nursing	– Pflege ist ein interpersoneller Prozess und unterstützt bei der Bewältigung von Krankheit und Leid – die Pflegekraft nutzt angemessene Problemlösungsansätze und ihr Selbst als therapeutisches Instrument – Werte und Überzeugungen der Pflegekraft beeinflussen die Qualität der Pflege – Kommunikation ist zentrales Konzept – 4 Phasen des Aufbaus zwischenmenschlicher Beziehungen – die Bedeutung von Krankheitssymptomen ist dem Patienten wichtiger, als die Benennung seines Zustands
1967	Myra E. Levine 1920 geb.	The four conservation principles of nursing Introduction to clinical nursing (1973) The conservation principles: twenty years later (1989)	– der Mensch ist ein ganzheitliches Wesen und steht mit fließenden Grenzen im Austausch mit seiner Umgebung – Anpassung ist der Kern des Lebens, gelingt Anpassung nicht, ist die Erhaltung bedroht – die Pflegekraft erfüllt den Anpassungsbedarf durch stützende und therapeutische Interventionen – 4 Erhaltungsgrundsätze – Ziel ist ein Zustand von Einheit und Integrität des Patienten
1970	Martha E. Rogers 1914–1994	An introduction to the theoretical basis of nursing Nursing: a science of unitary man (1980) Science of unitary human beings: a paradigm for nursing (1983) Nursing: a science of unitary human beings (1989)	– der Einzelne ist mehr, als die Summe seiner Teile – die Grundeinheit alles Lebenden ist das Energiefeld; Materie und Energie sind identisch – der Mensch als unitäres Ganzes steht durch sein Energiefeld mit dem Universum im Austausch – Veränderungen im menschlichen Feld oder im Umfeld wirken sich aufeinander aus – 4 Konzepte: Energiefelder, Offenheit, Muster und Struktur, Vierdimensionalität – die Entwicklung des Menschen ist auf wachsende Komplexität ausgerichtet – Pflege hat die Maximierung des gesundheitlichen Potenzials von Einzelnen, Familien oder Gruppen zum Ziel – dies geschieht durch Förderung der Interaktion zwischen Mensch und Umwelt, Stärkung der Integrität des menschlichen Feldes und Bestimmung der Feldmuster – die wichtigste Verantwortung der Pflege besteht gegenüber der Gesellschaft

Tabelle 4.2 (Fortsetzung)

Jahr	Theoretikerin	Name der Theorie/ veröffentlichte Titel	Kurzbeschreibung
1971	Dorothea E. Orem 1914 geb.	Nursing: concepts of practice (weitere Auflagen: 1980, 1985, 1991, 2001)	– mögliche Ableitung von 3 Theorien zu Selbstpflege, Selbstpflegedefizit und Pflegesystemen – jeder Mensch pflegt sich selbst – Selbstpflegehandlungen werden entdeckt, erlernt und entwickelt; sie ermöglichen Lebenserhaltung, Gesundheit und Wohlbefinden – berufliche Pflege richtet sich an die Menschen, die ihre Selbstpflegebedürfnisse nicht mehr selbst befriedigen oder über andere kompensieren können – 8 allgemeine Selbstpflegeerfordernisse, zudem entwicklungsbedingte und krankheitsbedingte Selbstpflegeerfordernisse – ist der Selbstpflegebedarf größer, als die zur Verfügung stehenden Selbstpflegefähigkeiten, besteht ein Selbstpflegedefizit – Pflege reguliert oder entwickelt als Dienstleistung die Selbstpflegekompetenz des Patienten – Pflege unterstützt, leitet an, schafft eine entwicklungsfördernde Umgebung und unterrichtet – Pflegesysteme können auf vollständige Kompensation, auf partielle Kompensation oder auf Unterstützung und Anleitung ausgerichtet sein – Pflegesysteme sollen die Selbstpflegefähigkeit regulieren und die therapeutischen Selbstpflegeerfordernisse erfüllen
1971	Imogene M. King 1923 geb.	Toward a theory for nursing: general concepts of human behaviour A theory for nursing: systems, concepts, process (1981) King‹s general systems framework and theory (1989)	– Mittelpunkt der Pflege ist der Mensch im Kontext des Systems – der Patient existiert als personales System innerhalb einer Umgebung zusammen mit anderen personalen Systemen – Patient und Pflegekraft bilden ein Subsystem innerhalb personaler, interpersonaler und sozialer Systeme – darauf bezogen drei umfassende Konzepte: Wahrnehmung, Interaktion, Organisation mit jeweils untergeordneten Konzepten – Pflege ist ein Interaktionsprozess – Ziele, wie z. B. Gesundheit, werden durch Transaktionen verwirklicht; diese erfordern sozialen Austausch, Aushandeln, Verhandeln und gemeinsam festgelegte Ziele
1976	Schwester Callista Roy 1939 geb.	Introduction to nursing: an adaptation model The Roy adaptation model (1980) Theory construction in nursing: an adaptation model (1981) The Roy adaptation model (1989, 1999)	– der Mensch als adaptives System muss sich ständig an eine sich verändernde Umwelt anpassen – Anforderungen zur Anpassung (Inputs) erreichen das System als *fokale*, *kontextuelle* oder *residuale* Reize und als normatives Anpassungsniveau – innerhalb des Systems regulieren Kognator (Wahrnehmung, Entscheidung, Lernen) und Regulator (automatisch, neuroendokrin) als Bewältigungsmechanismen die Inputs – 4 adaptive Modi: Physiologie, Selbstkonzept, Rollenfunktion, Interdependenz – adaptive Reaktionen sichern Wachstum, Überleben, Reproduktion, Selbstbeherrschung und damit Gesundheit. Ineffektive, nicht adaptive Reaktionen tun dies nicht – die Pflegekraft hat die Aufgabe, durch den Pflegeprozess Anpassungsprobleme zu lösen und Anpassung zu ermöglichen – pflegerische Situationseinschätzung auf drei Ebenen: Reaktionen des Systems für jeden Modus, Ermitteln der adaptionserschwerenden Reize, Pflegediagnose und Auswahl passender Interventionen – Prioritätenfolge der Ziele: Überleben, Wachstum fördern, Fortbestand von Art und Gesellschaft sichern, volle Leistungsfähigkeit wiederherstellen

Tabelle 4.2 *(Fortsetzung)*

Jahr	Theoretikerin	Name der Theorie/ veröffentlichte Titel	Kurzbeschreibung
1976	Josephine G. Paterson 1924 geb. Loretta T. Zderad 1925 geb.	Humanistic nursing	– Pflege ist eine Reaktion auf die Bedürfnisse von Menschen – Pflege ist humanistisch, ist eine existenzielle Erfahrung des Seins und Handelns, ist fürsorglicher Umgang (caring) miteinander – humanistische Pflege will den Menschen befähigen, eine bewusste und überlegte Wahl darüber zu treffen, was Wachstum fördert – die Pflegekraft muss authentisch sein, im Kontakt mit ihrem Selbst, und den Werten humanistischer Pflege verbunden; nur dann kann sie anderen echte Nähe bieten – Pflegen bedeutet Fürsorge, die das Sein in den Vordergrund stellt
1978	Madeleine M. Leininger	Transcultural nursing: concepts, theories and practices Caring: a central focus of nursing and health care services (1980) The phenomenon of caring: importance, research questions and theoretical considerations (1981) Leiningerʼs theory of nursing: cultural care diversity and universality (1988) Culture care diversity and universality (1991) Transcultural nursing: concepts, theories, research and practice (2002)	– Gesundheit, Wohlbefinden und Fürsorge können nicht losgelöst von kulturellen Faktoren begriffen werden – kulturelle Faktoren beeinflussen die Betreuung und die Gesundheit von Individuen, Familien und Gruppen – bereits innerhalb einer Gesellschaft gibt es verschiedene Kulturen (Subkulturen) – Pflege ist die Summe von Fürsorgeverhaltensweisen, Fürsorgebräuchen und Fürsorgemeinungen; diese weichen in unterschiedlichen Kulturen stark voneinander ab – Pflege wählt gesundheitsfördernde, unterstützende Aktivitäten aus einem Pool kulturell anerkannter Hilfsmaßnahmen aus – der zentrale und verbindende Bereich von Pflege in allen Kulturen ist Fürsorge – Fürsorge als universelles Phänomen spielt eine maßgebliche Rolle bei Entwicklung, Wachstum und Überleben – Genesung und Heilung ohne Fürsorge gibt es nicht, Fürsorge ohne Genesung und Heilung jedoch wohl – Pflege muss auf transkulturellem Wissen basieren, wenn sie Menschen aus unterschiedlichen Kulturen effektiv betreuen will
1979	Jean Watson 1940 geb.	Nursing: the philosophy and science of caring Nursing: human science and human care (1985) New dimensions of human caring theory (1988) Watson's philosophy and theory of human caring in nursing (1989)	– Fürsorge und Liebe sind die ursprüngliche, universelle Energie – Fürsorge ist die integrierende Kraft der Pflegepraxis – Voraussetzung, um anderen Menschen Fürsorge geben zu können, ist Liebe und Achtung gegenüber dem Selbst – Fürsorge kann nur auf zwischenmenschlicher Ebene stattfinden – Menschen streben nach Verwirklichung des spirituellen Selbst und nach Harmonie – Pflege will dem Menschen helfen, die Harmonie von Körper, Seele und Geist wiederherzustellen – diese Harmonie ermöglicht Selbsterkenntnis, Selbstachtung, Selbstheilung und Selbstpflege – 10 Elemente, auf deren Förderung Pflegeinterventionen abzielen
1979	Margaret A. Newman 1933 geb.	Theory development in nursing Newman's health theory (1983) Health as expanding consciousness (1986)	– Gesundheit ist erlebter Prozess und Bewusstseinserweiterung – Bewusstseinserweiterung führt zu einer gesteigerten Fähigkeit, Alternativen wahrzunehmen und darauf zu reagieren – Gesundheit und Krankheit schließen sich nicht aus – Krankheit kann, durch die Anregung der Auseinandersetzung mit ihrer Bedeutung, gesund sein, da sie Hinweise auf das Lebensmuster eines Menschen und die Möglichkeit der Veränderung beinhaltet – Menschen müssen lernen, ihre eigene Kraft zu nutzen, um ihr Bewusstsein zu erweitern

Tabelle 4.2 (Fortsetzung)

Jahr	Theoretikerin	Name der Theorie/ veröffentlichte Titel	Kurzbeschreibung
1980	Nancy Roper 1918 geb. Winifred W. Logan Alison J. Tierney	The elements of nursing	– Modell des Lebens als ein Prozess von der Empfängnis bis zum Tod – Konzept der 12 Lebensaktivitäten – im Lebensprozess bewegt sich jeder Mensch mit seinen einzelnen Lebensaktivitäten in individueller Ausprägung auf einem Kontinuum zwischen vollkommener Abhängigkeit und vollkommener Unabhängigkeit – Pflege wird dann erforderlich, wenn der Mensch Probleme im Zusammenhang mit den Lebensaktivitäten nicht selbst lösen, lindern oder bewältigen kann – Pflege benutzt den Pflegeprozess und berücksichtigt Gewohnheiten und Bewältigungsstrategien des Patienten – Ziel von Pflege ist größtmögliche Unabhängigkeit in den Lebensaktivitäten und die Verhütung von Beeinträchtigungen
1980	Dorothy E. Johnson 1919 geb.	The behavioral system model for nursing	– der Einzelne ist ein sich aus *Subsystemen* zusammensetzendes Verhaltenssystem – die Subsysteme versuchen immer, Störungen auszugleichen und ein Gleichgewicht aufrechtzuerhalten, ggf. durch Verhaltensänderungen – 7 Subsysteme mit jeweils 4 Strukturelementen – wenn Subsysteme nicht optimal funktionieren oder keine dynamische Stabilität aufrechterhalten können, besteht Pflegebedarf – Pflege führt Regulationsmechanismen ein und verändert strukturale Einheiten – Ziel ist, Struktur und Integration des Verhaltenssystems eines Patienten in einem optimalen Zustand zu halten
1980	Betty Neuman 1924 geb.	The Betty Neuman health care systems model: a total person approach to patient problems The Neuman systems model (1982, 2. Aufl. 1989)	– der Mensch ist ein individuelles, ganzheitliches System, das auch gemeinsame Eigenschaften und Reaktionen beinhaltet – dieses offene System interagiert mit der Umgebung, passt sich ihr an und wird zur Anpassung gedrängt – flexible Abwehrmechanismen schützen vor Stressoren – Widerstandsmechanismen sind innere Faktoren, die den Menschen stabilisieren und die Abwehrmechanismen unterstützen, wenn Stressoren diese zu überwinden drohen – Pflege unterstützt nach individueller Einschätzung die Abwehrmechanismen und will einen Zustand der Entropie oder der Unordnung und Desorganisation verhindern oder eindämmen – Gesundheit ist ein auf Entwicklung ausgerichteter Zustand der Ruhe, der auf ein *homöostatisches* Gleichgewicht und den freien Fluss von Energien zwischen Umwelt und Organismus angewiesen ist
1981	Rosemarie Rizzo Parse	Man-living-health: a theory of nursing Man-living-health: a man-environment simultaneity paradigma (1985) Nursing science: major paradigms, theories and critiques (1987)	– Der Mensch ist ein unteilbares Wesen (unitär), das mit seiner Umgebung rhythmische Beziehungsmuster entwickelt und mit ihr gemeinsam im Werden Gesundheit erschafft – der Mensch wählt eigenverantwortlich die Bedeutung für seine Lebenssituationen aus – Gesundheit ist ein offener Prozess des Werdens, nur der Betroffene selbst kann sagen, was Gesundheit oder Lebensqualität für ihn bedeutet – die Pflegekraft muss die Vorstellung der Betroffenen respektieren und darf nicht versuchen, sie in ihrem Sinne zu verändern – Pflege folgt dem Rhythmus, den die Betroffenen festlegen und initiiert in Mensch-zu-Mensch-Beziehungen die Diskussion über den Sinn der Situation – die Betroffenen sind Co-Autoren ihrer Gesundheit, die frei handeln und entscheiden. Die Pflegekraft ist anregender und aufmerksamer Begleiter

Tabelle 4.2 (Fortsetzung)

Jahr	Theoretikerin	Name der Theorie/ veröffentlichte Titel	Kurzbeschreibung
1983	Helen C. Erickson 1936 geb. Evelyn M. Tomlin 1929 geb. Mary Ann P. Swain 1941 geb.	Modeling and role-modeling: A theory and paradigm for nursing	— der Mensch ist als holistische Person ein einzigartiges, würdiges Individuum, das sein Potenzial entwickeln will — Gesundheit ist ein Zustand dynamischen Gleichgewichts zwischen den interagierenden Subsystemen Körper, Verstand, Emotion und Geist — Stressoren führen zu Erregung, die sich, abhängig von den *Copingfähigkeiten*, zu Gleichgewicht oder Erschöpfung, Anpassung oder Nichtanpassung entwickelt — nach einer verstehenden Modellbildung der Perspektive des Pflegebedürftigen plant die Pflegekraft (Rollen-Modellbildung) für den Klienten einzigartige Pflegemaßnahmen und interveniert mit dem Ziel, diesen seine Stärken erkennen und entwickeln zu lassen, um holistische Gesundheit zu erreichen
1989	Patricia Benner 1934 geb. Judith Wrubel	The primacy of caring	— der Mensch als selbsttätig deutendes Wesen ist durch seine Erfahrung in der Lage, Situationen unmittelbar und intuitiv zu erfassen — Krankheit verändert den Lebenskontext und die Bedeutung von Situationen, es entstehen Stress und das Bedürfnis nach neuen Bewältigungsmustern — Pflege ist ein Prozess, der durch kontextabhängige Fürsorge und Anteilnahme Menschen hilft, mit dem Stress einer Krankheit fertig zu werden — das Verstehen und Nachvollziehen der Krankheitserfahrung eines Menschen ist dazu die zentrale Voraussetzung — Anteilnahme ermöglicht die Schaffung neuer Kontexte und Bewältigungsmöglichkeiten

Ordnung nach Denkschulen (nach Meleis)

Meleis identifiziert später **4 Denkschulen**, denen sie die jeweiligen Theorien zuordnet (Abb. 4.2):

— Die **1. Denkschule** ist die der **Bedürfnistheoretiker**. Sie betrachten das Individuum in Problem- und Bedürfnisbegriffen (»needs«). Als Perspektive dient ein defizitorientierter Ansatz, der besagt, dass **Pflege notwendig** wird, **wenn ein Defizit an Bedürfnisbefriedigung besteht**. Pflegebedürftigen wird eine abhängige Rolle zugewiesen, Pflegekräften dagegen eine kompetente und aktive.

— Die **2. Denkschule** wird von Meleis als die Schule der **Interaktionstheoretiker** bezeichnet. Von ihnen wird **Pflege als dynamischer Interaktionsprozess** verstanden, der eine tragfähige Beziehung zwischen Pflegebedürftigem und Pflegekraft erfordert. Pflege soll die Entwicklungs- und Anpassungsfähigkeiten der Pflegebedürftigen fördern, damit diese ein sinnerfülltes, kreatives, konstruktives und produktives soziales und individuelles Leben führen können. **Pflegebedürftige** werden **als hilflose Wesen** mit nicht abgedeckten Bedürfnissen gesehen, denen Pflegekräfte gegenüberstehen, die im Interaktionsprozess bewusst und zielgerichtet die eigene Person und erlernte Problemlösungstechniken einsetzen, um die genannten Ergebnisse zu erreichen.

Abb. 4.2. Denkschulen nach Meleis

Bedürfnistheoretiker	Interaktionstheoretiker	Humanistische Theoretiker	Ergebnisorientierte Theoretiker
• Abdellah • Hall • Henderson • Orem	• Peplau • Orlando • Wiedenbach • Travelbee • King	• Paterson & Zderad • Watson	• Levine • Rogers • Roy • Johnson • Neuman

Tabelle 4.3. Ordnung von Pflegetheorien nach Trends. (Nach Marriner-Tomey 1992)

(Wissenschaftlicher) Trend	Theoretikerin	Zeitraum der Theorieentwicklung
Philosophie	Nightingale	1860
	Abdellah	60er-Jahre
	Wiedenbach	60er-Jahre
	Hall	60er-Jahre
	Henderson	60er-Jahre
	Leininger	70er- und 80er-Jahre
	Orem	70er- und 80er-Jahre
	Watson	80er-Jahre
	Roper	80er-Jahre
	Parse	80er-Jahre
	Benner, Wrubel	80er-Jahre
Psychologie/Soziologie/ Beziehungen	Peplau	50er-Jahre
	Orlando	60er-Jahre
	Travelbee	70er-Jahre
	Erickson, Tomlin, Swain	80er-Jahre
Energiefelder	Levine	70er- und 80er-Jahre
	Rogers	70er- und 80er-Jahre
	Newman	80er-Jahre
Systemik	Roy	70er- und 80er-Jahre
	King	70er- und 80er-Jahre
	Neuman	70er- und 80er-Jahre
	Johnson	80er-Jahre

- Als **3. Denkschule** besteht die der *humanistischen* **Theoretiker**. Sie betrachten **Pflege als Betreuung, Versorgung und Akt der Fürsorge** (»caring«). Pflege an sich bekommt von ihnen eine moralische Dimension, einen Pflichtcharakter zugewiesen. Sie findet als menschlicher Dialog statt, der von Pflegekraft und **Pflegebedürftigem, als Partner** in der pflegenden Beziehung, in gleichem Maß bestimmt wird. Beide Seiten beziehen sich in Denken und Handeln aufeinander und verändern sich dadurch.
- Die **4. Denkschule** ist die Schule der **ergebnisorientierten Theoretiker**. Sie beschreiben **Pflege** über den Weg ihrer Konsequenzen mittels **resultat- bzw. ergebnisbezogener** Begriffe (»outcome«-bezogen), wie Gleichgewicht, Anpassung, Energieerhalt, Stabilität usw. Das Endergebnis des jeweiligen Pflegeprozesses soll deckungsgleich sein mit dem von den Pflegenden und von der Gesellschaft erwarteten Ergebnis. Diese Deckungsgleichheit bezieht sich auf biologische, psychologische, ökonomische und soziologische Dimensionen und ist das Ziel von Pflege.

Zusammenfassung und Diskussion

Die größte **Problematik** im Umgang mit den »Grand Theories« ist ihr hohes Abstraktionsniveau, das einen Transfer in die Praxis häufig erst mittels zwischengeschalteter Theorien zulässt. Wissenschaftstheoretisch bedenklich ist, dass die meisten dieser Theorien große Bezüge auf andere Wissenschaften (z. B. Biologie, Medizin, Psychologie, Soziologie) beinhalten, aber nie aktualisiert wurden. Dies bedeutet, dass diese komplementärwissenschaftlichen Bezüge mittlerweile überholt und veraltet sind, da sich der Wissensstand in jeder Disziplin dynamisch entwickelt.

Eine häufige **Kritik** ist auch, dass die »Grand Theories« weniger Pflegetheorien, sondern vielmehr Pflegephilosophien darstellten, von denen die moderneren (»New-Age«-Theorien) bereits den Charakter von Ersatzreligionen oder Heilslehren aufwiesen, in denen ideologische Soll-Vorstellungen (z. B. die des Dienens als zentralem Element der Pflege) nicht als ethische Komponente, sondern als definierendes Merkmal von Pflege an sich beschrieben wurden.

> Trotz aller Kritik bleiben die »Grand Theories« entscheidende Meilensteine auf dem Weg der pflegerischen Professionalisierung: sie haben thematisiert, was Pflege sein kann und was für Pflege notwendig ist.

Durch die »Grand Theories« wurde erstmalig versucht, den Gegenstand von Pflege zu definieren; damit wurde Pflege als eigenständige, wissenschaftliche Disziplin legitimiert. Sie zeigen, in welchem Spektrum an Perspektiven eine Betrachtung von Pflege möglich ist und schufen durch ihre zentralen Begriffe eine Basis für **weltweite Kommunikation** von **beruflich Pflegenden** über Pflege.

Die Sprache ist die Quelle der Missverständnisse.
Antoine De Saint-Exupéry

— **Insidertipp** —
Auf dieser Grundlage können weniger abstrakte Theorien entwickelt werden, die dabei helfen, die in der Pflegepraxis auftretenden Probleme zu lösen und die Pflegepraxis selbst zu fundieren.

4.1.5 Pflegetheorien und Pflegemodelle im deutschsprachigen Raum

Die Theorie von **Virginia Henderson** wurde als erste US-amerikanische Theorie in die deutsche Sprache übersetzt (in den 60er-Jahren durch den ICN) und somit den Pflegenden in unserem Kulturkreis zugänglich gemacht. Vereinzelt versuchten Pflegende, v. a. im Aus- und Weiterbildungsbereich, diese und andere Theorien in der hiesigen Pflegepraxis umzusetzen. Dies scheiterte aber zumeist an den großen pflegetheoretischen, pflegepraktischen und kulturellen Unterschieden zwischen unserem und dem US-amerikanischen Gesellschaftssystem. So blieben meist nur einzelne Begriffe von Theorien übrig, die ohne ihren theoretischen Zusammenhang, z. T. auch mit ganz anderen Sinnzuweisungen, benutzt wurden. Das bekannteste Beispiel sind die »**Aktivitäten des täglichen Lebens (ATL)**«, die **Liliane Juchli** in ihren weit verbreiteten Lehrbüchern durch eine Zusammenführung, Kombination und Reihenfolgenänderung der 14 Grundbedürfnisse nach Henderson und der 12 Lebensaktivitäten (LA) nach **Roper** vorstellte, ohne aber die weiteren Elemente der entsprechenden Theorien zu berücksichtigen. Diese 12 ATL sind mittlerweile nahezu überall bekannt und dienen überwiegend als **Strukturhilfe** für Anamnesebögen, Informationssammlungen, Checklisten, Ausbildungsverläufe, Literaturrecherche oder Bücherregale. Ihnen fehlt aber jeder theoretische Bezug.

> Eine Konzeption von Pflege auf der Basis der ATL setzt sich den Kritikpunkten aus, Checklistendenken und funktionale Zersplitterung von Pflege zu fördern und keine theoretische oder pflegewissenschaftliche Basis zu haben.

Pflegewissenschaft existiert im deutschsprachigen Raum erst seit kurzer Zeit. Daher ist sie zunächst überwiegend damit beschäftigt, ihre Ziele zu bestimmen, ihr Gebiet zu strukturieren und die Disziplin auszugestalten. Der Zeitpunkt für eine deutschsprachige Theorieentwicklung und -überprüfung scheint noch nicht gegeben. Trotzdem besteht ein großes Interesse an Theorie und Theorieentwicklung im Zusammenhang mit der Diskussion um die Professionalisierungsmöglichkeiten von Pflege und den immer nachdrücklicheren Forderungen zur Qualitätssicherung in der Pflege.

In den vergangenen Jahrzehnten wurden diese Debatten vorwiegend durch deutschsprachige Pflegekräfte, die pflegerische Studiengänge im Ausland absolviert hatten, gefördert und gestaltet. Diese Personen wurden zu Motoren der pflegerischen Akademisierung in Deutschland, Österreich und der Schweiz. Nicht zuletzt ihren Einflüssen ist es zu verdanken, dass erste Ansätze von **Pflegetheorien und -modellen** auch **im deutschsprachigen Raum** entwickelt wurden. Im Folgenden werden 3 von ihnen vorgestellt.

Pflege als ganzheitliche Gesundheitsberatung (Rosette Poletti)

Die Professorin **Rosette Poletti** absolvierte in der Schweiz die Ausbildung zur Krankenschwester und studierte in den USA Pflegewissenschaft und Pädagogik. Mittlerweile hat sie altersbedingt ihre akademische Lehrtätigkeit aufgegeben und engagiert sich privat in mehreren Organisationen zur Förderung einer ganzheitlichen gesunden Lebensweise. 1980 erschien ihr Buch »L'enrichissement des interventions en soin infirmiers«, das seit 1985 in deutscher Übersetzung vorliegt (»Wege zur ganzheitlichen Krankenpflege«). Poletti betrachtet **Gesundheit** als inneren **harmonischen Zustand** eines Menschen, bezogen auf dessen körperliches, geistiges, emotionales und intellektuelles Ich, und als Harmonie zwischen Mensch und Umgebung. Gesundheit erfordert ein differenziertes Bewusstsein, das sich als Urteilsvermögen darstellt. Um den Zustand der Harmonie zu erreichen, werden Kommunikationsfähigkeit, die Fähigkeit zur sinnvollen Informationsdeutung und die Möglichkeit der Selbstverwirklichung benötigt. **Krankheit** wird als **Botschaft** betrachtet, mit der die betroffene Person etwas Wichtiges mitteilen möchte und nicht als etwas, das um jeden Preis beseitigt werden muss.

Pflegende helfen dem Pflegebedürftigen, seine Grundbedürfnisse zu befriedigen, indem sie eine Vertrauensbasis schaffen, ihm helfen sich auszudrücken und ihm die Grundlagen vermitteln, die ihm ermöglichen, seine Situation zu begreifen. Damit soll der Pflegebedürftige in einen **Zustand der Harmonie** und des erhellten Bewusstseins finden, der ihm erlaubt, wirklich gesund zu sein. Dazu müssen Pflegende den Betroffenen ganzheitlich betrachten und ihn in einem konstanten Lern- und Wachstumsprozess konsequent begleiten. Im Pflegeprozess sollen die Pflegenden alle Möglichkeiten der pflegerischen Praxis ausschöpfen, um ihre Pflegehandlungen auf den konkreten Empfänger hin anzupassen – je nachdem, in welchem seiner Wesensbereiche ein Ungleichgewicht Pflege erforderlich macht. Poletti **erweitert** hierfür die **Pflegeinterventionen** um Elemente aus der Transaktionsanalyse und der Gestalttherapie, um Entspannungstechniken, Körper- und Reflexzonenmassagen und Visualisierung. Umgesetzt werden sollte nach Poletti all das, was in der konkreten Situation umgesetzt werden könnte.

Alle Wünsche werden klein gegen den gesund zu sein.
Deutsches Sprichwort

Fördernde Prozesspflege (Monika Krohwinkel)

Monika Krohwinkel, emeritierte Professorin für Pflege an der Evangelischen Fachhochschule Darmstadt, überprüfte im Zusammenhang mit ihrer Studie »Der Pflegeprozess am Beispiel von Apoplexiekranken« die Ansätze von Rogers, Orem und Roper, entwickelte sie weiter und fügte die existenziellen Erfahrungen des Lebens den Lebensaktivitäten hinzu (Theorie der fördernden Prozesspflege).

> Die Forschungsarbeit war die erste vom Bundesministerium für Gesundheit, die von einer Pflegewissenschaftlerin geleitet wurde.

Krohwinkel und ihre Mitarbeiter stellten fest, dass ATL oder LA nicht alle Aspekte des menschlichen Lebens erfassen, sondern **existenzielle Erfahrungen** (z. B. Vertrauen, Hoffnung, Angst, Schmerzen, Weltanschauung), Unabhängigkeit und Wohlbefinden vernachlässigen. Im Rahmen

Aktivitäten des Lebens	Existenzielle Erfahrungen des Lebens
• Kommunizieren • Sich bewegen • Vitale Funktionen aufrecht erhalten • Essen und Trinken • Ausscheiden • Sich pflegen • Sich kleiden • Ruhen, schlafen und entspannen • Sich beschäftigen und sich entwickeln • Sich als Frau oder Mann fühlen und verhalten • Für eine sichere und fördernde Umgebung sorgen • Soziale Beziehungen und Bereiche sichern und gestalten	• Existenzfördernde Erfahrungen machen • Mit belastenden und gefährdenden Erfahrungen umgehen • Unterscheiden von gefährdenden oder fördernden Erfahrungen und sich daran entwickeln

Abb. 4.3. 15 AEDL-Subkategorien nach Krohwinkel

einer Theorie entwickelnden Forschungsrichtung (»Grounded Theory«) wurden von Krohwinkel bisher folgende Elemente erarbeitet, überprüft und vorgestellt: ein Rahmenmodell, ein Pflegeprozessmodell, das **AEDL-Strukturierungsmodell**, das Managementmodell und ein Modell zum reflektierenden Erfahrungslernen. Aus diesem umfangreichen Gedankengebäude können hier nur Kernaspekte dargestellt werden.

Der Theorie von Krohwinkel liegt ein Bild vom Menschen als individuelle und ganzheitliche Person zugrunde, die mehr ist als die Summe ihrer Teile und in (sich gegenseitig beeinflussenden) Wechselbeziehungen mit ihrer Umgebung steht. Jeder Mensch hat das Bedürfnis, Autonomie, Wohlbefinden und Lebensqualität zu erreichen. Dazu werden von Menschen unterschiedliche »Aktivitäten und existenzielle Erfahrungen des Lebens (AEDL)« ausgeführt und gestaltet. Die AEDL werden von Krohwinkel in **15 Subkategorien** eingeteilt, die durch eine Vielzahl sog. *Spezifika* erkannt und eingeschätzt werden können (Abb. 4.3).

Sind Menschen nicht in der Lage, ihre Bedürfnisse aus eigener Kraft zu erfüllen und ihre AEDL zu realisieren, können sie von Pflegenden dabei unterstützt werden. Pflege richtet sich auf die Betroffenen und deren persönliche Bezugspersonen mit der **Zielsetzung**, die Fähigkeiten zur Realisierung und Gestaltung von Unabhängigkeit, Wohlbefinden und Lebensqualität in den AEDL zu erhalten oder zu erlangen. Um dies zu erreichen, müssen beruflich Pflegende mit den Pflegebedürftigen fördernd kommunizieren, sie in ihren AEDL unterstützen, sie ermutigen, anleiten und beraten und in ihrem Sinne handeln (direkte Pflege), ihre Pflege organisieren, koordinieren und dokumentieren. Diese Aufgaben werden als Hauptaufgaben und eigenständige Verantwortungsbereiche von Pflege definiert. Krohwinkel entwickelte **5 Kategorien**, anhand derer feststellbar ist, ob tatsächlich »**fähigkeitsorientiert-fördernde Prozesspflege**« oder eine »**defizitär-versorgende Pflege**« erfolgt:

— Sichtbarkeit oder Unsichtbarkeit,
— Ganzheitlichkeit oder Fragmentierung und Linearität,
— Kongruenz oder Inkongruenz,
— Kontinuität oder Diskontinuität,
— Unabhängigkeit und Wohlbefinden oder Abhängigkeit.

Diese Kategorien könnten eine Grundlage für Qualitätsentwicklung und -überprüfung in der Pflege sein.

Multidimensionale Patientenorientierung (Karin Wittneben)

Karin Wittneben, emeritierte Professorin der Universität Hamburg, stellte 1991 in ihrer Dissertation ein Modell der multidimensionalen Patientenorientierung vor, mit dessen Hilfe sie pflegedidaktische Texte analysierte und welches eine Grundlage zur Entwicklung einer **Fachdidaktik** der Krankenpflege sein sollte. Für dieses Modell verknüpfte Wittneben unterschiedliche, nicht nur pflegespezifische Denkansätze.

Das Modell beinhaltet mehrere **integrative Stufen**, d. h., die jeweils folgende Stufe nimmt die vorhergehenden in sich auf. Ausgehend von der Frage, wie in der Krankenpflege eine Patientenorientierung erreicht werden könnte, entwickelte Wittneben einen multidimensionalen Pflegebegriff. Im Modell wird dieser so dargestellt, dass der Grad der Patientenorientierung, ausgehend vom Zustand der Patientenignorierung, von Stufe zu Stufe ansteigt. Dieses Modell kann laut Wittneben als **Analysemodell** zur Forschung genutzt werden, aber auch als **Handlungsmodell** für die Pflegepraxis und als **Korrespondenzmodell** für die Pflegedidaktik (Abb. 4.4).

Als **1. Stufe** ihres Modells benennt Wittneben die **Verrichtungsorientierung**, in der die zu erledigenden pflegerischen Handlungen am Pflegebedürftigen für die Pflegekräfte sinnstiftend sind und ihnen das Gefühl geben, eine verantwortungsvolle Aufgabe zu haben. In dieser Dimension finden die Pflegehandlungen meist stumm, mechanisch und unreflektiert statt.

1999 stellte sie die **2. Stufe**, eine Erweiterung der Dimensionen nach unten durch die Dimension der **Ablauforientierung** vor, in der sich Pflegekräfte auf keinen Teil des Patienten mehr beziehen, sondern nur noch den ungestörten Betriebsablauf als Orientierungspunkt haben. In dieser **Haltung** funktioniert der Ablauf überspitzt ausgedrückt dann am besten, wenn kein Patient mehr da ist.

Als **3. Stufe** folgt die **Symptomorientierung**. Hier betreiben die Pflegekräfte **Krankenbeobachtung**, registrieren medizinische und pflegerische Symptome über ihre Wahrnehmungskanäle und melden sie verlässlich weiter. Allerdings berücksichtigen sie keinen Bedeutungszusammenhang der Krankheitserscheinungen und können die Wirkungen einer von ihnen vorgenommenen Therapie nicht beurteilen. Diese Dimension ist die im medizinischen Handlungsmodell verbreitetste und erwünschteste.

Als **4. Stufe** nennt Wittneben die Dimension der **Krankheitsorientierung**. Hier besteht ein höheres Maß an Patientenorientierung, weil der Patient ja Träger der Krankheit und diese fest in seine Lebenswelt eingewoben ist. Pflegekräfte berücksichtigen ihre Denkergebnisse zu Diagnostik und Therapie, handeln erkennend und beurteilend und besitzen das dazu erforderliche Fachwissen und die notwendigen Erfahrungen. Sie verstehen Phänomene in der Situation des Patienten – sofern diese auf die Krankheit bezogen sind – und ihre Maßnahmen unterstützen und sichern Diagnostik und Therapie.

Die **5. Stufe** ist mit **Verhaltensorientierung** bezeichnet. Hier besteht die zentrale Pflegetätigkeit in der Einschätzung und Unterstützung der Verhaltensanpassung des Patienten. Diese Art der Pflege ist noch immer eine reaktive, keine aktive, aktivierende (fordernde) oder gar fördernde Pflege. Auch hier wird noch eine wichtige Dimension ausgeklammert, ist also keine vollständige Patientenorientierung vorhanden.

Die **Patientenorientierung wird erst mit der 6. Stufe erreicht**, mit der Dimension der **Handlungsorientierung**. Hier orientieren sich die Pflegekräfte zentral an den zielgerichteten Handlungen des Patienten und fordern diese heraus, auf ihrem Weg zu persönlichem Wohlbefinden Selbstverantwortung zu übernehmen. Die Verantwortung des Patienten zur Selbstpflege soll erhalten, wiederhergestellt oder erweitert werden.

In der Weiterentwicklung dieses Modells formulierte Wittneben 1999 noch **3 zusätzliche Kategorien**, von denen zwei definitiv seien und eine weitere denkbar. Diese Kategorien wurden als quer liegende gedacht, weil der Grad ihrer Berücksichtigung in jeder der sechs horizontalen

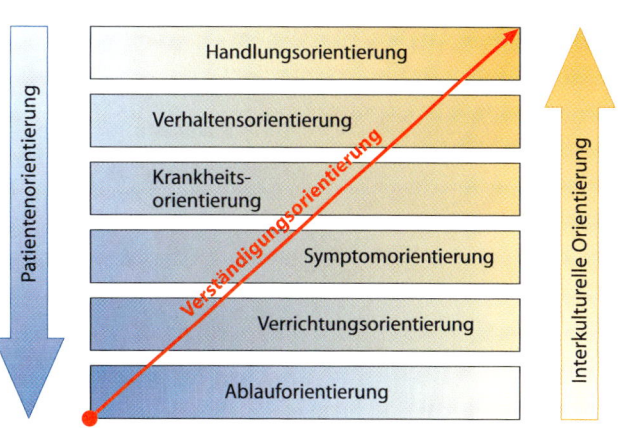

Abb. 4.4. Modell der multidimensionalen Patientenorientierung nach Wittneben

Der Preis der Größe heißt Verantwortung.
Winston Churchchill

Dimensionen Auswirkungen auf den Grad und die Qualität der jeweiligen Stufe von Patientenorientierung zeigt. Definitiv als quer liegende Kategorien wurden Kommunikations- und Interaktionsorientierung sowie interkulturelle Orientierung genannt.

- Unter **Kommunikations- und Interaktionsorientierung** versteht man die Berücksichtigung gegenseitiger Geltungsansprüche auf Wahrheit, Wirksamkeit, Richtigkeit und Wahrhaftigkeit. Verständigung sollte kritisch-konstruktiv geschehen und vor der Festlegung einzelner Handlungen einen Aushandlungsprozess zwischen den beteiligten Personen garantieren.
- **Interkulturelle Orientierung** berücksichtigt die möglicherweise sehr unterschiedlich ausgeprägte kulturelle Identität der Akteure im Pflegeprozess.
- Als weiterhin denkbare quer liegende Kategorie wurde die **geschlechtsspezifische Orientierung** genannt, die ebenfalls in allen Dimensionen Auswirkungen zeigen könnte. In ihrer aktuellsten Veröffentlichung nimmt Wittneben diese Kategorie jedoch nicht mehr auf.

4.2 Pflegeforschung

> Der Mensch muss bei dem Glauben verharren, dass das Unbegreifliche begreiflich sei; er würde sonst nicht forschen.
> *Johann Wolfgang Goethe*

Forschung überprüft oder erarbeitet Theorien (**Grundlagenforschung**) und überprüft oder entwickelt Interventionen (**Praxisforschung**). Nur die Verknüpfung beider Stränge, Theorie **und** Forschung, garantiert eine beständige Weiterentwicklung von Wissenschaft und ein weiterhin überbrückbares Theorie-Praxis-Gefälle. Die große Herausforderung für Pflegeforschung ist die Erhöhung von Effektivität (bestmögliche Ergebnisse) und *Effizienz* der beruflichen Pflege.

> **Gesundheitsberatung**
>
> **Zu viel Pflege** bedeutet unnötige Abhängigkeit, Behinderungen, Leiden und Kosten. **Zu wenig Pflege** bedeutet unnötige Beschwerden, Komplikationen und wiederum unnötige Behinderungen, Leiden und Kosten. Kann Pflegeforschung auf diese Herausforderungen eine Antwort geben, dann hat sie *Relevanz*.

Forschung geschieht nach festen **Regeln**. Diese Regeln sollten beruflich Pflegenden bekannt sein, denn Professionalisierung bedeutet auch die Fähigkeit und Bereitschaft, sich Forschungsergebnisse anzueignen, zu bewerten und in die Praxis umzusetzen. Zudem wird voraussichtlich die weitere Entwicklung pflegebezogener Studiengänge dazu führen, dass beruflich Pflegende vermehrt an Pflegeforschung beteiligt werden – sowohl als Ausführende als auch als Gegenstand eines Forschungsprojektes.

 Die wissensbasierte Pflege wird auch evidence based nursing (EBN) genannt.

4.2.1 Forschungsrichtungen

Der Begriff »Forschung« bezeichnet eine **systematische Vorgehensweise** anhand anerkannter **Untersuchungsmethoden** mit dem Ziel, für ein bestimmtes wissenschaftliches Gebiet neue Erkenntnisse zu gewinnen. Diese Erkenntnisse sollten das jeweilige Fachgebiet weiterentwickeln und für dessen Praxis verwertbar sein. Je nach Art der verwendeten Forschungsmethoden lassen sich **2 Hauptansätze** unterscheiden: **qualitative** und **quantitative** Forschung. Für beide Forschungsansätze werden **Gütekriterien** benannt, die aber aufgrund der verschiedenen Vorgehensweisen unterschiedlich benannt werden.

Als gemeinsames Gütekriterium gilt für qualitative und quantitative Forschung die ethische Rechtfertigung von Vorgehensweise und Methoden.

Dazu gehören grundsätzliche ethische Überlegungen, die Einbeziehung einer Ethik-Kommission und die Beachtung der Interessen und Bedürfnisse der an der Forschung beteiligten Personen (z. B. genaue Aufklärung der Probanden und deren schriftliche Einverständniserklärung oder Schweigepflicht der Datenerheber).

Quantitative Forschung

In einer quantitativen (Quantität = Menge, Anzahl) Untersuchung überprüft der Forscher die **Gültigkeit** und Verallgemeinerbarkeit von **Phänomenen** oder **Hypothesen** (Annahmen). Dazu wird mit geeigneten Methoden meist eine große Anzahl von Daten erhoben, die anschließend mittels statistischer Verfahren ausgewertet und überprüft werden. Ein entscheidender Faktor dieser Vorgehensweise ist die »**Stichprobe**«. Mit diesem Begriff werden die Anzahl der Untersuchten (oder der »Merkmalsträger«) und deren Zusammensetzung bezeichnet, die in den meisten Fällen nur eine Teilmenge der Grundgesamtheit ist. Wird beispielsweise erfragt, wie die Deutschen am nächsten Sonntag wählen würden, werden nicht alle zweiundachtzig Millionen Einwohner befragt, sondern nur ein bestimmter Teil von ihnen, eben die Stichprobe. Damit die erzielten Ergebnisse verallgemeinerbar sind, muss die Stichprobe **repräsentativ** sein, d. h., sie muss die Merkmale und Zusammensetzung der entsprechenden Grundgesamtheit genau wiedergeben. Weitere Gütekriterien sind ausreichende Größe der Stichprobe (ist berechenbar), Validität und Reliabilität. **Validität** bedeutet, dass mit dem eingesetzten Messinstrument auch wirklich genau das gemessen wird, was gemessen werden soll. **Reliabilität** bezeichnet einen hohen Grad an Übereinstimmung und Wiederholbarkeit der gemessenen Ergebnisse, auch durch andere Forscher, zu verschiedenen Zeitpunkten und in verschiedenen Untersuchungsgruppen. Reliabilität erfordert zudem, dass im Forschungsbericht die zur Datenerhebung verwendeten Instrumente (z. B. ein Fragebogen) genau beschrieben bzw. abgedruckt werden.

Validität und Reliabilität einer Untersuchung werden vom Forscher zu Beginn seiner Forschung in einem **Vor- oder »Pre«-Test** überprüft. Das Vorhandensein eines Pre-Tests ist somit ebenfalls ein Gütekriterium für quantitative Forschungen.

Die häufigsten **Messinstrumente** in quantitativen Forschungen sind Fragebögen, Stoppuhr und Check-, Abhak- oder Summenlisten. Eindeutigkeit und Neutralität der verwendeten Messinstrumente sind weitere Gütekriterien, die eng mit Validität und Reliabilität zusammenhängen.

Qualitative Forschung

Der Begriff »qualitativ« beinhaltet im vorgestellten Zusammenhang keine Qualitätsbewertung von Forschungsansätzen, sondern bezieht sich auf die **Vorgehensweise** und die **Interessenlage des Forschers** im Hinblick auf das zu erforschende Phänomen. Bei einer qualitativen Forschung interessiert sich der Forscher weniger für die auftretende Anzahl der untersuchten Phänomene, sondern mehr für deren Qualität bzw. **Ausprägung** und ihre **Auswirkungen** auf den Betroffenen. Dazu wird mittels sehr arbeitsaufwändiger Methoden versucht, die **Sichtweise** und das **Erleben** der Betroffenen zu erfassen.

Qualitative Forschungen führen meist zur **Bildung von Begriffen**. Sie entwickeln auch Aussagen zu möglichen Beziehungen zwischen Begriffen oder Phänomenen. Ihre Ergebnisse können aber oft nur als theoretische Annahme (= Hypothese) verallgemeinert werden, weil die **Stichprobengröße** im Gegensatz zu quantitativen Forschungen **sehr gering** ist. Daher bedürfen qualitativ entwickelte Theorien zur Überprüfung ihrer Verallgemeinerbarkeit quantitativer (empirische) Untersuchungen.

> Die Wissenschaft braucht Zusammenarbeit, in der sich das Wissen des einen durch die Entdeckungen des anderen bereichert.
> *José Ortega*

Aufgrund der Unterschiede in der Vorgehensweise sind Gütekriterien für qualitative Forschung schwieriger zu bestimmen. In der noch aktuellen Diskussion wurden bisher folgende **Gütekriterien** benannt:

- **Vertrauenswürdigkeit** (trustworthiness) bedeutet, dass die betreffende Forschungsarbeit – wissenschaftlich gesehen – so »sauber« und transparent ausgeführt wurde, dass der Leser ihren Ergebnissen vertrauen kann.
- **Glaubwürdigkeit** (credibility) meint, dass ein Leser beim Lesen des Forschungsberichtes in der beschriebenen Situation seine eigenen Erfahrungen erkennt, die für ihn hier vielleicht zum ersten Mal als ein bezeichnetes Phänomen veröffentlicht werden. Glaubwürdigkeit ist auch dadurch erreichbar, dass die erzielten Ergebnisse den Informanten nochmals vorgelegt und durch diese geprüft werden.
- **Zuverlässigkeit** (dependability) beinhaltet den »roten Faden« in einem Forschungsprozess, so dass es dem Leser möglich ist einzuschätzen, ob der Forscher und sein Forschungsprojekt zuverlässig sind. Entlang dieses »roten Fadens« kann der Leser dann die Ereignisse innerhalb der Studie verfolgen und die ihr zugrunde liegende Logik verstehen.
- **Übertragbarkeit** (transferability) beschreibt, inwieweit die Ergebnisse einer Forschungsarbeit in einen Kontext außerhalb des untersuchten Bereichs (Setting) passen. Zu dieser Beurteilung benötigt der Leser viele Informationen über das untersuchte Setting, um dessen Situation möglichst umfassend nachvollziehen zu können. In der Folge kann sich der Leser dann Ähnlichkeiten mit oder Unterschiede zu anderen Situationen und Zusammenhängen bewusst machen und somit vielleicht die beschriebenen Ergebnisse übertragen.
- **Nachweisbarkeit** (confirmability) erfordert, dass Daten möglichst direkt und nachvollziehbar mit ihrer Quelle verbunden werden und der Leser dadurch die jeweiligen Schlussfolgerungen und Interpretationen nachvollziehen kann. Dazu werden z. B. Interviewabschnitte wortwörtlich zitiert und auf jeden Fall möglichst viele Originaldaten angeführt.

Vertrauen ist das Gefühl einem Menschen sogar dann glauben zu können, wenn man weiß, dass man an seiner Stelle lügen würde.
Henry Luis Mencken

4.2.2 Der Forschungsprozess

> Jede Forschung, ob quantitativ oder qualitativ, durchläuft bestimmte, festgelegte Schritte, die voneinander abgrenzbar, identifizierbar und somit beschreibbar sind. Diese Vorgehensweise wird auch als »Forschungsprozess« bezeichnet.

Wie bei jedem Prozess bauen die abfolgenden Schritte oder Phasen aufeinander auf und sind ineinander verschränkt (▶ Kap. 2). Dies kann zwar für die Forschungspraxis bedeuten, dass manche Phasen gleichzeitig bearbeitet werden müssen, die Darstellung der Phasen aber trotzdem getrennt erfolgen sollte. **Bartholomeyczik** (1997) beschreibt den Forschungsprozess in **6 Phasen**:

- Erforschbarmachen der Forschungsfrage,
- Erstellung von Projektplan und -design,
- Gestaltung eines theoretischen Rahmens,
- Methodenentwicklung,
- Datenerhebung, Auswertung und Interpretation der Daten,
- Verbreitung der Forschungsergebnisse.

Wer fragt, ist ein Narr für 5 Minuten. Wer nicht fragt bleibt ein Narr für immer.
Chinesisches Sprichwort

Erforschbarmachen der Forschungsfrage

Am Beginn einer Forschung steht ein ungelöstes Problem, eine unbeantwortete Frage oder eine zu überprüfende Hypothese. In einer kreativen Auseinandersetzung mit allen damit in Verbindung zu bringenden Anteilen, Aspekten und Perspektiven sollte dieser Ausgangspunkt betrachtet und danach als möglichst präzise Frage formuliert werden.

> Nur wirklich präzise Fragen können überhaupt erforscht werden.

Zur Präzisierung ist es notwendig, die Frage einzuengen, also aus dem Gesamtfeld herauszulösen. Dann sollten die verwendeten Begriffe definiert oder erläutert werden. Die Konkretisierung der Forschungsfrage hängt auch von den zeitlichen, finanziellen und methodischen Ressourcen des Forschers, dem Auftraggeber und der aktuellen gesellschaftlichen oder politischen Situation ab. Dies hat Auswirkungen auf alle folgenden Phasen, weil mit der Frage bereits **Forschungsrichtung, Erhebungsmethode und theoretischer Rahmen vorgegeben** werden können. Bei einem qualitativen Forschungsdesign bleibt, je nach Art des qualitativen Ansatzes, die Forschungsfrage recht offen.

Erstellung von Projektplan und Projektdesign

Besteht eine genügend präzise Forschungsfrage, so muss daran anschließend geplant werden, **wie man zu den** entsprechenden **Forschungsergebnissen kommen will**. Ein **Projektplan** wird v. a. für Forschungsanträge verwendet, um für die geplante Forschung potenzielle Geldgeber zu finden. Dazu ist es notwendig, die geplante Forschung, die zu Untersuchenden (»Population«) und die beabsichtigte Vorgehensweise möglichst genau darzustellen und zu begründen.

> Zum Projektplan gehören unbedingt ein Kosten- und ein Zeitplan.

Mit dem Begriff **Forschungsdesign** wird im engeren Sinne die vorgesehene Untersuchungsanordnung oder Arbeitsweise bezeichnet. Hier muss entschieden werden, ob die Daten durch ein Experiment oder nichtexperimentell, einmalig oder mehrmalig, vorausblickend oder rückblickend erhoben werden sollen.

Gestaltung eines theoretischen Rahmens und Methodenentwicklung

Dieser Punkt ist im Rahmen der **Vorbereitung** einer empirischen Forschung der **entscheidendste** und **arbeitsintensivste** (bei einigen qualitativen Forschungsansätzen folgt der hier beschriebene Schritt erst zu einem späteren Zeitpunkt). Der Forscher muss sich darüber klar werden, auf welche **Theorie** oder auf welche Denkschule er seine Forschungsarbeit begründen möchte. Die Entscheidung wird möglicherweise durch die Formulierung der Fragestellung bereits vorgegeben (oder erfordert dort eine Umformulierung) und hat große Auswirkungen auf die weitere Vorgehensweise, weil Theorien oder Denkschulen häufig bestimmte Perspektiven, Techniken und Methoden bevorzugen oder ablehnen, aber auch einfach nur nahelegen können.

Der **Hauptteil** der Arbeit im aktuellen Punkt besteht aber in einer **ausführlichen Literaturrecherche** und **Literaturanalyse**. In ihr versucht der Forscher, alle wichtigen Veröffentlichungen zu finden, die sich schon einmal mit einer ähnlichen oder sogar der gleichen Frage wie er befasst haben. Durch die Auswertung der entdeckten Veröffentlichungen können vom Forscher verschiedene Erklärungsansätze für das seiner Forschungsfrage zugrunde liegende Problem und wertvolle Hinweise auf die Anwendung von Forschungsmethoden oder die Auswahl einer Stichprobe gefunden werden. Daneben gewinnt der Forscher auch den Vorteil, **Fehler** anderer nicht wiederholen zu müssen und kann seine Fragestellung und seinen Forschungsplan noch einmal überarbeiten oder anpassen.

Darauf folgt die **Erarbeitung, Entwicklung** oder **Anpassung** von auf die Fragestellung bezogenen **Untersuchungsmethoden**. Die in der Literatur gefundenen Hinweise können bei Entwicklung und Begründung dieser Methoden große Dienste leisten und möglicherweise sogar eine Fehlkonzeption der Forschungsarbeit verhindern. Wichtig ist dabei, dass die einzusetzenden **Methoden** die oben vorgestellten **Gütekriterien** erfüllen.

Am auffälligsten unterscheiden sich die Leute darin, dass die Törichten immer wieder dieselben Fehler machen und die Gescheiten immer wieder neue.
Karl Heinrich Waggerl

Datenerhebung

Nach dieser intensiven Vorbereitung folgt dann die Erhebung der Forschungsdaten, nach Teilschritten gegliedert: Felderschließung, Pre-Test und Hauptuntersuchung.

Felderschließung bezeichnet alle vom Forscher durchzuführenden Maßnahmen, die gewährleisten, dass der Forscher auch tatsächlich mit den Personen seines Interesses (»Forschungsfeld«) in Kontakt kommen kann. Dazu gehören beispielsweise Informationsschreiben, Pressemitteilungen, Kontaktaufnahme mit entsprechenden Institutionen oder Organisationen und Gespräche mit den Personen, die den Feldzugang ermöglichen oder verhindern können (sog. »Gatekeeper«), wie Betriebsleitungen und Personalrat.

Ein **Pre-Test** ist notwendig, um Validität und Reliabilität einer Untersuchung zu überprüfen. Dazu sollte eine Expertenbefragung und das Erhebungsinstrument an einer Gruppe von Personen, die der zu untersuchenden Population gleicht, getestet werden. Die Ergebnisse eines solchen Pre-Tests ermöglichen die Überarbeitung und Verbesserung von Erhebungsmethoden und -instrumenten.

> Der Datenschutz muss immer eine höhere Priorität als das Forschungsinteresse haben.

In der **Hauptuntersuchung** werden dann die gewünschten Daten erhoben. Dies verläuft umso leichter und unproblematischer, je intensiver die Vorbereitung war. Von besonderer Bedeutung ist hier die Gewährleistung des **Datenschutzes**, beispielsweise durch eine Anonymisierung der erhaltenen Daten.

Auswertung und Interpretation der Daten

Zur **Auswertung** der erhaltenen Daten müssen ganz bestimmte, wissenschaftlich anerkannte Methoden vom Forscher beherrscht und korrekt angewendet werden. Bei quantitativen Forschungsdaten sind dies meist zahlenbasierte, statistische Verfahren, bei qualitativen Forschungsdaten andere, auf die Bedeutung bezogene Analysetechniken. Die Auswertung besteht aus dem reinen Sichten, Identifizieren, Zählen, Sortieren und Zuordnen der erhaltenen Daten und ist auf jeden Fall von der Interpretation abzugrenzen. Sie muss auch im Forschungsbericht für sich allein dargestellt werden, damit ein Leser die Möglichkeit bekommt, aus den dargestellten Daten eigene Schlussfolgerungen ableiten zu können.

> Wissenschaft ist nur eine Hälfte, Glauben ist die andere.
> *Novalis*

Die darauf folgende **Interpretation** der ausgewerteten Daten stellt die Ergebnisse in den Bezug zum theoretischen Rahmen der Forschung, mit dem der Forscher seine gezogenen Schlussfolgerungen begründet. Überschreiten die Schlussfolgerungen den angelegten theoretischen Rahmen, könnte dies auf Schwächen der ausgewählten Theorie oder auf Nahtstellen zu anderen Theorien hinweisen. In der Regel entstehen bei der Interpretation auch neue, weiter- oder tiefer führende Forschungsfragen, die ihrerseits neue Forschungsprojekte erfordern.

Verbreitung der Forschungsergebnisse

Damit Forschungsergebnisse ihre Zielgruppe überhaupt erreichen können, müssen sie veröffentlicht, gelesen, diskutiert und überprüft werden. Dies geschieht in der Regel bei allen finanzierten Forschungsprojekten, deren Geldgeber Zwischen- und Abschlussberichte vom Forscher erwarten. Dagegen finden die Ergebnisse kleinerer Forschungsarbeiten wie Doktor-, Magister-, Master- oder Diplomarbeiten selten ihren Weg in die **Fachöffentlichkeit**. Dies ist nicht weiter tragisch, wenn die Arbeit keine Relevanz besitzt (▶ Kap. 4.2).

> **Insidertipp**
> Relevante Ergebnisse sollten unbedingt veröffentlicht werden. Dazu dienen Artikel in einer Fachzeitschrift, Vorträge auf Pflegekongressen oder eine Veröffentlichung als Buch.

Weiterhin sollten die **Probanden** und **Gatekeeper** der Forschungsarbeit berücksichtigt werden, denen auf jeden Fall Informationen über die Forschungsergebnisse zustehen.

Veröffentlicht werden sollten nicht nur positive Forschungsergebnisse. Viel wichtiger, und für andere Forscher lehrreicher sind Veröffentlichungen von fehlgeschlagenen Forschungsprojekten, widerlegten Hypothesen und abweichenden Ergebnissen. Leider nimmt die Zahl solcher Veröffentlichungen aufgrund des akademischen Erfolgsdruckes immer weiter ab.

4.3 Beruflich Pflegende und Pflegeforschung

Wenn beruflich Pflegende in der Lage sind, Forschungsergebnisse zu verstehen und zu bewerten, können sie diese Ergebnisse in ihren Berufsalltag übertragen und anwenden und so die Praxis der beruflichen Pflege theoretisch fundieren. Dieser **Transfer** führt zu einer höheren Pflegequalität, zu mehr beruflicher Autonomie, zu begründbaren Pflegehandlungen, zu rechtlicher Sicherheit, zu mehr Effektivität und Effizienz von Pflege und zu einer verstärkten Ausrichtung der beruflich Pflegenden auf die individuelle Situation der Pflegebedürftigen.

Ausbildungseinrichtungen, Fortbildungsbeauftragte und Management arbeiten **Hand in Hand**, um die Fähigkeiten und Fertigkeiten beruflich Pflegender zu fördern und weiterzuentwickeln.

> Unabdingbare Voraussetzung bleiben aber die Motivation und die Bereitschaft jedes einzelnen beruflich Pflegenden, sein Wissen kontinuierlich auf dem aktuellen Stand zu halten.

Nur auf diesem Weg ist der gesellschaftliche Anspruch an beruflich Pflegende, eine angemessene, qualitativ hochwertige Pflege anzubieten und auszuführen, zu erfüllen.

> **Insidertipp**
>
> Beruflich Pflegende sollten den von ihnen in der Berufspraxis festgestellten Forschungsbedarf, als auch ihre fundierte fachliche Kritik an publizierten Forschungsprojekten und -ergebnissen den forschenden Kollegen mitteilen – sei es mittels Leserbriefen, durch Diskussionsbeiträge auf Pflegekongressen, mit eigenen Artikeln in Fachzeitschriften, in Form von Rückmeldung an Hochschulinstitute oder durch direkten persönlichen Kontakt.

> Der Informationsfluss erfolgt in beiden Richtungen, ansonsten droht der viel besprochene Graben zwischen Theorie und Praxis unüberwindlich zu werden.

Forschende Pflegende sind dazu aufgerufen, zuverlässig und korrekt zu arbeiten, um die Entwicklung ihrer Disziplin nicht zu behindern. Sie sollten sich ihrer zusätzlichen Rolle als **Vorbild** und **Mentor** für beruflich Pflegende bewusst sein und diese respektvoll anleiten, anregen und unterstützen. Entscheidend ist die Qualität der Zusammenarbeit von Forschenden und beruflich Pflegenden.

In dir muss brennen, was du in anderen entzünden willst.
Aurelius Augustinus

> »Nicht alle Krankenschwestern müssen oder sollen Forschung betreiben, jedoch können alle irgendeine Rolle innerhalb des Forschungsprozesses übernehmen. Krankenschwestern aller Ausbildungsstufen sollten den Forschungsprozess als einen Vorgang betrachten, der einen integralen Wert für die zunehmende Professionalität in der Pflege hat, und zwar unabhängig davon, ob sie ForschungsanwenderInnen sind oder selbst Forschung betreiben.« (LoBiondo-Wood/Haber 2005, S. 13)

4.3.1 Umgang mit Forschungs- und Fachliteratur

Wissen ist ein Schatz, der seine Besitzer überallhin begleitet.
Chinesisches Sprichwort

Wie bereits gesagt, müssen relevante Forschungsergebnisse veröffentlicht, gelesen und diskutiert werden, um überhaupt Wirkung entfalten zu können. Wie gleichfalls vorgestellt, geschieht Forschung nach festen Regeln. Dies gilt auch für Forschungsliteratur, die einen ganz **bestimmten Aufbau** hat. Das Wissen um diese Regeln versetzt beruflich Pflegende in die Lage, Forschungsliteratur zu lesen, zu verstehen und auf Übertragbarkeit in die Praxis beurteilen zu können.

> **Insidertipp**
>
> Forschungsberichte erscheinen dem ungeübten Leser zunächst als zäh, fade und langweilig, wenn sie diese Regeln berücksichtigen. Hat man sich als Leser aber an diese **Strukturvorgaben** gewöhnt, so kann man Forschungsberichte schnell und v. a. gezielt lesen und beurteilen.

4.3.2 Strukturvorgaben von Forschungsberichten

Der **Titel** eines Forschungsberichtes sollte das Thema und die Breite der erfolgten Untersuchung darstellen, ohne provokant, reißerisch oder irreführend formuliert zu werden. Viele Forschungsberichte haben einen Untertitel, der die Untersuchung noch genauer beschreibt.

In einer Fachzeitschrift beginnen die Artikel in der Regel mit einem **Abstract**, der den Text in wenigen Worten zusammenfasst und einen kurzen Überblick über Ausgangsproblem, Literaturlage, Stichprobe, Fragestellung, Methodik, Ergebnisse und Schlussfolgerungen bietet.

> **Bereits nach der Lektüre eines guten Abstracts kann der Leser entscheiden, ob sich die genauere Lektüre dieses Artikels für ihn lohnt oder nicht.**

Als nächstes folgt die **Beschreibung der Fragestellung** (oder Hypothese) und ihre Begründung. Dabei stellt der Forscher sein Erkenntnisinteresse, die ihn bewegenden Motive und die Relevanz der Forschungsfrage dar. Dem schließen sich **Begriffsdefinitionen** an, in denen der Forscher die genaue Bedeutung der in seiner Fragestellung verwendeten Begriffe erläutert. Hierauf folgt die **Darstellung der Literaturlage**, in der Suchstrategie, Analysekriterien und Ergebnissen der Literaturanalyse vorgestellt werden.

Danach sind der zugrunde liegende **theoretische Rahmen**, der **Projektaufbau** und die gewählten **Erhebungsmethoden** wiederzugeben und zu begründen. Dieser Schritt lässt sich gut mit der erforderlichen **Diskussion der ethischen Aspekte** verbinden. Die Auswahl der zu untersuchenden **Population** und die Art der **Stichprobe** müssen entweder unter dem vorherigen Punkt »Projektaufbau« oder nun im Anschluss geschildert und begründet werden, in manchen Fällen auch zusätzlich, wie der jeweilige **Feldzugang** erfolgte.

Dann werden die **Erhebungsinstrumente** vorgestellt und in ihrem Bezug zur Forschungsfrage erklärt, möglichst auch als Anlage beigefügt (z. B. Fragebogen, Interviewleitfaden, Beobachtungsprotokoll). Im Anschluss daran wird die eigentliche **Datenerhebung** beschrieben, wie dabei vorgegangen wurde, wer die Daten erhob, wie hoch die Beteiligung war, usw.

Im nächsten Schritt werden die **Untersuchungsergebnisse** dargelegt; erst darauf folgt deren **Interpretation**. Die Darstellung sollte übersichtlich, vollständig und mit Originaldaten oder Zitaten belegt sein. Interpretationen müssen sich aus den vorher dargestellten Daten ableiten lassen und für den Leser nachvollziehbar sein.

Abschließend sollte der Forscher auf jeden Fall eine **kritische Auseinandersetzung mit dem Forschungsprojekt** führen, in der Grenzen, Probleme und neu entdeckte Forschungsansätze aufgezeigt werden. Der Forschungsbericht endet mit den verwendeten **Literaturangaben**, also mit eindeutig identifizierbaren Quellen.

> Eine Beschränkung auf den Verweis »Literatur beim Autor« oder »Literaturliste in der Redaktion« ist bei wissenschaftlichen Artikeln unwissenschaftlich und gilt als unseriös.

4.3.3 Lesen von Fachliteratur

Erst durch Lesen lernt man, wie viel man ungelesen lassen kann.
Wilhelm Raabe

Heutzutage wird vorausgesetzt, dass beruflich Pflegende Fachliteratur lesen und damit ihr Fachwissen auf einem aktuellen Stand halten, was sich z. B. in Gerichtsurteilen widerspiegelt. Da auch im deutschsprachigen Raum zunehmend mehr pflegebezogene Literatur auf dem Markt erscheint, ist eine **zeitökonomische Arbeitsweise** für den Umgang mit Fachliteratur immer wichtiger. Der Leser sollte daher bei möglicherweise interessanten Artikeln zunächst den **Abstract** und bei Büchern **Klappentexte, Einleitung und Inhaltsverzeichnis** lesen. Anschließend kann er dann entscheiden, ob die vorliegende Veröffentlichung für ihn tatsächlich lesenswert ist.

Ist dies der Fall, so sollten im nächsten Schritt der Artikel oder die interessanten Kapitel **quer gelesen** werden, d. h., die Seiten werden eher überflogen, anhand der einzelnen Überschriften gegliedert und der Gedankengang des Autors nachvollzogen. Dabei können bereits Schlüsselgedanken identifiziert werden. Erscheint die Veröffentlichung nun immer noch interessant, sollte sie jetzt vertiefend und danach kritisch gelesen werden.

Im **vertiefenden Lesen** wird versucht, weitere Schlüsselgedanken und die wichtigsten Argumentationsgänge des Autors herauszufinden. Dabei bleibt aber der Leser noch nahe an der Oberfläche des Textes. Nicht verständliche Begriffe und Fremdwörter sollten kenntlich gemacht und nachgeschlagen werden. Im Anschluss an diesen Schritt folgt dann das **kritische Lesen**. Um sich nicht im Text zu verlieren, ist es empfehlenswert, vor dem kritischen Lesen aus dem eigenen Interesse heraus diejenigen Fragen an den Text zu stellen (und auch schriftlich festzuhalten), deren Beantwortung man bei der weiteren Lektüre erwartet. Zur anschließenden **Reflexion** des Textes sollten folgende Punkte bedacht werden:

- Wurden, falls die vorliegende Veröffentlichung ein Forschungsbericht ist, die im vorigen Kapitel vorgestellten Strukturvorgaben eingehalten?
- Ist das Thema relevant und sind die Ergebnisse übertragbar?
- Ist die Veröffentlichung unabhängig oder gibt es Sponsoren?
- Wird das erkenntnisleitende Interesse des Autors dargestellt?
- Ist der theoretische Rahmen erkennbar und nachvollziehbar?
- Ist die Literaturanalyse für die Fragestellung oder das zentrale Anliegen des Textes schlüssig, aktuell und umfassend?
- Werden Untersuchungspopulation oder -gegenstand und Untersuchungsmethoden nachvollziehbar beschrieben und begründet?
- Wird die Vorgehensweise bei Datenerhebung und Auswertung klar dargestellt?
- Sind Darstellung und Interpretation der Ergebnisse eindeutig und voneinander abgegrenzt?
- Sind die Schlussfolgerungen nachvollziehbar?
- Bleiben Fragen offen oder entstehen neue Fragen?
- Sind verwendete Untersuchungsinstrumente ausreichend begründet und beigefügt?

Die Ergebnisse der Reflexion, an den Text gestellte Fragen, aufgekommene Gedanken, Querverweise und neue Entdeckungen sollten vom Leser schriftlich festgehalten und mit dem Text gesichert werden. Dazu dienen individuelle Ablagesysteme, Karteikarten oder computergestützte **Literaturverwaltung**.

> **Insidertipp**
>
> Wichtig sind die beständige Aktualisierung der Ablage und die umfassende Verschlagwortung der Texte, damit sie auch später noch schnell zur Verfügung stehen.

4.3.4 Angebot und Suche von Fachliteratur

Für beruflich Pflegende gibt es mehrere Möglichkeiten an Fachliteratur zu kommen (▶ Kap. 29). Den aktuellsten Wissens- und Diskussionsstand bieten **Fachzeitschriften**. Jeder beruflich Pflegende sollte mindestens eine Fachzeitschrift beziehen und regelmäßig lesen. In internationalen Listen werden bisher nur zwei deutschsprachige Fachzeitschriften erfasst, aus dem anglo-amerikanischen Raum hingegen eine Vielzahl.

Für die Suche nach Artikeln aus Fachzeitschriften bieten sich EDV-gestützte **Literaturdatenbanken** an. Diese werden meist als CD-ROM geliefert und regelmäßig aktualisiert. Für den deutschsprachigen Raum besteht über **CareLit** ein Zugriff auf die Datenbank LISK (Literatur Informationssystem für die Krankenpflege und das Krankenhauswesen), die Artikel aus über 80 deutschsprachigen Fachzeitschriften enthält. Für den internationalen Gebrauch besteht mit **CINAHL** (Cumulative Index of Nursing and Allied Health Literature) eine pflegespezifi-

Tabelle 4.4. Kontaktadressen für Literaturdienste

Einrichtung	Adresse	Internet
Bundesarbeitsgemeinschaft »Hilfe für Behinderte« e.V.	Kirchfeldstr. 149 D-40215 Düsseldorf	http://www.bagh.de.
Bundesministerium für Gesundheit und Soziale Sicherung	Postfach 500 D-53108 Bonn	http://www.bmgs.bund.de
Bundeszentrale für gesundheitliche Aufklärung (BzgA)	Postfach 91 01 52 D-51071 Köln	http://www.bzga.de
Deutsche Zentralbibliothek für Medizin	Josef-Stelzmann-Str. 9 D-50931 Köln	http://www.zbmed.de.
Deutscher Berufsverband für Pflegeberufe (DBfK) e.V.	Geisenbergstraße 39 D-10777 Berlin	http://www.dbfk.de
Deutscher Verein für Pflegewissenschaft e.V.	Bürgerstraße 47 D-47057 Duisburg	http://www.dv-pflegewissenschaft.de.
Deutsches Institut für medizinische Dokumentation und Information (DIMDI)	Postfach 42 05 80 D-50899 Köln	http://www.dimdi.de
Kuratorium Deutsche Altershilfe (KDA)	An der Pauluskirche 3 D-50677 Köln	http://www.kda.de
Robert Bosch Stiftung	Postfach 10 06 28 D-70005 Stuttgart	http://www.bosch-stiftung.de
WHO Weltgesundheitsorganisation	Avenue Appia 20 CH-1211 Geneva 27	http://www.who.int
WHO Weltgesundheitsorganisation, Regional Office for Europe	8, Scherfigsvej DK-2100 Kopenhagen	http://www.euro.who.int.

sche Datenbank, die Artikel aus über 550 verschiedenen, vorwiegend englischsprachigen Pflegezeitschriften und viele Hinweise zu Büchern, Broschüren, Kongressdokumentationen, Veröffentlichungen des US-amerikanischen Berufsverbandes etc. auflistet. Auch im **Internet** werden immer mehr pflegebezogene Datenbanken angeboten, wobei die Wissenschaftlichkeit dort entdeckter Artikel kritisch geprüft werden sollte.

Um den gewünschten Artikel dann auch lesen zu können, benötigt man nach der Suche die konkrete Zeitschrift oder eine Kopie des Artikels. Diese sind entweder in der Bibliothek einer Krankenpflegeschule, in einer Universitäts- oder Fachhochschulbibliothek bei angeschlossenem pflegespezifischem Studiengang, im Internet oder, gegen eine Gebühr, bei **SUBITO** (Kontakt über alle Internetadressen von Hochschulbibliotheken) zu bekommen.

Die **Suche nach Fachbüchern** gestaltet sich ähnlich – die Bibliothek der Krankenpflegeschule, öffentliche Bibliotheken und Hochschulbibliotheken bieten Such- und Recherchemöglichkeiten, über das Internet werden ebenfalls Suchmöglichkeiten angeboten, beispielsweise direkt bei den Verlagen oder über das **Hochschulbibliothekszentrum NRW** (http://www://hbz-nrw.de). Auch in Buchhandlungen lassen sich Bücher über das »Verzeichnis lieferbarer Bücher« suchen.

Schwieriger gestaltet sich die Suche nach sog. »**grauer Literatur**«. Darunter versteht man Informationsbroschüren, Kongressmaterial, Doktor- und Diplomarbeiten, Abschlussarbeiten aus Weiterbildungsgängen und Ähnliches. Hier ist viel Kreativität notwendig. Bei einigen Ministerien, Behörden und Verbänden kann man sich in Verteilerlisten aufnehmen lassen und bekommt dann regelmäßig Veröffentlichungslisten zugesandt. In Tabelle 4.4 finden Sie einige wichtige Adressen.

Du kannst kein Buch öffnen, ohne etwas daraus zu lernen.
Aus China

Nachschlagen und Weiterlesen

Bartholomeyczik S, Muller E (1997) Pflegeforschung Verstehen. Urban & Fischer bei Elsevier, München
Evers G C M (1997) Theorien und Prinzipien der Pflegekunde. Ullstein Mosby, Berlin
Krohwinkel M (1998) Fördernde Prozesspflege – Konzepte, Verfahren und Erkenntnisse. In: Osterbrink J (Hrsg.) Erster internationaler Pflegetheorienkongress Nürnberg. Verlag Hans Huber, Bern, 134–154
LoBiondo-Wood G, Haber J (2005) Pflegeforschung – Methoden, Bewertung, Anwendung. Urban & Fischer bei Elsevier, München
Marriner-Tomey A (1992) Pflegetheoretikerinnen und ihr Werk. Recom, Basel
Meleis A (1997) Die Theorieentwicklung der Pflege in den USA. In: Schaeffer D et al.: Pflegetheorien, Beispiele aus den USA. Verlag Hans Huber, Bern, 17–37
Meleis A (1999) Pflegetheorie – Gegenstand, Entwicklung und Perspektiven des theoretischen Denkens in der Pflege. Verlag Hans Huber, Bern
Poletti R (1985) Wege zur ganzheitlichen Krankenpflege, Praxisbezogenen Anregungen. Recom, Basel
Steppe H (1989) Pflegetheorien und ihre Bedeutung für die Praxis. Die Schwester/ Der Pfleger, Bibliomed, Melsungen. Heft 4: 255 ff
Wittneben K (2003) Pflegekonzepte in der Weiterbildung für Pflegelehrerinnen und Pflegelehrer – Leitlinien einer kritisch-konstruktiven Pflegelernfelddidaktik. 5. Aufl. Peter Lang GmbH, Frankfurt am Main

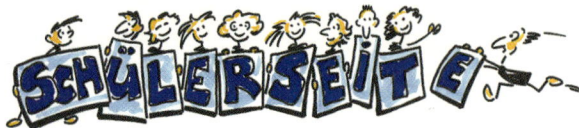

Erinnern

Fragen

1. Was versteht man unter einer Theorie? (▶ Kap. 4.1.1)
2. Was ist ein Modell? (▶ Kap. 4.1.2)
3. Was sind »Grand Theories«? (▶ Kap. 4.1.4)
4. Ordnen Sie die Pflegetheorien folgender Personen den 4 Denkschulen zu: Henderson, Travelbee, Watson, Rogers und Orem. (◨ Abb. 4.1 u. 4.2)
5. Beschreiben Sie die zwei Hauptansätze in der Pflegeforschung. (▶ Kap. 4.2.1)
6. Wie lesen Sie Fachliteratur und was beachten Sie bei der Reflexion der Texte? (▶ Kap. 4.3.3)

Probieren

Wer suchet, der findet

P	R	O	B	A	N	D	E	N	C	L	I	Z	E	V
F	R	B	I	B	L	I	O	T	H	E	K	S	L	I
L	I	E	I	A	T	R	A	E	K	T	Y	Y	D	U
E	E	S	T	H	E	O	R	I	E	L	R	N	E	T
G	R	B	X	E	S	V	G	L	A	S	W	T	D	L
E	I	A	Ä	O	S	E	U	N	P	T	I	A	M	E
M	N	C	H	B	I	T	A	S	I	A	S	X	H	T
O	N	Q	I	R	A	W	G	A	N	U	M	C	F	H
D	E	N	K	S	C	H	U	L	E	N	R	G	L	I
E	R	I	N	T	E	R	E	S	S	E	Y	R	V	K
L	N	E	I	A	T	P	O	L	H	N	X	N	A	K
L	E	S	E	N	T	A	S	C	W	E	B	L	Ö	M
E	I	X	J	F	L	I	E	P	S	T	K	J	Z	E
I	N	T	E	R	P	R	E	T	A	T	I	O	N	C
H	C	B	E	G	R	Ü	N	D	U	N	G	V	I	H

In dem Buchstabenchaos sind 15 Worte waagrecht, senkrecht und diagonal versteckt. ❓ Können Sie sie entdecken? Die Auflösung finden Sie auf der Schülerseite von Kap. 10.

Wissen

Woher kommt eigentlich der Nobelpreis?

Alfred Nobel (1833–1896), schwedischer Ingenieurssohn, brachte es in seinem Leben auf 350 Patentanmeldungen und fand noch Zeit, Dramen und poetische Texte zu verfassen. Unter anderem war er der Erfinder des Dynamits. Da er selbst keine Kinder hatte, ve**r**fügte er in seinem Testament, dass sein beträchtliches Vermögen in eine Stiftung fließen sollte. Seit 1901 wird d**e**r Nobelpreis jedes Jahr am 10. Dezember, dem Todestag seines Stifters, in Stockholm an herausragende Wissenschaftler aus den Bereichen Physik, Chemie, Medizin, Literatur und Friedensstiftung vergeben. Erst 1968 wurden die Wirtschaftswissenschaften zusätzlich aufgenommen. Neben einer Urkunde und Medaille gibt es auch ein stattliches Preisgeld: 2001 **b**elief es sich auf umgerechnet rund 1 Mio. Euro pro Fachrichtung.

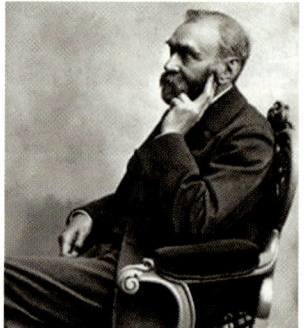

Alfred Nobel

Wissen

Das Ei des Kolumbus

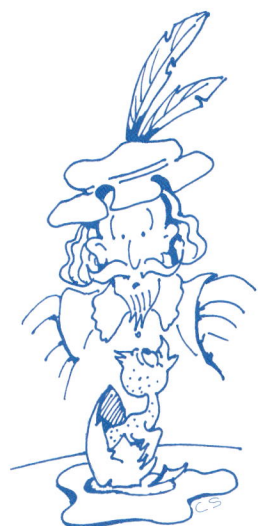

»Papa?«

1493 kehrte Christoph Kolumbus nach seiner ersten Entdeckungsfahrt an den spanischen Hof zurück. Er wurde mit viel Spott empfangen, da er wohl irgendein Stück Land, aber keineswegs den erhofften Seeweg nach Indien gefunden hatte. Das könne doch jeder, wenn er nur lange genug geradeaus segelte, war die einhellige Meinung. Daraufhin nahm Kolumbus angeblich ein Ei und forderte die vornehme Tischgesellschaft auf: »Setzt es auf die Spitze, Caballeros!« Niemandem gelang es. Kolumbus' eigene Lösung entsprach ganz seinem Charakter: Er nahm das Ei und drückte die Spitze vorsichtig auf die Tischplatte, so dass sie nur ein wenig eingedrückt wurde, ohne zu zerbrechen – und das Ei blieb stehen! »Das hätten wir auch gekonnt!«, empörte sich die Runde. Darauf erwiderte Kolumbus: »Sicher, so ist es oft. Wenn einer vormacht, wie einfach es ist, können es plötzlich alle«.

Probieren

Wer steckt dahinter?

In den beiden oberen Texten versteckt sich hinter den 14 fett gedruckten Buchstaben der Name eines berühmten deutschen Physikers. Er erhielt 1921 einen Nobelpreis, konnte aber das Preisgeld nicht genießen: Er hatte es seiner Frau versprochen, damit sie in die Scheidung einwilligte. Den Namen des Physikers finden Sie auf der Schülerseite von Kap. 10.

Erfahren

Zur Pflege gehört auch die Selbstpflege: Entspannung mal anders

Diese Art der Entspannung basiert auf Selbstbeeinflussung durch Selbstinstruktionen wie z. B. »Ich bin ganz ruhig«. Nach einiger Zeit werden Sie in der Lage sein, innerhalb weniger Minuten einen tiefen Entspannungszustand zu erreichen, z. B. in der Frühstückspause. Die Übung kann im Liegen oder im Sitzen durchführen werden und dauert höchstens 5 Minuten. Beginnen Sie mit dem Satz:

- »Ich bin ganz ruhig«
- 2mal wiederholen
- »Mein linker (rechter) Arm ist ganz schwer«
- »Meine Arme und Beine sind ganz schwer«
- »Mein rechter Arm ist ganz warm«
- »Mein Körper ist angenehm warm«
- »Mein Puls ist regelmäßig und ruhig«
- »Mein Puls geht von ganz alleine«
- »Mein Atem geht ganz ruhig«
- »Mein Atem geht von ganz alleine«
- »Mein Bauch ist angenehm warm«
- »Meine Stirn ist angenehm kühl«
- »Mein Kopf ist klar und frei«

Wiederholen Sie die Suggestionen jeweils 4–6mal. Nach Beendigung atmen Sie 3mal kräftig durch und öffnen Sie die Augen. Bei regelmäßiger Übung legen Sie sich damit regelrecht eine Schutzschicht gegen Stress zu.

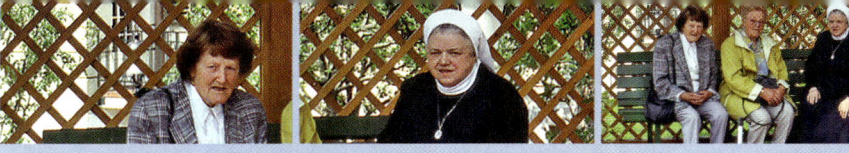

5 Pflegequalität

Martin Gieseke, Norbert Matscheko

5.1 Qualität – was ist das? – 114
5.1.1 Definitionen von Qualität – 114
5.1.2 Qualitätsmanagement – 116

5.2 Qualität in der Pflege – Pflegequalität – 119
5.2.1 Pflegequalität und Recht – 119
5.2.2 Pflegequalität – Übereinstimmung von Zielen und Erfolg – 120
5.2.3 Stufen der Pflegequalität – von gefährlich bis optimal – 120

5.3 Qualitätsförderung in der Pflege – 121
5.3.1 Schritte der pflegerischen Qualitätsförderung – 121
5.3.2 Instrumente der pflegerischen Qualitätsförderung – 122
5.3.3 Netzwerke zur pflegerischen Qualitätsförderung – 126

5.4 Pflegeleitbild – Definition, Ziele, Inhalte – 126

5.5 Pflegeorganisationsformen – Pflegesysteme – 127
5.5.1 Funktionspflege – 127
5.5.2 Bereichspflege/Gruppenpflege – 128
5.5.3 Zimmerpflege – 128
5.5.4 Primary Nursing/Bezugspflege – 129

Schülerseite – 131

5.1 Qualität – was ist das?

Der Begriff **Qualität** ist überall – im sozialen Bereich wie auch in der Wirtschaft – in aller Munde. Was steckt eigentlich dahinter? Was ist gemeint, wenn von Qualität gesprochen wird? Der Begriff »Qualität« an sich ist **wertfrei**, denn es gibt sowohl schlechte, als auch gute Qualität.

Qualität ist kein Zufall. Es gehören Intelligenz und Wille dazu, um ein Ding besser zu machen.
John Ruskin

> Nach Aristoteles beinhaltet der Begriff Qualität Aussagen über sinnlich wahrnehmbare und als wesentlich erachtete Eigenschaften von Gegenständen oder Handlungen.

Welche Eigenschaften von Gegenständen und Handlungen allerdings als wesentlich erachtet werden, wird **individuell** bestimmt und ist abhängig von sozialen, kulturellen und historischen Entwicklungen.

> Das Verständnis von Qualität ändert sich kontinuierlich und entwickelt sich weiter.

5.1.1 Definitionen von Qualität

In den letzten Jahrzehnten vollzog sich die Entwicklung des **Qualitätsverständnisses** wie folgt (Eichhorn 1997):

- Bis zum Ende der **60er-Jahre** bezog sich der Begriff auf das **Produkt** und seine Fertigung. Qualität beinhaltete einwandfreies Funktionieren, gute technische Eigenschaften, lange Lebensdauer, Fehlerfreiheit, Erfüllung von Produktionsanforderungen und Einhaltung von Spezifikationen. Aus dieser Zeit stammt das Qualitätssiegel »Made in Germany«.
- Seit Beginn der **70er-Jahre** vollzog sich diese Entwicklung schrittweise zu immer umfassenderen Anforderungen und Eigenschaften hin.
- Im ersten Erweiterungsschritt bezog sich das Qualitätsverständnis nun auch auf Menschen, den **Kunden**. Es beinhaltete ein möglichst hohes Maß an subjektivem Nutzen für den Anwender und die Befriedigung seiner Bedürfnisse.
- Im nächsten Schritt richtete sich das Verständnis von Qualität auf **Werte**. Maßgeblich ist hierbei die Entscheidung des Anwenders, ob die angebotene Leistung ihren Preis wert ist. Der Wert an sich ist das Ergebnis eines individuellen **Beurteilungsprozesses** durch den Kunden, in dem dieser entscheidet, ob und wie sich das Produkt für den vorgesehenen Verwendungszweck eignet.
- Mittlerweile hat das Qualitätsverständnis eine transzendente Dimension erreicht. In dieser wird Qualität, z. B. Lebensqualität, als etwas **Absolutes** und Einzigartiges verstanden und muss extrem hohe, zeitlose Anforderungen erfüllen. Qualität ist so nicht mehr messbar, nur noch erfahrbar.

> Zusammenfassend kann gesagt werden, dass es keine absolute Qualität geben kann, sondern nur eine relative, auf den jeweiligen Kunden zugeschnittene.

Das aktuelle Verständnis von Qualität beinhaltet nach Eichhorn eine **sachbezogene**, eine **emotionale** und eine **gesellschaftliche Ebene**. Die zu diesen Ebenen gehörenden Kriterien, die für eine Beurteilung oder Messung von Qualität Bedeutung haben, sind der ◌ Abb. 5.1 zu entnehmen.

> Das heutige Verständnis von Qualität beinhaltet nach Eichhorn die Erfüllung von sachbezogenen, emotionalen sowie gesellschaftlichen Anforderungen und ist an die Beurteilung des Kunden gebunden.

5.1 · Qualität – was ist das?

sachbezogene Ebene	emotionale Ebene	gesellschaftliche Ebene
· Erfüllung technischer Normen · Funktionstüchtigkeit · Handhabbarkeit · Gebrauchstauglichkeit · Ausstattung · Zuverlässigkeit · Haltbarkeit · Wartungsfreundlichkeit · Sicherheit · Ästhetik	· Kompetenz · Auftreten · Serviceverhalten · Hilfsbereitschaft · Freundlichkeit	· Sicherheit von Leben und Gesundheit für Kunden und Kundenumfeld · Schutz des Eigentums · Umweltfreundlichkeit · Schonung der Ressourcen

Abb. 5.1. Ebenen von Qualität und deren Kriterien. (Nach Eichhorn 1997)

Donabedian (▶ Schülerseite) entwickelte bereits in den 60er-Jahren eine Dreiteilung der Qualität in Struktur-, Prozess- und Ergebnisqualität die auch heute noch genutzt wird:

- **Strukturqualität** bezieht sich auf die **Voraussetzungen zur Erbringung** von Qualität und beurteilt, wer was wann und wo macht. Sie beinhaltet z. B. Organisation des Betriebes, Infrastruktur, bauliche, personelle und materielle Ausstattung.
- **Prozessqualität** bezieht sich auf den gesamten **Leistungsprozess** und beurteilt, wie und mit welchen Mitteln etwas gemacht wird. Sie beinhaltet z. B. Kontaktaufnahme, Erfassung von Kundenwünschen, Umgang mit dem Kunden und Verfahren bei der Leistungserbringung.
- **Ergebnisqualität** bezieht sich auf das **Resultat** der Leistungserbringung und beurteilt, in welchem Ausmaß benannte Ziele erreicht, Probleme beseitigt und Bedürfnisse befriedigt wurden. Sie beinhaltet z. B. erreichten Zustand, Kundenzufriedenheit und Wohlbefinden.

Führt man die Beschreibungen von Eichhorn und Donabedian zusammen, so könnte Qualität in der folgenden Weise definiert werden:

> Qualität ist das Ausmaß, mit dem ein angebotenes Produkt oder eine angebotene Dienstleistung – bei gleichzeitiger Berücksichtigung von Struktur, Prozess und Ergebnis der Produktion oder Leistungserbringung – die sachbezogenen, emotionalen und gesellschaftlichen Anforderungen des Kunden erfüllt.

Um Qualität messen zu können, müssen bestimmte **Messkriterien** definiert werden und folgenden Aspekte berücksichtigt sein:
- **Effektivität:** In welchem Maße wird das angestrebte Ziel erreicht?
- **Effizienz:** Wie ist das Kosten-Nutzen-Verhältnis?
- **Angemessenheit:** Wie weit sind die Handlungen auf die tatsächliche Problemlage bezogen?
- **Zugänglichkeit:** Ist das Produkt/die Dienstleistung für jeden Bedürftigen erreichbar?

Denn was man messen kann, das existiert auch.
Max Planck

5.1.2 Qualitätsmanagement

Qualität fällt nicht vom Himmel, sie muss hart erarbeitet werden.
Deutsches Sprichwort

Die Qualitätsbewegung hat ihre Ursprünge in Japan. Mitte der 70er-Jahre wurden japanische Wirtschaftsunternehmen von europäischen und amerikanischen Unternehmen erstmals als Konkurrenz und Modell gesehen. Die Leitfragen, mit denen man sich beschäftigte, lauteten beispielsweise:
- Wo sind wir nicht wettbewerbsfähig?
- Wo sind ungenutzte Kapazitäten?
- Wo versickert Geld?
- Wie lassen sich Kosten senken?
- Wie können wir unseren Marktanteil vergrößern?
- Wie können wir im Geschäft bleiben?

Dabei wurde die japanische Geisteshaltung des **Kaizen** entdeckt. Kaizen bedeutet »Streben nach Verbesserung«. Es beinhaltet Geduld und Beharrlichkeit und wird in Japan als persönliche Tugend und Erziehungsregel verstanden. Der Versuch einer Übertragung von Kaizen ins Deutsche lautet **KVP**: **K**ontinuierlicher **V**erbesserungs-**P**rozess.

Qualität wird im Rahmen von Kaizen als Qualität des **gesamten Unternehmens** betrachtet und schließt sämtliche Arbeitsplätze, Hierarchieebenen und menschliche Aktivitäten ein. Die Strategie der kontinuierlichen Verbesserung führt dazu, dass dieser Vorgang nie als abgeschlossen gelten kann.

> Die Koordination und Planung von Maßnahmen zur Verbesserung von Qualität in einem Unternehmen wird als Qualitätsmanagement bezeichnet.

Im Rahmen des Qualitätsmanagements existieren unterschiedliche Ansätze, die nachfolgend kurz dargestellt werden.

Total Quality Management (TQM)

Management ist nichts anderes als die Kunst, andere Menschen zu motivieren.
Lee Iacocca

TQM ist ein in der Industrie entstandenes, internationales Managementsystem zur Erreichung und Stabilisierung höchster Wettbewerbsfähigkeit. Durch TQM, im Deutschen häufig **UQM** (**U**mfassendes **Q**ualitäts-**M**anagement) genannt, wird Qualität zum **übergeordneten Unternehmensziel**, das in eine entsprechende Unternehmenskultur und -politik eingebettet sein muss. TQM orientiert sich an **Zufriedenheit** und **Nutzen** aller Beteiligten, also sowohl der Führungskräfte als auch der Mitarbeiter und der Kunden.
- **Total** bedeutet, dass dieser Ansatz bereichs- und funktionsübergreifend gültig ist.
- **Qualität** bezieht sich auf die Qualität der Arbeit, der Unternehmensprozesse, des Unternehmens und der Produkte.
- **Management** beinhaltet Führungsqualität, Qualitätspolitik und -ziele, Beharrlichkeit sowie Team- und Lernfähigkeit.

Qualität wird als Aufgabe sämtlicher Mitarbeiter verstanden, die durch **Qualifizierung**, **Fort-** und **Weiterbildung** immer optimal auf ihre Tätigkeiten vorbereitet sein sollten. **Kundenwünsche** sind der Qualitätsmaßstab und jeder nachfolgende Prozess in der Produktion ist vom vorhergehenden als Kunde zu betrachten. Sämtliche Prozesse sollen **ständig verbessert** werden und sämtliche Mitarbeiter unterstützen diese Ziele sowohl durch ihre Einstellung als auch durch aktives Engagement, beispielsweise im Rahmen von Qualitätszirkeln.

5.1 · Qualität – was ist das?

Wichtige Komponenten im TQM sind:
- der **Null-Fehler-Ansatz** (keine Fehler sind besser als Reparaturen),
- kontinuierliche **Selbstüberprüfung**,
- ein betriebliches **Vorschlagwesen** und
- die Gewährleistung **bestmöglicher Arbeitsbedingungen**.

Das EFQM-Modell

EFQM ist die Abkürzung für die **E**uropean **F**oundation for **Q**uality **M**anagement, eine Stiftungsgesellschaft, die ein Modell zur Entwicklung internationaler Qualitätsstandards mit Schwerpunkt auf dem Dienstleistungssektor erarbeitet hat. Die EFQM vergibt jährlich einen Preis, den European Quality Award (EQA), um den sich jedes Dienstleistungsunternehmen, also auch eine Pflegeeinrichtung, in Europa bewerben kann. Der EQA wird nach **neun Bewertungskriterien** vergeben, mit denen maximal 1000 Punkte erreicht werden können. Diese Kriterien sind:
- Führung,
- Mitarbeiterorientierung,
- Politik und Strategie des Unternehmens,
- Ressourcen,
- Prozesse,
- Kundenzufriedenheit,
- Mitarbeiterzufriedenheit,
- gesellschaftliche Verantwortung und
- Geschäftsergebnisse.

Eine **Einschätzung** erfolgt bei einem zweitägigen Besuch durch speziell ausgebildete **Assessoren**, kann aber auch durch eigene, dazu weitergebildete Mitarbeiter durchgeführt werden. Eine Einschätzung nach EFQM-Kriterien ist nicht nur wegen der Bewerbung um den EQA sinnvoll, sondern v. a. wegen der Möglichkeit einer kontinuierlichen eigenen **Standortbestimmung** im Vergleich zu früheren Ergebnissen und anderen Betrieben (sog. *Benchmarking*).

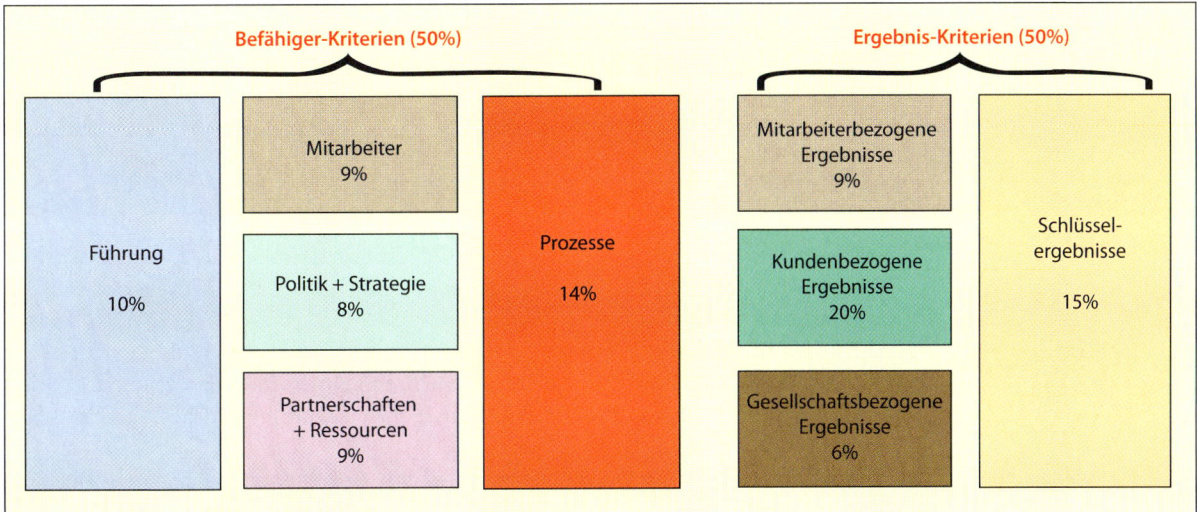

Abb. 5.2. Aufbau und Gewichtung der EFQM-Bewertungskriterien

> Unternehmen mit TQM liegen bei den EFQM-Bewertungen im Vergleich zu Unternehmen ohne TQM auf einem deutlich höheren Punkteniveau.

Aufbau und Gewichtung der EFQM-Bewertungskriterien sind in Abb. 5.2 ersichtlich.

Das ISO-EN-900x:2000-Prozessmodell

Die **I**nternational **S**tandardisation **O**rganisation (**ISO**) beschreibt und definiert international festgelegte Normen. Die früher in Deutschland übliche **D**eutsche **I**ndustrie **N**orm (**DIN**) ist mittlerweile weitgehend von der **E**uropäischen **N**orm (**EN**) abgelöst worden. Die ISO-EN-Normen 9000–9004 wurden im Jahr 2000 in einer neuen, verbesserten Fassung verabschiedet. Norm 9000 ist ein Leitfaden zum Umgang mit Qualitätsmanagement und Qualitätssicherungsnormen, die Normen 9001–9003 beschreiben, was ein gutes Qualitätssystem ausmachen soll und die Norm 9004 bezieht sich vornehmlich auf das Qualitätsmanagement für Dienstleistungsbereiche.

Diese Normenreihe bietet, in einer Struktur wie bei den EFQM-Bewertungskriterien, ein umfassendes Raster zur **Sicherung der Struktur-, Prozess-** und **Ergebnisqualität.** Allerdings bewertet sie als Schwerpunkt die Herstellungsprozesse und Befähigerkriterien. Die Ursache dafür liegt in der Herkunft dieser Normenreihe aus dem Produktionsbereich begründet.

> Jedes Dienstleistungsunternehmen kann eine Begutachtung nach ISO EN 9004 beantragen.

Ähnlich wie beim EFQM-Modell wird das Unternehmen dann von speziell ausgebildeten Assessoren überprüft, ob es die festgelegten Qualitätsnormen erfüllt. Ist dies der Fall, bekommt das Unternehmen von der begutachtenden Institution (z. B. dem TÜV) ein Zertifikat, das auch werbewirksam in der Öffentlichkeit eingesetzt werden kann – dieses Unternehmen ist nun **zertifiziert** und bietet somit augenscheinlich eine höhere Qualität als ein nicht zertifiziertes Unternehmen. Auch hier liegt die Chance einer Zertifizierung für Unternehmen mit TQM höher als für Unternehmen ohne TQM. Allerdings wird das Zertifikat nicht für alle Zeiten vergeben: nach spätestens 4 Jahren müssen erneute Begutachtungen erfolgen, die auch zu einer Aberkennung der Zertifizierung führen könnten.

> **Insidertipp**
>
> Mittlerweile wurden relativ viele Gesundheitseinrichtungen in Deutschland nach ISO EN 9004 zertifiziert. Aufgrund der unglücklichen Schwerpunktsetzung dieser Normenreihe eignet sich die ISO EN 900x allerdings weniger zur Zertifizierung ganzer Krankenhäuser oder Alten- und Pflegeheime, wohl aber von Teilbereichen, wie Apotheke, Pflegedienst, Wäscherei oder Verwaltung.

Kooperation für Transparenz und Qualität (KTQ) – Zertifizierung für Krankenhäuser

Die **K**ooperation für **T**ransparenz und **Q**ualität (**KTQ**) ist ein deutsches Zertifizierungsverfahren, das Ende der 90er-Jahre als Alternative zu den industriellen Zertifizierungsverfahren für Krankenhäuser entwickelt wurde. Getragen und weiterentwickelt wird KTQ vom Verband der Angestellten-Krankenkassen (VdAK), der Bundesärztekammer (BÄK) und der Deutschen Krankenhausgesellschaft e.V. (DKG). Als Kooperationspartner wirken der Deutsche Pflegerat als Bundesarbeitsgemeinschaft der Pflegeorganisationen und die proCumCert als Gesellschaft der kirchlichen Träger mit.

Im Rahmen des KTQ-Modells ist zunächst eine **Selbstbewertung** des Krankenhauses nach Strukturdaten und den KTQ-Kriterien vorgesehen, um Stärken und zukünftige Verbes-

serungspotenziale zu entdecken. Die **Bewertungskriterien** beziehen sich auf die folgenden 6 Kategorien:
- Patientenorientierung in der Krankenversorgung,
- Sicherstellung der Mitarbeiterorientierung,
- Management der Versorgungsumwelt inklusive Sicherheit im Krankenhaus,
- Informationswesen,
- Leitung, Management und Führung des Krankenhauses und
- Qualitätsmanagement.

Bereits für die Selbstbewertung muss eine betriebliche Infrastruktur in Richtung **Qualitätsmanagement** geschaffen werden, da diese sonst nicht möglich ist. Im zweiten Schritt erfolgt dann eine **Fremdbewertung** durch drei sog. Visitoren aus den Berufsgruppen Medizin, Verwaltung und Pflege, welche die Selbstbewertung drei Tage lang vor Ort überprüfen und anschließend ggf. das Zertifikat erteilen. Da sich das Verfahren noch im Probelauf befindet, ist die Dauer des Zertifikates noch nicht abschließend geklärt.

> **Insidertipp**
>
> Die deutlich stärkere **Prozessorientierung** von KTQ im Vergleich zu EFQM und ISO EN 900x macht dieses Modell für Krankenhäuser besonders interessant und geeignet. Zudem lässt die Zusammensetzung der Träger vermuten, dass dieses Modell zukünftig flächendeckend in Deutschland eingeführt werden könnte.

5.2 Qualität in der Pflege – Pflegequalität

5.2.1 Pflegequalität und Recht

Im Rahmen der momentanen Gesetzgebung zum Gesundheitswesen erhält die Pflege eine wichtige Rolle innerhalb der Qualitätssicherung (▶ Schülerseite: Dekubitusfall 1).
Im **Sozialgesetzbuch 5** (SGB V), § 135a heißt es:

> »(1) Die Leistungserbringer sind zur Sicherung und Weiterentwicklung der Qualität der von ihnen erbrachten Leistungen verpflichtet. Die Leistungen müssen dem jeweiligen Stand der wissenschaftlichen Erkenntnisse entsprechen und in der fachlich gebotenen Qualität erbracht werden.
> (2) [...] Zugelassene Krankenhäuser, stationäre Vorsorgeeinrichtungen und stationäre Rehabilitationseinrichtungen sind nach Maßgabe der §§ 137 und 137d verpflichtet, einrichtungsintern ein Qualitätsmanagement einzuführen und weiterzuentwickeln.«

§ 137b des SGB V führt aus, wer sich an einer **Arbeitsgemeinschaft zur Qualitätssicherung** zu beteiligen hat:

> »Die Bundesärztekammer, die Kassenärztliche Bundesvereinigung, die Deutsche Krankenhausgesellschaft, die Spitzenverbände der Krankenkassen, der Verband der privaten Krankenversicherung und die Berufsorganisationen der Krankenpflegeberufe [...]«

Nicht: Es muss etwas geschehen, sondern:
Ich muss etwas tun.
Hans Scholl

Im Pflegeversicherungsgesetz, dem **Sozialgesetzbuch 11 (SGB XI)**, wird in § 80 die **Verpflichtung zur Qualitätssicherung** festgelegt:

> »(1) Die Spitzenverbände der Pflegekassen, die Bundesarbeitsgemeinschaft der überörtlichen Träger der Sozialhilfe, die Bundesvereinigung der kommunalen Spitzenverbände und die Vereinigung der Träger der Pflegeeinrichtungen auf Bundesebene vereinbaren gemeinsam und einheitlich unter Beteiligung des Medizinischen Dienstes der Spitzenverbände der Krankenkassen sowie unabhängiger Sachverständiger Grundsätze und Maßstäbe für die Qualität und Qualitätssicherung der ambulanten und stationären Pflege sowie für die Entwicklung eines einrichtungsinternen Qualitätsmanagements, das auf eine stetige Sicherung und Weiterentwicklung der Pflegequalität ausgerichtet ist. [...]«

Das in Deutschland am 01. Januar 2002 in Kraft getretene **Pflege-Qualitätssicherungsgesetz (PQsG)** erweitert das SGB XI um die Verpflichtung der Einrichtungsträger zum **regelmäßigen Nachweis** der Qualität erbrachter Leistungen, der als Bringschuld der Pflegeeinrichtungen definiert wird (§§ 112, 113).

5.2.2 Pflegequalität – Übereinstimmung von Zielen und Erfolg

Nur Beharrung führt zum Ziel.
Friedrich Schiller

Donabedian (1976) definiert **Pflegequalität** wie folgt:

> Pflegequalität ist der Grad der Übereinstimmung zwischen den anerkannten Zielen der Berufsgruppe und dem Erfolg in der Pflege.

Sowohl in dieser Definition von Pflegequalität nach Donabedian, als auch in den Paragrafen des SGB V wird auf die **anerkannten Ziele der Berufsgruppe** bzw. auf den **Stand der wissenschaftlichen Erkenntnisse** verwiesen. Die Pflegeforschung steht in Deutschland erst am Anfang. Daher sind viele Grundlagen, an denen sich Pflegehandeln ausrichten sollte, noch nicht entwickelt oder überprüft worden. So kann man sich zur Zeit nur auf einen möglichst weitgehenden Konsens innerhalb der Berufsgruppe beziehen, der z. B. in **nationalen Expertenstandards**, wie bspw. zur Dekubitusprophylaxe, oder in ständig aktualisierten **Pflegestandards** auf der Grundlage aktueller Forschungsergebnisse zu finden ist (▶ auch Kap. 2).

> **Insidertipp**
>
> Alle Pflegenden sind aufgerufen, die Grundlagenforschung für den eigenen Beruf aktiv zu unterstützen, in der Wirksamkeit und Angemessenheit von Pflegeinterventionen untersucht werden.

5.2.3 Stufen der Pflegequalität – von gefährlich bis optimal

Relativ weit verbreitet ist auch die Entwicklung der **4 Stufen** der Pflegequalität, von Exchaquet und Züblin (1975). Sie wurden sowohl von der Kaderschule Aarau als auch von Juchli (1991) im deutschen Sprachraum bekannt gemacht (▶ Kap. 6.2):

- **gefährliche Pflege** – der Patient erleidet Schaden,
- **sichere Pflege** – minimale Routineversorgung ohne Berücksichtigung der Patientenbedürfnisse,

- **angemessene Pflege** – dem Patienten und seiner Situation angepasst,
- **optimale Pflege** – der Patient und all seine Ressourcen werden in die Pflege einbezogen.

In Kap. 6, ◘ Abb. 6.1 sind die 4 Stufen auf 5 Stufen erweitert, um sie der deutschen Situation anzupassen, da im Gesundheitsstrukturgesetz und im Sozialgesetzbuch von ausreichender Pflege die Rede ist.

Diese Stufen sind allerdings wenig trennscharf, nicht ausreichend definiert und ebenfalls **nicht wissenschaftlich belegt**. Dennoch haben sich aber hieraus besonders die Begriffe der »sicheren« und der »angemessenen« Pflege im Sprachgebrauch etabliert und ihren Weg in viele Leitbilder gefunden. Sinnvoller erscheint es jedoch, die Qualität der angebotenen oder geleisteten Pflege mittels messbarer Kriterien zu beschreiben.

Zusammenführend könnte sich Pflegequalität wie folgt definieren lassen:

> Pflegequalität ist genau das, was vom pflegerischen Leistungsanbieter mittels überprüfbarer Struktur-, Prozess- und Ergebniskriterien als Pflegequalität beschrieben wird. Die Wertung, ob diese angebotene Qualität als gut oder schlecht zu bezeichnen ist, obliegt dem jeweiligen Pflegebedürftigen (Kunden), bestellten Gutachtern und Pflegeexperten und richtet sich nach dem aktuellen Konsens innerhalb der Berufsgruppe bzw. nach dem Stand allgemein anerkannter wissenschaftlicher Erkenntnisse.

5.3 Qualitätsförderung in der Pflege

Qualität sollte nicht nur gesichert, sondern auch weiterentwickelt werden. Daher wird im Folgenden der Begriff »Qualitätsförderung« dem sonst üblichen Begriff »Qualitätssicherung« vorgezogen.

Traditionelle Qualitätsförderung fand in der Pflege häufig unstrukturiert und nur als betriebsinterne Aktivitäten statt. Zu den traditionellen Maßnahmen gehören:
- die Dienstübergabe oder der Rapport,
- Aus-, Fort- und Weiterbildung,
- regelmäßige Stations- und Abteilungsleitungssitzungen,
- Supervisionen,
- die Pflegedokumentation,
- differenzierte Stellen- bzw. Berufsbildbeschreibungen.

Diesen traditionellen Maßnahmen ist gemeinsam, dass die meisten eher einer Qualitäts**siche**rung als einer Qualitäts**förderung** dienlich sind.

Eine Ausnahme stellen **Fort- und Weiterbildung** dar, weil sie dazu verhelfen, auf dem neuesten beruflichen Wissensstand zu bleiben. Soziale, technische und wissenschaftliche Entwicklung verlangen eine **kontinuierliche Anpassung** von Wissen, Fähigkeiten und Fertigkeiten beruflich Pflegender.

5.3.1 Schritte der pflegerischen Qualitätsförderung

Qualitätsförderung verläuft, ähnlich wie der Pflegeprozess, analytisch-problemlösend in den systematischen Schritten eines **Regelkreises**. Norma Lang, eine amerikanische Pflegewissenschaftlerin, entwickelte dazu eine Vorgehensweise in **8 Schritten** (◘ Abb. 5.3).

Wer nicht weiß, muss alles glauben.
Marie von Ebner-Eschenbach

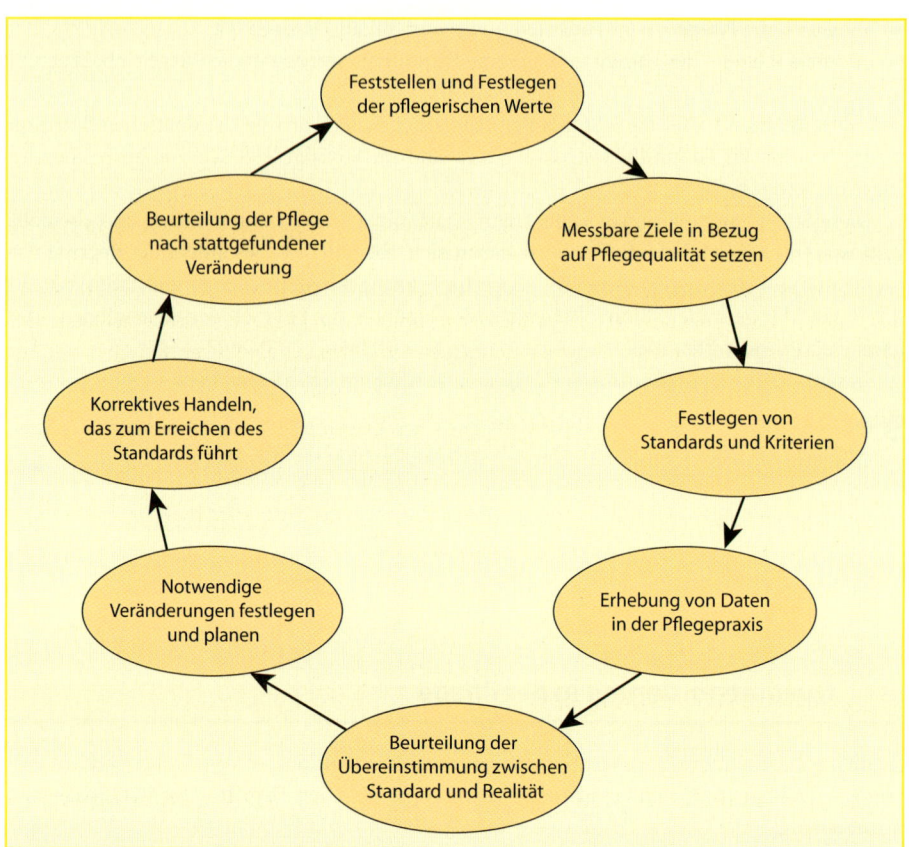

Abb. 5.3. Qualitätsfördernde Vorgehensweise (Nach Norma Lang 1976)

5.3.2 Instrumente der pflegerischen Qualitätsförderung

> Qualität: Lieber weniger, aber besser.
> *Wladimir Iljitsch Lenin*

Zur Qualitätsförderung in der Pflege stehen, zusätzlich zu den vorgestellten, eher globalen Qualitätsmanagementansätzen und den bereits genannten traditionellen Instrumenten weitere sinnvoll einsetzbare Instrumente zur Verfügung.

Beginnend beim ersten Schritt der Vorgehensweise nach Lang (1976) sollte als schriftliche Fixierung der grundlegenden pflegerischen Werte ein **Leitbild** erstellt werden (▶ Kap. 5.4).

Als nächstes wichtiges Instrument zur Qualitätsförderung kann der **Pflegestandard** (▶ Kap. 2) dienen. Ein Pflegestandard sollte messbare Kriterien beinhalten und Aussagen zur Struktur-, Prozess- und Ergebnisqualität machen.

> Pflegestandards legen als gültige Richtlinie das einzuhaltende Niveau pflegerischer Leistungserbringung fest und bestimmen, was wann in welcher Qualität mit welchen zur Verfügung gestellten Mitteln erreicht werden soll.

Die Arbeit mit dem **Pflegeprozess** (▶ Kap. 2) ist Ausdruck einer patientenorientierten Arbeitsweise und gewährleistet eine kontinuierliche Überprüfung, Bewertung und Anpassung der geleisteten Pflege.

Der Einsatz von **Pflegediagnosen** (▶ Kap. 3) gewährleistet eindeutig definierte Begriffe und Beschreibungen, sodass Irrtümer und Missverständnisse aufgrund pflegerischer Informationsübermittlung nur noch schwer möglich sind.

5.3 · Qualitätsförderung in der Pflege

Im Rahmen der Qualitätsförderung sollte zudem, wenn erforderlich, das Instrument des **Qualitätszirkels** eingesetzt werden.

> »Qualitätszirkel« bezeichnet eine Gruppe von Mitarbeitern, die ein als problematisch erachtetes Thema systematisch problem- und verbesserungsorientiert bearbeiten.

Qualitätszirkel werden von dem zuständigen Vorgesetzten **legitimiert** und arbeiten im Rahmen der Arbeitszeit. Qualitätszirkel sind möglichst **interdisziplinär** zusammengesetzt und haben nicht mehr als 6–8 Teilnehmer, um arbeitsfähig zu bleiben. Alle Teilnehmer sollten am Problem beteiligt sein und freiwillig am Zirkel teilnehmen. Die Arbeitsweise ist strukturiert, dies wird durch den Einsatz eines ausgebildeten **Moderators** unterstützt. Die Dauer eines Qualitätszirkels wird von vornherein begrenzt und die Teilnehmer zu einer regelmäßigen Berichterstattung gegenüber den zuständigen Vorgesetzen verpflichtet. Die im Qualitätszirkel erarbeiteten Ergebnisse werden möglichst zeitnah und vollständig umgesetzt.

Vorteile einer Qualitätszirkelarbeit sind Beteiligung der Mitarbeiter an der betrieblichen Entscheidungsfindung, Anerkennung der Betroffenen als Experten, Nutzung des betriebseigenen Mitarbeiterpotenzials, Übertragung von Verantwortung auf die Ebene vor Ort und der gemeinsame Versuch einer Problemlösung durch alle Beteiligten.

Alle Meinungen sind achtenswert, wenn sie aufrichtig sind.
Jean-Paul Sartre

Insidertipp

Qualitätszirkel ermöglichen praktikable und von allen akzeptierte Problemlösungen, ein besseres gegenseitiges Verständnis, größere Bereitschaft zur konstruktiven Zusammenarbeit und eine bessere Identifikation mit dem Gesamtbetrieb.

Ein weiteres Instrument zur Qualitätsförderung in der Pflege ist das Pflegefachgespräch bzw. die Pflegevisite.

Pflegefachgespräch/Pflegevisite

Norbert Matscheko

Das Pflegefachgespräch sowie die Pflegevisite sind geeignete Instrumente um die geplante Pflege zu reflektieren. **Voraussetzung** ist der **umgesetzte** und **dokumentierte Pflegeprozess**.

Im Rahmen des **Pflegefachgespräches** stellt die Pflegeperson gezielte Fragen über das Erreichen der Pflegeziele und evaluiert mit dem Patienten die Qualität der geplanten Pflegeinterventionen. Der Patient beschreibt seine Bedürfnisse und erklärt eventuelle Schwierigkeiten der Pflege. Die Ergebnisse werden bei der weiteren Planung berücksichtigt und tragen somit zu einer besseren Zielerreichung bei. Das Pflegefachgespräch kann **spontan oder geplant** in unterschiedlichen Zeitfrequenzen stattfinden und unterstützt die Zusammenarbeit zwischen Patient und Pflegeperson.

Die **Pflegevisite** ist ein **geplantes Gespräch** über den gesamten Pflegeprozess des Patienten. Sie erfolgt zwischen Patient, betreuender und leitender Pflegeperson und dient der Optimierung und Sicherung der ausgeübten Pflege. In diesem Gespräch kann der Patient gemeinsam mit dem Pflegepersonal die ausgeübte Pflege hinterfragen. Unklarheiten können beseitigt werden und der Patient hat die Möglichkeit, den Pflegenden mitzuteilen, welche Pflegeinterventionen er eventuell nicht nachvollziehen kann und er kann Maßnahmen vorschlagen, die er für sich als Individuum für sinnvoll hält. Werden daraufhin die vorhandenen Pflegemaßnahmen für den Betreffenden geändert, führt dies zu einer Steigerung seiner subjektiven Pflegequalität und somit auch zu einer erhöhten Patientenzufriedenheit.

Die Pflegevisite ist eine Leistungserstellung, in der die Pflegenden die Möglichkeit haben, ihre Tätigkeiten und Pflegekompetenzen gegenüber dem Patienten und eventuell seinen Angehörigen verbal darzustellen. Die Pflegenden können gleichzeitig die eigenen pflegerischen Leistungen **auswerten**.

> Die Pflegevisite ist ein sehr wirkungsvolles Instrument zur Sicherung der Qualität in der Pflege, da sie einen regelmäßigen und strukturierten Platz zur Reflexion von Pflegeleistungen bietet.

Organisation der Pflegevisite

Nicht weil es schwer ist, wagen wir's nicht, sondern weil wir's nicht wagen, ist es schwer.
Seneca

Um eine strukturierte und gelungene Pflegevisite ausführen zu können, müssen folgende Punkte vorher festgelegt und in einem Strukturstandard formuliert worden sein:

Der **Zeitrahmen** muss feststehen:
1. Wie oft soll eine Pflegevisite stattfinden?
2. Wie viel Zeit ist für eine Pflegevisite sinnvoll? Können die Pflegenden diesen Zeitaufwand an den festgelegten Tagen leisten?

In der Regel entscheiden sich Leitungen im Gesundheitswesen für eine Pflegevisite einmal pro Woche. Die Dauer einer Pflegevisite variiert von einer halben bis anderthalb Stunden, abhängig von der Anzahl der Patienten.

Festlegung der **Teilnehmer**:
Die Sicherung der Qualität gehört zum Aufgabenbereich der Führungspersonen in der Pflege. Die Leitungen im Gesundheitswesen müssen sich der gesetzlichen Vorgaben und der Verantwortung, die aus ihnen erwächst, bewusst sein. Sie müssen die Qualität in ihrem Bereich überwachen, Schwachstellen erkennen und kontinuierlich Verbesserungen anstreben. Aus diesen Gründen ist es daher selbstverständlich, dass leitendes Pflegepersonal an der Pflegevisite teilnimmt. Ob Angehörige oder andere Berufsgruppen im Gesundheitswesen teilnehmen sollten, ist individuell zu entscheiden

Festlegung der **Patienten**:
Die Auswahl des Patienten kann nach verschiedenen Kriterien getroffen werden, wie die
- Pflegeintensität,
- soziale Situation,
- Unzufriedenheit des Patienten oder
- besondere Bedürfnisse des Bewohners.

Bestandteile der Pflegevisite:
Die Pflegevisite besteht aus folgenden Phasen: Vorbereitung, Umsetzung und Nachbesprechung.
    Während der **Vorbereitung** muss der Betroffene über die Planung einer Pflegevisite informiert werden. Außerdem muss für einen reibungsfreien Ablauf eine Zeitabsprache im Pflegebereich getroffen werden, d. h. die weitere Versorgung der Patienten sollte geklärt werden.
    Bei der **Umsetzung** der Pflegevisite ist zu beachten, dass die betreuende Pflegeperson die übrigen Teilnehmer vor dem Betreten des Patientenzimmers über den Patienten informiert. Die Aufnahmesituation des Patienten und der bisherige Pflegeverlauf werden kurz dargestellt.
    Im Patientenzimmer steht nach der Begrüßung das **Gespräch mit dem Patienten** im Mittelpunkt. Dabei ist zu beachten, dass der Patient nicht den Eindruck bekommt, Gegenstand des Gesprächs zu sein, sondern dass er sich als gleichberechtigter Gesprächspartner fühlt.

In der **Nachbesprechung** außerhalb des Patientenzimmers findet eine Reflexion der Pflegevisite statt. **Fragen**, die gestellt werden sollten sind u. a.:
1. Wie war die Moderation der Pflegevisite?
2. Hatte der Patient genügend Raum zum Reden?
3. Müssen pflegerische Maßnahmen eventuell geändert werden?

Die **Moderation** übernimmt die für die Pflege des Patienten zuständige Pflegende. Am Ende der Pflegevisite sollte ein **Ergebnisprotokoll** erstellt werden und das Ergebnis im Durchführungsnachweis dokumentiert werden.

Dienstübergabe mit dem Patienten

Der Patient benötigt angemessene Informationen, damit er seine Situation einschätzen und ggf. Entscheidungen für sich treffen kann. Die Dienstübergabe beim Patienten ist ein strukturierter **Informationsaustausch**, der
- primär zwischen den Pflegenden,
- über den IST-Zustand des Patienten,
- in einem vorgegebenen Zeitraum und
- unter Einbeziehung des Patienten vorgenommen wird.

Der Informationsaustausch findet zwischen den Pflegenden der einzelnen Arbeitsschichten und dem Patienten statt.

Organisation und Ziele der Dienstübergabe

Die Dienstübergaben beim Patienten **erfolgen** meistens zwischen dem Früh-, Spät- und Nachtdienst. Personen, die daran teilnehmen sind die Bereichspflegenden der jeweiligen Schicht und die Auszubildenen in der Pflege.

Zu den **Zielen** gehören:
- Erreichen eines hohen Informationsstandes aller Beteiligten,
- Steigerung der Sicherheit und Zufriedenheit des Patienten,
- objektive, sachliche und störungsfreie Informationsvermittlung,
- Erhöhen des Wissensstandes des Patienten,
- Schaffen von zusätzlichen Kontakten zum Patienten,
- Förderung der Genesung durch die Aktivierung und Integration des Patienten sowie
- Überprüfen und Benennen der eigenen Arbeit.

> Patienten möchten informiert und nach ihrer Meinung gefragt werden.

So können sie mitentscheiden und sie fühlen sich in den gesamten Behandlungsprozess eingebunden. Durch diese Form der Dienstübergabe können sich die Pflegepersonen unmittelbar ein Bild vom Zustand des Patienten verschaffen und eventuelle Fragen sofort klären. Einerseits führt dies zu zufrieden stellenden Arbeitsbedingungen für die Pflegepersonen, andererseits wird zugleich der aktive und selbst bestimmte Patient gefördert.

5.3.3 Netzwerke zur pflegerischen Qualitätsförderung

Auf Initiative der WHO wurde 1991 in Großbritannien das **Europäische Netzwerk für Qualitätssicherung** (EuroQUAN) mit Sitz in Oxford gegründet. Zu den Zielen dieses Netzwerkes gehören:
- Verbesserung und Förderung der Pflegequalität in Europa,
- Förderung hervorragender Leistungen in der Pflegepraxis,
- Dokumentation und Verbreitung erfolgreicher Innovationen im Pflegebereich,
- systematische Nutzung von Forschungsergebnissen,
- Entwicklung von Bildungsprogrammen.

EuroQUAN angeschlossen ist das 1992 auf Initiative der Fachhochschule Osnabrück entstandene **Deutsche Netzwerk für Qualitätssicherung in der Pflege** (▶ Schülerseite). Dieses Netzwerk hat sich die Entwicklung von Grundlagen für die **Förderung von Pflegequalität in Deutschland** zum Ziel gesetzt und koordiniert maßgeblich die Entwicklung der nationalen Expertenstandards für Pflege ▶ Suchen und finden: Serviceteil, Bd. 2.

5.4 Pflegeleitbild – Definition, Ziele, Inhalte

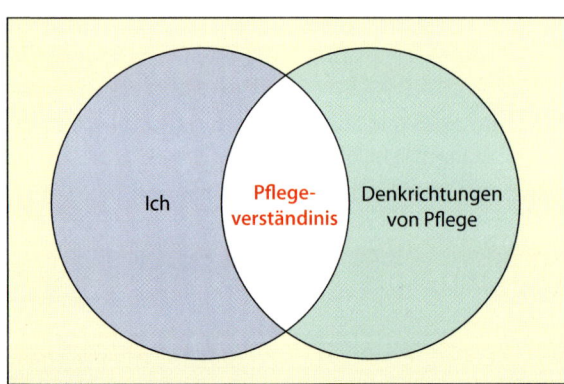

Abb. 5.4. Entstehung des Pflegeverständnisses

Der Begriff »**Pflegeverständnis**« fragt nach dem, was unter »Pflege« verstanden wird. Eine Vorstellung von Pflege, ein Pflege-Verständnis hat eigentlich jeder, häufig sind aber die Vorstellung und dieses Verständnis schwer in Worte zu fassen und zu erklären. Daher lohnt es sich, über die 4 folgenden Fragen nachzudenken:
- Warum möchte ich pflegen?
- Was bedeutet »pflegen« für mich?
- Wie möchte ich pflegen?
- Was brauche ich, um zu pflegen?

Das Pflegeverständnis entwickelt sich aus der eigenen Persönlichkeit und den verschiedenen Denkrichtungen von Pflege (◘ Abb. 5.4)

> Der Verstand und die Fähigkeit ihn zu gebrauchen, sind zwei verschiedene Gaben.
> *Franz Grillparzer*

Insidertipp

Es gibt nicht nur ein einziges, wahres, gültiges Pflegeverständnis, sondern viele unterschiedliche Ansätze und Denkrichtungen.

Diese Ausführungen und die Beschreibungen in Kap. 1 sind nicht als feste Vorgaben, sondern als Anregung zur Reflexion und Auseinandersetzung zu verstehen – mit dem Ziel, den eigenen Standpunkt zu finden und zu definieren.

Den Begriff »Leitbild« gibt es in der Literatur nicht, deshalb muss die **Definition** konstruiert werden. Vorbild, Wunschbild oder Ideal sind synonyme Begriffe. Das Ideal ist der Inbegriff höchster Vollkommenheit, das erstrebenswerte Vorbild, der Leitgedanke und bezieht sich auf ideelle Werte.

> Ein individuelles Pflegeleitbild kann verschiedene Aspekte aus diesen Bereichen aufgreifen, ein institutionelles Pflegeleitbild bezieht sich in der Regel auf eine bestimmte Pflegetheorie.

Ein Pflegeleitbild ist in einen Prozess eingebunden, der das Bewusstwerden von Handeln und Denken in der Pflege sichtbar machen soll. Die **Ziele** sind u. a. das Erreichen von Pflegequalität, einheitliches Vorgehen bei Pflegemaßnahmen oder im Rahmen der Schülerbetreuung.

Einem pflegerischen Leitbild liegt ein Menschenbild, ein Gesundheits-Krankheits-Verständnis und eine Definition von Pflege zugrunde, deren Vielfältigkeit bei den Schlüsselbegriffen (▶ Kap. 1) dargestellt wird.

5.5 Pflegeorganisationsformen – Pflegesysteme

Berufliche Pflege erfolgt organisiert und strukturiert. Für den Einsatz von unterschiedlichen Organisationsformen der Arbeitsabläufe in einer Pflegeeinrichtung oder in einer Klinik ist der entsprechende Vorgesetzte (Stationsleitung, Pflegedienstleitung) verantwortlich. Die vorgestellten Organisationsformen, auch **Pflegesysteme** genannt, **sind überwiegend im Bereich der stationären Pflege** zu finden. Anteile von ihnen können aber auch in der Organisation ambulanter Pflegedienste vorkommen. Die häufigsten Organisationsformen von beruflicher Pflege im deutschen Sprachraum sind

- Funktionspflege,
- Bereichspflege bzw. Gruppenpflege,
- Zimmerpflege,
- Primary Nursing bzw. Bezugspflege.

> **Insidertipp**
>
> Die Beschreibung der Organisationsformen beginnt mit der am wenigsten personenorientierten Form. Mit jeder weiteren Organisationsform ist mehr **Personenorientierung** gegeben.

Die Fähigkeit eines Chefs erkennt man an seiner Fähigkeit, die Fähigkeiten seiner Mitarbeiter zu erkennen.
Robert Lembke

5.5.1 Funktionspflege

Funktionspflege hat als **zentrale Person** eine Stations- oder Schichtleitung, die sich nicht an der direkten Pflege beteiligt. Ihre Aufgabe besteht darin, die anstehenden Pflegetätigkeiten für die gesamte Pflegeeinheit zu **koordinieren** und zu **verwalten.** Bei ihr laufen alle Informationen zusammen. Sie hat als **einzige** einen vollständigen Überblick über die gesamte Situation. Die Gesamtheit der Pflegehandlungen wird, ähnlich wie bei einer **Fließbandproduktion**, in einzelne Verrichtungen zergliedert. Diese Verrichtungen werden dann zu Arbeitsgängen zusammengefasst und dem zur Verfügung stehenden Pflegepersonal zugeordnet. Meist wird eine Pflegemaßnahme durch eine Pflegende an der Gesamtheit aller Pflegebedürftigen vorgenommen, die sog. »**Rundenpflege**«. Beispielsweise misst eine Pflegende bei allen Pflegebedürftigen der Pflegeeinheit den Blutdruck, eine andere macht alle Verbände, eine dritte misst die Körpertemperatur usw. Alle Ergebnisse werden zusammengetragen, die entsprechenden Informationen erhält die Stationsleitung z. B. in Form von Zetteln, auf denen die gemessenen Werte festgehalten sind. Die Stationsleitung trägt die Werte in das Dokumentationssystem ein.

Tabelle 5.1. Vor- und Nachteile der Funktionspflege

Vorteile	Nachteile
– alle Beschäftigten können gemäß ihrer Qualifikation eingesetzt werden – auftragsbezogene Steuerung der Pflegearbeit – geringe Fehlerquote durch Entwicklung von Routine – Zeitersparnis durch Routine – Vermittlung eines Sicherheitsgefühls, weil alle Beteiligten wissen, was sie zu tun haben – Anwesenheit einer allseits bekannten Ansprechperson – übersichtliche Verhältnisse für den Arzt oder andere – schnelle Einarbeitung neuer Mitarbeiter – niedrige vorzuhaltende Grundausstattung, z. B. an Wäsche- oder Verbandswagen	– ständiger Wechsel der Ansprechpartner für die Pflegebedürftigen – Informationsverluste – hoher Koordinierungsaufwand – Zeitdruck und Hektik bei Unterbrechungen und Störungen – Degradierung des Pflegebedürftigen zum Objekt – geringe Patientenorientierung – psychische und psychosoziale Bedürfnisse der Pflegebedürftigen werden nur unzulänglich befriedigt – Arbeit mit dem Pflegeprozess nicht möglich – Verlust einer umfassenden Qualifikation der Pflegenden – Verlust des klinischen Gesamtbildes für die meisten Beteiligten – ausgeprägte Hierarchie – Entwicklung einer Arbeitsmonotonie – unterschwellige Berufsunzufriedenheit – Geringschätzung patientennaher Tätigkeiten

> **Insidertipp**
>
> Funktionspflege ist **nicht nur** nachteilig, auch wenn für den Aufbau einer pflegerischen Beziehung nur wenig Raum bleibt (◘ Tabelle 5.1). Ist nicht ausreichend qualifiziertes oder zu wenig Pflegepersonal vorhanden, kann es zwingend notwendig sein, auf diese Organisationsform zurückzugreifen, damit die Versorgung der Pflegebedürftigen, wenn auch auf einem schlechteren Niveau, aufrecht erhalten werden kann.

5.5.2 Bereichspflege/Gruppenpflege

Ursprünglich kommt die Bereichspflege aus der Psychiatrie, in der die Organisationsbereiche nach Erkrankung, Bedürfnissen und Notwendigkeiten eingeteilt wurden. Von Bereichspflege wird auch in der Altenpflege gesprochen. Hier wird zwischen Wohn- und Pflegebereich unterschieden, die Organisationsbereiche definieren sich über Abhängigkeit und Notwendigkeit von Pflege. In Krankenhäusern ist mit dem Begriff »Bereichspflege« eigentlich **Gruppenpflege** gemeint. Dabei wird eine Pflegeeinheit in zwei oder mehr Gruppen aufgeteilt, die dann eigenverantwortlich von zugeordneten Gruppen des Pflegeteams versorgt und betreut werden.

Innerhalb der Gruppe kann die anstehende Arbeit durchaus wieder funktionell organisiert werden, so dass die Begriffe Gruppen- oder Bereichspflege nichts über die Qualität und Quantität der geleisteten Arbeit aussagen.

Für die jeweiligen Gruppen muss eine vergleichbar höhere Materialausstattung als im Funktionspflegesystem vorgehalten werden.

5.5.3 Zimmerpflege

Bei der Zimmerpflege werden die Pflegebedürftigen **einer Pflegenden** zimmerweise zugeordnet. Dabei sollte darauf geachtet werden, dass alle Pflegenden eines Teams ungefähr die gleiche

5.5 · Pflegeorganisationsformen – Pflegesysteme

Tabelle 5.2. Vor- und Nachteile der Zimmerpflege

Vorteile	Nachteile
– individuelle Planung der Pflege für jeden Pflegebedürftigen ist möglich – Bezugsperson für den Betroffenen ist klar definiert und ihm bekannt – Kontinuität der betreuenden Person – verbesserte Beziehung zwischen beruflich Pflegenden und Pflegebedürftigen – höhere Zufriedenheit bei allen Beteiligten – höhere Eigenständigkeit und Eigenverantwortlichkeit pflegerischer Arbeit – Arbeit mit dem Pflegeprozess ist möglich – Zeitersparnis durch Integration verschiedener Tätigkeiten in Gesamtabläufe – umfassende Qualifikation und breite Kenntnisse können erworben werden – alle Verantwortlichen haben ein klinisches Gesamtbild der Betroffenen in ihrem Verantwortungsbereich und können bei Veränderungen schnell reagieren – flachere Hierarchie – hohe Prozess- und Ergebnisqualität	– hohe Anforderungen an persönliche und fachliche Qualitäten der beruflich Pflegenden – steigende psychische und physische Belastung der beruflich Pflegenden – problematischen Beziehungen zwischen Pflegenden und Pflegebedürftigen kann schwerer aus dem Weg gegangen werden – Notwendigkeit einer perfekten Dokumentation – Notwendigkeit gezielter Aus-, Fort- und Weiterbildung – länger dauernde Einarbeitung neuer Mitarbeiter – unübersichtliche Verhältnisse für den Arzt – Ansprechpartner für Ärzte, Besucher, andere Abteilungen sind nicht unbedingt sofort erkennbar – organisierte Ver- und Entsorgung durch Hilfsdienste ist notwendig – hohe vorzuhaltende Grundausstattung

Arbeitsintensität leisten müssen. Es erfolgt dabei eine Gewichtung von Schwerstpflegebedürftigen und selbstständigen Pflegebedürftigen. Die verantwortliche Pflegende übernimmt **alle** anfallenden Pflegetätigkeiten, sie organisiert ihre Aufgaben und ihren Arbeitsablauf eigenständig. Bei der Zimmerpflege ist es möglich, dass in großen Pflegeteams von vornherein Personen als **Helfer**, sog. »Springer« vorgesehen sind. Ist dieses Vorgehen nicht möglich, spricht sich jede verantwortliche Pflegeperson bezüglich ihres Hilfebedarfs mit ihren Kollegen ab. Der Ablauf der Pflege wird mit den Pflegebedürftigen abgestimmt. Vor- und Nachteile der Zimmerpflege sind in Tabelle 5.2 zusammengestellt.

> Verantwortung ist der Preis der Größe.
> *Winston Churchill*

5.5.4 Primary Nursing/Bezugspflege

Bei der Bezugspflege, im Englischen »Primary Nursing« genannt, werden **einer Pflegenden** ein oder mehrere Pflegebedürftige zugeordnet. Die Pflegende ist vom Beginn der Pflegebeziehung bis zu ihrem Ende für die entsprechenden Menschen verantwortlich und betreut »rundum«.

In der Abwesenheit der Primary Nurse (PM) wird sie von einer **assistierenden Pflegenden** vertreten, welche die Versorgung des Pflegebedürftigen auf der Grundlage der Pflegeplanungen der Primary Nurse sicherstellt. Die Primary Nurse steuert Qualität und Geschwindigkeit der pflegerischen Leistungserbringung nach der Bedürfnislage des Betroffenen. Sie plant und evaluiert eigenverantwortlich dessen Pflege- und Versorgungsprozess, führt alle wesentlichen Pflegemaßnahmen selbst aus oder kontrolliert die Leistungen der assistierenden Pflegenden.

Die Primary Nurse ist Teil des therapeutischen Teams, das im Konsens Entscheidungen zur Steuerung des Versorgungsprozesses trifft.

 Als Kernbegriffe der Organisationsform Primary Nursing gelten: Verantwortlichkeit, Zuständigkeit, Kontinuität, Autonomie.

Primary Nursing wird bei uns zunehmend diskutiert, meist jedoch unter der irrigen betriebswirtschaftlichen Zielsetzung, examinierte Pflegekräfte einzusparen und vermehrt Hilfskräfte einzusetzen. Frei nach dem Motto: wenn nur noch eine einzige examinierte Pflegekraft in der

Tabelle 5.3. Notwendige Voraussetzungen für die Einführung von Primary Nursing

Anforderungen an die Primary Nurse	Anforderungen an die Einrichtung
– qualifiziertes Pflegepersonal mit entsprechender innerer Haltung – breites Wissen, Fähigkeiten und Werte der beruflich Pflegenden – Akzeptanz der inneren Verantwortung – Förderung entsprechender Schlüsselqualifikationen in praktischer und theoretischer Ausbildung – kontinuierliche Fortbildung – selbstverständliche Anwendung des Pflegeprozesses – keine Abgabe originär pflegerischer Aufgaben	– Entscheidung der gesamten Einrichtung zur ganzheitlichen personenzentrierten Versorgung – Entscheidung der gesamten Einrichtung zur Prozess- statt zur Verrichtungsorientierung – Entscheidungsfindung und Prozesssteuerung im therapeutischen Team – Abbau von hierarchischen Strukturen – neue Stellen- und Tätigkeitsbeschreibungen – veränderte Vergütung nach Verantwortlichkeit – gut ausgebautes Pflegedokumentationssystem – ausreichendes Maß an Hilfskräften und Hilfsdiensten – viel Stammpersonal zur Sicherstellung von Kontinuität – Limitierung der zugeordneten Betroffenen (max. 1:8) – Möglichkeit zur flexiblen Arbeitsplanung – kein Beschäftigungsgrad einer PN unter 80% – Führung, Begleitung und Supervision

Pflegeeinheit die anderen Hilfskräfte beaufsichtigen muss (ähnlich wie bei der Funktionspflege), dann ist diese eine Primary Nurse. Solche Überlegungen zeugen jedoch von wenig Wissen bezüglich der tatsächlichen Zielsetzungen von Primary Nursing.

Bei der Einführung von Primary Nursing sind bestimmte **Voraussetzungen** notwendig (Tabelle 5.3).

> **Insidertipp**
>
> Die Einführung von Primary Nursing als Organisationsform für Pflege bedeutet eine **große Herausforderung** für das Management der betreffenden Einrichtung. Im Sinne von Qualitätsverbesserung, Kunden- und Mitarbeiterzufriedenheit scheint sie jedoch eine lohnende Entscheidung zu sein.

Nachschlagen und Weiterlesen

Bundesministerium für Gesundheit (2000) Pflegeversicherungsgesetz. Textausgabe. Bonn
Donabedian A (1976) Benefits in Medical Care Programs. Harvard University Press
Eichhorn S (1997) Integratives Qualitätsmanagement im Krankenhaus. Kohlhammer, Stuttgart
Exchaquet NF, Züblin E (1975) Schweizer Wegleitung zur Personalbemessung. SRK, Bern
Kasten M (1995) Schlechte Ausgangslage – Qualitätssicherung in der Pflege und ihre Voraussetzungen. Dr. med. Mabuse, Mabuse-Verlag, Frankfurt. Heft 97: 48 ff*
Katholischer Krankenhausverband Deutschlands e.V. (Hrsg 2001) Pflegequalität und Pflegeleistungen I. Bericht über die erste Phase des Projektes »Entwicklung und Erprobung eines Modells zur Planung und Darstellung von Pflegequalität und Pflegeleistungen«. Deutsches Institut für angewandte Pflegeforschung e.V., Köln
Lieser A (2000) Qualitätssicherung – ein Thema auch für Pflegepersonen. In: Kellnhauser E et al. Thiemes Pflege. 9.Aufl., Thieme, Stuttgart. S. 249 ff
Mühlbauer BH, Reinhard J, Süllwold G (1994) Bereichs- und Bezugspflege im Spannungsfeld zwischen Theorie und Praxis. Die Schwester/Der Pfleger, Bibliomed, Melsungen. Heft 6: 465–473
Selbmann H (2000) DIN ISO, EFQM, KTQ und andere Verfahren zur Qualitätsbewertung – eine Übersicht. Das Krankenhaus, Kohlhammer, Stuttgart. Heft 8: 626 ff*
Sozialgesetzbuch Fünftes Buch (SGB V) Gesetzliche Krankenversicherung vom 20.12.1988 (BGBl.I S. 2477, Artikel 1), zuletzt geändert durch Gesetz vom 22. Dezember 1999 (BGBl I S. 2626) mit den Änderungen durch die GKV-Gesundheitsreform 2000 und durch das Rechtsangleichungsgesetz zum 1. 1. 2000

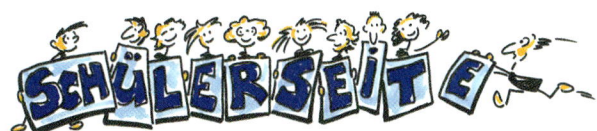

1. Wie viele Betten hat das Krankenhaus?
2. Auf welcher Station liegt Frau Meier?
3. Wie lautet die Telefonnummer des Krankenhauses?
4. Wann war der Krimkrieg
5. Wann wurde Herr Sieger geboren?
6. Wie viele Kcal muss Frau Blese am Tag zu sich nehmen?
7. Wie viel Joule enthält eine Kalorie?
8. Wie viele Krankenschwestern/-pfleger gab es im Jahr 2000?

Erinnern

Nichts ist unmöglich:

Nach der ISO EN 900x könnte auch die Produktion von Betonschwimmwesten zertifiziert werden, wenn die ISO-Vorgaben im Herstellungsprozess eingehalten werden.

Fragen
1. Erklären Sie die Begriffe Struktur-, Prozess- und Ergebnisqualität. (▶ Kap. 5.1.1)
2. Definieren Sie TQM und EFQM, ISO EN 900x:2000, KTQ. (▶ Kap. 5.1.2)
3. Nennen Sie Instrumente der pflegerischen Qualitätsförderung. (▶ Kap. 5.3.2)
4. Nennen Sie die Unterschiede zwischen Bereichspflege und Primary Nursing. (▶ Kap. 5.5.2 und 5.5.4)

Probieren

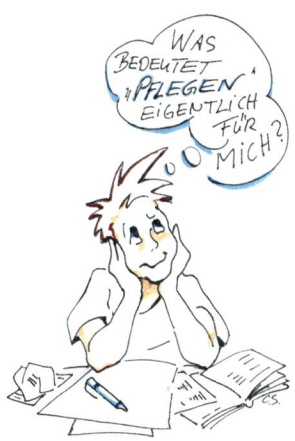

Testen Sie Ihr Zahlengedächtnis

Lesen Sie sich bitte die folgenden Aussagen genau durch und versuchen Sie, sich die darin vorkommenden Zahlen durch Verknüpfungen zu merken. Beantworten Sie dann die untenstehenden Fragen.

a) Frau Meier liegt in Haus 2 Station 3b.
b) Herr Sieger wurde am 31.4.1942 geboren.
c) Die Telefonnummer des Krankenhauses lautet (089) 317 52 49.
d) Der Krimkrieg fand von 1853–1856 statt.
e) Frau Blese muss am Tag 2450 Kcal zu sich nehmen.
f) Das Krankenhaus hat 785 Betten.
g) Eine Kalorie enthält 4,18 Joule.
h) Im Jahr 2000 gab es 326 926 Krankenschwestern/-pfleger.

Bitte beantworten Sie jetzt die Fragen. Legen Sie dazu ein Blatt auf die o.g. Aussagen.

Pflegeleitbilder – mehr als nur Worte

Oft kleben sie irgendwo an einer Wand, mehr oder weniger liebevoll aufgehängt, damit die Patienten etwas zum Lesen haben. Doch was steht eigentlich drin? ❓ Kennen Sie das Pflegeleitbild Ihrer Schule und Ihres Arbeitsplatzes? Wieso ist es überhaupt wichtig, ein Pflegeleitbild zu haben? Diskutieren Sie in der Runde darüber. Vielleicht haben Sie ja auch eigene Vorstellungen zur Formulierung, denn die Beschreibungen von Pflegeleitbildern können sehr unterschiedlich ausfallen.

Projektarbeit: Lassen Sie sich von verschiedenen Pflegeeinrichtungen Pflegeleitbilder zuschicken. So können Sie Unterschiede und Gemeinsamkeiten herausfinden und evtl. ein eigenes Pflegeleitbild für Ihre Schule erstellen.

Wissen

Dekubitusfall 1 – grober Pflegefehler

Ein 70-jähriger Patient (Kläger) wurde wegen eines schweren Herzinfarktes auf einer Intensivstation behandelt. Nach einer Woche zeigten sich erste Rötungen an den Fersen und Risse in der Analfalte; es entwickelte sich ein Dekubitus 1. Grades. Den Kindern des Klägers teilte man mit, dass der Vater nur noch zwei bis drei Tage zu leben habe. Der Patient überlebte jedoch und wurde nach ca. einem Monat nach Hause entlassen. Der Dekubitus im Sakralbereich hatte einen Durchmesser von 17 cm und eine Tiefe von etwa 6 cm, so dass die Wirbelsäule sichtbar war. Der Kläger konnte nur unter Schmerzen sitzen und gehen.

Das Urteil: Das Oberlandesgericht Köln sprach dem Kläger ein Schmerzensgeld in Höhe von DM 25.000 zu und bezeichnete dies als die untere Grenze des Angemessenen.

Anmerkung: Die Ausführungen zur Dokumentation der Dekubitusprophylaxe sah das Gericht, insbesondere aufgrund der Schwere des Falles, als unzureichend an. Weiterhin stellte das Gericht, beraten durch einen Gutachter, fest, dass das Auftreten so schwerer Dekubitalgeschwüre »i. d. R.« auf grobe Pflegefehler hindeute. Grobe Behandlungsfehler ziehen Beweiserleichterungen bis hin zur Beweislastumkehr nach sich (▶ Kap. 6.3). Außerdem ermöglichen sie unter Umständen einen Rückgriff des Arbeitsgebers auf das Pflegepersonal, was das Schmerzensgeld angeht.

Fundstelle: Urteil des Oberlandesgerichtes Köln vom 4. 8. 1999 Az.: 5 U 19/99

 Sträßner H (2001) Dekubitus 4. Grades – grober Pflegefehler. Pflege-Recht 5: 40–43

... die sollte man kennen

Aristoteles: (384–322 v. Chr.) bedeutender griechischer Philosoph, gilt als Begründer der Biologie und der Logik. Er war zeitweise Lehrer von Alexander dem Großen. Ein Jahr vor seinem Tod musste er Athen fluchtartig verlassen, weil er der Gottlosigkeit angeklagt wurde und ihm dafür die Todesstrafe drohte.

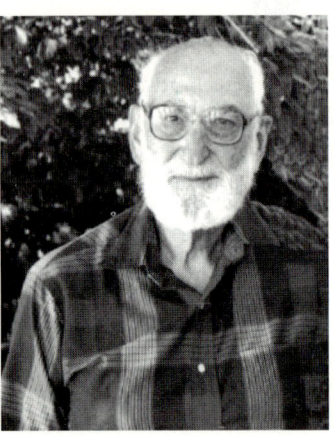

Avedis Donabedian

Donabedian, Avedis: veröffentlichte 1966 seine auf dem amerikanischen Gesundheitswesen basierenden Überlegungen zur Umsetzung von Qualität in der Sozialarbeit. Er definierte Qualität innerhalb des Gesundheitswesens als »Grad der Übereinstimmung zwischen den Zielen des Gesundheitswesens der wirklich geleisteten Versorgung.«

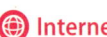 Internet

Eine nützliche Adresse für mehr Informationen:
Deutsches Netzwerk für Qualitätssicherung in der Pflege:
http://www.dnqp.de

Erinnern

Antwort von Kap. 1: Wer war Dolly?
⚠️ **Das Schaf Dolly war 1996 weltweit das erste Säugetier, das aus der Zelle eines erwachsenen Tieres geklont wurde.** ⚠️ Bereits nach 5 1/2 Jahren bekam es Arthritis und musste bald darauf wegen einer Lungenerkrankung eingeschläfert werden. Heute steht es ausgestopft im schottischen Nationalmuseum in Edinburgh.

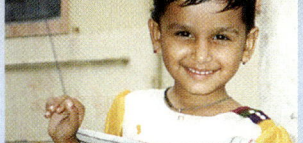
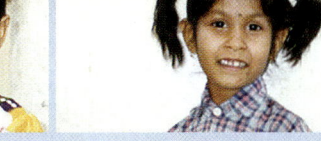

6 Pflegerecht

Peter Jacobs

6.1	**Rechte und Gesetze** – 134	
6.1.1	Grundgesetz und Patientenrechte – 134	
6.1.2	Kranken- und Altenpflegegesetz – 135	
6.1.3	Heilpraktikergesetz – 136	
6.1.4	Arbeitsrecht und Tarifverträge – 136	
6.1.5	Gerichtsentscheidungen und Berufspolitik – 136	

6.2 **Die ungeklärte Frage nach der Pflegequalität** – 138

6.3 **Kleines Lexikon der rechtlichen Grundbegriffe** – 139
6.3.1 Sorgfaltspflicht – 139
6.3.2 Vorsatz und Fahrlässigkeit – 140
6.3.3 Sorgfaltsmaßstab – 140
6.3.4 Verantwortung – 142
6.3.5 Organisationsverantwortung – 142
6.3.6 Organisationsverschulden – 143
6.3.7 Beweislast – 143
6.3.8 Beweislastumkehr – 143
6.3.9 Anscheinsbeweis – 143
6.3.10 Der Vertrauensgrundsatz – 144
6.3.11 »Es gelte das geschriebene Wort« – 144
6.3.12 »Im Zweifel für den Angeklagten« – 145

6.4 **Grundlagen zum Haftungsrecht** – 145
6.4.1 Haftung im Zivilrecht – 145
6.4.2 Haftung im Arbeitsrecht – 146
6.4.3 Haftung im Strafrecht – 146

6.5 **Die Delegation von Aufgaben** – 147
6.5.1 Wer trägt die Verantwortung? – 147
6.5.2 Vollständige Anordnung – 148
6.5.3 Richtige Anordnung – 148
6.5.4 Durchführbarkeit der Anordnung – 149
6.5.5 Übermittlung der Anordnung – 149
6.5.6 Auswahl der richtigen Person – 150
6.5.7 Wer delegiert, muss anleiten – 150
6.5.8 Die Pflicht zur Kontrolle – 150
6.5.9 Wer handelt, ist verantwortlich – 151
6.5.10 Erst nachdenken – dann handeln – 151

Schülerseite – 153

6.1 Rechte und Gesetze

> Wenn man alle Gesetze studieren wollte, so hätte man gar keine Zeit, sie zu übertreten.
> *Johann Wolfgang von Goethe*

Das Recht des Pflegepersonals, wie es in der Krankenpflegeausbildung vermittelt wird, gliedert sich in die Gesetzes- und in die Staatsbürgerkunde. Dieses Kapitel beschäftigt sich vorwiegend mit Schwerpunkten aus den rechtlichen Rahmenbedingungen, die in der Ausübung der Pflegeberufe eine Rolle spielen.

Ob als Gesundheits- oder Krankenpflegerin im Krankenhaus oder in der ambulanten Pflege, ob als Altenpflegerin im Senioren- oder Pflegeheim, ob Gesundheits- oder Kinderkrankenpfleger oder Pflegefachkraft mit Fachweiterbildung: die rechtlichen Grundlagen sind für alle Berufsgruppen in der Pflege gleich.

> Ein spezielles Recht für die verschiedenen pflegerischen Tätigkeitsfelder gibt es nicht.

Lediglich die rechtlichen Schwerpunkte sind in den verschiedenen Bereichen unterschiedlich gelagert. So spielen im Akutkrankenhaus **Delegationsfragen** eine zentrale Rolle, also die Frage: wer darf oder muss etwas tun? In der Kinderkrankenpflege stehen Fragen der **Aufsichtspflicht** und der Zusammenarbeit mit den Eltern im Vordergrund (Der Beobachtungsfall, ▶ Bd. 3, Kap. S11). In der Altenpflege und in der Psychiatrie hingegen muss sich das Pflegepersonal stärker mit Aspekten des **Betreuungsrechts** und mit **freiheitseinschränkenden Maßnahmen** (z. B. Fixierung) von Bewohnern und Patienten auseinandersetzen (▶ Kap. 26). Dabei gilt grundsätzlich:

> Leitendes Pflegepersonal hat einen größeren Verantwortungsbereich, der sich aus zusätzlichen Führungs- und Organisationstätigkeiten ergibt.

In diesem Kapitel wird wie im gesamten Buch vornehmlich von »**freiheitsbeschränkenden**« oder »**freiheitseinschränkenden**« Maßnahmen gesprochen (Der Einsperrungsfall, ▶ Bd. 3, Kap. D1) und nicht wie im Gesetzestext (z. B. Betreuungsgesetz) von »freiheitsentziehenden« Maßnahmen. Unter Freiheitsentzug (»Einsperren«) ist die Unterbringung in einer geschlossen psychiatrischen Abteilung oder im Gefängnis zu verstehen. Der Begriff im Gesetzestext ist daher missverständlich gewählt.

Die Grenzen zwischen Rechten und Gesetzen sind fließend. Unter Begriffe wie Arbeits**recht**, Betreuungs**recht** oder Patienten**rechte** fallen verschiedene Gesetze und Verordnungen, die sich über mehrere Gesetzesbücher verteilen (◘ Tabelle 6.1 und 6.3). Beispielsweise umfasst das Betreuungsrecht im Wesentlichen das Betreuungsgesetz, die Regelungen der §§ 1896–1908 aus dem Bürgerlichen Gesetzbuch (BGB) sowie die §§ 65–70 aus dem Gesetz der freiwilligen Gerichtsbarkeit (FGG). Mit dem neuen Betreuungsgesetz, das in seinen wesentlichen Anteilen 1992 in Kraft trat, wurden rund 300 Vorschriften aus fast 50 Gesetzen geändert.

6.1.1 Grundgesetz und Patientenrechte

> Das kann doch nicht sein, dass der Bürger, der sich gesetzmäßig verhält, sich wie ein Idiot vorkommen muss.
> *Roman Herzog*

Jeder, der mit Patienten arbeitet, muss die **Rechte der Patienten** beachten. Hier gilt es, insbesondere die Bedeutung der Artikel 1 und 2 des **Grundgesetzes** hervorzuheben (◘ Tabelle 6.1).

§ **Artikel 1**: Die Würde des Menschen ist unantastbar.
Artikel 2, Absatz 1: Jeder hat das Recht auf die freie Entfaltung seiner Persönlichkeit.

Diese Grundrechte gelten selbstverständlich auch für betagte oder kranke Menschen, die sich in die Obhut von Ärzten oder Pflegepersonal begeben. Dies führt zu einer Reihe von **Spannungsfeldern** im Verhältnis zwischen Patienten, Ärzten und Pflegenden. Beispielhaft ist hier die fehlende Einwilligung des Patienten für notwendige Heileingriffe zu nennen. Da eine Zwangsbehand-

Tabelle 6.1. Beispiele für Patientenrechte

Gesetzesgrundlage	Bestimmung	Auswirkung
Grundgesetz	Die Würde des Menschen ist unantastbar Artikel 1	Recht auf Sterben in Würde; Diskussion um Vorsorgevollmacht
	Freie Entfaltung der Persönlichkeit Artikel 2 (1) GG	Verbot der Zwangsbehandlung; der Patient entscheidet für sich selbst
	Recht auf Leben und körperliche Unversehrtheit Artikel 2 (2) GG	Heileingriffe bedürfen der vorherigen Zustimmung des Patienten
Bürgerliches Gesetzbuch	Haftung aus Vertrag oder unerlaubter Handlung §§ 276 ff und 823 ff BGB	Sorgfältige ärztliche Behandlung, pflegerische Betreuung und Beachtung der Organisationspflichten des Trägers
	Vorsorgevollmacht §§ 1904 (2) und 1906 (5)	Wille des Patienten hat Vorrang vor beruflichem Selbstverständnis
	Länger dauernde unterbringungsähnliche Maßnahmen bedürfen der richterlichen Genehmigung § 1906	Eine ununterbrochene Fixierung, die länger als 24 Stunden dauert, bedarf der Genehmigung (▶ auch Kap. 19 und Kap. 26)
	Erstellung eines Testamentes § 2250 BGB	3-Zeugen-Testament
Strafgesetzbuch	Körperverletzung § 223 ff	Einwilligung in Heileingriffe notwendig

lung in Deutschland verboten ist, muss der Wille des Patienten berücksichtigt werden. Des Weiteren ist im Rahmen der Vorsorgevollmacht in den letzten Jahren Bewegung in die Diskussionen um die passive Sterbehilfe und das Selbstbestimmungsrecht der Patienten gekommen.

6.1.2 Kranken- und Altenpflegegesetz

Die Pflegeberufe sind in weiten Teilen seit 1938 durch das Krankenpflegegesetz und durch die Krankenpflege-Ausbildungs- und Prüfungsverordnung geregelt. Am 1. Januar 2004 trat eine erneute Änderung in Kraft. Allerdings wurden auch diesmal wieder keine Tätigkeiten festgeschrieben, die Gesundheits- und Krankenpflegepersonal vorbehalten sind (sog. **Vorbehaltsaufgaben**). Im Wesentlichen handelt es sich nach wie vor um ein Berufsbezeichnungsgesetz, das die Berufsbezeichnungen Gesundheits- und Krankenpflegerin, Gesundheits- und Krankenpfleger sowie Gesundheits- und Kinderkrankenpflegerin und Gesundheits- und Kinderkrankenpfleger gesetzlich schützt.

Seit dem 1. August 2003 gibt es auch ein bundeseinheitliches **Altenpflegegesetz**. In ihm ist erstmalig eine einheitliche Ausbildungsdauer von 3 Jahren sowie der Anspruch auf eine Ausbildungsvergütung festgelegt. Die Berufsbezeichnung »Altenpflegerin« und »Altenpfleger« wurden geschützt.

Viele sehen das neue Gesetz als einen ersten Schritt in Richtung **generalisierte** bzw. **integrierte** Ausbildung. Das langfristige Ziel ist eine gemeinsame Ausbildung der Pflegeberufe, um den Anschluss an andere europäische Länder herzustellen.

6.1.3 Heilpraktikergesetz

> Wer Recht erkennen will, muss zuvor in richtiger Weise gezweifelt haben.
> *Aristoteles*

Das Heilpraktikergesetz definiert die Ausübung von Heilkunde als Feststellung, Heilung und Linderung von Krankheiten, Leiden und Körperschäden am Menschen. Da in diesem Gesetz (aus dem Jahre 1939) festgeschrieben ist, dass in Deutschland nur approbierte Ärzte und Heilpraktiker die Heilkunde ausüben dürfen, gibt es derzeit **keine Vorbehaltsaufgaben für Pflegeberufe**. Das heißt, es gibt keine Tätigkeiten oder Aufgaben, die allein von Pflegenden ausgeübt werden dürfen. Dies führt v. a. in der ambulanten Pflege und in den Altenheimen mit ihrer relativen Arztferne zu **schwierigen Abgrenzungssituationen**. In den Akutkrankenhäusern wird die Kluft zwischen dem, was rechtens und dem, was inzwischen im Stationsalltag üblich und für die Patienten auch sinnvoll ist, besonders bei den Prophylaxen immer deutlicher. So wird das Pflegepersonal z. B. im Rahmen der Dekubitusprophylaxe de facto sowohl bei der Einschätzung eines Dekubitusrisikos wie auch bei der Ergreifung entsprechender Maßnahmen selbstständig tätig. Nach dem Heilpraktikergesetz geschieht dies nach dem Gesetzestext unter der Verantwortung des behandelnden Arztes. Dieser verfügt jedoch heute oft gar nicht mehr über das notwendige Wissen im Zusammenhang mit der Risikoeinschätzung und den notwendigen Prophylaxen.

Nach der kommentierenden Literatur zum **Grundgesetz** gehört die **Pflege** (nach Artikel 74, Absatz 1, Nr. 19) zu den »**anderen Heilberufen**«. Von daher ist es falsch, im Zusammenhang mit den Pflegeberufen immer noch von Heilhilfsberufen zu sprechen. Dies wird auch den Tatsachen moderner Arbeitsteilung im Gesundheitswesen längst nicht mehr gerecht (▶ Kap. 2).

Einige Beispiele aus der Vielzahl der zu beachtenden Gesetze und Verordnungen, die im Pflegealltag zum Tragen kommen, sind in ◨ Tabelle 6.2 zusammengestellt.

6.1.4 Arbeitsrecht und Tarifverträge

> Wenn man von den Leuten Pflichten fordert und ihnen keine Rechte zugestehen will, muss man sie gut bezahlen.
> *Johann Wolfgang von Goethe*

Ein weiterer wichtiger Bereich ist das **Arbeitsrecht** (◨ Tabelle 6.3). Es regelt die Rechtsbeziehungen zwischen dem Arbeitgeber und dem Arbeitnehmer. Wesentlich beeinflusst wird es durch die **Tarifverträge**, wobei für die Pflegeberufe der Bundesangestelltentarif (BAT) und die Arbeitsvertragsrichtlinien (AVR) die größte Verbreitung haben. Während arbeitsrechtliche Bestimmungen Mindestanforderungen festlegen, enthalten die Tarifverträge an vielen Stellen günstigere Bedingungen für die Arbeitnehmer. So beträgt z. B. die wöchentliche Arbeitszeit nach dem Arbeitszeitgesetz 48 Stunden pro Woche. Die im BAT vereinbarte wöchentliche Regelarbeitszeit bei Vollzeitbeschäftigung beträgt aber derzeit nur 38,5 Stunden pro Woche. Die Nachtarbeit beginnt nach dem Arbeitszeitgesetz um 23 Uhr, nach BAT bereits um 20 Uhr. Es gilt daher:

> Ein Tarifvertrag oder eine Betriebsvereinbarung dürfen für die Arbeitnehmer günstigere Regelungen beinhalten, nicht aber schlechtere Bedingungen als in den Gesetzen festgelegt.

6.1.5 Gerichtsentscheidungen und Berufspolitik

> Vor Gericht lügt man nicht, man sagt die Unwahrheit.
> *Deutsches Sprichwort*

Für die Pflegeberufe werden auch **Gerichtsentscheidungen,** insbesondere die des höchsten deutschen Gerichtes für Zivilverfahren, des Bundesgerichtshofes, immer bedeutsamer. An diesen Entscheidungen, z. B. zum Bereich der Dekubitusprophylaxe, lässt sich die Grauzone zwischen dem Recht und der pflegerischen Berufspolitik aufzeigen.

6.1 · Rechte und Gesetze

Tabelle 6.2. Beispiele für im Pflegealltag zu beachtende Gesetze und Verordnungen

Gesetzesgrundlage	Sinn der Bestimmungen	Auswirkung
Grundgesetz	Freie Entfaltung der Persönlichkeit Artikel 2, Absatz 1	Grundsätzliches Verbot der Fixierung; keine Maßnahmen ohne Einwilligung des Patienten
Krankenpflegegesetz	Regelung der Zugangsvoraussetzungen § 6	Festlegung von Mindestalter, schulischem Abschluss sowie körperlicher und charakterlicher Eignung für den Beruf
	Festlegung der Mindestanforderungen § 5 und § 1 Ausbildungs- und Prüfungsverordnung	1600 Stunden theoretischer und 3000 Stunden praktischer Unterricht in 3 Jahren
	Schutz der Berufsbezeichnung § 1	Ohne Examen z. B. geringere Bezahlung; in ambulanten Pflegediensten muss mindestens eine examinierte Krankenschwester bzw. Gesundheits- und Krankenpflegerin oder ein examinierter Gesundheits- und Krankenpfleger bzw. Krankenpfleger beschäftigt sein
Strafgesetze	Schweigepflicht § 203	Keine Auskünfte über den Patienten an unbefugte Dritte
	Freiheitsberaubung § 239	Fixierung nur unter bestimmten Voraussetzungen möglich
	Körperverletzung § 223 ff	Einwilligung des Patienten nach Aufklärung in Heileingriffe notwendig
Bürgerliches Gesetzbuch	Haftung für Schädigungen am Patienten	Personal muss die pflegerischen Sorgfaltspflichten beachten
	Träger haftet für Erfüllungsgehilfen § 278	Krankenhausträger muss für Sorgfaltspflichtverletzungen des Personals einstehen
	Haftung für Verrichtungsgehilfen § 831 (1)	Krankenhausträger muss für Verrichtungsgehilfen einstehen, kann sich aber entlasten, wenn richtige Personalauswahl erfolgte
Medizinproduktegesetz	Kenntnis über technische Geräte	Vor Gebrauch muss sich das Pflegepersonal einweisen lassen
	Sichere Anwendung von medizintechnischen Geräten am Patienten § 2 (5)	Geräte müssen vor Gebrauch geprüft werden
Transfusionsgesetz	§§ 14 und 15	Bestimmungen zur Dokumentation und Qualitätssicherung bei der Anwendung von Blut und Blutprodukten
Infektionsschutzgesetz	Belehrung des Personals § 43	Belehrung von Praktikanten, Zivildienstleistenden, Pflegehelfern, die im Rahmen der Nahrungsaufnahme am Patienten eingesetzt werden
Sozialgesetzbuch V	Qualitätssicherung in der stationären Versorgung § 137	Die pflegerische Qualität muss nachgewiesen werden
Sozialgesetzbuch XI	§ 37 Pflegegeld	Pflichteinsätze von Fachpersonal bei Bezug von Geldleistungen halbjährlich in Stufe I und II, vierteljährlich in Pflegestufe III
Heimgesetz	§ 2 Zweck des Gesetzes	Bedürfnisse der Bewohner sind zu berücksichtigen und ihre Selbstständigkeit zu fördern
Gesundheitsstrukturgesetz	Pflegepersonalregelung	Wegen zu hoher Kosten außer Kraft gesetzt

Tabelle 6.3. Beispiele für Gesetze zum Arbeitsrecht und Schutzgesetze

Gesetz	Sinn der Bestimmungen	Auswirkung
Mutterschutzgesetz	Schutz der werdenden Mutter und des ungeborenen Kindes § 4	Kein schweres Heben und Tragen
	Verbot gefährlicher Tätigkeiten oder langen Stehens § 4	Unter anderem Einsatz der Schwangeren an anderer Arbeitsstelle
	Keine gesundheitsgefährdenden Arbeitszeiten § 8	Verbot der Nachtarbeit und der Mehrarbeit
	Schonung unmittelbar vor und nach der Niederkunft § 3 und § 6	Mutterschutzzeit vor der Geburt **kann** genommen werden, nach der Geburt **muss** sie genommen werden
Teilzeit- und Befristungsgesetz	Flexibilisierung der Arbeitszeit § 8 ff	Arbeitnehmer haben ein Recht auf Teilzeitbeschäftigung
Arbeitszeitgesetz	Gesundheitsschutz der Arbeitnehmer § 3	Tägliche Höchstarbeitszeit darf 10 Stunden nicht überschreiten
	Regenerierung der Arbeitskraft § 4 und § 5	Pausen sind vom Arbeitgeber im voraus festzulegen; die Zeit zwischen 2 Schichten muss 11 Stunden betragen
Unfallverhütungsvorschrift Gesundheitsdienst	Schutz der Arbeitnehmer	z. B. Schutzkleidung muss vorhanden sein, Hilfen zum Heben von Patienten u. v. m.

Die berufspolitischen Vorstellungen sind nicht in jedem Fall mit dem derzeit geltenden Recht und der herrschenden Meinung der Mehrheit der Juristen in Einklang. Insbesondere die Diskussion um eine eigenständige, das heißt von der ärztlichen Weisung unabhängige Pflege, wird derzeit vom Recht (noch) nicht mitgetragen.

Die **berufspolitische Seite des Rechts** für die Pflegeberufe ist durch die Diskussion gekennzeichnet, ob es überhaupt eine rechtlich eigenständige Pflege gibt. In diesem Zusammenhang wird zunehmend über Vorbehaltsaufgaben der Pflege diskutiert. Dies ist wiederum eng mit der Forderung aus einigen Bereichen der Pflege nach Einrichtung von **Pflegekammern** analog zu den Ärztekammern verknüpft. Die Gründung des »**Deutschen Pflegerates**« (DPR) war einer der wichtigsten Schritte der Pflege, für die berufspolitische Fragen einen Ansprechpartner zur Verfügung zu stellen, der im Auftrag der Pflegenden auftreten kann (▶ Schülerseite und Suchen und finden: Serviceteil).

6.2 Die ungeklärte Frage nach der Pflegequalität

Ein guter Manager findet für jedes Problem eine Lösung. Ein guter Jurist findet für jede Lösung ein Problem.
Sprichwort

Welche **Qualität von Pflege** steht einem Patienten juristisch gesehen zu? Legt man die aus den 70er-Jahren stammenden Stufen der **Schweizer Wegleitung** zugrunde, so genügt die sichere Pflege (◘ Abb. 6.1). Sichere Pflege bedeutet, dass dem Patient durch die Pflege keine Schäden zugefügt werden (▶ Kap. 5.2.3).

Der Gesetzgeber bietet in Deutschland dem Patienten keine optimale Pflege als Anspruchsgrundlage, weder das Gesundheitsstrukturgesetz (GSG) noch das Gesundheitsmodernisierungsgesetz (GMG) beinhalten diese Grundlage. Vielmehr legt § 12 des **Sozialgesetzbuches V** (SGB V) fest, dass dem Patienten eine ausreichende, zweckmäßige Pflege unter wirtschaftlichen Gesichtspunkten zusteht. Hier entsteht eine Grauzone. Was »zweckmäßig« genau bedeutet, ist unklar. Das Wirtschaftlichkeitsgebot ist einzuhalten, allerdings darf dies wiederum nicht zu Schäden beim Patienten führen. Das Erstellen von **Pflegestandards** soll diese Misere regeln. Dabei stellt sich jedoch das Problem, dass viele Standards mit einem hohen Qualitätsanspruch erstellt werden, ohne dabei jedoch auf die Wirtschaftlichkeit zu achten. Den Patienten werden somit »Versprechen« gemacht, die u. U. nicht einzuhalten sind, da häufig das für die Umsetzung der Standards notwendige qualifizierte Personal fehlt.

Im Rahmen der Pflegequalität ist zu berücksichtigen, dass alle notwendigen Pflegemaßnahmen sorgfältig geplant, ausgeführt und dokumentiert werden. Der **Pflegeplanung** und hier insbesondere der Pflegedokumentation kommt juristisch eine herausragende Bedeutung zu (▶ Kap. 6.3.11).

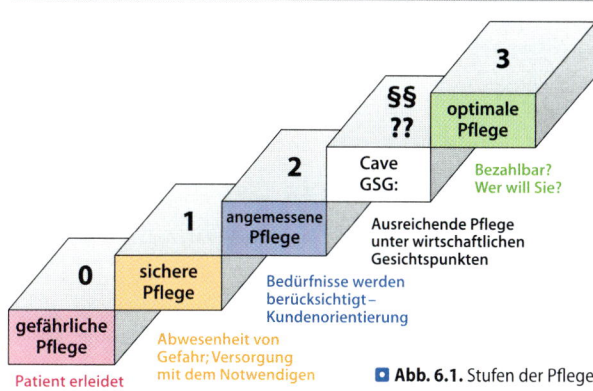

Abb. 6.1. Stufen der Pflegequalität. (Nach der Schweizer Wegleitung unter Einbeziehung des Gesundheitsstrukturgesetzes)

> **Insidertipp**
>
> Jede Pflegeplanung muss sich haftungsrechtlich an der Sicherheit des Patienten orientieren, sowie am gesetzlichen Gebot der Angemessenheit, Zweckmäßigkeit und Wirtschaftlichkeit.

6.3 Kleines Lexikon der rechtlichen Grundbegriffe

Nicht zuletzt, um die juristischen Beiträge in Fachbüchern und Fachzeitschriften besser verstehen zu können, sollte man einige Grundbegriffe und Leitgedanken der juristischen Fachsprache kennen.

6.3.1 Sorgfaltspflicht

Die Sorgfaltspflicht ist der zentrale rechtliche Begriff schlechthin. Darunter versteht man, dass jede Pflegeperson so handeln muss, wie es den **beruflichen Standards** entspricht.

Die Vorsicht verdirbt nichts.
Deutsches Sprichwort

Die pflegerischen Sorgfaltsregeln sind in Lehrbüchern, in Fachbüchern und in Artikeln der Fachzeitschriften niedergelegt. In Zukunft werden sie auch verstärkt durch Forschungsergebnisse aus den Pflegewissenschaften beeinflusst werden. Beispiele hierfür sind der nationale Dekubitusstandard (Bd. 2, Kap. H2), Schmerz (Bd. 2, Kap. S3) und Entlassungsmanagement (Bd. 2, Kap. D3). Sturzprävention und Kontinenzförderung sind noch in der Erarbeitungsphase.

Die Grundregeln pflegerischer Sorgfalt werden in der Ausbildung vermittelt. Pflegepersonal, das eine Fachweiterbildung erfolgreich absolviert hat, verfügt über ein erweitertes Wissen und muss dieses auch anwenden. Weiterhin nehmen die Anforderungen an die Sorgfaltspflicht auch mit zunehmender Berufserfahrung zu.

Zu den beruflichen Sorgfaltspflichten aller Pflegenden gehört auch die Pflicht, sich ständig durch **eigene Fortbildung** auf dem jeweilig neuesten Stand pflegerischen Wissens zu halten.

> Jede Pflegeperson ist verpflichtet, die durch Aus- und Weiterbildung sowie im Rahmen der beruflichen Praxis erlernten Sorgfaltspflichten ihres Berufes zu beachten. Nur die Verletzung einer Sorgfaltspflicht kann zur zivil- oder strafrechtlichen Haftung führen (▶ Kap. 6.4).

6.3.2 Vorsatz und Fahrlässigkeit

Führt eine Handlung zu einer Schädigung eines Menschen oder einer Sache, wird zuerst festgestellt, ob die Handlung vorsätzlich oder fahrlässig erfolgte.

> Vorsätzlich handelt, wer um das Unrecht seiner Tat weiß und dennoch die Tat begeht.

Für den Alltag in der Pflege spielt die Fahrlässigkeit eine größere Rolle.

> Fahrlässig handelt, wer seine beruflichen Sorgfaltspflichten nicht beachtet.

In einem juristischen Verfahren wird der **Grad der Fahrlässigkeit** festgestellt. Unterschieden werden dabei:

- **Grobe Fahrlässigkeit:** Grobe Sorgfaltspflichtverletzungen, die häufig durch Gutachten festgestellt werden, sind dadurch gekennzeichnet, dass ein Handeln völlig unverständlich ist, weil selbst elementarste Sorgfaltsregeln missachtet wurden (Der Blasendauerkatheterfall, ▶ Bd. 2, Kap. U1).
- **Mittlere Fahrlässigkeit:** Es liegt noch eine deutliche Sorgfaltspflichtverletzung vor.
- **Leichte Fahrlässigkeit:** Sicher die häufigste Form im beruflichen Alltag. Es liegt ein fehlerhaftes (unachtsames) Handeln mit Folgen vor.

Der Grad der Fahrlässigkeit hat in mehrerer Hinsicht **praktische Bedeutung**:

- Wird eine grobe Fahrlässigkeit festgestellt, kommt es für den Patienten im Zivilverfahren zu Beweislasterleichterungen (▶ Kap. 6.3.7; der Toilettensturzfall, ▶ Bd. 3, Kap. U1).
- Bei mittlerer und grober Fahrlässigkeit kann der Arbeitgeber einen Teil oder sogar die gesamte Summe des an den Patienten gezahlten Geldes vom Arbeitnehmer zurückverlangen (▶ Kap. 6.4.2).
- Der Grad der Fahrlässigkeit spielt im Strafrecht bei der Höhe der Strafe eine Rolle.

Eine Sorgfaltspflichtverletzung in Ausübung des Berufes, wird bei weitem nicht so drakonisch bestraft wie viele dies häufig glauben.

Beispiel
So wurden vor einigen Jahren zwei Kinderkrankenschwestern, die durch die Verwechslung von Glukoselösung bei einem Kind eine irreparable Hirnschädigung verursacht hatten, lediglich mit einer Verwarnung unter Androhung einer Geldstrafe von DM 7.200,– bei einer 2-jährigen Bewährung belegt.

6.3.3 Sorgfaltsmaßstab

In einem entsprechenden Verfahren wird zwischen dem objektiven und dem subjektiven Sorgfaltsmaßstab unterschieden (◯ Abb. 6.2). Mit dem saloppen Spruch: »Als Pflegekraft steht man ohnehin mit einem Bein im Gefängnis«, wird verkannt, dass die Rechtsprechung ein ausgeklügeltes System zur Feststellung einer Sorgfaltspflichtverletzung bereit hält, die eng mit dem Begriff der Fahrlässigkeit verwoben ist (Der Rollstuhlsturzfall, ▶ Bd. 3, Kap. K4).

Da es im **Zivilrecht** um die Wiedergutmachung in Geld geht, also niemand bestraft wird, legen die Gerichte einen strengen, **objektiven Sorgfaltsmaßstab** an. Es wird also geprüft, wie sich eine Durchschnittspflegekraft in der gegebenen Situation lehrbuchhaft hätte verhalten müssen.

> Fahrlässig handelt, wer die erforderliche Sorgfalt nicht beachtet, definiert der Gesetzgeber.

Der Mensch ist am phantasievollsten in seiner Rechtfertigung.
Hans Arndt

Die Tage vergehen, die Missgeschicke bleiben.
Deutsches Sprichwort

Im **Strafverfahren** gilt hingegen der Satz: Im Zweifel für den Angeklagten. Dabei wird die individuelle Situation, in der sich die betroffene Pflegeperson befunden hat, berücksichtigt (▶ Kap. 6.3.11). Es gilt ein **subjektiver Sorgfaltsmaßstab**.

> Fahrlässig handelt, wer die Sorgfalt, zu der er nach den Umständen des Einzelfalles und seinen persönlichen Fähigkeiten verpflichtet gewesen wäre, nicht beachtet hat.

Kommt es im Verlaufe eines Prozesses zu der Frage, ob die pflegerische Sorgfaltspflicht verletzt wurde, bedient sich der Richter (der von Pflege naturgemäß wenig versteht) meist eines Gutachters.

Neben der Tatsache, dass grundsätzlich der klagende Patient beweispflichtig ist, gelten noch folgende Prinzipien:
- **Vorhersehbarkeit:** Der Eintritt eines Schadens bzw. die Gefährdung eines Rechtsgutes, wie z. B. die Gesundheit des Patienten, muss vorhersehbar sein. Dies gilt z. B. im Rahmen der Aufsichtspflicht oder bei Fixierungen. Hier muss bei konkreter Prüfung einer Gefährdung **deutlich** vorhersehbar sein, dass ein Patient sich selbst schädigen will oder aufgrund seines Zustandes gefährdet ist, aus dem Bett zu fallen (Der Sturzfall, ▶ Bd. 3, Kap. S5).
- **Vermeidbarkeit:** Der Eintritt eines Schadens muss durch sorgfältiges, korrektes Handeln vermeidbar gewesen sein. Dies wäre z. B. der Fall, wenn eine Pflegeperson nach dem Legen einer Magensonde deren Position nicht kontrolliert hat und bei der Nahrungszufuhr die Nahrung in die Lunge des Patienten gelangt, weil die Sonde falsch liegt.
- **Zumutbarkeit:** Ein Handeln muss für das Pflegepersonal zumutbar sein; z. B. braucht sich eine Pflegeperson nicht von einem aggressiven Patienten verletzen zu lassen, während sie versucht, ihn von Zerstörungen auf der Station abzuhalten.

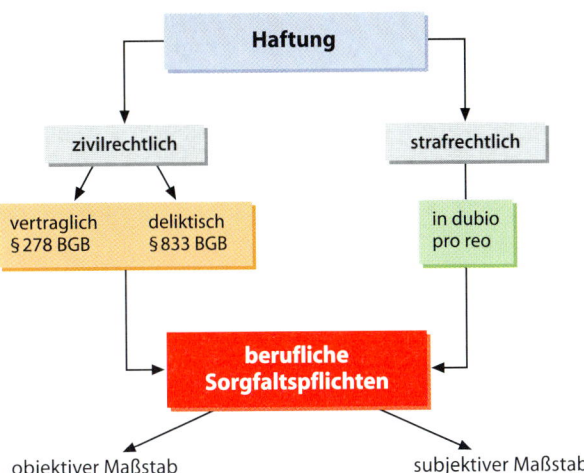

● **Abb. 6.2.** Der Sorgfaltsmaßstab im Zivil- und Strafrecht

Nahezu alle Krankenhäuser versichern ihre angestellten Ärzte und das Pflegepersonal gegen Haftpflichtschäden, so dass im Schadensfall die **Versicherung** für den Schaden eintritt.

> **Insidertipp**
> Im Zweifelsfall erkundigen Sie sich bei Ihrem Arbeitgeber, ob und in welcher Höhe eine Berufshaftpflichtversicherung für das Pflegepersonal besteht.

Versichern kann man sich naturgemäß nur gegen zivilrechtliche Ansprüche. Einige Versicherer decken die grobe Fahrlässigkeit bei den **Berufshaftpflichtversicherungen** mit ab. Anwalts- und Gerichtskosten werden durch **Rechtsschutzversicherungen** übernommen. Die Beiträge hierfür zahlt im Allgemeinen nicht der Arbeitgeber.

> **Insidertipp**
> Rechtsschutzversicherungen sind teilweise im Rahmen einer Mitgliedschaft z. B. in einem Berufsverband enthalten.

6.3.4 Verantwortung

> Grundsätzlich gilt, dass eine Pflegeperson nur für etwas zur Rechenschaft gezogen werden kann, für das sie auch die Verantwortung zu tragen hat.

Die Einschätzung ihres **Verantwortungsrahmens** bereitet Pflegenden große Probleme. Meist fühlen sie sich für wesentlich mehr verantwortlich als juristisch überhaupt möglich ist. Dies drückt sich dann in dem Satz: »Es geht schließlich um den Patienten« aus. Dabei wird übersehen, dass es für alle im Gesundheitswesen tätigen Personen um den Patienten gehen muss und daher jeder innerhalb seines Verantwortungsrahmens sorgfältig zu arbeiten hat.

> Niemand kann die Verantwortung für das Handeln eines anderen übernehmen.

Die pflegerische Arbeit am und mit dem Patienten kann jede/r Gesundheits- und Krankenpflegerin/-pfleger selbst beeinflussen. Arbeitet er fehlerfrei, also sorgfältig, bietet er dem Patienten eine sichere Pflege, und er kann in dieser Hinsicht keine rechtlichen Probleme bekommen. Arbeitet er fehlerhaft, verletzt er die Sorgfaltspflicht. In diesem Fall haftet er, da er die Qualität seiner Arbeit selbst beeinflussen kann und damit auch dafür verantwortlich ist (▶ Kap. 6.5.8).

> Für den Verantwortungsrahmen der Pflegeberufe gilt: Verantwortlich sein bedeutet, ein Geschehen beeinflussen zu können.

Die/der Gesundheits- und Krankenpflegerin/-pfleger ist dagegen nicht berechtigt z. B. Personal einzustellen oder die Belegung der Station bei Personalmangel zu reduzieren. Kommt es aufgrund einer unzureichenden Personalausstattung zu einem Fehler, haftet die/der Gesundheits- und Krankenpflegerin/-pfleger nicht, da er für die Personalbesetzung nicht die Verantwortung trägt. Es handelt sich dann um ein Organisationsverschulden des Krankenhausträgers.

6.3.5 Organisationsverantwortung

Während man bei Personen, also bei Pflegepersonal oder Ärzten von der Sorgfaltspflicht spricht, handelt es sich bei den Krankenhausträgern um die Pflicht, den Betrieb so zu organisieren, dass dem Patienten kein Schaden zugefügt wird. Dies wird als Organisationspflicht oder -verantwortung des Trägers bezeichnet. Diese ergibt sich aus dem **Aufnahmevertrag** mit dem Patienten.

Da der Träger als sog. juristische Person die dem Patienten zugesicherten Leistungen, wie medizinische Behandlung, pflegerische Betreuung und die Hotelleistungen Unterbringung und Verpflegung, nicht »persönlich« erbringen kann, beschäftigt er dafür (Fach)personal, wie Ärzte, Pflegepersonal und Köche. Begehen diese nun in Ausübung ihrer beruflichen Tätigkeit einen Fehler, so haftet zunächst der Träger so, als habe er selber diesen Fehler begangen (▶ Kap. 6.4). Hat der Träger bei der Auswahl, Anleitung und laufenden Überwachung seines angestellten Personals keinen Fehler begangen, z. B. durch fehlerhafte Personalauswahl oder mangelhafte Anleitung des Personals, kann er sich unter bestimmten Voraussetzungen entlasten (Fallbeispiel »HNO«, ▶ Bd. 3, Kap. G3).

Begeht der Träger selbst einen Fehler, haftet er dafür, ohne die Möglichkeit zu haben, sich entlasten zu können.

Das Rechte erkennen und nicht danach handeln ist Feigheit.
Chinesisches Sprichwort

Natürlich achte ich das Recht. Aber auch mit dem Recht darf man nicht so pingelig sein.
Konrad Adenauer

6.3.6 Organisationsverschulden

Kommt der Träger seiner Organisationspflicht nicht nach, und wird dadurch ein Patient geschädigt, spricht man von einem Organisationsverschulden. Das Organisationsverschulden der Institution entspricht also der Sorgfaltspflicht des Individuums. Der Trend in der Rechtsprechung deutet darauf hin, dass zunehmend die Krankenhausträger wegen mangelhafter Organisation zur Haftung herangezogen werden. Beispiele für Organisationsverschulden sind mangelhafte Personalausstattung, schlechte Hygieneverhältnisse, unzureichende Dokumentation, ungenügende Wartung medizinisch-technischer Geräte oder nicht ausreichende Anleitung des Personals (Der Notfallfall, ▶ Bd. 2, Kap. L1; der Infusionsfall, ▶ Kap. 13).

6.3.7 Beweislast

Grundsätzlich gilt, dass der **Kläger** die Last des Beweises trägt, also dafür zuständig ist, dass er seine Behauptungen auch beweisen kann. Der Beklagte wiederum wird natürlich alles zusammentragen, um die Behauptungen und vorgelegten Beweise des Klägers zu entkräften. Dies geschieht i. d. R. durch eine sorgfältige (Pflege-)Dokumentation.

> Wir sind an das Gesetz gefesselt, um frei zu sein.
> *Cicero*

6.3.8 Beweislastumkehr

Unter bestimmten Voraussetzungen kann es während eines Verfahrens zu Beweiserleichterungen bis hin zur Beweislastumkehr kommen. Dann muss der **Beklagte** beweisen, dass ein eingetretener Schaden auch bei Beachtung aller Sorgfaltsregeln nicht zu vermeiden gewesen wäre und der klagende Patient ist von seiner Beweispflicht weitgehend oder sogar ganz entbunden. Kommt es zur Beweislastumkehr, gelingt es i. d. R. dem Krankenhaus nicht mehr, den Prozess noch zu gewinnen (Der Mobilisationsfall, ▶ Bd. 2, Kap. M2).

Typische Gründe für Beweiserleichterungen sind:
- grober Behandlungs- oder Pflegefehler
- fehlende, lückenhafte oder gefälschte (Pflege-)Dokumentation
- fehlende oder unzureichende Aufklärung
- Organisationsverschulden des Trägers:
  - fehlerhafte Personalauswahl
  - mangelhafte Personalausstattung
  - fehlerhafte Arbeitsablaufgestaltung

6.3.9 Anscheinsbeweis

Eine Ausnahme von der Grundregel bildet auch der Beweis des ersten Anscheins (Prima-facie-Beweis). Daraus folgen für den klagenden Patienten **Beweiserleichterungen**, die häufig dazu führen können, dass der Patient den Prozess gegen das Krankenhaus gewinnt.

Ein Beispiel hierfür ist die **unmittelbar** nach einer intramuskulären Injektion einsetzende Lähmung des Ischiasnervs. Die Unmittelbarkeit lässt darauf schließen, dass eine veraltete – und damit falsche – Injektionstechnik angewendet wurde.

> Durch zweier Zeugen Mund wird die Wahrheit kund.
> *Deutsches Sprichwort*

6.3.10 Der Vertrauensgrundsatz

Vertrauen ist gut, Kontrolle ist besser.
Deutsches Sprichwort

Juristen unterscheiden 2 Arten des gegenseitigen Vertrauens
- den vertikalen Vertrauensgrundsatz und
- den horizontalen Vertrauensgrundsatz.

Der **vertikale Vertrauensgrundsatz** gilt im Verhältnis fachlicher Über- bzw. Unterordnung also z. B. zwischen Ärzten und Pflegepersonal oder zwischen Krankenpflegepersonal und pflegerischem Assistenzpersonal. Dabei darf der Delegierende nicht zwangsläufig darauf vertrauen, dass der Adressat der Delegation alles richtig macht (▶ Kap. 6.5.6–6.5.8). Er muss sich im Zweifelsfall überzeugen, dass alles richtig ausgeführt wurde.

Dabei haben **Ärzte** den Vorteil, dass es sich beim Pflegepersonal um ausgebildetes Fachpersonal im Gesundheitswesen handelt, das im Rahmen der Selbstprüfungspflicht die Durchführung z. B. einer ärztlichen Maßnahme ablehnen muss (▶ Kap. 6.5.9).

Die **Pflegenden** haben im Rahmen der vertikalen Delegation i. d. R. nicht ausgebildetes Personal vor sich (Ausnahme: Gesundheits- und Krankenpflegehelferinnen und -helfer). Daher können sie auch nicht darauf vertrauen, dass z. B. ein Zivildienstleistender nachfragt, wie oder ob er eine Arbeit überhaupt verrichten darf. Er wird vielmehr darauf vertrauen, dass die Delegation durch die Pflegeperson schon in Ordnung sei.

Beispiel
Ein Zivildienstleistender wird aufgefordert, einem Patienten mit Schluckstörungen das Essen einzugeben.

Der **horizontale Vertrauensgrundsatz** besteht zwischen Personal gleicher Qualifikation, z. B. zwischen 2 examinierten Gesundheits- und Krankenpflegern.

So darf im Rahmen der Einarbeitung einer neuen Mitarbeiterin darauf vertraut werden, dass diese die pflegerischen Maßnahmen beherrscht oder aber darauf hinweist, wenn sie eine übertragene Pflegemaßnahme nicht beherrscht. Erst bei Anzeichen, dass das Wissen der neuen Kollegin lückenhaft und nicht ausreichend ist, muss die Stationsleitung im Rahmen ihrer Führungs- und Kontrollverantwortung tätig werden (Fallbeispiel »Richten von Medikamenten«, ▶ Kap. 13).

6.3.11 »Es gelte das geschriebene Wort«

Nie hat ein Dichter die Natur so frei ausgelegt, wie ein Jurist die Wirklichkeit.
Jean Giraudoux

Hierbei handelt es sich um einen wichtigen juristischen Leitsatz. Richter müssen darüber urteilen, wer von 2 sich streitenden Parteien Recht hat. Dabei helfen u. a. Zeugenaussagen, deren bedingte Zuverlässigkeit aber bekannt ist. Aus diesem Grund haben schriftlich niedergelegte Fakten eine besonders hohe Beweiskraft. Daher kommt in diesem Zusammenhang der **Pflegedokumentation** eine hohe Bedeutung zu.

 Schriftlich Dokumentiertes gilt solange als wahr, bis das Gegenteil bewiesen werden kann.

> **Insidertipp**
> Pflegerische Handlungen, die dokumentiert wurden, gelten als tatsächlich ausgeführt. Andererseits gilt auch die Umkehrung: Was nicht dokumentiert wurde, gilt als nicht ausgeführt.

Aussagen wie: »Wir haben die Dekubitusprophylaxe viel häufiger vorgenommen als in der Dokumentation schriftlich festgehalten, weil wir keine Zeit zum Dokumentieren hatten«, finden vor Gericht in aller Regel kein Gehör (Der Dekubitusfall 1, ▶ Kap. 5, Schülerseite; der Dekubitusfall 2, ▶ Bd. 2, Kap. S5).

6.3.12 »Im Zweifel für den Angeklagten«

Dieser Leitsatz gilt v. a. im Strafrecht. Zu unterscheiden ist hierbei zwischen **absichtlich** begangenen **Straftaten**, z. B. der absichtlichen Tötung von Patienten durch Pflegende, und **fehlerhaftem Handeln** in Ausübung des Berufes, das zu einer Schädigung oder gar zum Tod eines Patienten führt (Der Blutkonservenfall, ▶ Kap. 18). So tragisch ein solcher Fehler auch sein kann, liegt ihm aber keine Absicht zugrunde, es handelt sich vielmehr um (grob) fahrlässiges Handeln. Dies spiegelt sich naturgemäß auch in der Höhe der Strafe wider. So wird im Strafverfahren, beziehungsweise schon bei den Ermittlungen der Staatsanwaltschaft geprüft, ob es Gründe dafür gibt, die Sorgfaltspflichtverletzung einer Gesundheits- und Krankenpflegerin nicht zu bestrafen.

> Es hilft nichts, das Recht auf seiner Seite zu haben. Man muss auch mit der Justiz rechnen.
> *Dieter Hildebrandt*

6.4 Grundlagen zum Haftungsrecht

Im Zusammenhang mit der Haftung für mangelhafte Sorgfalt in den Pflegeberufen können **3 Haftungsbereiche** unterschieden werden (◻ Abb. 6.3):
- die Haftung im Zivilrecht,
- die Haftung im Arbeitsrecht,
- die Haftung im Strafrecht.

Dabei kann es bei einem Zwischenfall zur Haftung in allen 3 Bereichen kommen. Es gilt, dass man für eine Tat nur einmal bestraft werden kann. Da es sich bei der zivil- und arbeitsrechtlichen Haftung nicht um eine Bestrafung, sondern um eine Wiedergutmachung handelt, kann es neben der strafrechtlichen Haftung, die sich in Bestrafung ausdrückt, auch noch die beiden anderen Möglichkeiten zur Haftung geben.

> Wo kein Kläger, da kein Richter.
> *Deutsches Sprichwort*

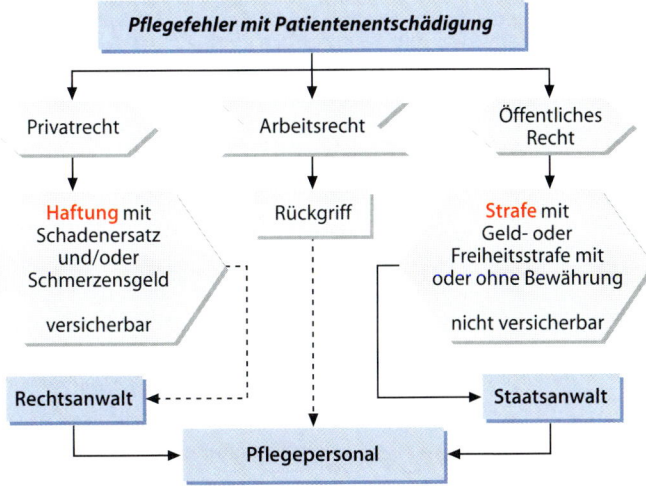

◻ **Abb. 6.3.** Haftungsbereiche

6.4.1 Haftung im Zivilrecht

Im Zivilrecht geht es um eine **Wiedergutmachung** für erlittene Schmerzen oder entstandenen Schaden. Es wird also niemand bestraft (Der Wärmflaschenfall, ▶ Bd. 3, Kap. K5).

In der Regel wird ein Patient, der glaubt im Krankenhaus, Altenheim oder vom ambulanten Pflegedienst geschädigt worden zu sein, zu einem Rechtsanwalt gehen. Sein Ziel ist es, für den vermeintlichen Schaden Schmerzensgeld und gegebenenfalls Schadensersatz zu erhalten. Der **Patient muss** allerdings dazu den Pflegefehler, also die **Sorgfaltspflichtverletzung** des Gesundheits- und Krankenpflegers **beweisen**.

Der Patient hat mit den oben genannten Einrichtungen einen **Vertrag** geschlossen (Krankenhausaufnahmevertrag, Heimvertrag). Aufgrund dieses Vertrages steht ihm eine sorgfältige Pflege nach den jeweilig neuesten Erkenntnissen zu. Der Vertrag ist für den Patienten die **Anspruchgrundlage** für eventuelle Forderungen an den Krankenhausträger. Da der Krankenhausträger die Pflege nicht selbst erbringt, sondern dies Aufgabe des Pflegepersonals ist, haftet er für die Fehler, die bei der Pflege gemacht wurden. Die Pflegenden sind seine **Erfüllungsgehilfen**, sie helfen, die vertraglichen Pflichten des Trägers zu erfüllen.

Der Patient kann gegen den Träger, aber auch unmittelbar gegen eine Pflegeperson wegen unerlaubter Handlung klagen. Dabei haftet der Träger nur, wenn ihn im Rahmen seiner Organisationsverantwortung ein Verschulden bei der Auswahl, Anleitung oder Überwachung des eingesetzten Personals trifft. In diesem Fall sind die Pflegenden **Verrichtungsgehilfen** des Trägers. Sie verrichten die Arbeiten für den Träger.

6.4.2 Haftung im Arbeitsrecht

> Der Arbeiter soll seine Pflicht tun, der Arbeitsgeber soll mehr tun als seine Pflicht.
> *Marie von Ebner-Eschenbach*

Der Krankenhausträger hat als Arbeitgeber die Möglichkeit, sich im Schadensfall das Geld von der Pflegeperson ganz oder teilweise zurückzuholen. Dies ist das **Rückgriffsrecht** aus dem Arbeitsrecht. Bei **Vorsatz** und grober **Fahrlässigkeit** kann er den gesamten Betrag zurückfordern, bei mittlerer Fahrlässigkeit einen Anteil und bei leichter Fahrlässigkeit kann er nichts zurückfordern. Berücksichtigt werden dabei die Höhe der Summe, die an den Patienten gezahlt wurde und das Einkommen der Pflegeperson, so dass der Krankenhausträger u. a. nur einen Teil des Geldes zurück erhält.

Viele Pflegepersonen glauben auch, eine **Sorgfaltspflichtverletzung** führe zum Verbot der Berufsausübung. Dies ist jedoch sehr selten und meist nur im Zusammenhang mit vorsätzlichen Tötungs- oder Raubdelikten der Fall. Natürlich kann eine Sorgfaltspflichtverletzung neben den gerichtlichen Auseinandersetzungen auch noch zu arbeitsrechtlichen Schritten des Arbeitsgebers gegen die Pflegeperson in Form von Abmahnung oder gar Kündigung führen. Aber auch hier muss der Arbeitgeber das geltende Arbeitsrecht beachten. Die Sorgfaltspflichtverletzung alleine rechtfertigt noch keine gravierenden arbeitsrechtlichen Maßnahmen.

6.4.3 Haftung im Strafrecht

> Wo man das Recht hinauswirft, kommt der Schrecken zur Tür hinein.
> *Sudanesisches Sprichwort*

Im Strafrecht geht es um die Frage, ob eine Pflegeperson wegen eines Vergehens oder Verbrechens zur Verantwortung gezogen, also **bestraft** werden muss. Eine Bestrafung kann in Form einer Geld- oder Freiheitsstrafe mit oder ohne Bewährung ausgesprochen werden. Bestrafungen ziehen häufig auch noch arbeitsrechtliche und soziale Konsequenzen nach sich. Die bestrafte Person ist **vorbestraft**. Bestraft werden kann nur, wer gegen ein entsprechendes Strafgesetz verstoßen hat. Beispielsweise würde die unerlaubte (unerlaubt bedeutet z. B. ohne Einverständnis des Patienten und ohne Anordnung des Arztes) Fixierung den Tatbestand der Freiheitsberaubung erfüllen (Der Fixierungsfall, ► Kap. 24); wer einem Patienten gegen dessen Willen eine intramuskuläre Injektion verabreicht, macht sich der schweren Körperverletzung schuldig.

Das Pflegepersonal gehört zu den Berufsgruppen, die in besonderem Maße einer beruflichen **Garantenpflicht** unterliegen (Der Abwesenheitsfall, ► Kap. 22). Dieser aus dem elterlichen Sorgerecht stammende Begriff bedeutet, dass das Pflegepersonal erkennbare Schäden von den Patienten abwenden muss, also handeln muss, sofern dies zumutbar ist. Wer notwendige Maßnahmen der Dekubitusprophylaxe nicht vornimmt, könnte wegen eines **Unterlassungsbegehens** bestraft werden. Das bedeutet also, dass auch das »Nicht-Handeln« (Unterlassen) strafbar sein kann – dann nämlich, wenn ein Handeln geboten gewesen wäre.

6.5 Die Delegation von Aufgaben

Im beruflichen Alltag des Pflegepersonals stehen oft Fragen der Delegation an oberster Stelle (◘ Abb. 6.4). Dabei geht es sowohl um die Delegation ärztlicher Aufgaben an das Pflegepersonal wie auch umgekehrt um die Frage, welche pflegerischen Aufgaben an nicht ausgebildetes Personal übertragen werden dürfen.

> Pflegende sind sowohl Ausführende von angeordneten, i. d. R. ärztlichen Aufgaben, als auch Anordnende von Pflegemaßnahmen.

Kein Nutzen ohne Schaden.
Deutsches Sprichwort

6.5.1 Wer trägt die Verantwortung?

Zunächst ist bei jeder Form der Delegation das **Direktionsrecht** des **Arbeitgebers** zu beachten. Wie die vorhandene Arbeit im Unternehmen aufgeteilt wird, ist nicht in das freie Ermessen der Arbeitnehmer gestellt. Der Krankenhausträger, der Inhaber eines ambulanten Pflegedienstes oder der Träger eines Altenheimes bestimmen die Aufgabenverteilung. Dabei können sie nicht willkürlich vorgehen. Vielmehr müssen sie sich an bestehende Gesetze und Tarifverträge, v. a. aber an die mit den Arbeitnehmern abgeschlossenen Arbeitsverträge halten. So darf im Zuge von Sparmaßnahmen das Pflegepersonal nicht mit Putztätigkeiten betraut werden, um Reinigungspersonal zu sparen. Ebenso dürfen ärztliche Aufgaben nicht aus Gründen der Kostenersparnis auf das Pflegepersonal übertragen werden. Dabei gibt es naturgemäß Grauzonen, die sich einer strengen Abgrenzung entziehen und im Einzelfall zu lösen sind.

Was aber helfen die edelsten Rechte dem, der sie nicht handhaben kann?
Jacob Grimm

◘ Abbildung 6.4 fasst die Regeln der Delegation zusammen. Diese gelten für das Pflegepersonal in zweierlei Hinsicht: Einmal erhält die Pflegeperson Anordnungen, sie ist also Adressat. Dann liegt ihre Verantwortung v. a. im Bereich der **Durchführungs- oder Handlungsverantwortung**. Ein anderes Mal ordnet die Pflegeperson selbst an, was zur Folge hat, dass sie die Regeln in der **Anordnungs- oder Führungsverantwortung** zu beachten hat.

Damit eine Gesundheits- und Krankenpflegerin eine ärztliche Tätigkeit oder ein Zivildienstleistender eine Pflegemaßnahme ausführen darf, muss zunächst eine Anordnung vorliegen (Der Nervenfall, ▶ Bd. 3, Kap. M2).

> Wer ohne Anordnung tätig wird, trägt für daraus resultierende Schäden die alleinige Verantwortung.

Entgegen der weit verbreiteten Ansicht haben auch **Schüler** bereits eine eigene (Handlungs-)Verantwortung. Sie müssen erlerntes Wissen richtig, d. h. sorgfältig umsetzen (Der Kaliumchloridfall, ▶ Schülerseite). Mentoren oder anleitendes Pflegepersonal sollten darauf achten, dass Schüler nur im Rahmen des jeweiligen Ausbildungsstandes eingesetzt wer-

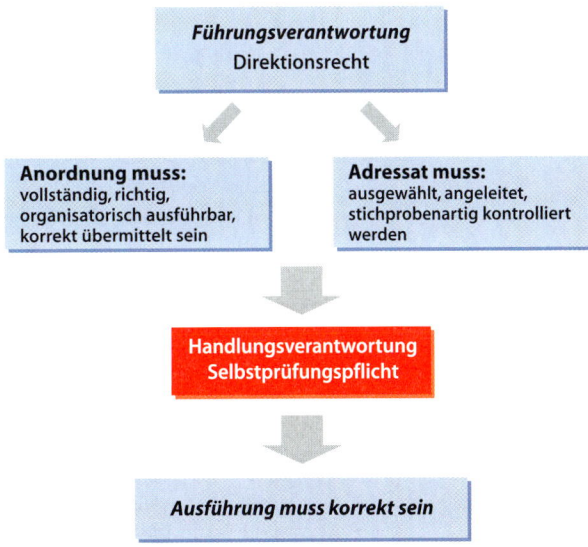

◘ **Abb. 6.4.** Die Regeln der Delegation

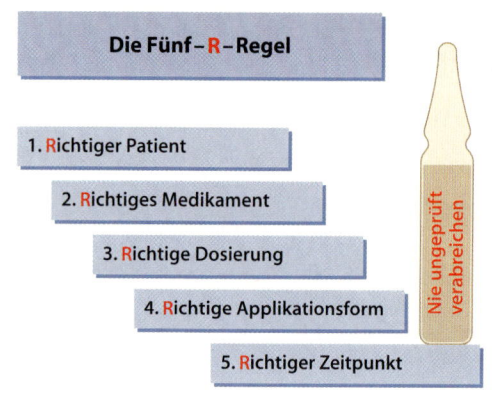

Abb. 6.5. Die 5-R-Regel zur Medikamentengabe

den. Hier ist also die enge Absprache mit der Kranken- oder Altenpflegeschule notwendig. Diese Abstimmung ist eine Organisationspflicht des Trägers.

Soll ein Schüler eine Tätigkeit ausführen, die er noch nicht beherrscht, muss er dies mitteilen und darf diese Tätigkeit nicht verrichten.

6.5.2 Vollständige Anordnung

Eine Anordnung muss **vollständig** sein, d. h. alle Informationen beinhalten, die der Ausführende benötigt, um tätig werden zu können. Für die Medikamentengabe muss die Anordnung nach der sog. 5-R-Regel gegeben werden (◘ Abb. 6.5).

Hierbei stellt die sog. **Bedarfsmedikation** ein Problem dar. Inwieweit eine Bedarfsmedikation unter juristischen Gesichtspunkten zulässig ist, hängt wesentlich von der konkreten Situation und der Gefährdung für den Patienten ab. Beschränkt sich z. B. im Rahmen einer Schmerztherapie die »Lücke« in der Vollständigkeit darauf, dass eine entsprechend ausgebildete Pflegeperson lediglich zu entscheiden hat, wann der Patient das vom Arzt angeordnete Medikament erhält, sollte dies im Sinne einer kontinuierlichen und effektiven Behandlung für zulässig erachtet werden.

> Großer Geist, bewahre mich davor über einen anderen zu richten, ohne in dessen Mokassins gelaufen zu sein.
> *Gebet der Sioux-Indianer*

Insidertipp

In jedem Fall aber bleibt die letzte Verantwortung beim Arzt, von dem die Rechtsprechung im Zweifelsfall fordert, eine Anordnung persönlich, im Wissen um den konkreten Gesundheitszustand des Patienten zu erbringen.

6.5.3 Richtige Anordnung

> Zwei Juristen – drei Meinungen.
> *Sprichwort*

Der Anordnende ist weiterhin dafür verantwortlich, dass seine Anordnung richtig ist. Daraus resultiert für das Pflegepersonal die Frage: Wer trägt die Verantwortung, wenn ein Arzt eine Anordnung falsch gibt, die Pflegeperson diese falsche Anordnung ausführt und der Patient einen Schaden erleidet?

Die **Sorgfaltspflichtverletzung** liegt hier eindeutig beim Arzt, der eine falsche Anordnung gegeben hat. Zu fragen ist daher, ob die Pflegeperson eine **Mitschuld** treffen könnte. Dies ist nur dann der Fall, wenn er aufgrund seiner Ausbildung hätte erkennen können, dass eine falsche ärztliche Anordnung mit der Gefahr einer Patientenschädigung vorliegt und er dennoch diese Anordnung ausführt. Die Rechtsprechung verlangt also von der Pflegeperson aufgrund ihrer Ausbildung, dass sie die Ausführung einer ärztlichen Anordnung ablehnt.

> Hat eine Gesundheits- und Krankenpflegerin eine Fachweiterbildung erfolgreich abgeschlossen, trägt sie eine höhere Verantwortung.

Von ihr wird verlangt, dass sie das Wissen der Ausbildung und das erweiterte Wissen der Fachweiterbildung bei der Prüfung der Richtigkeit einer ärztlichen Anordnung zugrunde legt.

Anders verhält es sich hingegen bei der **Delegation auf nicht ausgebildetes Personal**. Delegiert z. B. eine Gesundheits- und Krankenpflegerin eine pflegerische Maßnahme, wie etwa »Hilfestellung bei der Nahrungsaufnahme geben«, auf eine Gesundheits- und Krankenpflegehelferin, Praktikantin oder einen Zivildienstleistenden, kann sie sich nicht darauf verlassen, dass es zu einer

Ablehnung wegen eines Fehlers oder wegen des Unvermögens, die Maßnahme auszuführen, kommt. Diese Personenkreise haben keine Ausbildung, aufgrund derer sie eine Anordnung in den Grenzen ihres Wissens hinterfragen können. Ebenso dürfen sie im Zweifelsfall davon ausgehen, dass sich die Pflegefachkraft vor der Anordnung überlegt hat, ob diese zulässig ist. Sie handeln also im guten Glauben. Daher wird sie nur schwer eine Mitschuld treffen können.

Es ist einer Person ohne pflegerische Ausbildung, die in der Pflege eingesetzt wird, auch nicht möglich, die Richtigkeit einer Anordnung durch die Gesundheits- und Krankenpflegerin nachzuprüfen, weil sie eben über keinerlei Ausbildung verfügt. Daher scheidet eine Mitschuld hier aus.

6.5.4 Durchführbarkeit der Anordnung

Eine Anordnung muss für den Adressaten unter organisatorischen und persönlichen Gesichtspunkten durchführbar sein.

Die **organisatorische Durchführbarkeit** spielt v. a. bei der Personalausstattung eine Rolle. So müssen die Ärzte bei ihren Anordnungen berücksichtigen, ob überhaupt genügend Pflegepersonal für die Ausführung der delegierten ärztlichen Tätigkeiten zur Verfügung steht. Ist dies nicht der Fall, müssen dem Träger gegenüber die Konsequenzen aufgezeigt werden. Dies kann z. B. die Schließung von Betten sein, die nur vom Arzt verfügt werden darf. Reagiert der Träger nicht, liegt ein Organisationsverschulden wegen mangelnder Personalausstattung vor.

> Wird die Zahl der zu behandelnden Patienten – in Abhängigkeit vom Pflege- und Überwachungsaufwand – nicht dem vorhandenen Personal angepasst, liegt eine ärztliche Sorgfaltspflichtverletzung vor, für die zunächst der Träger einzustehen hat.

Die **persönliche Durchführbarkeit** spielt im Rahmen der unten dargestellten Handlungsverantwortung im Rahmen der Selbstprüfungspflicht eine große Rolle (▶ Kap. 6.5.10).

6.5.5 Übermittlung der Anordnung

Für die korrekte Übermittlung der Anordnung ist der Anordnende verantwortlich. Er hat darüber auch den Nachweis zu führen. Insbesondere die **mündliche** und hier die telefonische ärztliche **Anordnung** und deren Zulässigkeit führen immer wieder zu großer Verunsicherung im Berufsalltag des Pflegepersonals.

Da ärztliche Anordnungen an das Pflegepersonal immer mit der Diagnostik und Therapie von Krankheiten, Leiden oder Körperschäden der Patienten im Zusammenhang stehen, versteht es sich von selbst, dass sie schriftlich sein sollten. Auch aus Gründen der Dokumentationsvollständigkeit ist es sinnvoll, dass Ärzte ihre Anordnungen schriftlich geben. Gleichwohl würde eine schnelle und den Patienten zufriedenstellende Behandlung leiden, würde man hier sklavisch auf der Schriftlichkeit ärztlicher Anordnungen bestehen. Daher sollte das Pflegepersonal bei der ausnahmsweise mündlichen ärztlichen Anordnung wie in ▢ Abb. 6.6 vorgehen.

Bei dieser Vorgehensweise greift insbesondere der Grundsatz: »Es gelte das geschriebene Wort«. Die sorgfältige und zeitnahe Dokumentation einer Pflegeperson, vom Ereignis beim Patienten bis hin zur mündlichen Anordnung, gilt so lange als wahr, bis das Gegenteil bewiesen werden kann.

Der Erfolg gibt recht. Nur schade, dass Recht nicht immer Erfolg hat.
Willy Meurer

Es gibt Besserwisser, die niemals begreifen, dass man Recht haben kann und ein Idiot sein kann.
Martin Kessel

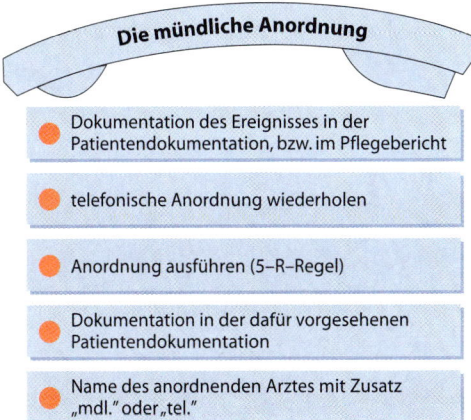

▢ **Abb. 6.6.** Vorgehen bei der mündlichen Anordnung

6.5.6 Auswahl der richtigen Person

Der Fall Kain und Abel muss neu verhandelt werden.
Manfred Hinrich

Bisher wurden die Anforderungen an die Anordnung dargestellt. Da diese Anordnung im Rahmen der Delegation an eine konkrete Person ergeht, also z. B. an eine Gesundheits- und Krankenpflegerin bei einer ärztlichen Delegation oder an den Zivildienstleistenden bei einer pflegerischen Delegation, stellen die Juristen im Rahmen der Führungsverantwortung auch hier Sorgfaltsregeln auf. Danach muss die Person ausgewählt sein.

> **Auswählen bedeutet:** Der Anordnende muss wissen, welche Qualifikation der Adressat der Delegation hat.

So kann ein **Arzt** naturgemäß einer Krankenpflegeperson aufgrund deren Aus- und Weiterbildung weit reichendere Anordnungen geben als z. B. einem Praktikanten. Ein Dienst habender Arzt muss sich also im Wochenenddienst davon überzeugen, wen er konkret mit der Durchführung einer ärztlichen Anordnung betraut.

Je gefährlicher eine Maßnahme für den Patienten ist, desto weniger darf sie delegiert werden.

In der **Pflege** spielt diese Frage eine untergeordnete Rolle, da i. d. R. das Personal, das auf der Station arbeitet, bekannt ist. Pflegerisch steht vielmehr die Frage »**Was darf überhaupt delegiert werden?**« im Vordergrund. Dabei gibt es keine Vorgaben durch die Juristen. Vielmehr wird davon ausgegangen, dass die Pflegeperson über das notwendige Fachwissen verfügt, um beurteilen zu können, ob eine pflegerische Maßnahme von einem Praktikanten ausgeführt werden darf. Dabei spielt die sog. **Gefährdungsnähe** eine große Rolle.

6.5.7 Wer delegiert, muss anleiten

Es ist nicht leicht, was Rechtes zu tun, wenn man zwei linke Hände hat.
Rolf Handke

Eine 2. Forderung in Bezug auf den Adressaten einer Anordnung ist die **Pflicht zur Anleitung**. Soll z. B. ein Zivildienstleistender einer Patientin bei der Nahrungsaufnahme helfen, muss er diese pflegerische Tätigkeit zuvor erlernen. Er muss also von einer Pflegeperson angeleitet werden. Erst wenn diese sich davon überzeugt hat, dass der Zivildienstleistende die Maßnahme beherrscht, darf er die Tätigkeit ausführen. Dies ändert natürlich nichts daran, dass vom delegierenden Pflegepersonal immer wieder eingeschätzt werden muss, ob die Maßnahme unter dem Gesichtspunkt der persönlichen Zuverlässigkeit des Zivildienstleistenden und der Gefährdungsnähe für den Patienten auch delegierbar ist. Eine Verschlechterung im Gesundheitszustand eines Patienten kann dazu führen, dass eine Tätigkeit, die bisher durch eine Assistenzperson erfolgte, nun vom ausgebildeten Fachpersonal zu leisten ist. Analoges gilt für die ärztliche Delegation.

6.5.8 Die Pflicht zur Kontrolle

Je gefährlicher eine Maßnahme für den Patienten ist, desto engmaschiger müssen die stichprobenartigen Kontrollen sein. Daraus folgt, dass besonders gefährliche Maßnahmen nicht delegierbar sind.

Schließlich muss das im Rahmen der Delegation eingesetzte Personal vom Delegierenden immer wieder **stichprobenartig kontrolliert** werden. Wie oft diese Stichproben durchzuführen sind, entscheidet wiederum nicht der Jurist. Es gilt der nebenstehende Grundsatz mit dem die weit reichende Verantwortung des Delegierenden im Rahmen der Führungsverantwortung endet.

6.5.9 Wer handelt, ist verantwortlich

Sind alle bisher dargestellten Regeln der Delegation beachtet worden, darf die Pflegeperson die angeordnete Maßnahme ausführen. Damit geht die Verantwortung dafür, dass auch weiterhin alles sorgfältig geschieht, auf die ausführende Person über – sie übernimmt die Durchführungs- oder **Handlungsverantwortung**.

 Wer handelt, muss seine beruflichen Sorgfaltspflichten beachten.

In diesem Zusammenhang trifft man immer wieder auf Schilderungen aus dem Alltag, in denen insbesondere Ärzte mit dem Hinweis: »Sie können das ruhig tun, ich übernehme (trage) die Verantwortung dafür!« ärztliche Aufgaben delegieren. Eine solche Aussage entbindet die Pflegeperson aber niemals von ihrer persönlichen Handlungsverantwortung (▶ Kap. 6.3.4). Für die Beachtung der Delegationsregeln, wie sie zuvor dargestellt wurden, trägt der delegierende Arzt (oder der anordnende Gesundheits- und Krankenpfleger) die Verantwortung.

Das Leben ist ungerecht, aber denke daran: nicht immer zu deinen Ungunsten.
John F. Kennedy

6.5.10 Erst nachdenken – dann handeln

Bevor eine angeordnete Maßnahme ausgeführt wird, muss das Pflegepersonal im Rahmen der **Selbstprüfungspflicht** entscheiden, ob es die Tätigkeit wirklich ausführen darf. Ein Recht oder sogar die Pflicht, eine angeordnete **ärztliche Tätigkeit nicht auszuführen**, ergibt sich, wenn

- die Tätigkeit gegen bestehende Gesetze verstößt,
- die Ausführung rechtswidrig wäre,
- die Pflegeperson die Maßnahme nicht beherrscht,
- die Anordnung erkennbar falsch ist und zu einer Patientenschädigung führen würde,
- die Pflegeperson die Durchführung im begründeten Einzelfall ablehnt.

Übernimmt der Adressat einer Anordnung die Durchführung, obwohl er dies hätte ablehnen müssen, spricht man von einem **Übernahmeverschulden**.

Die meisten von uns sind wie Litfaßsäulen. Wer zuletzt was draufklebt, hat recht.
Johannes Leppich

Nachschlagen und Weiterlesen

Böhme H (1999) Alternative Pflegemethoden – am Beispiel von Wickel und Auflagen: Dürfen Pflegekräfte selbständig darüber entscheiden. Pflegen ambulant, Bibliomed, Melsungen. Heft 10: 38 ff
Böhme H (1998) Arbeitsrecht für die Pflege. Kohlhammer, Stuttgart
Böhme H (1998) Rechtsfragen bei der Pflegeplanung und -dokumentation. Pflegen ambulant, Bibliomed, Melsungen. Heft 9: 46 ff
Böhme H (2001) Rechtliche Verbindlichkeit von nationalen Standards. Die Schwester/Der Pfleger, Bibliomed, Melsungen. Heft 40: 1054 ff
Böhme H (2001) Wer haftet? Bei Haftungsfragen erhält die Organisationsverantwortung immer mehr Gewicht. Pflegen Ambulant, Bibliomed, Melsungen. Heft 12: 50 ff
Böhme H, Jacobs P (1997) Rechtsfragen bei ärztlichen Anordnungen. Die Schwester/Der Pfleger, Bibliomed, Melsungen. Heft 36:149 ff
Grosskopf V (2000) Dekubitus sind immer vermeidbar. Pflegezeitschrift Huber, Bern. Heft 53: 679–680 ff
Grosskopf V, Klein H (2002) Krankenpflege und Recht. Spitta Balingen
Jacobs P (1995) i. v.-Injektionen durch das Krankenpflegepersonal – erlaubt oder verboten? Die Schwester/Der Pfleger, Bibliomed, Melsungen
Jacobs P (2001) Rechtliche und praktische Aspekte der Patientenverfügung. Die Schwester/Der Pfleger, Bibliomed, Melsungen. Heft 40: 20 ff
Maunz Th, Düring G Grundgesetz. (39. Ergänzungslieferung) Beck, München

Molkentin Th (1999) Was sind grobe Pflegefehler? PFLEGE, Verlag Hans Huber, Bern. Heft 52: 797 ff
Rosenau H (2000) Ein arztfreier Raum im Krankenhaus? Konfliktfelder und Kompetenzen zwischen Arzt und Krankenpflege. Arztrecht, Verlag für Arztrecht, Karlsruhe Heft 10: 268 ff
Roßbruch R (2001) Sind Pflegekammern verfassungsrechtlich zulässig und berufspolitisch notwendig? PflegeRecht Luchterhand, Neuwied Heft 5: 2 ff
Schäfer W, Jacobs P (2004) Praxisleitfaden Stationsleitung, Kohlhammer, Stuttgart
Schneider A (2003) Staatsbürger-, Gesetzes- und Berufskunde für Fachberufe im Gesundheitswesen. Springer, Heidelberg
Schneider A (1997) Vorbehaltene Tätigkeiten – Ansätze für die Diskussion. HEILBERUFE, Urban & Vogel, Berlin. Heft 5: 48 f
Schneider A (2002) Richtlinien, Leitlinien und Standards. Die Schwester/Der Pfleger, Bibliomed, Melsungen. Heft 41: 78 ff
Strässner H, Ill-Groß M (2002) Das Recht der Stationsleitung. Kohlhammer, Stuttgart
Urteil des Landgerichtes München I, 16. Strafkammer vom 27. 10. 1978 – Az.: 16 Kls 124 Js 4312/76 in: Böhme H (1991) Das Recht des Krankenpflegepersonals Teil 2: Haftungsrecht. Kohlhammer, Stuttgart, S. 221 ff
Weber M (2000) Injektionen, Infusionen, Blutentnahmen – Was dürfen Krankenpflegeschüler/-innen? Pflege- & Krankenhausrecht. Bibliomed, Melsungen. Heft 3: 90 ff

Schülerseite

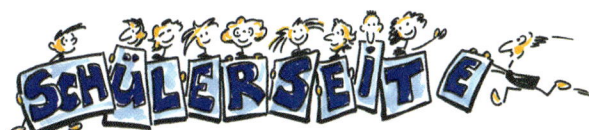

Erinnern

Fragen
1. Was steht in Artikel 1 und 2 des Grundgesetzes? (▶ Kap. 6.1.1)
2. Wo sind die pflegerischen Sorgfaltspflichten verankert? (▶ Kap. 6.3.1)
3. Welche Bedeutung hat die Pflegedokumentation im juristischen Sinne? (▶ Kap. 6.2 und 6.3.11)
4. Wie lauten die Regeln der Delegation? (▶ Abb. 6.4)
5. Erklären Sie wie bei einer mündlichen Anordnung vorgegangen wird. (▶ Abb. 6.6)
6. Woran ermessen Sie, ob Sie eine Pflegetätigkeit delegieren dürfen? (▶ Kap. 6.5.6–6.5.8)
7. Was versteht man unter dem Übernahmeverschulden? (▶ Kap. 6.5.10)

Erfahren

Der Deutsche Pflegerat e.V. stellt seit 1988 als Dachverband von elf bedeutenden Pflege-Berufsverbände das deutsche Pflege- und Hebammenwesen nach außen dar. Er koordiniert und steuert die politische Durchsetzung ihrer Ziele und fördert die berufliche Selbstverwaltung. Er trägt seit 2005 die **freiwillige Registrierung** für beruflich Pflegende, die 2003 vom DBFK-LV-Berlin, Brandenburg und Mecklenburg-Vorpommern initiiert wurde. Damit wird gegenüber den Pflegebedürftigen der Beweis für die gewährleistete, fachliche Qualifikation und deren freiwillige Optimierung erbracht. Die Registrierung ist ein entscheidender Schritt für mehr Qualität in der Pflege. In naher Zukunft wird es auch eine Zertifizierung von Weiterbildungsangeboten geben.

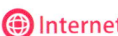 **Internet**
http://www.deutscher-pflegerat.de
Die freiwillige Registrierung finden Sie unter:
http://www.freiwillige-registrierung.de

Wissen

Der Kaliumchlorid-Fall

Der Fall: Nach ärztlicher Anordnung soll ein Kleinkind 10 ml Kaliumchlorid per Infusion erhalten. Die Stationsschwester delegiert das Aufziehen der Kaliumchloridlösung an eine Krankenpflegeschülerin im 3. Ausbildungsjahr. Diese zieht das Kaliumchlorid auf und spritzt es direkt intravenös. Das Kind stirbt an den Folgen der Injektion.

Das Urteil: Im Strafverfahren werden der Chef- und der Stationsarzt freigesprochen, da ihnen im Rahmen ihrer Führungsverantwortung kein Fehler bei der Anordnung und Anleitung nachgewiesen werden kann.

Die Stationsschwester wird zu 20 Tagessätzen zu EUR 25 unter Vorbehalt verurteilt, da sie im Rahmen ihrer Führungsverantwortung fahrlässig gehandelt hat. Sie hätte die Krankenpflegeschülerin bei der Tätigkeit beaufsichtigen müssen.

Die Krankenpflegeschülerin erhält 8 Monaten Freiheitsstrafe zur Bewährung, weil ihr Handeln grob fehlerhaft war. Sie hätte aufgrund ihres Ausbildungsstandes sowie wiederholter Belehrungen durch Ärzte wissen müssen, dass Kaliumchlorid nur verdünnt intravenös injiziert werden darf.

Anmerkung:
🔴 Das Urteil macht deutlich, dass Krankenpflegeschüler bereits erlerntes Wissen auch anwenden müssen. 🔴
Zudem müssen klare Absprachen zwischen Krankenpflegeschule und Station als Ort der praktischen Ausbildung bezüglich Stand und Ziele des Schülers bestehen, damit das Personal seiner Führungsverantwortung im Rahmen der Schüleranleitung gerecht werden kann.

Fundstelle: Urteil des Landgerichtes München I – 16 Strafkammer – vom 27.10.1978 – AZ: 16 Kls 124 Js 4312/76.

In Böhme, H (1991): Das Recht des Krankenpflegepersonals Teil 2. Haftungsrecht. Kohlhammer, Stuttgart, S. 221–227

Der Codex Hammurabi

Zu den ältesten, vollständig erhaltenen Gesetzestexten gehört der vom französischen Archäologen 1901 entdeckte Codex Hammurabi. In der irakischen Stadt Susa fand der Wissenschaftler neben einer Vielzahl von Tontafeln eine über zwei Meter hohe Stele (griech. Grabsäule oder -tafel), auf der 282 Paragraphen in Keilschrift eingemeißelt waren. Sie wurde auf Wunsch des assyrischen Königs Hammurabi von Babel (1793–1750 v. Chr.) angefertigt. In einfachen Anweisungen und nach dem Motto »Auge um Auge, Zahn um Zahn« wurden hier Regeln für alle Bereiche des gesellschaftlichen Zusammenlebens aufgeführt. Heute ist der in drei Stücke zerbrochene Stein in Paris im Louvre zu besichtigen.

🌐 Internet

Hier gibts interessante Informationen zum Thema »Pflege und Recht«.

http://www.dbfk.de
http://www.pflegenet.com
http://www.betreuer-netz.de
http://www.altenpflege-tod-und-sterben.de/recht
http://www.geocities.com
http://www.wernerschell.de

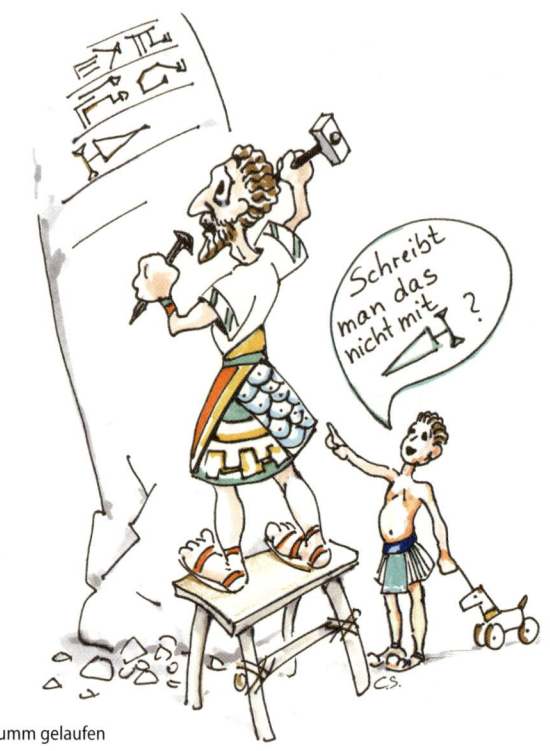

Dumm gelaufen

Lernen mit MEHRwert

Bildungskritiker wie Neil Postmann beschreiben, dass Menschen hervorragend lernen, indem sie Dinge tun, Aufgaben übernehmen oder Probleme selbst lösen. Deshalb muss ein Ziel bei der Unterrichtsvorbereitung sein, dass Schüler nicht das Gefühl haben, sie arbeiten für die Schule oder für eine gute Note, sondern sie schaffen beim Lernen etwas von bleibendem Wert. Vera F. Birkenbihl schlägt dazu als eine Möglichkeit aus ihren »Nicht-Lern Lern-Strategien« (NLLS) das **TÄTIGKEITEN-Lernen** vor, bei dem Schüler durch Handeln lernen:

- Schüler verfassen einen Artikel für die Lokal- oder Tageszeitung oder für eine Fachzeitschrift.
- Schüler präsentierten Arbeitsergebnisse, z. B. auf Postern, im Eingangsbereich der Klinik oder des Pflegeheims.
- Schüler erarbeiten einen Businessplan, z. B. um einen ambulanten Pflegedienst zu eröffnen.
- Schüler schreiben Buchbesprechungen, die in der Schulbibliothek genutzt werden.

Mehr zum Thema »TÄTIGKEITEN-Lernen« finden Sie in: **Birkenbihl VF (2004)** Trotzdem Lehren. Gabal, Offenbach, S. 131 ff.

Wer war Neil Postmann?

Neil Postmann lebte von 1931–2003. Er war Professor der State University of New York und einer der bekanntesten **US-amerikanischen Medienwissenschaftler** und **Schriftsteller**. Postman beklagte den Strukturwandel der amerikanischen Kultur von einer inhalts- zu einer unterhaltungsorientierten Gesellschaft. Die neuen Medien, vor allem das Fernsehen, zerstörten nach seiner Meinung die geistigen und emotionalen Fähigkeiten von Kindern und machten aus Erwachsenen infantile Lebewesen. 1992 beschrieb er in »Das Technopol. Die Macht der Technologien und die Entmündigung der Gesellschaft« die globale Krise der heutigen Informationsgesellschaft. Zu seinen wichtigsten Werken zählen:

- Das Verschwinden der Kindheit (1983)
- Wir amüsieren uns zu Tode. Urteilsbildung im Zeitalter der Unterhaltungsindustrie (1986)
- Das Technopol. Die Macht der Technologien und die Entmündigung der Gesellschaft (1992)
- Keine Götter mehr. Das Ende der Erziehung (1995)

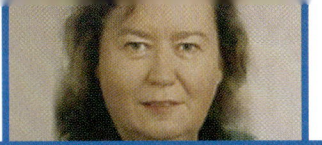 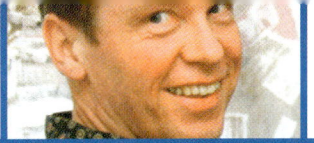

Dr. Angelika Zegelin-Abt

**Institut für Pflegewissenschaft,
Universität Witten/Herdecke**

Jeder Mensch lernt, für sich selbst zu sorgen und regelt dies auf sehr persönliche Weise. Ist diese Fähigkeit »außer Kraft gesetzt«, ist ein Mensch pflegebedürftig und benötigt Hilfe, treten nach kürzester Zeit viele elementare Gefährdungen auf. Es bedarf der Kunst und Wissenschaft, diese Selbstsorge stellvertretend für eine Person zu übernehmen. Kein anderer Beruf arbeitet so »dicht« am anderen Menschen.

Peter König

Fachbeiratsmitglied

Menschen pflegen beinhaltet viele Dimensionen wie beraten, organisieren, trainieren, zuhören oder einfach nur da sein. Um professionell pflegen zu können, bedarf es fachlicher und sozialer Kompetenzen. Gute Pflege erfordert, den Bedarf an Hilfe zu erkennen und dabei die Gewohnheiten und das Selbstbestimmungsrecht von Menschen zu beachten. Deshalb sind Pflegende gefordert, die Wirkung ihrer Pflege kritisch nachzufragen und stets flexibel zu reagieren.

Gewusst wie: Grundlagen der Pflegetechniken

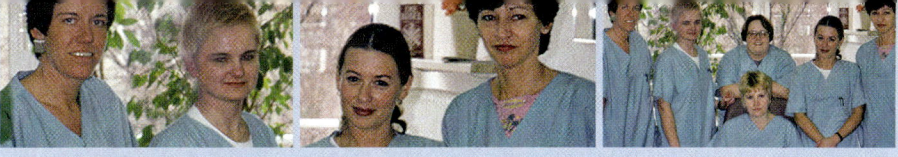

7 Menschen

Rüdiger Bauer

7.1 Der Mensch in der Pflege – 158
7.1.1 Mensch-Sein – wie wird der Mensch zum Menschen? – 160
7.1.2 Anerkennung und Beziehung – 160

7.2 Menschenbilder – 161
7.2.1 Menschenbilder in der Gesellschaft – 161
7.2.2 Menschenbilder in Pflegetheorien – 163

7.3 Funktionen des Mensch-Seins – 165
7.3.1 Wahlmöglichkeit – 165
7.3.2 Bewegung – 166
7.3.3 Kommunikation – 166

7.4 Rollen von Menschen in Pflegesituationen – 167
7.4.1 Rolle als Fremder – 168
7.4.2 Rolle als Unterstützender – 168
7.4.3 Rolle als Lehrender – 169

7.5 Pflegebeziehung – ein Handlungsmodell – 169
7.5.1 Kongruente Beziehungspflege – 169
7.5.2 Fallbeispiel – Patientin mit Anorexia nervosa – 170

7.6 Werte und Normen in der Pflege – 171
7.6.1 Freiheit – 172
7.6.2 Gesundheit – 172
7.6.3 Sittlichkeit – 172
7.6.4 Liebe – 173

7.7 Nähe und Distanz – Beziehungsbedürfnisse – 173

Schülerseite – 175

Die Menschen sind füreinander da. Also belehre und dulde sie.
Deutsches Sprichwort

Tagtäglich gehen beruflich Pflegende mit Menschen um, aber weiß man eigentlich genug über diese Spezies? Was sind Menschen? Wo kommen sie her? Was bewegt, was ängstigt sie? Fragen, die die Pflege beeinflussen und auf die Pflegende z. T. unbewusst reagieren bzw. professionell reagieren sollten.

> **Insidertipp**
> Die Kunst beruflich Pflegender ist es, jeden adäquat zu pflegen.

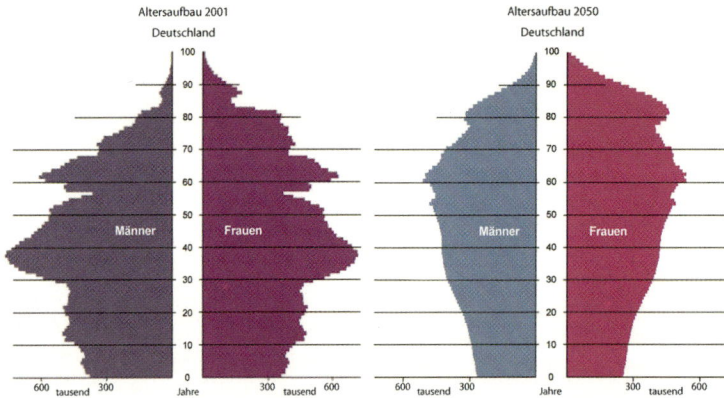

Da in Deutschland die Menschen immer älter werden, wird sich die Pflege an die sich wandelnde Altersstruktur anpassen müssen (Abb. 7.1). Die Pflege heute ist anders als vor 20 Jahren und die Pflege der Zukunft wird anders als die von heute sein. Um adäquat pflegen zu können, ist es nicht nur notwendig, sich in die Situation von Pflegebedürftigen hineinzuversetzen, sondern man muss möglichst viel über den Menschen wissen.

Abb. 7.1. Die sich wandelnde Altersstruktur

7.1 Der Mensch in der Pflege

In der beruflichen Pflege arbeiten Menschen mit Menschen: mit Erwachsenen, Kindern, alten Menschen, Menschen aus anderen Ländern oder Religionen, mit anderer Hautfarbe, anderen Emotionen, Wertvorstellungen oder sexuellen Orientierungen (Abb. 7.2).

Die einen bezeichnet man als beruflich Pflegende oder auch als Gesundheits- und Krankenpfleger/in bzw. Gesundheits- und Kinderkrankenpfleger/in, Altenpfleger/in, die anderen als Patienten, Bewohner, Klienten oder Kunden.

> Pflege ist ein Beruf, der mit Menschen arbeitet. Im Sinne des Religionsphilosophen Martin Buber kann man diese Situation wie folgt beschreiben: Der Mensch ist das Gegenüber von anderen Menschen, der sich in seinem Gegenüber verwirklicht bzw. erst im Gegenüber zur eigenen Identität findet.

Abb. 7.2. In der Pflege treffen unterschiedliche Menschen aufeinander

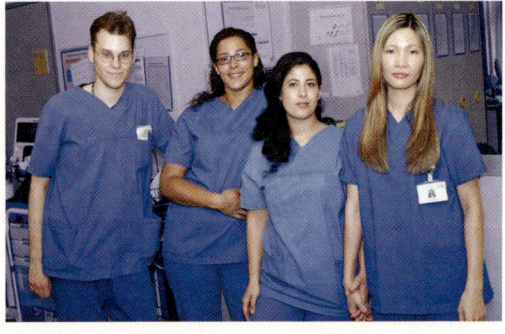

Beispiel
Am Beispiel von Adam wird dies deutlich. Erst als er Eva begegnete, konnte er sich als Mensch erkennen. Vorher war er für sich selbst eher undefinierbar, da er sich eigentlich nur mit den Tieren vergleichen konnte.

Auch der ganz normale Alltagsmensch kann sich nur im Anderen erkennen, z. B. wenn der Andere ihm sagt, dass er arrogant ist. Der als arrogant Bezichtigte kann dazu Stellung nehmen und sich ausdrücken. Dabei zeigt er, was er von sich hält und führt so eine Auseinandersetzung mit seinem Gegenüber. Beide klären damit ihre Identitäten. Buber

7.1 · Der Mensch in der Pflege

prägte den Satz: »Vom Ich zum Du« (▶ Schülerseite). In der Pflege spielt dieses Denken eine bedeutende Rolle.

In einer **Pflegesituation** treffen zwei Menschen in ihren unterschiedlichen Rollen aufeinander. Ohne diese **Begegnung** ist Pflege nicht möglich. Dabei hat alles, was den Pflegebedürftigen bewegt, sowie die innere Haltung, die Fähigkeiten und das Wissen des Pflegenden, Bedeutung für das pflegerische Handeln. Pflegende werden mit verschiedenen Wertvorstellungen, Emotionen, Abneigungen und Wünschen des Pflegebedürftigen konfrontiert und durch diese bei der Versorgung des Betroffenen beeinflusst.

> Pflege ist nicht nur das Versorgen von Menschen, sie ist auch die Begegnung von zwei Menschen.

Das Versorgen, z. B. Essen reichen, Anlegen eines Verbandes oder ein beruhigendes Gespräch, wird erst durch die **Sorge,** also die innere Haltung der Pflegeperson möglich. Die Sorge um einen kranken oder alten Menschen ist der Kern von Pflege. Zuerst muss man sich um jemanden sorgen, dann kann man ihn versorgen; anders ausgedrückt:

> Vor der Handlung kommt die innere Haltung.

Dies gilt für die Laienpflege und noch mehr für die berufliche Pflege. Das führt zu der Frage: »Was leitet das Handeln der beruflichen Pflege?«. Dazu muss man wissen, wie berufliche Pflege gesehen wird und welchen **Status** sie hat. Berufliche Pflege wird oft als Hilfsberuf für die Medizin gesehen bzw. gelehrt. Diese Sichtweise ist nicht richtig und wäre gegenüber den Menschen, die pflegen und den Menschen, die gepflegt werden, unangemessen. Pflege hat den Status eines **Heilberufes,** wie Apotheker, Ärzte, Physiotherapeuten oder Hebammen, und nicht den eines Heilhilfsberufes. Dies beinhaltet, dass Pflegende z. T. eigenständig planen und entscheiden, wie sie z. B. die **Beziehung** zum Patienten **gestalten** und wie sie auf kranke oder alte Menschen, auf Neugeborene und deren Mütter eingehen. Pflegende sind allerdings auch Teil eines Teams und übernehmen u. a. Aufgaben, die Ärzte anordnen (◘ Abb. 7.3). Ärztliche Anordnungen beziehen sich jedoch i. d. R. auf Krankheit: z. B. »3-mal täglich Verbandwechsel« – selten wird zu lesen sein: »3-mal täglich Zuwendung geben«.

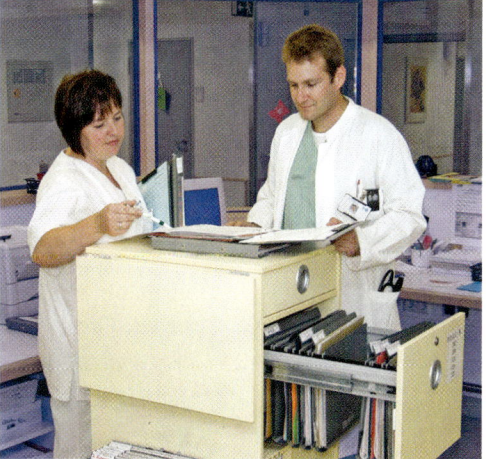

◘ **Abb. 7.3.** Pflege bedeutet im Team zu arbeiten

Beispiel
Ein Verbandwechsel erfolgt im Rahmen der hygienischen Richtlinien mit Medikamenten nach Anordnung. Wie er gewechselt wird (z. B. mit oder ohne hautfreundlichem Pflaster, erkundet durch Pflegeanamnese und Krankenbeobachtung) und in welcher inneren Haltung (z. B. während des Verbandwechsels Zuwendung geben), entscheidet der Pflegende.

Insidertipp

Die Beziehungssituation zwischen Menschen ist der eigenständigste Bereich der beruflichen Pflege und sollte somit professionell gestaltet werden.

Dazu brauchen beruflich Pflegende z. B. Wissen über das Mensch-Sein, Beziehungen oder Rollenverhalten. Auch benötigen sie Kompetenzen und Fähigkeiten, um die Begegnung mit Menschen professionell gestalten zu können.

Was den Menschen zum Menschen macht, ist Herzensbildung.
André Heller

7.1.1 Mensch-Sein – wie wird der Mensch zum Menschen?

»Sein« als Tunwort bezeichnet etwas, das gegenwärtig ist. Das in der Gegenwart Vorhandene, das sich durch Wahrnehmung, Gefühl und Denken darstellt, ist das »Seiende«. Das »Sein« als Dingwort meint dagegen die **Anwesenheit des eigenen »Selbst«**. »Sein« ist somit immer das Eigene, das dem Anderen gegenübersteht. Der Mensch kann sein »Sein« immer nur über den Anderen verwirklichen. Mensch-Sein gestaltet sich also durch die Beziehung.

 Das angestrebte Ziel von beruflicher Pflege ist die gleichberechtigte Beziehung, ist die wechselseitige partnerschaftliche Darstellung der einzelnen Menschen untereinander.

7.1.2 Anerkennung und Beziehung

Der Theologe und Philosoph Emmanuel Levinas spricht von der **subjekthaften Beziehung**, die sich durch die Anerkennung der teilhabenden Person auszeichnet. Subjekthaft heißt, die Spur des Anderen entdecken. Das bedeutet, die Hintergründe in den Blick zu nehmen, die Biographie eines Menschen zu betrachten, um zu **verstehen** und zu **lernen**, **warum der Mensch so ist wie er ist**. Dazu gehören auch die Gefühle des Anderen.

> **Insidertipp**
>
> Für berufliche Pflege gilt es, sich über diese Gefühle in den Anderen einzufühlen, damit eine von Zuwendung und Mitgefühl getragene Beziehung entstehen kann.

Levinas spricht von der Zuwendung zur anderen Person und von der eigenen Verantwortungsübernahme für die Gestaltung einer Beziehung (▶ Schülerseite). Dies bedeutet, dass das Wahrnehmen der Verantwortung für den Anderen dahin führen kann, die Subjekthaftigkeit des Beziehungspartners der eigenen gleichzustellen.

Beispiel

Ein Patient mit hirnorganischem Psychosyndrom fühlte sich nachts in seinem Zimmer von imaginären Hunden bedroht. Ihm war nicht auszureden, dass Hunde im Zimmer sind. Hier gilt es eher im Sinne Levinas', eine kreative Lösung zu finden, die die Gefühle von Bedrohung und Verfolgung des Patienten ernst nimmt und damit die Subjekthaftigkeit anerkennt. Die kreative gleichstellende Lösung einer erfahrenen Kollegin sah so aus: Sie pfiff, rief die Hunde zusammen (»Kommt, Jungs!«) und nahm sie mit aus dem Zimmer. Der Patient konnte nun ungestört schlafen.

> **Insidertipp**
>
> In der Pflege ist es unerlässlich die **Bedeutung** von Problemen, Leiden, Erkrankungen **für den Einzelnen** herauszufinden und im Hinblick darauf den Betroffenen Hilfen zu geben, z. B. durch Beraten, Trösten, Beruhigen.

Diese Dinge nennt man **psychosoziale Phänomene**. Psychosoziale Phänomene sind ein Inhalt von Pflege, ebenso wie der OP-Termin und die Medikation. Jede Erkrankung, jedes Leiden und jedes Problem hat für jeden Menschen eine eigene Bedeutung und wirkt sich anders aus. Die

Bedeutung einer Operation kann z. B. Angst, Unsicherheit oder auch die Vorfreude von Bewältigung eines Problems sein. Bedeutungen, die Patienten ihren Erkrankungen und Problemen beimessen, **wirken** natürlich auch **auf das Pflegepersonal**, mit Fragen und den entsprechenden Reaktionen darauf, z. B.:

- Was macht die Angst des Patienten mit mir (werde ich nervös oder habe ich Mitgefühl?).
- Ich verstehe diese Freude gar nicht (was hat er denn bloß, wieso freut er sich so?).

> Um pflegen zu können, muss man Menschen verstehen. Um Menschen zu verstehen, muss man sich mit Menschen auseinandersetzen und vieles über und von Menschen lernen. Lernen beinhaltet auseinandersetzen und verstehen.

7.2 Menschenbilder

Ein Menschenbild wird durch Erziehung, Lernen, politische Verhältnisse etc. beeinflusst. Menschenbilder sind geprägt von **Werten** (Freiheit, Verantwortung, Rücksichtnahme) und **Normen** (Richtlinien von denen erwartet wird, dass Menschen sie befolgen, z. B. nicht zu stehlen). Oft befindet sich das eigene Menschenbild im Verborgenen und wird erst deutlich, wenn man Stellung bezieht, z. B. zu Fragen der Sterbehilfe, Schwangerschaftsabbruch oder Zuwanderungspolitik.

> Das Menschenbild eines jeden Menschen entwickelt sich im Laufe des persönlichen Lebens in ständiger Wechselwirkung mit seiner Umgebung.

Menschenbilder haben einen starken **Einfluss auf** die praktische **Pflege**.

> Das jeweilige Menschenbild einer Pflegeperson ist die Grundeinstellung, die das pflegerische Handeln steuert. Liliane Juchli prägte dazu den Satz: »Ich pflege als der, der ich bin« (▶ auch Kap. 4).

Bei dem Begriff »Menschenbild« steht »Mensch« an 1. Stelle und drückt damit eine Priorität aus. Der Mensch kann in einem Menschenbild jedoch ganz unterschiedlich definiert werden, z. B.:

- **Dualismus und Reduktionismus** als Grundlage der Physik, Mathematik und Medizin: Hier wird der **Mensch als** Maschine oder **Sache** betrachtet. Der Dualismus trennt zwischen Körper und Geist. Unter Reduktionismus versteht man die Analyse eines Systems in verschiedene Subsysteme, das in der Medizin beispielsweise zu der immer weiter verzweigten Spezialisierung geführt hat.
- **Holismus oder Ganzheitlichkeit** als Grundlage der Pflege in Deutschland: Der **Mensch** wird **als körperliche**, **geistige** und **soziale Einheit** gesehen. Traditionell stand die Pflege in der Vergangenheit stark unter dem Einfluss der Medizin und orientierte sich vorwiegend an der Erkrankung und nicht am Menschen. Florence Nightingale prägte zwar schon früh den Satz »nurse the sick one and not the sickness« (pflege den Kranken und nicht die Krankheit), aber der Wandel der Pflege in Deutschland zur Ganzheitlichkeit fand erst in den 80er-Jahren des 20. Jahrhunderts statt (▶ auch Kap. 1 und 4).

7.2.1 Menschenbilder in der Gesellschaft

Die Menschenbilder unserer Gesellschaft wurden in der Geschichte zunächst durch die Naturphilosophien, später durch die Religionen geprägt. Bis zum Ende des 16. Jahrhunderts herrschte hauptsächlich das **monistische** Denken vor, das Leib und Seele nicht trennt, sondern ihn als Einheit sieht. Ein wichtiges Ereignis für die heutige Pflege war der Zeitpunkt der Leib-Seele-

Die Verwirklichung der Wahrheit ist der Weg des Menschen.
Konfuzius

Trennung durch den französischen Philosophen René Descartes, der im Einklang mit der naturwissenschaftlichen Forschung ein konsequent **mechanistisches Weltbild** entwarf (▶ Schülerseite). Damit trennte er den Körper von der Seele und schuf somit eine der Grundlagen für das **biomedizinische Menschenbild**. Dieses Menschenbild wurde zusätzlich durch die Mechanik Newtons unterstützt, der den Körper als Maschine betrachtete (▶ Schülerseite). Diese Betrachtungsweise wird auch **Dualismus** genannt (im Gegensatz zum früheren Monismus). Bis heute besitzt das **dualistische Menschenbild** die größten Auswirkungen auf die medizinische Versorgung und z. T. – trotz der Entwicklung der ganzheitlichen Sichtweise – auch auf die Pflege. Im Lauf der Geschichte entwickelten sich dann, v. a. unter dem Einfluss einer immer stärker werdenden Psychotherapie, 4 grundsätzliche **Sichtweisen** über das **Mensch-Sein** (▶ auch Kap. 1).

Die Lebensschule ist weit, wer sie durchmacht, wird klug.
Deutsches Sprichwort

Ansatz der analytisch, tiefenpsychologischen Sichtweise (Sigmund Freud)

Die analytisch, tiefenpsychologische Sichtweise beschreibt in ihrer Persönlichkeitstheorie ein Strukturmodell menschlichen Erlebens und Handelns. Von diesen wird das **Empfinden**, das **Verhalten** und die **Auseinandersetzung** des Menschen mit der Umwelt bestimmt. Freud nahm innerhalb des Menschen sog. psychische Instanzen an: das Bewusste, das Unbewusste und das Vorbewusste. Ein zentrales Prinzip in der analytischen Arbeit ist die Bearbeitung des Widerstandes der Patienten gegen die **Bewusstwerdung unbewusster Vorgänge**. Das grundlegende Konzept innerhalb des Freud'schen Denkens besagt, dass im Menschen eine Erregungsquantität besteht, die vergrößert, vermindert, verschoben oder abgeführt werden kann. Diese Energie nannte Freud **Libido** (aus der Sexualität abgeleitete Lebensenergie). Die Libido durchläuft in der Entwicklung des Menschen bestimmte Phasen. Bei einer gestörten Entwicklung in einzelnen Phasen können sich Störungen im späteren Lebensalter ergeben (▶ Schülerseite).

Ansatz der lerntheoretischen oder verhaltenstherapeutischen Sichtweise (Iwan Petrowitsch Pawlow)

Dieser Ansatz bei der Beschreibung von Menschenbildern findet seinen Anfang eigentlich schon um 1890 durch Pawlow (▶ Schülerseite). Pawlow beschrieb als erster das klassische **Konditionieren**. Dies bedeutet, dass ein Reflex mit einem Reiz verbunden werden kann. Pawlow beobachtete diesen Vorgang an einem Hund, der speichelte als er sein Futter sah. Im Experiment läutete Pawlow daraufhin immer eine Glocke, sobald er dem Hund sein Futter gab. Dabei konnte Pawlow beobachten, dass der Hund nach einer gewissen Zeit schon alleine beim Glockenton speichelte.

John B. Watson begründete den **klassischen Behaviorismus**, der sich auf das beobachtbare Verhalten und dessen Abhängigkeit von der Umwelt konzentriert (▶ Schülerseite). Im Zentrum der Betrachtung steht der Reiz, der zu einer bestimmten Reaktion des Organismus führt. Gemäß dieser Theorie kann alles erlernt und alles wieder verlernt werden. Reaktionen mit unangenehmen Folgen werden eher vermieden, wobei Reaktionen mit angenehmen Folgen als Verstärker beibehalten und wiederholt werden.

Ansatz der humanistischen Sichtweise (Abraham Maslow, Carl Rogers)

Maslow ging von einer ganzheitlichen, durch Bedürfnisse bestimmten und nach **Selbstverwirklichung** (d. h. nach persönlichem Wachstum) strebenden Natur des Menschen aus (▶ Schülerseite). Er stellte die Theorie auf, dass sich grundlegende Motive menschlichen Handelns in einer **Bedürfnishierarchie** anordnen lassen (▶ Kap. 26, ◘ Abb. 26.3). Er nahm an, dass zuerst die sog. »primitiven« Bedürfnisse befriedigt werden müssen, zu denen die Bedürfnisse nach Nahrung, Wasser, Ruhe und Schlaf, Sexualität und Entspannung gehören. Die Bedürfnisse beherrschen nach Maslow die Menschen so lange, bis sie befriedigt sind. Erst dann wenden sie Aufmerksamkeit und Handeln der nächsten »anspruchsvolleren« Ebene zu. Die Ebenen erstrecken sich weiter über Sicherheit, Bindung, Selbstwert, kognitive Bedürfnisse, ästhetische Bedürfnisse, Selbstverwirklichung und Transzendenz. Maslow und Rogers entwickelten schließlich die humanistische Psychologie.

Die philosophischen Wurzeln der humanistischen Ansätze gehen jedoch auch zurück auf *existenzialistisch* orientierte Philosophen, wie Sören Kierkegaard und Friedrich Nietzsche (▶ Schülerseite). Der Mensch wird von seiner **Zeitlichkeit** und **Endlichkeit** her betrachtet. Der gegenwärtige Moment, in dem der Mensch lebt, ist das zentrale Thema – die Beachtung des »Hier und Jetzt«. Ebenso wird der Beziehung zwischen den Menschen eine hohe Bedeutung zugemessen.

Hier kommt der Einfluss von Martin Buber zum Ausdruck (▶ Schülerseite). Buber bezieht sich auf das Phänomen des zwischenmenschlichen Kontaktes, indem er von der »**Zwiefältigkeit**« von »**Ich** und **Du**« spricht. Er geht davon aus, dass die Lebenserfahrung des Menschen in seiner Umwelt immer zwiefältig ist. Beziehungsgeschehen steht immer im Zusammenhang mit zwei oder mehreren Menschen und besitzt somit eine Wechselwirkung, die sowohl am »Ich« als auch am »Du« wirkt.

> Die sich Begegnenden sind voneinander Lernende und sich gemeinsam Entwickelnde.

Wesentliche Grundgedanken des humanistischen Ansatzes sind somit »Autonomie und soziale Interdependenz«, d. h. gegenseitige Abhängigkeit, »Selbstverwirklichung«, »Ziel- und Sinnorientierung« und »Ganzheit des Menschen«.

Ansatz der Systemtheorie (Ludwig Bertalanffy, Niklas Luhmann)

Der grundsätzliche Ansatz der Systemtheorie ist die Betrachtung der **Beziehungen** der einzelnen **Systeme untereinander**. Man befasst sich nicht mehr nur damit, was in den Systemen passiert, sondern vielmehr wird der Blick auf die In- und Output-Beziehungen gelenkt. Das lineare Ursachen-Wirkungs-Denken wird durch die *Fokussierung* von **Wechselwirkungen** und **Rückkoppelungseffekten** ersetzt (Kirsch 1994, S. 41).

Welche Folgerung dies für die Pflege hat, kann am Beispiel des Systems »Individuum oder Patient« kurz erläutert werden: Der Patient besitzt viele Systeme, wie sein Herz-Kreislauf-System oder sein Immunsystem. Darüber hinaus stellt er als ein übergeordnetes System dar, als Verbindung von Organismus, Seele und Geist das System Mensch. Seine Umwelt stellt wiederum ein System dar, das System Krankenhaus, das System Pflegeperson, das System Familie usw. All die erwähnten Systeme befinden sich in Beziehung zueinander, tauschen sich aus und beeinflussen sich gegenseitig.

> **Insidertipp**
>
> Das Pflegepersonal betrachtet die Austauschbeziehungen zwischen den verschiedenen Systemen und kann somit z. B. soziokulturelle Faktoren, oder krankenhausinterne Faktoren, die sich positiv oder negativ auf die Gesundung des Patienten auswirken, ermitteln.

7.2.2 Menschenbilder in Pflegetheorien

Es gibt verschiedene Einteilungen von Pflegetheorien. **Ann Marriner-Tomey** schlägt eine Einteilung in Kunst und Wissenschaft der Krankenpflege, zwischenmenschliche Beziehungen, Systeme und Energiefelder vor, d. h. sie ordnet die einzelnen Theorien diesen Bereichen zu (▶ auch Kap. 4).

Selbsterkenntnis ist der erste Weg zur Besserung.
Deutsches Sprichwort

Kunst und Wissenschaft

In der Kategorie Kunst und Wissenschaft der Krankenpflege definiert Virginia Henderson den Menschen als **Patienten**, der ein **Individuum** ist, »das Hilfe benötigt, um Gesundheit und Unabhängigkeit oder einen friedlichen Tod zu erlangen. Der Geist und der Körper sind untrennbar. Der Patient und seine Familie werden als Einheit gesehen« (Marriner-Tomey 1992, S. 140). Lydia E. Hall betont die Bedeutung des **Lernens** für den Menschen: »sie erreichen ihre maximalen Möglichkeiten durch einen Lernprozess« (Marriner-Tomey 1992, S. 181). Hall betont die wichtigste Vorbedingung in der Pflege, dass Menschen etwas über sich selbst lernen und sie sich über ihre Gefühle und Verhaltensweisen bewusst werden (▶ auch Kap. 4).

> **Insidertipp**
>
> Berufliche Pflege als professionelle Tätigkeit bedeutet **lebenslanges Lernen** (▶ Kap. 22) und die Bereitschaft, sich selbst als Menschen kennen zu lernen und sich eigene Motive und Verhaltensweisen bewusst zu machen.

Zwischenmenschliche Beziehungen

Für diesen Ansatz steht Hildegard Peplau, die 1952 den Begriff Beziehung zu einem relevanten Faktor in der Pflege machte (▶ auch Kap. 4). Peplau spricht von Personen und versucht eine Definition mit Begriffen, die Menschen wirklich angemessen sind. Von ihr geht das Denken aus, dass die Art wie eine Pflegeperson ist, einen erheblichen Unterschied für die Pflege ausmacht, die ein Patient erhält. Ebenso fördert die Pflegeausbildung die Reife der Persönlichkeit der Pflegeperson. Weil Pflege ein therapeutischer und zwischenmenschlicher Prozess ist, sieht Peplau das **Menschliche** als Grundlage guter Pflege. Die Pflegeausbildung bedeutet auch die Entwicklung von Menschen, sowie auch Pflege die Entwicklung von Menschen zur Reife bedeuten kann (Peplau 1995, S. 39).

Menschen als Systeme

Im Bereich Systeme werden Menschen als eigenes System betrachtet, das mit anderen Systemen, wie z. B. anderen Menschen und der Umwelt, interagiert (in Wechselbeziehung steht). Dieses Denken geht zurück auf die allgemeine Systemtheorie, die von Ludwig von Bertalanffy entwickelt und von Niklas Luhmann maßgeblich weiterentwickelt wurde (▶ Schülerseite).

Dorothy Johnson sieht den Menschen als ein **Verhaltenssystem,** in dem verschiedene Teile miteinander agieren (handeln) und so ein Ganzes bilden. Die einzelnen Systeme eines Menschen versuchen ein Gleichgewicht herzustellen. Das Gesamtsystem Mensch versucht darüber hinaus auch ein Gleichgewicht zwischen sich und anderen Systemen, also anderen Menschen, zu erreichen (▶ auch Kap. 4). Imogen King sieht den Menschen ebenfalls als System in anderen Systemen. Der Mensch interagiert mit der Umwelt, um Gesundheit zu erhalten oder wieder zu erlangen. Dies ist auch einer der Gründe, warum es die Krankenpflege überhaupt gibt. In ihrer Zielerreichungstheorie beschreibt King als zentrales Anliegen von pflegerischer Handlung eine Übereinstimmung mit dem Patienten zu erzielen (▶ auch Kap. 4).

Menschen als Energiefelder

Die bekannteste Vertreterin dieses Ansatzes ist Martha Rogers. In ihrer Theorie benennt sie **Menschen als dynamische Energiefelder,** die ein Ganzes mit ihrer Umwelt bilden. Ein Energiefeld ist die fundamentale (grundlegende) Einheit für das Lebendige und das Tote. Nach ihrer Auffassung sterben Energiefelder nicht, sondern sie transformieren. Rogers lehnt den Begriff der Ganzheitlichkeit ab, sie spricht stattdessen von einheitlichen Menschen (▶ auch Kap. 4). Grundlage ihres Denkens sind Erkenntnisse aus der modernen Physik, v. a. der Quantenphysik und der Elektrodynamik. In diesem Denken ersetzt das elektrische Feld die Zelle als fundamentale Einheit des Körpers als biologisches System. Menschen sind daher Energiefelder, deren Einzelteile nicht auf das Ganze schließen lassen, da sich das Ganze von der Summe seiner Teile unterscheidet.

7.3 Funktionen des Mensch-Seins

Egal ob eine religiös geprägte Einstellung vorliegt, ob mehr dem psychoanalytischen, dem lerntheoretischen oder einem anderem Modell zugesprochen wird, bei einer komprimierten Betrachtung dessen, was **Mensch-Sein heißt**, werden immer folgende Begriffe genannt: **Wahlmöglichkeit**, **Bewegung** und **Kommunikation**. Sie beschreiben den Menschen in seinem Sein in der Welt, wenn man nur das Grundsätzliche betrachtet, was Menschen tun und wie sie es tun.

7.3.1 Wahlmöglichkeit

Wahlmöglichkeit sind **Alternativen**, wie auch immer sie geartet sind. Menschen streben in jeder Situation des Lebens die Möglichkeit der Wahl an. Am deutlichsten wird die Wahlmöglichkeit durch die Fragen von Sein oder Nicht-Sein, Anfang und Ende, Leben und Sterben. Im Alltag heißt dies z. B.: »Gehe ich nun zur Arbeit oder bleibe ich lieber im Bett?«, oder: »Soll ich nun heiraten oder besser ledig bleiben?«. Darin wiederum steht eine grundsätzliche Zweiseitigkeit, eine Bipolarität in allem Denken und allen Begriffen. Diese **Bipolarität** stellt ein zentrales **Prinzip allen Seins** dar und ist zwischen Menschen darüber hinaus auch **prozesshaft**. So ist z. B. Kaufen ein Vorgang, ein Prozess, in dem ich zuerst auswähle und dann, indem ich Geld ausgebe, etwas in meinen Besitz bringe. Die Bipolarität drückt sich dagegen anders aus. Wenn ich kaufe, dann verkauft ein Anderer. Die andere Seite von nehmen ist geben (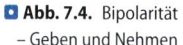 Abb. 7.4). So verhält es sich mit allen Begriffen. Liebe und Hass, schön und hässlich, gehen und stehen, Freiheit und Zwang.

Alle Begriffe, alles was Menschen tun, ja alles was ist, drückt sich sowohl in Bipolarität als auch in Wechselseitigkeit aus. Gut wird erst gut, wenn ich böse dagegen setze, erst dann kann ich die Qualität von Gut oder Böse bestimmen. Was ist gut allein, wenn man keinen Gegensatz findet?

Menschen finden sich so besser in der Welt zurecht und nur im Zusammenspiel von Bipolarität und **Denken** ist ein **Erkennen** möglich. Häufig ist der Denkprozess jedoch unbewusst. Man stellt fest, dass einem z. B. ein Gegenstand besonders gut gefällt. Dies ist jedoch nur so, weil ein anderer Gegenstand weniger gut gefällt. Und was dem einen gefällt, gefällt dem anderen noch lange nicht. Nur weil ein Mensch denkt, etwas wäre schön, muss ein anderer Mensch das nicht denken.

In der Pflege ist es wichtig dieses »versteckte« Denken, das eigentlich in jedem Menschen stattfindet, zu entdecken.

Beispiel
Nur weil eine Pflegeperson glaubt, dass Ruhe in einem bestimmten Fall das Wichtigste ist, das ein Patient braucht, muss dies für den Patienten noch lange nicht zutreffen.

Wer die Wahl hat, hat die Qual.
Deutsches Sprichwort

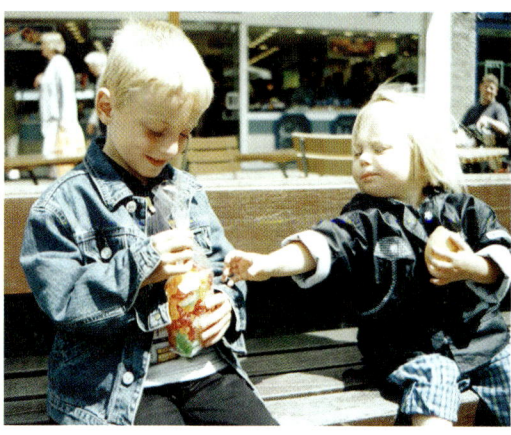

Abb. 7.4. Bipolarität – Geben und Nehmen

> **Insidertipp**
> Im Sinne der Wahlmöglichkeit sollte das Pflegepersonal die andere Seite von Ruhe, nämlich die Bewegung oder Zerstreuung »mitdenken« und gemeinsam mit dem Patienten eine Wahl treffen, wie viel Ruhe oder Bewegung er braucht. Dies wäre dann eine **patientenorientierte Pflege**.

7.3.2 Bewegung

Im Grunde sind Wahlmöglichkeit, Bewegung und Kommunikation nicht voneinander zu trennen, sie bilden ein Ganzes. Die Bewegung ist allen Dingen und Entitäten (Einheiten) zu eigen. Jedenfalls, wenn man den Begriff **Bewegung** im Sinne von Bipolarität auch als **Ruhe** oder **Stillstand** versteht. Entscheidend aber für das richtige Verständnis ist das Kontinuum (das Stetige) zwischen den Polen. Manchmal bewegen sich Menschen, indem sie stehen bleiben und manchmal ist Stehen Bewegung. In diesem Sinne ist alles in Bewegung und alles im Stillstand. Bewegung bedeutet auch **Entwicklung** und ab und zu braucht man dabei den Stillstand, um sich bewusst zu werden, was eigentlich mit jemandem oder mit mir selbst geschieht.

 Man muss innehalten, um sich bewegen zu können.

Wie ein Mensch eine Erkrankung verarbeitet, etwa wenn er nicht mehr richtig gehen kann oder er plötzlich eine Diät einhalten muss, hängt auch davon ab, wie beweglich er im psychischen Sinne ist.

Bewegung findet in der **Zeit** statt. Die Zeit, die ein Mensch braucht, um etwas zu überwinden oder sich wieder zu bewegen, um sich zu verändern, liegt in diesem Menschen selbst. Man spricht hier auch von der **Eigenzeit** eines Systems, wobei als System hier der Mensch gemeint ist. Jedes System, das durch Krankheit oder Veränderung gestört wird, braucht eine gewisse Zeit bis es zur Ruhe kommt und/oder wieder normal funktioniert. Manchmal muss das Pflegepersonal dem Patienten Zeit lassen, Zeit geben oder sich Zeit für den Patienten nehmen. Wird dem Menschen nicht ausreichend Zeit für seine »Bewegung« gegeben, kann er sich nicht vollständig regenerieren (▶ Kap. 8).

Zeit ist die beste Medizin.
Deutsches Sprichwort

> **Insidertipp**
> Pflegende sollten die Bewegung von Menschen immer in dessen Eigenzeit betrachten und dem Patienten die entsprechende Zeit lassen oder geben.

7.3.3 Kommunikation

Mit der Kommunikation verhält es sich ebenso wie mit der Bewegung. Sie lässt sich nicht trennen von Bewegung und Wahlmöglichkeit. Sie wird in diesem Zusammenhang aber nicht nur als miteinander reden verstanden, sondern als jede Form des Informationsaustausches auch im Sinne des Watzlawick'schen, »**Man kann nicht Nicht-Kommunizieren**«.

Ohne Worte reden.
Oder: Keine Antwort ist auch eine Antwort.
Deutsches Sprichwort

Beispiel
Läuft eine Pflegende den ganzen Tag über die Station und redet mit niemandem, so werden Kollegen oder Patienten denken, dass sie schlechte Laune hat und niemand wird sie ansprechen. Die Pflegende hat aus der Sicht der anderen die nonverbale Botschaft gegeben: »Sprecht mich

nicht an!«. Somit hat Kommunikation stattgefunden, ohne dass die Pflegende überhaupt etwas gesagt hat. Sprachliche Nicht-Kommunikation ist eben auch Kommunikation und Nicht-Information somit auch Information.

Niklas Luhmann geht in seiner Theorie sozialer Systeme über Watzlawick hinaus (▶ Schülerseite). Er sieht den Menschen als ein psychisches und Kommunikation als ein soziales System. Den anderen Menschen durch seine Kommunikation wirklich zu verstehen, ist nicht möglich. So sage ich z. B. etwas darüber, wie es mir geht, aber ich kann nicht ausdrücken, was in mir ist. Sobald ich über etwas in mir spreche, muss ich das in Worte fassen, doch diese Worte können schon nicht mehr ausdrücken was in mir ist. Denn sobald ich es ausdrücke, verändere ich den Zustand ja bereits wieder. Oft können nur Abstaktionen und Vereinfachungen dessen, was in einem Menschen vorgeht, ausgedrückt und mitgeteilt werden.

Kommunikation ist nur ein **darüber** und nicht **davon** sprechen! Insofern ist das vollständige Verstehen eines anderen Menschen bei allem Bemühen nicht möglich. Es besteht eher die Wahrscheinlichkeit etwas zu verstehen, als eine Sicherheit. Hier wird wieder das Prinzip der Bipolarität deutlich.

> Um in der beruflichen Pflege andere zu verstehen, ist nicht nur die verbale Kommunikation, sondern auch das Deuten von Signalen oder das Erkennen von »verstecktem« Denken notwendig.

So bleibt z. B. beim Patienten meist eine Seite des Denkens unbewusst, und es ist die Kunst der Pflege in jeder Pflegesituation ein Denken anzustrengen, das die bewusste und die unbewusste Seite berücksichtigt. Das unbewusste Denken eines Menschen ist geprägt durch seine Erziehung, sein Leben, seine Erfahrungen, Werte, Normen und Überzeugungen. Diese verinnerlichten Faktoren spielen in jedem Moment des Lebens eine Rolle und nehmen Einfluss z. B. auf den Alltag oder den Beruf.

Wir werden zur Intelligenz aber nicht zur Menschlichkeit gezüchtet.
Konstantin Wecker

— **Insidertipp** —
Pflege sollte die Fähigkeit haben, bewusst zu handeln und **Unbewusstes** durch bipolares Denken **bewusst** zu **machen**. Dies ermöglicht eine patientenorientierte Pflege.

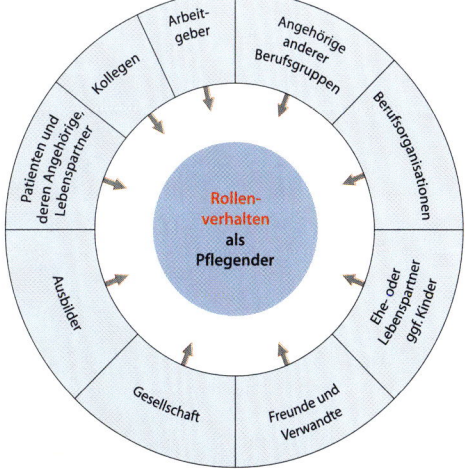

Abb. 7.5. Faktoren, die Einfluss auf das Rollenverhalten von Pflegenden haben

7.4 Rollen von Menschen in Pflegesituationen

Vom Pflegepersonal werden komplexe und oftmals komplizierte Rollenübernahmen erwartet (**Abb. 7.5**). Der Patient weist ihnen die Rolle zu, die er für die Bewältigung seiner Probleme benötigt. Das Pflegepersonal bestimmt die Rolle, die es einnehmen möchte, und die Gesellschaft stellt ebenfalls eine Rollenerwartung an Pflegende. Wer aber ist verantwortlich dafür, wem welche Rolle zukommt und wie er sie ausfüllt? Wer entscheidet, in welchen Rollen eine Pflegekraft wirkungsvoll handeln kann? Der Patient? Die Gesamtheit der Pflegenden? Der einzelne Pflegende? Die Gesellschaft? Dies zu klären, ist eine zentrale Aufgabe von beruflich Pflegenden. Folgende Rollenbeschreibungen können bei dieser Aufgabe hilfreich sein.

7.4.1 Rolle als Fremder

Begegnen sich zwei Menschen, die einander nicht kennen, sind dies zwei Fremde, die nichts oder nur sehr wenig über die Lebenswelt des anderen wissen. Demnach wird zu Beginn einer Beziehung immer das Fremde anwesend sein. Ähnlich ist es auch zu Beginn einer Pflegebeziehung. Es fehlt die Vertrautheit und die Analogie (Ähnlichkeit), da die gemeinsame Lebensgeschichte fehlt. Nach Peplau sollte das Pflegepersonal bei der Begegnung mit dem Patienten, also beim Beginn der Pflegebeziehung, folgendes Prinzip beachten:

> »Der Respekt und das positive Interesse, die einem Fremden erwiesen werden, sind zunächst unpersönlich und schließen doch dieselbe Höflichkeit ein, die man einem neuen Gast in einer beliebigen Situation entgegenbringt« (Peplau 1995, S. 69 f).

Peplau meint damit, dass Pflegende den neuen (fremden) Patienten so annehmen sollen, wie er sich zeigt. Sie sollten ihm die notwendigen Freiheiten verschaffen, damit er sich, obwohl er ein Fremder ist und sich auch so fühlt, traut, seine Gefühle und Ängste zu zeigen.

7.4.2 Rolle als Unterstützender

Unterstützen bedeutet **Hilfestellung**, z. B. bei der Verrichtung von Tätigkeiten oder durch die Beratung bei verschiedenen Fragestellungen. Mit einer unterstützenden **Tätigkeit** ist z. B. das Führen der Hand des Patienten bei der Gesichtswäsche gemeint. Abzugrenzen davon ist die vollständig Übernahme einer Tätigkeit, wie z. B. das Waschen des Gesichts des Patienten (Abb. 7.6).

Im Bereich der gesundheitsbezogenen **Beratung** ist es notwendig, zwischen Fragen zu unterscheiden, die einer konkreten Antwort bedürfen oder solchen, die eher gefühlsmäßiger Natur sind und ein Trösten oder Motivieren erfordern. Die Entscheidung darüber, was in welcher Situation getan wird, Hilfestellung oder Übernahme einer Tätigkeit, trifft das Pflegepersonal in hohem Maße selber. Die Entscheidung sollte jedoch im Hinblick auf den Patienten

Zwischen zu viel und zu wenig liegt das richtige Maß.
Deutsches Sprichwort

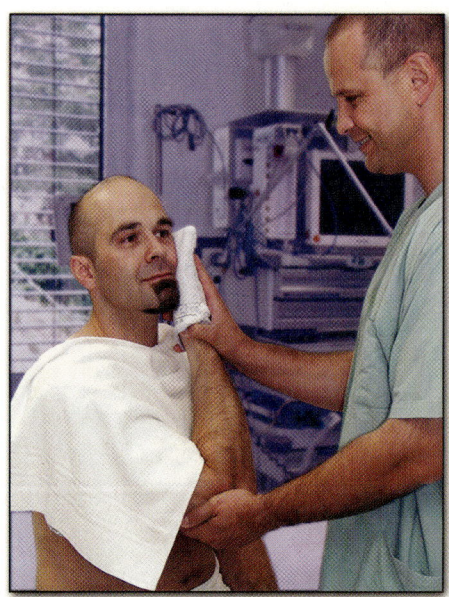 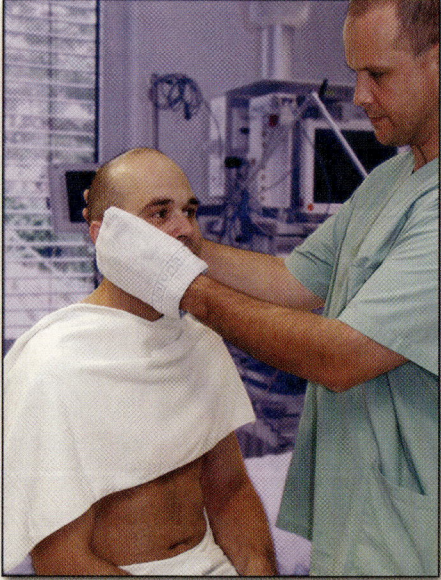

Abb. 7.6a, b. Unterstützen oder Übernahme von Tätigkeiten. **a** Führen der Hand des Patienten beim Waschen; **b** vollständige Übernahme des Waschens durch den Pflegenden

getroffen werden und nicht von äußeren Umständen (z. B. Zeitkomponente: wasche ich den Patienten, dann bin ich schneller fertig) abhängig gemacht werden.

7.4.3 Rolle als Lehrender

Die Lehrerrolle ist eine Verschmelzung von allen Rollen. Peplau unterscheidet dabei 2 Kategorien. Die »**erzieherische** Kategorie« besteht darin, dem Patienten Informationen zu geben, so wie sie erlernt wurden. Die »erfahrende Kategorie« besitzt die **Erfahrung** als Grundlage, aus der die Lehrergebnisse entwickelt werden. Das Lehren knüpft am jeweiligen Wissensstand des Patienten an. Dabei soll der Patient sein eigenes Wissen erweitern und entsprechend nützen können. Für die Pflegenden sind dabei die Äußerungen des Patienten richtungsweisend, um diesen dann seinen Gewohnheiten entsprechend angemessen belehren und beraten zu können.

7.5 Pflegebeziehung – ein Handlungsmodell

Eine Aufgabe von Pflegenden ist es, den Kontakt zu unterschiedlichen Menschen herzustellen. Man kann jedoch nicht davon ausgehen, dass jede Pflegebeziehung von Beginn an homogen, d. h. übereinstimmend, ist.

> **Insidertipp**
>
> Um auch mit Menschen, die einem nicht sofort sympathisch sind, eine möglichst übereinstimmende Pflegebeziehung zu erreichen, ist eine **empathische Haltung** und das **Akzeptieren** des Patienten notwendig.

Pflege ist ein **Beziehungsprozess**, der eine **Problemlösung** möglich macht. Häufig steht jedoch in einer Pflegesituation eher die Problemlösung und nicht die Beziehung im Vordergrund. Wie würde pflegerisches Handeln aussehen, wenn sich Pflege die **Prinzipien** von **Menschlichkeit, Wahlmöglichkeit, Bewegung** und **Kommunikation** zu Nutze macht?

Betrachtet man mit den genannten Prinzipien einen Patienten und sich selbst als beruflich Pflegenden in der Beziehung zu diesem Patienten, so wird man Unterschiede feststellen:
- Würde man sagen: »So, wie ich diesen Patienten sehe, so ist es richtig, schließlich bin ich beruflich Pflegender und der Patient ist ja krank«. Dann handelt und denkt man nicht im Prinzip der Kommunikation.
- Man könnte auch sagen: »Da geht's lang und bitte etwas schneller!« Aber dann handelt man nicht im Prinzip der Bewegung und nicht nach dem Prinzip der Wahlmöglichkeit.

7.5.1 Kongruente Beziehungspflege

Im Konzept der **kongruenten**, der übereinstimmenden, deckungsgleichen **Beziehungspflege** werden **4 Grundfragen** beschrieben, die geeignet sind, Beziehungssituationen zu hinterfragen und Möglichkeiten des Handelns aufzuzeigen. Diese 4 Fragen beziehen sich auf **Dürfen, Wollen, Können** und **Sollen**. Die Erörterung dieser Grundfragen erfolgt durch eine Mischung aus einem Zwiegespräch, das der Pflegende mit sich selber führt, und konkreten Fragen, die dem Patienten gestellt werden können.

> *Zum Lernen ist niemand zu alt.*
> *Deutsches Sprichwort*

- **Dürfen:** »Darf ich mit Ihnen arbeiten? Was darf ich fordern, was nicht?«
- **Wollen:** »Will ich mit Ihnen arbeiten? Wollen Sie mit mir arbeiten?«
- **Können:** »Kann ich mit Ihnen arbeiten, habe ich wirklich die Kompetenz? Können Sie mit mir arbeiten, haben Sie die Möglichkeiten dazu?«
- **Sollen:** »Wer sagt überhaupt, dass ich soll? Sagen Sie das, sag ich es mir selber? Wer sagt, dass Sie sollen, sagen Sie es sich selber?«

Das **Ziel** dieser Art Pflege ist es, **Kongruenz** zwischen den Pflegenden und den Patienten **herzustellen**. Kongruenz stammt aus der Mathematik und bedeutet Deckungsgleichheit. Der ursprüngliche Wortstamm kommt aus dem Lateinischen und bedeutet soviel wie zusammenwachsen.

> Das Zusammenwachsen beschreibt den Prozess der kongruenten Beziehungspflege sehr gut: Etwas soll zur Deckungsgleichheit zusammenwachsen, im Pflegeprozess soll eine Übereinstimmung erreicht werden, so dass der Patient etwas vom Pflegepersonal weiß und das Pflegepersonal etwas vom Patienten weiß.

7.5.2 Fallbeispiel – Patientin mit Anorexia nervosa

Arbeitsauftrag: Lesen Sie das Fallbeispiel und versuchen Sie eine Art Plan für Ihr persönliches Vorgehen bei der beschriebenen Patientin zu machen. Überlegen Sie, wie Sie an die Patientin herantreten und wie Sie die Beziehung gestalten wollen. Was ist Ihnen dabei wichtig?

Beispiel
28-jährige Patientin, aus sehr gutem Hause, mit der Diagnose Anorexia nervosa und nicht näher bezeichneter Persönlichkeitsstörung, seit drei Wochen auf der Station. Sie kommt häufig und klagt über nicht lokalisierbare Schmerzen. Sie ist sehr freundlich und zugewandt, bricht aber den Kontakt sehr schnell ab und zieht sich dann zurück. Zu den Therapiesitzungen, sowohl Einzel- als auch Gruppentherapie, muss sie stets gedrängt werden.

Wir begegnen nicht nur schwierigen Menschen, wir sind oft auch selbst schwierig.
Deutsches Sprichwort

Im Folgenden sind zwei Gedankensammlungen von erfahrenen beruflich Pflegenden dargestellt. Die Auswertung macht deutlich, dass die Pflegenden in der Pflegeplanung nicht nur von ihrem Vorgehen, sondern unbewusst auch über sich selbst sprechen. Sie zeigen ihre Werte und Normen und das, was sie selbst ausmacht.

Auswertung I:
- Ich versuche, ganz langsam Kontakt aufzunehmen.
- Sie soll selbst entscheiden, ob sie zu den Therapien geht, ich werde sie nicht drängen.
- Wie war das Elternhaus, sehr streng und konservativ?
- Ich gehe immer auf die Schmerzen ein und versuche es über Körperkontakt und Trost.
- Mir ist es wichtig, langsam eine Beziehung aufzubauen.
- Ich würde die Schmerzen mit Entspannung behandeln.

Auswertung II:
- Ich würde zuerst eine Pflegeplanung mit ihr machen, die viel Struktur gibt.
- Die Schmerzen müssen organisch geklärt werden, sie muss genau untersucht werden.
- Wir brauchen eine Bedarfsmedikation für Schmerzen.
- Es ist wichtig, dass sie zu den Therapien geht, ich würde einen Plan mit ihr ausarbeiten.
- Der Kontakt sollte regelmäßig stattfinden.
- Sie braucht Kontakt mit den Mitpatienten, wenn sie sich zurückzieht.
- Ich würde ihr Aufgaben auf der Station geben, damit sie immer etwas zu tun hat.

Arbeitsauftrag: Betrachten Sie beide Auswertungen und versuchen Sie das Thema der jeweiligen Pflegeperson zu entdecken. Was ist ihnen wichtig, was bewegt sie?

Auswertung I: Dieser Pflegenden ist es wichtig, dass die Entscheidungen gemeinsam getroffen werden und dass die Patientin Freiheit hat, zu entscheiden. Ebenso ist ein starkes Bemühen um Beziehung ersichtlich. Die Art und Weise wie die Pflegeperson an den Menschen herangeht, sagt viel über sie selbst aus. Freiheit und offene, vertrauensvoll gewachsene Beziehungen sind ihr anscheinend sehr wichtig. Mit diesen Beziehungsthemen versucht sie die Situation zu bewältigen. Sie bietet der Patientin **Freiheit** und eine **vertrauensvolle Beziehung** an.

Die Pflegeperson geht mit ihrer Einstellung an die Patientin heran und glaubt ihr Bestes zu tun. Aber weiß sie wirklich, was die Patientin will? Will die Patientin die Freiheit, in der sie alles alleine entscheiden darf oder ist es für sie schwer, die Freiheit zu ertragen? Will sie überhaupt so viel Freiheit oder wäre es ihr vielleicht lieber, geführt zu werden?

Auswertung II: Hier stehen eher die Themen Struktur und Sicherheit im Vordergrund. Die Pflegeperson will Klarheit und für sich selbst, und damit für die Patientin, Sicherheit schaffen. Es scheint, als ob der Pflegeperson ein **strukturiertes Vorgehen mit Regeln,** an die sich beide Beziehungspartner halten, wichtig ist.

Für beide Auswertungen gilt das Gleiche: Die Pflegepersonen müssten **mit der Patientin verhandeln**. Bei der Auswertung II müsste die Pflegeperson fragen, wie viel Struktur oder Offenheit die Patientin braucht und sich nach ihrer Einstellung zu Sicherheit oder Unsicherheit erkundigen. Dann wäre die Pflege patientenorientiert – oder noch besser menschenorientiert.

7.6 Werte und Normen in der Pflege

Werte sind universell, nicht erklärbar, gedankliche Konstrukte, ohne die Menschen und Gesellschaft nicht existieren könnten. Normen hingegen können sich von Werten ableiten, jedoch diese auch eingrenzen, z. B. die Straßenverkehrsordnung: Man darf nur bei grüner Ampel über die Straße gehen. Diese Normen schränken den Freiheitsanspruch des Einzelnen ein, letztlich jedoch zu Gunsten einer höheren Sicherheit für alle.

Pflege ist Handeln in einer bestimmten Lebenssituation, immer in Verbindung mit Beziehung. Dabei wird der **Patient als Partner** des beruflich Pflegenden gesehen. Eine **Beziehung** kann nicht ohne den **Einfluss von Werten,** wie Freiheit, Gesundheit, Sittlichkeit oder Liebe, entstehen. Patient und Pflegepersonal haben gleiche, ähnliche oder völlig gegensätzliche Werte. Das Aufeinandertreffen dieser Werte wird bei beiden Reaktionen auslösen, die die gegenseitige Beziehung beeinflussen.

> Werte und Normen stehen gewissermaßen immer im wechselseitigen Zusammenhang mit dem Menschen und seinen Handlungen.

Als »Müssen« erfährt der Mensch sie als Notwendigkeit, als »Dürfen« in Verbindung mit Freiheit, als »Wollen« die Verknüpfung von Freiheit und Realität, als »Können« in Verbindung mit der eigenen Fähigkeit. »Sollen« steht für die **Normen**, die gesellschaftlichen und gesetzlichen Forderungen an den Menschen, wobei dieser die Möglichkeit besitzt, sich dafür oder dagegen zu entscheiden. Über diese Kategorien entscheidet sich der Mensch immer wieder aufs Neue. Vor allem in der subjekthaften Beziehung (▶ Kap. 7.1) wird sich dies als ein gleichberechtigter Umgang im Sinne der Verwirklichung über den Anderen dynamisch vollziehen.

Die Menschen sind keine Engel.
Deutsches Sprichwort

7.6.1 Freiheit

Freiheit ist ein Wert menschlichen Daseins, den jeder bestrebt ist, einzuhalten. Deshalb wird auch das Pflegepersonal ständig überprüfen, ob und inwieweit seine Handlungen das Recht des Patienten auf Freiheit berühren.

> Pflege in Verbindung mit Freiheit ist häufig eine Gratwanderung.

Freiheit ist immer Freiheit des Andersdenken.
Rosa Luxemburg

Bei notwendigen Pflegemaßnahmen, z. B. der Injektion eines Medikamentes, muss das Pflegepersonal oftmals die persönlichen Distanzzonen eines Patienten überschreiten. Dies kann bereits einen **Übergriff** auf dessen **Freiheitsanspruch** darstellen. Deutlicher wird dies noch, wenn Pflegemaßnahmen ergriffen werden müssen, um den Patienten vor sich selber oder vor Verletzungen zu schützen, z. B. durch Fixierung oder Zwangsernährung. Eine schwierige Entscheidung, die in Verbindung mit Normen, d. h. gesetzlichen Grundlagen, getroffen werden muss. Trotz des rechtlichen Rückhaltes werden oft bei Pflegepersonal und Ärzten **Gewissenskonflikte** ausgelöst.

Auch die Freiheit von Pflegenden kann berührt bzw. eingegrenzt werden, wenn ihr Beziehungspartner, der Patient oder der Arzt, Handlungen fordern, die ihrem persönlichen oder beruflichen Ethos (sittliche, moralische Gesamthaltung) widersprechen.

7.6.2 Gesundheit

Gesundheit ist das höchste Gut.
Deutsches Sprichwort

Gesundheit ist in der Gesellschaft einer der höchsten Werte. Pflege ist in der Fachliteratur häufig wie folgt beschrieben: Pflege findet zwischen Menschen in einer Umwelt mit dem Ziel von Gesundheit statt. Einige Autoren setzen an Stelle des Begriffes Gesundheit auch den Begriff **Wohlbefinden**, der hier der bessere und umfassendere Begriff zu sein scheint. Denn chronisch Kranke werden nicht mehr gesund, sie bleiben meist krank, aber Pflege kann ihr Leiden lindern und ihnen Wohlbefinden verschaffen. Ebenso würde man bei Sterbenden nicht von Gesundheit, sondern eher von Gesundheitszustand sprechen, bei dem es möglich ist, durch Pflege das Wohlbefinden zu fördern.

 Gesundheit bedeutet in der Pflege nicht nur die körperliche oder geistige Funktionsfähigkeit, sondern beinhaltet: wohl fühlen, geborgen sein, zur Ruhe kommen, das Leben loslassen können und Linderung, aber auch sich vor Krankheit zu schützen oder geschützt zu werden.

7.6.3 Sittlichkeit

Das allgemeine Sittengesetz beinhaltet alle entsprechenden Haltungen und Verhaltensweisen, die der **öffentlichen Beurteilung** unterliegen. Sittlichkeit bezieht sich auf Werte und auf Normen. Sittlichkeit leitet sich ab von dem Wort »Sitte«, was Gewohnheit, Brauch oder die Art und Weise des Lebens ausdrückt. Dem gegenüber steht der Begriff »Unsitte« der für »unfeines Benehmen, üble Sitte« steht. Die Bedeutung der Begriffe wandelte sich im Laufe der Jahrhunderte. »Sittlich« erhielt eine moralische Bedeutung, wie »Anstand, geziemendes Verhalten«. Seit dem 15. Jahrhundert steht »sittlich« für den Begriff »moralisch«, seit dem 18. Jahrhundert das Wort »unsittlich« für »unmoralisch, besonders im sexuellen Sinne«. Davon leitet sich wiederum das Wort »Sittlichkeitsverbrechen« ab.

> Sich sittlich zu verhalten bedeutet also, sich anständig zu verhalten, auch in Bezug auf Sexualität.

Ähnlich wie sich Bedeutungen von Wörtern wandeln, ändern sich im Laufe der Zeit auch Werte und Normen. Beispielsweise war es früher unziemlich, sich in der Öffentlichkeit zu küssen, heute dagegen ist das völlig normal.

Kant sieht in der Sittlichkeit die letzte Bedingung menschlicher Freiheit, indem er vom Menschen fordert, so zu handeln, dass die Maxime, d. h. der Grundsatz, des eigenen Willens jederzeit als Prinzip einer allgemeinen Gesetzgebung gelten könnte (▶ Schülerseite).

7.6.4 Liebe

Liebe ist u. a. auf den lateinischen Begriff »libere« = »gefällig sein« zurückzuführen. Davon abgeleitet ist der Begriff »lieb« = »gern haben, begehren«. Im gesellschaftlichen Verständnis wird Liebe mit »sich gern haben« verbunden. In der Pflege ist Liebe im Zusammenhang mit der heilenden Gestaltung von Beziehung zu sehen, die von Menschlichkeit getragen wird.

Sie trägt zum **Heil-Sein** des Menschen bei. Heil-Sein bedeutet an dieser Stelle etwas, das über Gesundheit hinausgeht. Der Patient kann zwar krank, aber heil sein, er kann sogar heil sterben. Die Fähigkeit, Heil-Sein zu schaffen ist eine Begabung des Menschen und als gesellschaftlicher Wert die Liebe. Sie ist als die Fähigkeit zu sehen, die sich im Zusammenhang von **Eigenliebe** zur **Nächstenliebe** bewegt (Bauer, Hollick 2000, S. 44 f). Humberto Maturana beschreibt Liebe im biologisch-sozialen Kontext so: »Ohne Liebe, ohne dass wir etwas annehmen und neben uns leben lassen, gibt es keinen sozialen Prozess, keine Sozialisation und damit keine Menschlichkeit« (▶ Schülerseite).

> Eine sichere Qualität von Pflege stellt die sorgende und zuwendende Begegnung von Pflegenden und Patienten im Bewusstsein gegenseitiger Anerkennung, Menschlichkeit und Einzigartigkeit dar.

Immer ist die wichtigste Stunde die gegenwärtige. Immer ist der wichtigste Mensch, der, der gerade gegenüber steht. Und immer ist die wichtigste Tat die Liebe.
Meister Ekkehart

7.7 Nähe und Distanz – Beziehungsbedürfnisse

Der Mensch besitzt ein tief sitzendes **soziales Verlangen** nach Nähe und Kontakt, strebt jedoch bei kritischen Begegnungen Distanz an.

In der Pflege kann man eine erfolgreiche Beziehungsgestaltung auch eine kongruente Beziehungsgestaltung nennen. Beide finden ihre ideale Nähe/Distanz und können sie der sich ändernden Beziehung auch anpassen.

Nehmen Sie die Menschen wie sie sind: andere gibt's nicht.
Konrad Adenauer

Beispiel
Patienten und Pflegende, die sich anfangs in ihren sozialen Rollen zurückhaltend als Fremde begegnen, umarmen sich zum Abschied herzlich.

> Die Wechselbeziehung zwischen Nähe und Distanz verpflichtet Menschen fortlaufend zu Handlungen und Reaktionen.

Nähe- und Distanzverhalten ist sowohl im Menschen selbst impliziert (eingeschlossen), als auch durch die Umwelt (Kultur, Gesellschaft, wirtschaftliche Bedingungen) **geprägt**. Über die ursprüngliche, lebensnotwendige Nähe zwischen Mutter und Säugling **erlernt** der Mensch durch Internalisierung (unbewusst zu eigen machen) und Sozialisation (Einordnung des Einzelnen in die Gesellschaft) Nähe- und Distanzverhalten.

Der Begriff Distanz erscheint in der Soziologie als **soziale Distanz**, die den Grad des sozialen Abstandes zwischen Personen und Gruppen bezeichnet. In der Psychologie stellt die soziale Distanz eine Variable (veränderliche Größe) dar, aus der der Versuch abgeleitet wird, Gruppenstrukturen, soziale Positionen und Interaktionsverhalten entsprechend räumlicher Kategorien zu beschreiben. Soziale Distanz ist folglich die relative **Zugänglichkeit** einer Person oder einer Gruppe zu einer zweiten Person oder Gruppe (Nißl-Gambihler 2000, S. 14 f).

Die **Systemtheorie** regelt Nähe und Distanz über die Systemgrenzen (▶ Schülerseite). Im Gegensatz zu den psychologischen und soziologischen Begriffserläuterungen, die sich insgesamt mit der unmittelbaren Beziehung zwischen 2 oder mehreren Menschen befassen, weist die Systemtheorie auf die **Beziehungszusammenhänge zwischen** dem **Menschen** und seiner **Umwelt** hin.

> Der Mensch als ein offenes und zugleich geschlossenes System kommuniziert auf verschiedenen Ebenen mit seiner Umwelt.

Die relevante Umwelt des Menschen lokalisiert sich in Systemebenen:
- Die **Mikrosystem-Ebene** definiert den unmittelbaren Lebenszusammenhang, wie Partner, Familie, Nachbarn oder Freunde.
- Die **Mesosystem-Ebene** umfasst die direkte Handlungsebene auf der institutionalisierten Ebene, z. B. Schulen, Universitäten oder Krankenhäuser. Innerhalb dieses Systems verknüpfen sich die vorhandenen und gelebten Netzwerke.
- Die **Exosystem-Ebene** ist auf derselben Ebene verortet, wobei es sich hier nur um Einfluss- und nicht um Handlungsbereiche handelt.
- Die **Makrosystem-Ebene** stellt die übergeordnete Ebene dar. Sie strukturiert mit ihren formalen Festlegungen, also rechtlich, politisch, kulturell oder ökonomisch, die Meso- und Exo-Ebene (Miller 1999, S. 36 f).

Die jeweiligen Systemgrenzen lassen sich nicht eindeutig und klar definieren, sondern sind immer deutungsabhängig, d. h. Systeme sind stets Umwelt, und zugleich Gegenstand ihrer Handlungen (Miller 1999, S. 249).

Nähe und Distanz als Beziehungselemente haben für die Pflege eine besondere Bewandtnis. Denn gerade in der **Pflegebeziehung** werden **Distanzzonen** oftmals durch notwendige Handlungen, z. B. Körper- oder Intimpflege **überschritten**. Dabei entsteht intime Nähe, die weder vom Patient noch vom Pflegepersonal gewollt ist. Dies kann bei beiden zu psychischen Belastungen führen (▶ auch Kap. 9). Im Zusammenhang mit dieser diffizilen Thematik erscheint die Welt der **Gefühle** als eine bedeutsame Variante. Immer und zu jeder Zeit hat der Mensch Gefühle, die auch am eigenen Leib verspürt werden.

> Obwohl und auch gerade weil Gefühle stilisiert, kultiviert und unterdrückt werden können, sind sie als relevante Faktoren zwischenmenschlicher Beziehung stets präsent.

Nachschlagen und Weiterlesen

Bauer R, (1997) Beziehungspflege. Urban & Fischer, München
Bauer R, Ahrens R (2002) Psychotherapie und Psychosomatik in der Pflege. Urban & Fischer, München
Bauer R, Hollick J (2000) Humanistische Pflege. Die Wiederentdeckung der Menschlichkeit in der Pflege. Die Schwester/ Der Pfleger, Bibliomed, Melsungen, Heft 1: S. 44 ff
Buber M (2005) Ich und Du. Gütersloher Verlagshaus, Gütersloh
Fawcett J (1996) Pflegemodelle im Überblick. Verlag Hans Huber, Bern
Kirsch W (1996) Betriebswirtschaftslehre. Barbara Kirsch, München
Kneer G, Nassehi A, Luhmann N (2000) Theorie sozialer Systeme. UTB, München
Kriz J (2001) Grundrezepte der Psychotherapie. Beltz PVU, Weinheim
Levinas E (1989) Humanismus des anderen Menschen. Deutsche Ausgabe: Meiner Felix GmbH, Hamburg
Marriner-Tomey A (1992) Pflegetheoretikerinnen und ihr Werk. Recom, Basel
Miller T (2001) Systemtheorie und Soziale Arbeit. Lucius und Lucius, Stuttgart
Nißl-Gambihler M (2000) Beziehung – Prinzip der Pflege als auch ihres Managements. Unveröffentlichtes Manuskript
Peplau H (1999) Interpersonale Beziehung in der Pflege. Recom, Basel

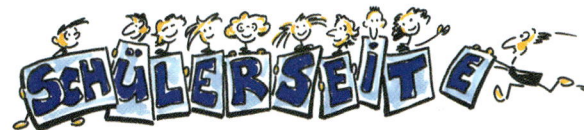

Schülerseite

Erinnern

Fragen
1. Welche Menschenbilder gibt es? (▶ Kap. 7.2.1)
2. Erklären Sie die Begriffe Wahlmöglichkeit, Bewegung, Kommunikation. (▶ Kap. 7.3)
3. Was versteht man unter »kongruenter Beziehung«? (▶ Kap. 7.5.1)

Wissen

Interessante Menschen

Bertalanffy, Karl Ludwig von: (1901–1972) kanadischer Biologe, gebürtiger Österreicher und Begründer der **Systemanalyse**. Er prägte den Begriff des Fließgleichgewichts (steady state), der ein tieferes Verständnis lebender Systeme ermöglichte.

Buber, Martin: (1878–1965) jüdischer Religionsphilosoph und Schriftsteller. Lehrte von 1923–1933 in Frankfurt, musste 1938 nach Jerusalem emigrieren. Trat für eine **arababisch-jüdische Verständigung** ein – und fand dabei leider nur wenig Unterstützung.

Descartes, Reneé: (1596–1650) französischer Philosoph, Naturforscher, Begründer der analytischen Geometrie. 🔴 Der Universalgelehrte prägte den berühmten Satz: »Ich denke, also bin ich.« 🔴

Freud, Sigmund: (1856–1939) österr. Arzt und Begründer der Psychoanalyse. Vertrat die Auffassung, Menschen seien im Wesentlichen und oft unbewusst von ihren Trieben gesteuert. Diese Triebe sind **Libido** (Liebe, Bindung, Sexualität) und **Thanatos** (Aggression, Gewalt, Tod). 🔴 Aber als willkommene Entschuldigung für eigenes Fehlverhalten ist diese Annahme heute nicht mehr in. 🔴

Kant, Immanuel: (1724–1804) Prof. für Logik und Metaphysik. Entwickelte mit seinem **kritischen Idealismus** ein Grundsystem der deutschen Philosophie und prägte den kategorischen Imperativ: 🔴 »Handle nur nach derjenigen Maxime, durch die du zugleich wollen kannst, dass sie allgemeines Gesetz werde.« 🔴 Kants Ziel war es, die Menschen über Erkenntnis zum Frieden zu führen.

Kierkegaard, Sören: (1813–1875) Prediger und Schriftsteller. Er kritisierte die dänische Amtskirche, der er, wie den christlichen Kirchen überhaupt, eine Entstellung und Verkehrung des biblischen Christentums vorwarf. 🔴 Kierkegaard verstand die Existenz als Sein in der Zeit, als »Synthese des Endlichen und des Unendlichen.« 🔴 Menschen bedürfen zum endgültigen Aufstieg aus Angst und Verzweiflung der **Gnade Gottes**.

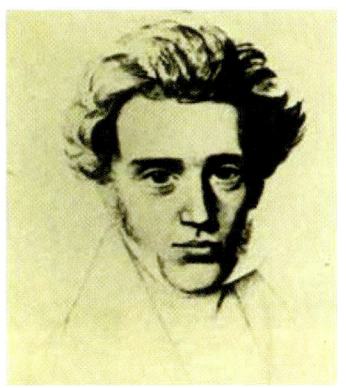

Sören Kierkegaard

Levinas, Emmanuel: (1906–1995) französ. Philosoph, der das neuzeitliche **Subjektivitätsdenken** auf die ursprüngliche ethische Verpflichtung des Menschen zum »Anderen« ausrichtete. Seine Betrachtung des menschlichen Daseins findet mittlerweile zunehmend Bedeutung.

Luhmann, Niklas: (1927–1998) Rechts- und Sozialwissenschaftler, war von 1968 bis 2002 Professor für Soziologie in Bielefeld. Vertrat eine sozialwissenschaftliche **Systemtheorie**, die versucht, Wirklichkeit im Rahmen einer universalen theoretischen Konstruktion zu erfassen, wobei die Gesamtwelt in einer Vielzahl von sozial integrierten logischen Systemen erscheint.

Maturana, Humberto: (*1928) chilenischer Neurowissenschaftler. Entwickelte 1954 eine neue Theorie der Existenz und Evolution lebender Systeme, sog. **autopoietische Systeme,** d. h. Systeme, die sich durch Selbstorganisation erschaffen und sich unter den wechselnden Beziehungen zur Umwelt voll funktionsfähig erhalten.

Maslow, Abraham: (1908–1970), amerik. Psychologe. Mitbegründer der **humanistischen Psychologie** (zusammen mit Roger, ▶ unten). Er wandte sich gegen die Verabsolutierung quantifizierender Modelle und Methoden in der Psychologie.

Newton, Isaac Sir: (1643–1727) engl. Physiker, Mathematiker, Astronom. ❗ **Entdeckte die gegenseitige Anziehung von Massen (Gravitation** ❗**)**, das Sonnenspektrum und die Farbenringe. Schuf Prinzipien, die auf der klass. Mechanik aufbauen (Newtonsche Axiome: Trägheits- und Beschleunigungsgesetz).

Nietzsche, Friedrich Wilhelm: (1844–1900) Altphilologe und Philosoph. 1870 freiwilliger Krankenpfleger im Deutsch-Französischen Krieg. Zog die Moral als Maßstab menschlichen Lebens grundsätzlich in Zweifel. Dies führte in weiter zur Frage nach der Bedeutung von Werturteilen allgemein. Seine Gedanken griffen die Nationalsozialisten missbräuchlich auf und politisierten sie in propagandistischer Weise. Ein unter Machos beliebter Spruch ist auf Nietzsche zurückzuführen: »Du gehst zu Frauen? Vergiss die Peitsche nicht!«

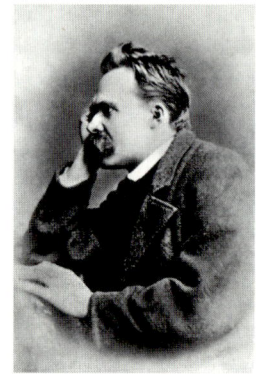
Friedrich Nietzsche

Pawlow, Iwan Petrowitsch: (1849–1936) russ. Physiologe. ❗ **Erforschte den Einfluss des Nervensystems auf die Magenabsonderung (Pawlow-Reflex** ❗**)**. Entdeckte die **bedingten Reflexe** im Zentralnervensystem.

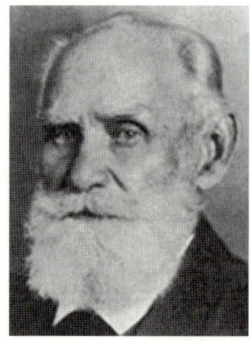
Iwan Pawlow

Rogers, Carl: (1902–1987) amerik. Psychologe und Psychotherapeut. Mitbegründer der humanistischen Psychologie. Er entwickelte die **Gesprächstherapie**, die einen psychischen Wachstumsprozess des Individuums ermöglichen oder begleiten soll.

Watson, John Broadus: (1878–1985) amerik. Psychologe. Mitbegründer des **Behaviorismus** (engl. behaviour = Verhalten). In dieser lernpsychologischen Denkschule werden Reize, die auf das Gehirn wirken in Zusammenhang mit der darauf folgenden Reaktion gebracht, ohne innerpsychologische oder kognitive Prozesse zu berücksichtigen.

Watzlawick, Paul: (*1921) österr. Psychotherapeut, lehrt seit 1967 an der Stanford University in Kalifornien. Sein Interesse gilt der Bedeutung der **Kommunikation** für zwischenmenschliche Beziehungen, Persönlichkeit und Entstehung seelischer Krankheiten. Dazu verfasste er zahlreiche, auch populäre Schriften, z. B. »Anleitung zum Unglücklichsein« (1983).

Probieren

Spielend Lernen

Spiel ist das Schlüsselwort beim Gehirn-gerechten Lernen. Hier entfalten sich Spaß und Spannung, so dass Lernen »passiert«, ohne dass es dem Lernenden bewusst wird. Eine gute Übung und hervorragende »Nicht-Lern Lern-Strategie« (NLLS) ist das bekannte **STADT-LAND-FLUSS-Spiel«**, das auch in anderen Variationen gespielt werden kann, z. B. berühmte Menschen (Sänger, Dichter, Pflegewissenschaftler, Ärzte), wissenschaftliche Theorien (Pflegetheorien, Theorien in den Naturwissenschaften) oder Prävention bei Obstipation (Ernährung, Bewegung, Risikofaktoren).

Beispiel:	**Ernährung**	**Bewegung**	**Risikofaktoren**
	fettarm	Federball spielen	fettreiche Ernährung
	gemüsereich	Gymnastik	G…

▶ Finden Sie 3 weitere Variationen zu den »STADT-LAND-FLUSS-Spielen«, die mit Pflege in Verbindung stehen.

Mehr zum Thema »STADT-LAND-FLUSS-Spiele«, finden Sie in:
Birkenbihl VF (2004) Trotzdem Lehren. Gabal, Offenbach, S. 127 ff.

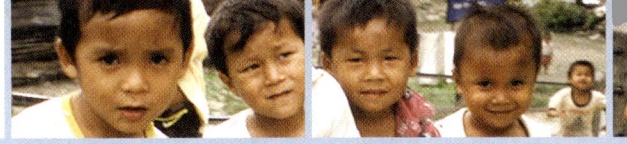

8 Kinästhetik: Leben ist Bewegung – Bewegung ist Leben

Brigitte Marty-Teuber, Friederike Graß, Maren Asmussen-Clausen

8.1 Der Einfluss von Menschenbildern auf die Pflege – 178

8.2 Die Grundannahmen der Kinästhetik – 178
8.2.1 Der Mensch ist ein Bewegungssystem – 178
8.2.2 Der Mensch erzeugt und kontrolliert seine Bewegung selbst – 179
8.2.3 Bewegungskompetenz als Grundlage für Gesundheitsentwicklung – 180

8.3 Die 6 Konzepte der Kinästhetik – 181
8.3.1 Konzept 1: Interaktion – 181
8.3.2 Konzept 2: Funktionale Anatomie – 183
8.3.3 Konzept 3: Menschliche Bewegung – 184
8.3.4 Konzept 4: Anstrengung – 185
8.3.5 Konzept 5: Menschliche Funktion – 185
8.3.6 Konzept 6: Umgebung – 187

8.4 Kinästhetikprogramme – 187
8.4.1 Kinästhetik in der Pflege – 188
8.4.2 Kinästhetik Infant Handling – 191

8.5 Kinästhetik und Prävention – 197
8.5.1 Beispiele präventiver Auswirkungen von Kinästhetik – 197

Schülerseite – 199

8.1 Der Einfluss von Menschenbildern auf die Pflege

Überlegungen zu den Themen Gesundheit und Krankheit stehen, wie bereits in Kap. 7 dargestellt, immer im Zusammenhang mit Menschen. In der Geschichte des Menschen entstanden verschiedene **Sichtweisen** (z. B. wie Menschen funktionieren) und **Menschenbilder** (gemäß der Entwicklungsstufe und der Lebensweise der jeweiligen Völker). Diese **prägten** die Auseinandersetzung mit den genannten Themen und den Umgang mit Kranken bzw. pflegebedürftigen Menschen. Anteile solcher Prägungen sind auch in der heutigen Pflege noch zu finden.

Die Annahme, dass Gesundheit und Krankheit von außen gegeben oder genommen werden kann, weicht in der heutigen Zeit immer mehr dem Verständnis, dass Menschen all ihre Tätigkeiten – also auch gesund werden – selbst aktiv gestalten.

> **Insidertipp**
>
> Das Pflegeverständnis und damit das direkte pflegerische Tun jeder einzelnen Person beruht auf deren persönlichem Menschenbild und dem daraus resultierenden Verständnis über Gesundheit und Krankheit.

Professionell Pflegende sind deshalb aufgefordert, sich bewusst mit den eigenen Vorstellungen, die ihrem Verhalten zugrunde liegen, auseinanderzusetzen. Der Begriff »**Helfen**« bedeutet, je nach Menschenbild: mit dem Kranken mitleiden, dem Patienten die Krankheit abnehmen oder ihn unterstützen, seine eigenen Fähigkeiten zu erkennen und weiterzuentwickeln, damit er seinen Gesundheitsprozess selbst gestalten kann.

Lenny Maietta (2003) beschreibt die Bedeutung der persönlichen Vorstellungen auf das professionelle Verhalten wie folgt:

>> »Unsere Überlegungen darüber, wie sich Kinder entwickeln und wie sie lernen, legen die Parameter dafür fest, wie wir mit ihnen interagieren. Diese Annahme gilt auch im Umgang mit erwachsenen Menschen.«

8.2 Die Grundannahmen der Kinästhetik

Lenny Maietta und Frank Hatch sind die Begründer der Kinästhetik (▶ Schülerseite). Sie haben sich ein ganzes Forscherleben lang mit der Frage »Was ist ein Mensch?« und »Wie funktioniert menschliche Entwicklung, Lernen und Gesundheit?« auseinandergesetzt. Ihre Annahmen basieren auf den Forschungen der Verhaltenskybernetik und der modernen Biologie.

8.2.1 Der Mensch ist ein Bewegungssystem

Zu unserer Natur gehört die Bewegung, die vollkommene Ruhe ist der Tod.
Lucius Annaeus Seneca

Alle menschlichen Tätigkeiten und Funktionen sind an Bewegung gebunden. Ein Mensch kann nichts ohne Bewegung tun. Dies gilt sowohl für **bewusste Aktivitäten**, wie essen, schlafen, arbeiten, lesen, sprechen, sitzen, gehen, spielen, wahrnehmen oder denken, aber auch für alle **vitalen Funktionen**, z. B. Atmung, Verdauung, Kreislauf, Stoffwechsel oder Zellteilung.

>> Menschen, die zur Ausführung ihrer alltäglichen Aktivitäten Hilfestellung benötigen, brauchen Unterstützung für die Ausführung der dazu notwendigen Bewegung.

Unbelebte Materie, wie auch Lebewesen, ist der **Schwerkraft** ausgesetzt und haben somit ihr eigenes Gewicht. Unbelebte Materie kann jedoch nichts gegen die Schwerkraft tun. Zum Beispiel wird ein Stab, den man hinstellt, beim nächsten Windhauch wieder umfallen. Lebewesen sind immer aktiv damit beschäftigt, ihr Gewicht in der Schwerkraft zu organisieren und zu kontrollieren. Dazu dient ihnen die Bewegung.

Braucht ein Mensch Hilfestellung in seiner Bewegung, so benötigt er folglich eine Unterstützung, die ihm hilft, sein Körpergewicht in der Schwerkraft zu organisieren. Werden Menschen gehoben, so nimmt man ihnen die Möglichkeit, ihr Gewicht in der Schwerkraft selber zu kontrollieren, was mehr behindert als hilft.

Wer sich nicht bewegt, bewegt nichts.
Volksweisheit

8.2.2 Der Mensch erzeugt und kontrolliert seine Bewegung selbst

Feedback Kontrolle

Ein wichtiger Teil der Forschungen der Kybernetiker konzentrierte sich auf die sog. Feedback-Kontrolle. Diese Theorie besagt, dass die durch eigenes Tun entstehenden Rückmeldungen im Körper immer wieder die Basis für das nächste Tun darstellen. Die **Bewegung**, die ein Mensch ausführt, **bestimmt**, wie seine Sinne die Welt spüren. Dies ist der Grund, wieso ein Mensch anhand von Spannungen in seinem Körper erkennen kann wie hart oder wie weich für ihn ein Bett oder ein Stuhl ist.

Die Tatsache, dass Menschen feedbackkontrollierte Systeme sind, erklärt auch, weshalb ein Mensch nicht ruhig stehen kann: Die durch die eigene Bewegung erzeugte Veränderung wird vom Bewegungssinn als Reiz aufgenommen und im zentralen Nervensystem zu Informationen weiterverarbeitet. Diese Informationen bilden die Grundlage zur erneuten **Anpassung** durch Bewegung – was dann wieder als Veränderung wahrgenommen wird und zu einer weiteren Anpassung führt. Die eigene Bewegung wird also durch ein kontinuierliches Rückmeldesystem zwischen **Fehlererkennung** und **Fehlerkorrektur** kontrolliert.

Mit anderen Worten: Menschen sind Bewegungssysteme, die das eigene Verhalten durch die eigene Bewegung steuern und letztlich alle Aktivitäten selbst erzeugen und kontrollieren.

> Unterstützung muss daher so gestaltet werden, dass der betroffene Mensch sich dabei eigenaktiv mit seiner eigenen Bewegung beteiligen kann.

Ihr könnt den Menschen nie auf Dauer helfen, wenn Ihr für sie tut, was sie selber für sich tun sollten und könnten.
Abraham Lincoln

Lernen

Auf diesem Hintergrund wird **Lernen** als **selbstkontrollierter Prozess** deutlich: Wenn der Mensch sein Verhalten durch seine eigene Bewegung selbst erzeugt und steuert, so kann auch eine Verhaltensänderung nur durch selbstkontrollierte Bewegung stattfinden. Bilder im Kopf verändern sich durch die Wahrnehmung von Unterschieden im eigenen Tun. Was der einzelne Mensch wahrnimmt, ist abhängig von seinem Tun, bzw. was ein Mensch tut, ist abhängig von dem, was er wahrnimmt.

Der Mensch soll lernen. Nur die Ochsen büffeln.
Erich Kästner

Interaktion und Lernen

Lebende Systeme sind Interaktionssysteme. Sie können mittels ihrer eigenen Bewegung Reizen folgen und so ihre **Wahrnehmung** über die Umgebung und ihren eigenen Körper ständig selber neu produzieren. Die Reaktion auf die so wahrgenommenen Geschehnisse geschieht wiederum durch Bewegung. Die Art und Weise der Wahrnehmung und der Reaktion hängt von den gegebenen und gelernten Möglichkeiten des Individuums ab.

Jedes menschliche Tun geschieht in Beziehung zum eigenen Körper und zur physikalischen oder lebenden Umgebung. Menschen sind deshalb immer damit beschäftigt, auf Reize zu reagieren, um sich der aktuellen Situation anzupassen und sich neu zu organisieren.

Ein Mensch ist auf **Hilfe** von außen angewiesen, wenn er sich der aktuellen Situation nicht mehr selbst anpassen kann. Das heißt, wenn er seine Aktivität, die nicht zum gewünschten Ziel führt, nicht selber verändern kann. Er braucht Hilfe, um Unterschiede in seinem eigenen Tun zu produzieren und wahrzunehmen.

Menschen kommunizieren und lernen, indem sie der Bewegung anderer Menschen folgen.

> »Bewegungskompetenz ist der gemeinsame Nenner, der Entwicklung – Erlernen von Fähigkeiten zur Ausführung von menschlichen Aktivitäten – und Gesundheit verbindet« (Maietta 2003).

8.2.3 Bewegungskompetenz als Grundlage für Gesundheitsentwicklung

Die Fähigkeit eines Menschen, sich selber zu bewegen, d. h., mittels Bewegung **Interaktionsprozesse** zwischen seinen eigenen Körperteilen zu gestalten, beeinflusst die Interaktion zwischen und in allen internen physiologischen Systemen. Sie beeinflusst ebenso die Fähigkeit der Interaktionsgestaltung mit anderen Menschen und der physikalischen Umgebung. Die Entwicklung von Interaktionsfähigkeit auf allen Ebenen hat also einen direkten Einfluss auf die **Gesundheitsentwicklung** eines Menschen.

K. U. Smith erforschte vor über 40 Jahren das menschliche Verhalten unter dem Blickwinkel der Feedback-Kontrolle. Er bewies, dass die Bewegungsvorgänge der normalen Lebensaktivitäten (z. B. Liegen, Sitzen, Essen, Fortbewegen) eine Wirkung auf die Organisation und Regulation der Interaktionen zwischen Zellen, Geweben, Organen, Organsystemen und den ganzen menschlichen Systemen haben. **Spannung** und **Entspannung** von **Muskelfasern** steuern und **regulieren** letztlich sämtliche **Funktionen des Menschen**:

— die Produktion und den Verbrauch von Energie,
— die Funktion der inneren Organe: Herz, Lungen, Leber, Nieren und Darm etc.,
— die Verteilung der Flüssigkeiten im Körper: Blut-, Lymphkreislauf,
— alle Wahrnehmungsprozesse durch die Sinne,
— alle Aktivitäten: Schlafen, Essen, Ausscheiden, Sprechen etc.,
— Selbstwahrnehmung und Selbstbewusstsein,
— soziale Interaktionen.

> Menschen erfahren sich dann als krank oder behindert, wenn sie die Bewegungen, die ihren alltäglichen Aktivitäten und lebensnotwendigen Funktionen zugrunde liegen, nicht mehr selber organisieren und kontrollieren können.

Sie messen ihren Gesundheitszustand an ihrer erfahrbaren Fähigkeit, ihre Bewegungen selbst zu kontrollieren. Aussagen wie »ich fühle mich schlecht, denn ich kann nicht einmal mehr selber aufstehen, ich kann nicht mehr essen!« – oder: »es geht mir besser, denn ich kann wieder selber aufsitzen, ich kann wieder gehen, ich kann wieder verdauen!« belegen diese Annahme.

Der **Verlust von eigenen Aktivitäten** spielt in zweierlei Hinsicht eine wesentliche Rolle:
— Ein Mensch fühlt sich krank, weil er nicht mehr tun kann, was er normalerweise tut.
— Er hat dadurch weniger Möglichkeit, seine inneren Prozesse zu regulieren.

Dies bedeutet, dass die Entwicklung und die Erweiterung von Bewegungskompetenzen zur Ausführung von menschlichen Aktivitäten und Funktionen grundlegende Faktoren für den

---

Man bleibt jung, solange man noch lernen, neue Gewohnheiten annehmen und Widerspruch ertragen kann.
Marie v. Ebner-Eschenbach

Gesundungsprozess darstellen. Die Erfahrung der eigenen Wirksamkeit durch Bewegung, die daraus resultierende Erwartung der Wirksamkeit und somit die Kenntnis der eigenen Fähigkeiten (»ich kann...«) ist der Motor, der diesen Prozess in Gang hält.

So gesehen ist Krankheit oder Gesundheit kein Zustand, sondern ein ständiger Lernprozess. Je besser ein Mensch seine Bewegungsfähigkeiten erweitern und anpassen kann, umso größer ist das Potenzial für seine Gesundheitsentwicklung.

8.3 Die 6 Konzepte der Kinästhetik

Hatch und Maietta suchten nach Instrumenten, die Menschen helfen, die Erkenntnisse über die Bewegungskompetenz als zentralen Faktor für Entwicklungsprozesse direkt zu nutzen und anzuwenden. Das Resultat sind die 6 kinästhetischen Konzepte (◘ Tabelle 8.1).

Die Konzepte geben keine Rezepte. Es sind vielmehr **Denkwerkzeuge**, um menschliches Tun zu beschreiben, zu analysieren und effektiv zu unterstützen. Sie beschreiben verschiedene Blickwinkel, die helfen, in Interaktion mit den betroffenen Menschen in der jeweiligen Situation eine möglichst schmerzfreie, stressfreie und lernunterstützende Bewegungsanleitung zu entwickeln.

> Um klar zu sehen, genügt oft ein Wechsel der Blickrichtung.
> *Antoine de Saint-Exupéry*

8.3.1 Konzept 1: Interaktion

Pflegen geschieht immer in Interaktion mit Menschen. Die Qualität der pflegerischen Beziehungsgestaltung ist ein wichtiges Angebot für die Gesundheitsentwicklung der betroffenen Menschen.

Die folgenden 3 Bausteine: **Sinne**, **Bewegungselemente** und **Interaktionsformen** beschreiben die verschiedenen Aspekte jeder Interaktion des Menschen mit sich selbst und anderen.

Sinne

Menschen haben verschiedene Sinnessysteme. Die 5 Sinneswahrnehmungen **sehen**, **riechen**, **schmecken**, **tasten** und **hören** vermitteln dem zentralen Nervensystem die Wahrnehmung der äußeren Welt und sind in ihrer Funktion den zugehörigen Organen zuzuordnen.

◘ **Tabelle 8.1.** Die 6 Kinästhetikkonzepte beschreiben die Bewegungskomponenten, die in jeder menschlichen Aktivität beobachtbar und erfahrbar sind

Kinästhetikkonzept	Konzeptbeschreibung
Konzept 1: **Interaktion**	beleuchtet die Qualität des Austausches über Berührung und Bewegung zwischen dem Pflegebedürftigen und der pflegenden Person
Konzept 2: **Funktionale Anatomie**	beleuchtet die anatomischen Grundlagen für die Bewegung und den Gewichtsverlauf in der Schwerkraft
Konzept 3: **Menschliche Bewegung**	beleuchtet das Zusammenspiel von Bewegungsbausteinen und daraus entstehenden Bewegungsmustern
Konzept 4: **Anstrengung**	beleuchtet das Zusammenspiel von Ziehen und Drücken im eigenen Körper als Motor der Bewegung, um die Anstrengung zu reduzieren und die Eigenaktivität zu fördern
Konzept 5: **Menschliche Funktion**	beleuchtet die Positionen, die eingenommen werden und die Grundmuster der jeweiligen Aktivitäten
Konzept 6: **Umgebung**	beleuchtet fördernde und behindernde äußere Faktoren für die Bewegung der betreffenden Aktivität

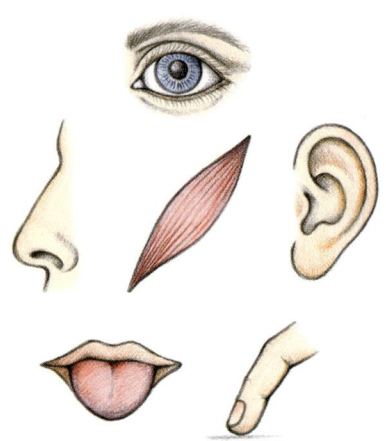

Kinästhetik stellt das **kinästhetische Sinnessystem** in den Mittelpunkt (Abb. 8.1). Gemeint ist damit das Sinnessystem, das die **Unterschiede der eigenen Bewegung** des Menschen bearbeitet. Dieses Sinnessystem ist deshalb so wichtig, weil alle Lebensprozesse durch eine effektive Bewegung gesteuert sind.

Will ein Mensch etwas lernen, bildet die Wahrnehmung der eigenen Bewegungskompetenz die zentrale Grundlage, d. h.:

> Je besser ein Mensch seine innere Spannung während einer Aktivität anpassen und kontrollieren kann, umso sensibler kann er auf Unterschiede reagieren.

Bewegungselemente

Alles menschliche Tun ist Bewegung. Bewegung ist durch **3 Bewegungselemente: Zeit, Raum** und **Anstrengung** erfahrbar (Abb. 8.2). Eine Bewegung kann schnell oder langsam ausgeführt werden, dabei kann ein unterschiedlicher Bewegungsraum genutzt und die notwendige Anstrengung kann differenziert eingesetzt werden. Die Gestaltung dieser Elemente beeinflusst das Handeln, die Sinneswahrnehmung, die Lern- und Gesundheitsprozesse und die Interaktionen.

Abb. 8.1. Die 6 Sinne: sehen, riechen, schmecken, tasten, hören und das nach innen gerichtete kinästhetische Sinnessystem (»Bewegungssinn«)

Beispiel
Wird eine Tätigkeit mit geringer Muskelanstrengung getan, wird sie besser wahrgenommen werden, als wenn viel Anstrengung aufgebracht wird.

In einer **Wechselbeziehung** mit anderen Menschen sind Unterschiede zwischen inneren und äußeren Bewegungselementen erfahrbar.

Beispiel
Wird etwas gemeinsam getan, müssen Zeit, Raum und Anstrengung aufeinander abgestimmt werden. Dabei wirken die Bewegungselemente Zeit, Raum und Anstrengung zweimal: die von außen wirkenden Bewegungselemente und die persönlichen, individuellen.

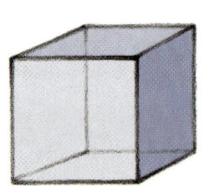

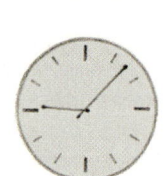

> **Insidertipp**
>
> Sich auf Pflegebedürftige einzustellen, bedeutet fast immer die eigene Anstrengung als Pflegende zu reduzieren und dadurch zu spüren, welcher Raum und welche Zeit für die Bewegung nötig sind. Das ist oft viel langsamer als Pflegende denken und selbst tun würden.

Interaktionsformen

Gesunde Menschen sind fähig, ihr Leben zu gestalten. Sie können ohne Probleme Anweisungen folgen und ohne Hilfe auskommen. **Pflegebedürftige Menschen** benötigen Unterstützung unterschiedlicher Grade. Sie reichen von großer Abhängigkeit bis zu gelegentlichen Hinweisen, um ihre Aktivitäten und Lebensfunktionen ausführen bzw. erreichen. zu können.

Die zentrale Frage jeder Interaktion heißt: Hilft die Form der Interaktion, dass der andere in die Lage versetzt wird, etwas selbst zu tun? Dabei gibt es **3** verschiedene **Interaktionsformen**, welche die Gesundheitssituation der Pflegebedürftigen entsprechend berücksichtigen (Abb. 8.3).

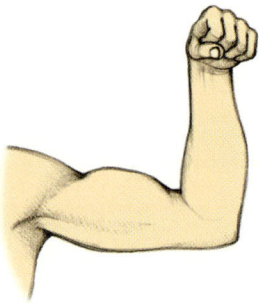

Beispiel
Von fast jedem Menschen, auch wenn er noch so krank ist, kann ein Impuls für eine Bewegung ausgehen, auf die passend reagiert werden kann. Aber auch die pflegende Person kann mit einer Bewegung beginnen und dann abwarten, was der pflegebedürftige Mensch daraus macht:

Abb. 8.2. Die 3 Bewegungselemente: Zeit, Raum und Anstrengung

- **Gleichzeitig-gemeinsame-Interaktion:** Aktion unter Berücksichtigung der Reaktion ohne Zeitverzögerung im Austausch über Berührung. Zwei Menschen bewegen sich gemeinsam, beide agieren und reagieren direkt und unmittelbar miteinander. Es entsteht eine gemeinsame Bewegung, die von beiden Interaktionspartnern gestaltet wird. Gleichzeitig-gemeinsame-Interaktion ist besonders effektiv und einfach, um neue Bewegungsmuster zu erlernen. Der Austausch ist direkt und unmittelbar, ein komplexes kognitives Verständnis ist nicht erforderlich.

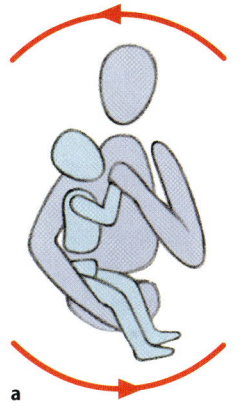
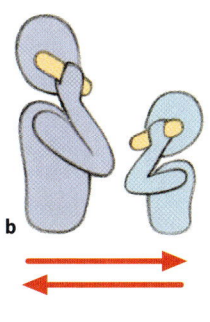
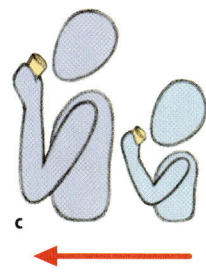

Abb. 8.3a–c. 3 Interaktionsformen. **a** Gleichzeitig gemeinsame Interaktion; **b** Schritt-für-Schritt-Interaktion; **c** einseitige Interaktion

- **Schritt-für-Schritt-Interaktion:** Aktion unter Berücksichtigung der Reaktion mit Zeitverzögerung im gegenseitigen Austausch. Schritt-für-Schritt-Interaktion ermöglicht es einem Menschen, die eigene Bewegungskontrolle weiterzuentwickeln und für spezifische Aktivitäten anzupassen.
- **Einseitige Interaktion:** Aktion ohne Berücksichtigung der Reaktion. Für einseitige Interaktion ist die Voraussetzung, dass Aktivitäten selbstständig ausgeführt werden können.

8.3.2 Konzept 2: Funktionale Anatomie

Der menschliche Körper und seine Anatomie bildet die Ausgangsbasis für Interaktion(en) mit sich selbst, mit anderen Menschen oder mit der physikalischen Umgebung.

Pflegende haben bei der Mobilisation von Pflegebedürftigen das Ziel, die dafür notwendigen Bewegungen gesundheitsfördernd zu gestalten. Dazu ist es wichtig, dem Betroffenen die **Kontrolle** des eigenen Gewichtes zu **ermöglichen** – ihn also nicht zu heben. Um das zu lernen, benötigen Pflegende ein fundiertes Verständnis der anatomischen Eigenschaften des menschlichen Körpers. Der Schwerpunkt liegt dabei auf den **in der Bewegung erfahrbaren Aspekten**.

Abb. 8.4. Das Zusammenspiel von stabilen und instabilen Strukturen im Körper lässt sich durch die Unterscheidung Knochen – Muskeln, sowie Massen – Zwischenräume erfahren

Knochen und Muskeln – Massen und Zwischenräume

Die einfachsten erfahrbaren Unterschiede des Bewegungsapparates sind Knochen und Muskeln. Sie bilden die stabilen und instabilen Strukturen des menschlichen Körpers. Knochen eignen sich dazu, Gewicht zu tragen und abzugeben. Muskeln bewegen die Knochen und leiten das Gewicht über die Knochen weiter.

Muskeln und Knochen lassen sich in Massen und Zwischenräume gliedern. Das Körpergewicht verteilt sich auf die **7 Massen** Kopf, Brustkorb, Becken, 2 Arme und 2 Beine. **Zwischenräume** bilden die bewegliche Verbindung zwischen den Massen (Abb. 8.4).

Von besonderer Bedeutung für die **Gewichtskontrolle** gegenüber der Schwerkraft sind die **Extremitäten**. Die Arme entspringen dem Brustkorb und kontrollieren die Bewegung des Gewichtes des Brustkorbes. Die Beine kontrollieren die Bewegung des Gewichtes des Beckens.

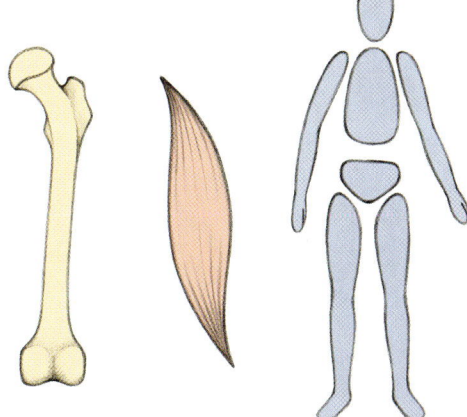

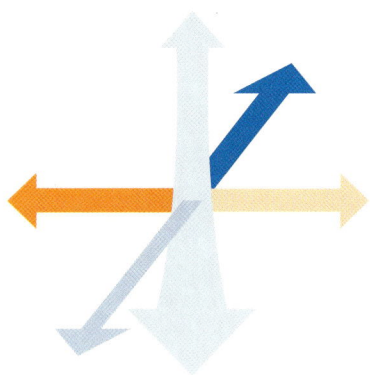

Abb. 8.5. Orientierung im Raum und im Körper

Orientierung

Für eine gezielte Bewegungsunterstützung ist es wichtig, die beiden grundlegenden **Orientierungsaspekte** unterscheiden zu können: die Orientierung **am umgebenden Raum** und die Orientierung **innerhalb des Körpers.** Bei der Orientierung werden oben/unten und hinten/vorne unterschieden (Abb. 8.5).

Oben und unten

Um mit seinen verschiedenen Körperteilen eine **geeignete Bewegungsrichtung** zu finden, muss sich ein Mensch an seinem Körper orientieren, d. h. an den Möglichkeiten, seinen **Gewichtsverlauf** zu organisieren. Will ein Mensch mit möglichst wenig Anstrengung z. B. von einem Stuhl aufstehen, so bewegt er seinen Kopf und Brustkorb nicht direkt nach oben im Raum. Er verlagert das Körpergewicht nach vorne, so dass das Gewicht über seine Beine nach unten geleitet werden kann.

Beispiel

Eine Pflegeperson hilft einem Patienten dabei, vom Stuhl aufzustehen: Hat sie die Vorstellung, dass der Hilfsbedürftige dabei höher im Raum kommt, wird sie sein Gewicht z. B. unter den Achseln greifend hochziehen. Dies ist für sie sehr anstrengend und der Patient erfährt sich selbst dabei als schwer und passiv.

Hat die Pflegeperson jedoch die Vorstellung, dass der Patient sein Gewicht auf die Füße bringen muss, um aufzustehen, wird sie ihm helfen, so weit zur Stuhlkante vorzurutschen, dass er sein Gewicht so weit nach vorne, unten verlagern kann, dass sein Becken entlastet wird und er seine Bewegung selbst kontrollieren kann.

Hinten und vorne

Diese Unterscheidung entspricht nicht dem räumlichen vorne und hinten, sondern wird durch verschiedene Funktionen definiert:

- Die funktionale **Rückseite** des Körpers ist **stabil** erfahrbar (hinten). Sie ist geeignet, um Gewicht zu tragen und das Gewicht an die Umgebung abzugeben. Sie entspricht dem Verlauf der Streckmuskulatur.
- Die funktionale **Vorderseite** ist **instabil** erfahrbar (vorne). Sie eignet sich zur Kontrolle des Gewichts und zur Anpassung. Sie entspricht dem Verlauf der Beugemuskulatur.

> Je differenzierter die Vorder- und Rückseite zusammenspielen, umso einfacher ist es, die Bewegung mit wenig Anstrengung auszuführen und umso vielseitiger sind die Bewegungsmöglichkeiten.

8.3.3 Konzept 3: Menschliche Bewegung

Unterschieden werden **parallele** und **spiralige Bewegungsmuster** (Abb. 8.6). Diese setzen sich aus den Grundbausteinen Haltungs- und Transportbewegungen zusammen.

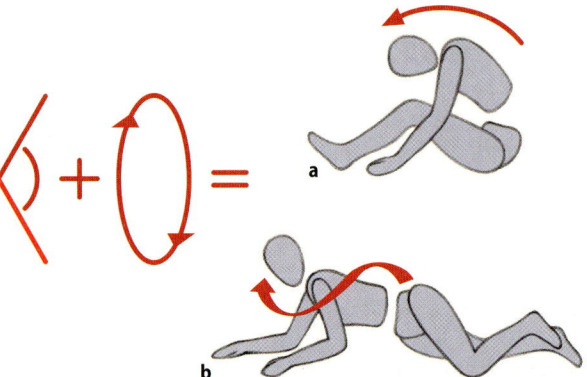

Abb. 8.6a, b. Menschliche Bewegung. **a** Parallele, **b** spiralige Bewegungen (der *Winkel* bedeutet Haltungsbewegung, der *Kreis* Transportbewegung)

> **Insidertipp**
> Damit der unterstützte Mensch eine optimale Kontrolle über seinen Gewichtsverlauf erlangen kann, orientiert sich eine Bewegungsanleitung an den **individuellen Bewegungsressourcen**.

Haltungs- und Transportbewegung

Jede Bewegung beinhaltet einen stabilen und einen instabilen Aspekt:

- Die **stabile Haltungsbewegung** sichert das gezielte Zusammenspiel der einzelnen Massen. Sie hilft, das Gewicht von oben nach unten in der Achse des Körpers zu verlagern und zu kontrollieren.
- Die **instabile Transportbewegung** ermöglicht, dass ein Mensch nicht fest und steif ist, sondern die Körperteile voneinander weg bewegen kann. Sie ermöglicht, das Gewicht in verschiedene Richtungen in die Umgebung zu verteilen.

Parallele und spiralige Bewegungsmuster

Bewegungsmuster sind immer eine Kombination von Haltungs- und Transportbewegung. Je nach Nutzung der Ressourcen entstehen parallele und spiralige Bewegungsmuster:

- **Parallele Bewegungsmuster** nutzen die Transportbewegungsressourcen nur in **Richtung Beugung und Streckung**. Die Gewichtsverteilung bleibt auf beiden Körperhälften gleich. Dieser Bewegungsablauf braucht weniger Raum, aber mehr Kraft.
- **Spiralige Bewegungsmuster** benutzen die Transportbewegungsressourcen in **verschiedene Richtungen**. Dadurch kann das Gewicht einfacher über die knochigen Strukturen geleitet werden. Die Bewegung benötigt so weniger Anstrengung und mehr Raum.

8.3.4 Konzept 4: Anstrengung

Die Anstrengung ist der »Motor« jeder Bewegung. **Ziehen** und **Drücken** sind die zwei unterschiedlichen Qualitäten von Anstrengung, die ein Mensch zwischen seinen eigenen Körperteilen organisieren kann (Abb. 8.7).

Jede Bewegung beinhaltet sowohl Zug als auch Druck. Das Zusammenspiel von Ziehen und Drücken bildet ein Spannungsnetz im ganzen Körper. Je präziser diese beiden Qualitäten in der Bewegung zusammenspielen, desto weniger Aufwand an Anstrengung ist nötig. Für die Unterstützung bedeutet dies, dass der betroffene Mensch seine eigene Anstrengung möglichst wirksam und effektiv einsetzen und erfahren kann.

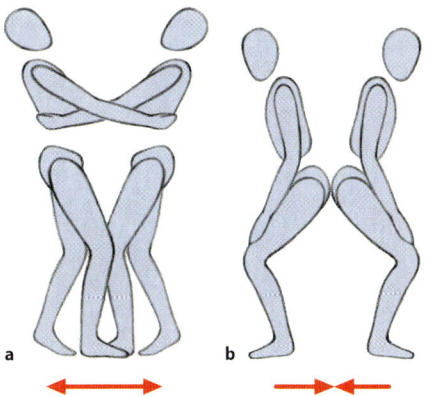

Abb. 8.7a, b. Der Motor für Bewegung ist die Anstrengung. Sie besteht aus **a** ziehen und **b** drücken

8.3.5 Konzept 5: Menschliche Funktion

Die menschlichen Funktionen erläutern die Grundmuster aller bewussten und unbewussten Aktivitäten, die ein Mensch ausführt.

> Jede Aktivität benötigt als Ausgangslage eine geeignete Position.

In einer Position zu sein, ist bereits eine Bewegungsaktivität. Sie wird als **einfache Funktion** bezeichnet. Die Fähigkeit, eine passende Position mit wenig Anstrengung einzunehmen, ist die Voraussetzung, um in oder mit dieser Position **etwas** zu **tun**, z. B. zu essen, zu atmen, zu ruhen oder spazieren zu gehen. Diese **Aktivitäten** bezeichnet man als **komplexe Funktionen**. Die ein-

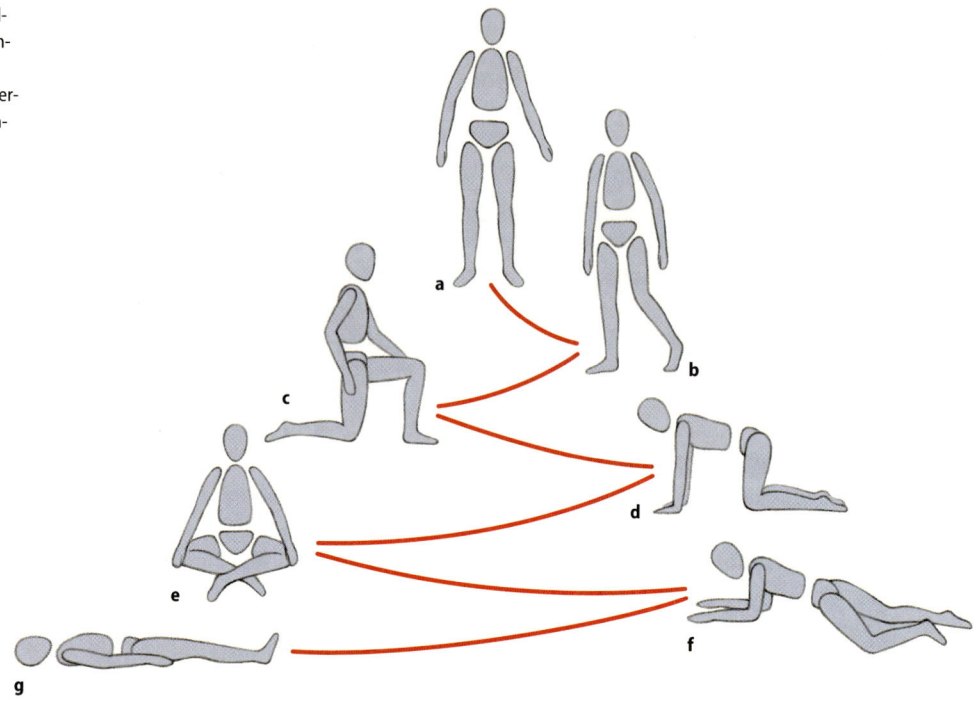

Abb. 8.8a–g. Die 7 Grundpositionen. **a** Stand, **b** Einbeinstand, **c** Einbein-Kniestand, **d** Hand-Kniestand, **e** Schneidersitz, **f** Bauchlage mit Ellbogenstütze, **g** Rückenlage

fachen Funktionen (Positionen) sind die Grundlage für die komplexe Funktion. Die komplexe Funktion beschreibt die Grundmuster einer Aktivität und wird unterschieden in Fortbewegung und Bewegung am Ort.

Einfache Funktion: Positionen und Grundpositionen

Das Einnehmen einer Position ist das Ergebnis von der Art und Weise wie ein Mensch das **Gewicht** seiner **Körpermassen** entgegen der Schwerkraft **bewegt** und **organisiert**. Das Verweilen in einer Position ist immer mit aktiver Bewegung verbunden.

Zur Typisierung der Positionen ist es möglich, sie als **7 Grundpositionen** zu beschreiben. Natürlich gibt es viele Positionen dazwischen. Die Grundpositionen (Abb. 8.8) sind durch die Organisation des Gewichtes der einzelnen Massen in Bezug zu ihrer Umgebung definiert. Sie sind wie Leitersprossen auf dem Weg von der Rückenlage zum Stehen. Die Grundpositionen benötigen in aufsteigender Reihenfolge eine **immer differenziertere Organisation** des Körpergewichtes in Bezug zur Schwerkraft. Die Hierarchie der dazu erforderlichen Kompetenzen entspricht der Bewegungsentwicklung eines Kleinkindes.

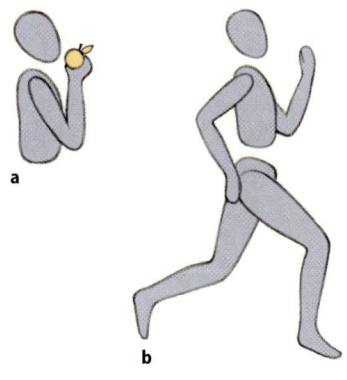

Abb. 8.9a, b. Komplexe Funktionen. **a** Am Ort, z. B. essen, **b** sich fortbewegen, z. B. gehen

Komplexe Funktion: Bewegung am Ort und Fortbewegung

Die komplexe Funktion baut auf die einfache Funktion auf. Wenn die Position mit wenig Anstrengung eingenommen werden kann, dann kann der Mensch eine Aktivität am Ort tun oder sich fortbewegen (Abb. 8.9).

> Die Qualität, mit der ein Mensch sein Gewicht in einer Position organisieren kann (einfache Funktion), beeinflusst seine Tätigkeit, wie essen oder gehen (komplexe Funktion), maßgeblich.

Bewegung am Ort

Bewegung am Ort meint Aktivitäten, die Menschen ohne die Absicht, ihre Position zu verändern, vornehmen. Dazu gehören die **vitalen Prozesse**, z. B. die Atemvorgänge oder der Blutkreislauf. Dazu zählen aber auch **gezielte Aktivitäten**, z. B. essen, waschen, anziehen oder ausscheiden.

Fortbewegung

Unter Fortbewegung versteht man alle Aktivitäten, die dazu bestimmt sind, sich an eine andere Stelle hin zu begeben oder einfach die Position zu wechseln.

Pflegende sind in sehr vielen Pflegehandlungen damit beschäftigt, Menschen von einem Ort an den nächsten zu bewegen. Grundsätzlich lassen sich 2 Fortbewegungsarten unterscheiden:
- **Gehen:** Die Gewichtsverlagerung geschieht auf einer Unterstützungsfläche.
- **Springen:** Die Gewichtsverlagerung geschieht in der Luft.

Die Kontrolle des Gewichtes gegenüber der Schwerkraft ist beim Gehen einfacher und mit weniger Anstrengung verbunden als beim Springen.

Das **Prinzip der gehenden Fortbewegung** ist auf alle Positionen zu übertragen. Dabei ist zu beachten, dass das Körpergewicht verlagert wird, bevor der so entlastete Körperteil an einen neuen Ort gebracht werden kann. **Heben kann** somit **vermieden werden** und der pflegebedürftige Mensch spürt sich selbst in der Fortbewegung.

> Die reine physische Anstrengung, Pflegebedürftige von einem Ort zum andern zu heben (springen), ist ein Hauptgrund für arbeitsbedingte Verletzungen der Pflegenden.

> **Insidertipp**
>
> Einem Menschen zu helfen, sich selbst fortzubewegen, statt ihn zu heben, ermöglicht dem Betroffenen selbstkontrollierte Bewegung, sowie die Erfahrung und Erweiterung seiner Bewegungskompetenz. Dies ist die Grundlage von Gesundheitsentwicklung.

8.3.6 Konzept 6: Umgebung

Alles, was Menschen tun, tun sie in Bezug zu ihrer physikalischen oder lebendigen Umgebung. Die Umgebung kann die Tätigkeit oder das Erlernen einer Tätigkeit des betroffenen Menschen unterstützen oder behindern.

Menschen gelten dann als krank oder behindert, wenn sie mit ihren motorischen oder geistigen Fähigkeiten nicht bzw. nur eingeschränkt in der Lage sind, sich der Umgebung anzupassen oder diese selbst ihren Bedürfnissen anzupassen. Die Anpassung und Gestaltung der Umgebung ist ein wichtiges und wirkungsvolles Instrument, das es den Pflegenden ermöglicht, dem Pflegebedürftigen bei der Unterstützung seiner Selbstständigkeit und/ oder Wiedererlangung der Gesundheit zu helfen (❑ Abb. 8.10).

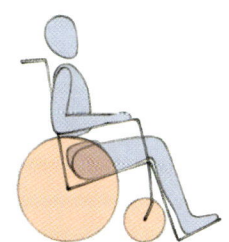

❑ **Abb. 8.10.** Die Anpassung der Umgebung von pflegebedürftigen Menschen

8.4 Kinästhetikprogramme

In den verschiedenen Kinästhetikprogrammen werden die beschriebenen 6 Konzepte als Instrumente verwendet, um praktische Fähigkeiten zu erlangen.

> Helfende und pflegende Menschen lernen, ihre eigene Bewegung gezielt einzusetzen.

Das große Ziel der Bildung ist nicht Wissen, sondern Handeln.
Herbert Spencer

Sie lernen, theoretisch und praktisch durch eigene Erfahrung die Bewegungsgrundlagen des menschlichen Tuns zu verstehen. Sie werden fähig, ein Unterstützungsangebot zu geben, das den betroffenen Menschen hilft, die eigene Bewegungskompetenz auszubauen. Dadurch können sie die tägliche Pflege von Kindern und Erwachsenen professionell gestalten.

Das kinästhetische Wissen und Können wird von speziell ausgebildeten **Kinästhetiktrainern** vermittelt (▶ Schülerseite). Kinästhetikkurse und -lernphasen orientieren sich an den kinästhetischen Grundlagen von Lernen (▶ Kap. 8.2.2).

So lernen Pflegende sowohl ihren eigenen Körper kreativ einzusetzen als auch die Wirkung ihrer Unterstützung zu reflektieren (nachzudenken). Körperliches und kognitives Lernen finden miteinander in den beiden Lernprogrammen **Kinästhetik in der Pflege** und **Kinästhetik Infant Handling** statt.

> **Insidertipp**
> Neues Wissen bildet sich am effektivsten durch die Erfahrung von Unterschieden im Tun. Durch die Wahrnehmung von Unterschieden im eigenen Tun können sich Bilder im Kopf verändern, zu einem neuen Verständnis führen und so das Tun wiederum neu entstehen lassen.

Kinästhetik in der Pflege: Die Programme zur Kinästhetik in der Pflege vermitteln den Pflegenden Fähigkeiten, Patienten bzw. Pflegebedürftige so zu unterstützen, dass diese möglichst viel Selbstkontrolle über ihre eigenen Aktivitäten erhalten oder entwickeln. Mit den kinästhetischen Ideen erarbeiten beruflich Pflegende, gemeinsam mit den Patienten/Pflegebedürftigen, Fortbewegungsprozesse und andere Aktivitäten als Mittel für ihre Gesundheitsentwicklung. Kinästhetik in der Pflege befriedigt 2 Bedürfnisse der Pflege gleichzeitig. Sie **reduziert** die **Gefahr** von berufsbedingten Verletzungen und Überlastungsschäden (▶ Kap. 8.5) und **erhöht** die **Kompetenz** durch die Verbesserung der praktischen Pflegefähigkeiten. Dadurch wird die **Pflegequalität** sichtbar **gesteigert**.

Kinästhetik Infant Handling: Erwachsene, die mit Kleinkindern arbeiten und/oder leben, sind die wesentlichen Bezugspersonen zur Unterstützung des Gesundheits- und Lernprozesses eines Kindes. Der Gesundheitszustand des Kindes hat anatomische, physiologische, psychologische und soziale Aspekte. Alle diese Ebenen der Gesundheit werden von den Bewegungsmöglichkeiten des Kindes beeinflusst. Kinästhetik Infant Handling will **Erwachsene** (Eltern, Hebammen, Pflegepersonal, Pädagogen, Therapeuten) unterstützen, ihre **Qualität im Handling** zu **verbessern**. Sie erfahren Möglichkeiten, mit Kindern über Bewegung und Berührung zu kommunizieren, so dass auch Säuglinge entsprechend ihrer Fähigkeiten aktiv in Alltagshandlungen einbezogen werden können. Dies ist für **gesunde, behinderte und kranke Kinder** gleichermaßen von Bedeutung.

8.4.1 Kinästhetik in der Pflege

Das Wissen, dass Bewegung die Grundlage für jede menschliche Entwicklung darstellt, hat einen großen Einfluss auf das direkte Tun von Pflegenden. Sie sind hauptsächlich damit beschäftigt, Menschen bei ihren Aktivitäten zu helfen. Dabei unterstützen sie die Bewegungen der Pflegebedürftigen durch ihre eigene Bewegung.

8.4 · Kinästhetikprogramme

 Die Qualität der eigenen Bewegung beeinflusst die Qualität der Unterstützung direkt.

Bewegungskompetenz als pflegerische Kernkompetenz

Die Bewegungskompetenz des Pflegepersonals ist ein Hauptangebot in jeder Pflegehandlung. Die pflegerische Kernkompetenz im Zusammenhang mit Bewegung kann wie folgt beschrieben werden: Pflegende sind in der Lage, die alltäglichen menschlichen Aktivitäten so zu unterstützen oder zu übernehmen, dass die betroffene Person über die **Selbstkontrolle** verfügt, d. h. die eigene Bewegungskompetenz wahrnehmen und einsetzen kann.

> **Insidertipp**
> Pflegen heißt also, nicht für den anderen Tun, sondern den anderen so zu unterstützen, dass er lernt bzw. wieder lernt, es selbst zu tun.

Die **Qualität** der Pflege und die Wirkung von Pflege auf den Gesundheitsentwicklungsprozess werden nicht nur durch das »Was« der Unterstützung, sondern auch durch das »Wie« der Unterstützung bestimmt. Dazu ist für Pflegende die **Entwicklung von Bewegungskompetenz** auf verschiedenen Ebenen notwendig:

- **Die Erweiterung der eigenen Bewegungskompetenz:** Pflegende müssen z. B. in der Lage sein, Zeit, Raum und Anstrengung in ihrer Bewegung so zu regulieren, dass sie die Unterstützung jederzeit an das Bedürfnis der betroffenen Person anpassen können.
- **Die differenzierte Wahrnehmung der eigenen Bewegung:** Pflegende lernen z. B., Unterschiede in ihrer eigenen Muskelspannung wahrzunehmen, damit sie merken können, wann sie andere Menschen manipulieren.
- **Das Verständnis der 6 kinästhetischen Konzepte:** Sie helfen Pflegenden, das, was sie in ihrer eigenen Bewegung wahrgenommen haben, zu beschreiben und zu reflektieren.

Die Leute, die niemals Zeit haben, tun am wenigsten.
Georg Christoph Lichtenberg

Praxisbeispiele mit kinästhetischer Analyse

Die **kinästhetische Analyse** benutzt die Konzepte als Blickwinkel, um die jeweilige Situation besser zu verstehen und die Unterstützung anzupassen. Sinnvoll ist es, die **Beispiele** im Rahmen der Selbsterfahrung **auszuprobieren**.

Beispiel zur Pflegemaßnahme »Mobilisation«

> **Insidertipp**
> Pflegende gestalten die Bewegungsanleitung so, dass der betroffene Mensch aktiv an seiner eigenen Handlung und Tätigkeit teilnehmen kann.

Situation: Frau G. wohnt in einem Pflegeheim. Sie ist zeitweise leicht verwirrt. Während der Mobilisation in den Rollstuhl wurde ihr häufig schwindlig und sie drohte zu kollabieren. Frau G. bekam normalerweise eine Unterstützung, bei der sie mit Schwung direkt aus der Rückenlage an den Bettrand gesetzt wurde.

Analyse unter dem Blickwinkel des Konzeptes Interaktion: Durch die »schwungvolle« Mobilisation erhöht Frau G. ihre Muskelspannung, dadurch wird ihre Atmung erschwert und es kommt zu Kreislaufproblemen. Sie verinnerlicht diesen Mechanismus, obwohl er zu den genannten Problemen führt. Die Geschwindigkeit mit der Frau G. aufgesetzt wird, gibt ihr nicht die Zeit, die sie benötigt, um mit ihrem eigenen Bewegungssinn dem Bewegungsablauf zu folgen und den Gewichtsverlauf zu kontrollieren. Frau G. reagiert natürlicherweise mit einer Erhöhung der Muskelspannung. Der Bewegungsweg, d. h. der direkte Weg von der Rückenlage zum Sitzen an den Bettrand, nutzt nicht den eigenen Bewegungsspielraum, den Frau G. zur Verfügung hat. Der Bewegungsablauf und der Bewegungsweg werden von außen bestimmt und sind so für beide Beteiligten mit viel Anstrengung verbunden.

> Alter soll Befähigung bedeuten, nicht Beschränkung
> *Malcolm Stevenson Forbes*

Anpassung: Aufgrund der Analyse können Pflegende und Frau G. die Mobilisation neu gestalten. Die **Pflegenden** lernen, ihre eigene Bewegung den Möglichkeiten von Frau G. anzupassen. Sie **warten** bei der Anleitung **auf** ihre **Reaktion**. Dadurch erhält Frau G. die Möglichkeit mit den Armen zu drücken und so selbst ihren Brustkorb in Bewegung zu bringen. Frau G. lernt, die Spannung ihrer Muskulatur selber zu regulieren, sie »verlernt« dabei ihre hohe Muskelspannung. Ein positiver Effekt auf Kreislauf und Atmung ist beobachtbar. Ebenso ist Frau G. nach der Mobilisation weniger verwirrt, da sie mit ihrem Körper nachvollziehen kann, was geschieht. Sie wird fähiger, sich selbst zu orientieren.

Beispiel zur Pflegemaßnahme »Zum Positionswechsel anleiten«

> **Insidertipp**
> Pflegende müssen zuerst ihre eigene Anatomie und Bewegung verstehen, bevor sie in einer Bewegungsanleitung einem anderen Menschen helfen können, sich selber zu verstehen.

Situation: Frau B. ist im Bauch operiert. Ihr wird gezeigt, dass sie am Besten vom Liegen ins Sitzen kommt, wenn sie die Hände auf den Bauch legt und so die Wunde schützt.

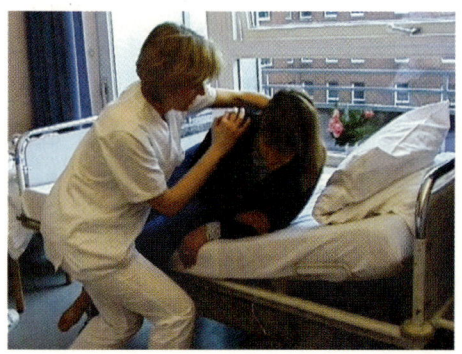

Abb. 8.11. Aufsetzen üben vor einer Bauchoperation: Die Pflegefachkraft leitet die Patientin vor der Operationen an, einen anstrengungsarmen Weg zu finden. Sie erklärt ihr, ihre Arme und Beine so einzusetzen, dass der Bauchraum entlastet wird. Nach der Bauchoperation kann sich die Patientin auf diese Weise selbst helfen

Analyse unter dem Blickwinkel des Konzeptes Funktionale Anatomie: Diese Anleitung, führt dazu, dass die Arme ihrer eigentliche Funktion – der Kontrolle des Gewichtes des Brustkorbes – nicht nachkommen können. Deshalb wird das Gewicht des Brustkorbes mit den Bauchmuskeln getragen und kontrolliert.

Anpassung: Durch gezielte Unterstützung lernt Frau B. sehr schnell, die Funktion und Ressourcen ihrer Arme zu nutzen, um sich aufzusetzen. Sie kann z. B. das Gewicht ihres Brustkorbes kontinuierlich über ihre Arme organisieren und so einen Weg ins Sitzen finden, ohne die Bauchmuskeln anzuspannen (Abb. 8.11).

Beispiel zur Pflegemaßnahme »Dekubitusprophylaxe«

> **Insidertipp**
> Pflegende erkennen den Einfluss der Umgebung auf die aktuelle Tätigkeit. Sie gestalten die Umgebung der Patienten funktionsunterstützend und bewegungsfördernd.

Situation: Herr M. ist Tetraplegiker und Bewohner einer Behinderteneinrichtung. Er bekommt wegen der Dekubitusgefahr eine Superweichmatratze. In der Folge erhöhen sich seine Muskelkontrakturen, sein Gesundheitszustand verschlechtert sich. Er muss nachts alle 3 Stunden umgelagert werden und kann danach nicht mehr einschlafen.

Analyse unter dem Blickwinkel des Konzeptes Umgebung: Die weiche Matratze macht eine eigenaktive Positionsveränderungen mit wenig Kraftaufwand unmöglich. Das Körperbild wird durch mangelnde Erfahrung des eigenen Gewichtes und somit der eigenen Bewegung ebenfalls stark vermindert. Menschen sind Bewegungssysteme. Jegliche menschliche Tätigkeit, selbst Liegen, Ruhen oder Schlafen, braucht die Fähigkeit, die Körperspannung aktiv zu verändern und anzupassen. Positionen sind nur dann »bequem«, wenn der jeweilige Mensch die Position selbst verändern kann.

Anpassung: Das Pflegepersonal lernt, eine dem betroffenen Menschen angepasste Unterstützung der Position zu finden. Diese Position soll nicht nur einen Dekubitus verhindern, sondern aktuelle Tätigkeiten und Funktionen wie Atmung, Schlaf, Schmerz, Ausscheidung, Förderung der Körperorientierung berücksichtigen. In diesem Fall wurde die Superweichmatratze nach einiger Zeit entfernt und durch eine normale Matratze ersetzt. Diese nun härtere Unterstützungsfläche erleichtert die eigenaktive Bewegung von Herrn M. und regt die Durchblutung der Gefäße an, was sich wiederum dekubitusprophylaktisch auswirkt. Durch **häufigere** kleine **Lageveränderungen** und **Bewegungsanleitungen** wird nun versucht, ihm zu helfen, seine Position selbst zu verändern (▶ Bd. 2, Kap. M2.2). Es ist nun möglich, ihm die nötige Gewichtsverlagerung anzuleiten, ohne ihn zu wecken.

8.4.2 Kinästhetik Infant Handling

Kinder lernen in den ersten Lebensjahren, ihren Körper und seine Funktionen zu kontrollieren. Dies geschieht in Interaktionen mit ihren Bezugspersonen, ihrer physikalischen Umgebung und sich selbst. Alle Interaktionen sind Bausteine für die Entwicklung der Bewegungskompetenz und der Persönlichkeit des Kindes.

In unserem Kulturkreis wird (i. d. R.) angenommen, dass jeder Mensch von Natur aus weiß, wie man ein Baby versorgt. Erwachsene bewegen Kinder aus ihrer persönlichen Bewegungserfahrung heraus. Dies geschieht im Allgemeinen relativ unbewusst und unreflektiert.

> *Fange nie an aufzuhören –*
> *höre nie auf anzufangen.*
> Marcus Tullius Cicero

> **Gesundheitsberatung**
>
> Kinder entwickeln ihre Bewegungsmuster und ihr Körperbild aus den Erfahrungen, wie sie von ihren Bezugspersonen in ihrer Bewegung unterstützt werden.

Da Kinder durch die Interaktion mit ihren Bezugspersonen lernen, ist die **Qualität** wie Kinder berührt und bewegt werden für deren **Entwicklungsprozess** von großer Bedeutung. Bei den alltäglichen Versorgungsmaßnahmen wird die Basis für die Kommunikationsmuster zwischen Kindern und Erwachsenen gelegt.

Bewegung – vor der Geburt und nach der Geburt

Vergleicht man die **motorischen Fähigkeiten** eines Ungeborenen mit seiner Bewegungskompetenz nach der Geburt, fällt ein großer Verlust an Fähigkeiten auf. Dies macht den starken **Einfluss der Umgebung** auf unser Bewegungsverhalten deutlich.

Keine Zukunft vermag gutzumachen, was Du in der Gegenwart versäumst.
Albert Schweitzer

Das **ungeborene Kind** lebt in einem **ständigen Bewegungsaustausch** mit seiner Mutter. Es entwickelt sich von Anfang an durch Bewegungsprozesse (Blechschmidt 2002, S. 15 ff). Es bewegt sich aktiv im Fruchtwasser und wird durch die Bewegungen der Mutter in Bewegung gebracht. Die Uteruswand bietet ihm eine äußere Begrenzung, die seine Bewegungen mit Widerstand und Gegendruck »beantwortet«. Ein ausgetragenes Kind hatte am Ende der Schwangerschaft wenig Platz in der Gebärmutter und daher eine ausgeprägte Beugehaltung.

Durch die **Geburt** verändert sich alles für das Kind. Die größte Veränderung entsteht durch den Verlust der gewohnten unterstützenden Umgebung. Das Kind verlässt das Milieu Wasser (in der Gebärmutter) und tauscht es durch die Geburt gegen Luft in Verbindung mit der Schwerkraft ein. Diese Veränderung wird noch durch die **verlorengegangene Begrenzung** verstärkt. Die Bewegungen des Kindes gehen jetzt ins »Leere«. Dadurch wird die Eigenwahrnehmung verändert. Nach der Geburt hat sich für das Neugeborene vieles verändert:

- seine gewohnte Umgebung (Begrenzung, Fruchtwasser, Schwerelosigkeit, Wärme),
- sein ständiger Bewegungsaustausch und somit auch
- seine eigenen Fähigkeiten.

Liegt das Neugeborene nun nach der Geburt auf einer **flachen Unterlage**, passt diese Umgebung nicht zu seiner bisherigen Bewegungssituation. Durch die vorherige Enge im Uterus war das Baby passiv vorwärtsgebeugt. Die Beuge- und Streckmuskulatur ist deshalb noch nicht gleichmäßig entwickelt. Daher kann es seine Körperteile noch nicht auf einer flachen Unterlage entspannt ablegen.

 In einem kontinuierlichen Entwicklungsprozess lernt das Kind, sich innerhalb der Schwerkraft zu bewegen und Kontrolle über seinen Körper zu bekommen.

Der **Kopf** hat einen größeren Durchmesser als der Brustkorb und kann im Liegen noch nicht in der Mitte gehalten werden. Durch die Kopfdrehung erfolgt eine Gewichtsverlagerung zur Gesichtsseite. Das Liegen auf einer flachen Unterlage und die noch schwach entwickelte Halsmuskulatur erschweren es Neugeborenen, den Kopf kontrolliert zu bewegen.

> **Gesundheitsberatung**
> Das Kind ist auf Bezugspersonen (Eltern, Pflegende) angewiesen und darauf, wie diese mit ihm umgehen, es berühren, es bewegen und seine Umgebung gestalten.

Die Umgebung als Einflussfaktor auf das Kind

Umgebung ist alles, was von außen auf das Kind einwirkt. Lichtverhältnisse, Geräuschkulisse, Umgebungstemperatur oder die Beschaffenheit des Bettchens. Kinästhetik bietet ein Verständnis dafür, wie die **Umgebung** gestaltet werden kann, so dass die Entwicklungs- und **Lernprozesse** des Kindes **unterstützt** werden. Beispielsweise kann ein Kind sich nur effektiv bewegen, wenn es auch alle seine Körperteile entspannt auf der Unterlage ablegen kann. Jede Veränderung und jede Stimulation von außen ist ein Impuls, der die Körperspannung und die Wahrnehmung des Kindes beeinflusst.

 Die Umgebung hat Einfluss auf das Wohlbefinden, die Gesundheit und die Bewegungskompetenz. Die Bewegungskompetenz hat wiederum Einfluss auf das Wohlbefinden und die Gesundheit.

Ein Kind, das das **Gewicht** seiner Extremitäten nicht entspannt **abgeben** kann, benutzt einen erhöhten Muskeltonus. Dadurch ist es in seinen Bewegungsmöglichkeiten eingeschränkt. Be-

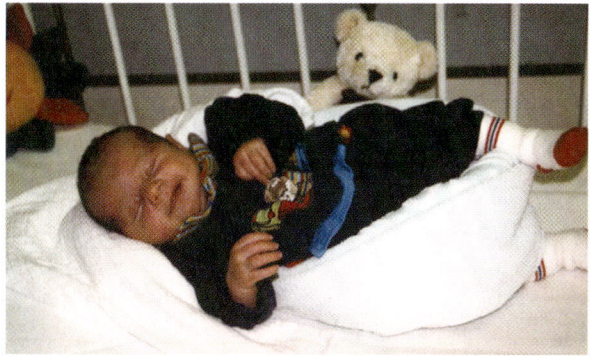
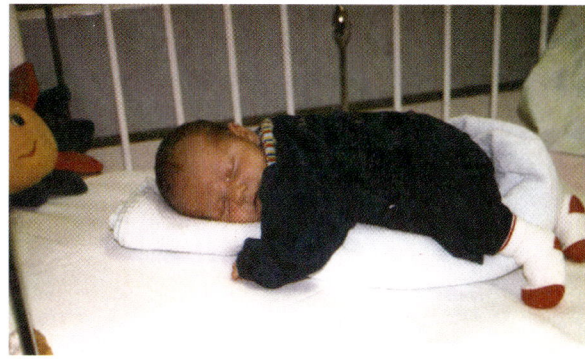
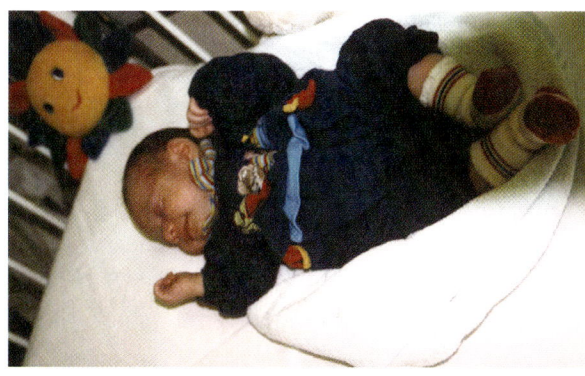

Abb. 8.12a–c. Möglichkeiten der Umgebungsgestaltung (3 Wochen alter Säugling). **a Seitenlage**: Eine Stoffwindel unterstützt das Kind so, dass es das Gewicht von Armen und Beinen abgeben kann. Ein zusammengerolltes Handtuch wird zwischen den Beinen bis zur Vorderseite des Brustkorbs gelegt. Das Kind hat in dieser Position Stabilität und gleichzeitig Bewegungsfreiheit. **b Bauchlage**: Ein zusammengelegtes Handtuch unterstützt den Kopf und den Brustkorb so, dass beide auf gleicher Höhe sind. Die Arme können gut aufliegen und sind frei beweglich. Das Bein auf der Seite des Gesichtes ist mit dem Handtuch so unterstützt, dass das Gewicht Richtung Hinterkopfseite fließen kann. **c Rückenlage**: Ein zusammengerolltes Handtuch wird zu einem Halbkreis gelegt. Das Kind kann das Gewicht von Armen und Beinen ablegen und durch aktive Bewegungen sein Gewicht selbst verlagern

wegungseinschränkungen wirken sich auf die Fähigkeiten und Körperfunktionen des Kindes aus. Dies kann beim Säugling zu Beeinträchtigungen der Atmung, Unwohlsein, Schreien, Koliken und somit zu Stress in der Familie führen.

Das Neugeborene braucht eine Möglichkeit, seine **Arme** und **Beine** auf einer individuell angepassten Unterstützung **ablegen** zu **können**. Passt man die Umgebung dem Kind so an, dass das Gewicht der Beine an die Unterstützungsfläche abgegeben werden kann und der Brustkorb entsprechend dem Kopfdurchmesser erhöht wird, kann der Säugling leichter atmen und seinen Kopf besser drehen (Abb. 8.12).

Einfluss auf Frühgeborene und kranke Kinder

Atmung, Verdauung und die Kreislaufregulation sind **Körperfunktionen**, die durch **Bewegungsprozesse** reguliert und gesteuert werden. Diese Bewegungsprozesse muss ein Kind selbst ausführen. Kranke Kinder oder Frühgeborene benötigen eine besondere Unterstützung, um ihre Bewegungsfähigkeiten besser entwickeln zu können. Durch eine verbesserte Bewegungskompetenz des Kindes wird der Genesungsprozess unterstützt.

Beispiel zur Pflegemaßnahme »Positionsunterstützung«

Situation: Ein 3 Tage altes Frühgeborenes benötigt Unterstützung für die Atmung. Es hat den größten Teil seines Körpergewichts auf seinem Kopf und Brustkorb. Zur Unterstützung der Atmung werden Kopf und Brustkorb deshalb erhöht und die Unterlage wird schräg gestellt. Trotz dieser Maßnahme ist keine Verbesserung der Atmungssituation zu beobachten.

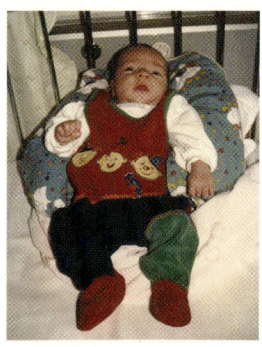

◘ Abb. 8.13. Rückenlage mit hochgelagertem Kopf und Brustkorb (4 Wochen alter Säugling). Die Beine sind in Beugung und Außenrotation mit einem Handtuch so unterstützt, dass das Kind mit den Beinen drücken und das Becken bewegen kann

Analyse: Die Schwerkraft zieht das Gewicht des Kindes auf der schräggestellten Unterlage abwärts und das Kind gerät ins Rutschen. In dieser Situation erhöht das Kind reflektorisch die gesamte Körperspannung. Es blockiert damit die erforderlichen Bewegungen, die für die Aufrechterhaltung der Atmung und anderer Körperfunktionen wichtig sind.

Anpassung: Die Unterlage wird nicht schräg gestellt. Der Kopf und der Brustkorb werden so unterstützt, dass das Gewicht der einzelnen Körpermassen senkrecht auf die Unterlage abgegeben wird (◘ Abb. 8.13). Die Füße können sich abdrücken und das Gewicht des Beckens kontrollieren. Das Kind muss keine Körperspannung aufbauen, um seine Position zu halten. Es entspannt sich. Alle Körperteile können ihr eigenes Gewicht zur Unterlage abgeben. In der **Stufenlage** kann es seine Atmung besser kontrollieren. Das Kind hat eine verbesserte Atemsituation.

Einfluss der Umgebung auf Bezugspersonen und beruflich Pflegende

Bezugspersonen und beruflich Pflegende benötigen für eine differenzierte Versorgung der Kinder ein Arbeitsumfeld, das ihnen genügend Bewegungsmöglichkeiten lässt und in dem sie ihre Positionen so einnehmen können, dass sie **entspannt arbeiten** können. Um ihre eigenen Arbeitsabläufe zu analysieren und die Umgebung den jeweiligen Erfordernissen anpassen zu können, bedarf es einer Schulung des Körpergefühls.

Beispielsweise sollte bei der Nahrungsgabe eine Position gewählt werden, in der die Person, die füttert, selber bequem bleiben kann (▶ Kap. 8.3.5). Nur wer eine bequeme Position einnimmt, hat eine lockere Muskulatur und kann auf die Bedürfnisse des anderen angepasst reagieren (◘ Abb. 8.14).

Beispiel zur Pflegemaßnahme »Umgebung anpassen«

Situation: Eine Mutter wickelt ihr Kind auf einem Wickeltisch. Sie hält ihr Kind während des Wickelns stets fest, da sie Angst hat, dass es herunterfallen könnte. Sie steht in einer gekrümmten Körperhaltung, was zu starken Verspannungen und Schmerzen im Rücken führt.

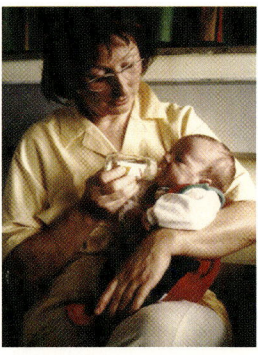

◘ Abb. 8.14. Position zur Nahrungsverabreichung (4 Wochen alter Säugling). Die Gesundheits- und Kinderkrankenpflegerin sitzt bequem und entspannt. Der Säugling kann sein Körpergewicht abgeben und sich gleichzeitig bewegen. Die Hände können greifen und die Füße drücken. Die Bewegung zwischen Kopf und Brustkorb ist gut möglich und erleichtert das Schlucken

Analyse: Während des Wickelns steht die Mutter mehrere Minuten in einer gebückten, verkrampften Position, da der Wickeltisch für sie zu niedrig ist und sie versucht, ihr Kind ständig festzuhalten. In dieser Position trägt sie das gesamte Gewicht ihres Oberkörpers mit ihren Muskeln, was sehr anstrengend, bewegungshemmend und schmerzauslösend ist. Es entsteht eine Anspannung, die sich ungewollt auf das Kind überträgt.

Anpassung: Die **Höhe des Wickeltisches** wird entsprechend der Körpergröße der Mutter **angepasst**. Sie kann so eine Position einnehmen, bei der ihre Muskeln weniger angestrengt sind und beweglich bleiben. Eine weitere, vielleicht auf den ersten Blick etwas ungewöhnliche Möglichkeit wäre das **Wickeln auf dem Fußboden**. Das Angstgefühl, dass das Kind herunterfallen könnte, wäre dadurch ausgeschaltet. Mutter und Kind haben auf dem Fußboden mehr Bewegungsmöglichkeiten und weniger Stress.

> Die Umgebung hat Einfluss auf die Qualität der Interaktion mit dem Kind und die Arbeitszufriedenheit. Bewegliche, entspannte Erwachsene können Kinder in ihrer Beweglichkeit bewusster fördern und unterstützen.

Erwachsene passen sich dem Kind an

Bei allen Versorgungsmaßnahmen, in denen das Kind auf den Schoß oder den Arm genommen wird, kann man ihm mit seinem Körper eine »Umgebung« anbieten, die an die vorherigen

Bedingungen in der Gebärmutter anknüpft. Erwachsene reagieren direkt und unmittelbar auf die Bewegungen des Kindes. Das Kind kann gemeinsam mit dem Erwachsenen verschiedene Positionen einnehmen, in denen es lernen kann, sein Körpergewicht auszubalancieren. Der **Erwachsene** ist dann für das Kind eine **lebendige, bewegliche Umgebung**, die sich anpasst und in der das Kind optimal lernen kann.

> **Gesundheitsberatung**
>
> Erwachsene achten darauf, dass das Kind das Gewicht seiner Körperteile so abgeben kann, dass es in den verschiedenen Positionen ein aktives Spannungsnetz aufbauen kann und nicht passiv gehoben wird.

Die aktiven Bewegungen des Kindes können mit kleinen Gegenbewegungen »beantwortet« werden. Über differenziertes Berühren und Bewegen kann sich ein nonverbaler Dialog entwickeln (▶ Kap. 8.3.1).

Säuglinge organisieren das Zusammenspiel von Zeit, Raum und Anstrengung in ihrer Bewegung anders als erwachsene Menschen. Sie haben aufgrund ihrer anderen Größenverhältnisse und ihrer Muskelspannung weniger **Bewegungsspielraum** als Erwachsene und sie benötigen für kontrollierte Eigenaktivität mehr Zeit als ein großer Mensch.

Deshalb ist es für Pflegende beim Umgang mit Säuglingen wichtig, das Bewegungselement »**Zeit**« (Geschwindigkeit) an das Tempo des Kindes anzupassen. Je weniger »**Anstrengung**« (Kraft) Pflegende bei der Versorgung benutzen, desto besser können sie die Eigenaktivität des Kindes wahrnehmen bzw. spüren und ermitteln, wie viel Hilfe es wirklich braucht.

Das einzige Mittel, Zeit zu haben, ist sich Zeit zu nehmen.
Bertha Eckstein

> **Gesundheitsberatung**
>
> Je genauer sich der Erwachsene mit seiner Geschwindigkeit, seiner Anstrengung und seinem Bewegungsausmaß an die Fähigkeiten des Kindes anpasst, desto mehr kann das Kind aktiv an der Interaktion teilnehmen.

Förderung der kindlichen Selbstkontrolle

Für die **Entwicklung** des eigenen **Körperbildes** ist die Art und Weise von Bedeutung, **wie** ein Kind in seiner Bewegung **unterstützt wird**.

Beispiel zur Pflegemaßnahme »Zur Gewichtsverlagerung anleiten«
Situation: Ein Kind wird von der Mutter beim Wickeln festgehalten, indem diese beide Beine des Kindes mit einer Hand greift und zum Bauch beugt. Das Kind wird passiv bewegt.

Analyse: Durch diesen »Griff« drückt das Gewicht der Beine und der Hand auf den Bauch und den Brustkorb. Das Kind wird »fixiert«, die Beweglichkeit der Lendenwirbelsäule blockiert und die Atembewegung eingeschränkt. Es kann sich so nicht aktiv am Geschehen beteiligen.

Anpassung: Die Mutter bietet dem Kind die Gelegenheit, selber mit seinem Bein zu drücken oder mit seiner Hand zu ziehen, so dass es selbst sein Gewicht zur Seite verlagern kann. Es wird so in seiner **Eigenaktivität** und **Selbstkontrolle unterstützt**. Durch die Gewichtsverlagerung entsteht im Körper eine Spiralbewegung, die das Erlernen des aktiven Umrollens unterstützt. Wird ein Kind gemäß seiner eigenen Körperstruktur bewegt, bekommt es Rückmeldung über die Beziehung seiner Körperteile zueinander.

Hilf mir, es selbst zu tun.
Maria Montessori

Krisensituationen – Blickwinkel der Eltern lenken

Krankheit, Unfall oder die Behinderung eines Kindes bedingen häufig Veränderungen in der Eltern-Kind-Beziehung (▶ auch Bd. 2, Kap. E2 und Bd. 2, Kap. W1). Insbesondere auf Intensivstationen stehen Eltern unter einer großen psychischen Belastung. Nicht nur die Beunruhigung bezüglich der Erkrankung, sondern auch ein Gefühl der **Hilflosigkeit** und die **Fremdheit** der Umgebung führen oft zu »Berührungsängsten«.

Die Ängste und Ohnmachtgefühle der Eltern können abgebaut werden, indem man ihnen zeigt, wie sie ihr Kind durch ein spezielles Handling unterstützen können. Dabei kann eine Änderung der Blickweise für Eltern sehr hilfreich und Mut machend sein.

Beispiel zur Pflegemaßnahme »Eltern zur Mithilfe befähigen«

> **Insidertipp**
>
> Hilfreich ist es, die Aufmerksamkeit der Eltern auf die Fähigkeiten und Ressourcen des Kindes bei den alltäglichen Pflegehandlungen zu lenken, statt auf die Defizite zu schauen oder häufig darüber zu sprechen.

Situation: Ein 2-jähriges Mädchen liegt nach einem Unfall mit einer Schädelverletzung seit 3 Wochen im Wachkoma auf einer Intensivstation. Das Kind liegt unbeweglich im Bett, umgeben von Schläuchen. Die Ärzte können die Entwicklung nicht voraussagen und machen den Eltern wenig Hoffnung. Für die Eltern ist die Situation sehr schwer zu ertragen.

Analyse unter dem Blickwinkel des Konzeptes Interaktion: Die Eltern sind unsicher und überlassen die Pflege dem Fachpersonal. Sie haben noch keinen Weg gefunden, mit ihrem Kind zu kommunizieren. In der letzten Woche sind sie nur noch selten anwesend.

Anpassung: Den **Eltern** wird **Mut gemacht**, bei der Pflege ihrer Tochter anwesend zu sein. Sie verstehen, dass sie nicht stören, sondern erwünscht sind. Ihnen wird aufgezeigt, dass sie mit dem Kind über verschiedene Sinnessysteme kommunizieren können. Wenn es nicht auf einen visuellen oder akustischen Reiz reagiert, so kann es sein, dass das Kind über Bewegung und Berührung in Interaktion treten kann.

Die Eltern lernen, die Bewegungen mit dem Kind langsam, also mit passender Zeit für das Kind auszuführen. Sie beginnen, **unter Anleitung** die **Pflege** zu **übernehmen** und ihr Kind spielerisch zu bewegen. Das tun sie so sensibel, d. h. mit so wenig Anstrengung, dass sie auch kleine Reaktionen des Kindes wahrnehmen können.

Nach 2 Wochen intensiver Bewegungserfahrung von Eltern, Pflegenden und Therapeuten reagiert es direkt auf Bewegungsimpulse. Wenn die Eltern z. B. mit der Hand des Mädchens spielen, bewegt es anschließend die Finger seiner Hand. Oder wenn die Beine aufgestellt wurden und es einen Impuls bekommt, die Beine in die Matratze zu drücken, hebt sie ihr Becken. Nach ein paar Tagen macht das Kind die Bewegungen gleich mit. Es ist eine Gleichzeitig-gemeinsame-Interaktion geworden. Nach 2 weiteren Wochen nimmt das Kind Blickkontakt auf.

8.5 Kinästhetik und Prävention

Der Sinn aller Kinästhetikprogramme liegt darin, die **Bewegungs-** und dadurch die **Handlungsfähigkeit** der Teilnehmer zu **erweitern**. Durch die Entdeckung und Erweiterung der Bewegungsfähigkeiten und die Schulung des Körperbewusstseins entwickeln sie Eigenkompetenz und Kreativität im beruflichen und alltäglichen Leben.

Kinästhetik versteht Gesundheit und Krankheit nicht als Zustand, sondern als einen lebenslangen Lernprozess, bei dem die Qualität der eigenen Bewegung und die Bewegung mit anderen eine zentrale Rolle spielen. Die Handlungen orientieren sich an den eigenen Bewegungsressourcen, sowie an den Ressourcen des Gegenübers.

> Je variantenreicher ein Mensch seine Bewegungsressourcen einsetzen kann, desto besser kann er seine Handlung der aktuellen Situation anpassen.

Kinästhetik ist also keine einfache Hebe- und Mobilisationstechnik, die man benutzt, um Menschen rückenschonend zu bewegen. Stattdessen werden die eigenen **Bewegungsressourcen** wahrgenommen und gemeinsam mit dem jeweiligen Gegenüber weiterentwickelt.

8.5.1 Beispiele präventiver Auswirkungen von Kinästhetik

Menschen lernen, sich mit Hilfe von Kinästhetik so zu verhalten, dass sich ihre Bewegung positiv auf ihren Gesundheitsprozess auswirkt. Wenn chronische Krankheiten oder Behinderungen bereits bestehen, können sie so ins Leben integriert werden, dass alle Möglichkeiten, die jemand entwickeln kann, möglichst optimal ausgeschöpft werden. Dies gilt in gleichem Maße für junge und alte Menschen, für Pflegende und Pflegebedürftige.

> Um erfolgreich zu sein braucht man nur Unwissenheit und Selbstvertrauen.
> *Mark Twain*

Auswirkungen auf Pflegende

Pflegende sind in der Regel der Gefahr von professionell bedingten Verletzungs- und Überlastungsschäden ausgesetzt. Durch die Wahrnehmung und Schulung der eigenen Bewegung lernen sie, ihre **Hilfestellung** der konkreten Situation **sinnvoll anzupassen** und dabei ihre Anatomie funktionsgerecht einzusetzen. Sie lernen z. B., Gewicht nicht mit ihren Muskeln zu heben, sondern über die eigene Knochenstruktur, bzw. über die Knochenstruktur des unterstützten Menschen abzugeben. Die Art und Weise, wie die eigene Anatomie genutzt wird, um sich zu bewegen, spielt nicht nur zur **Prävention von anatomischen Beeinträchtigungen** (z. B. Rückenschmerzen) eine große Rolle, sondern wie in Kap. 8.2 beschrieben für die **Regulation** aller **internen physiologischen Prozesse**.

Auswirkungen auf Pflegebedürftige

Menschen, die gelernt haben, ihre Ressourcen variantenreich zu nutzen, haben es wesentlich einfacher, mit einer gesundheitlichen Krise umzugehen.

So gestaltet sich z. B. eine Mobilisation nach einer Operation viel einfacher, wenn der betroffene Mensch vor der Operation ausprobiert und gelernt hat, welche Möglichkeiten er besitzt, um mit den verbleibenden Ressourcen aus dem Bett zu steigen. Er kann so **eigenaktiv** zu seinem Gesundheitsprozess beitragen. Dies gibt ihm **Sicherheit** und **Zuversicht**.

Auswirkungen auf Kinder

Durch angepasste Hilfestellung werden Kinder von Anfang an darin unterstützt, sich gemäß ihrer Körperstruktur zu bewegen. Sie entdecken viele funktionelle Bewegungsmöglichkeiten und entwickeln ein differenziertes Körperbild und Körperwissen. Diese Kompetenzen erhöhen die Fähigkeit, **den eigenen Gesundheitsprozess** zu **gestalten**.

Ebenso entwickeln Kinder, die sich dank der Unterstützung in ihren Aktivitäten als wirksam und erfolgreich erfahren, ein besseres **Selbstbewusstsein** und einen **kompetenteren Umgang mit Problemsituationen**.

Auswirkungen auf Familien

Die Fähigkeit mit anderen Menschen zu interagieren, lernen Kinder nicht erst mit dem Erwerb der verbalen Kommunikation. Die Art und Weise wie Babys z. B. getragen, gewickelt oder gefüttert werden, hat einen großen Einfluss auf die **Entwicklung von Interaktionsfähigkeiten** eines Kindes (▶ Kap. 8.4). Eltern, die lernen, die Bewegungsfähigkeiten ihrer Kinder zu suchen, wahrzunehmen und ins Geschehen einzubeziehen, werden vielfältige Interaktionsmöglichkeiten und Ideen im Umgang mit ihren Kindern entwickeln. Eltern und Kinder lernen so, im gemeinsamen Tun durch gegenseitigen Austausch an ein Ziel zu kommen.

Dies wirkt sich positiv auf die Beziehungs- und Kommunikationsfähigkeit in der Familie aus und ermöglicht einen **kreativeren Umgang** zur Lösung von **Problemen** und **Konflikten**.

Nachschlagen und Weiterlesen

Asmussen-Clausen, M (2003) Kinästhetik, Bewegungen analysieren und individuell unterstützen. Die Schwester/ Der Pfleger, 42. Jahrg., Heft 3: 194–199
Blechschmidt E (2002) Wie beginnt das menschliche Leben: Vom Ei zum Embryo. Christiania-Verlag, Stein am Rhein
Darmann I (2002) Bewegung als Interaktion – Konsequenzen für die Pflege. Pflege, die wissenschaftliche Zeitschrift für Pflegeberufe, 15. Jahrg, Verlag Hans Huber, Bern, Heft 5: 181–186
Hatch F/Maietta L (2003) Kinästhetik. Gesundheitsentwicklung und menschliche Aktivitäten. Urban & Fischer, bei Elsevier, München
Hurrelmann, Laaser (Hrsg.,1993) Gesundheitswissenschaften. Beltz Verlag, Weinheim und Basel
Kesselring A. (Hrsg.,1996) Die Lebenswelt der Patienten. Verlag Hans Huber, Bern
Knobel S (1999) Das Handlungskonzept Kinästhetik in der Pflege. Bewegungskompetenz als Grundlage der Gesundheitsentwicklung. Veröffentlicht unter http://www.larete.ch
Maietta L, Hatch F (2004) Kinästhetik Infant Handling. Verlag Hans Huber, Bern
Mair E (2000) Das ist Biologie. Die Wissenschaft des Lebens. Spektrum, Berlin
Maturana, V (1987) Der Baum der Erkenntnis. Die biologischen Wurzeln menschlichen Erkennens. Goldmann, Bern
Schwarzer R (1996) Psychologie des Gesundheitsverhaltens. Hogrefe-Verlag, Göttingen

Schülerseite

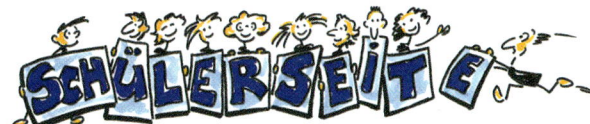

Wissen

Infos

Unter www.kinaestetics.com gibt es alles über Ausbildungsbedingungen, Veranstaltungen und eine Adressenliste von allen lizenzierten Trainern. **Adressen** der deutschsprachigen Institute:

Kinaesthetics Institut Deutschland: Gartenstraße 8, D-72108 Rottenburg a. N., info@kinaesthetics.de, Tel. +49 7472 2830 641, Fax +49 7472 2830 642

Kinaesthetics Institut Schweiz: Alpenblickstrasse 26, CH-8853 Lachen, ch@kinaesthetics.com, Tel. +41 55 442 88 88, Fax +41 55 442 88 90

Kinaesthetics Institut Österreich: Bilrothstraße 4, AT-1190 Wien, at@kinaesthtics.com, Tel. 0043 13693 126, Fax: 0043 13693 127

Erinnern

Fragen

1. Was sind die Grundannahmen der Kinästhetik? (▶ Kap. 8.2)
2. Was hat Bewegung mit Gesundheitsentwicklung zu tun? (▶ Kap. 8.2.3)
3. Weshalb hat die Art und Weise, wie Sie einem Menschen aus dem Bett helfen, Einfluss auf seine Genesung? (▶ Kap. 8.2.3 und 8.4.1)
4. Wozu benötigt ein professionell Pflegender Bewegungskompetenz? (▶ Kap. 8.4.1)
5. Benennen Sie mindestens 3 der 6 Kinästhetik-Konzepte. (▶ Kap. 8.3)
6. Wie kann ein Kind beim Trinken unterstützt werden? (▶ Kap. 8.4.2)

Probieren

Brain storming – Gemeinsam laut denken

❓ Was verstehen Sie unter dem Begriff Gesundheit?
💬 Diskutieren Sie in der Gruppe und sammeln Sie Ihre Ideen. In Kap. 9 erfahren Sie dann mehr dazu!

Erfahren

Eigene Bewegungserfahrung

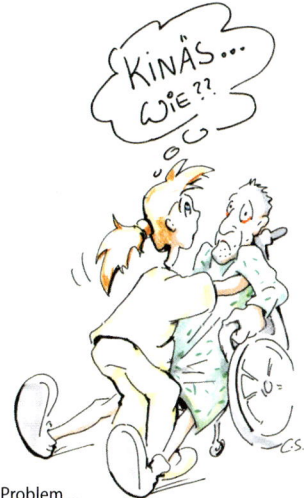

Theoretisch kein Problem …

Der Mensch als Bewegungssystem (▶ Kap. 8.2.1)
- Ein Mensch kann sich nicht nicht bewegen. ❓ Stimmt das?
  Eigenerfahrung: Schließen Sie die Augen und bleiben Sie so eine Weile ruhig stehen. Spüren Sie die kleinen Bewegungsaktivitäten, die notwendig sind, um zu stehen?
- **Partnererfahrung:** Testen Sie zwei Varianten und diskutieren Sie nachher den Unterschied:

Variante A: Helfen Sie Ihrem Partner zu stehen, indem Sie ihn mit nur wenig Anstrengung halten. Begleiten Sie ihn beim Stehen mithilfe Ihrer eigenen Bewegung bei den kleinen, oben erfahrenen Bewegungsaktivitäten.

Variante B: Halten Sie Ihren Partner beim Stehen so fest, dass er sich nicht mehr selber bewegen kann.

Bewegungserfahrung zur funktionalen Anatomie (▶ Kap. 8.3.3)
- **Eigenerfahrung:** Beobachten Sie, während Sie langsam vom Stuhl aufstehen, was Sie mit dem Gewicht Ihrer verschiedenen Körperteile machen, um vom Sitzen zum Stehen zu kommen.
- **Partnererfahrung:** Testen Sie zwei Varianten und diskutieren Sie anschließend den Unterschied:

Variante A: Helfen Sie Ihrem Partner beim Aufstehen vom Stuhl, indem Sie sein Gewicht hochheben und ihn so auf die Beine stellen. Setzen Sie sich anschließend auf den Stuhl. Versuchen Sie nun so aufzustehen, wie Sie es eben mit Ihrem Partner gemacht haben.

Variante B: Helfen Sei Ihrem Partner, beim Aufstehen sein Gewicht so zu verlagern, wie Sie das selber normalerweise tun, wenn Sie aufstehen. Achten Sie darauf, dass Sie Ihren Partner nicht zu sehr stützen, damit er spüren kann, wie sein Gewicht seine Beine belastet.

Wissen

Kinästhetik – Wer steckt dahinter?

Dr. Hatch, Frank (*1940) Begründer der Kinästhetik. Studierte Modern Dance und arbeitete als Choreograph und Professor an mehreren Universitäten in den USA. Er promovierte in Verhaltenskybernetik. Seit 1975 freiberuflich als Dozent tätig und Mitinhaber der europäischen Kinästhetics Institutes und des European Institute for Human Development.

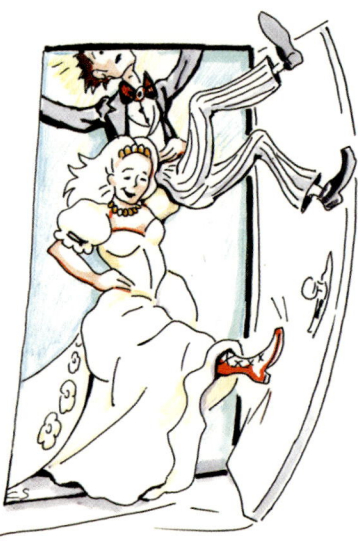

»Keine Angst, Schatz! Alles eine Frage der Technik!«

Dr. Maietta, Lenny (*1950) Mitbegründerin der Kinästhetik. Studierte klinische Psychologie und kindliche Entwicklung (child development). Arbeitete als leitende Therapeutin an verschiedenen Institutionen für Kinder und Jugendliche mit Lernstörungen oder Mehrfachbehinderungen in den USA. Promovierte über das Thema »Menschliche Entwicklung aus kybernetischer Sicht«. Seit 1975 arbeitet sie als freiberufliche Dozentin und leitet die verschiedenen europäischen Kinästhetics Institutes, die im European Institute for Human Development zusammengefasst sind. Mehr zur Kinästhetik,
▶ Bd. 2, Kap. M2.2.

Bekannte »Sprüchemacher«

Lichtenberg, Georg Christoph: (1742–1799) Vertreter der deutschen Aufklärung, besonders von Kant beeinflusst. Bekannt sind seine scharfzüngigen Sprüche (Aphorismen), die er in seinem »Sudelbuch« sammelte.

Wir fressen uns nicht, wir schlachten uns bloß.
Georg Christoph Lichtenberg

Montessori, Maria: (1870–1952) War 1896 die erste Ärztin in Italien. Sie studierte Psychologie und Philosophie und wurde 1904 Professorin für Anthropologie an der Universität von Rom. ❗ **1906 gründete sie die erste »Casa dei Bambini« (Haus der Kinder) in Rom und entwickelte hier die nach ihr benannte Montessori-Pädagogik.** ❗ 1947 wurde in London die erste Montessori-Schule gegründet. ❗ **Die Dame erhielt 3-mal den Friedensnobelpreis: 1949, 1950 und 1951.** ❗

De Saint-Exupéry, Antoine: (1900–1944) Flieger und Schriftsteller. Weltbekannt wurde er durch sein Buch »Der kleine Prinz«.

Man sieht nur mit dem Herzen gut. Das Wesentliche ist unsichtbar für die Augen.
Antoine de Saint-Exupéry

Seneca, Lucius Annaeus: (ca. 4 v. Chr.–65 n. Chr.), römischer Politiker, Philosoph und Schriftsteller. Als Erzieher Kaiser Neros scheiterte er leider komplett. Dieser zwang ihn zuletzt zum Selbstmord, weil er sich an einer Verschwörung gegen den Tyrannen beteiligt hatte.

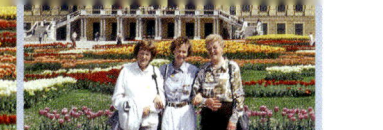

9 Krankheit vermeiden – Gesundheit erhalten

Anne Gebert, Angelika Abt-Zegelin, Maria Jaeger

9.1 Prävention und Gesundheitsförderung – 202
9.1.1 Strategien der Gesundheitsarbeit – 202
9.1.2 Modelle der Gesundheitsarbeit – 202
9.1.3 Prävention – 204
9.1.4 Gesundheitsförderung – 207
9.1.5 Methoden der Gesundheitsförderung und Prävention – 210

9.2 Patienten-/Familienedukation – informieren, schulen, beraten – 211
9.2.1 Entwicklung und Ausrichtung pflegebezogener Edukation – 212
9.2.2 Edukation – eine Pflegeaufgabe – 213
9.2.3 Möglichkeiten der Patienten-/Familienedukation – 216

9.3 Gesunderhaltung und Eigenschutz des Pflegepersonals – 222
9.3.1 Pflegebeziehung und Gefühlsarbeit – 222
9.3.2 Belastende Situationen erkennen – 226
9.3.3 Bewältigungsstrategien – 229

9.4 Hygienegrundlagen zur Gesundheitssicherung – 234
9.4.1 Nosokomiale Infektionen – 234
9.4.2 Hände waschen, desinfizieren, eincremen – 235
9.4.3 Unsterile und sterile Handschuhe richtig einsetzen – 236
9.4.4 Persönliche Schutzmaßnahmen – 237
9.4.5 Berufs- bzw. Schutzkleidung – 238
9.4.6 Reinigung und Entsorgung – Schmutzwäsche, Abfälle und mehr – 238

9.5 Krank durch den Beruf – Berufskrankheiten begegnen – 239
9.5.1 Anerkannte Berufskrankheiten – 239
9.5.2 Berufskrankheiten begegnen – 240
9.5.3 Gesundheitsförderung durch Stärkung der Kompetenzen – 243

Schülerseiten – 246

9.1 Prävention und Gesundheitsförderung

Anne Gebert

Das Schönste ist, gerecht zu sein, das Beste die Gesundheit.
Sophokles

Professionelles pflegerisches Handeln umfasst sowohl die Tätigkeiten zur Erhaltung oder Wiederherstellung der Gesundheit und Selbstständigkeit als auch zur Integration von Einschränkungen in den Lebensalltag oder zur Kompensation von Beeinträchtigungen. **Ziel** ist dabei die **Aufrechterhaltung von Wohlbefinden und Lebensqualität trotz Pflegebedarf** (vgl. Robert Bosch Stiftung 2000, S. 101). Damit die in Abb. 9.1 dargestellten Zielebenen erreicht werden können, sind unterschiedliche *Strategien* des Handelns notwendig.

> Strategien der Gesundheitsarbeit sind: Gesundheitsförderung, Prävention, Kuration, Rehabilitation und Kompensation.

9.1.1 Strategien der Gesundheitsarbeit

Gesundheitsförderung ist, wie der Name sagt, auf die Erhaltung von Gesundheit gerichtet. Ziel gesundheitsförderlicher Maßnahmen ist, den selbstbestimmten Umgang mit Gesundheit zu ermöglichen und dadurch zur Stärkung dieser beizutragen (vgl. WHO Ottawa-Charta, 1986). Die vom israelischen Medizinsoziologen Antonovsky geprägte Frage: »Was erhält den Menschen gesund?« ist Ausgangspunkt gesundheitsförderlichen Handelns (vgl. Antonovsky 1979; ▶ auch Schülerseite und Bd. 2, Kap. G2).

Prävention im Gesundheits- und Pflegewesen soll dem Auftreten oder der Verschlechterung von vorhandenen und/oder sich abzeichnenden Gesundheits- und Pflegeproblemen vorbeugen (vgl. Laaser et al. 1993, S. 176).

Dem Begriff **Kuration** werden alle Maßnahmen und Handlungen zur Heilung und Linderung von Erkrankungen zugeordnet. Kuration setzt nach dem Eintritt einer Erkrankung ein und dient primär der Wiederherstellung von Gesundheit.

Das primäre Ziel von **Rehabilitation** (Tertiärprävention) ist die Zurückgewinnung oder Kompensation verloren gegangener Fähigkeiten. Unter diesem Begriff werden hauptsächlich Maßnahmen zur Wiedereingliederung von Behinderten und chronisch Kranken in Beruf und Gesellschaft zusammengefasst (vgl. Hurrelmann 2000, S. 591).

Kompensation als Strategie der Gesundheitsarbeit bedeutet die stellvertretende Übernahme von Aktivitäten und Bereichen des täglichen Lebens aufgrund vorliegender Beeinträchtigungen (vgl. Ströbel et al. 2003, S. 25).

Die vorgestellten Strategien sind bis auf die der Kompensation in der gesundheitswissenschaftlichen Literatur allgemein anerkannt. Im anschließenden Abschnitt wird die Einführung dieses Begriffes ausführlich erläutert.

9.1.2 Modelle der Gesundheitsarbeit

Pflege und Prävention sowie Pflege und Gesundheitsförderung werden im deutschen Gesundheitswesen meist getrennt voneinander betrachtet. Im traditionellen Modell der Gesundheitsarbeit auf dem unser Gesundheits- und Pflegewesen basiert, werden Gesundheitsförderung und Prävention eher mit Gesundheit in

Abb. 9.1. Ziele professionellen pflegerischen Handelns

Trotz Pflegebedarf
Aufrechterhaltung von Wohlbefinden und Lebensqualität

- Gesundheit – Erhaltung und Wiederherstellung
- Einschränkungen – Integration und Kompensation
- Selbstständigkeit – Erhaltung und Wiederherstellung

9.1 · Prävention und Gesundheitsförderung

| GH Gesundheit | Förderung | Prävention | Kuration | Rehabilitation | Pflege | KH Krankheit |

Abb. 9.2. Traditionelles Modell der Gesundheitsarbeit (vgl. Ströbel et al. 2003, S. 20)

Verbindung gebracht, Pflege hingegen mit der Versorgung und Begleitung schwerwiegend beeinträchtigter Menschen. In dieser Vorstellung folgen die Strategien der Gesundheitsarbeit nacheinander und werden bestimmten **Gesundheitsstadien** zugeordnet (Abb. 9.2).

Dieses Modell beruht auf dem dichotomen, d. h. zweiteiligen Denkansatz von Gesundheit und Krankheit, in dem Gesundheit und Krankheit sich ausschließende Zustände sind (entweder man ist gesund oder man ist krank). Die heute vorherrschenden **chronischen Erkrankungen** und Pflegebedürftigkeit lassen sich jedoch nicht auf Gesundheit oder Krankheit reduzieren, vielmehr überlappen sich gesunde und kranke oder beeinträchtigte Anteile der Person (Schaeffer et al. 2002, S. 449). Für den Umgang mit chronischen Erkrankungen und Pflegebedürftigkeit ist daher unter Umständen der gleichzeitige Einsatz mehrerer Strategien notwendig. Häufig steht bei den genannten Zuständen nicht die Heilung **im Vordergrund**, sondern **Unabhängigkeit** und **Lebensqualität** trotz Beeinträchtigungen.

> Neben kurativen Maßnahmen sind zur Erhaltung der selbstständigen Lebensführung hauptsächlich gesundheitsförderliche, präventive und rehabilitative Maßnahmen notwendig.

Diese Maßnahmen können und müssen je nach Beeinträchtigung und Situation von unterschiedlichen Disziplinen (z. B. Pflege, Sozialarbeit, Physiotherapie und Medizin) erbracht werden. Die Bewältigung von chronischen Erkrankungen und Pflegebedürftigkeit vollzieht sich oft in der häuslichen Umgebung. Pflege ist in diesem Bereich besonders gefordert.

Insidertipp

Pflege nimmt bei Menschen mit Beeinträchtigungen eine doppelte Perspektive ein. Beruflich Pflegende leisten kompensatorische Unterstützung und fördern verbliebene Gesundheitsressourcen, um den Eintritt oder die Ausweitung bestehender Beeinträchtigungen vorzubeugen oder diese zu verzögern.

Im traditionellen Modell der Gesundheitsarbeit ist dies nicht vorgesehen. Pflege wird hier ausdrücklich auf eine Strategie festgelegt, nämlich die der Kompensation, der Übernahme von Aktivitäten und Bereichen des täglichen Lebens. Mit dem **defizitorientiertem Pflegeverständnis**, das dem traditionellen Modell der Gesundheitsarbeit zugrunde liegt, können die Tätigkeiten und Ziele pflegerischen Handelns somit nicht erfüllt werden.

Ein Modell, das sowohl der Aufgabenstellung der Pflege, nämlich das komplette Spektrum der Strategien erbringen zu können, als auch den Versorgungsbedarf berücksichtigt, geht auf Ströbel und Weidner (2003) zurück (Abb. 9.3).

Prävention und Gesundheitsförderung können nach dieser Vorstellung von allen Berufen des Gesundheits- und Pflegewesens je nach Bedarf erbracht werden. Zudem macht das Modell

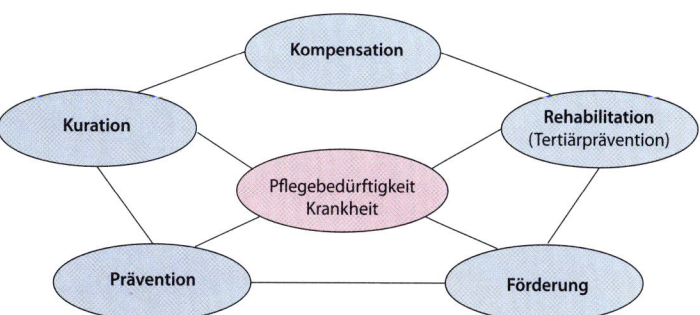

Abb. 9.3. Modell der gleichberechtigten und gleichzeitigen Anwendung der Strategien der Gesundheitsarbeit (vgl. Ströbel et al. 2003, S. 25)

deutlich, dass beide Strategien zwar an den gesunden Anteilen einer Person ansetzen, jedoch nicht nur für gesunde, selbstständige Personen erbracht werden.

9.1.3 Prävention

Prävention bedeutet, wie bereits dargelegt, die **Vorbeugung** unerwünschter Zustände durch gezielte Maßnahmen. Präventive Maßnahmen richten sich in der Regel an **Risikogruppen**, d. h. an Personen die mit einer gewissen Wahrscheinlichkeit von einer Erkrankung oder Beeinträchtigung betroffen werden könnten (vgl. Hurrelmann 2000, S. 594).

> Die Strategie der Prävention kann je nach Zeitpunkt – Primärprävention, Sekundärprävention und Tertiärprävention – und Zielgröße – Verhaltens- und Verhältnisprävention – unterteilt werden.

Ein Begriff, der sich anstelle der Einteilung in primär, sekundär und tertiär mehr und mehr durchsetzt, ist die »**risikoadaptierte Prävention**«. Hier erfolgt keine Unterscheidung mehr. Auch in dem vorliegenden Buch wird nicht in jedem Kapitel zwischen den 3 Begrifflichkeiten unterschieden.

Risikofaktorenmodell

Grundlage des präventiven Handelns im Gesundheitswesen ist die Annahme, dass es für bestimmte Erkrankungen Risikofaktoren gibt, und dass bei Vermeidung der Risikofaktoren der Krankheit bzw. der Beeinträchtigung vorgebeugt werden kann.

Das Risikofaktorenmodell **basiert auf** Erkenntnissen der **epidemiologischen Forschung**. Epidemiologische Forschung bedeutet, dass Krankheitshäufigkeiten und mögliche Krankheitszusammenhänge durch statistische Erhebungen und Berechnungen ermittelt werden. Die Epidemiologie arbeitet mit Wahrscheinlichkeiten, d. h. bei den meisten Risikofaktoren handelt es sich nicht um wissenschaftlich nachgewiesene Krankheitsursachen sondern um **wahrscheinliche Zusammenhänge**. Raucher z. B. erkranken eher an einer Herz-Kreislauf-Erkrankung als Nichtraucher. Rauchen ist jedoch nicht nachgewiesenermaßen eine Ursache von Herz-Kreislauf-Erkrankungen.

> Risikofaktoren werden auf ungesunde Verhaltensweisen, personale und ökosoziale Risiken zurückgeführt. Sie gelten als Vorläufer und Wegbereiter chronisch degenerativer Erkrankungen (vgl. Waller 1995, S. 54).

Die Kunst des Lebens ist die Kunst des richtigen Weglassens.
Coco Chanel

Der englische Sozialmediziner McKeown (1982) hält die meisten der heute vorherrschenden **Erkrankungen** für **ernährungs-, umwelt- und verhaltensbedingt**.

> Neueste Forschungsergebnisse schätzen, dass 70% der mit dem Alter verbunden Vorgänge durch einen gesundheitsbewussten Lebensstil, in dem Risikofaktoren gemieden werden, beeinflussbar sind (vgl. Wiesner 2001, S. 61).

Erkrankungen, in Verbindung mit **Armut** sind hauptsächlich ernährungs- und umweltbedingt (verhältnisbedingt). Krankheiten in den wohlhabenden Ländern sind häufiger verhaltensbedingt (vgl. Waller 1995, S. 151). So gelten Überernährung und Bewegungsmangel z. B. als Risikofaktoren für die heute in den Industrieländern vorherrschenden chronischen Erkrankungen.

Personale Risiken

> Die personalen Risiken werden in physische und psychische Risiken unterteilt. Körperliche Gesundheitsrisiken werden wiederum in genetische und umweltbedingte Krankheiten, die auf ökosoziale Risiken zurückzuführen sind, gegliedert.

9.1 · Prävention und Gesundheitsförderung

Tabelle 9.1. Typologie des A- und B-Typs. (Nach Friedmann u. Rosenman 1975)

Typ-A-Verhalten	Typ-B-Verhalten
Ehrgeiz, Arbeitseifer, ständige Angespanntheit, Ungeduld	Abschalten können, Geduld, weniger Perfektionsdrang

Unter psychischen Risiken versteht man **Persönlichkeitseigenschaften**, die betroffene Personen eher für Erkrankungen anfällig machen (vgl. Waller 1995, S. 50 f). Da die komplexe Problematik in diesem Rahmen nicht hinreichend dargestellt werden kann, wird diese hier nur beispielhaft ausgeführt.

Ein Beispiel der Zuordnung von **Persönlichkeitsfaktoren** zu Krankheiten sind die von Gesundheitspsychologen formulierten Konzepte des **Typ-A- und Typ-B-Verhaltens** (Tabelle 9.1). Charakterisiert werden damit Persönlichkeits- und Verhaltenseigenschaften, die entweder mit einem sehr hohen (A-Typ) oder sehr niedrigem (B-Typ) Herzinfarktrisiko in Zusammenhang stehen sollen.

Die Rückführung von Erkrankungen auf einzelne Persönlichkeitseigenschaften und Verhaltensweisen ist jedoch problematisch. Die Entstehung von chronischen Erkrankungen ist ein komplexer Prozess, der eben nicht auf einfache Ursache-Wirkungs-Zusammenhänge reduziert werden kann. Die Zusammenhänge, wie sie hier dargestellt sind, werden demzufolge in der Wissenschaft kontrovers diskutiert.

Ökosoziale Risiken

Der Einfluss sozialer und ökologischer Bedingungen auf die Gesundheit kann nicht hoch genug eingeschätzt werden (▶ Bd. 2, Kap. S4.3.1). Die wichtigsten ökosozialen Risiken sind:

- soziale Benachteiligung (Armut, Arbeitslosigkeit, Wohnungslosigkeit),
- Heimatlosigkeit,
- Umweltgifte (Noxen).

Das Risiko »soziale Benachteiligung« umfasst meist Merkmale wie Ausbildung, Beruf, Einkommen, Wohnsituation oder die Zugehörigkeit zu einer Minderheit. Menschen mit geringerem Bildungsniveau und geringerem Einkommen sind z. B. häufiger von chronischen Erkrankungen und im Alter von Pflegebedürftigkeit betroffen (vgl. Kruse 2002, S. 73 f). Eine andere Untersuchung zeigt, dass Kinder von Eltern mit höherem Bildungsabschluss eher einen gesundheitsförderlichen Lebensstil entwickeln als Kinder deren Eltern ein niedrigeres Bildungsniveau aufweisen.

Auch **Migranten** gelten als eine »Risikogruppe«. Viele der Migranten sind sozial benachteiligt, außerdem müssen die Folgen der Migration, wie z. B. Entwurzelung, Sprachbarrieren, fehlende Kenntnisse des Gesundheits- und Sozialsystems, Angst vor Abweisung, bewältigt werden.

Primär-, Sekundär-, Tertiärprävention

Die Abgrenzung der Unterstrategien Primär-, Sekundär- und Tertiärprävention ist schwierig, auch in der Literatur ist sie nicht immer eindeutig. Eine hilfreiche Unterscheidung, die für die nachfolgenden Definitionen übernommen worden ist, trifft Waller (1995).

> Primärpräventive Maßnahmen beziehen sich nach Waller auf Ursachen, sekundärpräventive auf die Entstehung und tertiärpräventive auf den Verlauf (vgl. Waller 1995, S. 150).

Primärprävention setzt vor dem Eintritt der Erkrankung oder des Pflegebedarfs an, bei Menschen mit erkennbaren Risikofaktoren (Ursache). Ziel ist durch Vorbeugung das Eintreten der Problemlage zu verhindern. Maßnahmen der Primärprävention können auf eine Risikogruppe

Wenn später einmal, warum nicht jetzt?
Aurelius Augustus

gerichtet sein, z. B. auf die Gruppe der Raucher oder sich gezielt an eine Person richten, die das Risikomerkmal trägt.

Beispiel
Für die Entstehung von Herz-Kreislauf-Erkrankungen (z. B. Schlaganfall) sind Bewegungsmangel und Rauchen Risikofaktoren. Der Wegfall der Risikofaktoren – mehr Bewegung, das Aufgeben des Rauchens – verringert die Wahrscheinlichkeit des Auftretens einer Herz-Kreislauf-Erkrankung.

Maßnahmen der **Primärprävention** zur Vorbeugung von Herz-Kreislauf-Erkrankungen versuchen daher eine **Verhaltensänderung** in Bezug auf die bekannten Risikofaktoren zu bewirken, z. B. durch eine auf Raucher gerichtete Medienkampagne des Bundesgesundheitsministeriums mit Plakaten und Werbespots, durch Aufklärung und Information in der Schule oder durch die gezielte Einzelberatung eines Rauchers von beruflich Pflegenden oder Ärzten.

Sekundärprävention dient der Entdeckung und Behandlung (Entstehung) von Personen mit Krankheiten oder Pflegebedarf im Frühstadium. Das Ausmaß der Ausbreitung und die Dauer von unerwünschten Zuständen sollen verringert werden. Um Frühstadien zu identifizieren werden geeignete *Screening-Instrumente* und *Assessments* eingesetzt. Die frühzeitige Behandlung der Beeinträchtigung wird angestrebt. Die **pflegerischen Prophylaxen** zur Vermeidung von Dekubitus, Kontraktur, Obstipation, Pneumonie, Thrombose und Soor- und Parotitis können im Regelfall der Sekundärprävention zugeordnet werden.

> **Prophylaktische Pflegemaßnahmen werden meist zur Vorbeugung einer Folgeerkrankung bzw. Folgebeeinträchtigung erbracht.**

Beispiel
Pflegerische Maßnahmen, die diesem Bereich zugeordnet werden können sind z. B. bei bewegungsbeeinträchtigten Menschen das Erkennen von Mobilitätsbarrieren in der häuslichen Umgebung (z. B. Stolperfallen), bei falscher Medikamenteneinnahme Schulung und Information von Betroffen oder die Beratung von belasteten pflegenden Angehörigen zur Erleichterung der Situation. Klassische **medizinische Maßnahmen** der Sekundärprävention sind Krebsvorsorgeuntersuchungen oder zur Diagnostik einer Herz-Kreislauf-Erkrankung das Belastungs-EKG.

Tertiärprävention kann mit der Strategie der Rehabilitation gleichgesetzt werden. Diese hat, wie bereits erwähnt, die Zurückgewinnung von Gesundheit und/oder die Ermöglichung selbstständiger Lebensführung zum Ziel (Verlauf).

Beispiel
Präventive pflegerische Maßnahmen reichen vom Alltagstraining zur Wiedereingliederung bei psychiatrisch Erkrankten bis zum Schlucktraining bei Personen mit Kau- und Schluckstörungen oder dem Anziehtraining bei eingeschränkter Mobilität.

Verhaltens- und Verhältnisprävention

> **Verhaltensprävention setzt am Individuum an, Verhältnisprävention an der Umwelt.**

Verhaltensprävention bedeutet die Vermeidung von Beeinträchtigungen und Erkrankungen durch eine **Verhaltensänderung** der Betroffenen hinsichtlich des Risikofaktors.
Durch **Gesundheitsaufklärung** in Form von Information und Beratung soll Wissen über Risikofaktoren hergestellt werden, das dann zu einer Veränderung des gefährdenden Verhaltens

Alle anderen Dinge müssen; der Mensch ist das Wesen, welches will.
Friedrich von Schiller

führt. Eine der wenigen sehr erfolgreichen, auf Verhaltensänderung abzielenden Präventionsprogramme war die »Safer Sex«-Kampagne zur Vorbeugung von AIDS. Im Regelfall gelingt eine Verhaltensänderung durch allgemeine Kampagnen nur bei einem Bruchteil der Bevölkerung. Die Gesundheitswissenschaft schlägt heute daher die Hinwendung zu personenbezogener Gesundheitsberatung und zur Verhältnisprävention vor (vgl. Waller 1995, S. 162).

Verhaltensweisen, die als **Risikoverhalten** gelten, sind u. a. (vgl. Waller 1995, S. 55):

- Rauchen,
- Alkoholmissbrauch,
- Fehl- und Überernährung,
- Bewegungsmangel,
- Stress,
- Drogenmissbrauch.

Mit den Menschen ist es wie mit Autos: Laster sind schwer zu bremsen.
Heinz Erhardt

Unter **Verhältnisprävention** wird die Vorbeugung von Beeinträchtigungen durch die »gesunde« **Gestaltung der Umwelt** verstanden. Diese Strategie geht auf Pioniere der Sozialhygiene, wie **Pettenkofer und Virchow**, zurück. Das Präventionsprogramm von Pettenkofer im 19. Jahrhundert sah z. B. eine Überwachung der Nahrungsmittel, des Trinkwassers und der Luft vor. Für die Krankenpflege muss hier **Florence Nightingale** erwähnt werden, die Gesundheitsberatung zu Hygiene, gesunder Ernährung, gesunden Wohnverhältnissen als eine der Hauptaufgaben der Pflegenden ansah (▶ auch Kap. 1). Sie demonstrierte im Krimkrieg (1854) eindrucksvoll, durch Ordnung und Sauberkeit, gesunde Ernährung sowie ausreichende Zuteilung von Wäsche, welchen Einfluss die Umgebung auf die Genesung hat. Denn bis zu ihrem Eintreffen überstieg die Anzahl der verstorbenen Soldaten in den Lazaretten die Anzahl der auf dem Schlachtfeld gefallenen.

9.1.4 Gesundheitsförderung

Der Gedanke der Gesundheitsförderung, wie er heute in den Gesundheitswissenschaften diskutiert wird, wurde von der Weltgesundheitsorganisation (1986) und dem israelischen Medizinsoziologen **Aaron Antonovsky** (1979) geprägt. Antonovsky führte 1970 eine Studie mit israelischen Frauen zur Anpassung an das Klimakterium durch. Seine Aufmerksamkeit fiel dabei auch auf Frauen, die im Konzentrationslager waren, insbesondere auf diejenigen Frauen, die trotz dieser Vergangenheit über eine gute psychische Gesundheit verfügten. Er stellte die Frage: Wie können Menschen solche Torturen überleben und trotzdem gesund bleiben?

Die Frage: »Was erhält den Menschen gesund?« steht von diesem Zeitpunkt an im Mittelpunkt von Antonovskys Forschungsinteresse. (▶ Kap. 1; vgl. Antonovsky, 1979). Der Begriff der **Salutogenese** wird hierfür, in Anlehnung an die bis zu diesem Zeitpunkt dominierende Fragestellung der **Pathogenese** – der Entstehung von Krankheit – von ihm geprägt.

Erst im 19. Jahrhundert erfolgte die Konzentration der Medizin auf naturwissenschaftliche Grundlagen. Die »**Gesundheitspflege**«, die traditionell Aufgabe der Gesundheitsberufe war, wurde dadurch vernachlässigt. Galen, ein berühmter Arzt der griechischen Antike, der bis ins 19. Jahrhundert als führend betrachtet wurde, wird wie folgt zitiert:

Die Kunst des Ausruhens ist ein Teil der Kunst des Arbeitens.
John Steinbeck

>> »Da nun Gesundheit der Zeit wie auch dem Wert nach vor der Krankheit steht, müssen wir Ärzte zuerst darauf schauen, wie man die Gesundheit bewahrt« (Galen zit. nach Schipperges in Waller 1995, S. 150; ▶ Schülerseite).

In gesunden und kranken Tagen Sorge zu tragen für die Diätetik (griech.) – eine gesunde Lebensordnung, Lebensweise – war daher eine der wesentlichen Aufgaben des Arztes.

WHO-Definition: Gesundheitsförderung

Wie diese gesunde Lebensordnung heute gestaltet werden kann und welche Voraussetzungen für diese vorhanden sein sollten, formuliert die Weltgesundheitsorganisation in der Ottawa-Charta.

» »Gesundheitsförderung zielt auf einen Prozess, allen Menschen ein höheres Maß an Selbstbestimmung über ihre Gesundheit zu ermöglichen und sie damit zur Stärkung ihrer Gesundheit zu befähigen. Um ein umfassendes körperliches, seelisches und soziales Wohlbefinden zu erlangen, ist es notwendig, dass sowohl Einzelne als auch Gruppen ihre Bedürfnisse befriedigen, ihre Wünsche und Hoffnungen wahrnehmen und verwirklichen, sowie ihre Umwelt meistern bzw. sie verändern können. In diesem Sinne ist die Gesundheit als ein wesentlicher Bestandteil des alltäglichen Lebens zu verstehen und nicht als vorrangiges Lebensziel.« (WHO: Ottawa Charta 1986, S. 2; ▶ Schülerseite)

Ein rollender Ball setzt kein Moos an.
Reinhold Beckmann

Eine zentrale Aussage der Definition ist, dass Gesundheit **ein wesentlicher Bestandteil** des alltäglichen Lebens ist. Gesundheitsförderung als Prozess, der Gesundsein ermöglicht, ist daher ein in das tägliche Leben integriertes bewusstes gesundheitserhaltendes Handeln.

Ziel von professionellem gesundheitsförderlichem Handeln ist die Gestaltung einer der Gesundheit dienenden Lebenswelt. Dies beinhaltet die Bereitstellung gesunder Ressourcen, z. B. Luft, Wasser, Nahrung, Arbeitsplätze, ebenso wie die Vermittlung von Kompetenzen zur gesundheitsbewussten Lebensgestaltung. Brieskorn-Zinke (2003) versteht unter **gesundheitsförderlicher Kompetenz** die Fähigkeit von Menschen

» »erworbene Fertigkeiten, soziale Regeln und Wissensbestände so sach- und situationsgerecht einzusetzen, dass […] gesundheitsbezogene Ziele selbst verfolgt werden können.« (Brieskorn-Zinke 2003, S. 69).

Gesundheitsförderung ist auf die Erhaltung von Gesundheit gerichtet. Dies bedeutet auch die Förderung und Entfaltung von gesunden Aspekten kranker Personen. So können z. B. kranke Menschen durch die bewusste Auseinandersetzung mit ihrer Lebenssituation gesundheitsfördernde Potenziale aktivieren. Für Pflegende bedeutet dies als Aufgabe, Menschen bei der Entwicklung dieser Fähigkeiten zu unterstützen.

Handlungsqualifikationen und Handlungsstrategien

Als Grundlagen zur Gestaltung gesundheitsförderlicher Lebenswelten benennt die WHO Handlungsqualifikationen und Handlungsstrategien. In der Ottawa-Charta der WHO werden nachfolgende **Handlungsqualifikationen** formuliert:

- **Interessen vertreten** (Advocacy): Durch aktives anwaltliches Eintreten sollen insbesondere von professionell Handelnden die Umwelt- und Verhältnisfaktoren – politische, ökonomische, soziale, kulturelle, biologische – der Gesundheit zuträglich gestaltet werden. Das Ziel ist, Lebensbedingungen zu schaffen, die der Gesundheit und dem Erlangen gesunder Lebensstile förderlich sind (vgl. WHO 1998, S. 6).
- **Befähigen und ermöglichen** (Enabling): Menschen und Gruppen sollen unterstützt und befähigt werden, selbstbestimmt im Sinne ihrer Gesundheit zu handeln. Damit das größtmögliche Gesundheitspotenzial verwirklicht werden kann, sind eine unterstützende Umwelt, Information und praktische Fähigkeiten notwendig (vgl. WHO 1998, S. 19).
- **Vermitteln und vernetzen** (Mediation): Für eine effektive Gesundheitsförderung ist eine breite Kooperation über den Gesundheitssektor hinaus notwendig. Für interdisziplinäre Zusammenarbeit muss in der Gesundheitsförderung gesorgt werden (WHO 1998, S. 25).

Zur Umsetzung der Handlungsqualifikationen werden in der Ottawa Charta folgende **Handlungsstrategien** benannt (vgl. WHO 1998, S. 6 ff, Waller 1995, S. 141 f):
- **Persönliche Kompetenzen und Fähigkeiten entwickeln:** z. B. Wissensvermittlung zum Aufbau von Fähigkeiten im Umgang mit Beeinträchtigungen und Erkrankung, Unterstützung bei der Erlernung von Prozessen der Entscheidungsfindung, Bewältigung von Anpassungsprozessen bei Beeinträchtigung unterstützen.
- **Gesundheitsbezogene Gemeinschaftsaktionen unterstützen:** z. B. eine Nachbarschaftshilfe für pflegende Angehörige initiieren, Unterstützung einer Seniorenwandergruppe, Sport in Mittagspause.
- **Gesundheitsförderliche Lebenswelten schaffen:** z. B. »gesundes Essen in der Kantine«, Ruheraum am Arbeitsplatz, flexible Arbeitszeiten, Fähigkeitserhaltung im Altenheim durch Einbeziehen in alltägliche Aufgaben.
- **Gesundheitsfördernde Gesamtpolitik schaffen:** z. B. Gesundheitsförderung in allen Bereichen der Politik berücksichtigen, sich im Berufsverband aktiv engagieren.
- **Gesundheitsdienste neu orientieren:** z. B. Ressourcenorientierung statt Defizitorientierung, adäquate Bezahlung von Information, Beratung und Anleitung, *Casemanagement*.

Die Ottawa Charta verdeutlicht, dass Gesundheitsförderung ein komplexer Prozess ist, der individuelle, soziale und politische Faktoren beinhaltet. Neben der personalen Ebene sollen in diesem Prozess auch die sozialen, ökonomischen und kulturellen Umweltbedingen der Gesundheit zuträglich gestaltet werden (vgl. Fröschl 2000, S. 25).

Gesundheitsressourcen erhalten und fördern

Die Handlungsqualifikationen und -strategien dienen der Erhaltung und Förderung von Gesundheitsressourcen. Im **individuellen** Sinn werden unter Ressourcen **Stärken und Potenziale einer Person** verstanden. **Im gesellschaftlichen und politischen** Bereich eher die Unterstützungsfaktoren aus **der engeren und weiteren Umwelt**.

> Die WHO benennt z. B. Frieden, soziale Gerechtigkeit, Bildungsmöglichkeiten oder die Möglichkeit zur Ausführung einer sinnvollen Aufgabe als Ressourcen für Gesundheit.

In dieser Aufzählung wird der Schwerpunkt auf gesellschaftliche und politische Faktoren gelegt. Schätzungen der amerikanischen Gesundheitsbehörde zu Folge, hat die soziale Umwelt und die Lebensweise den höchsten Einfluss auf die Sterblichkeit und damit die Gesundheit (vgl. Fröschl 2000, S. 30).

Reich ist, wer keine Schulden hat, glücklich, wer ohne Krankheit lebt.
Mongolisches Sprichwort

Personale Ressourcen

Die personalen Ressourcen **beziehen sich auf Körper, Geist und Seele** eines Individuums. Nach Hurrelmann lassen sich diese in Handlungskapazität und Persönlichkeitsmerkmale gliedern (vgl. Fröschl 2000, S. 30).
- **Handlungskapazität** bezeichnet die Fähigkeit »als richtig Erkanntes« in eine Gesundheitshandlung umzusetzen.
- **Persönlichkeitsmerkmale**, die als Ressourcen bezeichnet werden, sind:
  - körperliche Fähigkeiten,
  - Immunkompetenz,
  - Körperbewusstsein,
  - sinnliche Wahrnehmung,
  - *Aufmerksamkeitsorientierung*,
  - Selbstwertschätzung,

- Liebesfähigkeit,
- Kontakt- und Kommunikationsfähigkeit,
- *Kontrollüberzeugung*,
- emotionale und kognitive Fähigkeiten,
- geistige Kräfte,
- Sinn im Leben sehen,
- Selbstvertrauen,
- Optimismus,
- Lust und Freude am Leben.

Ökosoziale Ressourcen

Die wichtigsten ökosozialen Ressourcen fasst Fröschl folgendermaßen zusammen (Fröschl 2000, S. 34):

- soziales Unterstützungsnetzwerk,
- Bildung,
- Wohnung,
- Arbeit und günstige Arbeitsplatzbedingungen,
- gesundheitsrelevante Angebote und Dienstleistungen,
- sichere demokratische und rechtsstaatliche Rahmenbedingungen,
- gesunde Umwelt.

So kann z. B. das **soziale Netzwerk** Unterstützung auf mehreren Ebenen bieten. Auf der emotionalen Ebene in Form von Wertschätzung und Akzeptanz, auf der instrumentellen durch finanzielle und praktische Hilfen oder durch die Bereitstellung von Informationen. Auch Einschätzungsunterstützung wird vom sozialen Netzwerk geleistet, indem Bewertungs- und Lösungshilfen angeboten werden.

9.1.5 Methoden der Gesundheitsförderung und Prävention

Informieren, beraten, schulen – Patientenedukation

Gesundheitsförderung und Prävention sind Strategien, deren Ziel die Verbesserung und Erhaltung von Gesundheit ist.

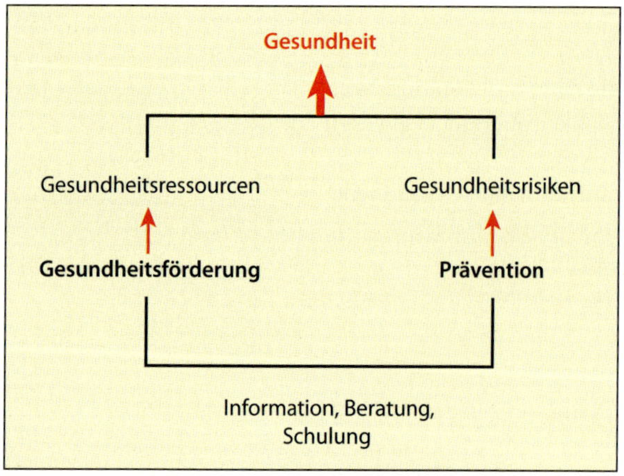

Gesundheitsförderliche Maßnahmen zielen auf die Förderung und Erhaltung von **Gesundheitsressourcen**.

> Die handlungsleitende Frage für gesundheitsförderliche pflegerische Maßnahmen lautet: Wie kann Gesundheit, Wohlbefinden und Lebensqualität erhalten werden?

Präventive Maßnahmen sind auf die Reduzierung und Vermeidung von **Gesundheitsrisiken** und damit von Krankheit und Pflegebedürftigkeit gerichtet (Abb. 9.4).

> Die handlungsleitende Frage für präventive pflegerische Maßnahmen lautet: Wie kann einer Beeinträchtigung/Erkrankung vorgebeugt oder diese abgemildert werden?

Beide Strategien nutzen zur Zielerreichung die Methoden Information, Beratung und Schulung (▶ Kap. 9.2).

Abb. 9.4. Gesundheitsförderung und Prävention: Strategien und Methoden. (Nach Waller 1995, S. 136)

Fähigkeiten und Kräfte entdecken – Empowerment

Präventives und gesundheitsförderliches Handeln setzen immer **Partizipation** (Teilhabe) voraus. Handlungsleitend sind die Gedanken der **Eigenverantwortlichkeit**, **Selbstbestimmung** und **Selbstorganisation**. Präventives und gesundheitsförderliches Handeln ist auf die Beteiligung der Betroffenen angewiesen. Nur wenn die Betroffenen aktiv am Geschehen mitwirken, kann Prävention und Gesundheitsförderung wirksam werden. Ein Ansatz der diese Perspektive in den Mittelpunkt rückt, ist *Empowerment*. Professionelles Empowerment zielt auf die Förderung und Erweiterung der Selbstgestaltungskräfte. Menschen sollen ermutigt werden,

> »ihre eigenen Fähigkeiten und Kräfte zu entdecken und auf diese Weise in die Lage versetzt werden, ihre Lebenswelt eigenständig und eigenverantwortlich mitzugestalten sowie Ressourcen produktiv zur Bewältigung belastender Lebensumstände einsetzen zu können« (Lenz 2002, S. 15).

Handeln im Sinne des Empowermentansatzes ist geprägt von **Partnerschaftlichkeit** und **Kooperation**. Aufgabe der Experten ist es, den Weg zu bereiten. Empowerment bedeutet häufig auch, dass ein Prozess des **Suchens und Entdeckens** angestoßen wird und Lösungen dadurch nicht sofort sichtbar sind. Auch wenn diese Prozesse mühsam erscheinen, fördern sie häufig einen kreativen Prozess der alltagsnahe Wege ebnet und damit die Integration gesundheitsförderlicher und präventiver Verhaltensweisen in die eigene Lebensweise und Lebenssituation ermöglicht (vgl. Lenz 2002, S. 13 ff).

9.2 Patienten-/Familienedukation – informieren, schulen, beraten

Angelika Abt-Zegelin

Das Wort »Edukation« kommt aus dem Lateinischen und steht für »Erziehung«. Der Begriff »Erziehung« entwickelte sich aus dem althochdeutschen Begriff »irziohan« und steht für »zu etwas anleiten«, »jemandes Geist und Charakter bilden und seine Entwicklung fördern«. In der englischen Sprache hat der Begriff Edukation eine weit gefasste Bedeutung. Für den im Deutschen üblichen Begriff der **Bildung** gibt es kein englischsprachiges Pendant.

Der Begriff **Patientenedukation** ist international gebräuchlich und in vielen Ländern der Welt seit langem als pflegerisches Arbeitsfeld etabliert. Unter »Patientenedukation« versteht man **pflegebezogene Aktivitäten** der Information, Schulung und Beratung, die sich im Ansatz unterscheiden lassen:
- **Information:** gezielte Mitteilung, Bereitstellung verschiedener Medien, Vermittlung relevanter Adressen in einem offenen Angebot, Recherchehilfen,
- **Schulung:** zielorientiertes, strukturiertes und geplantes Vermitteln von Wissen/Fertigkeiten, ähnliche Begriffe: Anleitung, Instruktion, Unterweisung, Lehren (Teaching),
- **Beratung:** ergebnisoffener, dialogischer Prozess, in dem eine individuelle und bedürfnisgerechte Problemlösung vorbereitet wird.

In einer konkreten Patientensituation verschränken sich diese Anteile möglicherweise: ein Stomaträger, der eine Schulung zur Beutelversorgung oder Irrigation erfährt, wird auch beratende Gespräche und Informationsmaterial benötigen.

> Deine Hilfe wird wirklich gebraucht, aber die Leute greifen dich vielleicht an, wenn du ihnen hilfst, hilf ihnen trotzdem.
> *Mutter Theresa*

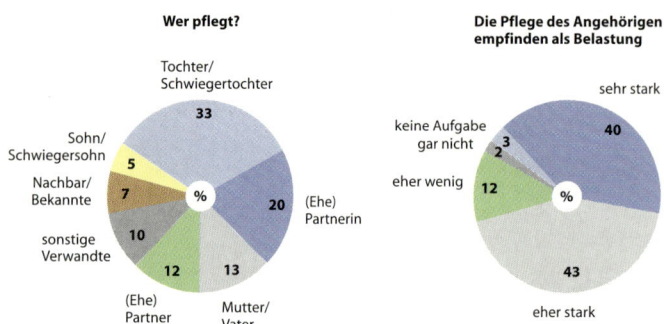

Abb. 9.5. Die Pflege in der Familie (Laienpflege) erfolgt größtenteils von Frauen (Quelle: DIW = Deutsches Institut für Wirtschaftsforschung Schneekloth/Müller: TZ-München, 22.03.2001)

Die Angebote der Edukation richten sich in erster Linie an **Patienten**, und falls Pflege bzw. Unterstützung des Kranken erforderlich sind oder werden, auch an deren **Bezugspersonen** (Angehörige, Lebenspartner, Eltern), sog. **Familienedukation**. Der größte Anteil der Pflege zu Hause, sog. **Angehörigenpflege** wird immer noch von Frauen erbracht (Abb. 9.5). Pflegen sie ihre Angehörigen über einen längeren Zeitraum, entwickeln sie sich häufig zu Spezialisten bei der Betreuung ihrer pflegebedürftigen Angehörigen. Sie kennen den Pflegebedürftigen am besten und wissen um dessen Bedürfnisse, Wünsche, Kenntnisse und Fähigkeiten.

> **Insidertipp**
> Das Wissen von pflegenden Angehörigen sollte von beruflich Pflegenden einbezogen und genutzt werden.

Der Hauptfokus der pflegebezogenen Patientenedukation ist die **individuelle Begleitung** im Pflegeprozess, daneben gibt es auch Programme zur Schulung von **Kleingruppen**.

> Ziel ist es, Patienten und deren Familien zum Selbstmanagement, d. h. zur Selbstständigkeit und größtmöglichen Unabhängigkeit zu befähigen. Die Aktivitäten zielen darauf ab, die Betroffenen in die Lage zu versetzen, ihre Situation unabhängig von »Profis« zu bewältigen.

9.2.1 Entwicklung und Ausrichtung pflegebezogener Edukation

In einigen Feldern ist Patientenedukation seit längerem bekannt: Oft wurden Programme anfangs von Pharmafirmen, z. T. in Zusammenarbeit mit Berufsgruppen aus dem Gesundheitswesen, entwickelt: Diabetikerschulungen, Stoma-Patientenberatung, Rheuma-Kurse, Informationen bei Epilepsie, bei Atemwegskrankheiten oder zur Minderung der Nebenwirkungen von Chemotherapeutika bei Krebskrankheiten.

Insgesamt ist festzustellen, dass es durchaus zahlreiche Angebote gibt, häufig mit kommerziellem Interesse. Der Markt ist für Betroffene kaum überschaubar. Für viele Menschen ist der Zugang oft schwierig, die Angebote sind zum Teil unseriös und es gibt Lücken.

Das Spektrum von Themen für Edukation ist jedoch weit größer, als es im Interesse der Firmen liegt. Heute gibt es immer mehr beruflich **Pflegende, die Patientenedukationsprogramme gestalten** und diese auch Betroffenen vermitteln. Allerdings fehlen noch Programme: seien es Herzinfarkt-Patienten, Schlaganfall-Betroffene, Schuppenflechte- oder Glaukom-Kranke, Menschen mit Venenleiden, nach urologischen oder thoraxchirurgischen Operationen, Menschen mit Hernien, mit Körperbildstörungen, Darmentzündungen und vielem mehr.

> **Insidertipp**
> Für die meisten der in diesem Buch vorgestellten Themen, für fast alle Pflegediagnosen »lohnen« sich Überlegungen zur Patienten- bzw. Familienedukation.

Die **Notwendigkeit** von Patientenedukation gründet sich mehrere Faktoren:
- In vielen Pflegetheorien ist die Verselbstständigung der Kranken ein Kernkonzept; eine sehr gute Pflege strebt die Unabhängigkeit von professionellen Helfern an.
- Die »Ergrauung« unserer Gesellschaft bedeutet ein langes Leben mit mehreren dauerhaften Einschränkungen/Krankheiten, die Verläufe sind deshalb häufig eher chronisch. Jede langfristige Einschränkung/Krankheit bedeutet auch Veränderung, Umlernen – die Betroffenen müssen neue Verhaltensweisen in ihren Alltag integrieren.
- Betroffene möchten heute aktiver sein und informiert Entscheidungen treffen.
- Viele Behandlungsmethoden sind aufwändiger als früher und erfordern oft jahrelange Befolgung verschiedener Prozeduren, die von Kranken gelernt und beherrscht werden müssen.
- Politik und Kostenträger fordern mehr Eigenverantwortung der Patienten.
- Verkürzte Klinikzeiten werden den Bedarf an Patientenedukation drastisch steigen lassen.

> Ein wesentliches Votum für Patientenedukation ist die Tatsache, dass dadurch Menschen wieder Kontrolle über ihre eigene Lebenssituation zurückgegeben werden kann.

Beruflich Pflegende begleiten Menschen durch Krankheiten, auch langfristig. Die Dichotomie (griech. Zweiteilung) zwischen gesund und krank existiert dabei oft nicht, da beispielsweise eine Krankheit oder ein Unfall den Zustand eines Menschen dauerhaft verändern kann, ohne dass er als krank eingestuft wird (z. B. nach Amputation oder bei Tetraplegie). Somit begleiten beruflich Pflegende Menschen auch in (neuen bzw. veränderten) Lebenssituationen, bis sie selber in der Lage sind, diese zu bewältigen. Der Ansatz der Salutogenese von Antonovsky (▶ Kap. 1.2.3, 9.1.4 u. 9.3.2) ist deshalb auch ein tragfähiger Ansatz für die Patientenedukation. Es geht darum, bei Betroffenen ein Kohärenzgefühl (lat. zusammenhängend) zu fördern (▶ Kap. 7). In diesem Zusammenhang dienen die Aktivitäten der Information, Schulung und Beratung dazu, das Befinden der Menschen in Richtung »Gesundheitspool« zu entwickeln.

Immer stand für uns im Mittelpunkt der Mensch, der Kranke wie der Gesunde.
Ruth Elster

Die Entwicklung einer gezielten Patienten-/Familienedukation scheint menschliche Anliegen und **Kosten/Nutzen-Aspekte** positiv zusammenzubringen. Angloamerikanische Studien (Bartlett 1995) zeigen, dass Patienten nach gezielter Anleitung selbstständiger sind, weniger Arztbesuche benötigen und weniger Komplikationen aufweisen – allerdings werden dabei nur leicht messbare Kriterien, wie Wiedereinweisungen oder Krankheitszeiten, beforscht (▶ Schülerseite Bd. 3, Kap. H3). Insgesamt sind pädagogische Unternehmungen jedoch nicht in einfachen Ursache-Wirkungs-Modellen nachzuweisen.

9.2.2 Edukation – eine Pflegeaufgabe

Ratsuchende wenden sich oft in einer eher **informellen** Art an die beruflich Pflegenden. In der öffentlichen Meinung konzentriert sich das Informationsmonopol immer noch auf den Arzt. Der Begriff »Pflegeberatung« ist im Rahmen der Pflegeversicherung (leider) zu einer Aufgabe von (kommunalen) Pflegebüros geworden. Hier wird über rechtliche Aspekte und Leistungsansprüche informiert, i. d. R. durch Sozialarbeiter – ebenso agiert auch die Verbraucherberatung in diesem Feld.

In **integrierten Versorgungskonzepten** ist Patientenedukation stets ein wichtiger Bestandteil: Disease-Management-Programme oder klinische Versorgungspfade (Clinical Pathways) enthalten immer Module der Patientenedukation.

> **Insidertipp**
>
> Exklusiv bleibt der Pflege der große Bereich der Begleitung und Edukation »von Anfang an«, nämlich noch in der Phase der Erstversorgung, etwa vor Beginn einer häuslichen Pflegesituation. Beruflich Pflegende sollten diesen wichtigen Bereich noch ausdrücklicher als bisher besetzen. Patienten-/Familienedukation gehört zum normalen Bestandteil des Pflegeprozesses, aber er muss auch als solcher benannt werden.

Das Dasein ist köstlich, man muss nur den Mut haben, sein eigenes Leben zu führen.
Peter Rosegger

Im Alltag in Kliniken, Altenheimen und in der häuslichen Pflege ist keine andere Gruppe als die der Pflegeberufe zuständig und geeignet, um Patienten und Angehörige zur »**Selbstversorgung**« bzw. im Sinne von »**Hilfe zur Selbsthilfe**« anzuleiten. Es geht i. d. R. ja um die Tätigkeiten und Verhaltensweisen, die beruflich Pflegende bei den Patienten unterstützen bzw. vornehmen. Die **Beziehung** zwischen Pflegenden und Patienten ist dabei eine wichtige Ressource. Pflegende kennen die Personen und die Umstände, sie sprechen die Sprache der Betroffenen und sind als Berufsgruppe im Krankenhaus stets präsent (▶ Kap. 7).

> **Insidertipp**
>
> Für den Einsatz von Patientenedukation ist es wichtig, geeignete **Momente des Dialogs** zu erkennen, da Patienten nicht standardisiert zu jeder Zeit zugänglich für Informationen und Schulungen sind. Ein Kranker, der an Beschwerden leidet, kann sich nicht immer konzentrieren und will häufig vor allem anfangs lieber passiv »umsorgt« werden.

Ein häufiges Vorurteil, dass **Patienten** »nichts wissen wollen«, rührt wohl daher, dass Zeitpunkt und Gelegenheit nicht günstig für ein Gespräch waren – viele **Fragen** tauchen bei den Betroffenen auch erst später auf. Machtverhältnisse während der Arztvisite etwa führen dazu, dass Patienten kaum Fragen stellen. Hier wirken beruflich Pflegende auch oft als Vermittler.

Patienten stellen zuerst sich und dann anderen Fragen, z. B.:
- Wie manage ich den Transfer in die Badewanne?
- Wie verabreiche ich Sondenkost?
- Wie komme ich mit meiner Angst vor Krebsnachsorgeuntersuchungen zurecht?
- Wie verbinde ich oder wer verbindet mein offenes Bein?
- Wie schaffe ich die Pflege meines dementen Ehepartners?
- Wie soll es nach dem Klinikaufenthalt weitergehen?

Im Alltag ergibt sich eine Fülle von Ansätzen für Information, Schulung und Beratung, die oft nicht von beruflich Pflegenden als Patientenedukation eingestuft werden. Somit geschieht Patientenedukation häufig »**nebenbei**« und eher zufällig. Zudem beklagen immer noch pflegende Angehörige, dass sie stets bei Pflegemaßnahmen »aus dem Krankenzimmer geschickt« werden, obwohl sie später selbst die Pflege vornehmen sollen. Es ist an der Zeit, dass beruflich Pflegende **Angehörige als Partner** sehen und das Feld Patientenedukation ausdrücklich entwickeln.

Notwendige Kenntnisse und Voraussetzungen

Die Patientenedukation ist ein besonderer Bereich pflegerischer Kommunikation. In früheren Jahrzehnten wurden kommunikative Fähigkeiten bei beruflich Pflegenden kaum ausgebildet, sie wurden einfach als persönliche Qualifikation vorausgesetzt. Für Nachfragen der Patienten war immer der Arzt zuständig. Aus diesem Grund fühlen sich manche Pflegepersonen unsicher und benötigen Hilfen zur Gesprächsführung, bzw. überhaupt zur psychosozialen Begleitung von Patienten und Angehörigen (▶ Bd. 2, Kap. K1).

Grundlegende Fähigkeiten zur Patientenedukation sind:
- **Sprachkompetenz**, d. h. sich klar und verständlich für andere auszudrücken,
- **Beratungskompetenz**, d. h. ein zugewandtes und einfühlsames Verhalten, das dem Betroffenen hilft, seinen »eigenen Weg« zu finden, ohne ihm einen »Rat aufzudrücken« – dies bedarf des Zuhörenkönnens, um den anderen überhaupt zu verstehen,
- pflegefachliches Wissen und praktischen Können.

Pädagogische Kenntnisse aus der Arbeit von Mentoren oder Praxisanleitern zur Anleitung von Pflegeschülern oder neuen Mitarbeitern können hilfreich sein, auch Fähigkeiten des Motivierens und des Mutmachens sind wichtig.

Damit Patienten-/Familienedukation etabliert werden und greifen kann, sollten Maßnahmen der Edukation in gleicher und guter **Qualität** angeboten werden, Anleitungssituationen müssen besser strukturiert und pädagogische Momente genutzt werden.

 Patientenedukation wird beschrieben und ausgewertet, dokumentiert und kommuniziert.

Auch Schmeicheln ist eine Kunst.
Deutsches Sprichwort

Patientenedukation ist anspruchsvoll

Eine pflegebezogene Information, Schulung und Beratung setzt ganz überwiegend auf einen **individuellen Adressaten**, wobei der Patient seinen Alltag trotz Krankheit »managen« können soll. Dieses Ziel geht über eine einfache »Kontrolle von Symptomen« hinaus.

Wenn irgend möglich, sollte **eine bestimmte Pflegeperson** den Patienten kontinuierlich durch den Lernprozess begleiten, evtl. auch mit dem Abschluss eines »Vertrages«, in dem Auftrag, Erwartungen und Ziele geklärt werden.

Für das **Gelingen** entsprechender Interventionen sind viele Aspekte **mit Sicht auf den Patienten** wichtig: Zeitpunkt, Vorwissen, manuelle/kognitive Möglichkeiten, Krankheitsverarbeitung und -erfahrung, seelische Verfassung/Motivation, Umfeldbedingungen, Lernstile und -interessen u. a. m. müssen beachtet werden. Des Weiteren sind **unterschiedliche Lernbereiche** zu berücksichtigen (Tabelle 9.2).

Schulungen folgen **definierten Prozessschritten**, in denen Bedarf und Bereitschaft eingeschätzt, die Aktivitäten geplant, vorgenommen und dokumentiert werden. Dabei können die Lernziele bei verschiedenen Patienten, trotz gleicher Krankheit, unterschiedlich sein. Zum Schluss werden die **Ergebnisse ausgewertet**. Im englischsprachigen Raum sind Fragebögen oder Multiple-Choice-Tests, die das Wissen der Patienten zu ihrer Erkrankung erheben, üblich; vor und nach Aktivitäten der Patientenedukation wird so der Kenntnisstand festgestellt.

Immer ist es besonders wichtig, die **psychische Lage des Betroffenen** zu berücksichtigen. Ohne die Beachtung der Befindlichkeit sind Erfolge der Lehr- und Lernaktivitäten fraglich.

Tabelle 9.2. Zu berücksichtigende Lernbereiche im Rahmen von Patientenedukation

Lernbereiche	Beispiele
Einstellungen und Gefühle	beim Betrachten der Wunde nach einer Mastektomie, oder Erhöhung der Opiatdosis bei stärkeren Schmerzen
kognitive Inhalte	Berechnung von Broteinheiten bei Diabetes
praktische Fähigkeiten (psychomotorisch)	Gehen mit Gehstock, oder Gabe von Sondenkost

Angst ist stets ein schlechter Ratgeber. Ein **förderliches Klima** (mit vielen Beispielen und Übungsmöglichkeiten) sollte bei Schulungsmaßnahmen geschaffen werden. Kenntnisse aus der Lernpsychologie und der Erwachsenenpädagogik sind nützlich: verschiedene Sinne sollten angesprochen werden, an Vertrautes angeknüpft, Gelerntes durch Wiederholung gefestigt, Nachfragen ermöglicht, Fortschritte gelobt werden. Auch die **Tiefe neuer Kenntnisse** ist unterschiedlich, sie geht aus von Faktenwissen über Prinzipien bis hin zur Anwendungsorientierung.

Den anspruchvollsten Bereich stellt **optionales Wissen** dar, d. h. den Betroffenen eröffnen sich Wahlmöglichkeiten, sie verhalten sich adäquat bei Komplikationen, können auch unter veränderten Bedingungen eine für sie günstige Wahl treffen. Dieses optionale Wissen ist besonders wichtig bei langfristigen gesundheitlichen Änderungen, denn:

> Je enger und strenger Auflagen für die Betroffenen sind, desto eher besteht die Gefahr des »Ausscherens« aus Therapiekonzepten.

Die hohe Anzahl »**therapieuntreuer**« Patienten hängt zusammen mit einem veralteten Verständnis von »Compliance« (Befolgung ärztlicher Vorschriften). Statt einem engen Compliancebegriff ist weitgehende Autonomie der Betroffenen anzustreben (▶ Bd. 2, Kap. C1).

9.2.3 Möglichkeiten der Patienten-/Familienedukation

Bestehendes Patienten-Informationsmaterial prüfen und nutzen

Aus dem Wort wird die Tat, aus der Tat das Wort.
Deutsches Sprichwort

Eine einfache Verbesserung der Patientenedukation erreicht man durch Bereitlegen von (oft kostenlosem) Informationsmaterial. Sowohl Kranken- und Pflegekassen, die Industrie, Selbsthilfegruppen, Verbände und andere Institutionen, z. B. die Krebshilfe oder die Bundeszentrale für gesundheitliche Aufklärung, geben geeignete **Broschüren** heraus. Die **Eignung** kann im Arbeitsteam, zusammen mit Ärzten, Physiotherapeuten und anderen Berufsgruppen geprüft werden – dazu sollten vorab Kriterien entwickelt werden (◘ Abb. 9.6).

Neben Broschüren sind bei manchen Krankheiten komplette **Schulungskonzepte** mit Folienprogrammen, CD-ROMs, Auswertungshinweisen usw. kostenlos verfügbar. Die Konzepte müssen auf **Dominanz von Werbung** geprüft werden. Diese Programme wurden i. d. R. für Gruppenschulungen in Krankenhäusern, Arztpraxen oder Reha-Kliniken entwickelt.

Unter den Aspekten einer individuellen, an der Person orientierten Pflege und einer erwachsenenpädagogischen Ausrichtung lassen sich herkömmliche und vorwiegend **medizinorientierte Programme** und Materialien durchaus **verbessern**. Oft berücksichtigen die Ansätze die Alltagsgestaltung der Kranken zu wenig, manche sind schwer verständlich, sie folgen evtl. in der Einteilung dem Gang medizinischen Denkens in den Schritten Ätiologie, Epidemiologie, Symptomatik, Diagnostik usw. und konzentrieren sich nur auf körperliche Befunde. Andere wirken diskriminierend oder sind einfachen verhaltensorientierten Trainings verpflichtet, oft einhergehend mit einer Didaktik des »erhobenen Zeigefingers« mit zahlreichen Verboten.

Immer wieder ist zu fragen, welches Wissen relevant für die Betroffenen ist. Sie benötigen sicher nicht ein »verkleinertes Expertenwissen«. Patienten und Angehörige stellen oft andere Fragen, z. T. gänzlich außerhalb des Erfahrungsbereiches der beruflich Pflegenden (Freizeit- oder Urlaubsgestaltung, Auswirkungen auf Partnerschaften, sexuelle Beziehungen etc.).

Broschüren erstellen

In vielen Fällen ist kein geeignetes Informationsmaterial erhältlich, so dass Broschüren selbst entwickelt werden müssen. Möglicherweise ist auch Material zu differenzieren für Migranten, für hör- oder sehgeschädigte Patienten, für lernbehinderte Menschen und andere Gruppen.

9.2 · Patienten-/Familienedukation – informieren, schulen, beraten

Beurteilungsbogen: Epilepsie-Texte

Titel der Broschüre:

Autor (bzw. Herausgeber), Verlag, Jahrgang:

Beurteiler (Name):	

Der Text ist geeignet:	
Zum direkten Aushändigen an Betroffene	
Für Angehörige	
Für professionelle Multiplikatoren	

Zielsetzung der Broschüre:

Zielgruppe:	
Patienten	
Angehörige	
Ethnische Gruppen	
Kinder	
Sehbehinderte	

Aufbau:	
Druck kontrastreich	
Schrift ausreichend groß	
Layout übersichtlich	
Gliederung in übersichtliche Kapitel	
Graphiken, Illustrationen; Tabellen auf Thema bezogen und erklärt	

Sprache:	
Alltagssprache/leicht verständlich	
Fachbegriffe erklärt u. sparsam eingesetzt	
Einfacher Satzbau	

▼

Abb. 9.6. Beurteilungsaspekte für Patientenbroschüren, Auszug

◘ Abb. 9.6 (Fortsetzung)

Inhalt:	
Relevanz (Trifft den Informationsbedarf des Nutzers)	
Entspricht neuesten Erkenntnissen	
Behandelt alternative Sachverhalte	
Sachverhalte einfach erklärt	

Wissensstufen:	
Fakten	
Prinzipien	
Optionale Anwendungen	

Folgende Inhalte aus dem Text sollten Bestandteil des Edukationsprogrammes werden (Stichworte):

Verweise auf weitere Infoquellen:

Buchbesprechungen/Zusammenfassung beigefügt:

Produktwerbung:	Ja:	Nein:

Verfügbarkeit/Preis angemessen:

Bemerkungen: (unter Berücksichtigung der gestellten Ansprüche wie umfangreiches Wissen nach den Bedürfnissen der Betroffenen, weiterreichende Infos für Optionen, Vermittlung eines offenen, angstfreien, selbstbewussten u. alltagsbezogenen Umgangs mit Epilepsie, Berücksichtigung der Betroffenen u. Umfeldperspektive)

Durchgesehen und bewertet

am	von

Ein wichtiger Gesichtspunkt bei der Materialerstellung ist, den Text nicht mit Informationen zu überfrachten, sondern nur das **unmittelbar Wesentliche in einfacher Sprache** mitzuteilen und dafür **Begründungen** zu liefern. Zumeist benötigen Betroffene **handlungsleitendes Wissen**. Die Schrift muss groß und die Zeilenabstände ausreichend sein. Der Text soll gut gegliedert und logisch strukturiert sein, Abbildungen sollen auflockern. Die Urheber der Broschüre sollten erwähnt und die Arbeit datiert werden, nötig sind auch Hinweise zu weitergehenden Informationen.

Mikroschulungen

Mikroschulungen sind kleine Lehr- bzw. Lerneinheiten, die eine spezifische Fertigkeit oder Verhaltensweise schulen. Der Begriff »Mikro« zeigt an, dass es sich um kurze Aktivitäten handelt, maximale **Dauer sind 30 Minuten**, Adressaten sind **1 oder 2 Personen**.

Es geht um häufig zu **erlernende Fertigkeiten** von Patienten/Angehörigen, wie Subkutan-Injektionen, Blutdruckmessung, Blutzuckerkontrolle, Umgang mit Dosier-Aerosol, Anziehen vom Kompressionsstrümpfen usw. Etwa 30 pflegerelevante und häufige Themen eignen sich nach einer ersten Einschätzung für Mikroschulungen.

Die Schulungen sollen »vor Ort« im Pflegeprozess erfolgen. Damit die Schulungen von gleichbleibender Qualität sind, sollte die Schrittabfolge standardisiert und mit Texten unterlegt werden. Das nötige Wissen soll sich selbstverständlich auf einem neuzeitlichen Stand befinden. In »Materialkörben« kann Anschauungsmaterial bereitgehalten werden. Die Schulungen können wiederholt werden, alle Aktivitäten werden dokumentiert, eine **Evaluation** bzw. ein kleiner **Test** für die Patienten gehört immer dazu.

Patienten-Informationszentren

Hierunter werden **Biblio-** bzw. **Mediotheken** verstanden, in denen Ratsuchende sich zu Pflege- und Gesundheitsfragen informieren können. Ein breit gefächertes Angebot in verschiedenen Medien wird vorgehalten, außerdem besteht die Möglichkeit zu Internetrecherchen. Auf Anfrage erfolgt Hilfe bei der Sucharbeit. **Erste Zentren** unter pflegerischer Leitung wurden am Kreiskrankenhaus Lüdenscheid (Patienten-Informationszentrum) und in einer Seniorenwohnanlage in Lippstadt eingerichtet. Dieses Zentrum ist inzwischen in eine Rehabilitationsklinik umgezogen. Beide Zentren sind gut etabliert, das Angebot wird beständig erweitert und pro Tag informieren sich etwa 20–30 Ratsuchende.

Von den Einrichtungen gehen viele Impulse zur Entwicklung von Patientenedukation aus, beide betreiben intensive Öffentlichkeitsarbeit und bieten zusätzliche **Veranstaltungen** zu gesundheitsbezogenen Themen an. In der Lüdenscheider Klinik werden Entwicklungen in den verschiedenen Klinik-Fachbereichen gestützt. In Lippstadt ergibt sich eine gemeindenahe **Vernetzung**, z. B. durch Mitwirkung der niedergelassenen Ärzte. Denkbar ist auch eine **Schwerpunktsetzung**, je nach Spektrum der Ratsuchenden: so kann eine Fokussierung auf Krebskranke erfolgen, ein Allergie-Schwerpunkt ausgebaut, die Schwangerenberatung zentriert oder eine Demenz-Beratungsstelle eingerichtet werden.

Komplexe Anleitungen

Sie **enthalten** die 3 Elemente **Information, Schulung, Beratung** und bestehen aus umfangreichen Dossiers (franz. Aktenheft, -bündel) **zu speziellen Krankheiten** bzw. **Zustandsveränderungen**. Diese Anleitungen begleiten den Patienten beim Klinikaufenthalt in strukturierter Form. Für kehlkopfoperierte Menschen ist kürzlich ein umfangreiches Programm mit mehreren Mikroschulungen und Beratungsinhalten entwickelt und umgesetzt worden (Abb. 9.7). Spezielle Einschätzungs- und Lernbögen erfassen die jeweiligen Aktivitäten.

> Konsequent ist nur der, der sich selbst mit den Umständen wandelt.
> *Winston Churchill*

Abb. 9.7. Lernbogen »Trachealkanülenwechsel« nach einer Kehlkopfoperation

Checkliste Trachealkanülenwechsel

Ziel der Schulung: Erlernen der Fertigkeit des Trachealkanülenwechsels

Schritte	Material	Bilddarstellung
1. Hände reinigen	– Seife bzw. Desinfektionsmittel	
2. Saubere Kanüle vorbereiten	– Trachealkanüle – Kanülentrageband – Trachealkompressen – 0,9%ige NaCl-Lösung oder Xylocain-Gel	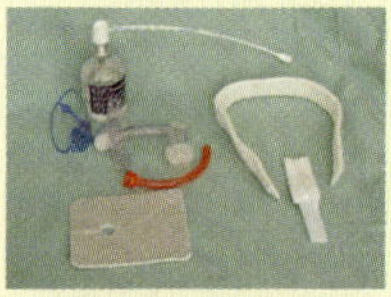
3. Bei vermehrten Sekretauswurf absaugen	– funktionsfähiges Absauggerät – Absaugkatheter – Abwurfbehälter	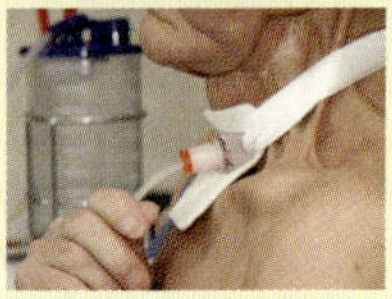
4. Kanülenband von der liegenden Kanüle lösen, Kanüle entfernen	– Abwurfbehälter	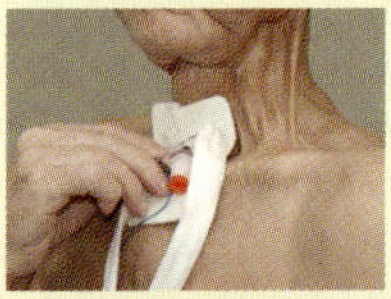
5. Stomarand reinigen und trocknen	– feuchtes, sauberes und fusselfreies Tuch oder Kompresse – trockenes, sauberes und fusselfreies Tuch oder Kompresse	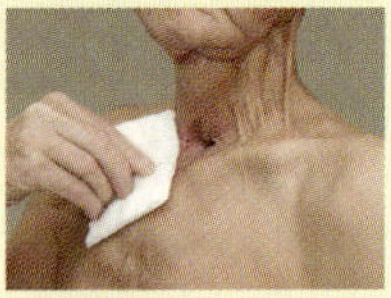
6. Tracheostoma inspizieren	– gute Lichtverhältnisse – Spiegel	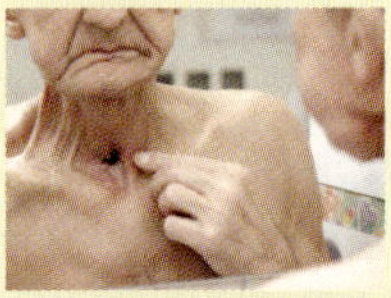
7. Bei Bedarf Fettsalbe im äußeren umliegenden Bereich des Tracheostomas auftragen	– pflegende Fettsalbe in der Tube	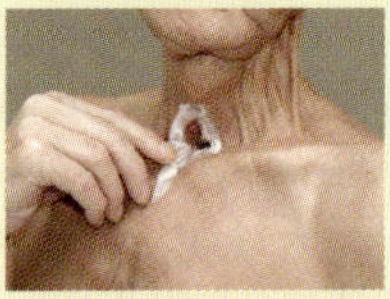
8. Kanüle einsetzten		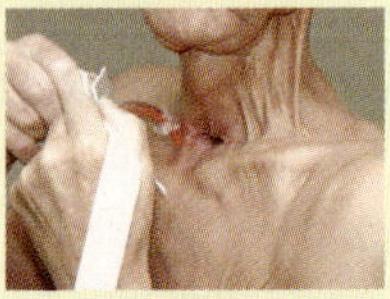
9. Befestigung des Kanülentragebandes		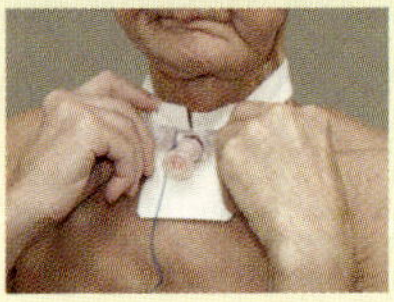
10. Hände reinigen	– Seife bzw. Desinfektionsmittel	

Pflegegespräche

a Inhalte	Anfallsvermeidung/Protokoll/Tagebuch/Verhalten im Anfall
Grundsätzliche Haltung des Pflegenden	Positive Krankheitsbewältigung, Vorwissen berücksichtigen, Selbstvertrauen stärken (»Sie können etwas tun…, individuelle Ursachen herausfinden, nach allem, was man weiß.«)
Mögliche Anfallsauslöser vermeiden	– Flackerlicht (Allee im Auto, Tunnel, PC) – Medikamente, unregelmäßige Einnahme – zuviel Alkoholgenuss oder plötzl. Alkoholentzug bei Abhängigen – Schlafentzug, Übermüdung/körperliche und psychische Belastung – andere Krankheiten (z.B. mit Fieber)
Protokoll/Tagebuch (geeignete Beispiele zeigen)	Selbstbeobachtung (besonders anfangs): Zusammenhänge und Art des Anfalls können festgestellt werden. Am wichtigsten: aufschreiben, wie die Situation vor dem Anfall war (Datum/Uhrzeit).
Fremdbeobachtung:	Verhalten während des Anfalls, Anfalldauer

b Verhalten
Bei einem Vorgefühl (Aura): für Sturzsicherheit sorgen, Aura erhöht Sicherheitsgefühl erklären, wa eine Aura ist (Geruch, Geschmack, Übelkeit, Lufthauch etc.). Es können auch Anfälle ohne Aura auftreten!
Achtung: falls eine Aura vorhanden ist, gelingt es manchen Betroffenen einen Anfall zu unterdrücken, in dem sie sich bewusst auf etwas konzentrieren oder entspannen (z.B. intensiv an eine Farbe denken, etwas riechen), gelingt nicht bei jedem Anfall.
Helfer: Ruhe bewahren (Dauer nur kurz), nichts in den Mund stecken, nicht anschreien, festhalten, Gegenstände aus dem Weg räumen, Kopf schützen, Anfallsablauf beobachten, Notizen machen (Verlauf, Dauer, Blickrichtung, Töne), Gefahr erst bei mehrminütiger Dauer bzw. mehreren Anfällen hintereinander, nach dem Anfall können Schläfrigkeit und Benommenheit auftreten.
Epilepsiekranke werden oft aus Unkenntnis notfallmäßig in Kliniken eingewiesen
Am besten Zettel bei sich tragen: Anfallskrankheit, Medikation, Tel. v. Angehörigen und behandelndem Arzt

Für die Verbesserung der Information und Beratung Epilepsiekranker wurde ein Programm entwickelt, das die wesentlichen Inhalte auf 6 »Karten« enthält (Abb. 9.8). Die Karten dienen als Gesprächsgrundlagen. In diesem Fall werden Information/Beratung sozusagen »dosiert«, damit der Patient Gelegenheit hat, nachzudenken und Fragen zu stellen.

Abb. 9.8a, b. Informationskarten »Epilepsie-Programm«. **a** Pflegegespräch »Inhalte«, **b** Pflegegespräch »Verhalten«

Schwerpunkt: Häusliche Pflege

Ein zunehmend wichtiger Fokus professioneller Pflege ist die Stützung der pflegenden Angehörigen zuhause. Bekannt sind v. a. **Pflegekurse**, die von der Pflegeversicherung finanziert werden. Oft kommen solche Pflegekurse jedoch nicht zustande: pflegende Angehörige brauchen Hilfen besonders zu Beginn der Pflegesituation, manchmal können sie später wegen der häuslichen Angebundenheit an solchen Veranstaltungen nicht mehr teilnehmen. Auch fehlt es an themenspezifischen Angeboten. Bei langfristigen Pflegesituationen benötigen Angehörige auch den Austausch mit anderen Menschen – dies sollte dann zum Gegenstand der Kurse werden.

Neben Pflegekursen werden auch **Einzelschulungen** im häuslichen Bereich immer wichtiger, sie berücksichtigen die Besonderheiten dieser speziellen Pflegesituation. Allerdings ist erforderlich, dass die einzelnen Anleitungen definiert und professionell nach den oben genannten Kriterien erfolgen und in ihrer Wirkung evaluiert werden.

9.3 Gesunderhaltung und Eigenschutz des Pflegepersonals

Maria Jaeger

Der Pflegeberuf bereitet den Berufsangehörigen Freude, vermittelt Erfüllung und Zufriedenheit. Beruflich zu pflegen ist eine sinnhafte Aufgabe mit gesellschaftlichem Nutzen. Die Pflege kranker oder hilfebedürftiger Menschen beansprucht Körper, Geist und Seele von Pflegenden, teilweise bis an die Grenzen der Belastbarkeit. Durch diese hohen Anforderungen treten Freude und Zufriedenheit leicht in den Hintergrund und werden durch Gefühle von Überlastung und Überforderung überschattet. Außerdem sind Pflegende vermehrt gesundheitlichen Gefahren, wie ansteckenden Krankheiten oder allergieerzeugenden Stoffen, ausgesetzt (▶ Schülerseite).

> Physische und psychische Erschöpfung können zu körperlichen (z. B. Rückenschäden) und psychischen Beeinträchtigungen bzw. Erkrankungen (z. B. Depression, Aggression) führen. Dies gilt für beruflich Pflegende und für pflegende Angehörige bzw. Laienpflegende.

Pflegende benötigen ein Bewusstsein für belastende Faktoren und Wege der Entlastung bzw. Entspannung, um ihre Arbeit professionell und engagiert ausüben zu können und sich gleichzeitig gesund zu erhalten.

9.3.1 Pflegebeziehung und Gefühlsarbeit

In der Pflegepraxis lernen Pflegende täglich neue Menschen kennen und begleiten sie für einige Tage bis zu mehren Jahren. Unabhängig von der Länge der Zeitspanne führt der Kontakt zwischen Pflegenden und Pflegebedürftigen unwillkürlich zur Entwicklung einer **Beziehung**. **Laienpflegende** (z. B. Angehörige) stammen häufig aus dem engeren sozialen Netzwerk des Pflegebedürftigen und sind deshalb i. d. R. besonders von deren Schicksal betroffen. Aber auch in der beruflichen Pflege spielen Gefühle, Empfindungen und Anteilnahme eine wichtige Rolle.

> **Insidertipp**
>
> Jede pflegerische Leistung löst unweigerlich bei Patient und Pflegenden Gefühle aus. Die Arbeit mit Gefühlen gehört zu den Aufgaben beruflich Pflegender.

Wittneben hat 7 Kategorien von **Gefühlsarbeit** aufgezeigt: Trost- und Behaglichkeitsarbeit, Fassungsarbeit, Identitätsarbeit, Trauer- und Sterbearbeit, Vertrauensarbeit, Berührungsarbeit und Ablenkungsarbeit (Wittneben 2001, S. 606 ff). Mit dem Wissen um die Bedeutung und Wirksamkeit von Gefühls- und Beziehungsarbeit in der Pflege, kann diese bewusst und zielorientiert von beruflich Pflegenden eingesetzt werden. Deshalb wird in der beruflichen Pflege auch von **pflegetherapeutischen Beziehungen** gesprochen.

> Pflegetherapeutische Beziehung beinhaltet die Überzeugung, dass angemessene Emotionalität und gelungene Beziehungsentwicklung zwischen Pflegenden und Pflegebedürftigen einen positiven Einfluss auf den Gesundheitsverlauf des Pflegebedürftigen haben.

Leider wird immer noch, z. T. auch unter Pflegenden, der Stellenwert von Gefühlsarbeit neben pflegerischen »handwerklichen« Techniken (z. B. Fieber messen) und sachlichen Dienstleistungen kontrovers diskutiert und ihre therapeutische Wirksamkeit in Frage gestellt.

Beziehung – Harmonie und Konfliktpotenzial

Jede Beziehung beginnt mit einer **wechselseitigen Wahrnehmung** der Interaktionspartner. Dabei wird die Wahrnehmung von Wertehaltungen, persönlichen Erfahrungen, Vorurteilen, Vorwissen und von der Situation, in der sie stattfindet, geformt (▶ Kap. 10). Das Bild, das dabei von dem jeweiligen Gegenüber entsteht, durchdringt jede weitere Entwicklung der Beziehung und **beeinflusst** das **Verhalten** innerhalb einer Beziehung, z. B. die Art und Weise der Kommunikation. Interaktionspartner wirken aufeinander, lösen gegenseitige Gefühle und Reaktionen aus. Es entsteht ein wechselseitiger Beziehungsprozess, in dem sich das Bild vom anderen verändert und sich neuen Erfahrungen und Erkenntnissen anpasst (◘ Abb. 9.9).

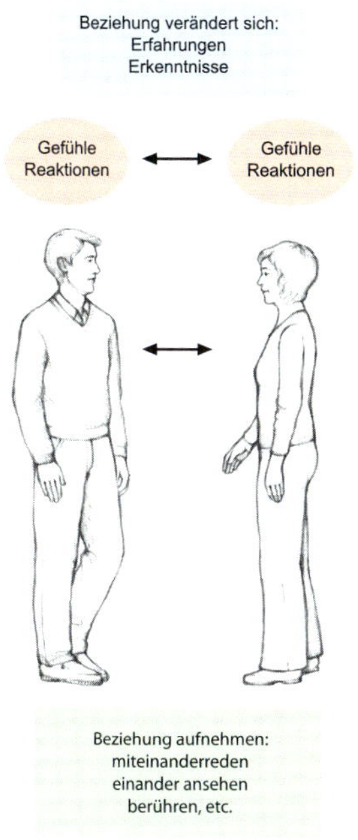

Im Laufe einer **Beziehung ändert sich** ständig deren Intensität, das wechselseitige Vertrauen sowie die gegenseitige Abhängigkeit. So sehr man auch bestrebt ist, Sicherheit in dieser Beziehung zu finden, um den Anderen einschätzen zu können, so verändert sich doch die Vorhersagbarkeit von Reaktionen und Emotionen immer wieder von Situation zu Situation. Deshalb gilt es, sich jedes Mal wieder neu auf den Gegenüber einzulassen. Trotzdem, auch wenn man sich an diesen Grundsatz hält, ist nicht jede Beziehung harmonisch und unkompliziert. **Störungen** der Beziehungsentwicklung können u. a. durch folgende Haltungen entstehen:

- **Vorurteile, Stereotype** und **Erwartungshaltungen** lassen den anderen in einem vorbestimmten Bezugsrahmen erscheinen und schränken die Reaktionsmöglichkeiten auf die Wahrnehmung stark ein. Der Kommunikationspartner fühlt sich nicht wahrgenommen und häufig unfair behandelt.
- **Unterschiedliche Kommunikationsebenen** führen zu missverständlichen Reaktionen auf unterschiedlichen Ebenen. Es findet kein direkter wechselseitiger Austausch statt. »Man redet aneinander vorbei«.
- Durch **Belehrung** und nicht Annehmen der Meinung des anderen entsteht eine asymmetrische Beziehung, in der sich einer über den anderen stellt.
- **Schuldzuweisungen** führen zu nicht gleichgestellten Beziehungsebenen. Das Auseinandersetzen mit der Schuldfrage stört die weitere Entwicklung der Beziehung.
- **Mangelnde Offenheit** bzw. **wenig Interesse für den anderen** führt zu einseitiger Kommunikation. Der Gegenüber fühlt sich zurückgewiesen.

Pflege als Beziehungsprozess

Beziehungen können Halt geben, glücklich machen, motivieren, und damit wesentlich zu einem befriedigten Leben beitragen. Sie können aber auch einschränken, unglücklich, unzufrieden oder krank machen. Beides gilt auch für **Pflegebeziehungen**, die beruflich Pflegende, Pflegehilfspersonal oder Laienpflegende mit Pflegebedürftigen eingehen.

> **Insidertipp**
> Beziehungen zwischen Laienpflegenden und Pflegebedürftigen werden von beruflich Pflegenden in den Pflegeprozess integriert und tragen so zu einer zielorientierten, umfassenden Pflege bei.

Die Art der **Beziehungen** sind **wechselseitig** und führen zu wechselseitigen Reaktionen (◘ Tabelle 9.3).

> **Insidertipp**
> Eine entspannte, vertrauensvolle Beziehung unterstützt Pflegebedürftige in ihrer Genesung und entlastet sie von Konflikten.

◘ **Abb. 9.9.** Wechselseitiger Beziehungsaufbau

Alle Menschen haben das Recht, glücklich zu sein.
Guillaume Guizot

Tabelle 9.3. Wechselseitige Pflegebeziehungen führen zu wechselseitigen Reaktionen

Wechselseitige Beziehung	Reaktionen der Patienten	Reaktionen der Pflegenden
vertrauensvolle Beziehung	– erleichtert es, sich der Pflegeperson zu öffnen – lässt die für die Pflegehandlungen notwendige körperliche Nähe zu, ohne Angst vor Verletzung der Intimsphäre	– ermöglicht eine unbefangene, offene Kommunikation – erleichtert körperlichen Kontakt ohne schlechtes Gewissen oder Schamgefühle
partnerschaftliche Beziehung	– fühlt sich ernst genommen – übernimmt einen Teil der Verantwortung für sich – trifft eigenverantwortlich Entscheidungen	– ermöglicht eine effektive Zusammenarbeit zwischen Patient und Pflegenden – spürt verminderte Last, Entscheidungen allein treffen zu müssen
respektvolle Beziehung	– ermöglicht eine aktive Teilnahme an pflegerischen Handlungen – erleichtert die Annahme von Beratungsinhalten und Ratschlägen	– schafft eine angenehme, wertschätzende Atmosphäre

Die pflegetherapeutische Beziehung entsteht, indem beruflich Pflegende ihre theoretischen Kenntnisse in Bezug auf Wahrnehmen, Beobachten und Kommunizieren bewusst in der Praxis einsetzen (▶ Kap. 10, 13 und Bd. 2, Kap. K1). Mit Hilfe der theoretischen Kenntnisse und praktischen Fähigkeiten sind sie in der Lage, in jeder Phase des Pflegeprozesses (▶ Kap. 2 u. 3) Informationen zu sammeln: über das Wohlbefinden des Patienten, seinen Gesundheitszustand, seine aktuellen Bedürfnisse und seine Erwartungen. Diese dienen zum Stellen pflegerischer Diagnosen und der individuellen Anpassung aller pflegerischen Vorhaben und Handlungen. In einer pflegetherapeutischen Beziehung wählen beruflich Pflegende bewusst Beziehungsformen aus, um beim Gegenüber kalkulierbare Reaktionen hervorzurufen. Diese bewusste Auswahl erfolgt v. a. bei psychisch kranken Menschen.

> Eine gelungene pflegetherapeutische Beziehung bildet den Boden einer korrekten Pflegetherapie und steigert die Pflegequalität.

Deshalb eignen sich beruflich Pflegende gegenüber Patienten eine Haltung an, die **einfühlendes Verstehen** und **grundsätzlichen Respekt** vor jedem Menschen beinhaltet. Ebenso wichtig ist es, der eigenen Menschenkenntnis, beruflichen Erfahrungen sowie persönlichen Gefühlen zu vertrauen und diese ebenso wie das Fachwissen als Instrumente der Pflege zu benutzen.

Insidertipp

Eine gelungene pflegetherapeutische Beziehung beinhaltet von Seiten der Pflegenden eine offene, interessierte Haltung gegenüber allen verbalen, nonverbalen und körperlichen Signalen des Pflegebedürftigen, aber auch die Kenntnis der eigenen Grenzen und die Fähigkeit, eigene Gefühle zu regulieren.

Pflege als Gefühlsarbeit

Die **Begegnung** mit anderen Menschen ist der zentrale Punkt von Pflege. Wie auch immer Begegnungen und damit Pflegebeziehungen geartet sind, sie tragen stets zur persönlichen **Erfahrung** und Weiterentwicklung von Pflegenden bei. Begegnungen können bereichernd sein, im Innersten berühren und sehr betroffen machen. Sie können aber auch abstoßend, konfliktreich oder unangenehm empfunden werden.

Pflege ohne Gefühlswelt existiert nicht, da weder Pflegebedürftige noch Pflegende ihre Gefühle ausschalten können.

Gefühle, die im Beziehungsprozess Pflege entstehen, haben unterschiedliche **Funktionen**, die neurologische, evolutionäre und psychologische Begründungen finden. Im Folgenden werden 3 für die Pflege wichtige Überlegungen dargestellt, die die wesentliche Rolle von Gefühlsarbeit unterstreichen.

Beurteilung und Bewertung

Das **persönliche Wahrnehmungs- und Erfahrungssystem** nimmt alle Informationen einer Situation auf, verarbeitet und bewertet sie. Es wählt zwischen den eingehenden Informationen aus, ob sie neu, alt, relevant oder irrelevant sind. Die so ausgewählt und ins Bewusstsein dringenden Informationen setzen die Prioritäten bezüglich sich anschließender Handlungen (vgl. Scherer 1996, S. 305). Bei diesem Selektionsprozess spielen Gefühle eine wesentliche Rolle, sie dienen Pflegenden sogar als **Diagnoseinstrumente**. Im Rahmen von Pflegetheorien wird dies auch als **Intuition**, Erfahrung oder Menschenkenntnis bezeichnet (vgl. Benner 1994, S. 47 ff; Benner 2000, S. 180 ff; Orlando 1996, S. 37 ff; Watson 1996, S. 34 ff). Die Art der Gefühle sind oft unbestimmt, z. B. »Ich habe ein ungutes Gefühl und sehe lieber noch einmal nach Herrn B.« Teilweise sind diese unbestimmten Gefühle Auslöser für Handlungen, die dazu führen, einen Menschen vor dem Tode zu bewahren. Pflegende können im Anschluss an eingeleitete Handlungen oft nicht genau analysieren, ob sie bestimmte Signale wahrgenommen haben, ob ihre Erfahrungen oder ob ihre Menschenkenntnis zu dieser Handlung führte.

> **Insidertipp**
>
> Das Gespür für eine Situation kann dazu beitragen, die Situation richtig einzuordnen und geeignete Maßnahmen einzuleiten.

Selbsteinschätzung

Gefühle entstehen gleichermaßen durch Identifikation und Konfrontation mit anderen Menschen. Menschen empfinden Zuneigung, Liebe, Wut, Hass, Mitleid und Trauer und drücken diese Gefühle in Sprache, Gestik und Mimik aus. Reaktionen und Ausdrucksweisen werden durch Kultur, Sozialisation, Charakter, Biographie etc. beeinflusst und können sehr unterschiedlich sein.

 Gefühle und deren Ausdruck sind Wesensmerkmale von Menschen und machen z. T. ihre Persönlichkeit aus.

Beruflich Pflegende, die dauernd mit fremden Menschen und deren Leid bzw. Schicksal konfrontiert werden, müssen lernen, sich selbst **richtig einzuschätzen**:
- Wie reagiere ich auf welches emotionale Geschehen?
- Wo bin ich belastbar?
- Was sind meine Stärken?
- Was sind meine Schwächen?

Ein realistisches Selbstbild ermöglicht es, an Gefühlen zu arbeiten, die für die Person selbst oder für die Beziehungsarbeit belastend sind (z. B. Jähzorn, Eifersucht). Ebenso können **mitfühlende Gefühle**, die für eine Pflegebeziehung förderlich sind, gestärkt werden, ohne dass sie die Pflegeperson zu sehr belasten (z. B. Mitleid, Trauer).

> **Insidertipp**
> Mitleiden und Anteil nehmen, ohne selber zu leiden! Je besser sich das Pflegepersonal selbst einschätzen kann, desto effektiver kann es seine Gefühle der Beziehung zur Verfügung stellen.

Interaktion

Nicht zuletzt sind **Gefühle** wichtige **Ausdrucksmittel** in der Beziehungsentwicklung. Durch sie teilt man dem anderen bewusst oder unbewusst mit, was man für ihn oder mit ihm empfindet. Der jeweilige Interaktionspartner nimmt dies wahr und kann darauf reagieren. In einer Pflegebeziehung können geäußerte Gefühle von Pflegenden positiv für die Entwicklung der Beziehung sein.

> Zeigt das Pflegepersonal z. B. Freude oder Erschöpfung, wirkt es menschlicher und partnerschaftlicher. Patienten fühlen sich durch diese spürbare Empathie verstanden, entwickeln mehr Vertrauen und können ihre eigenen Gefühle besser zeigen und verarbeiten.

Je besser Pflegende sich ihrer Gefühle bewusst sind, umso mehr stimmen innere Wahrnehmung und äußere Darstellung überein (Authentizität). Es entsteht eine Atmosphäre der **Echtheit** und der Ausgeglichenheit zwischen den Interaktionspartnern (vgl. Schulz von Thun 1994, S. 118).

Damit ist aber nicht gemeint, allen Interaktionspartnern zu jeder Zeit alles, was man denkt oder fühlt, mitzuteilen. Es ist wichtig, die Situation des Patienten, seine individuelle Persönlichkeit sowie den Gesamtkontext nicht außer Acht zu lassen. Zuviel Mitleid stößt manche Menschen ab, zu heftig geäußerte Emotion erschreckt den anderen und stört die Beziehung nachhaltig. Zudem muss das, was geäußert wird, beim Interaktionspartner auch ankommen können.

> **Patientensituation**
> Häufig sind Patienten von ihrer Situation und ihren Gefühlen so sehr blockiert, dass sie ihre eigene Wirkung und die Signale des anderen gar nicht einordnen können.

Die beschriebenen Funktionen, wie Bewertung, Selbsteinschätzung und Interaktion, gelten für alle Gefühle, besonders für **unangenehme** oder negativ besetzte **Gefühle**. Dazu gehören u. a. Ekel, unangenehm empfundene Berührungen, Wut oder Aggression. Gerade in solchen Fällen ist es wichtig, die aufkeimenden Gefühle einerseits als Ausdruck des Selbst zuzulassen, aber nicht uneingeschränkt anderen zu zeigen. Sind sie einmal erkannt, können sie reflektiert und bearbeitet werden. Kommt es jedoch zu Patientenhandlungen, die Wut, Aggression oder gar körperliche oder seelische Verletzungen beim Pflegenden auslösen (z. B. anzügliche Bemerkungen), darf dies durchaus dem Patienten sachlich, aber dennoch deutlich und unmissverständlich mitgeteilt werden. Abhängig vom Ausmaß der Verletzung (z. B. sexuelle Belästigung, verbale Beleidigung), kommt an dieser Stelle der **Selbstschutz** zum Tragen.

9.3.2 Belastende Situationen erkennen

Wenn Du zum Lachen keine Zeit mehr hast, dann hast du wirklich zu viel zu tun.
Deutsches Sprichwort

Die Konfrontation mit Kummer, Leid, Schmerz, Hoffnungslosigkeit und Tod gehört zum Pflegeberuf in der täglichen Routinearbeit dazu (▶ Schülerseite). Pflegebedürftige haben vielfältige Schicksale und verarbeiten diese unterschiedlich. Sie und ihre Angehörigen erwarten von Pflegenden Zugewandtheit, Verständnis und Gefühls- bzw. Beziehungsarbeit. Dies bringt es mit sich, dass Pflegende mit Blick auf den Pflegebedürftigen Rücksicht nehmen, ihre eigenen Gefühle oder körperlichen Belastungsgrenzen verdrängen und dabei Gefahr laufen, **sich selbst** zu **vergessen**.

Die extremen körperlichen und seelischen Beanspruchungen von beruflich Pflegenden und Laienpflegenden sind unstrittig. Der Umgang von Pflegenden mit diesen Belastungen ist sehr variantenreich. Manche empfinden einen gewissen Druck als herausfordernd oder stimulierend, andere sind vom gleichen Druck stark beansprucht oder überfordert. Antonovsky geht davon aus, dass alle Stimuli zunächst als **herausfordernde Stressoren** bezeichnet werden können. Erst die **Person selbst setzt** den **Maßstab** und schätzt die Situation als gefährdend, belastend oder angenehm und positiv herausfordernd ein.

> **Insidertipp**
>
> Somit ist das Bewusstsein für eigene Ressourcen und die Kenntnis über möglichst viele Bewältigungsstrategien und Handlungsalternativen entscheidend dafür, ob die jeweilige Situation als belastend oder herausfordernd erlebt wird.

Nähe und Distanz

Eine Pflegebeziehung bringt körperliche und persönliche Nähe mit sich, die man in dieser Intensität normalerweise nur von Freunden oder Verwandten kennt. Doch trotz der eigentlichen Fremdheit kommen sich Pflegende und Pflegebedürftige körperlich und seelisch sehr nahe. Pflegende bringen sich genauso wie der Patient als ganze Person ein. Umso schwerer ist es in dieser Beziehung **Grenzen** zu **setzen**. Auch wenn man einen Patienten besonders nett oder »niedlich« empfindet, darf er nicht kindlich behandelt oder entmündigt werden. Ebenso können Pflegende keine »Mutterrolle« für den Patienten übernehmen. Körperliche Nähe bei pflegerischen Handlungen darf nicht zu sexuellen Übergriffen oder Intimsphärenverletzungen führen.

> Pflegende und Pflegebedürftige sind gleichermaßen gefordert, Offenheit und Zugewandtheit zu zeigen, aber auch deren Grenzen zu signalisieren.

Unterdrückte eigene Gefühlen

Die beschriebene Gefühlsarbeit ist ebenso belastend wie die Konfrontation mit den eigenen Gefühlen (▶ Schülerseite). Für das bewusste Erfahren der eigenen Gefühle und ihre Reflexion bleibt im Alltag wenig Zeit (s. u.). Ebenso ist das Einbringen eigener Gefühle in eine pflegerische Beziehung durch die Angst besetzt, unkontrollierbare Beziehungsprozesse auszulösen, die über eine Pflegebeziehung hinausgehen. Dadurch bilden sich ganze Stationsteams heraus, die **Gefühle für Patienten** als gefährlich oder sentimental bezeichnen. Dies kann bewirken, dass Pflegende während ihrer Arbeit Gefühle nicht zulassen oder nicht artikulieren. Es entstehen Verteidigungs- und **Schutzmechanismen**, die zur Folge haben, dass sich unterdrückte Gefühle anhäufen. Es kann zu körperlichen Folgen kommen, wie Erkrankungen und Verspannungen, oder seelische Auswirkungen haben, wie Gefühlsverhärtungen und Aggressionen (◘ Abb. 9.10).

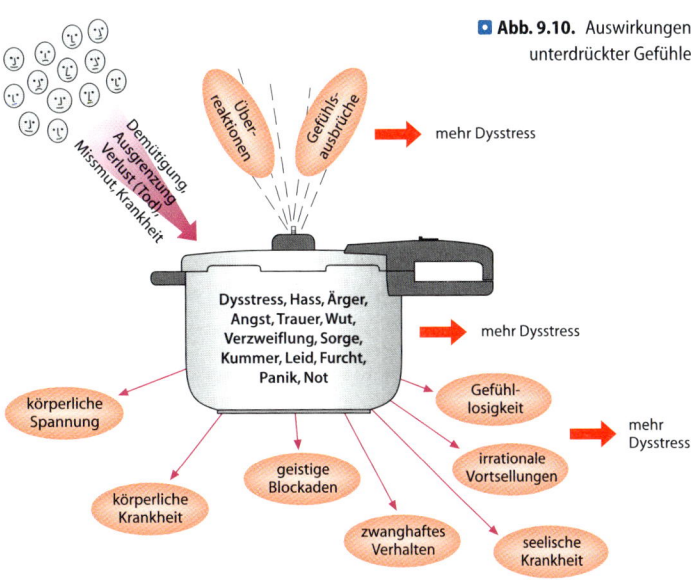

◘ **Abb. 9.10.** Auswirkungen unterdrückter Gefühle

> Wenn Sie älter werden, werden Sie nur eines bereuen: Die Dinge, die Sie nicht getan haben!
> *Aaron Antonovsky*

Erwartungsdruck und Zeitdruck

Pflege findet oft in einer Atmosphäre von Zeitdruck und Personalmangel statt (▶ Schülerseite). Zeit- und Arbeitsdruck verhindern, dass man sich ganz auf den Pflegebedürftigen und die Situation einlassen kann. Man ist beim Patienten und gleichzeitig mit den Gedanken schon beim nächsten Auftrag. Diesem **Schaffensdruck** stehen **Erwartungen** von Patienten und Erwartungen der Pflegenden an sich selbst gegenüber. Nicht nur Patienten und deren Angehörige erwarten, dass Pflegende möglichst verständnisvoll und zugewandt für sie da sind. Auch Pflegende haben dieses Bild von sich. Für viele ist es undenkbar, Abstriche bei der Erfüllung dieser Aufgaben zu machen. Sie haben Angst vor einem **schlechten Gewissen** und davor, anderen nicht gerecht werden zu können. Schaffensdruck und Angst befähigen Pflegende immer wieder, sich bis zur Erschöpfung zu verausgaben. Es werden Doppelschichten gemacht, Pflegende springen ein und schaffen die Arbeit auch bei einer 10%igen Überbelegung. Selbst wenn der Arbeitsanfall einmal geringer ist, fällt es schwer, sich von dem Schaffensdruck frei zu machen. Permanent mit einem schlechten Gewissen zu leben und ständiger Arbeits- bzw. Schaffensdruck führen zu Krankheit oder zum sog. Burn-out.

> Leben ist das, was passiert, während du andere Dinge im Kopf hast.
> *John Lennon*

> **Insidertipp**
> Artikulieren Pflegende diese Missstände nicht, werden sich weder die Arbeitsbedingungen noch ihr schlechtes Gewissen ändern. Pflegende müssen lernen, die Grenzen ihrer Belastbarkeit zu erkennen und anderen aufzuzeigen.

Ungünstige Arbeitszeiten

Viele Pflegebedürftige benötigen Tag und Nacht Betreuung. Deshalb haben Pflegende Arbeitszeiten, die sich auch auf frühe Morgenstunden, späte Abendstunden, Nacht- und Wochenendarbeit beziehen. Diese Arbeitszeiten liegen häufig außerhalb des individuellen **biologischen Rhythmus**. Studien dazu haben ergeben, dass ungünstige Arbeitszeiten **belastend** sind und der Mensch auf Leistungsreserven zurückgreifen muss (▶ Bd. 2, Kap. S1.1).

Außergewöhnlichen Arbeitszeiten beeinflussen die **sozialen Aktivitäten** und das Familienleben. Pflegende fühlen sich oft isoliert oder vollbringen Kraftanstrengungen, für ein geregeltes Privat- und Familienleben. Trotzdem haben sie häufig das Gefühl, den Erwartungen des sozialen Umfeldes nicht gerecht zu werden und somit wiederholt ein **schlechtes Gewissen**.

Körperliche Beanspruchung

Körperliche Belastungen, die durch schweres Heben und Tragen sowie durch ungewöhnliche Arbeitshaltungen entstehen, sind im Pflegeberuf an der Tagesordnung (▶ Schülerseite). Man wartet nicht, bis ein Kollege zum Anheben des Patienten kommt, sondern beugt sich schnell über das Bett und bringt es nicht vorher auf eine angepasste Arbeitshöhe.

> Allzu oft geht die Achtsamkeit für den eigenen Körper in den alltäglichen Anforderungen, im Zeitdruck aber auch durch falsche Bequemlichkeit unter.

Der beanspruchte Körper tritt häufig erst wieder ins Bewusstsein, wenn Schmerzen oder andere Signale auftreten. Treten diese Signale auf, ist der Körper schon deutlich überbeansprucht.

> **Insidertipp**
> Rückenschonende Hebe- und Tragetechniken, Kinästhetik und physiologische Arbeitshaltungen vermeiden Gesundheitsschäden.

9.3.3 Bewältigungsstrategien

Die **Einsicht**, dass man selbst nicht unbegrenzt belastbar ist, schafft die Sensibilität für den eigenen Körper und die Seele. Pflegende sollten die Gewissheit haben, dass sie **selbst etwas tun können**. Überbelastung oder Krankheit bringt der Beruf nicht unabänderlich mit sich. Jeder trägt selbst die Verantwortung für die Erhaltung der eigenen Gesundheit.

> Der 1. Schritt zur Gesunderhaltung ist das Bewusstsein für die Gefährdung.

Bewältigung heißt nicht Verdrängen und Vergessen. Bewältigung beinhaltet Bearbeiten, Verarbeiten und Reflektieren von positiven oder negativen Erlebnissen. Daraus sollten Erfahrungen für ähnliche Situationen resultieren, die den effektiven Umgang mit den Situationen ermöglichen. Bei negativen Ereignissen geben Erfahrungen Sicherheit und machen es damit möglich, dass eigene Belastungen als bewältigbar gesehen werden.

Dafür haben Menschen **unterschiedliche Lebenskonzepte**, die ihnen die Kraft geben, Unabänderliches zu ertragen bzw. das Beste daraus zu machen oder Veränderbares in Angriff zu nehmen. Dazu gehören z. B. Gelassenheit, Vertrauen in sich und die Mitmenschen, Zuversicht, Hoffnung, Freude, Durchhaltevermögen, Zielstrebigkeit, Willenskraft. Dies sind nicht ausschließlich Persönlichkeitsmerkmale, die man entweder hat oder nicht hat. Lebenskonzepte lassen sich verändern und z. T. **erlernen**, z. B. die Fähigkeit, auch unter großer Anspannung offen zu bleiben für Situationen, über die man lachen oder Freude empfinden kann. Diese Fähigkeit verliert sich unter Daueranspannung häufig, ohne dass man es selbst merkt. Dabei kann **Lachen oder Freude** empfinden sehr entlastend sein. Wichtig ist es, dass andere einen auf diese Gefahr des Verlustes hinweisen und man selbst andere, denen es ähnlich ergeht, darauf aufmerksam macht.

Eigene Ressourcen entdecken und nutzen

Antonovsky, der in seinem **Modell der Salutogenese** (▶ Kap. 9.1.4) die Ursachen für Gesundheit diskutiert, verdeutlicht, dass Krankheit, Leid und Tod untrennbar zum Leben eines jeden Menschen gehören. Krankheit und andere Schicksalsschläge sind nicht die Ausnahme, sondern ein eher alltäglicher körperlicher oder psychischer Zustand (▶ Kap. 7).

Die ursprüngliche Frage, die dem salutogenetischen Modell zugrunde liegt, ist: Wie schaffen es Menschen, trotz großer körperlicher oder seelischer Belastungen gesund zu bleiben? Antonovsky kommt zu dem Schluss, dass Krankheit nicht nur durch Bekämpfung der krankmachenden Einflüsse, sondern durch Stärkung von **Ressourcen** vermieden bzw. reduziert werden kann. Dabei ist das **Kohärenzgefühl** (Sense of Coherence = SOC, Zusammenhangsgefühl), das die **Grundhaltung** einer Person der Welt gegenüber (Weltanschauung bzw. Lebenseinstellung) bezeichnet, eine der wichtigsten Ressourcen (◘ Abb. 9.11). Den Begriff Kohärenzgefühl fasst Schiffer folgendermaßen zusammen:

> »das Kohärenzgefühl meint eine Grundstimmung oder Grundsicherheit, innerlich zusammengehalten zu werden, nicht zu zerbrechen und gleichzeitig auch in äußeren Anbindungen Unterstützung und Halt zu finden.« (Schiffer 2001, S. 29)

Das wichtigste Resultat aller Bildung ist die Selbsterkenntnis.
Ernst von Feuchtersleben

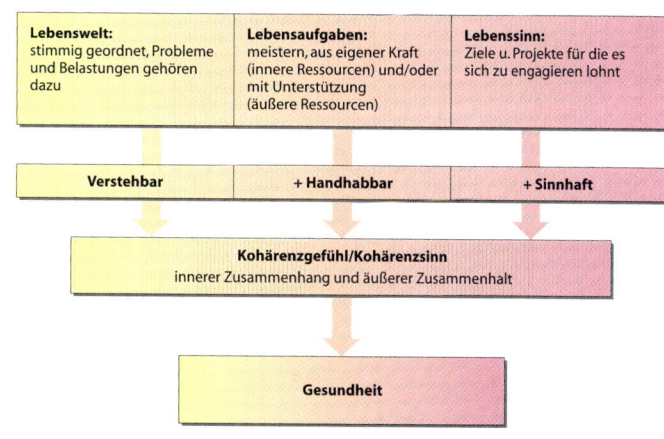

◘ Abb. 9.11. Kohärenzgefühl und Gesundheit

Tabelle 9.4. Ressourcen nach Antonovsky

Äußere Ressourcen	Innere Ressourcen
soziokulturelle gesundheitsförderliche Faktoren, z. B. saubere Umwelt, gesunde Ernährung	Fähigkeiten, Fantasie, Vertrauen, Sicherheit, Geborgenheit durch andere, Ruhe

> Das Kohärenzgefühl stärkt Pflegende bei den Bemühungen um die eigene Gesunderhaltung.

Antonovsky unterteilt die Ressourcen in innere und äußere Ressourcen (▢ Tabelle 9.4).

> Ressourcen erleichtern es Menschen, zu gesunden oder gesund zu bleiben.

Ruhe ist Glück, wenn sie ein Ausruhen ist.
Ludwig Börne

In Phasen starker körperlicher, geistiger oder beruflicher Belastungen kann das Vertrauen in die **eigenen Fähigkeiten** verloren gehen und die Möglichkeit der **Unterstützung durch andere** Menschen aus dem Blickfeld geraten. Es kann ein Teufelskreis entstehen, in dem keine Entlastung mehr stattfindet und die Überbelastung bis zur Dekompensation führt. Hier ist Vertrauen in die eigenen Fähigkeiten und das Entdecken von »vergrabenen« **Widerstandsressourcen** notwendig. Diese können Pflegenden die Kraft geben, **Belastungen** oder Krisen als **Herausforderungen** zu sehen oder sie anzunehmen und einen Sinn darin zu finden. Probleme sind somit einschätzbar, vorhersehbar und können aktiv angegangen werden. Bedacht wird jedoch, dass das Kohärenzgefühl eine Lebenseinstellung ist, die man sich im Laufe seines Lebens aneignet und die deshalb nicht kurzfristig zu ändern ist. Die Pflege von Menschen bringt Herausforderungen und Belastungen mit sich, die längerfristig und kontinuierlich vorhanden sind.

> **Insidertipp**
>
> Viele Pflegende benötigen neben unmittelbar wirksamen Entlastungsstrategien auch die Entwicklung langfristiger Verhaltens- und Einstellungsänderungen.

Verhaltens- und Einstellungsänderungen können bewirken, dass Pflegende nicht immer wieder an die gleichen Grenzen stoßen, sondern ihre Fähigkeiten und Ressourcen weiterentwickeln, um belastbar und gesund zu bleiben.

Fremdgesteuert oder eigenständig

Für mich trifft auf dieser Welt nur einer Entscheidungen, und das bin ich.
Orson Welles

Im Pflegealltag entsteht oft das Gefühl, fremdgesteuert zu sein, für Handlungen keine andere Wahl zu haben und Entscheidungen aus Sachzwängen heraus treffen zu müssen. Die Kenntnis von **Handlungsalternativen**, v. a. in problematischen Situationen, können Menschen vom Gefühl der Hilflosigkeit entlasten.

Beispiel
Eine Pflegende spürt, dass ein Patient das Bedürfnis hat, mit ihr zu sprechen. Sie aber hat noch sehr viele andere Arbeiten zu erledigen. Ihr bieten sich mehrere Möglichkeiten: Sie sagt dem Patienten freundlich, dass sie jetzt keine Zeit hat und erledigt ihre Arbeiten. Oder sie sagt, wann sie wiederkommen kann, um das Gespräch zu führen, oder sie verschiebt die anderen Arbeiten auf später und hört dem Patient zu. Oder sie bittet eine Kollegin, ihre Arbeiten zu übernehmen, damit sie Zeit für das Gespräch hat.

Gemeinsam geht alles besser.
Deutsches Sprichwort

Alle Handlungsalternativen kommen gleichermaßen in Betracht, wägt man die **Dringlichkeit** des Gespräches und die **Wichtigkeit** der anderen anstehenden Arbeiten gegeneinander ab. Bei einer

Entscheidung für eine Handlung spielen **persönliche Prioritäten** und die Bereitschaft, **Verantwortung** zu tragen eine wichtige Rolle. Mit der Entscheidung für oder gegen etwas trägt man Verantwortung. Häufig ist es notwendig, diese Entscheidung gegenüber anderen zu vertreten, deshalb werden bereits bei der Entscheidungsfindung entsprechende **Argumente** überlegt.

> Aus bewussten Entscheidungsprozessen entstehen Selbstbewusstheit, Eigenständigkeit und damit Arbeitszufriedenheit.

Austauschen und Abschalten

Familie, Verwandte und Freunde teilen mit einem Sorgen oder Probleme (Abb. 9.12). Sie hören zu, unterstützen bei der Suche nach Lösungen, helfen Argumente zu sammeln, motivieren und sind Ansporn für die Gestaltung der Freizeit (z. B. sportliche Aktivitäten).

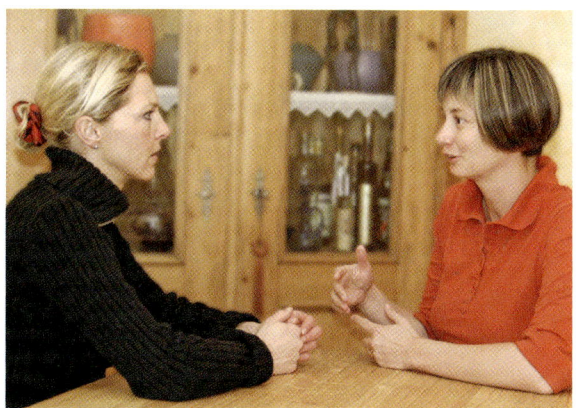

Abb. 9.12. Die beste Freundin

Man erfährt durch sie Geborgenheit und entgeht dem Gefühl der Einsamkeit. Diese Ressourcen rücken in der Pflege oft in weite Ferne. **Pflegende meinen, selbst klar kommen zu müssen** und wollen nahestehende Menschen nicht mit ihren Sorgen belasten. Für Freizeitaktivitäten fühlen sich viele zu erschöpft und leiden deshalb unter schwindenden Freundschaftskreisen. Es folgen Einsamkeit, soziale Isolation, das Gefühl nur für die Arbeit zu leben, was langsam für einige zur Realität wird. So besteht das Leben aus Aufstehen, Arbeiten und Schlafen, um sich für die Arbeit zu regenerieren.

Damit solch ein Kreislauf erst gar nicht entsteht, ist es notwendig, sich mit Mitmenschen **auszutauschen**. Arbeitsprobleme und -belastungen sollten vor allem mit **Kollegen** oder **Vorgesetzten** besprochen werden. Sie kennen die Situation und sollten bei der Lösungssuche aktiv beteiligt werden, da Veränderungen gemeinsam leichter umsetzbar sind. Es empfiehlt sich daher, für den **kollegialen Austausch** einen festen Raum und eine feste Zeit einzurichten, z. B. die letzten 15 Minuten der Stationsbesprechung, einmal im Monat nach der Übergabe.

Belastende Erlebnisse in der Arbeit können z. T. **Freunden** oder **Familienmitgliedern** erzählt werden. Dies darf jedoch nicht tagtäglich über Stunden hinweg geschehen, da solch eine starke Inanspruchnahme jede Beziehung negativ beeinflusst. Hier gilt: **wohldosiert** und in Maßen. Benötigt man mehr Raum für solche Gespräche, sind Balintgruppen o. Ä. sinnvoll (▶ unten).

Neben dem Austausch ist eine **Distanz** zum Beruf und den beruflichen Belastungen notwendig. Dies kann durch **Beschäftigung** mit anderen Menschen, anderen Themen und anderen Aktivitäten realisiert werden. Andere Menschen erzählen zu lassen, bringt einen selbst auf andere Gedanken und öffnet für neue Gesprächsinhalte und ermöglicht abzuschalten. Freizeitaktivitäten mit anderen Menschen sorgen für den notwendigen Ausgleich auch im Hinblick auf die Regeneration für den Beruf. Wer regelmäßig ganz weg vom Beruf ist (nicht nur im Urlaub) und den Kopf freibekommt, kann mit neuer Kraft weitermachen.

Elf Monate kämpft man ums Dasein, im Urlaub ums Dortsein.
Werner Finck

> **Insidertipp**
> Jeder hat ein Leben und der Beruf ist nur ein Teil davon.

Professionelle Hilfe – Supervision und Balintgruppen

Damit berufliche Probleme nicht zerredet und deren Bewältigung nicht oberflächlich behandelt werden, ist es z. T. sinnvoll, auf professionelle Hilfe zurückzugreifen.

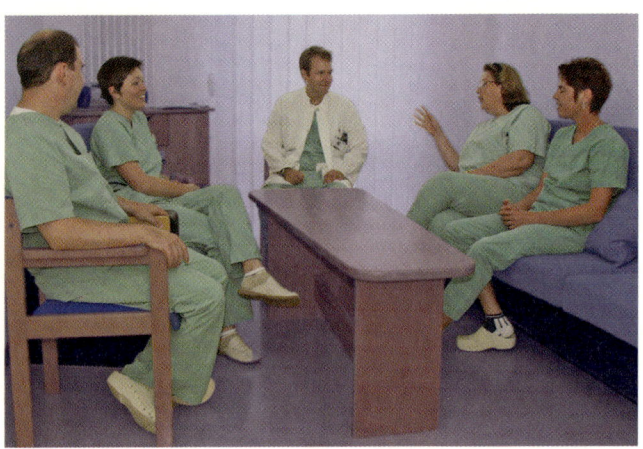

Abb. 9.13. Vorgehensweise der Balintgruppe

Der Begriff »Supervision« ist aus 2 lateinischen Wörtern zusammengesetzt: »videre« bedeutete »sehen« und »super« bedeutetet »oben«. Übersetzt heißt Supervision »von oben gesehen« (betrachtet). **Supervision** ist eine Arbeitsmethode für einzelne Menschen, Gruppen oder Teams. Supervision ist nicht die Weitergabe von Informationen oder Ratschlägen, sondern das Erkennen und Verstehen von Interaktionen bzw. psychologischen, sozialen und institutionellen Prozessen. Supervision bezieht sich **ausschließlich** auf **berufliche Schwerpunkte** und orientiert sich an den Beratungssuchenden und ihrer Umwelt. Sie hat eine entlastende, stützende und psychohygienische Funktion, durch die Selbstvertrauen und soziale Kompetenz gefördert und gestärkt werden. Mit einem ausgebildeten Supervisor werden aktuelle Probleme des beruflichen Alltags besprochen und die berufliche Rolle reflektiert. Probleme werden von möglichst vielen unterschiedlichen Seiten betrachtet. Anschließend erarbeiten Beratungssuchende zusammen mit einzelnen Personen, die von dem Problem mitbetroffen sind, oder die ganze Gruppe Veränderungsmöglichkeiten bzw. Handlungsalternativen. Somit können kontinuierliche Lern- und Veränderungsprozesse von Einzelnen wie auch von Gruppen und Teams entstehen, die durch den Supervisor begleitet werden. Der Einzelne lernt von der Gruppe und durch die Gruppe, die Gruppenmitglieder lernen vom Einzelnen.

Balintgruppen arbeiten mit konkreten **Fällen aus der Praxis**. Unter der Leitung eines ausgebildeten Moderators wird der geschilderte Praxisbericht in einem klar strukturierten Gruppenprozess bearbeitet (Abb. 9.13). Dabei werden komplexe Zusammenhänge analysiert und blinde Flecke der Wahrnehmung bewusst gemacht. Ziel ist es, **unbewusste Vorgänge** in zwischenmenschlichen Beziehungen **bewusst zu machen** und diese in Worte zu fassen. Das Offenlegen von Gefühlen und das Einbringen von Fach- und Erfahrungswissen der Teilnehmer sind wichtige Aspekte in der Balint-Arbeit.

> **Insidertipp**
>
> Professionelle Beratungsprojekte sind langfristige Prozesse, in die kurzfristige Problemlösungen integriert werden können.

Entspannen und loslassen

> Man müsste das Leben so einrichten, dass jeder Augenblick bedeutungsvoll ist.
> *Iwan Turgenjew*

Pflegende lernen von Anbeginn ihrer Ausbildung an, dass sie immer gebraucht werden und ihre Bemühungen kontinuierlich fortgesetzt werden könnten. Deshalb haben sie oft das Gefühl, dass ihre Arbeit nie vollständig erledigt ist. Nichts tun erscheint deshalb verwerflich, ja sogar unmoralisch. Somit hält die körperliche und geistige Anspannung auch in außerberuflichen Phasen an. Menschen, die viel und Anstrengendes leisten, benötigen nicht nur Ausgleichaktivitäten, sondern auch **Muße** und Entspannung, um neue Energien aufzutanken. Entspannen stärkt das Immunsystem und erhöht die Widerstandsfähigkeit gegen Stress. Für Menschen, denen es nicht mehr gelingt, »normal« auszuspannen, z. B. beim Musikhören, Lesen oder beim bequemen Liegen oder Sitzen ohne etwas zu tun, kommen systematische **Entspannungsübungen**, wie Feldenkrais, Alexandertechnik, autogenes Training oder progressive Muskelentspannung (▶ Bd. 2, Kap. S1.2), in Betracht. Nicht nur Pflegebedürftige, sondern auch Pflegende können damit die **körperliche und geistige Selbstentspannung** (wieder) erlernen. Andere Methoden, die bei Patienten angewandt werden, eignen sich ebenfalls zur Selbstanwendung, z. B. Wickel, Massagetechniken oder Aromatherapie.

Entlastung durch Fort- und Weiterbildung

Die Notwendigkeit von fachlichen Fort- und Weiterbildungen ist unumstritten (▶ Kap. 28 u. 29). Sie dienen im Wesentlichen der Förderung der pflegerischen Qualität. Pflegebedürftige haben ein Anrecht darauf, nach dem neuesten wissenschaftlichen Stand betreut zu werden. Trotzdem werden oft aus personellen oder finanziellen Gründen interne oder externe Fortbildungsangebote nicht wahrgenommen. Häufig ist das Argument zu hören, dass neue Kenntnisse und Techniken auf den Stationen sowieso nicht umgesetzt werden können. Zudem werden Fortbildungen oftmals als Einschränkungen der Freizeit und somit als zusätzliche Belastung gesehen. In Entscheidungen für oder gegen Fort- und Weiterbildungen sind der Nutzen und der Aufwand miteinander abzuwägen. Dabei sollte nicht nur die fachliche Weiterqualifikation berücksichtigt werden.

Durch fachliches Wissen wird das **Selbstbewusstsein** und die **Selbstsicherheit** von Pflegenden gestärkt und die Belastung durch die verantwortungsvolle Aufgabe reduziert. Die Wirkung des kollegialen Austausches, der auf Fortbildungsveranstaltungen stattfinden kann, darf dabei nicht unterschätzt werden.

Auch die **persönliche** und **soziale Kompetenz** haben in der Pflege einen wichtigen Stellenwert, wie die Abschnitte »Pflege als Beziehungsarbeit« und »Gefühlsarbeit in der Pflege« verdeutlichen. Obwohl offensichtlich ist, wie hoch die Belastungen durch diese Form der Arbeit sind, finden Veranstaltungen, die diese Bereiche thematisieren, häufig keinen Zuspruch, weil ihr fachlicher Wert nicht direkt nachgewiesen werden kann. Sollen Belastungen reduziert und die Arbeitsfähigkeit erhalten bleiben und gleichzeitig Pflegequalität gefördert werden, ist es dringend notwendig, Pflegende in ihrer persönlichen und sozialen Kompetenz zu unterstützen.

> *Fachliche Unsicherheiten tragen in hohem Maße zur Überlastung von Pflegenden bei und verstärken die Angst vor Verantwortung gegenüber dem Patienten.*

> **Insidertipp**
> Pflegende sollten offen sein für persönliche Reflexionen und Erweiterung der Kenntnisse über sich selbst und ihre sozialen Fähigkeiten.

Was für andere gilt …

Übergewicht, Rauchen, Alkohol, Bewegungsmangel, ungesunde und unregelmäßige Ernährung gehören zu den klassischen gesundheitsgefährdenden Risikofaktoren. Dies gehört zum Grundwissen von Pflegenden. Trotzdem gibt es viele Pflegende, die rauchen und übergewichtig sind. Einige geben ihre **ungesunde Lebensweise** und unregelmäßige Ernährung ohne Umschweife zu. Wie passt dies zusammen? Begründungen können zuhauf gefunden werden:
- Unregelmäßige und kurze Pausenzeiten bringen es mit sich, dass der Hunger in kurzer Zeit gestillt werden muss.
- Der stressige Arbeitsalltag lässt keine Zeit, um die nötige Trinkmenge zu trinken.
- Rauchen entspannt und verhilft zu kleinen legitimen Zwischenpausen.
- Abends möchte man sich für den stressigen Tag mit einem guten Abendessen belohnen.
- Das Bier am Abend erleichtert das Abschalten.
- Das niedrige Gehalt von Pflegenden lässt den Kauf und die Ernährung mit vollwertigen Produkten nicht zu.

Argumente für eine ungesunde Lebensweise lassen sich ebenso viele finden wie für eine gesunde. Zu fragen bleibt jedoch, ob Pflegende nicht eine **Vorbildfunktion** haben. Beruflich Pflegende achten tagtäglich auf die Lebensweise von Patienten und beraten in Ernährungs- und

Gesundheitsfragen. Sie kontrollieren und dokumentieren die Umsetzung der Beratungsinhalte und diskutieren mit Pflegebedürftigen Abweichungen, um sie von der Notwendigkeit einer Sache zu überzeugen.

> **Insidertipp**
>
> Pflegende sind aufgefordert, mit der gleichen Strenge auf sich und ihre Gesundheit zu achten, wie sie es von Patienten fordern.

9.4 Hygienegrundlagen zur Gesundheitssicherung

Maria Jaeger

Halte dich sauber und hell: Du bist das Fenster, durch das du die Welt sehen musst!
George Bernard Shaw

Dort, wo kranke oder pflegebedürftige Menschen betreut werden, treten in erhöhtem Maße Keime auf. Der gesunde Mensch ist ein natürlicher Träger von Keimen, die ihn bei intakter Immunabwehr nicht erkranken lassen. Im Krankheitsfall kommen krankheitserregende (**pathogene**) **Keime** hinzu.

> Im Krankenhaus potenziert sich das Infektionsrisiko durch die hohe Zahl von Patienten und durch die vielen unterschiedlichen Menschen, von denen sie betreut werden.

Die Betreuung von Kranken findet in einer Umgebung statt, die oft ein **feuchtes und warmes Milieu** bietet, in dem sich Keime am besten vermehren. Zusätzlich werden Patienten von Menschen besucht oder betreut, die ebenfalls Keimträger sind. Kranke werden mit Objekten und Geräten behandelt, die teilweise in den Körper eindringen (z. B. Katheter) und somit eine Eintrittspforte für Mikroorganismen bilden. Wunden erleichtern ebenfalls den Eintritt von Keimen. All dies bedeutet, dass kranke Menschen einem hohen Risiko zusätzlicher Infektionen ausgesetzt sind.

Pflegerisches und medizinisches Personal ist tagtäglich einer erhöhten Keimzahl und einem breiten Spektrum pathogener Keime ausgesetzt. Sie führen im geringsten Fall zu banalen Nasen- und Racheninfektionen, zu Haut- oder Wundinfektionen. Im schlimmsten Fall können durch unzureichenden Eigenschutz schwere Erkrankungen wie Tbc, Hepatitis oder HIV übertragen werden.

> Die hygienische Sorgfaltspflicht ist z. T. in den Unfallverhütungsvorschriften geregelt (▶ unten). Die Einhaltung gilt zum Schutze anderer und der eigenen Person.

9.4.1 Nosokomiale Infektionen

Im Krankenhaus erworbene, zusätzliche Infektionen nennt man nosokomiale Infektionen. In der Immunabwehr geschwächte Patienten sind diesbezüglich besonders gefährdet.

Missachtet nur ein Mitarbeiter seine Sorgfaltspflicht und vernachlässigt die Kette der hygienisch vorbeugenden Maßnahmen, kann dies verheerende Auswirkungen für viele Patienten haben.

Die **Folgen** einer nosokomialen Infektion sind eine zusätzliche Gesundheitsbeeinträchtigung, eine daraus resultierende Verlängerung des Krankenhausaufenthaltes und des Arbeitsausfall, eine Erhöhung der Krankenhauskosten und schlimmstenfalls bleibende Schäden oder gar der Tod. Es liegt in der **Sorgfaltspflicht** eines jeden Einzelnen, der mit der Betreuung von Kranken beauftragt ist, dies zu verhindern.

Die Gefahr von Infektionserkrankungen gilt nicht nur für Patienten, sondern auch für Mitarbeiter oder Angehörige. Deshalb dient das Einhalten der Grundregeln hygienischen

9.4 · Hygienegrundlagen zur Gesundheitssicherung

Arbeitens auch dem **Eigenschutz,** v. a. bei Mitarbeitern, die direkten (Ärzte, Pflegende) oder indirekten Patientenkontakt (z. B. Laborpersonal, Reinigungspersonal) haben.

> Jeder Mitarbeiter des medizinischen und pflegerischen Dienstes ist verpflichtet, sich auf dem neuesten Erkenntnisstand bezüglich der Hygienemaßnahmen zu halten und die Regeln der Desinfektion und Sterilisation einzuhalten. Die wichtigste Maßnahme dabei ist die kontinuierliche und gründliche Händehygiene.

9.4.2 Hände waschen, desinfizieren, eincremen

Die Voraussetzungen zur Händehygiene, für die der Arbeitgeber zu sorgen hat (z. B. Waschplätze, Seifenspender Desinfektionsmittelspender, Einmalhandtücher, Hautpflegemittel) sind in den Unfallverhütungsvorschriften festgelegt (§ 6). Unterschieden werden das **Händewaschen**, die **hygienische** und die **chirurgische Händedesinfektion** (▶ Kap. 17).

> Zur Händehygiene gehört auch die Pflege der Hände mit Hautcremes oder Lotionen.

Händewaschen

Das Händewaschen ist eine der häufigsten Maßnahmen von Pflegenden und Ärzten. Die Hände werden zur Beseitigung von sichtbarem Schmutz und zur Keimreduktion gewaschen. Üblicherweise geschieht das Waschen vor Dienstbeginn, vor Verlassen der Station (z. B. zum Frühstück), vor dem Essenausteilen, vor der Essensverabreichung, nach dem Naseputzen, nach der Toilettenbenutzung und nach Dienstende. Das Händewaschen kann mit der Händedesinfektion kombiniert werden.

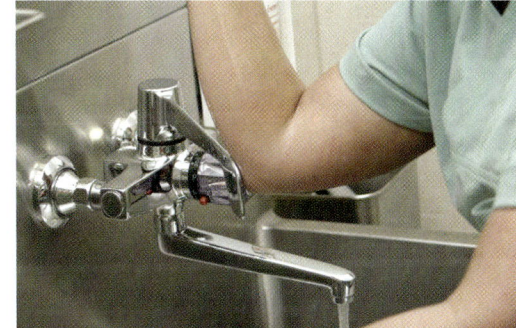

Abb. 9.14. Wasserhähne möglichst mit dem Ellenbogen bedienen

Vorgehen ▶ Wasserhahn, Seifen- oder Desinfektionsmittelspender möglichst nicht mit den Händen berühren, sondern nach Möglichkeit mit dem **Ellenbogen** bedienen (◧ Abb. 9.14). Zum Abtrocknen Einmalhandtücher benutzen. Ein Wasserhahn zum Aufdrehen wird mit dem gebrauchten Handtuch zugedreht.

Hygienische Händedesinfektion

Die hygienische Händedesinfektion erfolgt mittels Desinfektionsmittel vor und/oder nach Patientenkontakten oder pflegerischen Maßnahmen zur **Reduktion von Krankheitskeimen durch Abtötung** (◧ Tabelle 9.5). Dabei ist in jeder Situation neu zu überlegen, ob die Desinfek-

Tabelle 9.5. Hygienische Händedesinfektion zum richtigen Zeitpunkt anwenden

Vorher	Vor- und Nachher	Nachher
vor dem Kontakt mit abwehrgeschwächten Patienten	vor und nach invasiven Eingriffen (falls nicht eine chirurgische Händedesinfektion notwendig ist, ▶ Kap. 17)	nach Kontakt mit Kranken, von denen Infektionen ausgehen können
vor dem Herrichten von Medikamenten, Infusionen, Sondennahrung	vor und nach Manipulationen an Kathetern, Einstichstellen, Wunden, Verbänden	nach Kontakt mit Ausscheidungen, Blut, Sekreten
	vor und nach Injektionen	nach Kontakt mit kontaminierten Gegenständen, Oberflächen

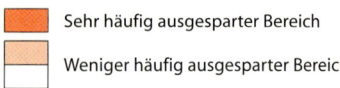
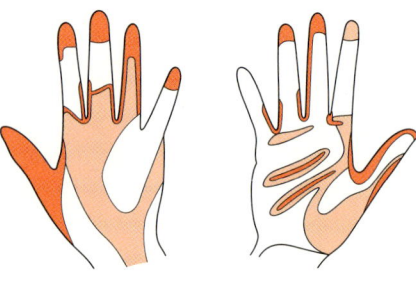

☐ **Abb. 9.15.** Areale, die bei der Händedesinfektion häufig ausgespart werden

tion alleine ausreichend ist oder in Kombination mit dem Händewaschen benutzt wird. Zu unterscheiden sind **bakterizide** und **viruzide Desinfektionsmittel**.

Vorgehen ▶ Etwa 3 ml des Desinfektionsmittels (1 Hub aus dem Spender) in die trockene hohle Hand geben und gleichmäßig mit beiden Händen in der Handinnenfläche, auf dem Handrücken und zwischen den Fingern verteilen (☐ Abb. 9.15). Während der Einwirkzeit (30–60 s, je nach Hersteller) sind die Hände durch das Desinfektionsmittel feucht. Das Mittel wird so lange verrieben bis es verdunstet ist.

> Kontaminierte bzw. verschmutzte Hände werden erst desinfiziert und dann gewaschen. Sind die Hände sauber, z. B. nach Schreibtischarbeit, reicht ggf. die alleinige Benutzung des Desinfektionsmittels.

Handpflege

Hände, die häufig gewaschen und desinfiziert werden, sind für Hautschädigungen stark gefährdet. Häufiges Waschen, alkoholhaltige Desinfektionsmittel, die in noch feuchte Haut eingerieben werden, trocknen die Haut aus. Seife zerstört den natürlichen Säureschutzmantel der Haut. Deshalb ist die **Hautpflege** nach der Händereinigung und -desinfektion besonders wichtig. Sie dient dem Eigenschutz vor Hautreizungen oder rissiger Haut, die in vermehrtem Maße für Infektionen anfällig ist. Geeignet sind **schnell einziehende Lotionen** oder **Cremes**.

9.4.3 Unsterile und sterile Handschuhe richtig einsetzen

Zur Vorbeugung von Keimverschleppung dient das Tragen von unsterilen oder sterilen Schutzhandschuhen. Schutzhandschuhe bergen allerdings auch **Gefahren für** das **Personal**.

Sterile Handschuhe sind oft gepudert, damit sie leichter angezogen werden können. Der Puder verändert den pH-Wert der Haut, wodurch die Hände für Hautirritationen empfindlicher werden.

Die Verwendung von Billigprodukten, in denen durch die Verkürzung der Auswaschzeiten höhere Konzentrationen von Latexproteinen entstanden sind, sowie längere Tragzeiten von Schutzhandschuhen können zu **Latexallergien** führen. Der Genuss von exotischen Früchten kann die Allergiegefahr verstärken, da sie mit Latex Kreuzallergien bilden (▶ Bd. 3, Kap. 2.4.1). Zur Vorbeugung dient die konsequente Hautpflege sowie die vermehrte Nutzung von Latexalternativen und der Einsatz von ungepuderten Latexhandschuhen.

Unsterile Handschuhe

Unsterile Handschuhe dienen hauptsächlich dem **Eigenschutz** bei medizinischen und pflegerischen Tätigkeiten. Sie werden benutzt, wenn eine Kontamination oder Verschmutzung der Hände zu erwarten ist, z. B. bei der Mundpflege, Einreibungen oder Blutentnahmen.

Sterile Handschuhe

Sterile Handschuhe werden bei sterilen Arbeiten getragen. Es gibt sie in unterschiedlichen Qualitäten. **Operationshandschuhe** sind sehr fest, mit einwandfreier Passform und daher sehr teuer. Sie kommen bei Operationen, beim Legen von Kathetern oder beim Anreichen steriler Instrumente zum Einsatz. Zum endotrachealen Absaugen und zum Verbandwechsel genügen

> Handschuhe sind kein vollkommener Schutz gegen Virusinfektionen, deshalb zusätzlich die Hände mit viruziden Desinfektionsmitteln desinfizieren.

9.4 · Hygienegrundlagen zur Gesundheitssicherung

i. d. R. die dünneren und billigeren **Polyurethan-Handschuhe** (PU; ◘ Abb. 9.16).

Vorgehen ▶ Richtige Größe auswählen. Sterile Handschuhe mit der bloßen Hand außen am umgestülpten Handgelenksteil berühren, damit der Handanteil steril bleibt (◘ Abb. 9.17a–e).

9.4.4 Persönliche Schutzmaßnahmen

Seit SARS (Severe Acute Respiratory Syndrom) sollte allen klar sein, dass sich jeder selbst durch einige wenige Maßnahmen schützen kann und sollte. Im Bereich der Händehygiene bedeutet das:

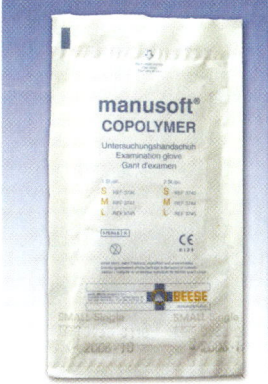
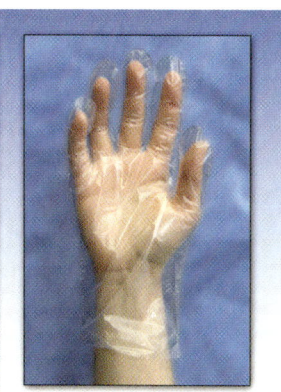

◘ **Abb. 9.16.** Sterile Polyurethan-Handschuhe

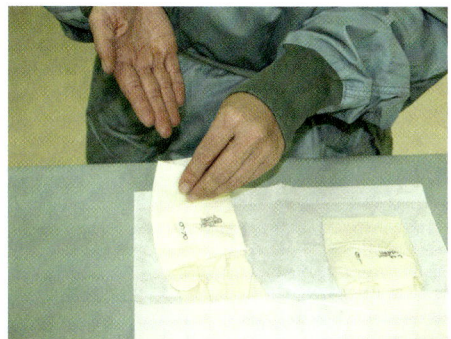
a

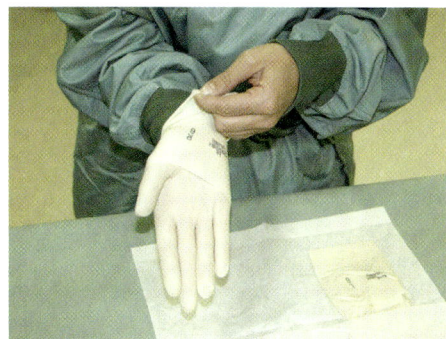
b

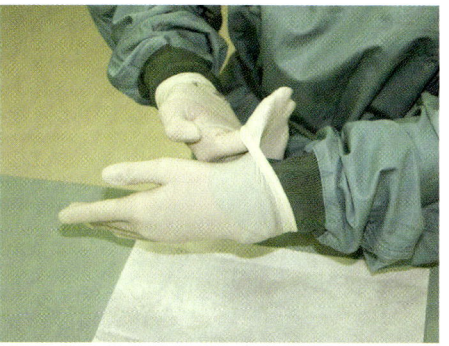
d

◘ **Abb. 9.17a–f.** Sterile Handschuhe anziehen. **a** Hand 1 fasst den Handschuh am umgestülpten Bereich und hält ihn fest. **b** Hand 2 schlüpft in den Handschuh hinein, wobei dieser durch Hand 1 hochgezogen wird, der Handschuhrand bleibt umgestülpt. **c** Hand 2 (mit sterilem Handschuh) greift den 2. Handschuh unter der Umstülpung, spreizt die Öffnung etwas und hält ihn fest. **d** Hand 1 schlüpft in den Handschuh, wobei Hand 2 den Handschuhrand über den Kittelbund zieht. **e** Hand 1 greift unter den Rand des Handschuhs von Hand 2 und zieht ihn über das Bündchen. **f** Um die Handschuhe steril zu halten werden die Hände verschränkt, bis man die Tätigkeit beginnt

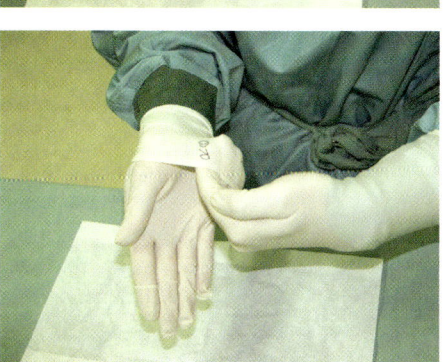
e

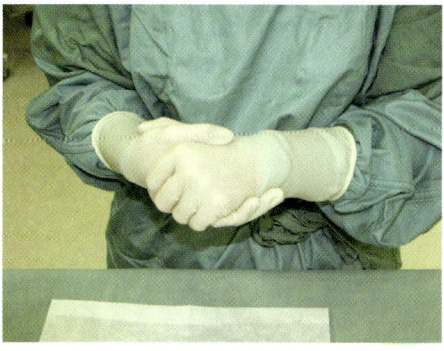
f

- kontaminierte, verschmutzte Hände erst desinfizieren, dann waschen,
- Wirkung (bakterizid, viruzid) und Einwirkzeit des Desinfektionsmittels beachten,
- gewaschene und/oder desinfizierte Hände mit Hautschutzcreme pflegen,
- Handschuhe sinnvoll einsetzen.

Darüber hinaus darf während der Arbeit **kein Schmuck** an Händen und Armen getragen werden (Unfallverhütungsvorschriften § 22). Ringe, Uhren, Armbänder führen häufig zu Verletzungen und tragen zur Kontamination von anderen Patienten, den eigenen Angehörigen, Freunden und der eigenen Person bei.

Berufskleidung sollte **am Arbeitsplatz** verbleiben und nicht in die häusliche Umgebung mitgenommen werden. Auch kurze »Ausflüge« mit der Berufskleidung zum Bäcker, zur Bank o. Ä. können Krankheitskeime verbreiten und sind deshalb zu unterlassen.

Zum Schutz der Mitarbeiter gibt es i. d. R. **Duschen**, die v. a. bei der Arbeit in einem Arbeitsbereich mit erhöhter Infektionsgefährdung (z. B. Intensivstationen Operationsbereich, Dialyse, Infektionseinheiten) vor dem nach Hause gehen benutzt werden sollten.

> Achten Sie immer darauf, möglichst keine Krankheitskeime mitzunehmen und zu verteilen.

9.4.5 Berufs- bzw. Schutzkleidung

Die **Berufskleidung** kann, muss aber nicht, vom Arbeitgeber gestellt werden. Sie dient **dem persönlichen Schutz** vor Schmutz und Krankheitserregern. Zur Berufkleidung gehören auch die Schuhe. Sie sollten fest am Fuß sitzen und nicht zu hohe Absätze haben, da es sonst leicht zu Stürzen kommen kann.

Der Arbeitgeber ist verpflichtet, **Schutzkleidung** in ausreichender Menge zur Verfügung zu stellen, wenn die **Gefahr** der Verschmutzung durch Krankheitskeime besteht. Er sorgt für die Reinigung und Instandhaltung und macht eine getrennte Aufbewahrung von persönlicher Kleidung möglich (Unfallverhütungsvorschriften § 7). Zur Schutzkleidung gehören flüssigkeitsdichte (dünnwandige oder feste) Handschuhe, flüssigkeitsdichte Schürzen, ggf. flüssigkeitsdichtes Schuhwerk (z. B. im Operationsbereich), Gesicht und Kopfschutz (z. B. beim Umgang mit Zytostatika) und langärmlige Oberbekleidung (z. B. auf Infektionsstationen). Die Mitarbeiter tragen die Schutzkleidung nur während der Arbeit. Sie legen sie vor dem Betreten des Personalspeisesaals und bei Dienstschluss ab.

Schürzen dienen dem Schutz der Berufskleidung vor Kontamination. Sie werden bei Schmutz- und Entsorgungsarbeiten getragen. Dabei verbleibt die Schürze zum Schutz vor Keimverschleppung immer im Schmutzraum.

9.4.6 Reinigung und Entsorgung – Schmutzwäsche, Abfälle und mehr

> Wäsche (verschmutzte und saubere!) darf wegen der Kontaminationsgefahr nicht auf Stühlen, Tischen oder dem Fußboden abgelegt werden. Stets körperfern transportieren, da Patienten mit der Berufskleidung des Personals in Berührung kommen, z. B. beim Betten oder Mobilisieren.

Verschmutzte Wäsche wird immer und ausschließlich in entsprechende Behälter (Wäschesäcke) abgeworfen, damit niemand den Einwirkungen von Krankheitskeimen ausgesetzt ist. Infektiöse oder stark durch Körperausscheidungen verschmutzte Wäsche wird in gesonderte Behälter sortiert (Unfallverhütungsvorschriften § 25).

Spitze, scharfe und zerbrechliche Gegenstände werden sicher umschlossen in den Abfall gegeben (Unfallverhütungsvorschriften § 13). **Infektiöser Abfall** wird in deutlich gekennzeichneten Behältern gesammelt, vor dem Transport desinfiziert und sicher verschlossen (Unfallverhütungsvorschriften § 27).

Hilfsmittel (z. B. Toilettenstuhl) sind meist nicht für jeden Patienten vorhanden, deshalb wechseln sie zwischen den Patienten. **Benutzte bzw. verschmutzte Instrumente, Geräte** und **Hilfsmittel** werden gereinigt und anschließend ggf. sterilisiert.

Die Reinigung und Desinfektion von Geräten, Instrumenten und Hilfsmitteln ist in diesem Buch in den jeweiligen Kapiteln beschrieben. In Kap. 17 sind Maßnahmen der Desinfektion und Sterilisation erläutert.

9.5 Krank durch den Beruf – Berufskrankheiten begegnen

Maria Jaeger

Trotz aller Vorsicht kann der Pflegeberuf zu Berufskrankheiten (BK) führen, d. h. zu Krankheiten, die durch gesundheitsschädigende Belastungen am Arbeitsplatz entstehen (◘ Abb. 9.18). Bei der Sorge um die eigene Gesundheit ist auch zu bedenken, dass sowohl übermäßiges Desinfizieren als auch andauerndes Tragen von Latexhandschuhen gesundheitsgefährdend sein kann.

> **Insidertipp**
> Soviel Patientenschutz wie nötig, sowenig Belastung für das Personal wie möglich.

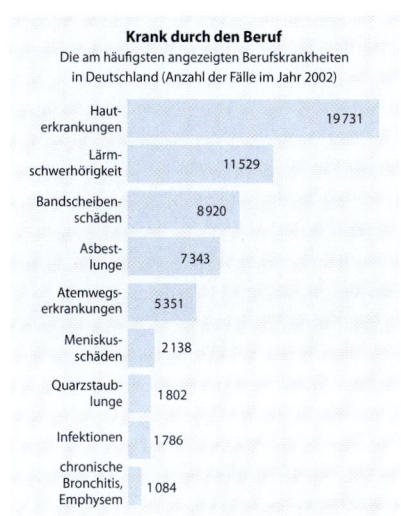

◘ **Abb. 9.18.** Die häufigsten Anzeigen bei Verdacht einer Berufskrankheit in Deutschland

Infektiöse Arbeitsmittel vor der Reinigung immer desinfizieren.

Patienten mit Infektionskrankheiten erhalten eigene Hilfsmittel (z. B. Toilettenstuhl), die nicht an andere Patienten gegeben werden.

Heilung ist eine Frage der Zeit, aber manchmal auch eine Frage der Gelegenheit.
Hippokrates

9.5.1 Anerkannte Berufskrankheiten

Die Liste der **Berufskrankheitenverordnung** der Bundesregierung umfasst zurzeit **67 anerkannte Berufskrankheiten.** In diese Liste werden nur Krankheiten aufgenommen, bei denen die kausalen Zusammenhänge zwischen beruflicher Exposition und Krankheit wissenschaftlich zweifelsfrei geklärt sind. Dabei handelt es sich allerdings nur um **körperliche Erkrankungen,** wie Allergien oder Rückenschäden, psychische bzw. seelische Erkrankungen sind nicht berücksichtigt. Die Diagnosen sind in 6 unterschiedliche Gruppen eingeteilt:
- durch chemische Einwirkung hervorgerufene BK,
- durch physikalische Einwirkung hervorgerufene BK,
- durch Infektionserreger hervorgerufene BK,
- Atemwegs- und Lungenkrankheiten,
- Hautkrankheiten,
- sonstige Krankheiten.

Der **begründete Verdacht einer Berufskrankheit** wird der zuständigen Stelle für Arbeitsschutz oder beim Unfallversicherungsträger gemeldet. Dabei handelt sich um eine formale Anzeige, zu der der behandelnde Arzt oder der Arbeitgeber verpflichtet ist. Ein begründeter Verdacht liegt vor, wenn nach Auffassung des Arztes medizinische Zusammenhänge zwischen Exposition und Krankheit bestehen. Dies ist nicht immer einfach zu beweisen, da viele Krankheiten sich nicht ausschließlich auf eine Ursache zurückführen lassen.

Jede Meldung wird als Einzelfall geprüft. Über das Vorliegen einer BK und die weiteren erforderlichen Maßnahmen wird im Rentenausschuss des Unfallversicherungsträgers entschieden. Den Ergebnisbescheid erhält ausschließlich der Versicherte.

Laut **Unfallverhütungsbericht** der Bundesregierung 2000 wurde etwa jede 4. gemeldete Berufskrankheit aller Berufe als solche anerkannt. Finanziell entschädigt werden aber nur Personen, deren Erwerbminderung mindestens 20% beträgt. Die Anerkennung einer Berufskrankheit kann auch zu anderen Maßnahmen führen, z. B.:

- technische Anpassung des Arbeitsplatzes,
- organisatorische Veränderungen am Arbeitsplatz,
- medizinische Rehabilitation,
- Wechsel des Arbeitsplatzes innerhalb oder außerhalb des Unternehmens,
- Umschulung in einen anderen Beruf,
- Pflegeleistungen.

9.5.2 Berufskrankheiten begegnen

> Ein Beruf ist das Rückgrat des Lebens.
> *Friedrich Nietzsche*

Die oben beschriebenen Auswirkungen chronischer Erkrankung machen die Wichtigkeit deutlich, dass jeder, der mit der Pflege eines Menschen betraut ist, bewusst Verantwortung für seine eigene Gesundheit übernimmt und sorgsam mit sich umgeht. Pflegen beeinflusst das Leben von Pflegenden nachhaltig, unabhängig davon, ob es sich um Laienpflegende oder beruflich Pflegende handelt.

> **Insidertipp**
>
> Pflegen beinhaltet nicht nur die Arbeit am Leben anderer, sondern auch Arbeit am eigenen Leben.

Gesetze zum Schutz der Gesundheit

Eine wichtige Maßnahme, die zur Begegnung von Berufskrankheiten gehört, ist das Einhalten von **Unfallverhütungsvorschriften**. Sie dienen der Verhütung von Arbeitsunfällen und Berufskrankheiten und werden von den Unfallversicherungsträgern, bei denen sich die unterschiedlichen Unternehmen versichern müssen, erlassen und vom Bundesarbeitsminister genehmigt. Anschließend treten sie in Kraft. Unfallverhütungsvorschriften beinhalten:

- für den Arbeitgeber verpflichtende Vorschriften,
- Vorschriften über arbeitsmedizinische Vorsorgeuntersuchungen,
- Vorschriften im Rahmen des Arbeitssicherheitsgesetzes.

Geregelt sind z. B. die Ausstattung von Arbeitsplätzen, Anforderungen an Verkehrs- und Rettungswege, Kennzeichnung, Aufbewahrung und Umgang mit Arbeitsstoffen, Verhalten von Mitarbeitern (wie Tragen von Schmuck, Schutzkleidung, Essen, Trinken, Rauchen, Alkoholgenuss am Arbeitsplatz).

Laut **Arbeitssicherheitsgesetz** ist der Arbeitgeber dazu verpflichtet, Fachkräfte für Arbeitssicherheit zu bestellen. Deren Aufgabe ist es u. a. auf die Einhaltung der Arbeitssicherheitsvorschriften zu achten. Diese richten sich nach der Art des Betriebes, der Anzahl der Mitarbeiter usw.

1996 trat das **Arbeitsschutzgesetz** in Kraft. Es basiert auf den Unfallverhütungsvorschriften und dem Arbeitssicherheitsgesetz. Neu ist dabei, dass Arbeitgeber zur Abwendung von Gesundheitsgefahren aufgefordert sind. Geplant war, dass bis zum 21.08.1997 Arbeitgeber mit 10 Beschäftigten und mehr dem Gesetzgeber eine Dokumentation von jedem Arbeitsplatz vorlegen sollten. Daraus sollten Strategien für eine bessere Gesundheit am Arbeitsplatz entwickelt werden. Bislang wurde dieser Aspekt jedoch nicht umgesetzt und scheint leider im Sande verlaufen zu sein.

Kanülen entsorgen – Verhalten bei Kanülenstichverletzungen

Nach einer Injektion oder Blutentnahme wird die Kanüle sofort in einem auf dem Spritzentablett mitgeführten speziellen Behälter für benutzte Kanülen entsorgt. Kommt es dabei zu einer Stichverletzung sind folgende **Sofortmaßnahmen** zu ergreifen:
- rasche Reinigung der Einstichstelle mit Seife unter fließendem Wasser,
- Desinfektion mit viruswirksamem Hautantiseptikum,
- Aufsuchen eines kompetenten ärztlichen Ansprechpartners (Betriebsarzt, Akutambulanz).

Danach erfolgt die Meldung als Arbeitsunfall an den Vorgesetzten; Dokumentation von Unfallhergang, Datum, Uhrzeit, Name des Stichverletzten und des Patienten, der mit der Nadel behandelt wurde; serologische Blutuntersuchungen des Stichverletzten zur Bestimmung von Infektionszeichen und Virentiter.

> Zum Eigenschutz und zur Vermeidungen von Kanülenstichverletzungen werden benutzte Kanülen nie in die Hülle zurückgesteckt.

Arbeit am Computer

Die zunehmende EDV-gestützte Dokumentation führt z. T. zur Arbeitsentlastung, birgt jedoch auch gesundheitliche Risiken. In der Pflege gibt es hauptsächlich sog. **Mischarbeitsplätze**, d. h. die Bildschirmtätigkeit wechselt sich mit bildschirmfreier Tätigkeit ab. Wer mit Computern arbeitet, hat ein Anrecht auf einen vorschriftsmäßig eingerichteten **Computerarbeitsplatz**. Dabei handelt es sich im Wesentlichen um:
- die Verminderung von Strahlenbelastungen,
- die Reduzierung der Anstrengung für die Augen,
- eine rückenschonende Arbeitshaltung.

Eine ausreichende **Arbeitstischtiefe** (mindestens 80 cm) **reduziert** die **Strahlen**, da die Strahlung linear mit zunehmender Entfernung zum Bildschirm abnimmt.

Zur **Entlastung der Augen** ist ein flimmerfreier Bildschirm notwendig. Um die Blendung durch das Tageslicht zu minimieren, wird empfohlen, den Bildschirm senkrecht zum Fenster zu platzieren (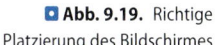 Abb. 9.19). Zudem sollte er möglichst leicht dreh- und neigbar sein, um der Blendung entgegenwirken zu können. Außerdem ist auf blendfreies künstliches Licht zu achten, z. B. durch Lampen mit integrierten Spiegeln über dem Computerarbeitsplatz. Bei der Computerarbeit über einen längeren Zeitraum wird zwischendurch bewusst der Blick vom Bildschirm genommen, um die Augen zu entspannen. Das Schließen der Augen und gezieltes Gähnen fördert die Tränenproduktion und vermeidet ein Trockenwerden der Augenhornhaut.

Zur Vermeidung von **Verspannungen** im Nacken- und Schulterbereich ermöglicht die Bildschirmhöhe einen ungehinderten Blick, dabei ist die Oberkante des Schirms in Augenhöhe. Außerdem ist ergonomisches Sitzen wichtig (▶ unten).

Für einen gesunden Rücken sorgen

Pflegen belastet den Körper durch schweres Heben und Tragen und unphysiologische Arbeitshaltungen. So sind **Rückenschmerzen** eine der häufigsten Beschwerden von Pflegenden (▶ Schülerseite). Nicht selten führen Rückenbeschwerden zu langen Krankheitsphasen, Arbeitsausfällen oder sogar zu **Berufsunfähigkeit**. Der ohnehin fortschreitende Verschleiß der Wirbelsäule wird durch

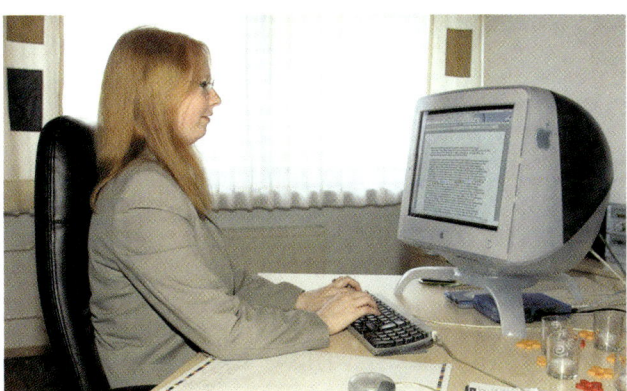

Abb. 9.19. Richtige Platzierung des Bildschirmes

Abb. 9.20. Belastungen der Bandscheiben bei Fehlbelastung

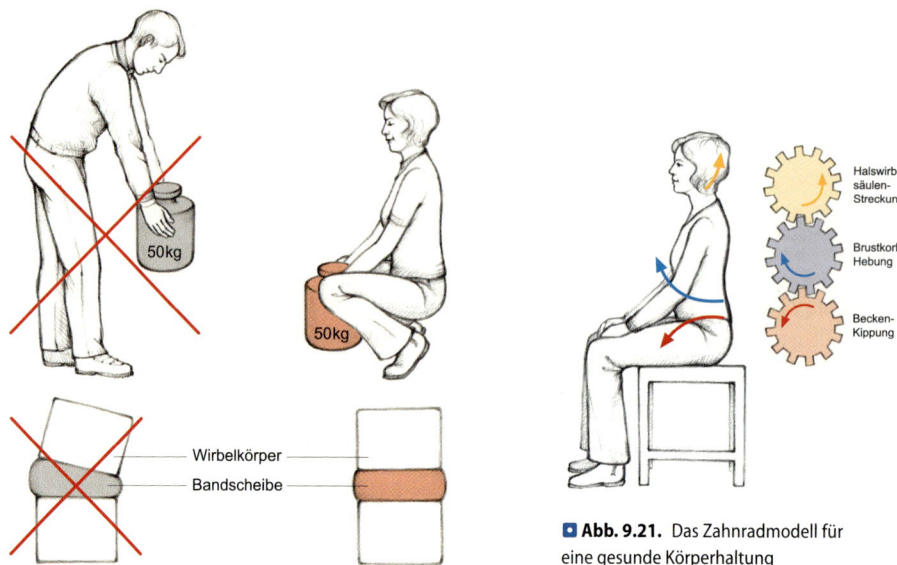

Abb. 9.21. Das Zahnradmodell für eine gesunde Körperhaltung

> Bete nicht um leichtere Lasten, sondern um einen stärkeren Rücken.
> *Unbekannt*

Daueranspannung, Fehlhaltungen und Fehlbelastungen vorangetrieben (Abb. 9.20). Ein krummer Rücken beansprucht die einzelnen Wirbel der Wirbelsäule durch Biegespannung und setzt damit ihre Belastungsfähigkeit enorm herab. Hohe Belastungen schaden dagegen nicht, wenn sie **axial** auf die Wirbelsäule einwirken. Eine aufrechte, gesunde Körperhaltung ist an 3 Bedingungen geknüpft (Abb. 9.21):

- das Becken muss nach vorn rollen,
- der Brustkorb muss nach vorne geschoben und das Brustbein angehoben werden,
- die Halswirbelsäule wird dabei gestreckt.

> Die Zeit ist nicht vermehrbar, die richtige Nutzung lehrbar.
> *Alfred Knoth*

> **Insidertipp**
>
> Die Regeln werden leider oft durch Zeitdruck und Arbeitsbelastung nicht berücksichtigt: Die eigene Gesundheit jedoch erhält man von niemandem zurück.

11 Tipps für alle **Bewegungsabläufe**, wie Sitzen, Stehen, Heben, Tragen oder Liegen:
1. Den Rücken bei allen Tätigkeiten, auch beim Liegen, gerade halten.
2. Beim Bücken in die Hocke gehen.
3. Sich den Lasten frontal zuwenden und damit Drehbewegungen des Rumpfes vermeiden.
4. Schwere Lasten durch eine Bewegung aus den Knien und Oberschenkeln anheben.
5. Lasten dicht am Körper tragen (Kontaminationsgefahr beachten, d. h. Dienstkleidung sauber halten, bei verschmutzten Lasten Schutzkittel tragen).
6. Auf eine gleichmäßige Lastenverteilung achten.
7. Schwere körperliche Tätigkeiten zu zweit verrichten bzw. Patientenlifter etc. benutzen (nach dem Arbeitsschutzgesetz ist das Benutzen von Patientenliftern verpflichtend).
8. Nicht längere Zeit mit geraden Beinen und durchgedrückten Knien stehen.
9. Schuhe tragen, die einen sicheren Stand und federndes Laufen ermöglichen.
10. Beim Stehen und Gehen das Körpergewicht gleichmäßig auf die Füße verteilen.
11. Die Arbeitshöhe so wählen, dass man bequem aufrecht stehen oder sitzen kann (auch Patientenbetten).

Grundsätzlich sollten beim Heben, Tragen und Positionieren von Patienten **Kraft sparende Arbeitstechniken** angewendet werden (z. B. Kinästhetik, ▶ Kap. 8).

Zum Vermeiden von Verspannungen und Nackenbeschwerden wird die **Sitzhöhe** der Sitzmöbel so eingestellt, dass Ober- und Unterschenkel einen Winkel von 90° bilden können. Sitzmöbel sollten **dynamisches Sitzen** ermöglichen, z. B. durch eine kippbare, federnde Rückenlehne oder kippbare Sitzfläche. Unterarme und Hände können flach auf den Arbeitstisch aufgelegt werden.

> **Gesundheitsberatung**
> Wirbelsäulenfreundliche Sportarten, wie Schwimmen und Rad fahren, fördern den Muskelaufbau und die Muskelerhaltung im Rücken.

9.5.3 Gesundheitsförderung durch Stärkung der Kompetenzen

Hier schließt sich der Kreis des Kapitels »Gesunderhaltung und Eigenschutz des Pflegepersonals«. An dieser Stelle sei nochmals darauf verwiesen, dass die Stärkung von methodisch-fachlichen, sozialen sowie der Selbstpflegekompetenzen einen wesentlichen Beitrag zur Gesunderhaltung darstellt (Zimber 2003, Höppner 2003). Wie oben beschrieben, bewirkt die Förderung dieser Kompetenzen ein **Umdenken** (an sich und seine Gesundheit denken), festigt das **Selbstvertrauen**, stärkt das **Körperbewusstsein** und **reduziert** interaktionale **Konflikte**.

> Die betriebliche Bildung spielt eine wesentliche Rolle in der Gesundheitsförderung und -erhaltung.

Für **Pflegende mit Leitungsfunktion** sollte die Führungskompetenz im Hinblick auf die Gesunderhaltung der Mitarbeiter ausgeweitet werden, da derzeit in dieser Hinsicht noch einige Defizite vorliegen. Vor allem der Bereich **Prävention** in Bezug auf Gesunderhaltung der Mitarbeiter ist ein **blinder Fleck** in der Pflegelandschaft.

Eine Ausweitung von Kompetenzen führt zur Entwicklung und Umsetzung von neuen Konzepten. Sie sollten die Einflussnahme auf das Betriebsklima, präventive Maßnahmen (Rückenschule, psychische Gesunderhaltung), Mitarbeitermotivation bzw. -förderung (Einarbeitung, Fortbildung), Arbeitsablauf (Reduktion von Arbeitsbelastung, Zeitdruck), Kraft sparende Arbeitsmethoden (Reduktion körperlicher Belastungen, Kinästhetikkurse) umfassen.

> Pflegedienstleitungen und Stationsleitungen haben nicht nur die Aufgabe, für einen reibungslosen Arbeitsablauf zu sorgen, sondern im Rahmen der Fürsorgepflicht die Gesunderhaltung der Mitarbeiter zu gewährleisten.

Auch pflegende Angehörige und Laienpflegende benötigen zu ihrer Gesunderhaltung Unterstützung. Kurse für pflegende Angehörige, inzwischen von vielen Krankenkassen und ambulanten Pflegestationen angeboten, können hier hilfreich sein.

Nachschlagen und Weiterlesen

zu Kap. 9.1 Antonovsky A (1979) Health, stress and coping: New perspectives on mental and physical well being. Jossey-Bass, San Francisco
Brieskorn-Zinke (2003) Die Rolle der Pflege in Public Health/Gesundheitsförderung – Versuch einer Systematisierung. In: Pflege, Verlag Hans Huber, Bern, Heft 16:. 66–74
Fröschl M (2000) Gesund-Sein. Integrative Gesund-Seins-Förderung als Ansatz für Pflege, Soziale und Medizin. Lucius, Stuttgart
Hurrelmann K (2003) Gesundheitsförderung – Neue Perspektiven für die Pflege. In: Rennen-Allhoff B/ Schaeffer D: Handbuch Pflegewissenschaft. Juventa, Weinheim, 591–607
Isfort M (2000) Pflegequalität und Pflegeleistungen I. Zwischenbericht zur ersten Phase des Projektes: Entwicklung und Erprobung eines Modells zur Planung und Darstellung von Pflegequalität und Pflegeleistungen. Köln (http://www.dip-home.de/downloads)
Kruse A (2002) Gesund altern. Stand der Prävention und Entwicklung ergänzender Präventionsstrategien. BMG Bonn
Laaser U, Hurrelmann K, Wolteres P (2003) Prävention, Gesundheitsförderung und Gesundheitserziehung. In: Hurrelmann K/Laaser U: Gesundheitswissenschaften. Handbuch für Lehre, Forschung und Praxis. Juventa, Weinheim, 177–203
Lenz A (2002) Empowerment und Ressourcenaktivierung – Perspektiven für die pschosoziale Praxis. In: Lenz A/Stark W (2002): Empowerment. Neue Perspektiven für psychosoziale Praxis und Organisation. Dgvt, Tübingen
Robert Bosch Stiftung (2000) Pflege neu denken. Schattauer, Stuttgart
Schaeffer D, Moers M (2003) Bewältigung chronischer Krankheiten – Herausforderungen für die Pflege. In: Rennen-Allhoff B/Schaeffer D: Handbuch Pflegewissenschaft. Juventa, Weinheim, 447–483
Ströbel A, Weidner F (2003) Ansätze zur Pflegeprävention. Schlütersche, Hannover
Waller H (2002) Gesundheitswissenschaft. Eine Einführung in Grundlagen und Praxis. Kohlhammer, Stuttgart
WHO (1986) Ottawa-Charta zur Gesundheitsförderung. Genf
WHO (1998) Glossar Gesundheitsförderung. Genf
Wiesner G (2001) Der Lebensverlängerungsprozess in Deutschland. Stand – Entwicklung – Folgen. Beiträge zur Gesundheitsberichterstattung des Bundes. Robert Koch Institut, Berlin

zu Kap. 9.2 Bartlett, E (1995) Cost-benefit analysis of patient education. In: Patient Education and Counselling, Heft 26, S. 87–91, Reed Elsevier, Amsterdam, London, New York
Klug-Redmann B (1997) Patientenschulung und -beratung. Ullstein-Mosby, Wiesbaden
Müller-Mundt, G, Schaeffer D, Pleschberger S, Brinkhoff P (2000) Patientenedukation – (k)ein zentrales Thema in der deutschen Pflege? Pflege & Gesellschaft, DV Pflegewissenschaft, Duisburg, 5. Jg Nr. 2: 42–53,
London, F (2003) Informieren, schulen und beraten – Praxishandbuch zur Patientenedukation. Verlag Hans Huber, Bern
Petermann F (1997) Patientenschulung und Patientenberatung. Hogrefe, Göttingen
Pinkert C, Renneke S (2000) Mündigkeit durch professionelle Beratung. Pflegezeitschrift, Kohlhammer, Stuttgart, Heft 1: 50–51,
Renneke S (2000) Information, Schulung und Beratung von Patienten und Angehörigen. Kommentierte Bibliografie, Kuratorium Deutsche Altershilfe, Köln
Risse G, Strohbücker B (1999) Patienten-Informations-Zentrum. Dr. med. Mabuse, Heft 5, S. 20–22, Mabuse Verlag GmbH, Frankfurt/Main
Zegelin-Abt A, Huneke M (1999) Grundzüge einer systematischen Pflegeberatung. PR-Internet, hpS-Medienverlag, Mönchaltorf, Heft 1: l1–18,
Zegelin-Abt A (1999) Patienten-Edukation als Pflegeaufgabe. Forum Sozialstation (Hrg. Verein zur Förderung des Informationsdienstes Forum Sozialstation e.V.) Nr. 72, Tintenfaß-Verlag, Bonn, Heft 2: 66–68,
Zegelin-Abt A (2000) Patientenedukation. Die Schwester/Der Pfleger, Heft 1, Bibliomed, Melsungen
Zegelin-Abt A, Bösing U, Lang P (2001) Patienten- und Familienedukation erfordern neue Kompetenzen. Pflegemanagement, hpS-Medienverlag, Mönchaltorf, Heft 6: 126–132

zu Kap. 9.3 Antonovsky A (1997) Salutogenese. Zur Entmystifizierung der Gesundheit. Dgvt, Tübingen
Benner P (2000) Stufen zur Pflegekompetenz. Verlag Hans Huber, Bern
Benner P (2000) Pflegeexperten. Verlag Hans Huber, Bern
Bond M (1996) Pflegestress – Stresspflege: ein persönlicher Leitfaden zum positiven Umgang mit Stress in der Krankenpflege. Recom, Basel
Gütermann G (1997) Prävention am Arbeitsplatz Pflege. Heilberufe, Urban & Vogel, Berlin, Heft 5: 10–11
Höppner H (2003) Gesunde Schwestern. Dr. med. Mabuse, Frankfurt am Main, Heft März/April (142): 31–33

Nachschlagen und Weiterlesen

Hornung R, Lächler J (1999) Psychologisches und soziologisches Grundwissen für Krankenpflegeberufe. PVU, Beltz, Weinheim
Hurrelmann K (2003) Gesundheitssoziologie. Juventa, Weinheim, München
Orlando J (1996) Die lebendige Beziehung zwischen Pflegenden und Patienten. Hans Huber Verlag, Bern
Scherer K (1996) Emotion. In: Stroebe W/Hewstone M/Stephenson G (1996) Sozialpsychologie. Eine Einführung. Springer, Heidelberg
Schiffer E (2001) Wie Gesundheit entsteht. Salutogenese: Schatzsuche statt Fehlerfahndung. Beltz, Weinheim
Schulz von Thun F (2003) Miteinander reden. Rowohlt, Hamburg
Sedlak F, Gerber G (Hrsg., 1992) Beziehung als Therapie; Therapie als Beziehung. Ernst Reinhardt Verlag, München, Basel
Stroebe W, Jonas K, Hewstone M (2002) Sozialpsychologie. Eine Einführung. Springer, Heidelberg
Watson J. (1996) Pflege: Wissenschaft und menschliche Zuwendung. Verlag Hans Huber, Bern
Wittneben K (2001) Gefühlsarbeit – berechenbare Zusatzleistung der Pflege. Pflege aktuell, DBfK, Eschborn, Heft 11, Teil I: 606–609
Wittneben K (2001) Gefühlsarbeit – berechenbare Zusatzleistung der Pflege. Pflege aktuell, DBfK, Eschborn, Heft 12, Teil II: 662–664

zu Kap. 9.4

Klischies R, Panther U, Singbeil-Grischkat V (2004) Hygiene und medizinischen Mikrobiologie. Lehrbuch für Pflegeberufe. Schattauer, Stuttgart
Möllenhoff H (2002) Hygiene für Pflegeberufe. Urban & Fischer bei Elsevier, München
Sitzmann F (1999) Hygiene. Ein Lehrbuch für die Fachberufe im Gesundheitswesen. Springer, Heidelberg
Unfallverhütungsvorschriften der Berufsgenossenschaft für Gesundheitsdienst und Wohlfahrtspflege (bgw): http://www.bgw-online.de

zu Kap. 9.5

Anderson M (1993) Rückenschule. Deutsche Krankenpflegezeitschrift, Kohlhammer, Stuttgart, Heft 3: 181–186
Brügger A (1996) Gesunde Haltung und Bewegung im Alltag. Brügger, Zürich
Enderle G, Seidel H-J (2002) Arbeitsmedizin. Fort-und Weiterbildung Kurs A. Urban & Fischer bei Elsevier, München
Fichten W, Rieforth J (Hrsg., 1995) Gesundheitsförderliches Handeln in der Krankenpflege. Bd. 2 Quintessenz, München
Mittag O (1996) Mach ich mich krank? Lebensstil und Gesundheit. Verlag Hans Huber, Bern
Nentwig C, Krämer J, Ullrich CH (Hrsg., 1993) Die Rückenschule. Ferdinand Enke, Stuttgart
Seidel HJ, Bittighofer PM (1997) Arbeits- und Betriebsmedizin. Thieme, Stuttgart
Wottke D (2004) Die große orthopädische Rückenschule. Springer, Berlin, Heidelberg
Zimber A (2003) Kranke Pflege. Dr. med. Mabuse, Mabuse Verlag, Frankfurt am Main, Heft März/April (142): 38–40

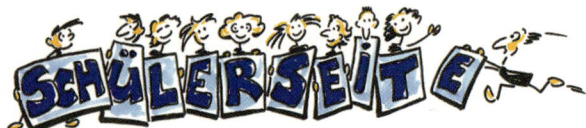

Erinnern

Fragen
1. Welche Strategien der Gesundheitsarbeit kennen Sie? (▶ Kap. 9.1.1)
2. Benennen Sie die zentralen Aussagen der Definition von Gesundheitsförderung. (▶ Kap. 9.1.4)
3. Erklären Sie den Begriff Edukation und nennen Sie deren Ziele. (▶ Kap. 9.2)
4. Nennen Sie drei Faktoren für die Notwendigkeit von Patientenedukation. (▶ Kap. 9.2.1)
5. Was versteht man unter einer nosokomialen Infektion und was ist der wichtigste Übertragungsweg? (▶ Kap. 9.4.1)
6. Welche Maßnahmen müssen Sie bei einer Kanülenstichverletzung ergreifen? (▶ Kap. 9.5.2)

Probieren

Mir geht's gut!

❓ Wie steht es eigentlich um Ihre eigene Gesundheit? ❓ Können Sie in Ihrer Lebenssituation Risikofaktoren identifizieren und lässt sich vielleicht der eine oder andere reduzieren? ❗ Beziehen Sie in Ihre Überlegungen die drei Stufen der Prävention (▶ Kap. 9.1.3) ein, denn sie lassen sich in jeder Altersstufe finden. ❗ ❓ Vielleicht stellen Sie fest, dass ein Vorsorgebesuch beim Zahnarzt wieder einmal fällig wäre?

Wie geht es dir?

Setzen Sie sich mit einem Mitschüler zusammen, den Sie vielleicht noch nicht so gut kennen und finden Sie gegenseitig heraus, was der andere für sein Wohlbefinden braucht. Kann es sein, dass Sie beide genau wissen, was Sie tun sollten, es aber irgendwie nie umsetzen können? 🔧 Vorschlag: Jeder von Ihnen setzt sich ein Nahziel und Sie verabreden ein Treffen zur gemeinsamen Evaluation dieser kleinen Gesundheitsprävention, z. B. in vier Wochen.

Wissen

Wissen, wo man was findet…

Die **Bundeszentrale für gesundheitliche Aufklärung (BZgA)** ist seit 1967 eine **wichtige Anlaufstelle** für alle, die sich mit Gesundheitsförderung beschäftigen. ❗ Ihre kostenlosen Broschüren zu zentralen **Gesundheitsthemen eignen sich gut als Hintergrundinformation für Beratungsgespräche.** ❗

Internet

Unter http://www.patientenedukation.de finden Sie Literaturlisten, Qualitätskriterien, Beispiele verschiedener Aktivitäten und Adressen/Links zu einigen Patienteninformationszentren.

Erfahren

»Dann rutsch mir doch den Buckel runter!«

Wer kennt das nicht? Wieder ein Diabetiker, dem die Nagelschere ausgerutscht ist, wieder eine Herzpatientin, die ihre Tabletten nicht genommen hat und wieder dieses junge Mädchen mit der Blasentzündung, die bei Minusgraden ein bauchfreies T-Shirt tragen muss… Sie alle haben gemeinsam, dass man es ihnen schon hundert Mal gesagt hat. Warum hören sie nicht auf die Ratschläge der Profis? Da möchte man doch am liebsten die Flinte ins Korn werfen.
❗ Und doch – jeder »therapieuntreue« Patient hat irgendeinen Grund, warum er etwas tut oder nicht tut. ❗ 🔧 Probieren Sie beim nächsten Beratungsgespräch doch einmal aus, wie weit Sie kommen, wenn Sie überwiegend Fragen stellen. Natürlich geht es schneller, wenn Sie Ihr Wissen und Ihre Tipps einfach der Reihe nach abschießen. ❓ Aber Hand aufs Herz – würden Sie alles befolgen, was Ihnen ungefragt geraten wird?

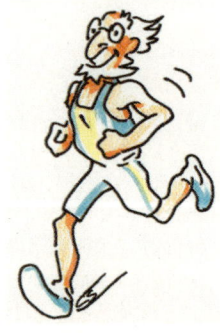

»Nee – ich doch nicht!«

Vorurteile: Im Text wird beschrieben, wie Vorurteile eine gelungene Kommunikation und einen partnerschaftlichen Beziehungsaufbau verhindern. Reflektieren Sie einmal Ihre eigene Haltung. ❓ Welche Vorurteile beeinflussen Ihr Verhalten? Ein kleiner Selbstversuch wird Sie überraschen: Setzen Sie sich in ein Cafe und beobachten Sie die Leute um sich herum. Welche Gedanken, Beurteilungen schießen Ihnen spontan durch den Kopf? Halten Sie diese fest und denken Sie nach, warum Sie zu diesem oder jenem Urteil gekommen sind, obwohl Sie diese Menschen doch gar nicht kennen.

Vorbilder: ❓ Wie oft haben Sie schon Patienten gesagt, dass sie mehr trinken sollen? ❓ Und wieviel trinken Sie am Tag?

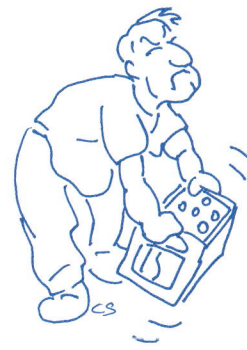

Vorbeugen: Sie haben die Schicht hinter sich und warten auf den Bus. Die Beine schmerzen und die Wirbelsäule fühlt sich an wie ein drei Tage altes Baguette. Was tun Sie in der Wartezeit? Vielleicht stellen Sie sich anders hin? Becken vor, Brustkorb raus, Brustbein hoch, Halswirbelsäule strecken. ❓ Ist das anstrengend? Dann ist Ihre Muskulatur noch untrainiert! Nehmen Sie diese Haltung mehrmals am Tag bewusst ein, dann wird es besser werden. Und Sie beugen einer potentiellen Berufskrankheit vor!

Wissen

Wer war eigentlich Antonovsky?

Antonovsky, Aaron: (1923–1994) Medizinsoziologe aus den USA, der 1960 nach Israel auswanderte. Bei einer Studie über die Auswirkungen der Wechseljahre auf Frauen bei verschiedenen ethnischen Gruppen fiel ihm auf, dass unerwartet viele weibliche KZ-Überlebende (29% in der Testgruppe) trotz dieser traumatischen Erlebnisse über eine gute psychische Gesundheit verfügten. Das brachte ihn auf die Frage: Was hatte dazu beigetragen, dass diese Frauen trotz der Belastung gesund geblieben waren? Noch verkürzter wurde daraus die zentrale Frage seines revolutionären Konzepts der **Salutogenese:** ❓ Was erhält einen Menschen gesund?

Wem Sie die Schuld geben, geben Sie die Macht über Ihre Gesundheit und Ihren Wohlstand.
Aaron Antonovsky

Soviel sei verraten: ❗ Wenn ich etwas verstehe, wenn ich auf etwas Einfluss nehmen kann und wenn etwas für mich Sinn macht, dann kann ich eine positive Weltanschauung (sense of coherence) aufbauen – und das stärkt meine Gesundheit. ❗

Kranke Pflegende

Quelle: BGW-DAK Gesundheitsreport 2001 – Altenpflege

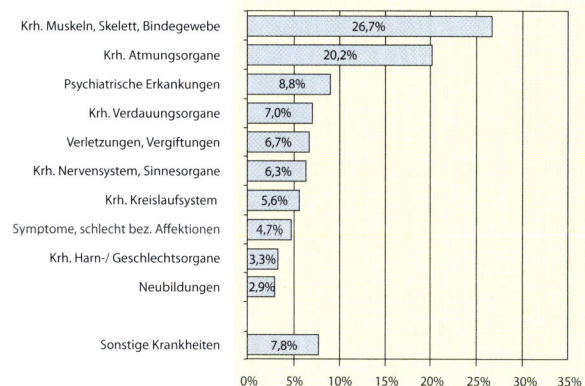

Die wichtigsten Krankheitsarten 1999 bei Beschäftigten in der Altenpflege. (Auswertung von 2698 Beschäftigten in 25 Altenpflegeheimen in Baden-Württemberg)

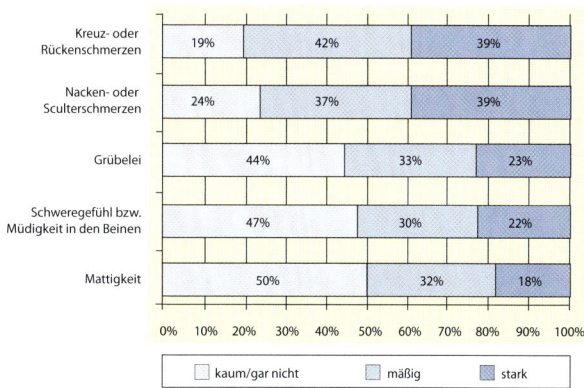

Die 5 Einzelbeschwerden, unter denen Beschäftigte in der Altenpflege am stärksten leiden (Anteil Befragte, die stark, mäßig oder kaum/gar nicht unter den genannten Beschwerden leiden)

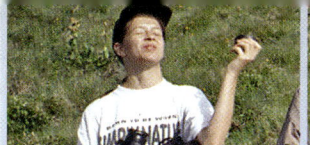
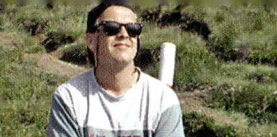
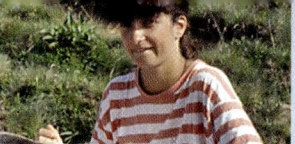

10 Wahrnehmen, beobachten, untersuchen

Caroline Koletzki

10.1　**Was ist was?**　– 250
10.1.1　Wer die Wahl hat, hat die Qual　– 251

10.2　**Wahrnehmungsgesetze**　– 252

10.3　**Beeinflussung von Wahrnehmung bzw. Beobachtung**　– 253
10.3.1　Körperliche Faktoren des Beobachters　– 253
10.3.2　Geistige und psychische Faktoren des Beobachters　– 254
10.3.3　Selektieren durch Fokussieren　– 255
10.3.4　Rollen　– 255
10.3.5　Wissen und Erfahrung　– 255
10.3.6　Sympathie und Antipathie　– 256

10.4　**Wahrnehmen und beobachten in der Pflege**　– 257
10.4.1　Wahrnehmung und Beobachtung unter dem Einfluss von Krankheit　– 257
10.4.2　Ist pflegerische Beobachtung erlernbar?　– 257
10.4.3　Beobachtungstechniken　– 260
10.4.4　Objektive und subjektive Daten erheben　– 262

10.5　**Pflegerische Untersuchung**　– 263
10.5.1　Untersuchungsmethoden　– 263
10.5.2　Jeder ist anders – individuelles Vorgehen ist Pflicht!　– 265

Schülerseite　– 272

10.1 Was ist was?

In Synonymwörterbüchern (Wörterbücher für verschiedene Ausdrücke mit der gleichen Bedeutung) oder Herkunftswörterbüchern (Wörterbücher für die Geschichte von Begriffen) finden sich die folgenden sinnverwandten Begriffe und Erklärungen:

- **»wahrnehmen«** (Wahrnehmung); passende Ausdrücke: bemerken, gewahren, zu Gesicht bekommen; der Begriff ist verwandt mit »wahren« und »wahr«, was Aufsicht, Aufmerksamkeit, Acht, Obhut beinhaltet, demnach bedeutet der Begriff »**einer Sache Aufmerksamkeit schenken**«,
- **»beobachten«** (Beobachtung); Synonyme: hinsehen, anschauen, überwachen, belauern, verfolgen, nicht aus den Augen lassen; interpretieren könnte man den Begriff mit »**im Auge haben, behalten**«,
- **»untersuchen«** (Untersuchung); ähnliche Begriffe: prüfen, erforschen, kontrollieren, inspizieren, befragen, abhören, testen; der Begriff wird heute v. a. im medizinischen, juristischen und wissenschaftlichen Sprachgebrauch benutzt und kann gedeutet werden als »**eine Spur verfolgen**« oder »etwas **Verstecktes finden wollen**«.

> Wer nichts weiß,
> muss alles glauben.
> *Elmar Eschenbach*

Hier zeigen sich die Unterschiede, aber auch die Zusammenhänge der 3 Begriffe. Sie bauen sozusagen aufeinander auf.

> Entdeckt der Mensch bei der Wahrnehmung etwas, was sein Interesse weckt, folgt die Beobachtung. Reicht diese zur Erklärung nicht aus, folgt die Untersuchung.

Wahrnehmung ist die **unspezifische** Aufnahme von Reizen aus der Umwelt (äußere Wahrnehmung) oder aus dem eigenen Körper (innere Wahrnehmung). Begebenheiten aus der Umwelt gelangen mit Hilfe der **Sinne** (Hören, Sehen, Riechen, Schmecken, Tast- und Gleichgewichtssinn) zum Menschen (▶ auch Kap. 8). Besonderheiten, die den eigenen Körper betreffen, transportieren **körpereigene** sensible **Systeme** (Schmerz-, Temperaturempfindung, Tiefensensibilität etc.) zum Gehirn. Alle Wahrnehmungen werden im **Gehirn** verarbeitet und führen zu einem Erkennungs- und Entscheidungsvorgang, ob Reaktionen, z. B. motorische oder sprachliche Reaktionen, notwendig sind oder nicht. Wahrnehmung wird von Erfahrung, Gedächtnis und Lernen beeinflusst.

Beobachtung ist die **spezifische** Registrierung (zielgerichtete Wahrnehmung) von Gegebenheiten oder Zuständen. Sie findet zielgesetzt und systematisch statt. Eine fundierte pflegerische Beobachtung (Krankenbeobachtung) ist für das methodische Arbeiten der Pflegenden notwendig. Sie ist die Basis pflegerischen Handelns.

> Beobachten, ohne wahrzunehmen, ist nicht möglich.

Bei der **Untersuchung** wird einer Begebenheit auf den Grund gegangen. Man will mehr wissen und Klarheit haben, warum etwas so ist oder wie es zustande kommt. Zur Untersuchung nutzt der Mensch oft Hilfsgeräte, mit denen er beispielsweise messen (z. B. Fieberthermometer), testen (z. B. Lackmuspapier zur Ermittlung des pH-Wertes einer Flüssigkeit), wiegen (Waage) oder besser sehen (z. B. Lupe, Mikroskop) kann.

> Wahrnehmung, Beobachtung und Untersuchung sind für den pflegediagnostischen Prozess unabdingbar.

10.1.1 Wer die Wahl hat, hat die Qual

Wahrnehmungsmöglichkeiten

Die Entwicklung der Wahrnehmungsmöglichkeiten beginnt bereits beim ungeborenen Kind. Die Aufnahme der Wahrnehmungen erfolgt über Rezeptoren, die Weiterleitung über Nervenbahnen und die Verarbeitung im Gehirn. Die menschlichen Sinne haben oft mehrere Funktionen gleichzeitig zu erfüllen:

Beispiel

Gehör- und Gleichgewichtssinn: Das menschliche Ohr nimmt Tonhöhen (Frequenzen), Lautstärken (Intensitäten) und Richtungen wahr (Abb. 10.1). Es registriert Frequenzen von 10000–20000 Hertz. Im Vergleich dazu umfasst die Wahrnehmung des Gehörs eines Hundes 70000–100000 Hertz. Der Gleichgewichtssinn registriert Lageveränderungen des Körpers und ist darüber hinaus für die Regulation gewisser motorischer Funktionen (über Haltungs- und Stellreflexe) verantwortlich. Weitere Wahrnehmungsmöglichkeiten sind in Tabelle 10.1 zusammengestellt.

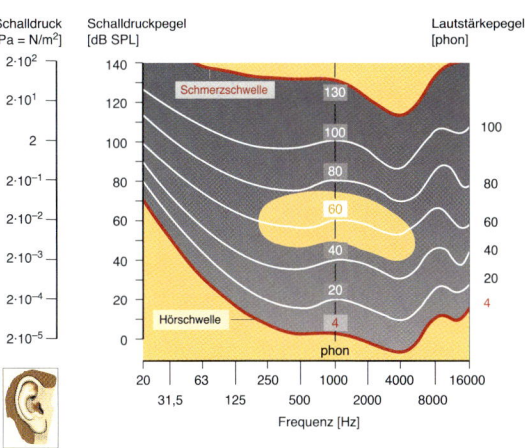

Abb. 10.1. Das Hörfeld des Menschen. Im Zentrum ist der Hauptsprachbereich farblich gekennzeichnet. Er entspricht im Bereich von 2000–4000 Hz auch der größten Empfindlichkeit des Ohrs

In der **Kinästhetik** wird vom kinästhetischen Sinnessystem gesprochen (▶ Kap. 8). Das kinästhetische Sinnessystem wird als Regulations- und Steuerungszentrum für Muskelaktivität, Gleichgewicht, Eigenwahrnehmung, vegetative Prozesse und Sinneswahrnehmungen gesehen. Alles ist von Bewegung abhängig:
- vegetative Prozesse, wie Herzschlag und Atmung, passen sich in ihrer Geschwindigkeit der jeweiligen Körperanstrengung an,
- die Sinnesorgane benötigen Bewegung, um Reize von außen wahrnehmen zu können, z. B. Schallwellen, Lichtwellen, die Atembewegungen bewegen Aromastoffe durch die Nase, ohne Zungenbewegung kann man nicht schmecken.

Selektieren der Wahrnehmungen

Täglich strömen auf den Menschen vielfältige, parallel verlaufende Reize ein. Sinnesorgane und Nervensystem haben jedoch ein begrenztes Fassungsvermögen. Somit können nicht alle Reize

Tabelle 10.1. Wahrnehmungsmöglichkeiten der verschiedenen Körpersysteme

Körpersystem	Rezeptoren
auditives System: Ohren	akustische Sensoren (Haarzellen)
gustatorisches System: Zunge (Nase)	Chemorezeptoren der Geschmacksknospen: salzig, sauer, süß, bitter, alle anderen Geschmacksrichtungen werden mit Hilfe des Riechens wahrgenommen
haptisch-taktiles System: Haut	Mechanorezeptoren, Nozizeptoren, Thermorezeptoren
olfaktorisches System: Nase (Riechschleimhaut)	olfaktorische Sensoren (Zilien)
vestibuläres System: Ohren/Gleichgewichtsorgan	vestibuläre Sensoren (Haarzellen)
visuelles System: Augen	Fotorezeptoren
viszerales System: innere Organe	Viszerozeptoren, Nozizeptoren

übermittelt und verarbeitet werden. Beispielsweise kann der Sehnerv nicht mehr als 30–50 Informationen pro Sekunde weiterleiten.

Die über die Sinnesorgane aufgenommenen Reize werden in einen sensorischen **Zwischenspeicher** geleitet. Ruft der Mensch diese Reize nicht nach etwa 10 Sekunden ab, um sie weiterzuverarbeiten, gehen sie verloren.

Das Gehirn ist in der Lage, **aus einzelnen Reizen Gruppen** zu **bilden** und diese zu einem Ganzen zusammenzusetzen, z. B. beim Lesen. Zunächst werden Wörter aus einzelnen Buchstaben zusammengesetzt. Durch Übung lernt der Mensch, Wörter zu lesen ohne darüber nachzudenken aus welchen Buchstaben sie bestehen, obwohl die Anzahl der Reize wie beim ersten Lesen gleich geblieben ist. Diese Faktoren sind angeboren, durch Übung trainierbar und durch den Alterungsprozess der Veränderung unterworfen, d. h. die Sinne lassen nach (▶ Bd. 2, Kap. W1.1).

Hinzu kommt die willkürliche Selektion, die stark durch die Persönlichkeit des Menschen geprägt ist und einer gewissen Subjektivität unterliegt.

> Eine Auswahl der Umweltreize ist notwendig, um zielgerichtet handeln und leben zu können.

10.2 Wahrnehmungsgesetze

Logik ist ein Steigriemen für den Geist.
Grillparzer

Die Wahrnehmungsgesetze wurden überwiegend an der **optischen Wahrnehmung** studiert, gelten aber sinngemäß auch für andere Arten der Wahrnehmung. Unter Wahrnehmungsgesetzen versteht man Regeln und Gesetzmäßigkeiten, die **Ordnung** in unser Wahrnehmungsfeld bringen und es strukturieren, ohne auf emotionale und soziale Faktoren einzugehen. Diese Ordnung hängt von angeborenen und von erworbenen Fähigkeiten des Organismus ab.

Für die Wirksamkeit **angeborener Faktoren** sprechen u. a. die bekannten Untersuchungen von Konrad Lorenz über das sog. angeborene Auslöser- oder Kindchenschema.

Kindchenhafte Merkmale sind ein großer, runder Kopf, dominante, gewölbte Stirn, große, runde Augen, Stupsnase, Pausbacken und ein rundlicher Mund über einem kleinem Kinn. Der Anblick von Säuglingen oder jungen Tieren, die diese Merkmale besitzen, ruft bei allen Menschen gleiche Handlungstendenzen hervor. Man findet sie »herzig« oder »süß« und möchte sie am liebsten beschützen, bemuttern, pflegen, streicheln etc.

Erworbene Mechanismen werden im Laufe der kindlichen Entwicklung erlernt, so z. B. die Unterscheidung ähnlicher Situationen, das Heraussuchen bestimmter Aspekte aus einer größeren Anzahl anderer Sinneseindrücke oder das Lesen (▶ oben).

> Das Grundgesetz der Wahrnehmung lautet: Das Ganze ist mehr als die Summe seiner Teile.

Dieses Gesetz lässt sich durch eine Reihe von Experimenten aus der **Gestaltpsychologie** erklären. Als Beispiel seien hier die geometrisch-optischen Täuschungen genannt (◘ Abb. 10.2). Optische Täuschungen können nicht durch eine Analyse der einzelnen Elemente erklärt werden. Ausschlaggebend ist der Gesamteindruck, damit ein Bild erkennbar wird.

Ein weiteres Beispiel ist die Erscheinung von Figur und Hintergrund. Eine Figur grenzt sich als strukturierte, einheitliche Ganzheit von einem Hintergrund ab, dies umso deutlicher, je weniger strukturiert der Hintergrund ist (Ausnahme: dreidimensionale Suchbilder). Dieser Zusammenhang kann gut anhand von sog. **Kippfiguren** veranschaulicht werden (◘ Abb. 10.3). Bei der bekanntesten Figur, dem Rubin'schen Becher, kann man wechselweise einen

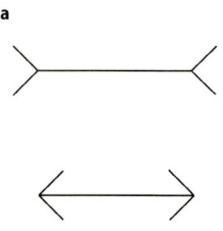
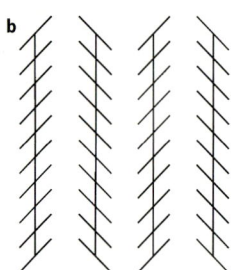

◘ **Abb. 10.2a, b.** Einige geometrisch-optische Täuschungen. **a** Eine schnelle Entscheidung, welche Linie ist länger? Messen sie es nach. **b** Die Müller-Lyer-Täuschung funktioniert im dreidimensionalen Leben genauso sicher

schwarzen Kelch oder 2 einander zugewandte Gesichtsprofile erkennen. Es kommt darauf an, worauf das Augenmerk gerichtet ist.

10.3 Beeinflussung von Wahrnehmung bzw. Beobachtung

Wahrnehmung wird sowohl **physisch** (körperlich) als auch **psychologisch** beeinflusst. Daraus ergeben sich Faktoren, die u. a. die **Beobachtungsfähigkeit** beeinflussen.

10.3.1 Körperliche Faktoren des Beobachters

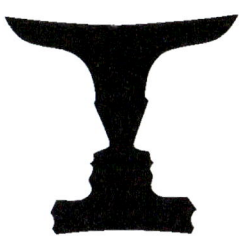

Abb. 10.3. Eine Kippfigur: Der Rubin'sche Becher: Kelch oder Köpfe?

Der menschliche Organismus beinhaltet angeborene Mechanismen, die eine Selektion der Wahrnehmung zur Folge haben (▶ Kap. 10.2). Beispielsweise führt der Zirkadianrhythmus dazu, dass die Leistungsfähigkeit v. a. mittags und nachts reduziert ist (▶ Bd. 2, Kap. S1.1). Darüber hinaus besitzen alle Menschen ihren individuellen Biorhythmus: die eine Person ist am Vormittag besser aufnahmefähig, die andere am Abend.

Hinzu kommen Faktoren, die z. T. von außen auf den Menschen einwirken und die Sinne bzw. die Wahrnehmung beeinflussen: z. B. Schmerzen, Krankheiten (z. B. Erkältung, Fieber, Exsikkose), Medikamente (z. B. Beruhigungsmittel, Neuroleptika), Alkohol- oder Drogen.

Müdigkeit und Stress

Unausgeschlafenheit und übermäßiger Stress führen zu Konzentrationsschwäche und reduzierter Wahrnehmung. Wechselschichtdienste, z. B. im Krankenhaus, fordern ihren Tribut. Trotz Arbeitszeitschutzgesetz und regelmäßigen Pausen, die das Schichtarbeiten erleichtern sollen, kommt es zu **Ermüdung** und **Stresszuständen**, die die Arbeitsleistungen insgesamt und damit Wahrnehmung und Beobachtungsfähigkeit mindern.

Gewöhnungseffekt

Der Gewöhnungseffekt wird als **Adaption** bezeichnet. Alle Sinnesorgane sind zur Adaption fähig. Manche Sinnesorgane gewöhnen sich schneller an einen Reiz (z. B. der Tastsinn der Haut), andere weniger rasch (z. B. der Hörsinn der Ohren).

Der Mensch ist ein Gewohnheitstier.
Deutsches Sprichwort

Beispiel
Wohnt jemand an einer Bahnstrecke, wird er anfangs jeden Zug hören. Nach einigen Wochen stört ihn das Geräusch weniger und nach Jahren bemerkt er die Züge gar nicht mehr.

Haben die Sinne nicht durch übermäßige Beanspruchung Schaden genommen und sind krankhaft verändert, können sie nach Beendigung des Reizes ihre normale Empfindlichkeit wiedererlangen, man spricht von **Deadaption**.

Entfaltungseffekt

Fällt ein Sinnesorgan aus, versucht der Körper diese Lücke zu kompensieren: Blinde lernen mit ihren Händen zu »sehen«, Gehörlose mit ihren Augen zu »hören«. Das Gehirn ist in der Lage, Hirnzellen, die eine bestimmte Aufgabe haben, umzupolen, um so ein Defizit auszugleichen.

Beispiel
Lesen blinde Menschen die Blindenschrift, ist ihre Sehrinde aktiv.

10.3.2 Geistige und psychische Faktoren des Beobachters

Man kann nur von da zurückkehren, wo man hingegangen ist.
W. Roth

Betrachtet man die geistige Verfassung eines Menschen, gibt es neben krankheitsbedingten Faktoren (z. B. Schizophrenie) ein ganzes Spektrum an Einflüssen, die in der Person selbst oder in bestimmten Situationen begründet sind: Wie motiviert ist man? In welcher Stimmung befindet man sich? Wie sieht der persönliche Erfahrungsbereich aus?

Die geistige Verfassung umfasst die persönlichen **Werte, Normen und Überzeugungen**, die jeder Mensch hat. Der Charakter oder das Temperament des Einzelnen gehören ebenso wie stereotype Einstellungen dazu.

Stereotype Einstellungen

Stereotype sind **vorgefasste, fast starre** Meinungen, die sich im Leben bilden oder die man z. B. von den Eltern übernimmt, verinnerlicht und ggf. weiter überträgt.

Starre Einstellungen halten Menschen davon ab, Neues oder Fremdes differenziert wahrzunehmen und anderen Mitmenschen ohne Vorurteile zu begegnen.

Beispiel

»Alle Bayern sind stur!«. Schenkt man diesem Beispiel Glauben, wird man bei jedem Bayern, den man kennen lernt, davon ausgehen, er sei stur und entsprechend mit ihm umgehen.

Persönliche Erwartungshaltung

Im Rahmen des »Sich-Kennenlernens«, kommt es, geprägt durch Erfahrungen und dem Empfinden von Sympathie oder Antipathie, zu recht komplexen Vorgängen, u. a. zu der sog. **sich selbst erfüllenden Prophezeiung** (self-fulfilling prophecy). Man schätzt jemanden ein und erwartet eine bestimmte Reaktion, ja denkt sie fast herbei. Tritt sie dann ein, wundert man sich nicht, da man fest mit dieser Reaktion gerechnet hat. Solch vorgefasste Meinungen können jedoch leicht in die falsche Richtung lenken und sich im Nachhinein als **Einbildung** entpuppen.

Buchtipp:
Paul Watzlawick: Anleitung zum Unglücklichsein.
Piper, München

Beispiel

Ein bekanntes Beispiel stammt von Paul Watzlawick: »Ein Mann will ein Bild aufhängen. Den Nagel hat er, nicht aber den Hammer. Der Nachbar hat einen Hammer. Also beschließt er, den Nachbarn um den Hammer zu bitten. Doch da kommt ihm ein Zweifel: Was, wenn der Nachbar mir den Hammer nicht leihen will? Gestern schon grüßte er mich nur flüchtig. Vielleicht war er in Eile. Aber vielleicht war die Eile nur vorgeschützt und er hat etwas gegen mich. Und was? Ich habe ihm nichts getan: der bildet sich da etwas ein. Wenn jemand von mir ein Werkzeug borgen wollte, ich gäbe es ihm sofort. Und warum er nicht? Wie kann man einem Mitmenschen einen so einfachen Gefallen abschlagen? Leute wie dieser Kerl vergiften einem das Leben. Und dann bildet er sich noch ein, ich sei auf ihn angewiesen. Bloß weil er einen Hammer hat. Jetzt reicht's mir wirklich. – Und so stürmt er hinüber, läutet, der Nachbar öffnet, doch bevor der »Guten Tag!« sagen kann, schreit ihn unser Mann an: »Behalten Sie Ihren Hammer, Sie Rüpel!« (Watzlawick, 2003).

Emotionale Verfassung oder Stimmung

Hatte man Ärger zu Hause oder läuft im Moment alles schief, so beeinflusst das zweifelsohne den Blickwinkel eines Menschen und seine Fähigkeit, Dinge wahrzunehmen oder an Problemen bzw. Zuständen anderer Menschen Anteil zu nehmen. Zum Teil ist der Mensch in solch einer Verfassung unfähig, anderes überhaupt zu registrieren, weil er zu sehr **mit** sich und seinen **eigenen Problemen** oder Gedanken **beschäftigt** ist.

Selbstbild

Vielen fällt es schwer, sich von dem eigenen Bild zu trennen. Man projiziert das eigene Verhalten (was man selbst in der gleichen Situation tun würde) auf das mögliche Verhalten anderer. Die **Individualität des Einzelnen** wird somit übersehen.

> **Insidertipp**
>
> Menschen mit einem stark ausgeprägten Selbstbild sollten lernen, das Anderssein von anderen Menschen zu akzeptieren. Sie laufen sonst Gefahr, denjenigen, den sie beobachten sollen, nicht als denjenigen wahrzunehmen, der er ist.

10.3.3 Selektieren durch Fokussieren

Wie in Kap. 10.1.1 beschrieben, trifft der Mensch aus der Vielzahl der Reize, die ständig auf ihn einstürmen, eine Auswahl. Dies passiert z. B. auch durch den Vorgang des Fokussierens, d. h. die **Konzentration** auf ein **bestimmtes** Bild (Situationen, Sachverhalte), wodurch Anderes nicht mehr wahrgenommen wird und in den Hintergrund tritt (◘ Abb. 10.3).

Beispiel
Eine Pflegeperson, die schon Jahre auf einer Augenheilkundestation arbeitet, lenkt ihre Beobachtung auf den Zustand der Augen eines Menschen. Oft wird eine gleichzeitig bestehende Hautkrankheit nicht oder nur am Rande wahrgenommen.

> Das Fokussieren birgt die Gefahr, dass andere ebenfalls wichtige und beachtenswerte Dinge übersehen werden.

10.3.4 Rollen

Jeder nimmt in seinem Leben verschiedene Rollen ein. Manche davon sind kaum veränderbar, wie z. B. die Rolle, ein Mann oder eine Frau zu sein, andere sind variabel. Ein Rollenwechsel **ändert Verantwortungsbereiche** des Betroffenen und den **Blickwinkel,** mit dem andere die Person wahrnehmen.

Beispiel
Während der Pflegeausbildung haben Schüler einen Schülerstatus. Das beinhaltet, dass andere Personen (z. B. Unterrichtskräfte) Schülern gegenüber weisungsbefugt sind. Nach der Ausbildung ändert sich der Status und damit die Weisungsbefugnis. Nach dem Examen sind Pflegende selber anderen Personen gegenüber weisungsbefugt, und die Unterrichtskräfte verlieren ihre Befugnis dem ehemaligen Schüler gegenüber.

10.3.5 Wissen und Erfahrung

Beginnt ein Mensch in einem neu gewählten Beruf, fällt anfangs die Orientierung schwer. Gestellte Aufgaben erscheinen nicht lösbar, da **Erfahrungen fehlen** und gelerntes **Wissen nicht verknüpft** werden kann. Dies trifft v. a. auf die Aufgabe der Beobachtung zu.

Beispiel
Hat eine Pflegende noch nie ein Ödem in den Beinen gesehen und weiß sie nicht, dass dies eine Wasseransammlung ist, die ev. durch eine Herzinsuffizienz bedingt sein kann, wird sie »nur« dicke Beine wahrnehmen. Sie erkennt nicht, dass es wichtig ist, diese Beobachtung weiter zu

analysieren und ggf. den Arzt zu informieren. Eine erfahrene Gesundheits- und Krankenpflegerin befragt nach solch einer Beobachtung zunächst den Patienten, ob die Wasseransammlung in den Beinen neu ist. Verneint er, wird sie fragen, ob die Beine dicker als sonst sind. Verneint er wieder, schaut sie nach, ob der Patienten entsprechende Medikamente erhält. Ist dies nicht der Fall wird sie den Arzt informieren.

10.3.6 Sympathie und Antipathie

Begegnet man einen Menschen zum ersten Mal kann man ziemlich schnell sagen, ob er einem sympathisch ist oder nicht. Die Einschätzung eines Menschen beeinflusst den nachfolgenden Umgang mit der Person und das Beobachtungsverhalten. Man unterscheidet dabei 2 Phänomene: den Halo-Effekt und den Horn-Effekt.

Halo-Effekt: Reaktionen oder gemachte **Beobachtungen** bei Menschen, die man sympathisch findet, werden positiv beobachtet und **gedeutet**.

Beispiel
Frau Knopp, eine liebenswürdige ältere Dame, wohnt alleine in ihrem Haus und wird einmal täglich von einem ambulanten Pflegedienst betreut. Alle, die sie kennen lernen, finden sie meist auf Anhieb sehr nett. Sie kann schöne Geschichten von früher erzählen und die Zeit mit ihr vergeht immer wie im Flug. Eines Tages stürzt Frau Knopp die Treppe hinunter und zieht sich dabei Schürfwunden und schmerzhafte Prellungen zu. Dem Pflegedienst gegenüber ist sie misslaunig und wehleidig. Für die Pflegeperson, die sie besucht, ist es verständlich und gut nachvollziehbar, wenn Frau Knopp sich jetzt so verhält.

Horn-Effekt: Es handelt sich um das Gegenteil zum Halo-Effekt, d. h. gemachte Beobachtungen bei unsympathisch empfundenen Menschen werden negativ ausgelegt.

> Alles was uns an anderen aufregt, hilft uns, uns selbst zu verstehen.
> *unbekannt*

Beispiel
Herr Schumann ist ein übellauniger Mensch. Ständig meckert er, findet meist irgendetwas schlecht und beschwert sich oft. Er knickt im Garten mit dem Fuß um und zieht sich dabei eine Verstauchung zu. Seine auch sonst schon schlechte Laune wird noch schlimmer. Die Pflegeperson vom Pflegedienst denkt schon vor dem Besuch bei ihm mit Schrecken an die Zeit, die sie/er mit ihm verbringen muss. Das schlechte Bild von Herrn Schumann verstärkt sich.

Häufig täuscht **der erste Eindruck**, den man sich von seinem Gegenüber gemacht hat. Lernt man jemanden besser kennen und ist offen dafür, sich auf jemanden ohne Vorurteile einzulassen, muss oft der erste Eindruck revidiert werden.

Beispiel
Haben die Mitarbeiter des Pflegedienstes dieses Urteil erst einmal verinnerlicht, werden sie entsprechend kurz angebunden mit Herrn Schumann umgehen und so schnell wie möglich die tägliche Arbeit verrichten. Die Situation bleibt unverändert angespannt. Professionell wäre es, diese Situation zu unterbrechen und den Patienten auf sein Verhalten hin anzusprechen, um die Gründe dafür zu erfahren. Das kostet etwas mehr Zeit und evtl. auch Überwindung, zeigt aber deutlich, dass man Interesse an der Person hat. Im Gespräch treten oft Dinge zu Tage, die ein bestimmtes Verhalten erklären.

10.4 Wahrnehmen und beobachten in der Pflege

Wie beschrieben, ist die Beobachtung im Gegensatz zur Wahrnehmung eine bewusste, zielorientierte, systematische Handlung, die in der Pflege auch als »Krankenbeobachtung« bezeichnet wird. Da Pflegende jedoch nicht nur Kranke beobachten, sondern auch Gesunde, Familien, Gemeinden und das Umfeld von Menschen, wird hier der neutrale Begriff Beobachtung verwendet.

> **Insidertipp**
>
> **Beobachtung als Pflegemaßnahme** ist eine der wichtigsten Aufgaben des Pflegepersonals. Ziel ist die Suche nach neuen Erkenntnissen, um im Sinne des Pflegeprozesses Entscheidungen treffen zu können.

10.4.1 Wahrnehmung und Beobachtung unter dem Einfluss von Krankheit

Ist jemand krank, richtet sich die Wahrnehmung bzw. Beobachtung von Ärzten, Pflegebedürftigen und Angehörigen »automatisch« auf die Krankheit.

> Sonst kaum wahrgenommene Dinge finden im Rahmen einer Krankheit verstärkt Beachtung, andere, die nichts mit der Krankheit zu tun haben, werden häufig übersehen.

In dem Augenblick, in dem die Diagnose feststeht, schränkt sich die Wahrnehmung weiter ein. Symptome oder Erscheinungen, die die Diagnose bestätigen, finden vermehrt Beachtung. Andere Symptome, die nicht recht passen, werden oft ignoriert. Entsprechend der Diagnosestellung werden Untersuchungsmethoden gewählt, die weitere Wahrnehmungseinschränkungen bewirken können. Ärzte haben diesen Automatismus erkannt. Um dem entgegenzuwirken und um eine »objektivierte« Sicherheit zu gewinnen, erfolgen im medizinischen Bereich Routineuntersuchungen, die nicht in unmittelbarem Zusammenhang mit der Diagnose stehen.

Die **pflegerische Beobachtung** ist nicht ausschließlich auf Krankheitszeichen, sondern insgesamt auf den Menschen mit seinen Gefühlen, Ängsten, Ressourcen und auf sein Umfeld (Angehörige, sozialer Status, häusliche Umgebung) ausgerichtet.

Pflegerische Beobachtung beinhaltet, einen Patienten als Ganzes zu sehen und ihn nicht auf seine Krankheit zu reduzieren.

10.4.2 Ist pflegerische Beobachtung erlernbar?

Während der Pflegeausbildung wird das Beobachtungsvermögen geschult, indem der Fokus auf den betroffenen Menschen und sein Umfeld gelenkt wird. Beobachtet werden **2 Faktoren des Menschseins**, also das, was den Menschen ausmacht, ihn formt und ihn unmittelbar beeinflusst (Abb. 10.4, ▶ auch Kap. 7).

Den **1. Faktor** bildet der (pflegebedürftige) **Mensch**. Er wird z. B. hinsichtlich seiner Gefühle, Stimmungen, äußeren Erscheinungsbilds, Verhalten, körperlichen Funktionen beobachtet. In diesem Zusammenhang gilt es, **lebensbedrohliche Zeichen von allgemeinen Krankheitszeichen zu unterscheiden**, da diese die unmittelbar zu ergreifenden Handlungen bestimmen (▶ Bd. 2, Kap. 1). Zum Ermitteln von Kennzeichen, die zu einer Pflegediagnose führen, ist eine Einteilung in 4 Beobachtungskriterien hilfreich, die sich in Bd. 2 in der Info-Box »In Kürze« wiederfinden (hier sind beobachtbare Kennzeichen dargestellt, die sich auf die jeweilige Pflegediagnose beziehen).

Der erste Eindruck täuscht.
Deutsches Sprichwort

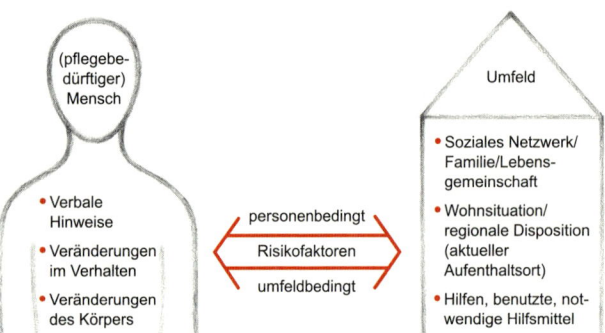

Der **2. Faktor** des Menschseins bezieht sich auf das **direkte Umfeld** des Menschen, das wiederum in 4 Beobachtungskriterien eingeteilt wurde. Diese Kriterien beeinflussen den Menschen und sind z. T. für seine **Art zu leben** unabdingbar.

Die **Risikofaktoren** haben eine Sonderstellung. Sie bilden ein Gefahrenpotenzial, durch das Pflegediagnosen ausgelöst werden können. Da sie sowohl personenbedingt als auch umfeldbedingt sein können, werden sie sozusagen zweimal beobachtet.

Abb. 10.4. Die 2 Faktoren des Menschseins: Der pflegebedürftige Mensch und sein Umfeld

> **Insidertipp**
>
> Das soziale Netzwerk ist v. a. bei der Beobachtung von **Bewusstlosen** wichtig. Es bildet die Quelle der **verbalen** Informationen über den Pflegebedürftigen.

Selbstverständlich kann der Mensch auch in Teile »zerlegt« werden, wie bei den 11 Aktivitäten des täglichen Lebens von Juchli oder den 13 Bereichen der NANDA-Taxonomie 2 (▶ Kap. 3 u. 4). Dies ist für viele Pflegende hilfreich, v. a. für Auszubildende, da so der Beobachtungsblick geschult wird. Mit zunehmender Berufserfahrung und wachsendem Fachwissen automatisiert sich dieses »Abchecken« und der Blick fällt sehr viel schneller auf das Wesentliche.

Beobachtungen erfolgen mittels der **Sinne** der Pflegenden und durch verschiedene **Untersuchungsmethoden**, die u. a. auch zur Überprüfung von gemachten Beobachtungen dienen.

> Pflegerische Beobachtung und Untersuchung sind eng miteinander verknüpft.

Die pflegerische **Beobachtung ist umfangreich**. Eine Reihenfolge kann nicht festgelegt werden, da sie von den jeweiligen Situationen und der beobachtenden Personen abhängig ist und zum Teil parallel erfolgt (z. B. Gerüche wahrnehmen und mit jemandem reden). Manches wird auf den 1. Blick gesehen, anderes erst auf den 2. In einer Notfallsituation ist die Beobachtung anders ausgerichtet als bei einer Aufnahmesituation. Die folgenden Beispiele vermitteln einen Überblick, der jedoch keinen Asspruch auf Vollständigkeit erhebt:

Der Mensch:
- **äußeres Erscheinungsbild:** Geschlecht, Alter, Körpergewicht, Körpergröße, Körperhaltung, Körperhygiene, Vollständigkeit der Gliedmaßen, Fehlbildungen, sichtbar eingeschränkte Körperfunktionen (z. B. bei Blinden), Haut, Haare, Nägel, Zähne, Bekleidung,
- **Beschwerden:** Schmerzen, Wunden,
- **Gerüche:** Atem, Körpergeruch, Gerüche der Ausscheidungen,
- **Fähigkeiten:** Denkvermögen, Orientierung,
- **Körperfunktionen:** Stimme, Sprache, Sehen, Hören, Gehen, Bewegung, Körpertemperatur, Puls, Blutdruck, Atmung,
- **seelisch, geistige Verfassung:** Bewusstsein, Gemütslage, Stimmung,
- **Verhalten:** Mimik, Gestik, Beziehung zu Personen oder Dingen, Schlafen, Essen, Trinken, Beschäftigen,
- **Körperteile/-regionen:** Augen, Pupillen, Schleimhäute, Gefäße,
- **Ausscheidungen:** Urin, Stuhl, Schweiß, Menstruation, Fluor, Erbrechen, Sputum.

Das Umfeld:
- **Hilfsmittel:** Benötigt der Pflegebedürftige eine Gehhilfe?
- **Aufnahmesituation:** Begleitung von Angehörigen oder Freunden? Was hat der Pflegebedürftige an Gepäck dabei?
- **Im Krankenhaus:** Was steht auf dem Nachtschrank?
- **In der häuslichen Umgebung:** Wie sieht die Wohnung aus? Gibt es Haustiere?

Der effektive Einsatz der Sinne und die Methoden zur Untersuchung können trainiert und erlernt werden. Durch die **Verknüpfung** mit erlerntem **Fachwissen**, praktischer **Anwendung** und wachsender **Erfahrung**, werden Verbindungen zwischen gemachten Beobachtungen und **typischen Kennzeichen** hergestellt (▶ Kap. 3). Je mehr Wissen und Erfahrung jemand hat, desto schneller können gemachte Beobachtungen identifiziert und wenn erforderlich behandelt werden.

> Ziel ist es, Pflegebedürftige auf physischer, psychischer und sozialer Ebene am Tag und in der Nacht, bei jedem Patientenkontakt (z. B. Betten, Verbandwechsel, Gespräch) bewusst wahrzunehmen, um bei ungewöhnlichen Zeichen die gezielte Beobachtung einzusetzen.

Pflegerische Beobachtung ist dynamisch und **prozesshaft**. Sie erfolgt in mehreren Schritten, um Kennzeichen zu ermitteln und mündet in den pflegediagnostischen Prozess (▶ Kap. 3):
1. Menschen, Situationen und Umgebung **bewusst wahrnehmen**,
2. ungewöhnliche Zeichen **selektieren** und fokussieren,
3. Zeichen mit Fachwissen und Erfahrungen **vergleichen**,
4. nach **Erklärungen** für die Zeichen **suchen**,
5. Beobachtung **überprüfen**, z. B. durch Befragung des Betroffenen und/oder Untersuchungsmethoden, wie messen, wiegen, auskultieren (▶ unten),
6. Beobachtung bewerten, **identifizieren** und somit **Kennzeichen** und **Pflegediagnosen** festlegen.

Anschließend werden entweder geeignete Pflegemaßnahmen eingeleitet oder der Arzt verständigt. Beobachtungen und nachfolgende Maßnahmen sind zur rechtlichen Absicherung und zur Verlaufkontrolle zu dokumentieren.

Grundsätzliches zum richtigen Beobachten
Beobachten bedeutet Wechselbeziehung!
Eine Voraussetzung für die Beobachtung ist die Bereitschaft, auf den Pflegebedürftigen und seine Angehörigen bzw. Bezugspersonen **einzugehen** und **geduldig zu sein**. Notwendig ist auch die Fähigkeit, sich in einen anderen Menschen hineinzuversetzen, dessen Empfindungen aus seiner Sicht zu sehen und zu akzeptieren. So gehen die Pflegebedürftigen eher aus sich heraus und werden offener in ihren Aussagen. Der Aufbau einer pflegerischen Beziehung beinhaltet ein **partnerschaftliches Verhältnis** zwischen Pflegebedürftigem und Pflegenden.

> **Insidertipp**
> Beobachtung ist kein reines Aktiva der Pflegenden, sondern geschieht meist in einer Wechselbeziehung (»Sagst Du mir was, sag ich Dir was«, ▶ auch Kap. 7).

Manche spielen Theater!
Es gibt jedoch durchaus Situationen, in denen ein Pflegebedürftiger dem Pflegepersonal und dem Arzt etwas vorspielt. Um die Vorspiegelung falscher Tatsachen zu erkennen, benötigt man

Eine Lüge ist wie ein Schneeball; je länger man ihn wälzt, desto größer wird er.
Martin Luther

entsprechende Erfahrung und den Austausch mit anderen. Der 5. Schritt der pflegerischen Beobachtung, »die **Überprüfung** der Beobachtungen«, hat in dieser Situation einen besonders hohen Stellenwert. Teilweise wird es sich, um die Wahrheit herauszufinden, nicht vermeiden lassen, den Betroffenen mit der Aussage zu konfrontieren, dass man ihm nicht glaubt. Dies kann durchaus ein Auslöser für ein **Konfliktgespräch** sein, auf das man vorbereitet sein sollte.

Über andere reden ist notwendig!

Beobachtungen sind in die berufliche **Kommunikation** fest integriert. Es gibt feste Zeiten oder Gelegenheiten, zu denen man sich austauscht, z. B. bei der Pflegeanamnese, bei der Dienstübergabe im Stationszimmer oder am Bett, bei der Pflege- oder Arztvisite. Instrumente der Kommunikation sind das »**Miteinander reden**« (z. B. mit Patienten, Angehörigen, Kollegen, Ärzten, Physiotherapeuten) und das »**über andere reden**«, das nichts Anrüchiges hat, sondern als Pflegemaßnahme dazu dient, Beobachtungen an andere weiterzugeben oder sie im Rahmen der Überprüfung miteinander zu vergleichen (▶ Schülerseite).

Vorsicht, nicht zu routiniert!

Gezielte Beobachtung hat zur Folge, dass die Wahrnehmung bewusst eingeschränkt wird. **Bewusstmachen** ist das Schlüsselwort, das uns zur Kernaussage dieses Kapitels führt. Je länger man Dinge sieht oder sie ausführt, desto routinierter wird man im Handlungsablauf. Routine ist gut, weil sie die Arbeit erleichtert. Dabei darf aber nie die Frage vergessen werden, was man warum wie tut. Nur so wird man nicht »**betriebsblind**«, sondern arbeitet auch nach Jahren noch bewusst und damit wach und aktiv.

10.4.3 Beobachtungstechniken

Das Beobachten ist ein kontinuierlicher Prozess, der in allen Phasen des Pflegeprozesses stattfindet. Zu unterscheiden sind:

- **Direkte** (primäre) **Beobachtung**: sie findet im direkten Kontakt mit dem Pflegebedürftigen statt, sozusagen von Angesicht zu Angesicht.
- **Indirekte** (sekundäre) **Beobachtung**: sie erfolgt durch das Einholen von Informationen über Dritte (z. B. Angehörige, Freunde oder Kollegen) und durch Patientenakten, Laborbefunde, Röntgenuntersuchungen u. ä.
- **Beiläufige Beobachtung**: sie geschieht entspannt, ungezwungen, sozusagen nebenbei, z. B. bei einem ersten Patientenkontakt. Der beobachtete Mensch soll nicht merken, dass er beobachtet wird. Das Anstarren eines Menschen wäre somit der falsche Weg. Zur beiläufigen Beobachtung gehört v. a. in der ambulanten Pflege auch die Erfassung der häuslichen Umgebung oder der Familienmitglieder.
- **Vertiefte Beobachtung:** sie ist eine gesteigerte Beobachtungsform, die das konzentrierte, intensive Studieren (z. B. einer bestimmten Körperregion) oder das Verhalten eines Pflegebedürftigen (z. B. bei einer psychischen Erkrankung) beinhaltet. Im Rahmen der körperlichen Untersuchung, heißt sie auch »Inspektion« (▶ unten).
- **Überwachung:** sie ist die Beobachtungsform, die die höchste Aufmerksamkeit bei Pflegenden erfordert. Sie beinhaltet eine intensive, kontinuierliche Beobachtung in festgelegten Zeitabständen und erfolgt meist bei schwerstkranken oder vom Tod bedrohten Pflegebedürftigen. Häufig ist sie angeordnet und betrifft die Vitalzeichen, das Bewusstsein oder die Urinausscheidung.

10.4 · Wahrnehmen und beobachten in der Pflege

Tabelle 10.2. Mit Hilfe der Sinne beobachten und untersuchen

Sinn	Maßnahmen ohne Hilfsmittel
Augen/sehen (inspizieren = betrachten) optisch/visuell wahrnehmen	**genau hinsehen**, um z. B. Haut-, Sklerenveränderung, Urinfarbe, Urinbeimengungen zu erkennen **beobachten**, um Verhalten zu Mitmenschen, Stimmungslage, Appetit zu ermitteln
Nase/riechen olfaktorisch wahrnehmen	**konzentriert riechen**, um Körpergeruch, Geruch von Ausscheidungen zu identifizieren
Mund/sprechen Artikulation/Phonation wahrnehmen	**Gespräch/Interview führen** (mit Pflegebedürftigem, Angehörigen, Lebenspartnern, Freunden), um Informationen einzuholen
Ohren/hören (z. B. Atemgeräusche konzentriert verfolgen) akustisch/auditiv wahrnehmen	**aktiv/aufmerksam zuhören**, um vom Pflegebedürftigen Gesagtes aufzunehmen und zu interpretieren oder (Körper-)Geräusche (Darm, Atem) wahrzunehmen
Hände/berühren (z. B. palpieren = tasten, perkutieren = beklopfen) haptisch/taktil wahrnehmen	**berühren, anfassen** **fühlen:** Schweiß kalt oder warm? **kneifen:** Schmerzreiz setzen, um Bewusstsein zu ermitteln **drücken:** von Finger- oder Zehennagel, um Durchblutung zu ermitteln **austasten:** von Körperhöhlen (z. B. Anus, um Kotsteine zu ermitteln) **ertasten:** von Arterien, um Puls zu messen **abtasten:** der weiblichen Brust, zur Selbstuntersuchung (Früherkennung) **beklopfen:** des Bauches, um Luft im Abdomen festzustellen
Gehirn/Gedächtnis (Engramm, mnemische Spur = Gedächtnisspur) Beobachtungen wahrnehmen, speichern, abrufen	**vergleichen** von Patientenzuständen (z. B. bei mehrmaliger Einlieferung), um Veränderungen festzustellen

> Beobachtungen können nur mit den Sinnen ohne den Einsatz von Hilfsmitteln gemacht werden (Tabelle 10.2).

Des Weiteren ist es wichtig, Messwerte oder Beobachtungen vergleichbar und objektiv zu machen. Hierzu bedient man sich der auch in der Psychologie verwendeten Hilfsmittel:

- **Standardisierte Fremdbeobachtung:** Der Beobachter stuft den Pflegebedürftigen anhand eines vorher konstruierten **Fragebogens** (Liste), der eine Reihe als repräsentativ (bedeutungsvoll, belangvoll) angesehene Verhaltenszüge enthält, ein (z. B. Pflegeanamnese). Angewohnheiten und bestimmte Verhaltensmuster werden erfragt, z. B. Fragebogen zu situativer aktueller Angst (Abb. 10.5).
- **Klinisches Interview:** Das klinische Interview ähnelt der standardisierten Fremdbeobachtung. Es kann jedoch in freier oder standardisierter Form angewandt werden. Die Methode dient dazu, bestimmte Persönlichkeitsbereiche oder Problemkreise gezielt durch Fragen abzutasten. Für den Pflegebereich ergeben sich verschiedene Möglichkeiten. Die Pflegeanamnese kann als standardisierte Form genutzt werden. Bestimmte Verhaltensweisen und Gewohnheiten werden erfragt, schriftlich festgehalten und im Laufe des Pflegeprozesses auf Veränderung hin überprüft, indem dieselben Fragen erneut gestellt werden. Die Daten sind objektiv, weil immer dieselben Fragen gestellt und diese, sowie die Antworten, dokumentiert werden.
- **Zeitprobentechnik:** Der Pflegebedürftige wird in bestimmten, vorher festgelegten Zeitabschnitten beobachtet (z. B. Bilanzbogen oder die Kontrolle und Dokumentation bestimmter Parameter zu festen Zeiten).

Die Zeit offenbart den Charakter der Menschen.
unbekannt

Abb. 10.5. Fragebogen zu situativer aktueller Angst

Situative aktuelle Angst

Im Folgenden sollen Sie Angabe darüber machen, wie Sie sich im Augenblick fühlen. Es kommt nicht darauf an, wie Sie sich im Allgemeinen oder gelegentlich fühlen, sondern wie gut die folgenden Worte Ihren Gefühlszustand zum jetzigen Zeitpunkt widerspiegeln.
Je mehr das Wort für Sie zutrifft, desto weiter links kreuzen Sie an, je weniger das Wort Ihren Gefühlszustand widerspiegelt, desto weiter rechts kreuzen Sie an.

Ich fühle mich zur Zeit

	Sehr						überhaupt nicht
ängstlich:	O	O	O	O	O	O	O
aufgeregt:	O	O	O	O	O	O	O
unsicher:	O	O	O	O	O	O	O
besorgt:	O	O	O	O	O	O	O
gespannt:	O	O	O	O	O	O	O
furchtsam:	O	O	O	O	O	O	O
angsterfüllt:	O	O	O	O	O	O	O
nervös:	O	O	O	O	O	O	O

Fearthermomether (FT)

Kreuzen Sie bitte auf der folgenden Skala an, wie viel Angst Sie zum gegenwärtigen Zeitpunkt empfinden!

0 = überhaupt keine Angst   10 = panische Angst

O   O   O   O   O   O   O   O   O   O
1   2   3   4   5   6   7   8   9   10

Abzugrenzen von der Fremdbeobachtung ist die **Selbstbeobachtung**, die wie der Begriff schon aussagt, auf die eigene Person gerichtet ist (z. B. Abtasten der eigenen Brust zur Früherkennung von Brustkrebs). Pflegende empfehlen Pflegebedürftigen eine bestimmte Selbstbeobachtung vorzunehmen, z. B. ein Defäkationstagebuch zu führen (▶ Bd. 2, Kap. S12).

Insidertipp

Selbstbeobachtung sollten Pflegende auch an sich selber vornehmen.

10.4.4 Objektive und subjektive Daten erheben

Objektive Daten sind Fakten, die überprüfbar sind, z. B. Körpergröße, Gewicht, Temperatur und Blutdruck. Objektive Daten erhält man mittels Untersuchungsmethoden, z. T. mit technischen Hilfsmitteln, die bei korrekter Anwendung präzise Ergebnisse liefern. Bei der **Dokumentation** müssen die korrekten **Maßeinheiten,** wie z. B. cm oder mmHg, angegeben werden.

Subjektive Daten sind Informationen, die eng mit dem Pflegebedürftigen verknüpft sind, z. B. das Verhalten, Aussagen des Betroffenen über sich selbst, Beobachtungen von Schlafmustern, Stimmungen, Gefühlen, Mimik, Gestik oder Körperhaltung. Die Erhebung dieser Daten ist weitaus schwieriger, da sie eng mit der subjektiven Wahrnehmung desjenigen verknüpft ist, der sie ermittelt (»was denke ich? was nehme ich an?«). Um subjektive Daten annähernd vergleichbar zumachen, können z. B. **Skalen** als Hilfsmittel zur Objektivierung eingesetzt werden. Subjektive Daten werden bei der **Dokumentation** als solche **gekennzeichnet**: »Habe den Patienten heute morgen in einer depressiven Stimmung angetroffen«; »Der Patient äußert, er sei seit 2 Tagen depressiv«.

10.5 Pflegerische Untersuchung

Um Daten und Fakten zu ermitteln, wenden Pflegende im Rahmen des pflegediagnostischen Prozesses verschiedene Untersuchungen an. Die Untersuchungsmethoden sind teilweise denen der Ärzte ähnlich.

> Die pflegerische Untersuchung ist notwendig, um Pflegediagnosen festlegen oder Krankheitszeichen erkennen zu können, und diese dem Arzt zu berichten.

Vier Augen sehen mehr als zwei.
Deutsches Sprichwort

Anders als bei der medizinischen Aufnahmeuntersuchung, die der Diagnostik von Krankheiten dient, verschafft sich das Pflegepersonal bei der Aufnahme eines Pflegebedürftigen einen allgemeinen **Überblick** über **Stimmung, Verhalten, Ressourcen** und den **körperlichen Zustand**. Im Verlauf des weiteren Aufenthalts des Patienten dienen pflegerelevante Untersuchungsmethoden:

- zur **Überprüfung** von Beobachtungen, z. B. trockene Haut und Schleimhäute: Überprüfung des Flüssigkeitshaushaltes durch Hautfaltentest (▶ Bd. 2, Kap. 2),
- zum **Ermitteln** von Kennzeichen und **Festlegen** von Pflegediagnosen, z. B. Hautfaltentest ist positiv, Pflegediagnose: Flüssigkeitsmangel,
- zur **Ergebniskontrolle** von Pflegemaßnahmen, z. B. mehr und häufiger Getränke anbieten, tägl. Trinkmenge ca. 2 l, Hautfaltentest nach 2 Tagen negativ,
- der **Dokumentation** eines sich verändernden Gesundheitsstatus bzw. der Ab- oder Zunahme von Ressourcen, z. B. »Pat. kann seit heute Mittag den Becher nicht mehr selber halten, keine Kraft in der rechten Hand, evtl. erneuter Schlaganfall?«, Pflegeanpassung: Getränke und Essen eingegeben.

Pflegerelevante Untersuchungsmethoden kommen ohne umfassende technische Geräte aus, wie sie zur medizinischen Diagnostik notwendig sind (z. B. Röntgen, Laboruntersuchungen). Diese hochtechnischen Methoden dienen ausschließlich der Krankheitsfindung und liegen im Verantwortungsbereich des Arztes.

10.5.1 Untersuchungsmethoden

Pflegende nehmen Untersuchungen mittels Hilfsmittel, wie Messbehälter, Uhren oder Sticks, vor. Zu den Methoden einer **pflegerelevanten körperlichen und psychischen Untersuchung** zählen:

- **Inspektion** (vertiefte Beobachtung): intensive Betrachtung des menschlichen Körpers (z. B. Zustand von Haut, Haaren oder Mundschleimhaut) und des äußeren Erscheinungsbildes (z. B. Kleidung oder Körperhygiene); **Hilfsmittel**: unsterile Handschuhe, Taschenlampe, Mundspatel.

— **Palpation:** Tastuntersuchung mit den Händen oder einzelnen Fingern, z. B. durch Ausübung von Druck, Ausstreichen der Haut, Tasten von Körperhöhlen; **Hilfsmittel:** unsterile Handschuhe, Gleitmittel, fester Gegenstand (z. B. Kugelschreiber zum Auslösen von Reflexen. Reflexprüfung ist jedoch kein Standard der pflegerischen Aufnahmeuntersuchung, sie erfolgt ggf. bei Patienten mit neurologischen Erkrankungen zur Verlaufskontrolle).
— **Auskultation:** Abhorchen von Organen, z. B. Lunge, Darm, Herz; **Hilfsmittel:** Stethoskop. Die wahrgenommen Geräusche geben Hinweise auf die entsprechende Organsituation z. B. Rasselgeräusch beim Atmen: Hinweis auf Schleimansammlung (▶ Bd. 2, Kap. A6). Bei der Auskultation durch Pflegende geht es darum, Funktionsveränderungen festzustellen. Das Ermitteln von spezifischen Geräuschen, wie z. B. verschiedene Herztöne, ist Aufgabe des Arztes. Das **Stethoskop** besteht aus 2 Bügeln mit jeweils einer Olive, die den Gehörgang der untersuchenden Person von außen verschließen. Dabei sollten die Oliven etwas nach vorne zeigen, da der Gehörgang nach vorne in Richtung Nasenspitze verläuft. Zum Abhören besitzen einige Stethoskope eine Membran und eine sog. Glocke (Hohlraum). Meist wird mit der **Membran** auskultiert. Die **Glocke** kommt v. a. beim Auskultieren des Herzens zum Einsatz, wenn tiefe Töne (z. B. der tiefe Herzton) ermittelt werden sollen. Vor dem Auflegen auf den Körper sollte bei empfindlichen Patienten die Membran kurz in der Hand angewärmt werden.
— **Perkussion:** Beklopfen der Körperoberfläche mit den Fingerkuppen einer Hand. Aus der Qualität des Schalls (laut bzw. hell oder leise bzw. gedämpft) kann auf die darunter liegenden Organe geschlossen werden. Die Perkussion wird bei der pflegerischen Untersuchung nur eingeschränkt angewandt, z. B. zur Feststellung von Luftansammlungen im Bauchraum (Blähungen, ▶ auch Bd. 2, Kap. S12; Lungenperkussion ist Aufgabe des Arztes). Zur Perkussion wird mit den Fingerkuppen einer Hand mehrmals in Folge locker und vorsichtig auf die entsprechende Körperoberfläche geklopft (auf kurze Fingernägel achten!, ◘ Abb. 10.6).
— **Tests vornehmen:** Tests werden eingesetzt, um die Fähigkeiten eines Menschen zu prüfen: z. B. Muskelkraft der Hand durch Händedruck prüfen, Orientierung mit Hilfe einer Uhr überprüfen (Uhrzeit sagen lassen) oder Sehfähigkeit durch Lesetest prüfen.

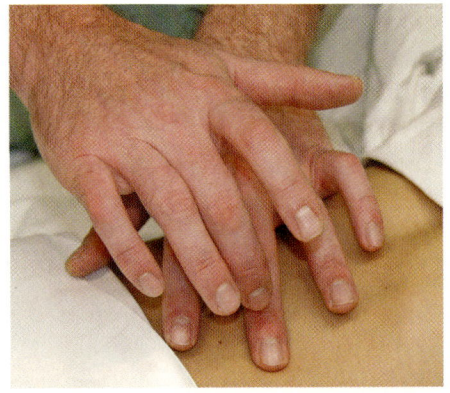

◘ **Abb. 10.6.** Handstellung bei der Perkussion des Bauchraumes

Nach der Untersuchung das Stethoskop nicht in das Bett des Pflegebedürftigen legen, um eine Kontamination mit Keimen zu vermeiden. Kontaminierte Stethoskope führen leicht beim Untersucher oder bei anderen Pflegebedürftigen zu Erkrankungen.

Viele Untersuchungen werden vom Arzt **angeordnet** (z. B. spezifisches Gewicht des Urins), andere führt das Pflegepersonal – v. a. zur Überprüfung einer zuvor gemachten Beobachtung – **selbstständig** aus (z. B. Körpertemperatur messen bei Verdacht auf Fieber). Welche Untersuchungen angeordnet werden müssen und welche selbstständig vorgenommen werden, ist bislang nicht geklärt. Besonders bei der selbstständigen Anwendung von Sticks (z. B. zur Blutzuckeruntersuchung im Blut oder Urin) oder beim Hämoccult (zur Feststellung von Blut im Stuhl) gehen die Meinungen auseinander. Hier kann folgender Rat erteilt werden:

> **Insidertipp**
>
> Ist ein Mensch in einer bedrohlichen Situation und besteht ein Verdacht bezüglich der Ursache (z. B. Hypoglykämie), kann es nur hilfreich sein, so schnell wie möglich die Ursache herauszufinden. Ist kein Arzt zugegen: Sticks anwenden und parallel den Arzt verständigen.

In ◘ Tabelle 10.3 sind Untersuchungsmethoden dargestellt, die häufig im Rahmen der Beobachtungsüberprüfung bzw. beim pflegediagnostischen Prozess zum Einsatz kommen.

10.5 · Pflegerische Untersuchung

Tabelle 10.3. Untersuchungsmethoden, die von Pflegenden ausgeführt werden

Maßnahmen	Hilfsmittel
Blutdruck, Puls messen	Blutdruckmanschette (evtl. Stethoskop), Uhr
Ausprägung von Schmerzen, Dekubitus etc. systematisch erfassen, Gefährdung ermitteln	Checklisten, Skalen, Screening
Körpertemperatur messen	Fieberthermometer
Flüssigkeitsmengen messen (Wundsekrete, Urin, Magensaft, Galle, Stuhl)	Messbehälter
Anteil des sauerstoffgesättigten Hämoglobins ermitteln	Pulsoxymetrie
Pupillenreaktion prüfen	Pupillenlampe, Taschenlampe
Atemgeräusch auskultieren (Schleim vorhanden? Lunge gleichmäßig belüftet? Spastik?); Darmgeräusche (Peristaltik? Luft?)	Stethoskop
Herzfrequenz, Blutdruck, Atemparameter etc. überwachen	Telemetrie, Monitor
Orientierung überprüfen	Uhr, Zeitung, Kalender
Körpergewicht feststellen	Waage
Körpergröße, Umfang von Körperteilen, z. B. Bauch, Oberschenkel, messen	Zentimetermaß

> Im Zusammenhang mit der Lehr- und Anleitetätigkeit von Pflegenden werden Pflegebedürftige oder deren Angehörige in entsprechende Untersuchungsmethoden (z. B. Blutzuckermessung) eingewiesen.

10.5.2 Jeder ist anders – individuelles Vorgehen ist Pflicht!

Wie in Kap. 7 bereits dargestellt, gilt für den Pflegeberuf das Motto: »Menschen arbeiten mit Menschen«. Dabei können sich Pflegende meist nicht die Menschen aussuchen, mit denen sie eine pflegerische Beziehung eingehen.

> Von Pflegenden wird erwartet, dass sie sich auf unterschiedliche Menschen einstellen können und mit den verschiedensten Charaktertypen zurechtkommen.

Ähnliche Erwartungen hat die Gesellschaft auch Ärzten gegenüber. In Pflegeeinrichtungen oder bei geplanten Eingriffen in einer Klinik ist es häufig das Pflegepersonal, das den ersten Kontakt zum Pflegebedürftigen bzw. Patienten hat. In den Kliniken wird es unterschiedlich gehandhabt, welche Berufsgruppe den Pflegebedürftigen in Empfang nimmt und wer mit der Anamneseerhebung beginnt. Bei akuten Erkrankungen ist es meist der Arzt, der zuerst die **medizinische Anamnese** und die **körperliche Untersuchung** vornimmt.

Ein Du kann nur finden, wer ein Ich verschenkt.
Eberhard Müller

> **Patientensituation**
> Bei der medizinischen Anamnese und Untersuchung fühlen sich die Menschen oft hilflos, körperlich bloßgestellt, haben Angst vor einer schmerzhaften Untersuchung und sind beun-
>

ruhigt, da sie nicht wissen, was der Arzt an Erkrankungen herausfinden wird. Häufig genießen die Patienten jedoch gleichzeitig auch die volle Aufmerksamkeit des Arztes, der sich gewissenhaft ihrer Probleme annimmt.

Bei der Erstellung der **Pflegeanamnese** kommt es mit dem Aufnahmegespräch meist zum ersten intensiveren Kontakt zwischen Pflegepersonal und Pflegebedürftigem. Die Einstellung des Pflegebedürftigen der Pflegeanamnese gegenüber ist oft anders als seine Einstellung der medizinischen Anamnese gegenüber. Bei der Pflegeanamnese steht das Gespräch im Vordergrund, die Untersuchungsmethoden finden in einem begrenzten Rahmen statt und sind zudem meist schmerzfrei.

> **Patientensituation**
> Ängste vor einer pflegerischen Untersuchung sind kaum vorhanden. Je nach Charakter wird der Patient viel von sich aus erzählen oder nur gezielt auf Fragen antworten. Viele genießen die Aufmerksamkeit, die ihnen entgegengebracht wird. Sie fühlen sich aufgehoben und angenommen, manche aber auch ausgefragt. Bei fast allen ist Angst und Ungewissheit vorhanden: »Was wird der Aufenthalt in der Klinik mit sich bringen?«, oder bei der Aufnahme in ein Pflegeheim, »Wie komme ich mit der neuen Umgebung, mit den neuen Menschen zurecht?«

> **Insidertipp**
> Die Kunst beim ersten Kontakt zwischen Pflegebedürftigem und Pflegepersonal ist es, die Situation des Einzelnen zu erspüren (Empathie) und entsprechend auf ihn einzugehen.

Das **Aufnahmegespräch** sollte **ungestört** zwischen Pflegebedürftigem, Pflegenden und ggf. Angehörigen (z. B. Eltern) stattfinden. Das Pflegepersonal arbeitet gründlich, konzentriert und systematisch, ohne dabei unflexibel zu sein. Es ist freundlich, aber auch bereit, unangenehme Fragen zu stellen oder zu beantworten. Dem Pflegebedürftigen wird **erklärt,** warum das Gespräch stattfindet und welche Tests oder Untersuchungen zusätzlich zu den medizinischen Untersuchungen erfolgen.

Untersuchungen, wie die Inspektion der Mundhöhle oder der Haut, werden angekündigt, und der Pflegende bittet den Kranken um **Einverständnis**: »Darf ich mir einmal ihren Mund ansehen?«. Die Inspektion des äußeren Erscheinungsbildes (z. B. Kleidung oder Haare) kann nebenbei erfolgen. Die ◘ Tabelle 10.4 enthält Beispiele, wie Beobachtungstechniken und Untersuchungsmethoden angewendet werden können.

Den **Reaktionen** des Pflegebedürftigen wird besondere Aufmerksamkeit geschenkt. Einem Zurückzucken oder einem ängstlichen Blick wird mit Beruhigung und Information begegnet. Viele Menschen haben Schwierigkeiten, anderen mit ihren Handikaps oder Defiziten zu begegnen. Die Situation entsprechend einzuschätzen und zu bewältigen, ist eine schwierige Aufgabe für Pflegende (◘ Tabelle 10.5).

> Zeichen von Ekel, Widerwillen oder Gereiztheit sind grundsätzlich zu vermeiden, auch wenn der Kranke unangenehm riecht oder man selbst genervt ist und unter Stress steht. Ist der Pflegebedürftige unverschämt oder aggressiv, darf jedoch durchaus in deutlicher Sprache mit ihm gesprochen werden.

Tabelle 10.4. 2 Faktoren des Menschseins – Beobachtungstechniken und pflegerische Untersuchungsmethoden

2 Faktoren des Menschseins	Beobachtungsinhalt	Beobachtungstechniken/Untersuchungsmethoden
pflegebedürftiger Mensch	**verbale Hinweise** (selbstständige Äußerungen bzw. auf Nachfragen der Pflegenden)	
	Allergien	Allergien bekannt (ja, nein; wenn ja, welche? auf was? mit welchen Reaktionen?)
	Angehörige/Wohnung	hat vor der Aufnahme zu Hause alles geregelt oder nicht geregelt
	Erkrankungen	bestehende Erkrankungen (wenn ja, welche?)
	Gefühle	Angst, Furcht, Verzweiflung, Trauer
	gesundheitliche Handikaps	gesundheitliche Handikaps (wenn ja, welche? wie kompensiert (z. B. Lähmungen)?)
	Medikamente	welche Medikamente?, wann Medikamenteneinnahme?
	Ressourcen	Fähigkeiten zur Selbstversorgung (Essen, Trinken, Körperpflege, Kleiden, Ausscheiden, Wohnung, Haushalt, Freizeitgestaltung, Spielen, Hobbys, Beruf), Fähigkeit, sich selber zu schützen (z. B. vor Verletzung, Krankheit, Vergiftung)
	Schlafverhalten	Schlafstörungen, Schlaftyp, Einschlafrituale
	Schmerzen	Schmerzen (ja, nein, Art der Schmerzen, Lokalisation, Schmerz auslösende bzw. verstärkende Faktoren, Schmerz lindernde Faktoren etc.)
	sexuelle Ausrichtung, Sexualität	Hetero-, Homo-, Transsexualität, erfüllte, nicht erfüllte Sexualität, Missbrauch, Vergewaltigung
	Sprache	Muttersprache, gesprochene Sprache, Wortschatz, Stimm- und Sprachmuster
	Veränderungen des Verhaltens beobachten/erfragen:	
	Gesundheitsverhalten	negatives Gesundheitsverhalten: Rauchen, Drogen, Alkohol, Über- oder Untergewicht
		positives Gesundheitsverhalten: Sport, regelmäßig spazieren gehen, Normal- bzw. Idealgewicht
	Schmerzen	Schmerzskala: Schmerzreaktionen, -äußerungen, Gradeinteilung
	Stimmungslage	resigniert, frustriert, zurückhaltend, kommunikativ, mitteilungsbedürftig, gewalttätig, aggressiv, traurig, depressiv etc.
	Veränderungen des Körpers	
	Abdomen	**inspizieren, ggf. auskultieren/palpieren:** Blähungen oder Schmerzen
	Atmung/Sauerstoffversorgung	**konzentriert hinhören/auskultieren/inspizieren:** Atemgeräusche, Beanspruchung der Atemhilfsmuskulatur
	Augen/Pupillenreaktion	**inspizieren/testen:** Farbe der Skleren, Augenringe, Pupillenform, ggf. Pupillenreaktion testen

Tabelle 10.4 (Fortsetzung)

2 Faktoren des Menschseins	Beobachtungsinhalt	Beobachtungstechniken/Untersuchungsmethoden
pflegebedürftiger Mensch	Veränderungen des Körpers	
	Ausscheidungen (Urin, Stuhl)	**beobachten/erfragen:** Ausscheidungsverhalten, Auffälligkeiten (z. B. Geruch, Farbe, Konsistenz) letzter Stuhlgang, Kontinenz, Urin- oder Stuhlableitungssystem
	äußeres Erscheinungsbild (bei Kindern auch das Erscheinungsbild der Eltern)	**inspizieren/riechen:** saubere Kleidung, entsprechend der Außentemperatur angezogen, gewaschene Haare, Körpergeruch, Körperhygiene, geschnittene Finger- und Fußnägel
	Durchblutungssituation	**palpieren:** Finger- oder Zehennägel
	Gehirnleistung	**beobachten/testen:** Realitätsbezug, Gedächtnis, Orientierung, Verständnis, Konzentrationsfähigkeit, kognitiver Entwicklungsstand, Bewusstseinslage, Reaktionsvermögen
	Haare	**inspizieren:** glänzend, stumpf, brüchig, fallen aus
	Haut, Schleimhäute	**inspizieren/palpieren:** Hautturgor, Wunden (Art, Lokalisation), Dekubitus, allergische Reaktionen (Ausschlag), Hautkrankheiten, Ödeme, Hämatome, Blutungen, Petechien, Narben
	Körpergewicht und -größe	**wiegen/messen:** Über-, Unter-, Normal-, Idealgewicht
	Körpertemperatur/Schweißsekretion	**messen/beobachten/erfragen:** Ausgangskörpertemperatur bei der Aufnahme messen, Schweißsekretion normal, verstärkt, plötzliche Schweißausbrüche
	Mobilität	**beobachten/ggf. testen:** Beweglichkeit, Lagewechsel, Aufstehen, Aufsetzen, Gehen, Treppensteigen, Benutzung von Rollstuhl, Unterarmgehhilfen etc.
	Mundhöhle, Zähne, Zunge	**inspizieren:** Schleimhautläsionen, Zahnfleischentzündung, Parodontose, fehlende Zähne, Karies, belegte Zunge, Mundgeruch
	Muskelfunktion	**prüfen:** ggf. Muskelkraft durch Händedruck prüfen (z. B. bei Apoplex), Sensorik (Schmerzen, Temperatur, leichte Berührung, Lokalisation der Berührung)
	Muskeln und Skelett	**inspizieren:** Stellung der Beine, Füße (z. B. O- bzw. X-Beine, Senk-, Spreizfuß), Beweglichkeit der Wirbelsäule (kann sich bücken), Körperhaltung, Gang
	Nägel	**inspizieren:** Nagelveränderungen, z. B. Uhrglasnägel, Nagelpilz
	Reflexe	**prüfen:** ggf. bei neurologischen Erkrankungen
	sichtbare Schwellungen, Verdickungen, Einbuchtungen	**inspizieren/erfragen:** z. B. Varizen, Hernien, Struma, Knochenvorsprünge, Trichterbrust
	Sinneswahrnehmungen (sehen, hören, schmecken, tasten, Gleichgewicht)	**beobachten/erfragen/testen:** funktionsfähig, eingeschränkt fähig, funktionsunfähig
	Vitalzeichen	**messen:** Blutdruck und Puls, ggf. Atemfrequenz
	Risikofaktoren (personenbedingt)	
	Aspirationsgefahr	**beobachten/erfragen:** Schluckstörungen

Tabelle 10.4 (Fortsetzung)

2 Faktoren des Menschseins	Beobachtungsinhalt	Beobachtungstechniken/Untersuchungsmethoden
pflegebedürftiger Mensch	Risikofaktoren	
	Erstickungsgefahr	**beobachten/erfragen/auskultieren:** Schleimproduktion, Trachealkanüle, Asthma
	gewalttätig, Gefahr	**beobachten/erfragen:** aggressives Verhalten: herumschreien, um sich schlagen
	Infektionsgefahr	**beobachten/erfragen:** Wunden, Blasendauerkatheter
	Gefahr der Körperschädigung	**beobachten/erfragen:** unsicherer Gang, desorientiert, Sehbehinderung, Gleichgewichtsstörungen, vermindertes Temperaturempfinden
	Körpertemperatur verändert, Gefahr	**beobachten/erfragen/messen:** Inaktivität (z. B. durch Lähmung), extreme Aktivität (z. B. Sport), Infektionen
	Vergiftungsgefahr	**beobachten/erfragen:** Unwissenheit bezüglich Medikamenteneinnahme, -nebenwirkungen, mangelndes Sehvermögen, Tremor
Umfeld	soziales Netzwerk **beobachten/erfragen**	
	ambulanter Pflegedienst	welcher Dienstleister, Häufigkeit der Betreuung, Art der Leistungserbringung
	ärztliche Betreuung	welcher Hausarzt, Fachärzte, Häufigkeit der Hausbesuche bzw. Praxisbesuche
	Besucher	hat von bestimmten Personen gerne oder nicht gerne Besuch
	Bezugspersonen	Angehörige, Freunde, Nachbarn etc.; regelmäßiger Kontakt, gutes Verhältnis
	Laienpflege	Pflege innerhalb der Familie, Freunde, Nachbarn, Pflegestufe; Bereitschaft zur Pflegeübernahme in der Familie
	seelsorgerische Betreuung	welcher Pfarrer, Glaubensgemeinschaft
	Wohnsituation **beobachten/erfragen**	
	Haustiere	welche Haustiere, in der Wohnung, im Garten
	Wohnart	wohnt zur Miete, Eigentum, obdachlos
	Wohnungshygiene	aufgeräumt, unaufgeräumt, verwahrlost, schmutzig, Ungeziefer
	Hilfsmittel **beobachten/erfragen**	
	Hilfsmittel	Zahnersatz, Sehhilfe, Hörhilfe, Gehstock, Unterarmgehstützen, Rollstuhl, Rollator, Trachealkanüle, Portkatheter, Blasendauerkatheter, Nierenfisteln, Inkontinenzhilfen, Anus praeter etc.
	Risikofaktoren (umweltbedingt)	
	Körpertemperatur verändert, Gefahr	wechselnde oder extreme Umgebungstemperatur
	Gefahr der Körperschädigung	fehlende Sicherheitsausrüstungen, nicht ordnungsgemäße Reparaturen, zu niedriges Balkongeländer
	Vergiftungsgefahr	verdorbene Lebensmittel, Umweltverschmutzung, giftige Pflanzen

Tabelle 10.5. Menschen mit möglichen Schwierigkeiten (alphabetisch geordnet) und entsprechendes Vorgehen beim Erheben der Pflegeanamnese

Menschen mit möglichen Schwierigkeiten	Vorgehen der Pflegenden bei der Pflegeanamnese
Der Aggressive: schreit, droht, beleidigt, schlägt um sich, greift eine Person gezielt an. Aggressivität kann situationsbedingt (z. B. bei Betrunkenen) oder mit einem psychischen Krankheitsbild verknüpft sein	Die Erstellung der Pflegeanamnese hat nicht die oberste Priorität, sondern die Beherrschung der Situation. **Zu zweit auftreten**, damit eine Person ggf. Hilfe holen kann, wenn die Situation eskaliert. Es spricht nur eine Pflegende, die versucht, die Person zu **beruhigen** oder **abzulenken**: »Warum sprechen Sie so laut? Möchten Sie etwas trinken?« Die Stimme ist fest, bestimmt, ggf. auch lauter oder leiser und beschwichtigend, z. B. »Nun beruhigen Sie sich erst einmal!« Die **Anrede** erfolgt immer in der **Sie-Form**. Duzen stellt eine Ebene zwischen den Beteiligten her und reduziert damit die Hemmschwelle des Aggressiven Wird die Person handgreiflich und ist die Situation unbeherrschbar, sollte man **sich selber schützen**, das Zimmer verlassen, ggf. abschließen und schnellstens Hilfe (Wachdienst, Polizei) rufen
Der Ängstliche: ist verkrampft, nervös, zupft an seiner Kleidung, schwitzt, leckt sich oft über die Lippen, atmet häufig tief durch, zittert, Karotiden pulsieren (Hinweis auf Tachykardie), sehr schweigsam oder burschikos	Nicht von vornherein beruhigen: »Machen Sie sich keine Sorgen, es wird alles wieder gut!«, sondern der Sache **auf den Grund gehen**: »Sie machen den Eindruck, als ob Sie Angst haben, was ist der Grund dafür?« Der Mensch fühlt sich ernst genommen und aufgehoben, was zur Angstreduktion beiträgt
Der Betrunkene: streitsüchtig, fluchend, unbeherrscht, gewalttätig, aggressiv oder nicht ansprechbar, bewusstseinsgetrübt	Die ärztliche Versorgung steht im Vordergrund Aggressive Personen versucht man zu beruhigen (▶ oben). Sie werden wie alle anderen Patienten mit Handschlag begrüßt, man stellt sich mit Namen vor. Alles, was die Person **reizen** könnte, wird **unterlassen** Bewusstseingetrübte Personen werden evtl. auf eine Matratze auf den Boden gelegt (Sturzgefahr), ggf. in stabile Seitenlage gebracht (Aspirationsgefahr) und kontinuierlich (anfangs alle ¼ Stunde, später alle ½–1 Stunde) überwacht Die Pflegeanamnese erstellen, sobald der Betrunkene ausgeschlafen hat
Der Gehörlose und/oder Sprachlose: liest von den Lippen ab, benutzt die Fingersprache	Bei Patienten, die von den Lippen lesen: bei guter Beleuchtung der Person gegenübersetzen und sie **anschauen**. Langsam mit relativ tiefer Stimme sprechen, nicht den Mund verdecken, das Gesagte mit Gesten unterstreichen. Evtl. einen **Fragebogen** ausfüllen lassen, Angehörige oder jemanden, der die **Fingersprache** beherrscht, hinzuziehen
Der Gereizte: gibt nur mürrisch Antwort auf Fragen, wird laut, schreit, schimpft, beschwert sich. Die Gründe für Ärger sind vielfältig	Als Grundsatz gilt: **Ruhe bewahren.** Die Stimme ist ruhig, nicht zu laut und bestimmt. Den Ärgerlichen fragt man, warum er sich ärgert: »Was ist der Grund für Ihren Ärger?« So hat die Person die Möglichkeit, sich den Ärger von der Seele zu reden, und der Pflegende erhält einen Ansatzpunkt, um die Situation zu bereinigen Die Pflegeanamnese wird zu einem späteren Zeitpunkt, sobald sich der Betroffene beruhigt hat, erstellt
Der Mensch mit Sprachproblemen: Personen aus anderen Kulturkreisen, die nur ihre Muttersprache beherrschen	Sind unüberwindbare Sprachbarrieren vorhanden, wird auf einen **Dolmetscher** oder **Angehörige** zurückgegriffen. Diese sollten die Angaben der Person nicht interpretieren, sondern nur unverändert übersetzen. Evtl. kann auf eine gemeinsame Sprache ausgewichen werden
Der Mensch mit verminderten kognitiven Fähigkeiten: antwortet falsch, verständnisloser Blick, fragt häufig nach: »Was haben Sie gemeint?«	Hat die Pflegeperson das Gefühlt, der Patient versteht nicht, was man fragt, muss die **Fragetechnik vereinfacht** werden und geprüft werden, was der Person Schwierigkeiten bereitet. Dies geschieht einfühlsam, ohne die Person bloßzustellen. Die Frage nach der Schulbildung kann entsprechende Aufschlüsse geben. Geistige Fähigkeiten können durch einfache Rechenaufgaben, Wortschatztests, Wissensfragen und Vorlesen lassen, **geprüft** werden Das Aufnahmegespräch erfolgt in einem reduzierten Rahmen mit einfachen Worten, kein Gebrauch von Fremdwörtern oder Fachbegriffen, mit knappen und kurzen Fragen. Angehörige in die Erstellung der Pflegeanamnese einbeziehen
Der Redselige: ist abschweifend, ausufernd über alles Mögliche erzählend	Die ersten 3–5 Minuten reden lassen, um den Menschen einschätzen zu können, dann **gezielt** das Notwendigste, was unter 4 Augen besprochen werden sollte, **erfragen**; geduldig sein Bei weiteren Gelegenheiten die Anamnese vervollständigen

◼ **Tabelle 10.5** (Fortsetzung)

Menschen mit möglichen Schwierigkeiten	Vorgehen der Pflegenden bei der Pflegeanamnese
Der Schweigsame: viele Gesprächspausen, z. B. bei Schwierigkeiten seine Emotionen zu beherrschen, bei Sprachschwierigkeiten, ein in sich gekehrter, stiller Mensch	Gesprächspausen haben oft eine Bedeutung, das Schweigen **abwarten**, ggf. vorsichtig ermuntern, weiter zu sprechen Menschen mit Depressionen oder hirnorganischen Störungen verstehen oft nur ganz konkrete, kurze Fragen und antworten sehr knapp; stille Menschen nur das Notwendigste fragen und später noch einmal ein Gespräch versuchen
Der Schwerhörige: fragt häufig nach, beantwortet Fragen falsch, bittet darum, lauter zu sprechen, benutzt ein Hörgerät	**Laut** und **deutlich sprechen**, nachfragen, ob die Person alles verstanden hat. Hat die Person ein gesundes Ohr, in dieses Ohr sprechen, Hörgerät benutzen
Der Schwerkranke oder Sterbende: ist ängstlich, hat das Gefühl, abgeschoben zu werden, verdrängt seine Erkrankung	Beschönigen, bagatellisieren und Worte, wie: »Das wird schon wieder!«, sind unangebracht. Den Patienten und seine Angehörigen in ihrer Lage **ernst nehmen**. Herausfinden, in welcher **Phase nach Kübler-Ross** sich der Kranke befindet und entsprechend auf ihn eingehen (▶ Bd. 2, Kap. T1). Bei der Pflegeanamnese stehen die Wünsche der Person im Vordergrund, die Pflegeanamnese erfolgt ggf. in einem reduzieren Umfang, je nach Zustand des Kranken
Der Verführerische: legt es darauf an, verführerisch zu wirken, macht Komplimente, Annäherungsversuche	Geben Sie der Person zu verstehen, dass es sich um eine **rein berufliche** Beziehung handelt: »Ich habe das Gefühl, dass ich anziehend auf Sie wirke. Ich kann (will, werde) ihre Gefühle nicht erwidern, da alles was ich tue, rein beruflich ist.« Sollte sich die Situation so nicht bereinigen lassen, ist es sinnvoll, einen Kollegen zu bitten, die Pflegeanamnese zu erstellen. **Untersuchungen** sollten **zu zweit** erfolgen
Der Verwirrte: macht ungenaue und falsche Angaben, unzusammenhängende Gedankengänge, schlecht verständliche Sprache, distanziert, unerreichbar. Verwirrtheit kann unterschiedliche Ursachen haben, z. B. Demenz, Schizophrenie, delirante Zustände (Alkohol, Drogen)	Ist die Verwirrung neu entstanden, wird sofort der Arzt informiert. Bei einer bekannten Vorgeschichte, z. B. häufig bei Dementen, wird versucht, eine **Biographie** zu erstellen **Angehörige** in die Erstellung der Pflegeanamnese **einbeziehen**, ggf. dafür einen speziellen Termin vereinbaren, um Zeit für ein ausführliches Gespräch zu haben
Der Weinende: weint still oder laut, spricht stockend oder überhaupt nicht	Der Person das Gefühl vermitteln, dass sie ruhig **weinen darf**. Evtl. ein Taschentuch anbieten und vorsichtig das Gespräch beginnen: »Manchmal tut es gut, seinen Tränen freien Lauf zu lassen!« Falls der **Grund** nicht bekannt ist, fragt man: »Wollen Sie mir erzählen, warum Sie weinen?« oder »Soll ich Sie erst einmal allein lassen und später wieder kommen?« Hat sich die Person beruhigt, kann die Pflegeanamnese erstellt werden

Nachschlagen und Weiterlesen

Beise U, Heimes S, Schwarz W (2005) Krankheitslehre. Springer, Heidelberg
Bickley L S (Hrsg. 2000) Bates' großes Untersuchungsbuch. Thieme, Stuttgart, New York
Hofstätter P R (1995) Psychologie. Fischer, Frankfurt
Jecklin E (1992) Arbeitsbuch Krankenbeobachtung als Teil der Krankenpflege. Urban & Fischer, München
Lauber A et al (2001) Verstehen & Pflegen. Wahrnehmen und Beobachten. Thieme, Stuttgart, New York
Lorenz K (1943) Die angeborenen Formen möglicher Erfahrung. Tierpsychologie. Heft 5: 235 ff
Pöppel E, Bullinger, M (1994) Medizinische Psychologie und Soziologie. Thieme, Stuttgart
Ekert B, Ekert C (2005) Psychologie für Pflegeberufe. Thieme, Stuttgart, New York
Reiche D (Hrsg 2003) Roche-Lexikon. Urban & Fischer bei Elsevier, München
Rogers N (1999) Unglaubliche optische Illusionen. Weltbild Verlag, Augsburg
Watzlawick P (2003) Anleitung zum Unglücklichsein. R. Piper, München

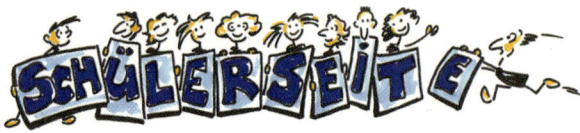

Erinnern

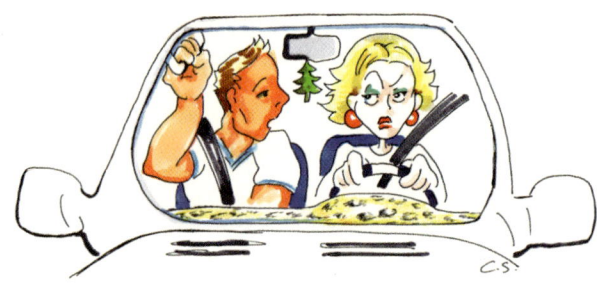

»Es ist grün, Mausi!«

Fragen
1. Erklären Sie den Unterschied zwischen wahrnehmen, beobachten und untersuchen? (▶ Kap. 10.1)
2. Welche physischen Faktoren können die Wahrnehmungs- bzw. Beobachtungsfähigkeit verändern? (▶ Kap. 10.3.1)
3. Was verstehen Sie unter subjektiven und objektiven Daten? (▶ Kap. 10.4.4)

Als die Ampel grün wurde und Tina nicht gleich losfuhr, sagte Karl: »Es ist Grün!« »Sehe ich!«, antwortete Tina. Er runzelte die Stirn. »Ich meine ja bloß«, konnte er sich nicht verkneifen. »Ich kann Auto fahren!«, setzte sie schnippisch nach. Wie sie dann eigentlich auf diese Sache mit den verkochten Spaghetti gekommen sind, wissen beide nicht mehr...

Probieren

Wie wäre es mit einem Spiel?

Dazu brauchen Sie etwa 9–10 Stühle. Einer von Ihnen stellt die Stühle nach seinen Vorstellungen zu einem Gebilde zusammen. Ein Zweiter sieht sich das fertige Kunstwerk genau an und stellt die Stühle wieder auseinander, also nebeneinander. Ein Dritter, der vorher nicht dabei war, kommt dazu. Der Zweite erklärt dem Dritten, aber nur mündlich und ohne sonstige Hilfen, wie er die Stühle zusammenzulegen oder zu stellen hat, um das vorige Kunstwerk nachzubiden. ❓ Sehen die beiden Anordnungen gleich aus?

Wissen

Ein Mensch hat 4 Ohren!

Nach dem Modell des Kommunikationswissenschaftlers **Friedemann Schulz von Thun** hören wir jede Botschaft mit 4 verschiedenen Ohren:
1. **Das Sachohr:** Die Information an sich. (Die Ampel steht auf Grün.)
2. **Das Appellohr:** Was will der andere von mir? (Fahr los!)
3. **Das Beziehungsohr:** Was hält der Sprecher von mir? (Er denkt, ich kann nicht richtig Autofahren!)
4. **Selbstoffenbarung:** Was gibt der Sprecher von sich preis? (Ich will flotter fahren!)

Erfahren

Kennen Sie das?

Tina und Karl sind seit drei Monaten zusammen. Es klappt ganz gut. Wäre da nur nicht Karls Auto, das er mit viel Hingabe hegt und pflegt. Weil Karl also Tina *und* sein Auto liebt, möchte er die beiden aneinander gewöhnen. Und so darf Tina heute zum ersten Mal Karls Auto fahren! Zwei Stunden später reden die beiden nicht mehr miteinander. ❓ Was ist passiert?

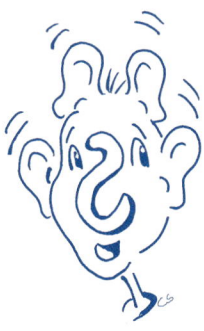

Unsere 4 Ohren

Je nachdem mit welchem Ohr wir eine Aussage, und mag sie noch so neutral gesprochen sein, hören, werden wir entsprechend darauf reagieren. In diesem Fall hat Karl Tina nicht auf dem falschen Fuß, sondern auf dem falschen Ohr erwischt. Und in der Folge umgekehrt wohl genauso. **Viele Konflikte können vermieden werden, wenn man mehr als ein Ohr benutzt.**

Lesetipp
Die Bücher von Friedmann Schulz von Thun ermöglichen aufschlussreiche Einblicke in das Thema Kommunikation. Leseproben und vieles mehr finden Sie unter: http://www.schulz-von-thun.de.

Probieren

Konzentration ist alles – oder?

Testen Sie Ihre Konzentrationsfähigkeit. Lassen Sie sich von der Menge an Buchstaben nicht ablenken und notieren Sie sämtliche weiblichen Vornamen, die Sie entdecken. Es sind mehr als 20!

Arisfmariaalkrfajutebaffastiflkajbettinalelojfaljabarbaraklanladjnorajfflajmarikidjelisabethahdkgadaralslisaiksasrltjpeterdörthealskfrankalejmasjxfkatharinapjfjttdljannasusannemariaklefjrtaölarianejanaljhkdchantalkjidaklgsherbertaldjfalpetraalkjfdkarinaöfljffriedaajdflajdkurtdfjjdfajjulianeadjfoäöairisaslsverautuhgzeutedmiraasljgajweninaaswoaultdkvdanielajo

Jeder Mensch kann sich nur eine bestimmte Zeit voll und ganz auf eine Sache konzentrieren. Danach braucht er eine Pause. Sitzen Sie zu lange an einer Aufgabe, vermischen Sie Pausentätigkeiten mit der eigentlichen Arbeit. Damit ist nichts gewonnen. Sie hatten weder eine wohlverdiente Pause, noch das Erfolgserlebnis einer erledigten Aufgabe.
? Welche Pausentätigkeit erfrischt Sie oder spornt Sie geradezu an konzentriert und damit »bei der Sache« zu sein?

Erfahren

Was sehen Sie?

In der Abbildung verstecken sich sowohl eine alte Frau als auch eine junge Frau.

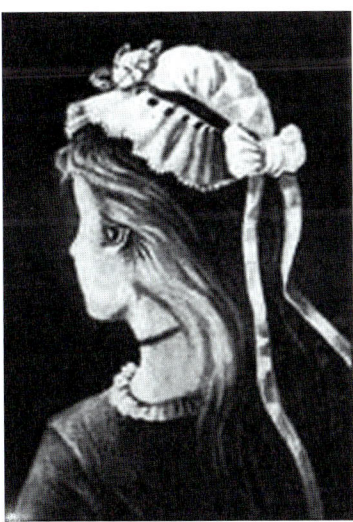

Alte Frau oder junge Dame?

Wissen

Auflösung 1 von Kap. 4:
Der Gesuchte ist **Albert Einstein** (1879–1955). 1915 veröffentlichte er die **spezielle Relativitätstheorie**, die besagt, dass Zeit keine fixe Größe ist und umso langsamer vergeht, je schneller man sich bewegt. Daraus folgerte er, dass **Energie und Masse in Beziehung zu Geschwindigkeit** gesetzt werden müssen, kurz gesagt: $E = mc^2$. 1951 legte er mit der **allgemeinen Relativitätstheorie** fest, dass Energie in Masse sowie Masse in Energie überführt werden kann. Dies bildete die theoretische Grundlage zur Kernfusion.

Auflösung 2 von Kap. 4:
Versteckte Worte: *Waagerecht*: Probanden, Bibliothek, Theorie, Denkschule, Interesse, Lesen, Interpretation, Begründung. *Senkrecht*: Pflegemodelle, Erinnern, Staunen, Syntax, Ethik. *Diagonal*: Pretest, Analyse, Recherche.

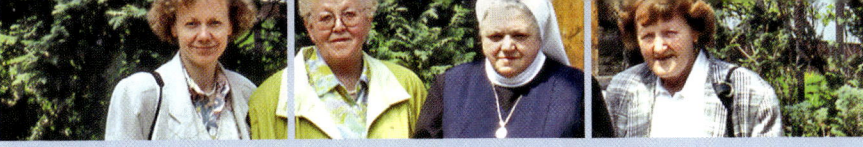

11 Perioperative Pflege

Susanne Schneider

11.1	**Präoperative Phase**	– 276
11.1.1	Patientenaufklärung	– 276
11.1.2	Präoperative Diagnostik	– 277
11.1.3	Präoperative Pflege	– 278
11.1.4	Begleitung des Patienten in den Operationssaal	– 280
11.2	**Intraoperative Phase**	– 280
11.2.1	Aufgaben des OP-Personals	– 280
11.2.2	Aufgaben des Anästhesiepflegepersonals	– 281
11.3	**Postoperative Phase**	– 281
11.3.1	Postoperative Übernahme	– 281
11.3.2	Postoperative Überwachung	– 282
11.3.3	Postoperative Komplikationen und Beschwerden	– 283
11.3.4	Postoperative Mobilisation	– 284
11.3.5	Postoperative Körperpflege	– 285
11.3.6	Ausscheidungsfunktionen aktivieren	– 286
11.3.7	Ernährung aufbauen	– 286
11.3.8	Wunden und Drainagen versorgen	– 287
11.3.9	Motivieren und trösten	– 289
11.3.10	Beraten und anleiten	– 289
	Schülerseite	– 291

> Die perioperative Pflege betrifft die Pflege vor, während und nach einem operativen Eingriff.

11.1 Präoperative Phase

Die präoperative Phase erstreckt sich auf den Zeitraum von der Aufnahme des Patienten bis zu seiner Verlegung in die Operationsabteilung.

11.1.1 Patientenaufklärung

Vor einem operativen Eingriff wird der Patient **schriftlich** und **mündlich** über den geplanten Eingriff aufgeklärt. Die Aufklärung dient dazu, die Einwilligung des Patienten einzuholen. Der Arzt ist gesetzlich zur Aufklärung verpflichtet. Ein unaufgeklärter Patient darf nicht operiert werden, außer er befindet sich in einer lebensbedrohlichen Situation.

Ärztliche Aufklärung

Vor einer geplanten Operation findet das Aufklärungsgespräch nach der medizinischen Anamnese durch den behandelnden Arzt statt. Der Patient kann dabei Unklarheiten beseitigen und Ängste abbauen. Willigt der Patient nach dem Gespräch in die Operation ein, unterzeichnet er eine Einwilligungserklärung. Die Aufklärung durch den Arzt beinhaltet:

- Art und Umfang des Eingriffes,
- Operationsmethode,
- mögliche Komplikationen,
- Operationstermin,
- prä- und postoperative Maßnahmen.

> Ist die Person noch nicht volljährig oder nicht geschäftsfähig, unterschreiben die Eltern bzw. der Betreuer.

Ist für den Eingriff eine **Narkose** notwendig, führt zusätzlich der Anästhesist mit dem Patienten ein Gespräch, dieses klärt auf über:

- das angewandte Narkoseverfahren mit möglichen Risiken und Komplikationen,
- die prä- und postoperative Nahrungs- und Flüssigkeitskarenz,
- die Prämedikation (Medikamentengabe vor einer Operation),
- die postoperative Therapie,
- eine mögliche Bluttransfusion, mit Alternativen zur Transfusion von Blutprodukten.

> **Insidertipp**
> Kinder, die häufig operiert werden, wünschen sich oft einen bestimmten Anästhesisten oder eine bestimmte Pflegeperson. Dies sollte berücksichtigt werden.

Die pflegerische Aufnahme und Aufklärung

Der Patient wird mit der **Pflegeanamnese** vom Pflegepersonal aufgenommen. Durch gegenseitiges Befragen können sich Patient und Pflegende kennen lernen. Dem Patienten wird die Station gezeigt und der Tagesablauf erörtert.

Oft wenden sich Patienten im Anschluss an das ärztliche Gespräch mit Fragen, Sorgen und Ängsten an das Pflegepersonal. Sie vergewissern sich, ob sie bei der Aufklärung alles verstanden haben und informieren sich über die Situation vor und nach der Operation. Dabei geht es dem Patienten nicht darum, die Frage medizinisch exakt beantwortet zu bekommen, sondern darum, sich in einer ihm verständlichen Sprache (ohne Fachbegriffe) darüber zu unterhalten.

> **Insidertipp**
>
> Patientengespräche sollten am besten ohne Fachsprache geführt werden. Viele Patienten trauen sich nicht nachzufragen, wenn sie etwas nicht verstanden haben.

11.1.2 Präoperative Diagnostik

Bevor ein Patient operiert wird, muss das Risiko für eine Narkose und eine Operation geprüft werden.

Anästhesiefähigkeit des Patienten

Das Anästhesierisiko wird aufgrund des **Alters** des Patienten, seines **Allgemeinzustandes**, seiner **Vorerkrankungen** und der **Schwere des bevorstehenden Eingriffs** bestimmt. Daraus leiten sich die präoperative Diagnostik und das anzuwendende Anästhesieverfahren (Allgemeinnarkose, Regionalanästhesie oder Lokalanästhesie) ab. Deshalb wird bei jedem Patienten:

- die Größe und das Gewicht ermittelt,
- eine aktuelle Blutuntersuchung (Blutbild, Serum, Blutgerinnung) durchgeführt und je nach Operation auch die Blutgruppe bestimmt,
- ein EKG und ein Röntgen-Thorax veranlasst, je nach Alter und Eingriff.

Sind Vorerkrankungen bekannt, wird das Anästhesierisiko durch eine Vorstellung bei einem Facharzt der entsprechenden Fachabteilung, sog. Konsil, abgeklärt.

Eigentlich ist die Sprache ein Ausdrucksmittel. Leider wird sie aber sehr oft als Eindrucks-und sogar als Druckmittel missbraucht.
Ernst Ferstl

Die Operationsfähigkeit des Patienten

Leidet der Patient an bestehenden **Infektionen, Hauterkrankungen im Operationsgebiet** oder **Vorerkrankungen,** wie Bluthochdruck, Herzrhythmusstörungen oder Suchtkrankheiten, ist er möglicherweise nicht operationsfähig. Unter Umständen müssen diese Vorerkrankungen vor einem Eingriff therapiert werden.

Beispiel

Herr K. ist 54 Jahre alt und muss wegen eines grauen Stars am Auge operiert werden. Seit dem Tod seiner Frau vor 2½ Jahren ist er alkoholkrank. Er trinkt schon im Laufe des Vormittags Schnaps. Trinkt Herr K. nicht seine gewohnte Menge, bekommt er Entzugserscheinungen. Die Gefahr eines Entzugsdelirs während und nach der Operation ist groß. Um Komplikationen der Wundheilung am Auge auszuschließen, muss Herr K. vor dieser geplanten Operation eine Alkoholentgiftung machen. Würde Herr K. vor der Operation nicht entgiften, könnte die Symptomatik des Entzuges, z. B. eine Hypertonie, eine Schädigung am operierten Auge zur Folge haben.

Bei einer bestehenden **Schwangerschaft** verändert sich die Lage der Bauchorgane ab der 28. Schwangerschaftswoche. Die hormonelle Umstellung verändert die Blutgerinnung, das Thromboserisiko ist erhöht.
　Berücksichtigt werden bei der Frage nach der Operationsfähigkeit auch die **Medikamente**, die der Patient aufgrund von Vorerkrankungen einnehmen muss. Verschiedene Arzneimittel,

Besteht trotz einer Schwangerschaft die Indikation zu einer Operation, spielt die psychische Betreuung durch das Pflegepersonal eine besonders große Rolle, da die Patientinnen nicht nur um ihre eigene Gesundheit fürchten, sondern auch um die ihrer Kinder.

die sich (fördernd oder hemmend) auf die Blutgerinnung auswirken, können die Operationsfähigkeit beeinflussen.

11.1.3 Präoperative Pflege

Erfolgt bei einem Patienten eine geplante Operation, kann er optimal darauf vorbereitet werden.

Darmreinigung

Bedingt durch die Muskelerschlaffung während der Narkose, besteht die Gefahr einer Stuhlentleerung während der Operation. Muss bei der Operation der Darm eröffnet werden, kann es zu einer Verschleppung von Darmbakterien kommen. In beiden Fällen kann eine Infektion im Wundgebiet entstehen.

Um dies zu verhindern, wird der Darm vor einer Operation durch ein Klistier, mit Laxanzien oder bei großen Bauchoperationen mittels einer orthograden Darmspülung (▶ Bd. 2, Kap. S12) gereinigt.

Zusätzlich muss der Patient eine präoperative Nahrungs- und Flüssigkeitskarenz einhalten, weil die Narkose die Sphinktermuskulatur des Magens relaxiert. Der Gefahr, dass Patienten mit einem gefüllten Magen während der Narkoseeinleitung oder unter der Vollnarkose erbrechen und aspirieren (Eindringen von Magensaft in die Lunge) wird so entgegengewirkt.

> Erwachsene und Kinder (ab 3 Jahren) müssen vor einer geplanten Operation eine Nahrungskarenz von 5–8 Stunden einhalten. Säuglinge bis 6 Monate dürfen 4 Stunden vor dem Eingriff das letzte Mal trinken. Alle Kinder dürfen bis 2 Stunden vor der Operation klare Flüssigkeiten zu sich nehmen.

Präoperatives Rauchen und Kaugummi kauen ist verboten. Beides regt die Magensaftproduktion an und erhöht somit die intraoperative Aspirationsgefahr.

Körperpflege

Um eine Infektion des Operationsgebietes möglichst gering zu halten, ist die Körperhygiene des Patienten wichtig. Der Patient duscht am Vorabend oder am Morgen des Operationstages. Immobile Patienten werden vom Pflegepersonal dabei begleitet und unterstützt. Das Eincremen zur Hautpflege entfällt.

> Make-up oder Gesichtscreme darf nicht benutzt werden, da eine fettige Gesichtshaut die Intubation und die Fixierung des Tubus behindert. Farbiger Nagellack wird entfernt, er erschwert die Einschätzung der Durchblutung der Fingerbeere und des Nagelbettes.

Bei Operationen an den Extremitäten werden **Finger- und Fußnägel** kurz geschnitten und gereinigt. Bei hand- oder fußchirurgischen Eingriffen ist die Säuberung der **Finger- und Zehenzwischenräume** wichtig, bei abdominellen Eingriffen eine gründliche Säuberung des **Nabels**.

Insidertipp

Nabelsteine können mit Hilfe eines ölgetränkten Tupfers aufgeweicht und anschließend mittels einer Pinzette entfernt werden. Verbleibende Ölreste müssen gründlich beseitigt werden.

Die Kleidung des Patienten zur Operation besteht aus einem **offenen Hemd und ggf. Thromboseprophylaxe-Strümpfen**. Das Tragen von Unterwäsche und eines Haarschutzes sind von der Operationsart abhängig und wird individuell mit dem Patienten besprochen. Schmuck, Kontaktlinsen und Zahnprothesen legt der Patient immer, Brille und Hörgerät meistens ab.

> Wenn möglich, trägt der Patient seine Brille und/oder sein Hörgerät bis zum Zeitpunkt der Narkoseeinteilung. In der unbekannten Situation ist es für ihn äußerst hilfreich, wenn er seiner sensorischen und kommunikativen Möglichkeiten nicht beraubt wird.

Ob und wie ausgeprägt eine **Haarentfernung** (Abb. 11.1) notwendig ist, wird vor der Operation geklärt. Bei jeder **Rasur** wird die Hautoberfläche durch kleine Schnitte verletzt. Keime können sich ansiedeln oder in tiefere Schichten eindringen und eine postoperative Wundinfektion hervorrufen. Deshalb werden sehr häufig **Haarentfernungscrems** eingesetzt.

Einüben postoperativer Fertigkeiten

Ein Mensch mit Schmerzen nimmt schnell eine **Schonhaltung** ein und versucht, sich so wenig wie möglich zu bewegen. Viele Patienten haben große Angst vor den Schmerzen nach der Operation und vor der Mobilisation. Hier kann gute Vorarbeit geleistet werden. Der Patient übt vor der Operation, unter der Anleitung der Pflegeperson, wie er z. B. schmerzarm aufstehen oder am Bettrand sitzen kann (▶ Kap. 8).

Die Prämedikation verabreichen

Das Ziel der Prämedikation ist der Abbau von Angst- und Spannungszuständen. Vor allem kardial vorgeschädigte Patienten laufen Gefahr, durch Stresseinwirkungen einer kardialen Ischämie ausgesetzt zu sein. Medikamente zur Prämedikation sind in Tabelle 11.1 aufgelistet.

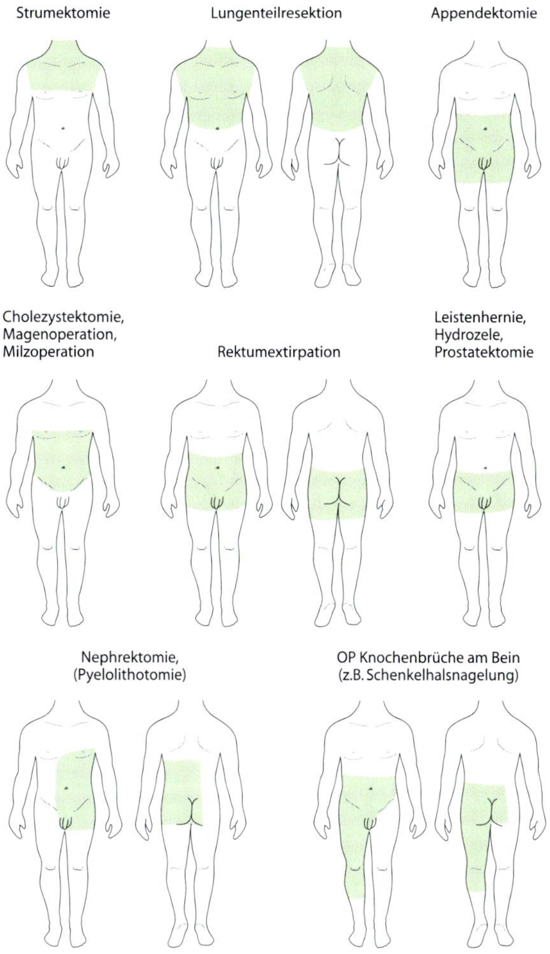

> **Insidertipp**
> Kinder können mit Zäpfchen, z. B. dem Schlafmittel Methohexithal (Brevimytal) oder dem Benzodiazepin Dormicum prämediziert werden.

> Welches Medikament zu welchem Zeitpunkt in welcher Dosierung der Patient zur Prämedikation oder zur Weiterführung seiner Dauermedikation zur Behandlung anderer Erkrankungen einnimmt, legt der Anästhesist im Rahmen der anästhesiologischen Visite fest und dokumentiert dies in der Patientenakte.

Abb. 11.1. Übersicht über die Ausdehnung der Haarentfernung bei verschiedenen Operationen

Bei der Haarentfernung festgestellte Hautveränderungen, wie Ekzeme, Eiterpickel oder Allergien, werden dokumentiert und dem Arzt mitgeteilt.

Tabelle 11.1. Medikamente zur Prämedikation

Medikamentengruppe	Wirkung	Handelsname
Benzodiazepine	entspannend, angstlösend, beruhigend	Rohypnol, Radedorm, Dormicum
Opioide	beruhigend und schmerzlindernd	Dipidolor, Dolantin
Neuroleptika	Übelkeit vorbeugend	Atosil

11.1.4 Begleitung des Patienten in den Operationssaal

Dem Patienten wird der ungefähre Zeitpunkt seiner Operation genannt. Liegt ein OP-Termin am späten Mittag oder sogar am Nachmittag, erhält der Patient zur Flüssigkeitssubstitution eine Infusion. Etwa **30 Minuten** vor der geplanten **Anästhesieeinleitung**, nach Anordnung des Arztes oder nach Abruf der Anästhesieabteilung erhält der Patient die **Prämedikation**.

> Tabletten können mit einem kleinen Schluck Wasser eingenommen werden. Das verstößt nicht gegen das Nüchternheitsgebot.

Vertrauen ist gut, Kontrolle ist besser!
Wladimir Lenin

Das Pflegepersonal richtet und überprüft alle Dokumente, die dem Operationsteam zur Verfügung stehen müssen:
- Patientenakte mit Röntgenaufnahmen, allen Untersuchungsergebnissen, aktuellen Laborbefunden,
- OP-Einverständniserklärung mit Unterschrift des Patienten,
- Anästhesie-Einverständniserklärung mit Unterschrift des Patienten,
- Anästhesieprotokoll mit Datum des OP-Termins, Patientendaten, aktuellen Laborparametern, aktuellen Vitalzeichen, Größe und Gewicht, Art des geplanten Eingriffs, Zeitpunkt der verabreichten Prämedikation.

Der Patient darf nicht mehr allein gelassen werden. Das Pflegepersonal im OP-Trakt ist für die Sicherheit des Patienten verantwortlich. Die Nebenwirkungen der Prämedikation (Kreislaufdepression, Ateminsuffizienz) in Verbindung mit einem evtl. aufgetretenen Volumenmangel (Nüchternheitsgebotes) bedeuten eine Gefahr für den Patienten.

Ist alles korrekt gerichtet, wird der Patient vom Pflegepersonal in einem Bett liegend in den OP-Saal bzw. an die Patientenschleuse gefahren.

> **Insidertipp**
>
> In den meisten Kliniken, können die Eltern ihr Kind in den Narkoseeinleitungsraum begleiten, nachdem sie sich wie das Operationsteam umgekleidet haben.

Das Anästhesiepersonal wird bei der Übergabe des Patienten über Nüchternheit, aktuelle Vitalzeichen, verabreichte Prämedikation, Besonderheiten (Menstruation, Entzugsproblematik, Allergien, Schwerhörigkeit, starke Schmerzen) und bereitgestellte Blutprodukte informiert.

Der Patient wird vom Bett durch die Patientenschleuse auf die Operationsliege umgelagert. Kinder können zum Umlagern auf den Arm genommen werden.

11.2 Intraoperative Phase

Während der Operation wird der Patient vom Pflegepersonal der Anästhesie und dem Operationspersonal betreut.

11.2.1 Aufgaben des OP-Personals

Die allgemeinen Aufgaben des OP-Personals (▶ Kap. 14.4) sind die Vorbereitung und die Assistenz bei der Operation:
- **Vorbereitung des OP-Saals:** z. B. das Richten des Instrumentiertisches, der Absaugung oder der sterilen Kittel und Handschuhe,
- **Vorbereiten des Patienten**: z. B. Patient positionieren, ggf. rasieren, Legen eines Blasenkatheters, Hautdesinfektion und steriles Abdecken des OP-Gebietes,
- **Assistenz während der Operation:** z. B. das Anreichen der Operationsinstrumente.

11.2.2 Aufgaben des Anästhesiepflegepersonals

Das Pflegepersonal der Anästhesie empfängt den Patienten vom Pflegepersonal der Station und erhält eine Patientenübergabe (▶ Kap. 10, Schülerseite). Hier wird die Identität des Patienten mit seinen Dokumentationsunterlagen verglichen, die auch auf Vollständigkeit überprüft werden.

> Bei Kindern und Erwachsenen wird für eine ruhige Atmosphäre während der gesamten Einleitung gesorgt.

Das Anästhesiepersonal hat folgende Aufgaben (▶ Kap. 14.5):
- Assistenz bei der Anlage von venösen und arteriellen Kathetern sowie der Intubation,
- Assistenz bei der Einleitung der Narkose sowie bei der Überwachung während der Operation und Ausleitung,
- postoperative Überwachung im Aufwachraum.

11.3 Postoperative Phase

Nach der Ausleitung der Narkose wird der Patient im Aufwachraum vom Anästhesiepflegepersonal überwacht (▶ Kap. 18.3).

11.3.1 Postoperative Übernahme

Die postoperative Betreuung beginnt mit dem Abholen des Patienten aus dem Aufwachraum. Die Übernahme des Patienten aus dem Aufwachraum ist an folgende Bedingungen geknüpft:
- der Patient ist bei vollem Bewusstsein, orientiert und kooperativ,
- die Schutzreflexe sind vorhanden (Schlucken, Husten, Lidschlussreflex, Würgereflex),
- eine stabile Spontanatmung ist vorhanden,
- eine stabile Herz-Kreislauf-Funktion ist gesichert,
- die Köpertemperatur liegt über 35,5°C,
- es sind keine größeren Nachblutungen zu beobachten.

Wird der Patient vom Aufwachraum abgeholt, muss zur Vorsicht immer ein **Beatmungsbeutel** mit **Maske** und – nach Rücksprache mit dem Anästhesieteam – eine **Sauerstoffflasche** mitgenommen werden, da zu jeder Zeit ein Notfall eintreten kann. Der Patient wird vom Anästhesiepflegepersonal an die Pflegenden der Station übergeben. Bei der Patientenübergabe erfolgt eine Inspektion des Patienten.

Außerdem findet eine Kontrolle der Wundverbände und der Drainagen statt, um eine lebensbedrohende Blutung auszuschließen.

Das **Übernahmegespräch** beinhaltet folgende Informationen:
- Art und Verlauf der Operation und der Narkose,
- intraoperative Komplikationen,
- angelegte Sonden und Drainagen,
- angeordnete postoperative Lagerungsmaßnahmen,
- wann die erste Flüssigkeitsaufnahme erfolgen kann (steht auf dem Anästhesieprotokoll),
- Zeitpunkt der nächsten Laboruntersuchung,
- Zustand des Patienten (Vitalfunktionen, Vigilanz, d. h. die Aufmerksamkeit und Reaktionsbereitschaft).

> Bei manchem hat man unweigerlich das Gefühl, dass ihnen ihre vielen Sorgen und Probleme sehr viel Freude bereiten.
> *Ernst Ferstl*

> Während des Transports ist die Vigilanz, die Atmung und die Hautfarbe des Patienten zu beobachten.

> **Insidertipp**
> Hände und Füße des Patienten und/oder aus dem Bett herausragende Gegenstände, wie Schienen, Sammelbeutel des Blasendauerkatheters etc., werden gesichert, um nicht an Mauerecken oder Fahrstuhltüren anzustoßen. Bodenunebenheiten und Schwellen sanft überfahren, da Erschütterungen für den operierten Patienten sehr schmerzhaft sein können.

Übernahme von der Intensivstation

Wird der Patienten nach der Operation in einem künstlichen Koma gehalten, oder atmet er noch nicht ausreichend selbst, wird er für die nächsten Stunden oder Tage auf der Intensivstation (▶ Kap. 19) betreut. Die Übernahme von der Intensivstation entspricht der Übernahme aus dem Aufwachraum.

11.3.2 Postoperative Überwachung

Bevor der Patient aus dem Aufwachraum oder der Intensivstation übernommen wird, muss das Zimmer nach den Bedürfnissen eines Operierten überprüft und bestückt werden.

Patientenzimmer vorbereiten

Der Raum ist gelüftet, jedoch nicht zu kühl. Benötigte Geräte, wie EKG-Monitor, Blutdruckmanschette mit Stethoskop, Sauerstoffgerät, Sauerstoffmaske, Infusionspumpe, Infusionsspritzenpumpe, Atemtrainer, Lagerungshilfsmittel und Patientenklingel, befinden sich bereits am Bettplatz.

Utensilien, wie Nierenschale, Zellstoff, Urinflasche und ein Mundpflegeset, sind so bereitgestellt, dass sie der Patient ohne Mühe von seinem Bett aus erreichen kann.

> **Insidertipp**
> Oft ist es hilfreich, schon vor der Operation mit dem Patienten die Wünsche bezüglich der **Besucher** zu klären. Die Anwesenheit nächster Angehöriger oder Freunde kann genauso beruhigend und förderlich für den Patienten sein wie absolute Ruhe.

Patient überwachen

Die postoperative Überwachung und Dokumentation der Parameter erfolgt nach Anordnung des Arztes. In der Regel ist dies in den ersten Stunden nach der Operation **halbstündlich, später ein- bis zweistündlich**. Zu den Beobachtungsmerkmalen gehören:

Vigilanz
Bewusstsein, **Orientierung**, **Pupillenweite** und **Reaktion** werden überprüft (▶ Bd. 2, Kap. B2.1).

Atmung
Von Bedeutung ist die **Atemfrequenz**, der **Rhythmus**, und **Tiefe**. Die Überwachung erfolgt in den ersten Stunden regelmäßig (▶ Bd. 2, Kap. A6.1). Die Sauerstoffsättigung kann mittels transportablem Pulsoxymeter bestimmt werden. Das Gerät gibt Alarm, sobald die Sauerstoffsättigung absinkt. Eine postoperative **Sauerstoffgabe** erfolgt über eine Sauerstoffmaske oder eine Sauerstoffnasensonde.

Herz-Kreislauf

Hierzu gehören **Blutdruck- und Herzfrequenzmessungen** (▶ Bd. 2, Kap. D2.1).

Körpertemperatur

Die Körpertemperatur wird **möglichst rektal** (nicht bei Eingriffen am Rektum) gemessen (▶ Bd. 2, Kap. K5.1), da häufig eine postoperative Kreislaufzentralisation mit kühlen Extremitäten zu beobachten ist.

Urinausscheidung

Ein Patient ohne Blasendauerkatheter sollte **spätestens nach 8 Stunden postoperativ** spontan Urin gelassen haben. Bei liegendem Blasendauerkatheter ist auf einen ungehinderten Urinabfluss, auf die Urinmenge und die Urinfarbe zu achten (▶ Bd. 2, Kap. U1.1).

Drainagen und Sonden

Drainagen und Sonden dürfen nicht abknicken und die Auffangbeutel bzw. -flaschen sollten sich unterhalb des Wundbettes befinden, um einen **ungehinderten Sekretabfluss** zu gewährleisten. Beschaffenheit und Menge des Sekrets werden kontrolliert und dokumentiert. Die **Fixierung** und die Punktionsstellen der Sonden und Drainagen werden **überprüft**. Bei Saugdrainagen müssen der **Sog** und die **Sogstärke** überprüft und dokumentiert werden. Sonden, Drainagen und Katheter bilden Eintrittspforten für Keime. Deswegen ist die Infektionsprophylaxe und die regelmäßige Kontrolle auf einwandfreie Funktion wichtig. Farbe, Konsistenz, Menge und ggf. Geruch der geförderten Flüssigkeit werden dokumentiert (▶ Abschn. 11.3.8).

Wundverband bzw. Gipsverband

Ist unter dem Wundverband eine kleine **Einblutung** zu sehen, werden die Umrisse auf dem Verband **markiert**, um den Fortlauf der Blutung vergleichen und beurteilen zu können. Bei einem Gipsverband muss auf die **Durchblutung** der Extremität geachtet werden (▶ Bd. 2, Kap. K4.2) und erhält Schmerzmedikamente auf Anordnung des Arztes.

> Ist die Sensibilität und die motorische Funktion der Extremität eingeschränkt, ist die Extremität sehr blass und kalt oder sogar zyanotisch, weist das auf einen zu eng angelegten Gipsverband hin.

Schmerzen

Der Patient wird nach Schmerzen, nach deren Art und deren Lokalisation befragt (▶ Bd. 2, Kap. S3.2) und erhält Schmerzmedikamente auf Anordnung des Arztes.

Laborkontrollen

Laborkontrollen werden entsprechend der ärztlichen Anordnung vorgenommen.

11.3.3 Postoperative Komplikationen und Beschwerden

Komplikationen

Ein operierter Patient muss kontinuierlich überwacht werden. Treten Veränderungen der Vitalparameter, des Wundverbands oder des Bewusstseins auf, wird sofort der Arzt informiert (◘ Tabelle 11.2).

Beschwerden

Bei fast allen Patienten treten nach einer Operation mehr oder minder starke Beschwerden wie **Übelkeit, Erbrechen** oder **Schluckauf** auf. Die Patienten können oft nicht erkennen, welche Beschwerden als »normal« einzustufen sind oder eine Bedrohung bedeuten. Deswegen werden Frischoperierte umfassend betreut. Alle Beschwerden, die der Kranke äußert, werden genau ermittelt und nach Möglichkeit gelindert.

◘ **Tabelle 11.2.** Postoperative Komplikationen

Beobachtungsparameter		Ursache bzw. Folgen
Blutdruck und Puls	niedriger Blutdruck und schneller Puls	Hinweis auf Mangelvolumen in den Gefäßen, evtl. versteckte Blutung
	hoher Blutdruck und schneller Puls	Schmerzen
Atmung	flache und unzureichende Atmung, Zunge fällt in den Rachen, Patient trübt ein	eine unzureichende Atmung oder die Verlegung der Atemwege führt zum Sauerstoffmangel, ggf. zur Minderversorgung aller Organe v. a. des Gehirns
Körpertemperatur	Unterkühlung, trotz wärmender Maßnahmen steigt die Temperatur nicht	möglicher Hinweis für einen versteckten Blutverlust
	Fieber	entweder besteht eine reaktive Temperaturerhöhung, ein sog. Resorptionsfieber (unter 38,5°C) oder es handelt sich um ein Infektionszeichen (▶ Bd. 2, Kap. J2.1)
Bewusstsein	Patient trübt ein, ist desorientiert, verwirrt oder zieht sich Drainagen und Katheter	ein Überhang der Narkotika kann die Orientierung beeinflussen, weiteres Eintrüben kann ein Hinweis für eine versteckte Blutung mit einer Minderversorgung des Gehirns sein
Hautfarbe	Zyanose der Peripherie oder der Lippen	lokale Mangeldurchblutung nach der Operation oder Zentralisation, mit Marmorierung der Haut bei Volumenmangel
Ausscheidung	keine Urinausscheidung nach spätestens 8 Stunden	Blasenatonie

Schmerzen

Häufig betrifft die größte Angst des Patienten nicht die Operation selbst, sondern die Schmerzen nach dem Eingriff. Schmerz ist eine subjektive Empfindung und eine Realität für den Patienten. Seine Wahrnehmung ist die Grundlage der Behandlung. Die **Schmerzschwelle** wird erniedrigt durch Angst, Trauer, Depression, Isolation oder Schlaflosigkeit und erhöht sich durch Verständnis der Umgebung, Sorglosigkeit und Hoffnung. Es bestehen Unterschiede im Erleiden, Empfinden und Ausdrücken von Schmerzen zwischen den Geschlechtern, den verschiedenen Lebensaltern und den verschiedenen Kulturen.

Die Operierten werden nach Schmerzen befragt. Viele Patienten halten starke Schmerzen nach der Operation für normal oder geben nicht zu, dass sie davon betroffen sind. Auch wenn der Patient schläft, kann er unter Schmerzen leiden (▶ Bd. 2, Kap. S3.1).

> **Insidertipp**
>
> Viele Schmerzen können durch physikalische Maßnahmen gelindert werden, wie z. B. durch das Hochlagern oder Ruhigstellen der Extremitäten oder das Auflegen von Eisbeuteln zur Abschwellung. Bei Operationen im abdominellen Bereich empfinden die Patienten eine die Bauchdecke entspannende Lagerung als sehr angenehm.

11.3.4 Postoperative Mobilisation

Die postoperative Mobilisation soll die **Selbstständigkeit** des Patienten **wiederherstellen** bzw. fördern und dazu beitragen, dass postoperative **Komplikationen**, wie Pneumonie, Obstipation,

Magen-Darm-Atonie, Dekubitus, Thrombose oder Kontrakturen, **vermieden** werden. Wann und in welchem Umfang der Patient mobilisiert wird, entscheidet der Arzt.

Der Patient übt mit einer Hand einen leichten Gegendruck auf die Wunde aus, um beim Aufstehen die Wunde zu entlasten und somit die Schmerzen zu verringern (▶ Kap. 8.4.1). Macht der Patient bei seinem ersten Mobilisationsversuch die Erfahrung, dass er starke Schmerzen erleidet, wird seine weitere Motivation gering sein und er wird Angst und Stress empfinden.

Katheter, Sonden und Drainagen werden bei der Mobilisation vor dem Herabfallen gesichert (◻ Abb. 11.2).

Der Patient darf **nicht überfordert** werden. Die Mobilisation erfolgt schrittweise und richtet sich nach dem Krankheitsbild. Die Mobilisationsschritte sind:

- Bewegungsübungen im Bett,
- Sitzen an der Bettkante,
- Heraussetzen auf einen Sessel,
- vor dem Bett stehen,
- einige Schritte im Zimmer gehen,
- längere Strecken mit Hilfe zurücklegen,
- selbstständiges Aufstehen und Laufen.

> Voraussetzung für die Mobilisation ist eine angemessene Analgesie.

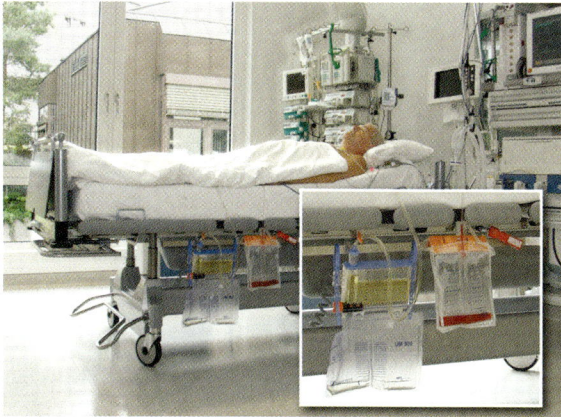

◻ **Abb. 11.2.** Sicherung von Drainagen und Harnableitungen

Besonders beim ersten Aufstehen muss der Patient genau beobachtet werden. Beim Übergang von der liegenden in die stehende Position besteht eine erhöhte Sturzgefahr, aufgrund von Keislaufregulationsstörungen. In diesem Fall muss die Mobilisation abgebrochen werden.

> Kaltschweißige, blasse Haut und Schwindel weisen auf einen Blutdruckabfall.

Insidertipp
Eine gute Möglichkeit, den Patienten für Mobilisationsmaßnamen zu motivieren, ist die **Einbeziehung der Angehörigen**, wenn diese (und der Patient) das gestatten. Die Angehörigen können sich z. B. die »Fortschritte« zeigen lassen, aktive Bewegungsübungen laut mitzählen und den Patienten ermuntern, in seinen Bemühungen nicht nachzulassen. Mobilisationstechniken finden Sie in Bd. 2, Kap. M2.2.

11.3.5 Postoperative Körperpflege

Mundpflege

Bedingt durch die prä- und perioperative Nüchternheit und die intraoperativen Medikamente haben Patienten postoperativ häufig starken Durst und eine trockene Mundschleimhaut. Durch die Mundpflege wird die Mundhygiene sichergestellt, bis der Patient wieder selbstständig dafür sorgen kann (▶ Bd. 2, Kap. M4.2).

Körperpflege und Betten

Die Körperpflege findet im Bett oder auf dem Stuhl am Waschbecken statt (▶ Bd. 2, Kap. S4.2.3). Dabei werden postoperative Schmerzen besonders berücksichtigt.

Insidertipp
Mit Blut oder Wundsekret kontaminierte Bettwäsche wird immer sofort gewechselt. Dies dient zur **Infektionsprophylaxe**.

Unterstützung der postoperativen Stuhl- und Harnausscheidung

Frischoperierte Patienten benötigen in den ersten Stunden häufig eine Bettpfanne und/oder eine Urinflasche. Oft ist es Patienten unangenehm, die Ausscheidung im Krankenbett zu verrichten. Deswegen sollte auf die Intimsphäre des Patienten geachtet werden. Zeitpunkt, Menge und Beschaffenheit der Ausscheidung werden dokumentiert. Bei Auffälligkeiten, z. B. Hämaturie (▶ Bd. 2, Kap. U1.1.2) oder blutigem Stuhl, wird der Arzt informiert (▶ Bd. 2, Kap. S12.1.2).

11.3.6 Ausscheidungsfunktionen aktivieren

Stuhlausscheidung

> Die größte Gefahr im Leben ist, dass man zu vorsichtig wird.
> *Alfred Adler*

Ein **postoperativer Stuhlverhalt** ist nicht ungewöhnlich. Die häufigsten Gründe sind postoperative Immobilität, intraabdominelle Eingriffe (reflektorisch durch Manipulation am Darm) oder intraabdominelle Hämatome. Eine Analgesie unter Verwendung von Opiaten, die Aversionen des Patienten gegen die Benutzung einer Bettpfanne oder ein postoperativer Flüssigkeitsmangel können ebenfalls eine Obstipation verursachen. Schwere Fälle einer Obstipation können sich zur postoperativen Komplikation der Magen-Darm-Atonie ausweiten (▶ Bd. 3, Kap. N1.5).

Spätestens **am dritten postoperativen Tag sollte** der **Patient abgeführt haben** und bis dahin keine feste Nahrung zu sich nehmen. Der Bauchumfang, die Festigkeit des Bauches sowie die Darmgeräusche werden überprüft und beobachtet. Maßnahmen zur **Aktivierung der Stuhlausscheidung** finden Sie in Bd. 2, Kap. S12.2.

Harnausscheidung

> Der Anteil der Harnwegsinfektionen an allen nosokomialen Infektionen liegt zwischen 30 und 50%. Deswegen wird das Belassen des Dauerkatheters nach jeder Operation kritisch hinterfragt.

Nach 6–8 Stunden sollte der **Patient spontan Urin gelassen** haben. Ist das nicht der Fall, können ein postoperativer Volumenmangel oder ein Harnverhalt vorliegen (▶ Bd. 2, Kap. U1.1.2).

Wurde dem Patienten prä- oder intraoperativ ein Blasendauerkatheter gelegt, muss die Urinmenge abgelesen und dokumentiert werden. Auffälligkeiten, z. B. eine Oligurie oder eine Hämaturie (▶ Bd. 2, Kap. U1.1.2), werden dem Arzt mitgeteilt.

11.3.7 Ernährung aufbauen

Allgemein besteht die Regel, dass nach Operationen in Vollnarkose eine **postoperative Nahrungskarenz** von 4–6 Stunden eingehalten wird. Ob der Patient am Operationstag bereits trinken und essen darf, entscheidet der Anästhesist. Zeitpunkt der 1. Nahrungsaufnahme und Art der Kost ist auf dem Narkoseprotokoll vermerkt.

Kostaufbau nach Operationen außerhalb des Abdomens

Der Patient erhält nach der **Nahrungskarenz von 4–6 Stunden** zuerst Wasser oder Tee, ggf. eine Suppe. Treten keine Komplikationen auf, kann er im Anschluss eine leichte Kost bekommen.

Nach einer **Regionalanästhesie** darf der Patient oft sofort trinken und eine leichte Kost zu sich nehmen.

Kostaufbau nach abdominellen Operationen

Nach 4–6 Stunden darf der Patient Tee oder stilles Wasser zu sich nehmen. Vor Beginn der festen Nahrungsaufnahme muss die **Darmperistaltik geprüft** werden und der **Patient muss abgeführt haben**. Außerdem darf die Magensonde keine großen Mengen an Flüssigkeit aus dem Magen transportieren (Hinweis für einen Darmverschluss). In der Regel ist dies am 1. oder 2. postoperativen Tag der Fall. Die **Ernährung** wird **schrittweise** (Suppe, Weißbrot, evtl. Breikost, Schonkost) aufgebaut (▶ Bd. 2, Kap. G2.4) und richtet sich nach der individuellen Verträglichkeit.

Bei Eingriffen mit *Anastomosen* am Gastrointestinaltrakt, z. B. eine Kolon-Teilresektion, eine Gastrektomie oder eine Ösophagusresektion, darf eine postoperative Nahrungs- und Flüssigkeitsaufnahme erst erfolgen, wenn die Anastomose funktionstüchtig (dicht) ist. Das ist nicht unter 5 Tagen der Fall.

> Der postoperative Kostaufbau nach operativen Eingriffen erfolgt nach ärztlicher Anordnung.

11.3.8 Wunden und Drainagen versorgen

Postoperativer Verbandwechsel

Bei jedem Verbandwechsel kann die Wunde mit Keimen kontaminiert werden. Durch eine gute Vorbereitung und eine sorgfältige Ausführung unter strenger **Einhaltung aseptischer Gesetze** können Komplikationen der Wundheilung vermieden werden.

Postoperativer Verbandwechsel bei aseptischen Wunden

Bei aseptischen Wunden findet der Verbandwechsel meist nicht vor dem **3. postoperativen Tag** statt. Ausnahme ist ein verschmutzter, blutiger Verband. Vor dem Verbandwechsel erfolgt eine hygienische Händedesinfektion.

> Die aseptische Wunde wird immer von innen nach außen gereinigt.

Während des Verbandwechsels (▶ Bd. 2, Kap. 12.2.2) darf die Wunde nur mit sterilen Handschuhen oder einer sterilen Pinzette in Berührung kommen.

Postoperativer Verbandwechsel bei kontaminierten und infizierten Wunden

Bei Patienten mit kontaminierten und infizierten Wunden wird zum Verbandwechsel Schutzkleidung getragen.

> Kontaminierte und infizierte Wunden werden immer von außen nach innen gereinigt und desinfiziert, um eine Keimverschleppung zu vermeiden.

Kontaminierte Flächen im Patientenzimmer müssen nach dem Verbandwechsel gereinigt werden.

Um die Gefahr der Keimverschleppung zwischen den Patienten zu minimieren, wird beim Verbandwechsel folgende Reihenfolge eingehalten: Zuerst aseptische, dann kontaminierte und zuletzt die septischen Wunden verbinden.

Wunddrainagen und postoperativer Verbandswechsel bei Wunddrainagen

Vor dem Verschluss der Operationswunde werden eine oder mehrere Drainagen zum Abfluss von Wundsekret in die Wundhöhle eingelegt. Da Wundsekret ein guter Nährboden für Keime ist, wird so einer Infektion vorgebeugt. Bei der Übernahme aus dem Aufwachraum und nach jedem Betten werden die **Drainagen** routinemäßig **überprüft** auf:
- die Lage und Durchgängigkeit der Drainagen,
- die Steckverbindungen und den Sog,
- die sichere Befestigung der Flasche am Bett,
- das Sekret auf Menge, Farbe und Konsistenz.

Die Austrittsstellen der Drainagen aus dem Körper werden nach Abnahme des alten Verbandes unter sterilen Bedingungen gereinigt und auf Infektionszeichen kontrolliert. Anschließend wird die Drainageaustrittsstelle desinfiziert und steril verbunden.

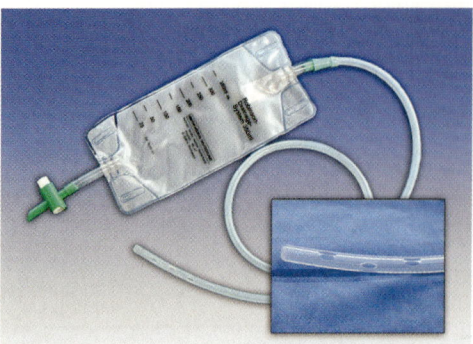

Abb. 11.3. Robinson-Drainage

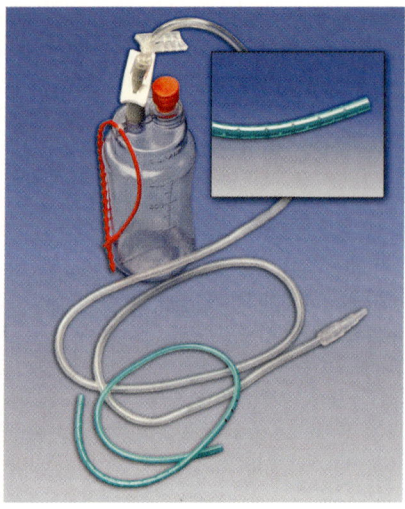

Abb. 11.4. Redon-Drainage

Offene bis halboffene Ableitungen

Bei den **offenen Drainagen** wird das Wundsekret entweder direkt aus der Wunde in einen Verband, z.B. Penrose-Drainage (Bd. 2, Kap. I2.2.3) oder in einen aufgeklebten sterilen Sekretbeutel geleitet.

Bei den **halboffene Ableitungen** handelt es sich um Drainagen bzw. Katheter, die nur durch Schwerkraft Wundsekret ableiten. Die **Robinsondrainage** (Abb.11.3; Bd. 2, Kap. I2.2.3) unterliegt einem solchem Prinzip. Sie arbeitet ohne Sog und wird vom Operateur am tiefsten Punkt der Wundhöhle platziert.

Geschlossene Ableitungen

Bei einem geschlossenen Wunddrainagesystem ist das Reservoir für das Sekret direkt mit der Drainage verbunden. Die **Redondrainage** (Abb. 11.4; Bd. 2, Kap. I2.2.3), die **Thoraxdrainage** (Bd. 2, I2.2.3) sowie die **Spül-Saug-Drainage** (Bd. 2, Kap. I2.2.3) sind Beispiele für solche Systeme.

Entfernen von Wundverschlussmaterial

Die Liegedauer der Nahtmaterialien hängt von der Lokalisation der Hautnaht ab:
- an Rumpf und Extremitäten werden die Hautnähte meist am 12.–14. Tag entfernt,
- im Gesicht und bei Kindern kann dies schon zwischen dem 4. und 7. Tag geschehen.

Grundsätzlich wird die Naht vor der Entfernung des Wandverschlussmaterials desinfiziert und es wird mit sterilem Material gearbeitet.

Einzelknopfnaht, fortlaufende Naht, Intrakutannaht und Wundklammer

Bei der **Einzelknopfnaht** wird der Faden nach jedem Stich aus der Haut ausgeleitet und geknotet (Abb. 11.5), bei der fortlaufenden Naht wird erst am Ende der Wundnaht ein Abschlussknoten geknüpft. Die **Intrakutannaht** ist auch eine fortlaufende Naht, die Haut wird jedoch so adaptiert, dass nur der erste und der letzte Stich durch die Haut nach außen gestochen werden muss (Abb. 11.6).

Bei sehr großen Wundgebieten, kommt eine **Klammernaht** zum Einsatz (Abb. 11.7). Mit einem Klammerapparat werden die Klammern in das Gewebe gedrückt, so dass die Wunde fest verschlossen

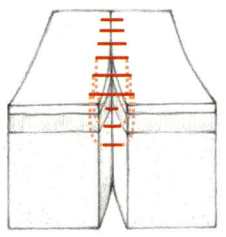

Abb. 11.5. Einzelknopfnaht

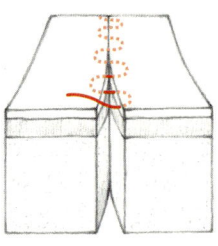

Abb. 11.6. Intrakutannaht

wird. Um die Hautklammern zu entfernen, benötigt man einen Klammerentferner (Abb. 11.8). Durch das Zusammendrücken der Zange werden die Klammern aufgebogen und können schmerzfrei entfernt werden.

11.3.9 Motivieren und trösten

Eine Operation ist ein sehr einschneidendes Erlebnis für den Patienten und die Angehörigen. Die **Angst, nicht mehr aufzuwachen**, begleitet vor der Operation viele Patienten (▶ Bd. 2, Kap. A3.2).

Nach der **Operation** befinden sich die Patienten in einem Ausnahmezustand. Geplagt durch die **Schmerzen**, die **Immobilität** und die Nachwirkungen der Narkose, bedürfen die Patienten der einfühlenden Zuwendung. Im täglichen Umgang mit den Patienten wird deutlich, dass die Beachtung der Privat- und Intimsphäre und das Verständnis für die Situation eine große Erleichterung bringt.

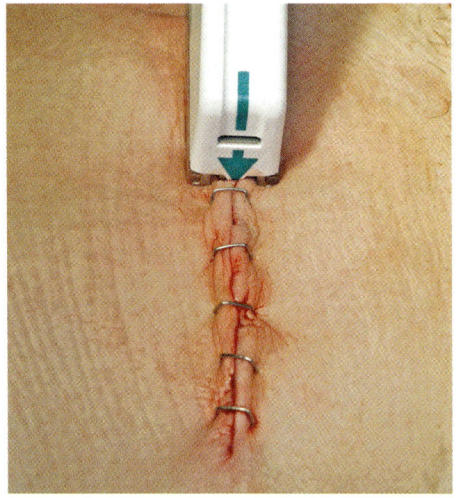

Abb. 11.7. Geklammerte Naht

11.3.10 Beraten und anleiten

Unter Umständen kann sich durch die Operation das bisherige Leben verändern. Der Operierte muss sich in die neue Situation erst einfinden und für sein tägliches Leben geschult werden. Deswegen ist es wichtig, den Patienten vor der Entlassung rechtzeitig anzulernen und ggf. die Angehörigen mit einzubeziehen.

Der Patient muss möglicherweise lernen, für sich und sein Leben wieder Eigenverantwortung zu übernehmen. Das kann er nur, wenn er seinen Alltag so gut wie möglich allein bestreiten kann.

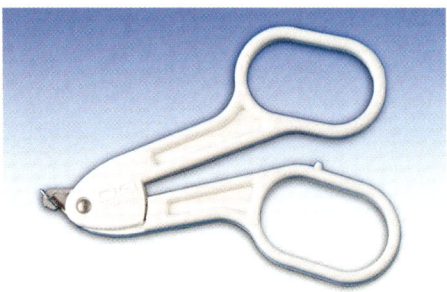

Abb. 11.8. Klammerentferner

Beispiel
Frau D., 63 Jahre alt, leidet seit Jahren an einem Diabetes mellitus. Als Folgeerkrankung treten immer wieder offene Beine auf. Der rechte Unterschenkel kann nicht mehr gerettet werden und steht die Amputation an. Ihre größte Angst ist, dass sie nach der Amputation in ein Heim muss, weil sie ihren Haushalt nicht mehr versorgen kann, und dass ihr kleiner Hund ins Tierheim kommt. Die Angst und die Fürsorge des behandelnden Teams, geben ihr nach der Operation die Kraft und die Energie, sich mit der neuen Situation auseinanderzusetzten. Vom ersten Tag an wird sie in die Stumpfpflege miteinbezogen (Bd. 2, Kap. K4.2). Alles verheilt problemlos. Die Prothese wird angepasst, und sie wird im Umgang damit angeleitet. Frau D. ist informiert und versteht. Nach 10 Wochen kann sie nach Hause zu ihrem Hund entlassen werden und sich selbst versorgen.

> Es ist wichtig, den Patienten vom ersten Tag an anzuleiten, ihm die Veränderungen zu erklären und mit ihm neue Verhaltensweisen und Handgriffe zu üben.

Nachschlagen und Weiterlesen

Brieskorn-Zinke M (2000) Die pflegerische Relevanz der Grundgedanken des Salutogenesekonzepts. Pflege, Verlag Hans Huber, Bern. Heft 6: 373–380
Dröber A, Villwock U, Anderson KA, Anderson LE (Hrsg 2004) Pflegelexikon. Springer, Heidelberg
Eberhardt M, Schäfer R (2005) Klinikleitfaden Anästhesie. Urban & Fischer bei Elsevier, München
Frohwein M (1996) Grundwissen chirurgische Krankenpflege. Gustav Fischer, Jena New York
Gruber B, Kamphausen U, Hegeholz D et al. (2004) Klinikleitfaden Chirurgische Pflege. Urban & Fischer bei Elsevier, München
Kolster B, Ebelt-Paprotny G (2002) Leitfaden der Physiotherapie. Urban & Fischer bei Elsevier, München
Middelanis-Neumann I, Liehn M, Steinmüller L, Döhler JR (2003) OP-Handbuch. Springer, Heidelberg
Reiche D (Hrsg 2003) Roche Lexikon Medizin. Urban &. Fischer bei Elsevier, München
Reuter (2004) Springer Lexikon Medizin. Springer, Heidelberg
Schmidt D, Zimmer M Hrsg. (2005) Pflege konkret Chirurgie Orthopädie Urologie. Urban & Fischer bei Elsevier, München

Schülerseite

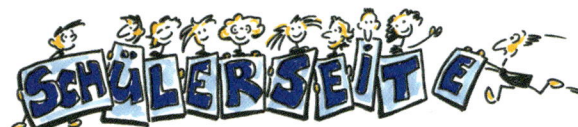

Erinnern

1. Welche Informationen muss ein Übernahmegespräch beim Abholen eines frisch operierten Patienten aus dem Aufwachraum beinhalten? (▶ Kap. 11.3.1)
2. Welche Parameter werden nach einer Operation beim Patienten überwacht? (▶ Kap. 11.3.2)
3. Was müssen Sie bei der postoperativen Mobilisation beachten? (▶ Kap. 11.3.4)

Wissen

Die präoperative Pflegevisite

Pflegende einer chirurgischen Station sind mit den **Ängsten** der Patienten vor einer Operation bestens vertraut. Aber wie oft geht deren Beachtung im Stationsalltag unter? »Frau Müller, für morgen zur Galle fertig machen!«; »Herrn Huber, die Leiste, mal vorsichtshalber nüchtern lassen – vielleicht kommt er ja noch dran.« So oder so ähnlich wird oft gesprochen, manchmal auch nur gedacht.

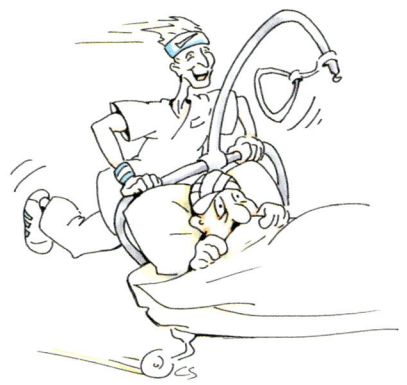

»Keine Sorge Herr Müller! Heute schlagen wir die von der 3c um Längen!«

❓ Wie geht es wohl einem Patienten, wenn er solche Äußerungen hört?

Was für Pflegende Routine ist und leider oft unter Zeitdruck erfolgt, ist für den Patienten ein einschneidendes Lebensereignis. An der OP-Schleuse dann die nett gemeinten Abschiedsworte: »Bis später und alles Gute!«, oder: »Es wird schon schief gehen.« ❓ Muss das alles so ablaufen? Nein, deshalb entstand vor etwa zehn Jahren die Idee der präoperativen Pflegevisite:

»Die präoperative Pflegevisite ist der Kontakt zwischen einer Pflegeperson und dem Patienten am Vortag einer geplanten Operation. Das Gespräch unter Einbeziehung des Pflegeprozesses dient postoperativ der Optimierung und Sicherung der Pflegequalität« (Oestreicher 2004).

🌐 Internet

Oestreicher M 2004 http://www.pflege.klinikum-grosshadern.de

Die präoperative Pflegevisite beinhaltet ein zehnminütiges Gespräch zwischen Patient und demjenigen Pflegenden, der am Operationstag den Patienten an der OP-Schleuse entgegennehmen wird. Dem Patienten werden dabei die perioperativen Abläufe **verständlich** gemacht sowie seine **individuellen Ressourcen und Probleme**, speziell für den unmittelbaren Zeitraum vor, während und nach der Operation erfasst. Beispielsweise ist einigen Patienten nicht bewusst, dass sie auf der Operationstrage entkleidet werden und ggf. eine Position einnehmen müssen, die zu zusätzlichen Beschwerden führen kann. Sind sie auf diese Situationen vorbereitet, können viele im Rahmen ihrer **Selbstkompetenz** besser mit dieser Anforderung umgehen. ❗ **Studien haben außerdem gezeigt, dass gut informierte Patienten postoperativ weniger Schmerzmittel benötigen als weniger gut vorbereitete.** ❗

📖 Buchtipp

Müthing A et al. (2004) Die Präoperative Pflegevisite. Pflege Aktuell 9: 464–466

Schon gewusst

Schmerzen und Psyche: Fakire Indiens können im Zustand der Ekstase auch bei schweren körperlichen Verletzungen keinerlei Anzeichen von Schmerzen zeigen.

Die Redondrainage ist nach dem französischen Chirurgen Redon benannt.

Probieren

Schon mal probiert?

Stellen Sie sich vor, Sie sind frisch am Bauch oder am Bein operiert, haben Schmerzen und müssen zur Toilette. Als Ihnen das Pflegepersonal das Steckbecken bringt, stehen Sie vor einer Premiere.
⏵ Probieren Sie das (natürlich angekleidet) einfach einmal aus und bleiben Sie ca. zehn Minuten auf dem Steckbecken sitzen. Es kann ja durchaus vorkommen, dass nicht sofort jemand Zeit hat, nachdem ein Patient geklingelt hat, oder? ❓ Wie geht es Ihnen dabei? Diskutieren Sie darüber im Klassenverband.

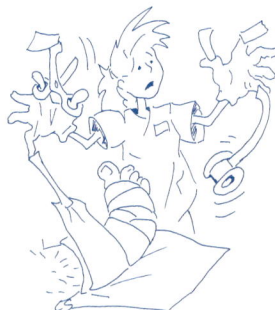

Schon wieder ein Theorie-Praxis-Konflikt!

Übergeben – Ein Wort zwei Möglichkeiten

Was heißt Übergeben? »Übergeben« bedeutet laut Duden nicht nur jemandem etwas zu übergeben, sondern auch »erbrechen«. Im Pflegefachjargon sagt man auch »Wir übergeben uns schnell«, doch das hat nichts mit gemeinschaftlichem Erbrechen zu tun, sondern bedeutet »eine Übergabe machen«. Von der Übergabe haben Sie schon in Kap. 5 gelesen, die sog. **Dienstübergabe am Bett**. In Kap. 11 ist von einer **Patientenübergabe** die Rede und außerdem gibt noch die **Dienstübergabe im Stationszimmer**.

⏵ Gruppenarbeit: Bilden Sie in der Klasse 3 Gruppen. Jede Gruppe beschreibt eine Übergabeart, d. h. was, wann, wie übergeben wird. Vergleichen Sie im Klassenverband Ihre Ergebnisse und arbeiten Sie Gemeinsamkeiten und Unterschiede heraus.

Assoziativ denken

Dies ist nach Vera F. Birkenbihl der 2. NEURO-MECHANISMUS (mehr dazu ▶ Einsteigen ohne auszusteigen). Er erhält 2 Sterne, da er zu den wirksamsten Lern-Strategien zählt. Nehmen wir etwas wahr, beginnt automatisch der Prozess des ver-GLEICH-ens (16. NEURO-MECHANISMUS). Dies funktioniert um so besser, desto mehr wir unsere Gedanken umherschweifen lassen und im Gedächtnis nach Verbindungen suchen. Diese Ent-DECK-ungstour ist zugleich mit Spaß verbunden, da diese Vorgänge die Hormonproduktion von Dopamin und Serotonin anregen und somit unser Empfinden positiv stimulieren und nebenbei auch das Immunsystem stärken.

Frei zu assoziieren sollte man **regelmäßig trainieren**. Das kann mit ABC-Listen (▶ Schülerseite Kap. 20) oder Wortbildern (KaWa, ▶ Schülerseite Kap. 20) geschehen oder indem man sich bzw. anderen **offene Fragen** stellt: Wie geht es Ihnen mit dieser Problemstellung? Was wäre wenn …? Woran erinnert Sie das? Sehen Sie weitere (andere) Möglichkeiten?

Dies kann als **Mikro-Übungen** geschehen, d. h. innerhalb von 90 Sekunden bis 3 Minuten, und zwischendurch und nebenbei gemacht werden, z. B. im Stau, in Pausen, im Bus, U- oder S-Bahn, in Warteschlangen. Werden diese Übungen regelmäßig gemacht, wächst der Wissensspeicher schon nach wenigen Wochen ohne große Anstrengung.
❗ **Diese Strategie können und sollten Sie auch an Patienten und Angehörige weitergegeben.** ❗

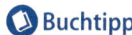 Buchtipp

Buchtipp: Mehr dazu in **Birkenbihl V F (2004)** Trotzdem Lehren. Gabal, Offenbach

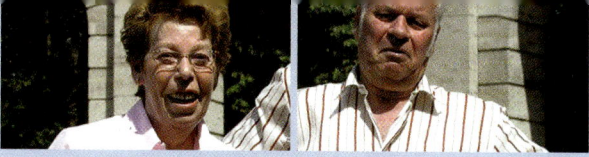
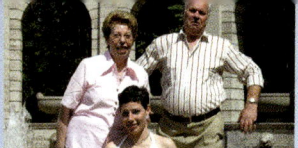

12 Geräte nutzen und anwenden: Medizinproduktegesetz

Dietmar Kirchberg, Eva Knipfer

12.1 Der kleine Unterschied: Medizinproduktegesetz – Medizinprodukte-Betreiberverordnung – 294
12.1.1 Medizinproduktegesetz – 294
12.1.2 Medizinprodukte-Betreiberverordnung – 294

12.2 Für wen gelten MPG und MPBetreibV? – 294

12.3 Was sind Medizinprodukte? – 295
12.3.1 Klassifizierung der Medizinprodukte – 296
12.3.2 Kennzeichnung von Medizinprodukten – 296

12.4 Keine Anwendung ohne Einweisung – 296
12.4.1 Anwendungsverbot und Strafmaß – 297
12.4.2 Qualifikation der Anwender – 297
12.4.3 Einweisung der Anwender – 298

12.5 »10-Punkte-Programm« für die Einweisung am Beispiel einer Infusionspumpe – 299

12.6 Im Fall eines Falles – 301
12.6.1 Vorgehen bei Zwischenfällen – 301
12.6.2 Ein Zwischenfall – Narkoseunfall mit Todesfolge – 302

Schülerseite – 304

> Unser Recht ist ein Recht auf die Möglichkeit der Pflichterfüllung, ein Recht, unsere Pflicht zu tun – und deshalb ist es umgekehrt Pflicht, unser Recht zu wahren.
> *Gustav Radbruch*

Das Medizinproduktegesetz ist das Ergebnis zweier **EU-Richtlinien**, die Deutschland als EU-Mitgliedsland, wie jeder andere EU-Staat auch, verpflichtend umsetzen muss. Somit wird internationales Recht in nationales Recht – EU-Recht in deutsches Recht – umgesetzt. Die gemeinschaftlichen Rechtsvorschriften sollen den Gesundheitsschutz der Bevölkerung stärken. So wird deutlich, dass die **Sicherheit** im Umgang mit Medizinprodukten ein Geschehen mit klar zugewiesenen **Verantwortlichkeiten** darstellt und nicht nur einzelne Berufsgruppen berührt. Der »Lebenslauf« eines Medizinproduktes kann nun von der Herstellung bis zum Ausrangieren lückenlos aufgezeigt werden. Gleichzeitig können Einrichtungen des Gesundheitswesens in jedem EU-Staat Medizinprodukte kaufen, die alle den gleichen Sicherheitsvorschriften entsprechen.

12.1 Der kleine Unterschied: Medizinproduktegesetz – Medizinprodukte-Betreiberverordnung

12.1.1 Medizinproduktegesetz

Seit dem 1. Januar 1995 gilt das Medizinproduktegesetz (MPG), vorher galt die Medizingeräteverordnung (MedGV). Seit Inkrafttreten des MPG wurde es bereits zweimal geändert. Das erste Mal durch das erste Gesetz zur Änderung des Medizinproduktegesetzes (1. MPG-ÄndG) vom 6. August 1998 und das zweite Mal durch das 2. Gesetz zur Änderung des Medizinproduktegesetzes (2. MPG-ÄndG), das zum 1. Januar 2002 in Kraft trat.

12.1.2 Medizinprodukte-Betreiberverordnung

Da das Medizinproduktegesetz sehr allgemein formuliert ist, wurde als Folgeverordnung am 6. Juli 1998 die Verordnung über das Errichten, Betreiben und Anwenden von Medizinprodukten (Medizinprodukte-Betreiberverordnung – **MPBetreibV**) erlassen, die am 7. Juli 1998 in Kraft trat. Sie enthält als **Regelungsmodell** die MedGV, jedoch mit Erweiterungen, Ergänzungen und wichtigen Änderungen. Die Betreiberverordnung soll die Bestimmungen des Medizinproduktegesetzes konkretisieren und praktikabel gestalten. Sie enthält die zentralen Bestimmungen für die Anwender von Medizinprodukten.

12.2 Für wen gelten MPG und MPBetreibV?

Das Medizinproduktegesetz und die Medizinprodukte-Betreiberverordnung gelten verpflichtend für alle Personen und Einrichtungen, die Medizinprodukte herstellen, in Verkehr bringen, in Betrieb nehmen, betreiben und am Menschen anwenden.

> MPG und MPBetreibV dienen der Sicherheit, der Gesundheit und dem Schutz von Patienten, Anwendern und Dritten bei der Anwendung von Medizinprodukten.

Um diese Sicherheit zu gewährleisten, unterscheidet man folgende Personen, die unterschiedliche Verantwortungsbereiche haben:

- Der **Hersteller** ist verantwortlich für die Auslegung, Herstellung, Verpackung und Kennzeichnung eines Medizinproduktes. Er bestimmt dessen Zweckbestimmung, dokumentiert diese in der Gebrauchsanweisung, bestimmt die Risikoklasse und ist für die Anbringung des CE-Kennzeichen (▶ S. 296) verantwortlich (§ 3 Nr. 15 MPBetreibV).

- Der **Betreiber** ist jede natürliche oder juristische Person, die die **Sachherrschaft** über ein Medizinprodukt besitzt. Dies können Personen sein, die das Medizinprodukt besitzen oder dessen Eigentümer sind und somit für die Anwendung zur Verfügung stellen, z. B. Träger von Kliniken, Altenheimen oder Pflegediensten, Krankenkassen, Sanitätshäuser oder Rettungsdienste. Sie sind verantwortlich für die gesetzlich vorgeschriebene Umsetzung des MPG in ihren Einrichtungen und entscheiden, wie diese Umsetzung organisiert wird.
- **Anwender** sind alle Mitarbeiter im Gesundheitswesen, z. B. Pflegende, Ärzte und Physiotherapeuten, die Medizinprodukte **eigenverantwortlich** am Menschen anwenden, unabhängig von ihrer beruflichen Qualifikation.

> **Insidertipp**
> Auszubildende sind Anwender von Medizinprodukten, wenn sie diese eigenverantwortlich am Menschen anwenden, unabhängig vom Ausbildungsstand.

- Mit »**Dritten**« sind Personen gemeint, die weder Anwender noch Patient sind, aber im **unmittelbaren Kontakt** zu Medizinprodukten stehen, z. B. Reinigungspersonal, pflegende Angehörige oder Besucher von Patienten im Krankenhaus bzw. Bewohnern im Altenheim. Für den als »Dritte« bezeichneten Personenkreis gilt das MPG und die MPBetreibV nur in einem beschränkten Rahmen, was zu einer Gesetzeslücke führt (▶ Kap. 12.4).

> Pflegende Angehörige (▶ Kap. 1) müssen für den Einsatz von Medizinprodukten in der häuslichen Umgebung nicht eingewiesen sein (§ 1 Abs. 2 Nr. 3 MPBetreibV). Das Pflegepersonal des ambulanten Pflegedienstes, das den gleichen Patienten zuhause versorgt, muss aber in die Handhabung eingewiesen sein.

Die Arbeit, die tüchtige, intensive Arbeit, die einen ganz in Anspruch nimmt mit Hirn und Nerven, ist doch der größte Genuss im Leben.
Rosa Luxemburg

12.3 Was sind Medizinprodukte?

Was ein **Medizinprodukt** ist, definiert § 3 MPG:

> »Als Medizinprodukte gelten alle einzeln oder miteinander verbundenen Instrumente, Apparate, Vorrichtungen, Stoffe und Zubereitungen aus Stoffen oder andere Gegenstände, einschließlich der für ein einwandfreies Funktionieren des Medizinproduktes eingesetzten Software, die vom Hersteller zur Anwendung am Menschen bestimmt sind.«

»Medizinprodukte« umfassen alles, was zur Anwendung am Menschen bestimmt ist, z. B. medizinisch-technische Geräte, Instrumente, Verbandmittel, Pflegeartikel, Hör-, Seh-, Gehhilfen oder Betten. Ihre Funktion ist die Erkennung, Verhütung, Überwachung, Behandlung oder Linderung von Krankheiten, Verletzungen oder Behinderungen. Sie werden bei Untersuchungen, anatomischen oder physiologischen Veränderungen oder zur Empfängnisverhütung eingesetzt.

Da Medizinprodukte unterschiedliche **Gefährdungsgrade** für Pflegebedürftige beinhalten, wurde im Anhang der Medizinprodukte-Betreiberverordnung eine Extraliste (**Anlage 1** zu §§ 5, Abs. 1+2, 6, Abs. 1 und 7, Abs. 1) mit den Medizinprodukten, deren Einsatz zu einer erhöhten Gefährdung für Patienten bzw. Bewohner führen kann, erstellt. Hierzu zählen z. B. Infusionspumpe, Infusionsspritzenpumpe, Defibrillator, Patientenüberwachungsmonitor, Hämodialysegerät, Herz-Lungen-Maschine, Beatmungsgerät, Narkosegerät oder der Säuglingsinkubator. Für die Medizinprodukte in der Anlage 1 sind gesonderte Sicherheitsbestimmungen vorgeschrieben (▶ unten).

Zubehör für Medizinprodukte, z. B. der Dreiwegehahn in Verbindung mit einer Infusionsleitung, wird ebenfalls als Medizinprodukt behandelt.

12.3.1 Klassifizierung der Medizinprodukte

Medizinprodukte sind in Abhängigkeit von ihrem Gefährdungspotenzial in 4 **Risikoklassen** eingeteilt: I, IIa, IIb und III. Die Zuweisung in eine solche Gruppe erfolgt vom Hersteller und bestimmt so die Anforderung an den Umgang mit dem Produkt.

Für die Praxis gilt die Unterscheidung zwischen **aktiven** und **nicht aktiven Medizinprodukten**. Diese werden weiter unterteilt in solche **mit** und **ohne Messfunktion**.
- **Aktive Medizinprodukte** sind Medizinprodukte, deren Betrieb auf eine Stromquelle oder eine andere Energiequelle als die unmittelbar durch den menschlichen Körper oder die Schwerkraft erzeugte Energie angewiesen ist, z. B. Blutzuckermessgeräte, elektrisch betriebene Blutdruckmessgeräte und Pflegebetten. Neben den genannten gehören alle Medizinprodukte der Anlage 1 zu den aktiven Medizinprodukten.
- **Nicht aktive Medizinprodukte** sind solche, deren Betrieb auf durch den menschlichen Körper oder die Schwerkraft erzeugte Energie angewiesen ist, z. B. manuell betriebenes Blutdruckmessgerät, nicht elektrisch betriebenes Pflegebett, chirurgische Instrumente.

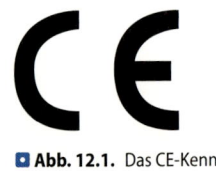

◨ **Abb. 12.1.** Das CE-Kennzeichen als Kennzeichen der Medizinprodukte

12.3.2 Kennzeichnung von Medizinprodukten

Das **CE-Kennzeichen** (CE = communité européen) ist der »Reisepass« des Medizinproduktes (◨ Abb. 12.1). Es steht nicht für die Qualität eines Produkts, sondern zeigt, dass das Produkt den EU-Richtlinien entspricht und für den freien Verkehr im Binnenmarkt zugelassen ist. Es muss deutlich sichtbar, gut lesbar und dauerhaft auf dem Medizinprodukt angebracht sein.

12.4 Keine Anwendung ohne Einweisung

Der Grundsatz im Umgang mit Medizinprodukten lautet: »Keine Anwendung ohne Einweisung!«

Das Medizinproduktegesetz und die Medizinprodukte-Betreiberverordnung enthalten Bestimmungen für die praktische Anwendung von Medizinprodukten am Menschen. Sie bieten somit ein hohes Maß an Handlungssicherheit für die pflegerische Praxis, da sie »schwarz auf weiß« nachzulesen sind. Jeder Einrichtungsträger ist verpflichtet, sie umzusetzen, und sie können von Mitarbeitern oder Patienten als **Rechte eingefordert** werden.

Dieser Grundsatz **gilt** jedoch **nicht für pflegende Angehörige** oder Pflegebedürftige, die selbst zuhause Medizinprodukte anwenden. Da in diesem Fall die MPBetreibV nicht gilt, fallen **pflegende Angehörige** auch **nicht** unter »**Dritte**« (▶ Kap. 12.2).

Die MPBetreibV gilt allerdings, wenn der Hausarzt oder ein Pflegender, z. B. eines ambulanten Pflegedienstes, das Medizinprodukt zuhause am Kranken anwendet. Das ist eine Gesetzeslücke, zu der erschwerend hinzukommt, dass derzeit in diesen Fällen nicht geklärt ist, wer Betreiber ist. Die Kranken- und Pflegekassen wehren sich vehement, als Betreiber zu gelten.

12.4.1 Anwendungsverbot und Strafmaß

Kleine, aber **typische Mängel** können sein: defekte Netzkabel und/oder -stecker, z. B. mit Pflasterstreifen umwickelt, sicht- und nicht sichtbare Sturzschäden, Fehlfunktionen, defekte Wandanschlüsse oder nicht funktionierende Alarm- und Sicherheitseinrichtungen.

Bereits der Versuch der Anwendung von mangelhaften Medizinprodukten ist strafbar. Wird ein Produkt dennoch angewendet, droht eine **Geldstrafe** oder **Freiheitsstrafe** bis zu 3 Jahren, in besonders schweren Fällen sogar bis zu 5 Jahren. Die Geldstrafe kann bis zu einer Höhe von bis zu 180 Tagessätzen betragen, wobei ein Tagessatz mit 1/30 des Nettolohns veranschlagt wird.

> Medizinprodukte dürfen nicht angewendet werden, wenn sie Mängel aufweisen, durch die Patienten, Beschäftigte oder Dritte gefährdet werden können (§ 14 MPG) oder nach Ablauf des Verfallsdatums (§ 4 MPG).

12.4.2 Qualifikation der Anwender

Wer ein Medizinprodukt eigenverantwortlich anwendet, muss bestimmte Voraussetzungen erfüllen.

> Die Anwender sind sozusagen die letzte Prüfinstanz, bevor das Medizinprodukt an den Patienten bzw. Bewohner angeschlossen wird.

- Medizinprodukte dürfen nur entsprechend ihrer **Zweckbestimmung** angewendet werden, z. B. ein Beatmungsgerät nur zur maschinellen Beatmung. Den Verwendungszweck legt der Hersteller in der Gebrauchsanweisung fest.
- Alle Anwender müssen entweder die erforderliche **Ausbildung** oder **Kenntnisse** und **Erfahrungen** im Umgang mit einem Medizinprodukt besitzen.
- Bevor Schüler, Pflegekräfte, Ärzte oder andere Berufsgruppen ein Medizinprodukt am Patienten bzw. Bewohner anwenden, müssen sie dessen **Funktionssicherheit** und **ordnungsgemäßen Zustand** prüfen. Die **Funktionssicherheitsprüfung** besagt, dass alle Funktionen des Gerätes, insbesondere die Alarmfunktionen, ordnungsgemäß und einwandfrei funktionieren. Der Prüfvorgang ist in der Gebrauchsanweisung durch den Hersteller festgeschrieben. Moderne Geräte verfügen heute über sog. Selbsttestroutinen, die z. B. beim Einschalten eines Gerätes die Prüfung der Funktionssicherheit teilweise oder sogar vollständig übernehmen. Der **ordnungsgemäße Zustand** eines Medizinproduktes umfasst 4 Punkte:
    - **Sichtkontrolle** auf äußerliche Unversehrtheit (keine sichtbaren Schäden oder Mängel),
    - das Gerät muss **richtig** auf- bzw. **zusammengebaut** sein,
    - es muss in einem **hygienisch unbedenklichen** Zustand sein,
    - evtl. benötigtes **Zubehör** muss vollständig, nach dem MPG zugelassen, ebenfalls hygienisch unbedenklich und für die Kombination mit dem Medizinprodukt ausgewiesen sein.
- Bei der Anwendung von **Medizinprodukten mit Messfunktion**, z. B. Blutdruckmessung nach Riva-Rocci, müssen die Toleranzgrenzen für die Messwerte, die in der Gebrauchsanleitung angeben sind, eingehalten werden.

> Erkenntnis macht frei, Bildung fesselt, Halbbildung stürzt in Sklaverei.
> *Wilhelm Raabe*

> Gefahren warten nur auf jene, die nicht auf das Leben reagieren.
> *Michail Gorbatschow*

> **Insidertipp**
>
> **Schüler** sind **bei eigenverantwortlicher Anwendung**, wie alle Anwender, voll für die **sachgerechte Handhabung** des geprüften Medizinproduktes **verantwortlich**.

12.4.3 Einweisung der Anwender

Wer ein Medizinprodukt anwenden will oder soll, muss jeden erkennbaren Schaden für die pflegebedürftige Person vermeiden. Dies ist nur demjenigen möglich, der zuvor in die sachgerechte, d. h. sichere Handhabung eingewiesen wurde.

Die Einweisung erfolgt immer anhand der **Gebrauchsanweisung**. Es besteht sowohl eine **Bringschuld** des **Arbeitgebers** als auch eine **Holschuld** der **Anwender**. Während der Arbeitgeber verpflichtet ist, seine Mitarbeiter einzuweisen, damit sie Patienten bzw. Bewohner entsprechend der vertraglich vereinbarten Leistungen versorgen können, steht der Anwender in der Pflicht, selbst darauf hinzuweisen, wenn er in ein bestimmtes Medizinprodukt noch nicht eingewiesen worden ist oder eine Wiederholungseinweisung für notwendig erachtet.

Wer in die sachgerechte Handhabung eines Medizinproduktes einweisen darf, hängt davon ab, ob das Medizinprodukt ein aktives Medizinprodukt der Anlage 1 ist oder nicht.

> Die große Schuld des Menschen ist, dass er in jedem Augenblick die Umkehr tun kann und nicht tut.
> *Martin Buber*

Regelung der Einweisung bei Medizinprodukten der Anlage 1

In die Handhabung der Medizinprodukte der Anlage 1, die nach den Bestimmungen des MPG in Verkehr gebracht wurden, darf **nur eine vom Betreiber beauftragte Person** in der Folge **einweisen** (**MPG-Beauftragte**, § 5 Abs. 2 MPBetreibV). Diese vom Betreiber beauftrage Person muss zuvor vom Hersteller eingewiesen worden sein. Die **Dokumentation** der Einweisungen ist **gesetzlich geregelt**. Sie erfolgt mit Datum der Einweisung, dem Namen des MPG-Beauftragten und dem Namen der neu eingewiesenen Person im **Medizinproduktebuch**, das für jedes Medizinprodukt der Anlage 1 zu führen ist (§ 5 Abs. 3 und § 7 MPBetreibV; ◘ Tabelle 12.1). Damit wird der Kreis derjenigen, die in die sachgerechte Handhabung der Medizinprodukte der Anlage 1 einweisen dürfen, rigoros eingeschränkt. Auf diese Weise soll sichergestellt werden, dass nur Personen einweisen dürfen, die sich tatsächlich mit dem Gerät auskennen. Dadurch sollen wichtige Informationen über das Medizinprodukt bei einer Person gebündelt werden.

◘ **Tabelle 12.1.** Schritte der Dokumentation bei der Einweisung am Beispiel des »Infusomat fmS«. (Quelle: »10-Punkte-Programm« des Münchner Arbeitskreises Medizinprodukteschulung)

Schritte der Dokumentation	Schriftliche Dokumentation
Medizinprodukt-Gruppe: beinhaltet die allgemeine Bezeichnung eines Medizinproduktes, z. B. Absauggerät, Blutzuckermessgerät, Beatmungsgerät, Infusionspumpe	Infusionspumpe
Medizinprodukt-Typ: beinhaltet die genaue Typbezeichnung des Herstellers; sie besteht aus Namen, Zahlen oder aus deren Kombination und wird genau angegeben	Infusomat fmS defibrillationsgeschützt, Typ CF, Schutzklasse, IP 22
ggf. Softwareversion	
Hersteller	Firma Braun
Erst-, Wiederholungseinweisung	z. B. durch »Ankreuzen«
Datum der Einweisung **Name** des Einweisenden **Unterschrift** des Einweisenden **Name** des Eingewiesenen **Unterschrift** des Eingewiesenen	Vorname und Familienname leserlich in Druckschrift

Der **MPG-Beauftragte** nimmt Aufgaben wahr, die im Rahmen der MedGV der Gerätebeauftragte übernommen hatte, z. B. die Organisation, ggf. die Umsetzung der Einweisungen, Schulungen der Mitarbeiter, Sichten und Ordnen der Gebrauchsanweisungen, Ansprechpartner sein für die Kollegen, die Mitarbeiter der Medizintechnik oder der Herstellerfirmen.

Regelungen für sonstige Medizinprodukte

In alle anderen Medizinprodukte, die nicht zur Anlage 1 gehören, aber nach den Bestimmungen des MPG in Verkehr gebracht wurden, darf derjenige die Kollegen einweisen, der das Medizinprodukt sicher beherrscht und zuvor selbst eingewiesen wurde. Die **Dokumentation** dieser **Einweisungen** ist **gesetzlich nicht vorgeschrieben**, aus haftungsrechtlichen Gründen aber selbstverständlich.

Ebenso wenig gesetzlich vorgeschrieben ist das Führen eines sog. **Gerätepasses** oder **Geräteführerscheines**. In der Praxis werden diese Dokumente häufig eingesetzt und aktualisiert, da sie den Anwendern (auch Schülern) jederzeit ermöglicht, die Einweisung nachzuweisen, z. B. beim Arbeitgeber- oder Stationswechsel. Aus haftungsrechtlichen Gründen könnte dies dem Anwender zum Vorteil sein, zumal der Anwender ohne eine dokumentierte Einweisung nach § 823 BGB auf unerlaubte Handlung verklagt werden könnte.

> Am gefährlichsten ist Dummheit, die nicht der Ausdruck von Unbildung ist, sondern von Ausbildung.
> *Helmut Arntzen*

Regelungen für medizinisch-technische Geräte nach MedGV

Da medizinisch-technische Geräte nicht erst seit Einführung des Medizinproduktegesetzes in der Praxis angewendet werden, gibt es sehr viele Geräte, die nach den Bestimmungen der **Medizingeräteverordnung (MedGV)** betrieben und angewendet werden. Diese dürfen und müssen selbstverständlich weiterhin benutzt werden. Auch die MedGV hat eine sog. **Anlage 1**, die ebenfalls Geräte auflistet, deren Einsatz zu einer erhöhten Gefährdung der Patienten führen kann. Diese Geräte sind identisch mit denen der Anlage 1 nach der Medizinprodukte-Betreiberverordnung. Bei der Einweisung in die medizinisch-technischen Geräte der Anlage 1 nach MedGV gibt es im Gegensatz zur MPG keine Beschränkung auf einen bestimmten Personenkreis.

> In die sachgerechte, d. h. sichere Handhabung der medizinisch-technischen Geräte nach MedGV, sowohl der Anlage 1 als auch alle anderen, darf jede Person in der Folge einweisen, die selbst zuvor eingewiesen wurde und das Gerät sicher beherrscht und kennt!

12.5 »10-Punkte-Programm« für die Einweisung am Beispiel einer Infusionspumpe

Der **Münchner Arbeitskreis Medizinprodukteschulung** (MAM) ist ein Arbeitskreis von Pflegenden verschiedener Münchner Kliniken, der versucht, die Auswirkungen des Medizinproduktegesetzes und der Medizinprodukte-Betreiberverordnung in organisatorischer und praktischer Hinsicht für Anwender zu optimieren. So wurde in enger Anlehnung an den Gesetzestext die **Leitlinie für Einweisungen in aktive Medizinprodukte** erarbeitet, die Pflegenden als Anwendern von Medizinprodukten eine Richtschnur für die tägliche Praxis sein soll. Diese Einweisungsleitlinie enthält das sog. »10-Punkte-Programm«, das nach Auffassung des MAM den Inhalt einer Geräteeinweisung in aktive Medizinprodukte nicht unterschreiten sollte. Tabelle 12.2 stellt die Einweisung am Beispiel einer Infusionspumpe »Infusomat fmS« (Abb. 12.2a,b) dar.

Tabelle 12.2. Die Einweisung in das aktive Medizinprodukt »Infusomat fmS«, Münchner Arbeitskreis Medizinprodukteschulung (MAM)

»10-Punkte-Programm«	Beispiel: Infusomat fmS
1) Bezeichnung des Medizinproduktes Medizinprodukt-Art/Medizinprodukt-Typ	Infusionspumpe, Infusomat fmS defibrillationsgeschützt, Typ CF, Schutzklasse, IP 22
2) Verwendungszweck des MP nach den Herstellerangaben aus der Gebrauchsanweisung	Der Infusomat fmS dient der Infusion kleiner und großer Volumina bei höchster Genauigkeit. Er ist für Bluttransfusionen, enterale Ernährung, intravenöse und intraarterielle Anwendungen geeignet. Über die konkrete Anwendbarkeit entscheidet die medizinische Fachkraft aufgrund der zugesicherten Eigenschaften und technischen Daten
3) Funktionsweise — Technischer Aufbau, — Grundprinzip der Funktion des Medizinproduktes, z. B. Peristaltik-Pumpe, pneumatisch gesteuerte Ventile Bedienungs- und Anzeigenelemente, z. B. Anschlüsse, Anzeigen, Bedienertasten, -regler, Funktionen, Sonderfunktionen	Infusionspumpen verfügen über einen eigenen Förderantrieb (▶ auch Abb. 12.2). Die Infusionsleitung, je nach Hersteller, wird im Gerät befestigt. Durch den Verschluss der Tür klemmt die Infusionsleitung automatisch ab. Die Tropfenkammer des Infusionssystems wird in den Tropfensensor-Adapter durch Hineindrücken befestigt. Die Rollenklemme wird geöffnet, wobei kein kontinuierliches Tropfen der Infusion einsetzen darf. Nach Einstellen der Förderrate und Drücken der Taste START fördert die Peristaltikpumpe das zu verabreichende Volumen durch Druck auf den elastischen Teil der Infusionsleitung
4) Kombinationsmöglichkeiten mit anderen MP nur nach Herstellerangaben	Empfohlenes Zubehör u. a.: — MFC-Anschlussleitung für Personalruf, — Kurzstativ mit Tropfkammerhaltung, — Universalklemme fm, — Original-Infusomat-Leitung, — ZVD-Original-Infusomat-Leitung (250 cm), — Original-Infusomat-Leitung mit Injektionszwischenstück (270 cm)
5) Reinigung, **Desinfektion** und **Sterilisation** erfolgen nach den Angaben des Herstellers, den Empfehlungen der Kommission für Krankenhaushygiene und Infektionsprävention beim Robert-Koch-Institut und des Bundesinstitutes für Arzneimittel und Medizinprodukte (BfArM) sowie den jeweils gültigen Hygiene-Richtlinien der Einrichtung	— außen mit milder Seifenlauge feucht (nicht nass) reinigen, — Desinfektionsmittel nicht auf den Netzschalter oder in die Geräteöffnung sprühen, — vor Betrieb mindestens 1 min ablüften lassen
6) Zusammenbau des MP nach Angaben des Herstellers. Das Zubehör, einschließlich Einmalmaterial, wird vor seiner Verwendung auf seine Kompatibilität geprüft	— das Netzkabel an der Infusionspumpe und in die Steckdose einstecken — Kurzstativ mit Tropfkammerhaltung anbauen — die Original-Infusomat-Leitung durch Füllen mit der Infusionslösung luftleer machen
7) Funktionsprüfungen erfolgen nach Angaben des Herstellers vor der Inbetriebnahme von aktiven MP: — äußerliche Unversehrtheit, — hygienische Unbedenklichkeit, — vollständiges Zubehör, — Verfallsdatum nicht abgelaufen, — Überwachung des Selbsttests bei Inbetriebnahme, — Überprüfung der Siegel für die Sicherheitstechnische Kontrolle (STK), — Überprüfung des Siegels für die Messtechnische Kontrolle (MTK) Verlangt der Hersteller eines aktiven Medizinproduktes eine Funktionsprüfung, die über die oben genannten Punkte hinausgeht, wird dieses dokumentiert. Anwender überwachen und dokumentieren die einwandfreie Funktion der aktiven MP im laufenden Betrieb, z. B. beim **Schichtwechsel**	— nicht in explosionsgefährdeten Räumen betreiben, — Standsfestigkeit und sichere Positionierung prüfen, — Gerät auf Beschädigungen prüfen, — akustische und optische Alarme vor jedem Betrieb beim Selbsttest prüfen, — beim Einschalten prüfen: Selbstcheck, Alarmton, Vollständigkeit aller Anzeige-Pixel im Display, Betriebs- und Alarmkontrollanzeige; angezeigten Wert mit eingegebenen vergleichen; Inbetriebnahme nur bei Übereinstimmung, — Verbindung zum Patienten nur bei eingeschaltetem Gerät zulässig; Verbindung bei Infusionsleitungswechsel unterbrechen; **Vorsicht:** sonst Gefährdung durch Fehldosierung! — Kanülen/Katheter passend für das Überleitungssystem wählen, — Leitungen dürfen nicht abknicken, — bei mehreren Infusionen über einen Patientenzugang ist eine gegenseitige Beeinflussung nicht ausgeschlossen, — Einmalmaterial i. d. R. nach 24 Stunden wechseln, — bei Alarm Fehler beheben und Infusion neu starten, mögliche Alarme sind: Tropfenalarm, Luftalarm, Standby-Alarm, Akku-Voralarm, Alarm für Pumpenklappe offen und ungültige Förderrate; **Vorsicht:** Luftdetektor erkennt nicht, wenn Luft an 3-Wege-Hähnen, Infusionszwischenstücken u. a. Leitungen eindringt

Tabelle 12.2. (Fortsetzung)

»10-Punkte-Programm«	Beispiel: Infusomat fmS
8) bei **Funktionsstörungen** eines aktiven MP wird es sofort vom Patienten getrennt und unmittelbar einer technischen Überprüfung zugeführt. Meldepflichtig sind Unfälle und Beinahe-Unfälle, an das Bundesinstitut für Arzneimittel und Medizinprodukte (▶ Schülerseite)	– Infusionsleitung sofort vom Patienten trennen, Gerät ausschalten, – Infusionspumpe beschriften (»defekt«) und der technischen Überprüfung zuführen, – Meldung an den Medizinproduktebeauftragten über Funktionsstörung zur Dokumentation im Medizinproduktebuch oder bei Unfällen zur Weiterleitung an die zuständige Behörde
9) **Wartungen** von aktiven MP erfolgen ausschließlich nach Angaben des Herstellers	– regelmäßig auf Sauberkeit, Vollständigkeit und Beschädigung prüfen; Betrieb nach Gebrauchsanweisung, – 2-jährig sicherheitstechnische Kontrolle mit Eintrag in das Medizinproduktebuch gemäß Herstellerangaben nur durch autorisiertes Fachpersonal, – i. d. R. 2-jährige messtechnische Kontrolle mit Eintrag in das Medizinproduktebuch gemäß Herstellerangaben nur durch autorisiertes Fachpersonal
10) **Einweisungen** beinhalten praktische Übungen der Einzuweisenden (Anwender)	praktische Übungen umfassen: ordnungsgemäßer Zustand, Funktionssicherheit, 10-Punkte-Programm, Einweisungsdokumentation

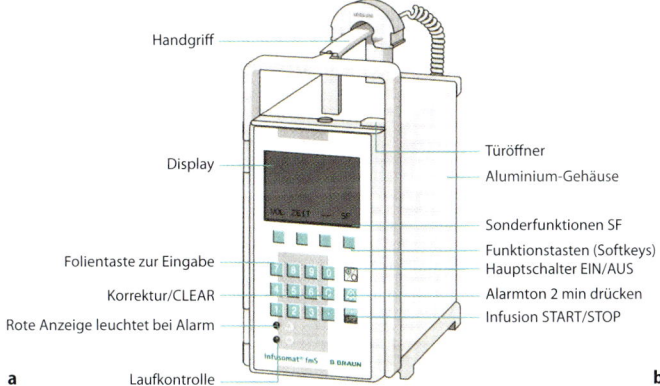 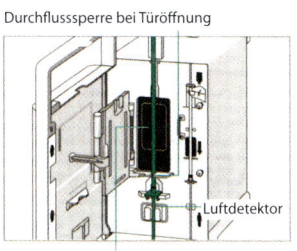

Abb. 12.2a.b. Infusomat fmS. **a** Übersicht Bedienungs- und Anzeigenelemente, **b** Durchflusssperre bei Türöffnung

12.6 Im Fall eines Falles

12.6.1 Vorgehen bei Zwischenfällen

Trotz aller Sicherheitsmaßnahmen kann es passieren, dass der Einsatz eines Medizinproduktes zu einem Zwischenfall führt. Neben der entsprechenden Versorgung des betroffenen Patienten bzw. Bewohners schreibt das Medizinproduktegesetz die **Meldung** eines solchen Vorkommnisses an das **Bundesinstitut für Arzneimittel und Medizinprodukte** (BfArM) in Bonn vor. Der Hintergrund dieser Bestimmung ist die Einführung eines EU-weiten Beobachtungs- und Meldesystems, mit dem Vorkommnisse zentral erfasst und ausgewertet werden sollen. Ziel ist es, möglichst rasch Korrekturen einzuleiten und dadurch die betroffenen Medizinprodukte noch sicherer zu machen. ◘ Tabelle 12.3 verdeutlicht das Vorgehen bei einem Zwischenfall am Beispiel einer Infusionspumpe.

Ein meldepflichtiges Vorkommnis liegt vor, wenn ein Mangel oder eine Fehlfunktion eines Medizinproduktes zum Tode oder einer schwerwiegenden Verschlechterung des Gesundheitszustandes eines Patienten, Anwenders oder Dritten geführt hat, führen könnte oder geführt haben könnte.

◘ **Tabelle 12.3.** Vorgehen bei Zwischenfällen, z. B. mit einer Infusionspumpe. (Nach dem HILFE-Schema von Jacobs 1993, S. 896 ff)

Einzuleitende Schritte	Maßnahmen und zu klärende Fragen
1. **H**ilfe holen	Infusion unterbrechen, Patienten bis zum Eintreffen des Arztes versorgen und betreuen
2. **I**nformation des zuständigen Arztes	Patienten/Bewohner nach ärztlicher Anordnung versorgen
3. **L**eitung der Station/Abteilung und/oder Pflegedienstleitung informieren	Im Fall eines Haftungsanspruchs durch den Patienten bzw. Bewohner oder die Angehörigen müssen Absprachen getroffen werden
4. **F**ehlerhaftes Medizinprodukt einschließlich des vollständigen Zubehörs und sonstige Beweise sichern	Infusionspumpe, Netzanschluss, Infusionsspritze, -leitung und sonstige Materialien als Beweise sicherstellen, nichts daran verändern und vor weiterem Zugriff verschließen. **Nicht zum Reparieren geben!**
5. **E**rstellen einer sachlichen, widerspruchsfreien und wahrheitsgetreuen Dokumentation	Patienten-, Bewohnername, Datum, Uhrzeit, Ablauf des Zwischenfalls sachlich, widerspruchsfrei und wahrheitsgetreu dokumentieren: Standplatz des Geräts, Netz- oder Akkubetrieb, Umgebungsbeschreibung, Infusionsmedikation, -menge, -zuleitungen, Dosis, Einzelapplikation oder Mehrfachinfusionen, Verabreichung über zentral- oder periphervenösen Zugang, war der Patient damit mobil, beteiligte Personen? **Persönliche Dokumentation anfertigen**, um auch nach längerer Zeit sachlich, widerspruchsfrei und wahrheitsgetreu über das Geschehen berichten zu können!
6. Meldung an das Bundesinstitut für Arzneimittel und Medizinprodukte in Bonn	Meldung entsprechend der hausinternen Dienstanweisung, z. B. über den Medizinproduktebeauftragten und/oder die Stationsleitung an den Einrichtungsträger unter Einhaltung der Schweigepflicht und des Datenschutzes auf dem »**Formblatt für die Meldung von Vorkommnissen und Beinahevorkommnissen bei der Anwendung von Medizinprodukten**«, das über die Internetseite http://www.dimdi.de heruntergeladen oder direkt online ausgefüllt und abgeschickt werden kann

> **Insidertipp**
> Kommt es trotz Einhaltung aller Vorschriften zu einem Zwischenfall mit Sach- oder Personenschäden, ist eine **Berufshaftpflicht- und Berufsrechtschutzversicherung** unentbehrlich.

12.6.2 Ein Zwischenfall – Narkoseunfall mit Todesfolge

Sicher ist, dass nichts sicher ist.
Karl Valentin

Dass sich Zwischenfälle ereignen können, zeigt ein Narkoseunfall mit tödlichem Ausgang, der sich im Jahr 1998 ereignete. Der DEKRA wurde mit der Erstellung eines Gutachtens beauftragt und fand bei der Ortsbesichtigung am gleichen Tag in dem betroffenen Krankenhaus folgenden Zustand vor:

Ein handelsübliches und weit verbreitetes Narkosebeatmungsgerät stand voll aufgerüstet in der Einleitung zum chirurgischen OP. Die farbcodierten Schläuche der Gasversorgung zum Wandanschluss des Gerätes waren geräteseitig mit den entsprechenden Anschlüssen [...] versehen: Sauerstoff (O_2) blau, Lachgas (N_2O) grau.

Die Adaption der **Winkelstecker** zum Wandanschluss waren dagegen wie folgt **vertauscht angeschlossen**:

- Schlauch O_2 (blau) mit Winkelstecker N_2O (gelb)
- Schlauch N_2O (grau) mit Winkelstecker O_2 (blau)

Dabei handelte es sich um eine unlösbare Verbindung, die nur mit Spezialwerkzeug verändert werden kann. Die Winkelstecker selbst sind so konstruiert, dass dem Wandanschluss nur die entsprechend codierte Gasart entnommen werden kann. Beim Betrieb des Gerätes über die Wandversorgung entströmte somit dem Sauerstoffschlauch reines Lachgas. Dieser Sachverhalt führte zum Tod eines mit reiner O_2-Gabe zu therapierendem Notfallpatienten. [...]

6 Tage vor dem Unfall führte der Kundendienst Arbeiten an dieser Anlage aus. Dabei wurde der Sauerstoffschlauch verlängert und die 2 dazugehörigen Schlauchschellen ersetzt. Eine 3. Schlauchschelle am N_2O-Winkelstecker wurde ohne Auftrag des Krankenhauses getauscht.

Ein Nachweis über die Funktionsprüfung vor Wiederinbetriebnahme des Gerätes [...] lag nicht vor. Bis zum Unfall erfolgten keine weiteren Servicearbeiten am Gerät. Am Morgen des Unfalls erfolgte vom Fachpfleger für Anästhesie vor Inbetriebnahme des Gerätes eine Funktionsprüfung [...]. Die Angaben der Funktionsprüfung sind allerdings unvollständig, insbesondere die O_2-Konzentrationsmessgerät-Funktionsprüfung und Kalibrierung. Der Anästhesist prüfte vor der Anwendung die Dichtigkeit des Kreissystems. Das betriebsbereite Sauerstoffkonzentrationsmessgerät wurde bei der Funktionskontrolle und Anwendung des Gerätes nicht eingesetzt. [...]

Ein achtseitiges Gerätebuch [...] lag am Gerät vor, enthielt aber keinerlei Eintragungen. Eine Dokumentation über die erstmalige Inbetriebnahme [...] wurde angefertigt, der Fachpfleger bei diesem Anlass in die Bedienung des Gerätes eingewiesen. Als Geräteverantwortlicher wurde der Fachpfleger benannt. Eine Einweisung des Personals [...] wurde nicht dokumentiert. [...] Am Gerät befand sich eine umfassende Checkliste, verschiedene Prüfpunkte wurden jedoch ausgelassen, da diese für nicht relevant gehalten wurden. Darunter fiel der Punkt O_2-Messgerät-Funktionsprüfung, »Kalibrierung«. [...] Laut OP-Berichten wurde das Gerät im Zeitraum zwischen Kundendienstarbeiten und Todesfall mehrfach eingesetzt. Da bei diesen Einsätzen den Patienten jeweils nur Gasgemische zugeführt wurden, bemerkten die Anwender die Vertauschung der Gasarten nicht. Erst bei der beabsichtigten Gabe von reinem Sauerstoff wurde dieser Zustand auffällig. [...]

Der Todesfall ist somit auf eine Verkettung mehrerer **Versäumnisse** zurückzuführen:

- Durch den Kundendienst (Wartungsvertrag) wurden am Narkosebeatmungsgerät zwei **Gasanschlüsse** (Sauerstoff und Lachgas) unsachgemäß **vertauscht**.
- Nach den Kundendienstarbeiten wurden wichtige **Funktionskontrollen** [...] durch den Kundendiensttechniker **nicht vorgenommen** bzw. **dokumentiert**.
- Eine **Einweisung** des Personals [...] **fand nicht statt**, bzw. wurde **nicht dokumentiert**.
- Die **Funktionskontrolle** des Gerätes [...] **vor** dem **Einsatz** am Patienten wurde vom Anwender **nicht vollständig** ausgeführt.
- Das betriebsbereite **O_2-Messgerät** wurde trotz Empfehlung der Deutsche Gesellschaft für Anästhesiologie und Intensivmedizin (DGAI) **nicht eingesetzt** nach (nach Kindler, 1989, S. 394 ff).

Nachschlagen und Weiterlesen

AMD-Medizintechnik (Hrsg 1999) Anwender- und Betreiberpflichten für Medizinprodukte, Sonderband 99-I, 2. Aufl. Verlag MediVision GmbH, Berlin

Böhme H (1998) Die Umsetzung der neuen Medizinprodukte-Betreiberverordnung (MPBetreibV) in Gesundheitseinrichtungen, 1. Teil. Pflege- & Krankenhausrecht, Bibliomed, Melsungen, Heft 3: 57 ff

Böhme H (1998a) Die Umsetzung der neuen Medizinprodukte-Betreiberverordnung (MPBetreibV) in Gesundheitseinrichtungen, 2. Teil. Pflege- & Krankenhausrecht, Bibliomed, Melsungen, Heft 4: 85 ff

Böhme H (1999) Die Umsetzung der neuen Medizinprodukte-Betreiberverordnung (MPBetreibV) in Gesundheitseinrichtungen, 3. Teil. Pflege- & Krankenhausrecht, Bibliomed, Melsungen, Heft : 2 ff

Gärtner A (2001) Medizinproduktesicherheit: ein Leitfaden für den Betreiber. TÜV-Verlag, Köln

Jacobs P (1993) Richtiges Verhalten nach einem Zwischenfall. Bibliomed, Melsungen, Heft 10: 896 ff

Kammerhoff U (1999) Medizinprodukte-Recht. Bibliomed, Melsungen

Kindler M (1989) Aspekte eines tödlichen Narkoseunfalls. Die Schwester/Der Pfleger, Bibliomed, Melsungen, Heft 5: 394 ff

Kirchberg D (2001) Verbrannt im Pflegebett. Pflege aktuell, DBfK-Verlag, Eschborn, Heft 10: 546 f

Kirchberg D (2001a) Die Trachealkanüle im Medizinproduktegesetz. Pflege aktuell, DBfK-Verlag, Eschborn, Heft 11: 600 f

Kirchberg D (2003) Das Medizinproduktegesetz. Was Pflegende wissen müssen. Bestimmungen – Beispiele – Bestimmungen. Schlütersche, Hannover

Münchner Arbeitskreis Medizinprodukteschulung (MAM) (2000) Leitlinie für Einweisungen in aktive Medizinprodukte. Die Schwester/Der Pfleger, Bibliomed, Melsungen, Heft 4: 280 ff

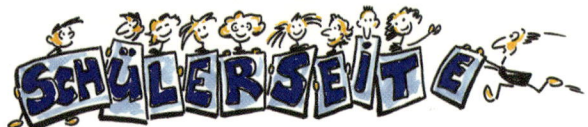

Probieren

Wissen

Ein Blick zurück…

Die Forderung nach dem sicheren Umgang mit immer komplizierter werdender Technik im Gesundheitswesen ist nicht neu:

- **1929** wurde von der internationalen Arbeitsorganisation die **Empfehlung betreffend der Verantwortlichkeit für Schutzvorrichtungen an Maschinen mit mechanischem Kraftantrieb** vorgebracht.
- Gleichzeitig wurde der **Entwurf eines Arbeitsschutzgesetzes** diskutiert – so lange bis der 2. Weltkrieg dazwischen kam. Also galten nach wie vor die **Arbeitsschutzvorschriften** auf der Basis der Gewerbeordnung sowie die auf der Rechtsversicherungsordnung basierenden **Unfallverhütungsvorschriften der Berufsgenossenschaften** als Grundlage für den technischen Arbeitsschutz.
- Erst **1968** entstand das Gesetz über technische Arbeitsmittel (**GtA**), kurz **Maschinenschutzgesetz**.
- **1980** wurde es novelliert und trat als Gesetz über technische Arbeitsmittel, kurz **Gerätesicherheitsgesetz (GSG)**, in Kraft.
- Vor dem Hintergrund einer zunehmend sensiblen Öffentlichkeit und einer stetig steigenden Zahl von anwenderverursachten Zwischenfällen sowie der mangelnden Bereitschaft der Krankenhausträger, dieses Risiko in den Griff zu bekommen, trat auf der Grundlage des § 8 GSG zum **01. 01. 1986** die **Medizingeräteverordnung (MedGV)** in Kraft.

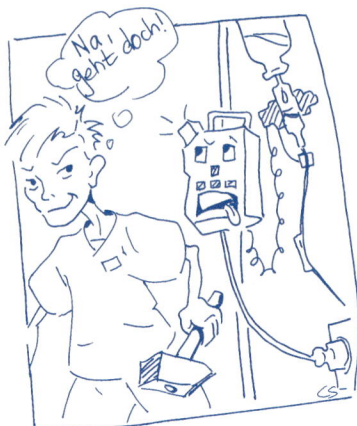

»Na, geht doch!«

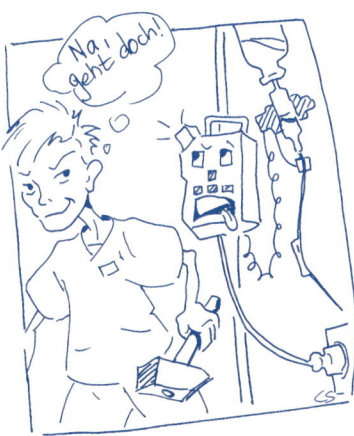

»Glaubst DU!«

Erinnern

Fragen

1. Was bedeuten die Abkürzungen MPG bzw. MPBetreibV? Gelten diese Gesetze auch für Lernende im 1. Ausbildungsjahr? (▶ Kap. 12.1.1, 12.1.2, 12.2 u. 12.4.2)
2. Was versteht man unter dem »ordnungsgemäßen Zustand« eines Medizinproduktes? (▶ Kap. 12.4.2)
3. Wer darf Sie in ein technisches Gerät auf Station einweisen, das Sie noch nicht kennen? (▶ Kap. 12.4.3)

Auch bei der MPBetreibV gibt es einen Bezug zum Thema Wahrnehmen und Beobachten (vgl. Kap. 10): Suchen – und finden Sie! Der Unterschied zwischen den beiden Abbildungen wird Ihnen am Ende dieser Schülerseite genannt. Falls Sie ihn nicht selbst finden…

Wissen

Was haben Dampfkessel und Bremsbeläge gemeinsam?

Anfang des 19. Jahrhunderts waren dampfgetriebene Maschinen der Renner. Sie hatten nur ein Problem: Sie explodierten von Zeit zu Zeit. Um diese Unfälle zu verringern, wurde 1866 in Mannheim die »**Gesellschaft zur Überwachung und Versicherung von Dampfkesseln**« gegründet. Daraus wurde mit der Zeit unser heutiger **Technischer Überwachungsverein (TÜV)**, der jedem Kraftfahrzeugbesitzer bestens bekannt ist. Heute gibt es außerdem noch die **TÜV-Verlag GmbH**, die seit den 70er-Jahren umfangreiche Fachliteratur zu allen Bereichen der Technik, Sicherheit und zum Verbraucherschutz anbietet sowie die **TÜV-Akademie**, die 1986 in München gegründet wurde. Sie ist mittlerweile ein begehrter, bundesweiter Aus- und Weiterbildungspartner für Industrie, Handwerk und Gewerbe mit jährlich etwa 5.000 Lehrgängen – auch für die Bereiche Medizin, Gesundheit und Pflege. ❗ **Kooperationspartner ist z. B. die Bayerische Pflegeakademie vom DBfK-Bayern e. V.** ❗

🌐 Internet

Interessantes aus dem Internet

http://www.bfarm.de/de_ver/medizinprod/: Bundesoberbehörde, Bundesinstitut für Arzneimittel und Medizinprodukte (BfArM), Geschäftsstelle für Medizinprodukte

http://www.dimdi.de: Deutsches Institut für Medizinische Dokumentation und Information (DIMDI), nachgeordnete Behörde des Bundesgesundheitsministeriums mit aktuellen Informationen aus der Biowissenschaft für die interessierte Öffentlichkeit.

http://www.pelnet.de/: Münchner Arbeitskreis Medizinprodukteschulung (MAM). Der Arbeitskreis von Pflegekräften aus Münchner Kliniken trifft sich seit Juli 1998 regelmäßig und versucht, die Auswirkungen des Medizinproduktegesetzes und der Medizinprodukte-Betreiberverordnung in organisatorischer und praktischer Hinsicht für Anwender zu optimieren.

http://www.medizintechnikportal.de: Medizintechnikportal mit vielen Informationen rund um das Thema MPG.

Lösung: Vielleicht geht's doch nicht so einfach – die Infusion tropft nicht mehr im zweiten Bild!

Probieren

Nicht nur Geräte brauchen mal Pause

Man muss nicht nach Indien reisen oder Buddhist werden, um mal abschalten zu können und innere Gelassenheit zu erlangen. Mit einfachen Techniken können Sie den Zustand Entspannung im Handumdrehen auch bei sich herstellen.

Es ist eigentlich egal welche Entspannungstechnik Sie wählen. Alle Entspannungsübungen führen zu einer erhöhten Belastbarkeit, machen gelassener und helfen bei der Beseitigung von Spannungskopfschmerzen. Eine bewährte Methode ist das **muskuläre Entspannungstraining.**

Diese Entspannungsmethode ist sehr einfach zu erlernen und äußerst effektiv. Durch das An- und Entspannen jeweils einer Muskelgruppe entwickelt man ein feineres Körpergefühl und merkt schneller, ob man verspannt ist. Das Vorgehen folgt einer festgelegten Reihenfolge:

- Hände
- Unterarme
- Oberarme
- Schultern
- Nacken
- Rücken
- Gesicht
- Brust
- Bauch
- Gesäß
- Oberschenkel
- Unterschenkel
- Füße

Der Reihe nach wird die Muskulatur der jeweiligen Körperteile zunächst für 7 Sekunden maximal angespannt und dann 20 Sekunden total entspannt. Konzentrieren Sie sich beim Entspannen auf die entsprechende Muskulatur und versuchen Sie in den Muskel hinein zu horchen und die verschiedenen Spannungsgrade (angespannt – entspannt) zu verinnerlichen. Versuchen Sie die restlichen Körperteile nicht anzuspannen und achten Sie auf eine ruhige Atmung. Wiederholen Sie die Übung zweimal mit jedem Körperteil. Diese Übung können Sie im Sitzen oder Liegen absolvieren. Nach mehrwöchigem Training werden Sie in der Lage sein den Effekt der Entspannung durch eine kurze Übung zu erreichen. Dabei spannen Sie den gesamten Körper an und entspannen anschließend die Körperteile in der erlernten Reihenfolge.

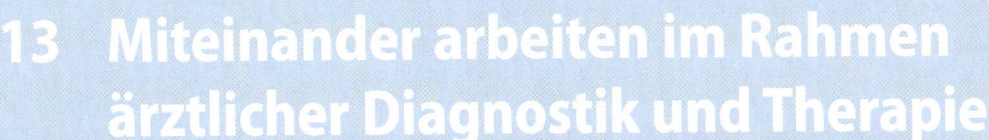

13 Miteinander arbeiten im Rahmen ärztlicher Diagnostik und Therapie

Lieselotte Hertrich-Jácamo

13.1 Die ungeklärte Frage – Wer macht was? – 308

13.2 Radiologische und andere bildgebende Verfahren – 309
13.2.1 Konventionelle bildgebende Verfahren – 309
13.2.2 Digitale bildgebende Verfahren – 310
13.2.3 Kontrastmittel bei bildgebenden Verfahren – 311
13.2.4 Aufgaben des Pflegepersonals bei radiologischen Untersuchungen – 313

13.3 Nuklearmedizin – 314
13.3.1 Szintigraphie – 314
13.3.2 Aufgaben des Pflegepersonals bei nuklearmedizinischen Untersuchungen – 315

13.4 Strahlentherapie – 315
13.4.1 Strahlenarten – 315

13.5 Strahlenschutz – Gesetze und Maßnahmen – 316

13.6 Endoskopische Eingriffe – 317
13.6.1 Aufgaben des Pflegepersonals – Vor- und Nachbereitung – 318

13.7 Laboruntersuchungen – 318
13.7.1 Aufgaben des Pflegepersonals bei Laboruntersuchungen – 318

13.8 Medikamentöse Therapie und Impfen – 319
13.8.1 Medikamente – Wirkmechanismen und unerwünschte Wirkungen – 319
13.8.2 Arzneimittelformen – 320
13.8.3 Applikationsarten – 323
13.8.4 Aufgaben des Pflegepersonals – Medikamente herrichten und verabreichen – 324
13.8.5 Impfstoffe und Seren – 326
13.8.6 Impfen – 328
13.8.7 Haltbarkeit und Lagerung von Medikamenten – 329

13.9 Medizinische Funktionsdiagnostik – 330
13.9.1 Lungenfunktionsdiagnostik – 330
13.9.2 Funktionsprüfung der Herztätigkeit – 331
13.9.3 Funktionsprüfung von Gehirn- und Nervenfunktion – 332

13.10 Punktionen und Biopsien – 333
13.10.1 Punktionen – 333
13.10.2 Biopsien – 334
13.10.3 Aufgaben des Pflegepersonals bei Punktionen und Biopsien – 334

Schülerseite – 336

13.1 Die ungeklärte Frage: wer macht was?

Um die Dinge ganz zu erkennen, muss man um ihre Einzelheiten wissen.
Francois de la Rochefoucauld

Kranken zur Gesundheit zu verhelfen oder Leiden zu lindern ist mit Aufwand verbunden, den verschiedene Berufe im Gesundheitswesen leisten. Pflegende, Ärzte, Physiotherapeuten, Ergotherapeuten, Logopäden, medizinisch-technische Assistenten sind **Kooperationspartner,** die sich gegenseitig unterstützen, sich abstimmen und Aufgaben selbstständig übernehmen.

Die Mitarbeit bei ärztlicher Diagnostik und Therapie ist eine umfangreiche Aufgabe des Pflegepersonals. Die **ärztliche Diagnostik** umfasst die Informationssammlung und systematische Maßnahmen, wie körperliche Untersuchung, Blutuntersuchungen, Röntgen etc. Sie dient der Erkennung eines Krankheitsgeschehens. Die **ärztliche Therapie** beinhaltet Maßnahmen (z. B. medikamentöse Therapie, Strahlentherapie, Operation) zur Behandlung und damit zur Heilung oder Linderung einer Erkrankung. Im Gegensatz dazu ist **pflegerische Diagnostik und Therapie** nicht »nur« auf Krankheit ausgerichtet, sondern zielt u. a. auf die Förderung und Erhaltung der Selbstständigkeit, auf eine Steigerung des Wohlbefindens oder die Begleitung in der Lebensendphase ab.

> Eine enge Zusammenarbeit zwischen Ärzten und Pflegenden ist von Vorteil, da beide Berufsgruppen für die Versorgung von kranken Menschen zwingend notwendig sind.

Häufig ist das **Pflegepersonal** in diesem Zusammenhang der **Manager des Patienten**. Eine Aufgabe, die nicht nur pflegerisches und medizinisches Wissen voraussetzt, sondern auch Fähigkeiten in den Bereichen Organisation, Koordination, Kooperation und Kommunikation.

> Im stationären und größtenteils auch im ambulanten Bereich ist Pflege immer direkt und/oder indirekt am medizinischen diagnostischen bzw. therapeutischen Geschehen beteiligt.

Je nach Einrichtung, Pflegeleitbild und dessen Umsetzung in die Praxis erfolgt eine **Aufgabenteilung** im Rahmen der **Zusammenarbeit** zwischen Ärzten und Pflegenden:

- Hat ein Mensch gesundheitliche Probleme, untersucht ihn der Arzt im Krankenhaus, Pflegeheim oder in seiner eigenen Wohnung. Bei der körperlichen Untersuchung im Krankenhaus ist häufig eine/ein Gesundheits- und Krankenpflegerin/-pfleger zugegen, die/der den Arzt unterstützt.
- Der Arzt kann mitunter aufgrund der vorhandenen Informationen keine sichere Diagnose erstellen und ist auf zusätzliche Informationen von Seiten des Pflegepersonals angewiesen.
- Der Arzt schlägt dem Patienten weitere Maßnahmen vor, klärt ihn über geplante diagnostische und/oder therapeutische Verfahren auf und holt das Einverständnis des Patienten ein. Häufig fragt der Patient im Nachhinein die Pflegenden, was die eine oder andere Aussage des Arztes bedeutet. Das Pflegepersonal erklärt, beruhigt oder macht Mut.
- Der Arzt ordnet diagnostische oder therapeutische Verfahren an, die er z. T. an andere Berufsgruppen, auch an das Pflegepersonal, delegieren kann (▶ Kap. 6). Das Pflegepersonal organisiert bzw. übernimmt dabei verschiedene Aufgaben, es
  - vereinbart Termine für die diagnostischen Maßnahmen mit den ausführenden Stellen,
  - organisiert den Transport bzw. den Patientenbegleitdienst (liegend, sitzend, gehend),
  - bereitet den Patienten für die Untersuchung/Therapie vor (verabreicht z. B. ein Klistier vor der Rektoskopie),
  - führt die Untersuchung/Therapie aus,
  - assistiert bei der Untersuchung/Therapie (richtet bei einer Untersuchung auf der Station oder in der Pflegeeinrichtung die notwendigen Materialien, Instrumente oder Räumlichkeiten und unterstützt ggf. den Arzt bei der Untersuchung, hält z. B. den Patienten in einer bestimmten Position fest, reicht Instrumente an),

- organisiert den Rücktransport des Patienten in die betreuende Einheit,
- betreut und überwacht den Patienten nach der Maßnahme (überwacht z. B. Vitalzeichen).

Eine **gute Organisation der Diagnostik** und ein **freundlicher Umgang** sind wichtige Faktoren für den Patienten, die seine **Zufriedenheit** fördern, z. B.:
- keine oder nur geringe Wartezeiten,
- kein ständiges Hin und Her zwischen Station und diagnostischen Abteilungen führt zu mehr Ruhezeiten,
- weniger Vorbereitungsstress, z. B. nüchtern bleiben an mehreren Tagen hintereinander.

Die effektive Organisation und Koordination diagnostischer Maßnahmen führt zu einem schnellen Übergang in den therapeutischen Prozess. Der Patient wird schneller gesund, wodurch die **Liegezeiten** im Krankenhaus **sinken**. Somit leistet Pflege einen wichtigen Beitrag zur Wirtschaftlichkeit im Krankenhaus.

Nicht immer ist die **Aufgabenverteilung zwischen Ärzten und Pflegepersonal** eindeutig und einfach. Beide Berufsgruppen haben eine hohe Verantwortung, da die Menschen, mit denen sie umgehen, Hilfe suchen und sich z. T. aufgrund medizinischer Unkenntnis in vielen Belangen »ausgeliefert« fühlen. Arbeitsbelastung und der Druck der Wirtschaftlichkeit auf beiden Seiten führt manchmal zu **Kompetenzgerangel** oder Unstimmigkeiten und zu einem Arbeiten gegeneinander. Die gegenseitige Anerkennung von Fähigkeiten führt zu mehr Verständnis füreinander und erleichtert eine wirkliche Zusammenarbeit. Beide Berufsgruppen sollten erkennen, dass sie **miteinander mehr erreichen** (Abb. 13.1).

> Ärzte und Pflegepersonal kooperieren und unterstützen sich gegenseitig, zum Wohl des Patienten und zum Wohl eines guten Arbeitsklimas, das für alle Beteiligten wichtig ist.

Aufschub ist der Dieb an der Zeit.
Deutsches Sprichwort

Vielleicht sollten wir alle einmal mit unseren Gegnern die Plätze wechseln.
Christopher Frey

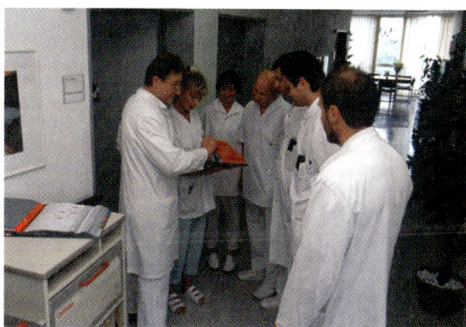

Abb. 13.1. Einigkeit ist (k)eine Kleinigkeit

13.2 Radiologische und andere bildgebende Verfahren

Die Radiologie befasst sich mit der Anwendung ionisierender Strahlen, zu **diagnostischen** (bildgebende Verfahren) und **therapeutische Zwecken** (Strahlentherapie).

Neben radiologischen Verfahren gibt es die **Sonographie** (Ultraschall-, Dopplerultraschallverfahren, ▶ unten), die mit Schallwellen arbeitet.

Die Leuchte ins Innere ist die Medizin.
Deutsches Sprichwort

13.2.1 Konventionelle bildgebende Verfahren

Das erzeugte Bild bei einer **Röntgenuntersuchung** wird direkt auf einem Röntgenfilm oder einem Bildschirm betrachtet.

> Verschiedene Gewebe (z. B. Lungengewebe, Fett, Muskel, Knochen) schwächen Röntgenstrahlen umso stärker ab, je größer ihre Dichte ist.

Die Graustufen resultieren aus der unterschiedlichen Durchlässigkeit bzw. der *Absorptionsfähigkeit* der Gewebe (Stoffe) für Röntgenstrahlen. Knochen lassen nur wenig Strahlung durch und erscheinen deshalb auf dem Röntgenbild hell (Abb. 13.2). Unterschieden werden:

Ionisierende Strahlen verursachen bei falscher oder zu häufiger Anwendung Schäden im Organismus. Maßnahmen zum Strahlenschutz sind unerlässlich (▶ Kap. 13.5).

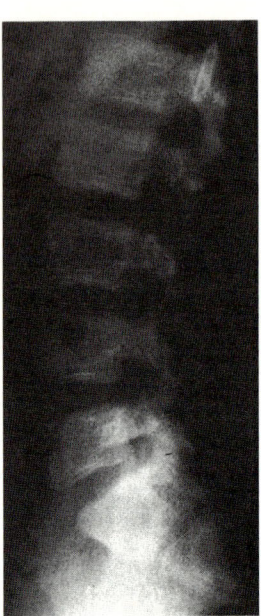

Abb. 13.2. Die Wirbelsäule: Welche Erkrankung liegt vor (▶ Schülerseite)?

— **Röntgenleeraufnahme:** z. B. eine Röntgenaufnahme des Knochens oder der Lunge.
— **Tomographie:** Das Schichtaufnahmeverfahren gestattet es, dass nur eine zuvor ausgewählte Körperschicht scharf dargestellt wird.
— **Kontrastmitteldarstellung** oder **Durchleuchtung:** z. B. von Organen, Gelenken oder Gefäßen nach Kontrastmittelgabe (▶ unten).

13.2.2 Digitale bildgebende Verfahren

Die erzeugten Bilder werden digitalisiert und damit einer rechnergestützten Verarbeitung und Auswertung zugänglich gemacht.

Computertomographie (CT)

Das CT ist eine digitalisierte Darstellung einzelner Schichten des menschlichen Körpers, mittels **ionisierender Strahlen** in einer rotierenden Röntgenröhre. Es ermöglicht eine deutlich bessere Kontrastabstufung der Weichteile als die konventionellen Röntgenverfahren (◘ Abb. 13.3).

Magnetische Kernspinresonanz-Tomographie (kurz: MRT)

Die Kernspinresonanz macht sich zunutze, dass die Atomkerne des Wasserstoffs, die Protonen, ebenso wie andere Atomkerne mit ungerader Anzahl von Protonen und/oder Neutronen, einen Drehimpuls (»Spin«) und ein magnetisches Moment besitzen. Gemessen wird die **magnetische Resonanz** der Kernspins (»Elementarmagnete« im Atomkern) der betrachteten Elemente, z. B. Wasserstoff. Das MRT kommt ohne ionisierende Strahlung aus (◘ Abb. 13.4).

Sonographie

Bei der Ultraschalldiagnostik werden in einem Schallkopf **Ultraschallwellen** erzeugt, diese werden in die zu untersuchende Körperregion übertragen und die Reflexion an Grenzflächen verschiedener Gewebe bzw. die Absorption im Weichteilgewebe genutzt. Ein Schallempfänger nimmt die reflektierten Schwingungen auf. Durch Berechnung des vom Schall zurückgelegten Weges aus der Zeitdifferenz zwischen gesendetem und empfangenem Impuls und dessen Intensität stellen sich **ein- oder zweidimensionale Bilder** dar. Knochen lassen sich mit der Ultraschalldiagnostik nicht darstellen. Die Sonographie ist schmerzfrei und hat praktisch **keinerlei**

> Patienten mit Metall im Körper (z. B. Hüftprothesen, Herzschrittmacher) dürfen nicht durch MRT untersucht werden, da es zu Verbrennungen (Metallerhitzung) und Funktionsausfall des Schrittmachers kommen kann

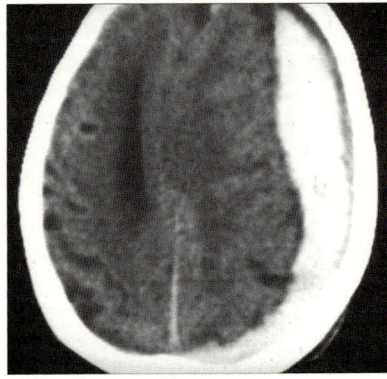

Abb. 13.3

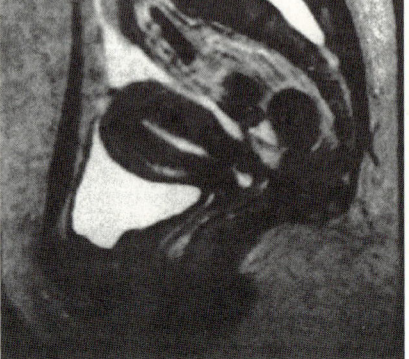

Abb. 13.4

Abb. 13.3. Computertomogramm des Gehirns: Welche Erkrankung liegt vor (▶ Schülerseite)?

Abb. 13.4. Kernspintomogramm eines weiblichen Beckens: Welche Erkrankung liegt vor (▶ Schülerseite)?

Nebenwirkung, deshalb findet sie bei Schwangeren und Säuglingen im Rahmen der Vorsorgeuntersuchungen ihre Anwendung. Ab der 6. Schwangerschaftswoche lässt sich eine Schwangerschaft sonographisch erkennen. Bis zum 5. Lebensmonat eines Säuglings wird die Sonographie zur Früherkennung von Wachstumsstörungen der Hüftgelenke eingesetzt. Mit zunehmender Verknöcherung kann die Ultraschalldiagnostik aus oben genannten Gründen hier nicht mehr genutzt werden (◘ Abb. 13.5).

Durch spezielle Ultraschallköpfe, die sich in Körperhöhlen einführen lassen, sind vaginale und rektale Unersuchungen möglich.

Dopplersonographie

Bei der Dopplersonographie werden keine Schallimpulse, sondern ein **kontinuierliches Signal** ausgesendet. Treffen diese **Schallwellen** auf eine sich bewegende Fläche, werden Wellen mit in Abhängigkeit von der Geschwindigkeit und der Bewegungsrichtung veränderter Frequenz reflektiert. Man spricht von einem »Dopplereffekt«. Bei der Überlagerung dieser reflektierten Wellen mit den einfallenden Wellen entsteht durch deren Frequenzunterschied ein im hörbaren Bereich liegender **Ton**. Der durch Verstärkung auf hörbare Lautstärke gebrachte Ton gibt Aufschluss über Bewegungsrichtung und Geschwindigkeit des reflektierenden Mediums, z. B. des Blutes. Zum Einsatz kommt die Dopplersonographie z. B. bei der Diagnostik von Gefäßerkrankungen und während der Schwangerschaft bei Auffälligkeiten des fetalen Wachstums.

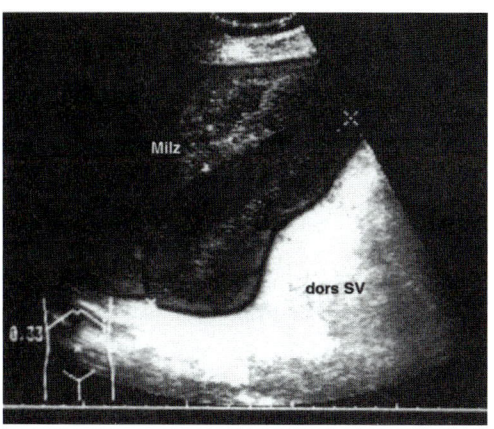

◘ **Abb. 13.5.** Sonograhie der Milz: Betrachten Sie die echoarmen Areale. Welche Erkrankung liegt vor (► Schülerseite)?

13.2.3 Kontrastmittel bei bildgebenden Verfahren

Röntgenkontrastmittel

Um eine eindeutige Differenzierung der verschiedenen Strukturen und Organe zu erhalten, reichen Röntgenleeraufnahmen oft nicht aus. Es müssen Kontrastmittel eingesetzt werden, um die Röntgendichte, d. h. den Unterschied zwischen dem darzustellenden Gewebe (z. B. Organ oder Gefäß) und dem umliegenden Gewebe, zu vergrößern. Man unterscheidet positive und negative Röntgenkontrastmittel.

Vor der Untersuchung wird der Patient durch den Arzt über **allergische Reaktionen**, die aufgrund der Kontrastmittelgabe entstehen können, aufgeklärt. Das Aufklärungsgespräch und die Einverständniserklärung des Patienten werden schriftlich dokumentiert.

Je klarer man sich ausdrückt, desto gefährlicher werden die Worte.
May Sarton

Positive Röntgenkontrastmittel (Barium, Jod)

Barium und Jod erhöhen die Röntgendichte des durchstrahlten Organs bzw. Hohlraumes. Der mit Kontrastmittel gefüllte Bereich erscheint deshalb hell.

Bariumsulfathaltige Kontrastmittel werden nicht vom Gewebe resorbiert, deshalb dürfen sie **nur enteral**, d. h. über den Verdauungstrakt, verabreicht werden. Anwendung: z. B. zur Untersuchung des Magen-Darm-Trakts. Bei Verdacht auf eine Perforation sind wasserlösliche Kontrastmittel, z. B. Amidotrizoesäure (Peritrast oder Gastrografin), angezeigt, damit es nicht zu sog. Fremdkörperreaktionen kommt (► auch Bd. 3, Kap. N2).

Jodhaltige Kontrastmittel sind wasser- oder fettlöslich. Sie können die Schilddrüse mit Jod überfrachten und eine **Hyperthyreose**, evtl. sogar eine **thyreotoxische Krise** auslösen. Im Gebrauch sind nur noch wasserlösliche Jodkontrastmittel. Sie werden v. a. zur Darstellung von Niere und Galle genutzt.

Bei der Verabreichung positiver Röntgenkontrastmittel unterscheidet man:
- die **enterale (passive) Kontrastmittelverabreichung:** das Kontrastmittel wird enteral in ein Hohlorgan eingebracht, z. B. Bariumbrei bei der Magen-Darm-Passage,
- die **intravasale (aktive) Kontrastmittelverabreichung:** das Kontrastmittel wird intravenös oder intraarteriell verabreicht, damit es zu dem darzustellenden Organ gelangt und sich dort anreichert, z. B. bei der Urographie, Phlebographie.

Negative Röntgenkontrastmitteln (z. B. Kohlendioxid, Luft, Sauerstoff)

Diese Kontrastmittel in Gasform erniedrigen die Röntgendichte. Der mit Gas gefüllte Bereich erscheint dunkel. Anwendung: meist bei Untersuchungen des Magen-Darm-Traktes.

> Positive und negative Kontrastmittel werden häufig kombiniert eingesetzt (sog. Doppelkontrastverfahren), z. B. zur besseren Beurteilung der Schleimhaut des Magen-Darm-Traktes oder bei Gelenkdarstellungen.

> Kontrastmittel werden immer am liegenden Patienten injiziert, da Kollapsgefahr besteht!

Die **Applikation** von Kontrastmittel kann sowohl enteral als auch parenteral erfolgen, Gelenke werden ggf. punktiert, um Kontrastmittel einzubringen. Negative Kontrastmittel werden meist mittels Endoskop in den Magen-Darm-Trakt eingebracht.

Kontraindikationen bei enteraler Applikation
- Kein Barium bei Ileus, bei Schlucklähmung, ösphagotrachealen Fisteln, Magen-Darm-Perforation oder Perforationsgefahr, nach gastrointestinalen Operationen mit Anastomosen, da es zu schweren Fremdkörperreaktionen, wie Mediastinitis, Aspirationspneumonie und Peritonitis kommen kann,
- kein Gastrographin, Conray (ionische Kontrastmittel) bei Aspirationsgefahr.

Kontraindikationen bei parenteraler Applikation
- Kein Gastrographin, Conray (ionische Kontrastmittel) bei Aspirationsgefahr,
- keine jodhaltigen Kontrastmittel bei Hyperthyreose oder autonomem Adenom wegen der Gefahr einer thyreotoxischen Krise; nur nach Blockierung der Jodaufnahmefähigkeit der Schilddrüse z. B. mit Irenat ist eine Kontrastmittelverabreichung möglich,
- Niereninsuffizienz bei Kreatininwerten über 3 mg/dl (▶ Bd. 3, Kap. U1.10),
- Cholestase (Gallenstauung, ▶ Bd. 3, Kap. N1.6.3),
- bekannte Allergieanamnese: entsprechend eines vorangegangen Zwischenfalls besteht eine absolute oder relative Kontraindikation, ggf. kann ein Antihistaminikum vor der Kontrastmittelgabe verabreicht werden.

> Kontrastmittel können allergische Reaktionen, die sog. Kontrastmittelallergie hervorrufen (◘ Tabelle 13.1).

Nebenwirkungen von Kontrastmitteln

Bariumsulfat und die gasförmigen Kontrastmittel haben so gut wie keine Nebenwirkungen. **Barium** kann **Durchfall** bewirken und/oder **Gase** verursachen, z. T. **Blähungen**.

Jodhaltige Kontrastmittel können allergieauslösend wirken und Spätschäden verursachen. Unerwünschte Wirkungen betreffen v. a. Nieren, Herz-Kreislauf, zentrales Nervensystem und Schilddrüse. Während oder nach einer Injektion von Kontrastmitteln können **Unverträglichkeitsreaktionen** auftreten. Die Zwischenfälle reichen von leichter Übelkeit bis zum anaphylaktischen Schock. Viele allergische Reaktionen ereignen sich innerhalb der ersten 15 Minuten nach Applikation des Kontrastmittels; Spätreaktionen wie Juckreiz, Übelkeit und Oligurie sind möglich.

> Frühestens 15 min nach Untersuchungsende die Venenverweilkanüle entfernen und den Patienten nicht ohne Aufsicht lassen (90% der Zwischenfälle ereignen sich in dieser Zeit).

Die Chemotoxie und die hohe Osmolalität, d. h. die Menge gelöster Teilchen pro Liter Wasser der Kontrastmittel können, v. a. bei zu hoher Dosierung, zu **Spätschäden** wie Tubulusnekrosen und/oder Niereninsuffizienz führen.

Tabelle 13.1. Unerwünschte Wirkungen von Kontrastmitteln und entsprechende Maßnahmen

Beobachtbare Reaktionen des Patienten	Maßnahmen
Leichte Nebenerscheinungen: Übelkeit, Brechreiz, Hitzegefühl, Niesen, Kitzeln im Hals, Hustenreiz, Venenschmerz	Patient beruhigen, Frischluft- oder Sauerstoffzufuhr, bei sehr aufgeregten Patienten ggf. Diazepam
Allergische Hautreaktionen: lokale Rötung an der Einstichstelle, Urtikaria (Nesselfieber) mit oder ohne Pruritus (Juckreiz), Quaddelbildung	je nach Schwere: Antihistaminika (z. B. Tavegil i. v.) oder Glukokortikoide (z. B. Solu-Decortin-H), Vitalzeichenkontrollen, intensive Überwachung
Kollaps: Kreislaufstörungen, wie Blässe, Blutdruckabfall, Bradykardie oder Tachykardie, kurze Bewusstlosigkeit	Kopftieflagerung, Sauerstoffgabe, evtl. kreislaufunterstützende Medikamente (z. B. Effortil), Vitalzeichenüberwachung
Schwere Reaktionen (allergischer Schock): — **allgemein:** generalisierte Rötung von Gesicht und Körperstamm, Beklemmungs- und Angstgefühl, Agitation, generalisierte Urtikaria mit Pruritus, Schüttelfrost, Kreuzschmerzen, Erbrechen, Bewusstseinsverlust — **respiratorisch:** Tachypnoe, exspiratorische Dyspnoe, spastischer Husten, Larynxödem, Stridor, Asthmaanfall, Bronchospasmus — **kardiovaskulär:** Blässe, kalter Schweiß, Tachykardie, Hypotonie	— Atemwege freihalten, ggf. stabile Seitenlage, Sauerstoffgabe, — Medikamentengabe nach Symptomatik (z. B. Bronchospasmolytika, Glukokortikoide, Urbason und Histaminika i. v.), — Volumengabe, — bei Atem- oder Herz-Kreislauf-Stillstand: Reanimationsmaßnahmen (▶ Bd. 2, Kap. L1)
Thyreotoxische Krise: Tachykardie, Tachyarrhythmie, Hyperthermie, Agitiertheit mit Übergang zum Koma, evtl. Hirnnervenausfälle oder Krampfanfall	▶ Maßnahmen wie bei schwere Reaktionen, s. o.

Der Patient muss während und nach der Untersuchung intensiv beobachtet werden, um auf geringste Symptome unverzüglich reagieren zu können (◘ Tabelle 13.1). Auch bei leichten Nebenwirkungen sollte die Untersuchung unterbrochen oder gar beendet werden.

Medikamente und Materialien zur Reanimation in Bereitschaft halten.

Kontrastmittel für MRT

Kontrastmittel für die MRT beruhen auf anderen physikalischen Grundlagen als Röntgenkontrastmittel. Sie wirken – vereinfacht ausgedrückt – durch ihr andersartiges **kernmagnetisches Verhalten** zum umgebenden Gewebe. Allergische Reaktionen treten sehr selten auf.

13.2.4 Aufgaben des Pflegepersonals bei radiologischen Untersuchungen

Während einer radiologischen Untersuchung betreuen normalerweise medizinisch-technische-Assistenten die Patienten. Schwerkranke werden vom Pflegepersonal auf dem Weg zur Diagnostik und z. T. auch während der Untersuchung begleitet.

Die folgende Aufzählung beinhaltet allgemeinen Aufgaben und Tätigkeiten der Pflegenden (Hinweise für spezielle Untersuchungen finden sich in Bd. 3).

> **Insidertipp**
>
> Ultraschalluntersuchungen und Computertomographien immer vor Kontrastmitteluntersuchungen vornehmen, Kontrastmittel erschweren eine Beurteilung der Organe.

Die Nahrungskarenz ist bei allen Untersuchungen des Gastrointestinalraums und bei geplanter Kontrastmittelverabreichung wichtig, da eine Aspirationsgefahr bei Zwischenfällen besteht.

Vorbereitungsmaßnahmen

- Untersuchungen und Transport zur Untersuchung anmelden sowie Termine koordinieren,
- entsprechend der Untersuchung die Vorbereitungen, wie Abführmaßnahmen oder einen Reinigungseinlauf, nach Aufklärung des Patienten vornehmen,
- Nahrungskarenz überwachen und evtl. entblähende Medikamente verabreichen,
- Richten aller notwendigen Unterlagen des Patienten (einschließlich der von ihm unterschriebenen Einverständniserklärung) und der Patientenetiketten,
- unmittelbar vor dem Transport in die Röntgenabteilung alle röntgendichten Gegenstände (Schmuck, Uhren, evtl. Schienen) entfernen (lassen) und ggf. sicher aufbewahren,
- bei geplanter Kontrastmittelverabreichung Zahnprothesen entfernen (lassen) und sicher aufbewahren.

Nachsorgemaßnahmen

- Patient nach einer Kontrastmitteluntersuchung für einige Stunden beobachten,
- nüchternen Patienten nach der Untersuchung, entsprechend der Tageszeit und den Bedürfnissen, das Essen bringen (vorausgesetzt es ist keine weitere Diagnostik oder Therapie geplant, die Nüchternheit erfordert),
- Patienten nach Magen-Darm-Untersuchungen mit enteralen Kontrastmitteln neigen zu Durchfällen mit Kollapsgefahr. Deshalb wird auf eine vermehrte Flüssigkeitszufuhr geachtet und die Vitalzeichen überwacht. Stabilisiert sich der Patient unter oraler Flüssigkeitszufuhr nicht, muss der Arzt informiert werden.

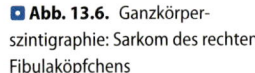

Abb. 13.6. Ganzkörperszintigraphie: Sarkom des rechten Fibulaköpfchens

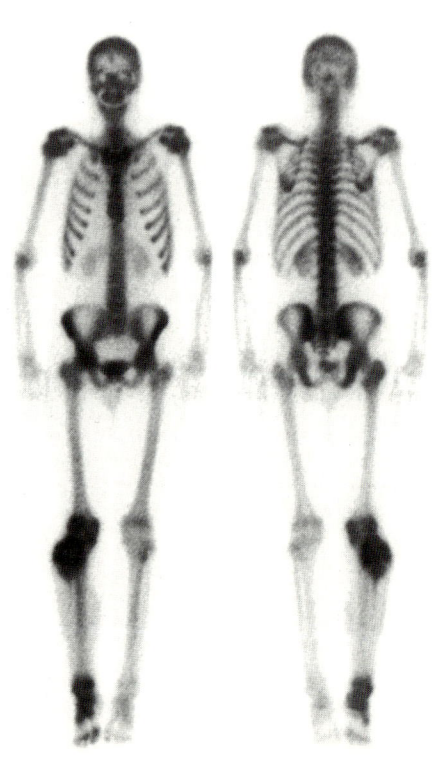

13.3 Nuklearmedizin

In der Nuklearmedizin werden zur Diagnostik und Therapie **Radionuklide (Radioisotope)** eingesetzt. Radionuklide sind natürliche (in der Natur vorkommende) oder künstliche (durch Kernreaktionen erzeugte) instabile, radioaktive Nuklide (Atomkernarten), die sich in stabile nicht radioaktive Isotope umwandeln.

13.3.1 Szintigraphie

Bei der Szintigraphie werden Gammastrahlen, die bei der Umwandlung von radioaktiven zu stabilen (nicht radioaktiven) Isotopen entstehen, mit einer Gamma-Kamera registriert. Der Patient erhält **radioaktiv markierte Substanzen** (Radiopharmaka), entsprechend der Untersuchung oral, i. v. oder zur Inhalation. Seltener werden Radiopharmaka in Körperhöhlen, intraarteriell, intramuskulär oder subkutan verabreicht. Die Szintigraphie eignet sich v. a. zur Diagnostik von Schilddrüsen- und Knochenerkrankungen (Abb. 13.6), von Herz- und Lungenkrankheiten sowie bei Erkrankungen des Gehirns.

> Zu beachten ist die Strahlenbelastung für Patient und Personal. Sie ist abhängig von der Lebensdauer der Radionuklide und der Ausscheidung des verabreichten Radiopharmakons.

13.3.2 Aufgaben des Pflegepersonals bei nuklearmedizinischen Untersuchungen

Die Hauptaufgaben des Pflegepersonals liegen im organisatorischen Bereich, wie Untersuchungen anmelden, Termine koordinieren und Zusammenführen aller notwendigen Unterlagen.

> **Insidertipp**
>
> Bei der Planung eines Schilddrüsenszintigramms muss darauf geachtet werden, dass vor dem Szintigrammtermin keine Röntgenuntersuchungen mit jodhaltigem Kontrastmittel stattfinden.

Vor der Untersuchung metallische Gegenstände (Schmuck, Uhren, evtl. Schienen) entfernen (lassen), und ggf. sicher aufbewahren. Metalle verursachen *Artefakte*.

Nach der Untersuchung den Patienten zum reichlichen Trinken und häufigen Wasserlassen anhalten, um die Ausscheidung des Radiopharmakons über die Niere zu forcieren. Bei Säuglingen und Kleinkindern ist häufiges Wechseln der Windel sehr wichtig, damit der belastete Urin nicht zu lange auf die Fortpflanzungsorgane wirken kann.

13.4 Strahlentherapie

In den letzten beiden Jahrzehnten erfuhr die Strahlentherapie durch die Forschung von Physikern, Medizinern und Biologen eine rasante Weiterentwicklung. Moderne Bestrahlungsgeräte (**Linearbeschleuniger**) schaffen die Möglichkeit in der Tiefe des Körpers gelegene **Tumoren** zu bestrahlen. Unverzichtbar für die Reduktion von Nebenwirkungen auf die Hautoberfläche und auf Nachbarorgane sind bildgebende Verfahren, wie CT und MRT, die eine exakte Tumor- und Organsystemdarstellung ermöglichen und eine Bestrahlung mit hoher Zielgenauigkeit erlauben. Die Wirkung der Strahlentherapie hängt im Wesentlichen von den erreichten Brüchen in der DNS-Kette ab, die zum **Zelluntergang** führen. Entartete und gesunde Zellen werden gleichermaßen betroffen, gesunde Zellen können sich jedoch von diesen Schädigungen erholen, während Tumorzellen vermehrt absterben.

In der Strahlentherapie kommen **ionisierende Strahlen** v. a. bei Patienten mit bösartigen Neubildungen zum Einsatz. Darüber hinaus werden auch **nichtionisierende, wärmeerzeugende Strahlungen** genutzt (z. B. Mikrowellen, Infrarotlicht, Kurzwelle zur Oberflächen- und Tiefenerwärmung).

13.4.1 Strahlenarten

Bei **Gammastrahlen** handelt es sich um hochenergetische elektromagnetische Strahlung, die bei Absorption bzw. Streuung ionisieren und somit Zellschäden hervorrufen kann. Gammastrahlen haben eine hohe Eindringtiefe und entfalten ihre Wirkung auf der ganzen Strecke durch das Körpergewebe.

Betastrahlen sind hochenergetische Elektronen, die ihre Energie bei Stößen an den Hüllenelektronen des absorbierenden Materials abgeben und dabei diese Elektronen aus ihrer Bindung herausschlagen (Ionisation). Die Eindringtiefe der Betastrahlen ist im Gegensatz zu der von Gammastrahlen nur gering und kann somit nur zur Therapie oberflächennaher Tumore genutzt werden. Die Wirkung ist identisch.

Neutronenstrahlen sind freie Neutronen, die entweder durch den Zerfall radioaktiver Isotope, *Spallationsquellen* oder in Kernreaktoren erzeugt werden.

Laserstrahlen sind Lichtwellen. Das Wort LASER ist ein Akronym (Buchstabenwort) für die Bezeichnung **L**ight **A**mplification by **S**timulated **E**mission of **R**adiation (Lichtverstärkung durch stimulierte Aussendung von Strahlung). Laserlicht unterscheidet sich mit seinen 4 charakteristischen Eigenschaften vom »gewöhnlichen« Licht:

- sehr schmale Bandbreite,
- große Kohärenz,
- parallele Strahlungsbündel,
- hohe Intensität.

Die beiden ersten Eigenschaften sind typisch für das Laserlicht und stets vorhanden. Obwohl sie in der Lasertherapie am wichtigsten sind, haben sie keine Bedeutung für Laser als chirurgisches Instrument. Bei chirurgischen Instrumenten sind v. a. die letzten beiden Eigenschaften **für die Augen gefährlich**.

Laserstrahlen nehmen heute ein immer breiter werdendes Therapiespektrum ein. Sie kommen in der Tumorbehandlung, der Tinnitus- und Asthmabehandlung und der Plastischen- und Wiederherstellungsmedizin zum Einsatz.

13.5 Strahlenschutz – Gesetze und Maßnahmen

Die Röntgenverordnung von 2003 regelt den Strahlenschutz für Personen, die durch ihre berufliche Tätigkeit Strahlung ausgesetzt sind. Strahlenschutzbereiche sind immer durch Schilder gekennzeichnet (◘ Abb. 13.7).

Unterschieden werden, entsprechend der abnehmenden Gefährdung, **Sperrbereich**, **Kontrollbereich** und **Überwachungsbereich**. Für das Pflegepersonal stehen 2 Aspekte im Vordergrund:

- der Selbstschutz,
- der Schutz des Patienten.

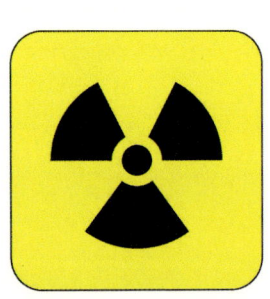

◘ **Abb. 13.7.** Warnschild für Strahlung

Aus einer kleinen Nachlässigkeit entsteht großes Übel.
Deutsches Sprichwort

Selbstschutz: Generell halten Pflegende sich nicht im Strahlenschutzbereich auf, außer es ist ihr direkter Arbeitsbereich oder der Aufenthalt ist unumgänglich, wie bei bestimmten Eingriffen im OP oder in der Endoskopieabteilung. Während einer Maßnahme, die der Strahlenschutzverordnung unterliegt, wird eine **Bleischürze** getragen und **Abstand** von der Strahlungsquelle gehalten: bei einer Abstandsvergrößerung von 80 auf 120 cm reduziert sich die Einwirkung der Strahlen auf die Körperoberfläche um mehr als die Hälfte (Abstandsquadrantengesetz). Bei einer regelmäßigen Tätigkeit im Strahlenschutzbereich müssen sog. Röntgenplaketten bzw. **Dosimeter** getragen werden, um die Strahlenbelastung zu dokumentieren. Jeder Mitarbeiter im Strahlenschutzbereich wird vor Aufnahme der Tätigkeit gründlich ärztlich untersucht (jährliche Wiederholung) und vom Strahlenschutzbeauftragten über die Gefährdung und den Strahlenschutz belehrt (jährliche Wiederholung).

Schutz des Patienten: Während einer Maßnahme mit ionisierenden Strahlen werden nicht zu bestrahlende Körperteile des Patienten, insbesondere die Fortpflanzungsorgane, geschützt. Dies geschieht v. a. durch eine **Begrenzung des Strahlengangs** (durch entsprechende Blenden) oder das Abdecken des Patienten mit Bleischürzen.

Der Strahlenschutz in der **Nuklearmedizin** betrifft **radioaktive Stoffe**, deren Strahlung nicht abgeschaltet werden kann. Umsichtiges Arbeiten im Umgang mit kontaminierten Gegenständen oder Ausscheidungen und im Umgang mit Patienten, die durch die Aufnahme einer radioaktiven Substanz in den Körper zu einer externen Strahlenquelle werden, ist unerlässlich. Zum **Schutz** dient die Abschirmung, z. B. Schutz der Augen durch eine spezielle Brille, Schutzhandschuhe, Bleiwände und -schürzen und die Einhaltung eines ausreichenden Abstands.

13.6 Endoskopische Eingriffe

Endoskopische Eingriffe werden in speziellen Funktionsabteilungen (▶ Kap. 15) oder im OP (z. B. laparaskopische Eingriffe) vorgenommen.

Tabelle 13.2. Endoskopische Diagnostik und Therapie mit pflegerischer Nachsorge

Eingriff	Indikation	Pflegerische Nachsorge
Thorakoskopie	Pneumothorax unklarer Ursache, Entzündungen, Lungenkrebs, Verklebungen der Pleura, Abtragung von Lungengewebe	− stündlich bis 2-stündlich Vitalparameter überwachen, − Bronchialsekretion überwachen, auf Blutung achten, − 30°-Oberkörperhochposition, je nach Atmung ggf. höher oder sitzend, − Nahrungskarenz, je nach Sedierung bzw. Anästhesie zw. 1 und 6 Stunden
Bronchoskopie	Atelektasen, Fremdkörperaspiration, Bronchialkarzinom	
Mediastinoskopie	Hiluslymphknoten	
Ösophago-Gastro-Duodenoskopie (ÖGD)	Oberbauchbeschwerden, Sodbrennen, anhaltende Übelkeit, Erbrechen, unklare Anämie, blutende Ulzera, Verlaufskontrollen bei Magen- und Duodenalulzera, Blutstillung (z. B. durch Unterspritzung mit Fibrinkleber oder Ligatur)	− Vitalparameter überwachen, − auf blutiges Erbrechen achten, − Bauchdecke auf Spannungszeichen beobachten, − Nahrungskarenz 1–2 Stunden u. U. nach ärztlicher Anordnung
Perkutane endoskopische Gastrostomie (PEG), Perkutane endoskopische Jejunostomie (PEJ)	Notwendigkeit der enteralen Sondenernährung über langen Zeitraum bei geringer Aspirationsgefahr	− wie ÖGD, − Verband auf Nachblutung beobachten
endoskopische retrograde Cholangio-Pankreatikographie (ERCP) evtl. mit Papillotomie	entfernen von Gallensteinen, Gallengangsverschluss z. B. nach Entzündungen, oder bei Tumoren mit Ballonkatheter oder Stent bougieren	wie ÖGD
Koloskopie	Entzündungen, Polypen, Tumoren	− Vitalparameter überwachen, − auf Blut im Stuhl bzw. Blutauflagerungen achten
Rektoskopie Rektosigmoidoskopie		
Proktoskopie	Entzündungen, Hämorrhoiden etc.	− auf Blutungen, Blutauflagerungen auf Stuhl achten
Zystoskopie	Tumoren	− spontanes Wasserlassen überwachen, Urin auf Blut beobachten
Laparoskopie	gynäkologische Erkrankungen, Sterilisation etc.	− Maßnahmen der postoperativen Nachsorge (▶ Kap. 11)
Arthroskopie	Gelenkentzündungen etc.	− Kühlung und Ruhigstellung des Gelenks (ärztliche Anordnung), − auf Nachblutung und Infektionszeichen achten

13.6.1 Aufgaben des Pflegepersonals – Vor- und Nachbereitung

Dem Pflegepersonal auf Station obliegt der organisatorische Bereich, die Vorbereitung der Patienten und die Nachsorge.

Vorbereitungsmaßnahmen

Da es bei jeder endoskopischen Untersuchung zu Verletzungen und damit zu Blutungen kommen kann bzw. Biopsien erfolgen, die zu Blutungen führen können, werden die aktuellen **Gerinnungsparameter** des Patienten bereitgehalten. Die **Blutgruppe** muss bekannt sein und evtl. müssen Erytrozytenkonzentrate bereitgestellt werden (auf ärztliche Anordnung). Je nach Eingriff wird bereits auf der Station ein **venöser Zugang** zur Prämedikation gelegt. Generell bleibt der Patient nüchtern.

Zusätzlich sind spezifische Maßnahmen erforderlich, wie **Abführen** und Reinigungseinläufe oder eine **Rasur** (z. B. am Bauch vor einer perkutanen endoskopischen Gastrostomie).

Unmittelbar vor der Untersuchung bzw. dem Eingriff sollte der Patient zur **Blasenentleerung** aufgefordert werden. **Zahnprothesen** werden entfernt und sicher aufbewahrt.

Nachsorgemaßnahmen

Nach dem endoskopischen Eingriff erfolgt die Übernahme des Patienten durch das Stationspflegepersonal mit einer **Patientenübergabe**, die einen kurzen Überblick über den Maßnahmenverlauf und den aktuellen Zustand des Patienten gibt. Dabei wird die Bewusstseinslage, die Vitalparameter, Besonderheiten und Komplikationen sowie verabreichte Medikamente (insbesondere Sedativa, Analgetika oder Anästhetika) angesprochen.

> Eine persönliche Befragung des Patienten bezüglich seiner Befindlichkeit ist selbstverständlich.

Die Art des Eingriffs, der Verlauf und das Befinden des Patienten bestimmen die pflegerische Nachsorge auf der Station (Tabelle 13.2).

13.7 Laboruntersuchungen

Untersuchungen von **physiologischen** und **pathologischen Körperflüssigkeiten** und **-geweben** finden in verschiedenen Laborbereichen statt, z. B. im klinisch-chemischen, hämatologischen oder im mikrobiologischen Labor.

Die **Aufgabenverteilung** zwischen Arzt und Pflegepersonal ist je nach Fachbereich oder Institution verschieden. So kann die Entnahme bestimmter Proben (z. B. Blutproben) durch das Pflegepersonal oder den Arzt erfolgen. Das Blut wird durch die Punktion einer Vene (▶ Bd. 2, Kap. L1.2), einer Arterie oder durch eine kapilläre Abnahme (Fingerbeere, Ohrläppchen) gewonnen.

13.7.1 Aufgaben des Pflegepersonals bei Laboruntersuchungen

Stuhl-, Urin- oder Sputumproben, Wundabstriche und kapilläre Blutabnahme werden meist durch das Pflegpersonal gewonnen. Weitere Aufgaben sind:
- Laboranforderungen in klinikinterner Form erstellen (elektronisch oder auf Papier),
- Patient zur Probengewinnung vorbereiten (z. B. nüchtern lassen),

- entsprechende Aufnahmegefäße (○ Abb. 13.8) für die Proben (z. B. EDTA-Röhrchen, Sputumgefäß, Nährmedium) bereitstellen und vor der Entnahme mit eindeutigen Patientendaten (Etikett) versehen,
- für einen sachgerechten Transport ins Labor sorgen (z. B. lichtgeschützt oder gekühlt).

13.8 Medikamentöse Therapie und Impfen

Arzneimittel bestehen aus Wirkstoffen bzw. Wirkstoffzusammensetzungen. Sie werden hergestellt aus:
- chemischen Elementen und Verbindungen (z. B. Antazida),
- Mikroorganismen und deren Stoffwechselprodukten (z. B. Penicilline),
- Pflanzen und/oder deren Bestandteilen (z. B. Tee, Vitamine),
- menschlichen und tierischen Produkten (z. B. Enzyme, Hormone),
- gentechnologischen Erzeugnissen (z. B. Impfstoffe).

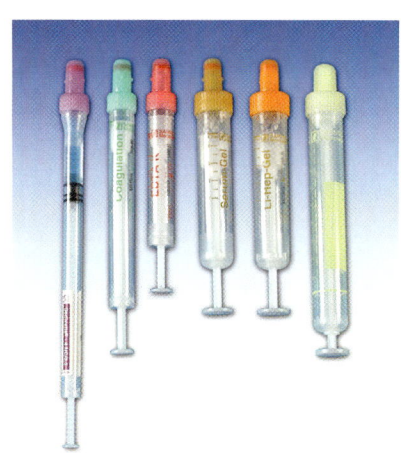

○ **Abb. 13.8.** Aufnahmegefäße für Laboruntersuchungen

Wegen des hohen Gefährdungspotenzials arbeiten bei der Entwicklung von Arzneimitteln die Fachbereiche der *Pharmakologie* und *Toxikologie* eng zusammen. Sie prüfen **Heil-** und **Nebenwirkungen** in Tier- und Menschversuchen. Erst wenn das Arzneimittel die Vorschriften und Bestimmungen des **Arzneimittelgesetzes** (AMG) erfüllt, wird die **Zulassung** vom **Bundesinstitut für Arzneimittel und Medizinprodukte** ausgesprochen und das Medikament darf verwendet werden.

Im AMG sind u. a. die Vorschriften für die Herstellung, die Kontrolle, die Verschreibung und die Abgabe von Arzneimitteln festgelegt. Der Umgang mit Betäubungsmitteln wird im **Betäubungsmittelgesetz** (BtMG) geregelt.

Meistens werden Arzneien **vom Arzt verschrieben** (»verschreibungspflichtig«). Daneben gibt es **frei verkäufliche Medikamente** (z. B. Aspirin), die z. T. nur über Apotheken zu beziehen sind (»apothekenpflichtig«). Nahrungsergänzungsstoffe und naturheilkundliche Präparate, die nicht verschreibungspflichtig sind, dürfen z. B. auch in Supermärkten verkauft werden.

Die Verabreichung von Medikamenten erfolgt mit dem **Ziel**, den Körper bzw. seinen Stoffwechsel zu beeinflussen. Medikamente können zur **Kausaltherapie**, zur **symptomatischen Therapie** und zu **diagnostischen Zwecken** eingesetzt werden. Arzneimittel dienen zum:
- Verhüten und Heilen von Krankheiten,
- Lindern oder Beseitigen von Schmerzen,
- positiven Beeinflussen von psychischen Zuständen,
- Substituieren von körpereigenen Substanzen,
- Diagnostizieren.

Falsche Dosierungen und Anwendungen von Medikamenten können zu ungewollten schädlichen Wirkungen bis hin zu Vergiftungen führen (○ Abb. 13.9).

Wir streben mehr danach, Schmerzen zu vermeiden als Freude zu gewinnen.
Sigmund Freund

○ **Abb. 13.9.** Anwendungsfehler bei der Medikamenteneinnahme

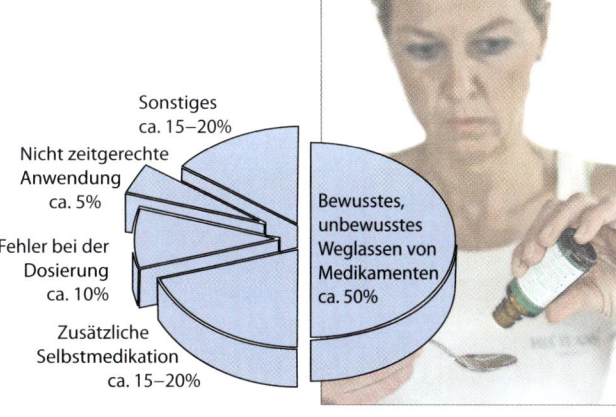

13.8.1 Medikamente – Wirkmechanismen und unerwünschte Wirkungen

Bei der Verabreichung von Arzneien müssen eine Reihe von Mechanismen und **unerwünschten Wirkungen** berücksichtigt werden. Bei der **Resorption** werden die Arzneistoffe in die Blutbahn aufgenommen, im Körper verteilt und an den Ort gebracht, an dem sie wirken sollen. Dabei baut der Körper die Arzneistoffe teilweise um bzw. ab und scheidet sie aus.

Die Arznei- und Applikationsform haben Einfluss auf den **Wirkmechanismus**, wird z. B. ein Medikament oral verabreicht und hat der Patient Durchfall, ist die Menge der resorbierten Arzneistoffe erheblich vermindert.

Arzneimittel werden v. a. über die Niere, teilweise über die Galle mit dem Stuhl und geringfügig über die Haut und die Lunge (z. B. Narkosegase) **ausgeschieden**. Säuglinge und alte Menschen haben andere körperliche Voraussetzungen als ein normaler Erwachsener. Dies muss bei der Dosierung berücksichtigt werden, z. B. ist die Abbauphase bei alten Menschen i. d. R. länger, da die Organfunktionen im Alter nachlassen und somit Leber und Niere langsamer arbeiten.

Erhält ein Mensch gleichzeitig verschiedene Arzneien kann es zu **Wechselwirkungen** kommen, z. B. indem die Wirkung des einen Medikamentes durch ein anderes aufgehoben oder gesteigert wird.

Es gibt Medikamente mit kurzer und langer *Halbwertszeit* (Wirkdauer). Vor allem Medikamente mit langer Halbwertszeit können sich im Körper anreichern, wenn das Medikament schneller zugeführt als es abgebaut wird. Man spricht dann von **Kumulation**. So kann es zu Überdosierungen oder Vergiftungserscheinungen kommen.

Viele Medikamente haben **Nebenwirkungen** (z. B. Müdigkeit durch Antihistaminika). Die Nebenwirkungen und die gewünschte Wirkung müssen gegeneinander abgewogen werden. Dabei ist auch zu berücksichtigen, dass einige Medikamente abhängig machen können und somit ein **Suchtpotenzial** besitzen. Aufgrund der Nebenwirkungen werden Medikamente in der **Schwangerschaft** nur sehr zurückhaltend eingesetzt, um das ungeborene Kind nicht zu gefährden. Die Gefahr der Schädigung ist nicht während der gesamten Schwangerschaft gleich groß. In den ersten 3 Monaten ist besondere Zurückhaltung geboten.

> **Gesundheitsberatung**
> Reagiert jemand auf ein Medikament allergisch, sollte er einen **Allergiepass** bei sich tragen!

Der Begriff der **therapeutischen Breite** bezeichnet den Spielraum zwischen therapeutisch wirksamer und toxischer Dosis.

> Bei der Medikamentenverordnung und Dosierung werden Alter, Zustand (z. B. Schwangerschaft), Gewicht, Funktionsfähigkeit der Organe, kognitive und körperliche Fähigkeiten eines Menschen berücksichtigt. Hinzu kommen Arzneiform, Applikationsform, Wechselwirkungen, Halbwertszeit, Nebenwirkungen und therapeutische Breite.

Die Arzneimittelform und die Applikationsart haben Einfluss auf die Resorption des Wirkstoffs ins Blut. Beide beeinflussen den **Wirkungseintritt** (schnell, verzögert, langsam), die **Wirkungsdauer** (Halbwertszeit) und die **Wirkungsstärke**.

13.8.2 Arzneimittelformen

Arzneimittel gibt es in vielfältigen Formen. Sie können fest, pulverförmig, streichfähig, flüssig oder gasförmig sein (Tabelle 13.3). Zum Teil sind die tatsächlich wirkenden Mittel mit Hilfsmitteln vermischt oder in Flüssigkeiten gelöst, um die Einnahme zu erleichtern.

> Dragees und Kapseln können einen magensaftbeständigen Überzug haben, damit der Wirkstoff den Magen nicht reizen kann oder er nicht durch die Magensäure zerstört wird.

◘ **Tabelle 13.3.** Arzneimittelformen und ihre Applikationsmöglichkeiten

Arzneimittelform	Beschreibung	Applikationsform
Tabletten	Arzneistoffe und Hilfsstoffe als Pulver in gepresster Form	oral
Retard- oder Depottabletten	geben Wirkstoff langsam und gleichmäßig über längeren Zeitraum ab	oral
Snap Tabletten	Oberseite mit Bruchrillen oder -kerben, Unterseite gewölbt, durch Fingerdruck auf Oberseite genau und einfach zu teilen	oral
Brausetabletten	werden in Wasser aufgelöst, leichtere Einnahme und schnellere Wirkung, z. B. Vitamin C	oral
Kautabletten	werden zerbissen, gekaut und geschluckt, gut bei Kindern geeignet	oral
Lutschtabletten	zergehen langsam im Mund, meist mit desinfizierender Wirkung (z. B. Halsschmerztabletten)	oral
Sublingualtabletten	werden unter die Zunge gelegt oder in die Backentasche (Bukkaltablette), der Wirkstoff wird über die Mundschleimhaut resorbiert	oral
Lösungstabletten	dienen der Herstellung von Arzneilösungen, z. B. für Umschläge	lokal
Vaginaltabletten	haben oft eine besondere Form (z. B. zungenförmig), um Verwechslungen mit anderen Tabletten zu vermeiden	vaginal
Dragees	meist ein Wirkstoffkern mit zuckerhaltigem, farbigem Überzug, der das Schlucken erleichtert	oral
Kapseln	– Wirkstoff befindet sich einer Hülle aus Gelatine oder Stärke, die sich i. d. R. im Magendarmtrakt auflöst, – dürfen nicht geöffnet oder zerbissen werden (außer Nitrozerbeißkapseln und teilw. Kapseln in der Kinderheilkunde)	oral
Hartgelatinekapseln	bestehen meist aus 2 ineinander gesteckte Hälften und enthalten Pulver oder Granulat	oral
Weichgelatinekapseln	elastische Gelatinehülle mit öligem oder pastösem Wirkstoff gefüllt	oral
Zerbeißkapseln	meist Weichgelatinekapseln, die zerbissen werden; die Resorption erfolgt sehr schnell über die Mundschleimhaut	oral
Rektal- oder Vaginalkapseln	i. d. R. Weichgelatinekapseln	rektal oder vaginal
Granulat	Wirkstoff in gekörnter Form, in Wasser aufzulösen	oral
Pulver	Wirkstoff in feinpulverisierter Form, meist in Wasser aufzulösen	oral, lokal
Tropfen	– Wirkstoffe in Ethanol oder Wasser, selten in Öl gelöst, nach Anbruch nur begrenzte Zeit (Augentropfen ca. 6 Wochen) verwendbar, – lokal angewendete Tropffläschchen dürfen nur von einer Person benutzt werden, sonst besteht Infektionsgefahr, – der Ethanolgehalt macht die Einnahme für Alkoholiker, Diabetiker und Kinder problematisch!	oral, lokal
Säfte (Sirupe, Oralsuspensionen)	– Wirkstoff befindet sich in einer meist zuckerhaltigen Lösung (z. B. Hustensaft), gut geeignet in der Kinderheilkunde, – Antibiotikasäfte sind oft als sog. Trockensäfte im Handel, vor Gebrauch werden sie mit Wasser aufgefüllt und dann im Kühlschrank gelagert	oral
Zäpfchen (Suppositorium)	– schmelzen bei Körpertemperatur und geben den Wirkstoff frei, – wirken systemisch (z. B. Analgetika) oder lokal (z. B. Hämorrhoidalzäpfchen), – kühl lagern!	rektal oder vaginal

☐ **Tabelle 13.3.** (Fortsetzung)

Arzneimittelform	Beschreibung	Applikationsform
Ovula	Wirkstoff als »gepresstes Pulver« in kugel-, zungen-, torpedo- oder Eiform, mit fast ausschließlich lokaler Wirkung (z. B. zur Empfängnisverhütung)	vaginal
Salben	– Wirkstoff befindet sich in einer fetthaltigen oder fettähnlichen Substanz, zum Auftragen oder Einreiben mit meist lokaler Wirkung, – bei großflächiger Anwendung auf geschädigter Haut kann eine systemische Wirkung auftreten	lokal
Creme	wasserhaltige Salbe	lokal
Paste	Salbe mit hohem Feststoffanteil, wirken aufsaugend und trocknend	lokal

Emulsion	– als Suspension, Hautpflegemittel aber auch in Form von Infusionen,
	– feinste Verteilung einer Flüssigkeit in einer anderen:
	  – Wasser/Öl-Emulsion (winzige Wassertröpfchen werden von einer fetthaltigen Komponente umschlossen). W/O-Emulsionen lassen sich nicht mit Wasser abwaschen,
	  – O/W-Emulsionen (winzige Fetttröpfchen werden von Wasser umschlossen)
		oral, lokal, parenteral

Gel	– Wirkstoff liegt gelöst in einer Substanz aus Gelatine oder anderen Quellstoffen sowie Glycerin und Wasser vor – durch die Verdunstung des Wassers auf der Haut entsteht ein Kühleffekt	lokal
Tinkturen	– alkoholischer Auszug aus pflanzlichen oder tierischen Bestandteilen, – hoher Ethanolgehalt, Vorsicht bei Alkoholikern, Diabetikern und Kindern	oral, lokal
Aerosole	– in Gasen mitschwebende, feinst verteilte nicht gasförmigen Partikel (Flüssigkeiten, Feststoffe), die mit Hilfe eines Zerstäubers auf die Schleimhäute von Nase (z. B. Nasenspray), Mund und Rachen aufgebracht oder eingeatmet werden, – ausschlaggebend ist die Teilchengröße: kleine Teilchen (20–19µm) gelangen bis in die Bronchien, kleinste Teilchen unter 5µm gelangen bis in die Alveolen (▶ Bd. 2, Kap. A6.2), – atemzugauslösende Inhalation (z. B. bei Asthma), Wirkstoff wird bei der Einatmung durch ein Mundstück freigegeben	nasal, oral, pulmonal (durch Inhalation)
Sprays	Pflastersprays oder Sprays zur Wunddesinfektion	lokal
Lösungen	Wirkstoffe in Wasser oder Glycerin gelöst (z. B. Klistiere)	rektal
Parenteralia (Infusions- und Injektionslösungen)	– Infusionen zur Therapie des Flüssigkeitshaushaltes und zur Ernährung, – i. v.-Injektionslösungen haben einen schnellen Wirkungseintritt	i. v., i. m., s. c., i. a., i. p. (intraperitoneal) und weitere parenterale Applikationsformen (▶ unten)
Gase	Stoff ohne bestimmte Form und ohne konstantes Volumen, häufig zur Anästhesie	pulmonal (durch Inhalation)
transdermale Systeme (Pflaster)	Wirkstoff befindet sich in einer Faser oder in einem Membrankissen und wird nach Aufkleben auf die Haut kontinuierlich abgegeben (z. B. Nikotinpflaster)	lokal
Blutpräparate und Blutersatzstoffe	als Ersatz bei Blutverlust (▶ Bd. 2, Kap. L1.2) oder bei der naturheilkundlichen Eigenbluttherapie	i. d. R. i. v., bei Eigenbluttherapie s. c. oder i. m.

13.8 · Medikamentöse Therapie und Impfen

Eine Sonderstellung nehmen Leer- oder Scheinmedikamente, sog. **Placebos** ein. Sie sind ein wirkstofffreies, i. d. R. vom Orginalmedikament nicht zu unterscheidendes Präparat. Placebos werden eingesetzt bei Studien (Blindversuch) oder bei Patienten, die andauernd ohne erkennbare Beschwerden nach Medikamenten verlangen. Der Einsatz von Placebos wird unter Pflegenden sehr kontrovers diskutiert.

13.8.3 Applikationsarten

Ausschlaggebend für die Form der Verabreichung ist, ob die Wirkung systemisch oder lokal erfolgen soll, ob ein rascher oder ein verzögerter Wirkungseintritt oder eine kontinuierliche Wirkung gewünscht ist und wie das Alter bzw. der Zustand des Patienten ist.

Bei der **lokalen Anwendung** wird das Medikament nur in einem begrenzten Bereich (örtlich, lokal) aufgetragen (vgl. Tabelle 13.5). Der restliche Organismus ist von der medikamentösen Wirkung nur wenig betroffen.

Eine **systemische Anwendung** wird durch **enterale** oder **parenterale** Verabreichung erlangt. Dabei wird der Wirkstoff durch Resorption im gesamten Organismus verteilt. Die **enterale** Aufnahme, also über den Verdauungstrakt, erfolgt durch **orale** Aufnahme, z. B. von Tabletten, Säften, Tropfen oder Kapseln, die **linguale** und **sublinguale** Aufnahme über die Zungen- und Mundschleimhaut oder **rektal** durch die Applikation z. B. von Suppositorien in den Mastdarm. Die **parenterale** Arzneimittelaufnahme erfolgt unter Umgehung des Verdauungsapparates. Die Tabellen 13.4 u. 13.5 zeigen parenterale und nichtparenterale Anwendungsformen.

> Dem Geist und dem Magen sollte man nur Dinge zumuten, die sie verdauen können.
> *Winston Churchill*

Tabelle 13.4. Parenterale Applikationsformen

Parenterale Applikationsform (die mit * gekennzeichneten Applikationsarten erfolgen ausschließlich durch einen Arzt)	Beschreibung	Mittel
intramuskuläre Injektion (i. m.)	in einen Muskel	z. B. Analgetika und Depot-Präparate (z. B. ölige Lösungen); Depot-Präparate dürfen nicht i. v. verabreicht werden!
subkutane Injektion (s. c.)	unter die Haut, in die Subkutis	z. B. Insulin
intrakutane Injektion (i. c.)	in die Haut	z. B. Testallergene
intraarterielle Injektion (i. a.) *	in eine Arterie	z. B. Kontrastmittel
intravenös (i. v.)	in eine Vene	Injektionslösung, Infusion, Transfusion (▶ Bd. 2, Kap. L1.2)
intraperitoneal (i. p.)	in die Bauchhöhle	z. B. Dialyseflüssigkeit
intraartikulär *	in ein Gelenk	z. B. Kniegelenk
periartikulär *	in die Umgebung eines Gelenks	z. B. Hüftgelenk
intralumbal *	in die Rückenmarkflüssigkeit	z. B. Lumbalanästhesie
epidural *	in den Spalt über der harten Rückenmarkshaut	z. B. Epiduralanästhesie
intrakardial *	in die Herzkammer	wird nur noch sehr selten angewandt, da risikoreich und kein erhöhter Therapieerfolg nachgewiesen werden konnte

Tabelle 13.5. Nichtparenterale Applikationsformen

Nichtparenterale Applikationsform	Beschreibung	Mittel
epikutan	auf die Haut	z. B. Salben. Nikotinpflaster Resorption durch die Haut
bukkal	in der Wangentasche (zergehen lassen)	z. B. Dragees, Lutschtabletten bei Halsschmerzen (z. B. Dobendan)
sublingual	unter der Zunge (zergehen lassen)	z. B. Nitropräparate bei Angina pectoris
lingual	auf der Zunge (zergehen lassen)	z. B. Halsschmerztabletten
peroral (oral)	über die Schleimhäute von Magen und Darm	am häufigsten Tabletten, Kapseln, Dragees etc.
nasal	auf der Nasenschleimhaut, über die Nase	z. B. Hormone (z. B. Oxytocin)
konjunktival	auf der Bindehaut des Auges	z. B. Augentropfen oder Augensalbe
pulmonal	über die Lunge (über die Bronchial- und Alveolarschleimhaut)	z. B. Asthma-Dosieraerosole
vaginal	über die Vagina	z. B. Ovula, Vaginaltabletten, Vaginalkapseln
rektal	über den Mastdarm	z. B. Zäpfchen, Klistiere

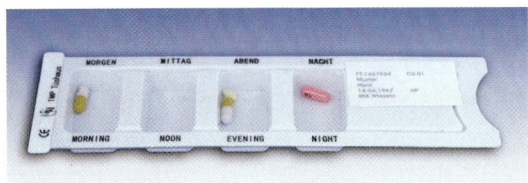

Abb. 13.10. Verschiedene Möglichkeiten, Tabletten zu stellen

13.8.4 Aufgaben des Pflegepersonals – Medikamente richten und verabreichen

Das Richten der Medikamente und größtenteils auch deren Verabreichung erfolgen durch das Pflegepersonal. Beim Richten sind die Regeln zur Hygiene zu berücksichtigen (▶ Kap. 9).

Arbeitsprinzipien

Richten und beschriften
Orale Medikamente werden **gestellt**, d. h. meist in Tagesrationen pro Patient zusammengestellt (◘ Abb. 13.10). Grundsätzlich gilt, dass derjenige, der die Medikamente stellt, sie auch austeilt (▶ unten).

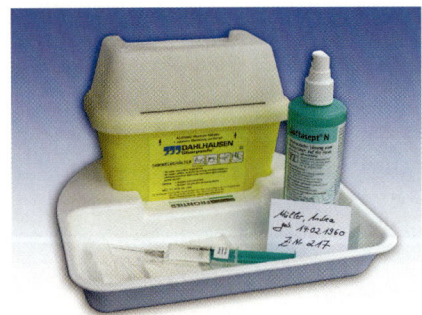

Abb. 13.11. Spritzentablett

Medikamente, zur **Injektion** werden **steril** aufgezogen und möglichst sofort nach dem Aufziehen verabreicht, damit die Wirkung nicht beeinträchtigt wird. Die Aufziehkanüle wird verworfen und durch eine Injektionskanüle ersetzt. Wird das Medikament vom Arzt über eine Venenverweilkanüle oder einen Dreiwegehahn gespritzt, genügt es, die Spritze mit einem Verschlussstopfen zu verschließen.

Spritzen werden auf einem **Spritzentablett** gerichtet, das mit zum Patienten genommen wird (◘ Abb. 13.11). Außer dem aufgezogenen Medikament sind auf dem Tablett ein Hautdesinfektionsmittel und Tupfer bereitzulegen. Injiziert ein Arzt das Medikament, werden die Zimmernummer und der Patientenname auf dem Tablett angegeben. Um **Verwechslungen** bei mehreren Spritzen zu vermeiden, bleibt die leere Ampulle neben der aufgezogenen Spritze stehen. Sicherer ist es, die Spritzen zu beschriften bzw. mit Aufklebern zu versehen.

Intravenöse Medikamente verabreicht i. d. R. der Arzt. Ausnahmen können auf Intensivstationen oder in der Anästhesieabteilung vorkommen.

Beim Herstellen von **Lösungen** oder Anstechen von Stechampullen zur Mehrfachentnahme müssen die Behältnisse mit dem **Datum** der Herstellung bzw. des Anbruchs versehen werden, damit die Wirksamkeit und die Haltbarkeit (▶ unten) nachvollzogen werden kann. Die Wirksamkeit von frisch zubereiteten Medikamenten, z. B. Antibiotika, verfällt bereits innerhalb weniger Stunden. Hier sind die Angaben im Beipackzettel zu beachten. Vor allem beim Mischen von Medikamenten ist auf **Wechselwirkungen** zu achten.

Werden Infusionen **Medikamente** zugesetzt, sind diese gut sichtbar auf der Infusionsflasche zu **dokumentieren**, dies geschieht am besten mit einem Aufkleber. Genauso wird mit Lösungen z. B. für Injektionspumpen oder Magensonden verfahren.

Vertragen sich Medikamente nicht, kann es zu Kristallbildungen oder Ausflockungen kommen. Sie dürfen nicht mehr gegeben werden bzw. deren Verabreichung muss sofort unterbrochen werden.

Richtig dosieren

Die Dosis für ein Medikament gibt der **Arzt** schriftlich an (▶ auch Kap. 6.5.2). Die angegebene Medikamentendosis gilt je nach Anordnung einmalig oder längerfristig für die Tagesmedikamente. Eine **Bedarfsmedikation** wird oft bei Schlafstörungen oder Schmerzen angeordnet. Äußert der Patient entsprechende Beschwerden, entscheidet die betreuende Pflegeperson über die Gabe des Medikaments.

> **Insidertipp**
> Bei der Bedarfsmedikation muss vor der Verabreichung in aller Regel nicht mit dem Arzt Rücksprache genommen werden, außer der Zustand des Patienten hat sich verändert.

Säfte, die mit einem Löffel verabreicht werden, oder Tropfen können oft nicht ganz exakt dosiert werden. Je nach Konsistenz der Flüssigkeit oder Art des Tropfenzählers variiert die Menge leicht. Als **Richtwerte** gelten:
- 1 Esslöffel entspricht ca. 15 ml,
- 1 Kinder- oder Dessertlöffel entspricht ca. 10 ml,
- 1 Tee- oder Kaffeelöffel entspricht ca. 5 ml,
- 20 Tropfen entsprechen ca. 1 ml (nach dem europäischen Arzneibuch mit einem Normaltropfenzähler gemessen).

Vergleichen und delegieren

Medikamente müssen immer unter voller Konzentration gerichtet und verabreicht werden. Hier ist es besser, einmal zuviel als einmal zu wenig hinzuschauen. Vor dem Verabreichen beim Patienten wird verglichen: **richtiges Medikament, richtiger Patient** (▶ Kap. 6.5.2, ◻ Abb. 6.5)?

Die Medikamentengabe darf vom Pflegepersonal nur an Personen delegiert werden, bei denen sicher ist, dass sie die Aufgabe verstanden haben und sie in der Lage sind, sie richtig auszuführen.

Erklären und unterstützen

Vor der Verabreichung wird dem Patienten erklärt, **welches Medikament** er bekommt und **wie** es verabreicht wird (z. B. bei Injektionen). Nimmt ein Patient seine Medikamente selbst ein, muss überprüft werden, ob er **kognitiv** dazu in der Lage ist und ob er die **körperlichen Fähigkeiten** dazu hat (kann er z. B. die Packung öffnen?). Der korrekte Umgang mit Brausetabletten, Vaginaltabletten o. Ä. wird erläutert, da viele Patienten davon ausgehen, dass sie geschluckt werden müssen. Ältere Menschen benötigen mitunter Hilfe, da sie oft unter starkem Tremor leiden, so dass sie vielleicht Säfte verschütten oder Tabletten nicht aus der Blisterpackung drücken können.

Manchen Menschen können Tabletten nur **schwer schlucken**. Solchen Menschen wird manchmal schlecht dabei oder sie haben Angst zu ersticken. In solchen Fällen sollte die Möglichkeit einer anderen Applikationsart abgeklärt werden. Teilweise kann es auch helfen, die Medikamente mit breiigen Nahrungsmitteln einzunehmen.

Kontrollieren und dokumentieren
Es gibt Patienten, die ihre Medikamente **nicht einnehmen wollen**. Pflegende sollten so lange bei ihnen bleiben, bis sie die Medikamente geschluckt haben. Vor allem bei psychiatrischen Patienten kann es sinnvoll sein, die Backentaschen auf nicht geschluckte Medikamente hin zu inspizieren. Auch der Nachttisch sollte ab und zu auf das Sammeln von Medikamenten hin kontrolliert werden. **Verweigert** ein Patient die Einnahme, werden die Medikamente wieder mit aus dem Zimmer genommen, und es wird zu einem späteren Zeitpunkt noch einmal probiert. Sollte diese Maßnahme keinen Erfolg haben, wird der Arzt verständigt.

Kleine **Kinder** nehmen manchmal ihre Medikamente nicht, da diese oft nicht gut schmecken. Teilweise verweigern sie sich schon, wenn sie nur die Medikamentenschachtel sehen. Hier ist es z. B. sinnvoll, die Medikamente ggf. zu zermörsern und mit Pudding oder Joghurt zu geben. Dabei muss jedoch vorher mit dem Apotheker abgeklärt werden, ob dadurch die Wirksamkeit des Medikamentes herabgesetzt wird.

> Kinder werden grundsätzlich bei der Medikamenteneinnahme beaufsichtigt.

Verabreichte **Einzeldosen** werden mit **Dosis** und **Uhrzeit** der Gabe in das Dokumentationssystem eingetragen. Die **fortlaufende Medikation** wird in der Kurve täglich weitergeführt, abgesetzte Medikamente werden durch den Arzt kenntlich gemacht (Abb. 13.12). **Beobachtungen**, wie Unverträglichkeitsreaktionen, ungenügende Wirksamkeit (z. B. bei Schmerzmitteln), Einnahmeverweigerung oder Erbrechen bzw. Durchfall (zu schnelle Ausscheidung von Medikamenten und damit Wirkungsverlust), werden an den **Arzt** weitergegeben und in das Dokumentationssystem eingetragen.

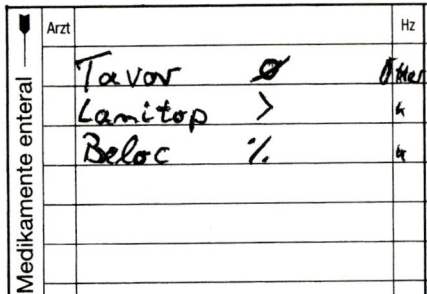

 Abb. 13.12. Zeichen für abgesetzte Medikamente

13.8.5 Impfstoffe und Seren

Impfstoffe werden in Lebend- und Totimpfstoffe eingeteilt. Sie dienen der aktiven Immunisierung. Immunseren und Immunglobuline dienen der passiven Immunisierung.

Impfstoffe

Impfstoffe (Vakzine, Seren) zur aktiven Immunisierung werden aus lebenden oder toten Keimen (Bakterien oder Viren) hergestellt. **Lebendimpfstoffe** bestehen aus speziell gezüchteten Keimen, die weniger virulent (krankheitserregend) sind. Sie sind sehr **temperaturempfindlich** und müssen daher in einer lückenlosen Kühlkette transportiert werden. Wurde die Kühlkette unterbrochen, muss der Impfstoff verworfen werden. **Totimpfstoffe** sind inaktivierte Keime.

Aktive Impfstoffe werden auch aus entgifteten Toxinen der Erreger (Toxoid-Impfstoffe) oder aus Teilen von Antigenen hergestellt (Spaltimpfstoffe).

Es stehen **Einzelvakzine** oder **Mischpräparate** in Form von 2er- (z. B. Diphtherie und Tetanus), 3er- (z. B. Diphtherie, Keuchhusten, Tetanus oder Masern, Mumps, Röteln) oder 5er-Kombinationen (Diphtherie, Keuchhusten, Tetanus, Haemophilus influenzae Typ b, Poliomyelitis) zur Verfügung. Beim 6fach-Präparat ist noch der Hepatitis-B-Impfstoff integriert. Die Krankheiten, gegen die aktiv immunisiert werden kann, sind in Tabelle 13.6 aufgeführt.

Wenn du deine Gaben weise eingesetzt werden sie sich vergrößern.
Chinesisches Sprichwort

13.8 · Medikamentöse Therapie und Impfen

Tabelle 13.6. Erkrankungen bei denen eine aktive Immunisierung möglich ist (die Applikationsart ist vom Impfstoff und Hersteller abhängig)

Erkrankung	Bemerkung	übliche Applikation
Cholera	Impfung bietet keinen vollständigen Schutz	s. c. in den Unterarm
Diphtherie	erfolgt meist im Säuglingsalter gemeinsam mit Tetanus etc.; Erwachsene sollten alle 10 Jahre auffrischen	i. m.
FSME	Frühsommer-Meningoenzephalitis, »Zeckenenzephalitis«	i. m.
Gelbfieber	Impfung durch Tropeninstitute oder Tropenmediziner, hält 11 Jahre	s. c.
Hepatitis A	Auffrischung nach 6 Monaten, bietet dann einen Schutz für 10 Jahre	i. m. Schultermuskel
Hepatitis B	▶ Hepatitis A, es gibt auch Kombinationsimpfstoffe zum Schutz vor Hepatitis A und B	i. m. Schultermuskel
HIB	Haemophilus influenza B	i. m.
Keuchhusten	zur Schließung von Impflücken bei Kindern ab 15 Monaten bis zu 6 Jahren	i. m.
Kinderlähmung	geimpfte Person scheidet Virus einige Tage aus und kann Umgebung kontaminieren Kühlkette beachten!	meist oral als sog. Schluckimpfung i. m.
Masern	erfolgt meist im Säuglingsalter gemeinsam mit Mumps und Röteln; Auffrischungen beim Erwachsenen sind nicht nötig Kühlkette beachten!	i. m.
Mumps	▶ Masern, Kühlkette beachten!	i. m.
Röteln	keine aktive Impfung während der Schwangerschaft! ▶ Masern, Kühlkette beachten!	i. m.
Tetanus	Auffrischimpfungen möglichst nicht öfter als alle 10 Jahre	i. m.
Typhus abdominalis	keine gleichzeitige Einnahme von Antibiotika oder Sulfonamiden! Kühlkette beachten!	oral als sog. Schluckimpfung, auch parenteral möglich
Tollwut	Impfung auch nach Kontakt mit tollwutverdächtigem Tier zu empfehlen	i. m.
Tuberkulose	i. d. R. nur bei Neugeborenen	i. m.
Virusgrippe	Impfstoff wird jedes Jahr den neuesten Empfehlungen der WHO angepasst	i. m. Schultermuskel
Windpocken	für Patienten mit Immundefekten	i. m.

Immunglobuline und Immunseren

Immunglobuline sind Blutbestandteile, die durch bestimmte Methoden von den übrigen Plasmaproteinen abgetrennt werden. Sie besitzen ein breit gefächertes Anitkörperspektrum und werden deshalb oft zur Substitutionsbehandlung (Ersatzbehandlung) bei Immundefekten eingesetzt. Außerdem nutzt man sie zur Vorbeugung vor bestimmten Erkrankungen, z. B. Hepatitis A. Immunseren sind jedoch wirksamer.

Immunseren gewinnt man von Menschen (homologe Seren) oder von Tieren (heterologe Seren), die durch Erkrankung oder Impfung besonders viele Antikörper gegen eine bestimmte Krankheit gebildet haben (sog. Hyperimmunglobuline). Sie werden bei Personen angewandt, die einen entsprechenden Kontakt hatten, z. B. nach einem Zeckenbiss.

Außerdem gibt es Immunseren gegen bestimmte Schlangen- oder Skorpiongifte. Krankheiten, die passiv immunisiert werden können, sind in ◘ Tabelle 13.7 dargestellt.

Tabelle 13.7. Krankheiten, gegen die passiv immunisiert werden kann

Erkrankung	Bemerkungen
Botulismus	Nahrungsmittelvergiftung mit Clostridium botulinum, meist durch unzureichend konservierte Fisch-, Fleisch- oder Gemüsekonserven; 5–10 min Kochen zerstört den Erreger (jedoch nicht das bereits produzierte Gift)
Cytomegalie-Virus	Übertragung durch Tröpfchen oder Schmierinfektion, Virus bleibt meist lebenslang im Körper ohne Symptome zu verursachen
Diphtherie	ansteckende Infektionskrankheit durch Tröpfchen- oder Schmierinfektion, Virus bleibt meist lebenslang im Körper ohne Symptome zu verursachen
FSME	Frühsommer-Meningoenzephalitis, »Zeckenenzephalitis«
Hepatitis A	Leberentzündung, Übertragung des Hepatitis-A-Virus meist über die Nahrung
Hepatitis B	Leberentzündung, Übertragung des Hepatitis-B-Virus meist parenteral
Rh-Inkombatibilität	Immunglobuline verhindern die Sensibilisierung gegen den Rhesusfaktor, rhesus-negative Frauen, die ein rhesus-positives Kind empfangen haben
Röteln	durch Rötelnvirus verursachte Infektionskrankheit, nach durchgemachter Erkrankung lebenslange Immunität
Tetanus	Tetanusbazillus (Clostridium tetani) setzt in Wunden große Mengen Toxine frei
Tollwut	Tollwut-Virus (Lyssa-Virus), meist übertragen durch Biss eines tollwütigen Tieres
Windpocken/Gürtelrose	sehr ansteckende Infektionskrankheit durch das Varicella-Zoster-Virus

13.8.6 Impfen

Das Impfen bewirkt eine Reifung des Immunsystems und damit als **präventive Maßnahme** einen Schutz vor Infektionskrankheiten, z. B. vor den allgemein bekannten »Kinderkrankheiten«, Mumps, Masern oder Röteln (▶ auch Bd. 3, Kap. I2). Die Reaktionen des Immunsystems auf Impfstoffe führt zur gleichen **Antikörperbildung** (spezifische Antikörper) wie nach einer durchgemachten Infektionskrankheit. Man spricht daher auch von einer **Immunisierung**. Ob eine Immunisierung besteht, kann durch eine **Titerbestimmung** im Blutserum ermittelt werden.

> Jede Impfung ist eine künstlich abgeschwächte Erkrankung, die häufig zu leichten, kurzdauernden Symptomen führt. Schwere Nebenwirkungen sind selten.

Vorsorge verhütet Nachsorge.
Deutsches Sprichwort

Neben der personenbezogenen Vorsorge dient eine hohe Durchimpfungsrate der Bevölkerung der **Volksgesundheit**. Epidemien werden dadurch verhindert und gefürchtete Seuchen, wie Pocken, können durch weltweite Impfprogramme ausgerottet werden. So hat sich die Weltgesundheitsorganisation (WHO) zum Ziel gesetzt, auch andere Krankheiten auszumerzen, allen voran Poliomyelitis (Kinderlähmung) und Masern. In Europa ist durch die Eliminierung der Poliomyelitis (Juni 2002) ein 1. Teilziel bereits erreicht.

In **Deutschland** liegen Impfungen in der Entscheidungsverantwortung eines jeden Einzelnen, es besteht **keine Impfpflicht**. Impfempfehlungen werden von Gesundheitsbehörden der Länder bzw. des Bundes ausgesprochen.

Die meisten Impfungen erfolgen entsprechend des Standardimpfkalenders beim Kinderarzt bzw. beim Hausarzt. Spezielle Impfungen, z. B. gegen tropische Krankheiten, sind bei Tropeninstituten oder bei niedergelassenen Tropenmedizinern möglich. Die **Kosten** der regulären Impfungen trägt die Krankenkasse, bei dienstlichen Fernreisen der Arbeitgeber und bei Urlaubsreisen die reisende Person selbst.

Bei bestehenden Infekten sollte nicht geimpft werden, da der Körper abwehrgeschwächt ist und die Krankheit, gegen die geimpft wird, ausbrechen könnte.

13.8 · Medikamentöse Therapie und Impfen

Die häufigste Impfung im Krankenhaus dürfte die passive und aktive Tetanusimmunisierung sein, die meistens vom Pflegepersonal vorgenommen wird.

> Für Krankenhauspersonal steht die Hepatitis-A- und Hepatitis-B-Impfung im Rahmen des Arbeitsschutzes und der Fürsorgepflicht des Arbeitgebers durch den Personalarzt zur Verfügung.

Bei der **aktiven Immunisierung** werden oral oder parenteral **Impfstoffe** (▶ oben) in den Körper eingebracht. Der Organismus bildet daraufhin entsprechende Antikörper gegen die jeweilige Erkrankung. Die Immunisierung hält i. d. R. einige Jahre und kann dann durch eine erneute Impfstoffgabe wieder aufgefrischt werden.

Bei der **passiven Immunisierung** erhält der Mensch Antikörper, sog. Immunglobuline (Eiweißstoffe) oder Immunseren direkt in den Körper. Der Organismus braucht keine eigenen Antikörper zu bilden. Die Immunisierung bietet einen sofortigen Schutz, ist aber nur kurzzeitig wirksam, da der Organismus die Immunglobuline wieder abbaut.

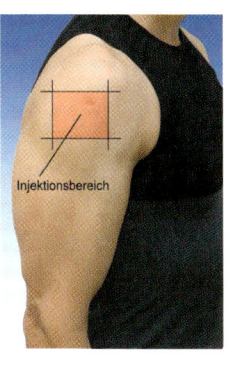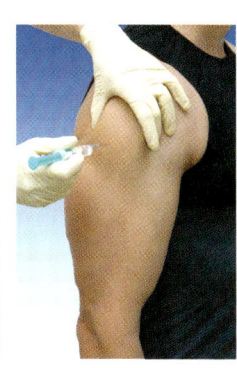

Abb. 13.13. Injektionsstelle am Oberarm zur i. m.-Injektion beim Impfen

Arbeitsprinzipien ▶ Impfstoffe sind sehr empfindlich. Sie dürfen nicht mit Desinfektionsmitteln in Berührung kommen. Desinfizierte Stechampullen und die Haut des Patienten müssen vor dem Einstechen der Nadel an der Luft abgetrocknet sein. Die Injektionskanüle darf außen nicht mit dem Impfstoff benetzt sein, sonst könnte der Einstich schmerzhaft sein und es könnte zu Reizungen am Stichkanal kommen. Daher wird auch bei der Impfung selbstverständlich die Aufziehkanüle durch eine Injektionskanüle ersetzt.

Bei der i. m-Injektion wird der M. deltoideus am Oberarm bevorzugt (◘ Abb. 13.13). Ist dieser nicht genügend ausgebildet, kann in den M. vastus lateralis am Oberschenkel injiziert werden (▶ Bd. 2, Kap. S3.2).

Die Impfung wird im **Impfausweis** mit Chargennummer, Bezeichnung des Impfstoffes (Handelsname), Impfdatum, Krankheit, gegen die geimpft wurde, Stempel und Unterschrift des Arztes oder der ausführenden Person dokumentiert.

> Die Charge bezeichnet die jeweils in einem einheitlichen Herstellungsgang erzeugte Menge eines Arzneimittels.

Bei Verabreichung von heterologen Seren besteht die Gefahr eines anaphylaktischen Schocks!

13.8.7 Haltbarkeit und Lagerung von Medikamenten

Entsprechend des Arzneimittelgesetzes sind Medikamente mit einem **Haltbarkeitsdatum** (Verfallsdatum) versehen. Dieses Datum bezieht sich nur auf das original verpackte Medikament. Die Haltbarkeit nach dem Öffnen der Verpackung (z. B. Tropfenfläschchen) ist meist im Beipackzettel angegeben. Sind dort keine Angaben zu finden, ist das angebrochene Medikament nach 4–6 Wochen zu entsorgen.

Es ist nicht genug zu wissen, man muss es auch anwenden.
Deutsches Sprichwort

> **Insidertipp**
> Das Öffnungsdatum muss auf der Packung vermerkt werden, damit die Haltbarkeitszeit kontrolliert werden kann.

Ein Medikament darf i. d. R. **bei Veränderungen** von Konsistenz, Form, Farbe und Geruch **nicht** mehr **verabreicht** werden, außer dies wird vom Hersteller ausdrücklich als unbedenklich be-

Tabelle 13.8. Besondere Lagerungsbedingungen für bestimmte Medikamente oder Arzneistoffe

Ort	Arzneimittel	Temperatur	Bemerkungen
Medikamentenkühlschrank	Impfstoffe, Insuline, Vitamine, einige Zytostatika Herstellerhinweise beachten	2–8°C	Nahrungsmittelkühlung nicht erlaubt, regelmäßige Temperaturüberwachung
Blutkühlschrank	Blutkonserven und Blutbestandteile	2–8°C	spezielles erschütterungsfreies Kühlgerät, regelmäßige Temperaturüberwachung
Tiefkühlschrank	Freshfrozen Plasma (FFP)	−18°C	regelmäßige Temperaturüberwachung
kühler Ort (fern von Wärmequellen) und dunkel	feuergefährliche Stoffe, wie Alkohol und Wundbenzin (durch Flammensymbol auf der Flasche gekennzeichnet)	Raumtemperatur	

schrieben. **Verfallene** und unbrauchbar geworden **Medikamente** (z. B. nach Überwärmung) dürfen nicht in den normalen Abfall bzw. in den Abfluss gekippt werden, sondern gehen zurück in die **Apotheke** und werden dort entsorgt.

Generell sind Arzneimittel übersichtlich und unter **Verschluss** zu lagern. Ein geöffneter Medikamentenschrank muss beaufsichtigt sein. Die Sortierung der Medikamente z. B. nach Arten und Alphabet unterliegt keiner speziellen Regelung. Neu gelieferte Medikamente werden hinter vorhandene Bestände gestellt (»first in, first out«). Alle Medikamente verbleiben so lange in ihrer Originalverpackung, bis sie aufgebraucht sind. **Betäubungsmittel** werden getrennt von den anderen Arzneimitteln und ebenfalls unter Verschluss aufbewahrt.

Die meisten Medikamente können bei **Raumtemperatur (18–24°C)** gelagert werden, wobei der Herstellerhinweis auf der Verpackung zu berücksichtigen ist. Einige Medikamente müssen besonders gelagert werden (Tabelle 13.8).

13.9 Medizinische Funktionsdiagnostik

13.9.1 Lungenfunktionsdiagnostik

Der Begriff Lungenfunktionsdiagnostik fasst die Untersuchungen zur Leistungsfähigkeit der Atemwege und der Lunge zusammen. Dazu gehören z. B.:
- **Diffusionskapazitätsmessung:** Die Diffusionskapazität bezeichnet die Menge Sauerstoff, die pro Einheit O_2-Druckdifferenz zwischen Alveole und Kapillare und pro Zeiteinheit aus allen belüfteten Lungenarealen vom Alveolarraum bis zum Hämoglobin des Erythrozyten gelangt. Bei der Messung wird nach maximaler Ausatmung ein CO-Helium-Luft-Gemisch eingeatmet und nach 10 Sekunden Apnoe ausgeatmet. Kohlenmonoxid (CO) diffundiert sehr schnell ins Blut. Berechnet wird die CO-Leitfähigkeit der alveolokapillären Membran.
- **Spirometrie:** Bei zugeklemmter Nase werden über ein Mundstück, verbunden mit einem Messsystem, die atemabhängigen Lungenvolumina bestimmt:
  - **Atemzugvolumen (VT):** in Ruhe bei einem Atemzug ein- bzw. ausgeatmetes Volumen.
  - **Inspiratorisches Reservevolumen (IRV):** Volumen, das nach einer normalen Inspiration (Einatmung) noch eingeatmet werden kann.
  - **Exspiratorisches Reservevolumen (ERV):** Volumen, das nach einer normalen Exspiration (Ausatmung) noch eingeatmet werden kann.

- **Vitalkapazität (VC):** Volumen, das nach maximaler Exspiration maximal eingeatmet werden kann.
- **Sekundenkapazität (FEV)** oder **Tiffeneau-Test:** Volumen, das maximal in einer Sekunde ausgeatmet werden kann.

Diese Tests, auch kleine Lungenfunktion genannt, geben bereits Aufschluss darüber, ob krankhafte Veränderungen der Lungenfunktion vorliegen. Die Medikamentenwirkung z. B. von Bronchodilatatoren kann bei der Spirometrie kontrolliert werden. Umfassendere Verfahren sind die Bodyplethysmographie und die Spiroergometrie.

Bodyplethysmographie

Die Bodyplethysmographie ermöglicht eine klare Unterscheidung zwischen obstruktiven und restriktiven Ventilationsstörungen.

Der Patient sitzt dabei in einer geschlossenen Kabine und atmet wie bei der Spirometrie über ein Mundstück, verbunden mit einem Messsystem. Die Atembewegungen werden durch die Druckveränderungen in der geschlossenen Kabine registriert und über einen Computer aufgezeichnet. Um den **Alveolardruck** zu messen, atmet der Patient gegen das verschlossene Mundstück. Der Druck, der in der Mundhöhle entsteht, ist identisch mit dem Alveolardruck (ein weiterer Parameter zur Ermittlung der totalen Lungenkapazität). Außerdem können Aussagen zum Atemwegwiderstand getroffen werden. Nach Verabreichung z. B. von Bronchodilatatoren, kann auch hier die Wirkung des Medikaments kontrolliert werden.

Spiroergometrie

Die Spiroergometrie ist die komplette Untersuchung der **Leistungsfähigkeit von Herz und Lunge bei** gezielter **zunehmender Belastung** (z. B. auf dem Fahrrad-Ergometer). Während der ca. 30-minütigen Untersuchung werden alle Herz- und Kreislaufparameter (Puls, Blutdruck, EKG) überwacht und aufgezeichnet. Über ein Mundstück oder eine Atemmaske, angeschlossen an ein Messsystem, werden Atemfrequenz, Atemzugvolumen, Sauerstoffaufnahme (O_2), Kohlendioxidabgabe (CO_2) und das EKG ermittelt. Während der Untersuchung werden häufig **Blutgasanalysen** vorgenommen. Dazu ist ein arterieller Zugang notwendig (▶ Kap. 19).

13.9.2 Funktionsprüfung der Herztätigkeit

Mit etwa 60–80 Schlägen pro Minute und einem Schlagvolumen von ca. 60–70 ml pumpt das Herz das Blut über die Aorta durch den Körper. Während eines Herzschlags finden die Diastole (Füllungsphase) und die Systole (Austreibungsphase) statt. Der Herzrhythmus wird durch das Reizleitungssystem im Herzen gesteuert. Die Ausbreitung der Impulse über das Reizleitungssystem lassen sich im Elektrokardiogramm (EKG) aufzeichnen.

Das **Schreiben des EKGs** kann vom Arzt wie auch vom Pflegepersonal erfolgen (▶ Bd. 3, Kap. H3.4). In internistischen Abteilungen, v. a. auf kardiologischen Stationen und Intensiveinheiten, übernimmt diese Aufgabe häufig das Pflegepersonal.

Das Elektrokardiogramm

Das EKG-Gerät misst und analysiert **elektrische Signale**, die über Elektroden an Armen, Beinen und Brustkorb des Patienten mit 12 EKG-Ableitungskanälen vom Gerät registriert und aufgezeichnet werden. Die vom Gerät erfassten Impulse werden in Wellen und Zacken umgewandelt

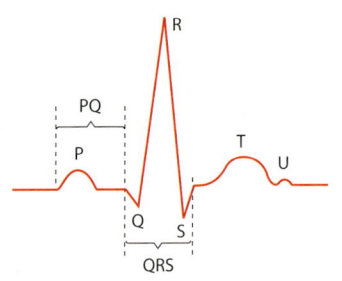

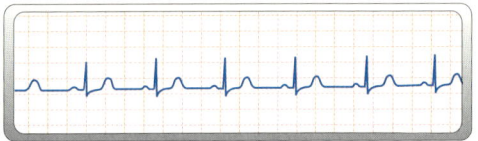

Abb. 13.14. EKG-Streifen mit Bezeichnung der Wellen und Zacken

und ausgedruckt. Die Wellen und Zacken werden mit den Buchstaben P, Q, R, S, T benannt (Abb. 13.14):
- **P-Welle**: Impuls befindet sich in den Vorhöfen,
- **Q-Zacke, R-Zacke, S-Zacke** (QRS-Komplex): Impuls befindet sich in den Kammern,
- **T-Welle**: Rückbildung der Erregung.

Das EKG ist heute eine Standarduntersuchung, z. B. bei jedem Patienten im Rahmen der Anästhesievorbereitungen. In der kardiologischen Diagnostik werden verschiedene elektrographische Untersuchungen eingesetzt:
- **Ruhe-EKG**: kurze Aufzeichnungszeit am liegenden Patienten.
- **Belastungs-EKG**: kurze Aufzeichnung erfolgt unter Belastung (z. B. Rad fahren). Bei dieser Untersuchung sollte immer ein Arzt in Reichweite sein. Nicht jeder Patient verträgt die Belastung und reagiert evtl. mit Atemnot oder einem Angina-pectoris-Anfall.
- **24-Stunden-EKG** (Langzeit-EKG): Die EKG-Aufzeichnung erfolgt kontinuierlich über 24 Stunden und wird z. B. auf einem Magnetband gespeichert. Der Patient muss über 24 Stunden seinen **Tagesablauf schriftlich fixieren**, damit ggf. ungewöhnliche Werte durch entsprechende Tätigkeiten erklärt werden können.

Die 24-Stunden-Blutdruckmessung

Eine weitere Maßnahme zur Erkennung von Herz- und Kreislauferkrankungen ist die **24-Stunden-Blutdruckmessung**, z. B. bei Hypertonie (▶ Bd. 3, Kap. D2.6.1). Sie wird ebenfalls auf einem Bandgerät aufgezeichnet. Die Messung erfolgt, indem eine Blutdruckmanschette automatisch (meistens im 10-Minuten-Rhythmus) aufgepumpt wird. Viele Patienten empfinden diese Messmethode als unangenehm und fühlen sich in ihrem Schlaf gestört. Der Patient muss wie beim 24-Stunden-EKG seinen **Tagesablauf schriftlich fixieren.**

Aufgaben des Pflegepersonals

Spezielle Vorbereitungsmaßnahmen, außer den organisatorischen Aufgaben für die Pflegenden, fallen bei diesen Diagnostikverfahren nicht an.

Bei Langzeit-EKG und 24-Stunden-Blutdruckmessung überprüft das Pflegepersonal den **korrekten Sitz** der **Elektroden** bzw. der **Manschette**. Bei Bedarf leistet die Pflegende Hilfestellung beim Be- und Entkleiden. Für die Nacht kann nach Rücksprache mit dem Arzt das Intervall der Blutdruckmessung vergrößert werden. Kann ein Patient den Tagesablauf nicht selber aufschreiben, übernimmt das Pflegepersonal diese Aufgabe.

Nach einem Belastungs-EKG wird der Patient noch kurzzeitig beobachtet. Nach 20–30 Minuten und nach ca. 1 Stunde erkundigt sich die Pflegende nach seinem Befinden.

13.9.3 Funktionsprüfung von Gehirn- und Nervenfunktion

Die Überprüfung von Gehirn und Nerven erfolgt meist in speziellen Abteilungen. Einige Untersuchungen können jedoch auch auf Station erfolgen (z. B. das EEG). Im Folgenden sind entsprechende basisdiagnostische Maßnahmen aufgeführt.

> Das Leben verlangt nicht, dass wir die Besten sind, sondern nur, dass wir unser Bestes tun.
> *Deutsches Sprichwort*

Elektroenzephalographie (EEG)

Mit einem Elektroenzephalographen werden bioelektrische Potenzialschwankungen gemessen und aufgezeichnet, um den aktuellen **Zustand der Hirnfunktionen** zu dokumentieren. Dies kann entweder unter Ruhe (Ruhe-EEG) oder unter bestimmten Reizen (z. B. Schmerzreize) geschehen. Die Ableitung erfolgt normalerweise über aufgeklebte Oberflächenelektroden.

EEG-Veränderungen können durch Stoffwechselstörungen (z. B. Hypoxie, Hypo- bzw. Hyperkapnie, Hypothermie oder Hypoglykämie) und dadurch bedingte Veränderungen der Zellfunktionen entstehen. Auch Medikamente (z. B. Psychopharmaka) und organische Schädigungen (z. B. Gehirnblutung, Schlaganfall) führen zu EEG-Veränderungen.

Bei Anfallsleiden ist das EEG eines der wichtigsten Diagnostikmittel und unverzichtbar zur Therapieüberwachung.

Elektromyographie (EMG)

Bei dieser Untersuchung werden die **Aktionspotenziale der quergestreiften Muskulatur** abgeleitet und aufgezeichnet. Über eingestochene Nadelelektroden oder Oberflächenelektroden, wird das Verhalten des Muskels auf Reize und in Ruhe beobachtet.

Elektroneurographie (ENG)

Mit dem ENG wird die Geschwindigkeit, mit der ein Nerv elektrische Signale weiterleitet (sog. **Nervenleitgeschwindigkeit**), und die **Stärke der Muskelkontraktion** durch elektrische Nervenreizung gemessen.

Aufgaben des Pflegpersonals

Im Allgemeinen ergeben sich außer den organisatorischen Aufgaben bei diesen Untersuchen keine weiteren pflegerischen Maßnahmen zur Vorbereitung oder Nachsorge. Findet ein **EEG auf Station** statt, sollte der Patient nicht gestört oder berührt werden, da sich dadurch die Werte verändern können. Besonderheiten werden der medizinisch-technischen Assistentin mitgeteilt (z. B. wenn der Patient hustet oder das Bett durch Anstoßen erschüttert wird).

13.10 Punktionen und Biopsien

Punktionen dienen zu diagnostischen und therapeutischen Zwecken, Biopsien dienen ausschließlich der Diagnostik. Beide Maßnahmen können **blind** oder besser **unter Sicht** (sonographisch, röntgenologisch oder endoskopisch) erfolgen, um Komplikationen (z. B. Organverletzungen) zu vermeiden. Häufige Punktionen und Biopsien sind in ◘ Tabelle 13.9 aufgelistet.

13.10.1 Punktionen

Punktionen erfolgen durch spezielle Hohlnadeln, die mit einem Mandrin ausgerüstet sein können. Diese Nadeln werden in Gefäße, Organe oder Hohlräume eingeführt. Auf diese Weise können physiologische **Flüssigkeiten** (z. B. Blut, Liquor oder Knochenmark), **Ergüsse**, die unter pathologischen Bedingungen entstanden sind (z. B. Aszites), und **Gewebe** entnommen werden.

Bei Ergüssen unterscheidet man das Exsudat vom Transsudat. Das **Exsudat** entsteht meist aufgrund einer **Entzündung**, ist trübe und wird nach den Bestandteilen als hämorrhagisch, fibrinös, serös oder eitrig bezeichnet. Das **Transsudat** ist eine seröse, fibrinogenfreie, zell- und

Tabelle 13.9. Häufige Punktionen und Biopsien

Punktionen	Biopsien
– Venenpunktion zur Blutentnahme, Medikamentengabe etc. (▶ Bd. 2, Kap. L1.2) – Arterienpunktion zur Blutgasanalyse – Sternal- und Beckenkammpunktion zur Knochenmarkdiagnostik (▶ Bd. 3, Kap. M3.5) – Perikardpunktion bei Perikarderguss (▶ Bd. 3, Kap. H3.5) – Brustdrüsenfeinnadelpunktion bei V. a. Mammakarzinom – Aszitespunktion bei Leberzirrhose zur Entlastung und Diagnostik (▶ Bd. 3, Kap. V2.3.15) – Subokzipitalpunktion (Zisternenpunktion, Einstich etwa in Höhe des 2. Halswirbels) zur Liquorgewinnung – Lumbalpunktion zur Liquorgewinnung (▶ Bd. 2, Kap. I2, Tab. I2.8) – Kniegelenkpunktion bei Gelenkerguss, Applikation von Medikamenten (▶ Bd. 3, Kap. M3.5.1) – Pleurapunktion bei Pleuraerguss (▶ Bd. 3, Kap. A6.8) – Hautpunktion (zwangsläufig bei allen Punktionen)	– Nierenbiopsie bei V. a. Glumerulopathie – Magenbiopsie bei Magengeschwür, V. a. Magenkrebs (▶ auch Kap. 15) – Darmschleimhautbiopsie bei V. a. Darmkrebs (▶ auch Kap. 15) – Muskelbiopsie bei Muskelerkrankungen – Lymphknotenbiopsie bei V. a. Lymphome – Herzmuskelbiopsie bei Herzmuskelschwund, Herzmuskelentzündung – Leberbiopsie bei Leberzirrhose, Leberkrebs – Prostatabiopsie bei V. a. Prostatakrebs – Pleurabiopsie – Hautbiopsie bei V. a. Hautkrebs

einweißarme Flüssigkeit und entsteht oft in der Folge von **Stauungen** (z. B. Herzinsuffizienz oder Traumen).

Durch die Punktion können jedoch auch **Flüssigkeiten** (Spüllösungen, Medikamente) in Körperregionen (z. B. Gelenke) oder in Gefäße **appliziert** werden.

Die häufigste Punktion ist die Kanülierung einer Vene zur Blutentnahme, zur Applikation von Arzneimitteln oder zur Anlage von Venenkathetern bzw. Venenverweilkanülen (▶ Bd. 2, Kap. L1.2).

13.10.2 Biopsien

Biopsien sind **Gewebeentnahmen** (z. B. Schleimhaut, Muskel, Knochen, Lymphknoten oder sonstige Gewebe) aus dem lebenden Organismus zur histologischen und zytologischen Untersuchung. Die Bezeichnung erfolgt entsprechend des **Entnahmeinstruments**:

– Kürettage, z. B. mit einem scharfen Löffel,
– Nadel- bzw. Feinnadelbiopsie, mit Nadeln unterschiedlicher Länge und Lumen,
– Aspirationsbiopsie, mit einer Sonde,
– Exzisionsbiopsie, mit einem Skalpell,
– Stanzbiopsie, z. B. mit einer Beckenkammstanznadel,
– Zangenbiopsie, mit einer Endoskopiezange.

Die Biopsien und die Punktionsnadeln werden meist nach ihrem **Entnahmeort** typisiert, z. B., Leber-, Lungen- oder Knochenmarkbiopsie.

13.10.3 Aufgaben des Pflegepersonals bei Punktionen und Biopsien

Das Pflegepersonal ist für die Terminkoordination, für die Vor- und die Nachbereitung des Eingriffs zuständig: z. B. Richten des Materials, Rasieren des Patienten. Häufig ist es notwendig, den Arzt während des Eingriffs zu unterstützen (z. B. den Patienten festhalten oder Materialien anreichen).

> **Insidertipp**
> **Steriles Vorgehen** ist die Regel. Dies ist leichter zu gewährleisten, wenn die Maßnahme zu zweit erfolgt.

Zur **Nachsorge** ist es wichtig, den Patienten auf mögliche **Symptome** hin zu beobachten (z. B. Kopfschmerzen nach Liquorentnahme) und Wundverbände auf **Nachblutungen** hin zu kontrollieren. Abhängig von der Maßnahme kann eine besondere **Positionierung** notwendig sein (z. B. Oberkörperhochposition nach Liquorentnahme). Das entnommene Material wird umgehend dem zuständigen **Labor** zugeführt.

Einzelheiten zu den verschiedenen Punktionen und Biopsien werden wegen der vielfältigen und unterschiedlichen Anforderungen bei den entsprechenden Krankheitsbildern beschrieben.

Nachschlagen und Weiterlesen

Buseck S (2002) Arzneimittellehre für die Krankenpflege. Verlag Hans Huber, Bern
Goldinger A (2001) Spezielle Arzneimittellehre. Kohlhammer, Stuttgart
Kirch W, Frölich JC (2002) Pflegehandbuch Arzneitherapie. Springer, Heidelberg
Lehmann Th, Oberschelp W, Pelikan E, Repges R (1997) Bildverarbeitung für die Medizin. Springer, Heidelberg
Lehmann Th, Pelikan E, Oberschelp W, Repges R (1995) Medizinische Bildverarbeitung, Skript, 1. Aufl. RWTH Aachen und FU Berlin
Lissner J, Fink U (1992) Radiologie 1. Ferdinand Enke, Stuttgart
Melzer H, Walter M (2002) Arzneimittellehre. Urban&Fischer bei Elsevier, München
Plötz A (2002) Kleine Arzneimittellehre. Springer, Heidelberg
Sauer R (2003) Strahlentherapie und Onkologie. Urban & Fischer bei Elsevier, München
Verordnung über den Schutz vor Schäden durch ionisierende Strahlen (Strahlenschutzverordnung – StrlSchV) vom 13. Oktober 1976 (BGBl. I S. 2905, 1977 S. 184, 269) in der Fassung der Bekanntmachung vom 30. Juni 1989 (BGBl. I S. 1321, ber. S. 1926) zuletzt geändert durch Verordnung vom 18. August 1997 (BGBl. I S. 2113)

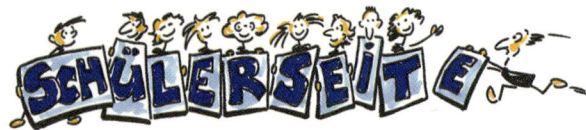

Erinnern

Auflösung der Abbildungen aus Kap. 13.2

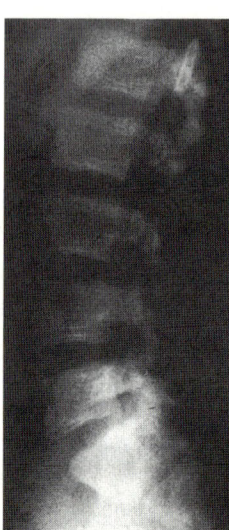

Osteoporose Juvenile

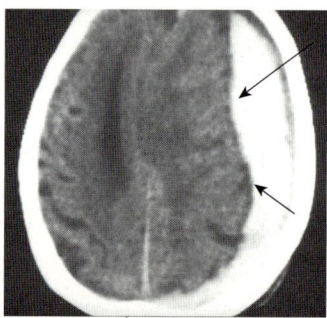

Akutes subdurales Hämatom rechts

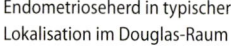

Endometrioseherd in typischer Lokalisation im Douglas-Raum

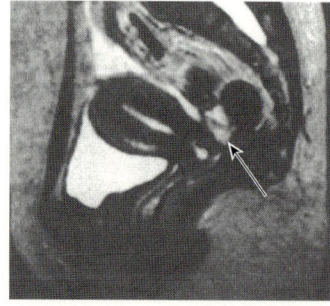

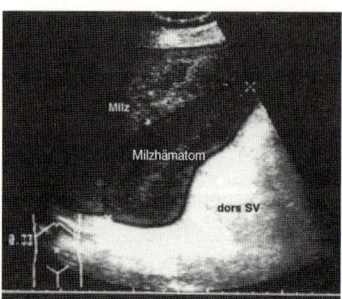

Milzhämatom. Die echoarmen Areale zeigen das Blut

Wissen

Arzneimittel – Zahlen, Daten, traurige Fakten

— In Deutschland gibt es etwa **45.000 verschiedene Arzneimittel**.
— Pro Jahr landen ca. **4.500 Tonnen Medikamente auf dem Müll**, weil Patienten häufig beim Lesen des Beipackzettels Angst vor möglichen Nebenwirkungen bekommen.
— Ca. **300.00 Menschen** werden jährlich wegen unerwünschter Wirkungen, meist aufgrund von **unkontrolliertem Medikamentengebrauch**, ins Krankenhaus eingeliefert.
— Etwa **4.500 Verkehrstote** jährlich sind auf den **Einfluss von Medikamenten** zurückzuführen, da oft die auf dem Beipackzettel angegebene Beeinträchtigung der Fahrtüchtigkeit unterschätzt wird (AOK, 2000: Bleib gesund! Heft 2:2–3).

Der Infusionsfall

Der Fall: Im Rahmen von diagnostischen Maßnahmen erhält eine Patientin eine Laevuloseinfusion, der Calcium gluconicum beigefügt wurde. Die von der Pflegeperson des Spätdienstes (Dienstende 20 Uhr) gerichtete Infusion hängt der Dienstarzt gegen 21 Uhr an. Noch während die Infusion einläuft, bekommt die Patientin Schüttelfrost und hohes Fieber. Es entwickelt sich ein septischer Schock, der auf der Intensivstation therapiert wird. Die Patientin erleidet Folgeschäden, so u. a. eine Teilparese rechts. Ursache des septischen Schocks war eine Verunreinigung der Infusionslösung mit Bacillus enterobacter aerogenes.

Das Urteil: Der Bundesgerichtshof verurteilt den Krankenhausträger wegen Organisationsverschulden infolge fehlender Anweisung des Krankenhauspersonals. Durch einen Gutachter beraten stellte das Gericht fest, dass einer Infusionslösung maximal 60 Minuten vor dem Anlegen ein Medikament zugespritzt werden darf. Im vorliegenden Fall lagen aufgrund der Arbeitsablauforganisation mehr als eine Stunde zwischen dem Richten und Anhängen der Infusion. Da es an einer Arbeitsanweisung des Krankenhausträgers fehlte, kam es zur Beweislastumkehr.

Anmerkung: Der Fall verdeutlicht wie höchstrichterliche Urteile in den Organisationsablauf im Krankenhaus eingreifen können. Allen Stationen mit einer ähnlichen Arbeitsablaufgestaltung beim Richten von Infusionen ist anzuraten, ihre Organisation der 60-Minuten-Regel unbedingt anzupassen.

Fundstelle: Urteil des Bundesgerichtshofes vom 3. 11. 1981 Az.:VI ZR 119/80

Schneider A (1982) Die Haftung wegen Organisationsfehlern im medizinisch-pflegerischen Bereich, dargestellt am zivilrechtlichen Haftungssystem. In Deutsche Krankenpflegezeitschrift, 35: 764–767

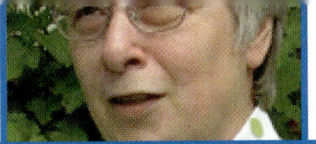 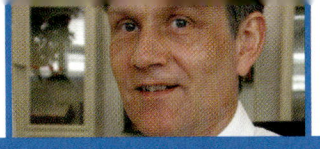

Renate Heinzmann

Vorsitzende der ADS
Pflege hat im Zusammenleben der Menschen eine lange Tradition und ist auf der Basis von Beziehung und Kommunikation unverzichtbare Unterstützung in den Phasen des Lebens und der Gesundheit. Menschen professionell pflegen ist ein gesellschaftlicher Auftrag mit steigender Bedeutung im Hinblick auf die demografische Entwicklung. Hierzu benötigen professionell Pflegende eine umfassende, wissenschaftlich fundierte Ausbildung sowie kontinuierliche Fort- und Weiterbildung.

Peter Jacobs

Pflegedirektor des Klinikums der Universität München, Großhadern-Innenstadt
Menschen pflegen – Mitmenschlichkeit leben. Das zeichnet die Pflegeberufe in einer zunehmend bürokratischen und technokratischen Welt aus.

Wissen und spezialisieren: Fachrichtungen und Arbeitsgebiete

14 Ambulanz

Jürgen Grosser

14.1 Begriffserklärung und Patientensituation – 340
14.1.1 Patientenklientel – 341

14.2 Abteilungsaufbau und -organisation – 342
14.2.1 Bauliche Gegebenheiten – 342
14.2.2 Mitarbeiter in der Ambulanz – 342
14.2.3 Organisation und Arbeitsabläufe – 343

14.3 Aufgaben des Pflegepersonals – 343
14.3.1 Qualifikationen – 343
14.3.2 Organisation der stationären Aufnahme – 344
14.3.3 Notfallbetreuung – 345

14.4 Diagnostische und therapeutische Maßnahmen – 346
14.4.1 Gipsverbände – 346
14.4.2 Wundversorgung – 346
14.4.3 Spezifische Administration (Leistungsabrechnung) – 346

14.5 Rechtliche Aspekte – 347
14.5.1 Versorgungsauftrag – 347
14.5.2 Einwilligung – 347
14.5.3 Schweigepflicht – 348

Schülerseite – 349

14.1 Begriffserklärung und Patientensituation

Aufgabe der Ambulanzen (lat. ambulare = hin und her gehen) ist die ambulante, d. h. nicht stationäre Betreuung von (Notfall-)Patienten. Aufgrund der fehlenden bundeseinheitlich geregelten Namensgebung für Ambulanzen sind auch Begriffe wie Notaufnahme, Rettungs-, erste Hilfe- oder Leitstelle geläufig. Es lassen sich **zwei Arten** unterscheiden: die **Unfall- oder Notfallambulanzen** als erste Anlaufstelle für Notfallpatienten sowie **Spezialambulanzen** fast aller medizinischen Fachdisziplinen.

Fünf Minuten Hilfe ist besser als zehn Tage Mitleid.
Rumänisches Sprichwort

Die Gesetzgebung zur Reformierung des Gesundheitswesens in den 90er-Jahren hat zu dem **Grundsatz »ambulante vor stationärer Betreuung« geführt.** Gleichzeitig wurden ambulante Operationen sowie die vor- und nachstationäre Behandlung von Patienten eingeführt.

Diese Entwicklung hat die Einrichtung von **Spezialambulanzen** begünstigt. Dazu zählen u. a. onkologische, nephrologische, kardiologische Ambulanzen, Diabetes- und Schmerzambulanzen oder Aids-Ambulanzen. Sie dienen vorrangig der ambulanten Weiterbetreuung nach zumeist stationärem Aufenthalt. Spezialambulanzen werden zunehmend von privaten Betreibern (niedergelassenen Ärzten) geführt. Sie nutzen hierzu u. U. Räumlichkeiten im Klinikbereich.

Spezialambulanzen unterscheiden sich aufgrund ihrer **Aufgabenstellung**, ihren baulichen Gegebenheiten, der Arbeitszeiten und der Personalausstattung von den Notfallambulanzen. Je nach Organisationsgrad sind sie an den Wochentagen zu den üblichen Praxiszeiten der niedergelassenen Ärzte geöffnet. Sie verfügen zumeist über diagnostische und therapeutische Möglichkeiten und beschäftigen i. d. R. einen kleinen speziell ausgebildeten Personalstamm.

Die Organisation der **Notfallambulanzen** ist den einzelnen Krankenhäusern überlassen. Demnach sind diese bundesweit nicht einheitlich ausgestattet und personell besetzt und haben unterschiedliche Schwerpunkte. Neben den klassischen **unfallchirurgischen** Notfallambulanzen finden sich in den Krankenhäusern der Maximalversorgung auch **internistische** Ambulanzen oder von mehreren Fachdisziplinen getragene, sog. **interdisziplinäre** Ambulanzen. Eine Ausnahme bilden die Kliniken, die nach der Gesetzlichen Unfallversicherung an der stationären Behandlung **Schwer-Unfallverletzter** beteiligt sind. Hier gelten die Bestimmungen der gesetzlichen Unfallversicherungsträger, der Berufsgenossenschaften.

> **Patientensituation**
>
> Das Aufsuchen bzw. die Einweisung in eine Notaufnahme geschieht zumeist **unfreiwillig** und reißt die Betroffenen aus ihrer gewohnten Alltagsumgebung. Sie fühlen sich in ihrem Wohlbefinden und in ihrer persönlichen Lebensplanung eingeschränkt. Hinzu kommen meist Schmerzen, Angst, Ungewissheit über die Schwere der Erkrankung und deren Folgen. Letzteres kann darüber hinaus zu einer Beschränkung ihrer eigenen Entscheidungsfreiheit führen. Für den Patienten stehen seine Krankheit bzw. Verletzung im Mittelpunkt. Er möchte möglichst sofort versorgt werden und nimmt Wartezeiten nur ungern in Kauf. Gerade an Wochenenden und in den Abendstunden kann es aufgrund von erhöhtem Patientenaufkommen und reduziertem Personalstand zu längeren Wartezeiten kommen.

Wenn immer möglich, sollte daher eine Bezugsperson oder Pflegefachkraft bei dem Patienten bleiben. Dies hilft auch den Angehörigen in ihrer Sorge um ihre Verwandten oder Freunde.

Es hat sich bewährt, im Wartebereich der Patienten eine Informationstafel anzubringen, auf der Hinweise in verschiedenen Sprachen zur Ablauforganisation in einer Ambulanz zu entnehmen sind. Das Pflegepersonal kann durch zusätzliche und möglichst ausführliche Informationen viel zur Entspannung beitragen.

14.1.1 Patientenklientel

Die Ambulanzen werden von Hilfesuchenden aller Altersgruppen und aus allen sozialen Schichten sowie unterschiedlichen Kulturen aufgesucht. Teilweise werden die Patienten auch von den behandelnden Haus- oder Fachärzten eingewiesen. In akuten Notfällen kann eine Einweisung mittels Rettungswagen und Notarztbegleitung erfolgen.

Kinder

Kinder können emotional sehr unterschiedlich auf eine Verletzung und den Aufenthalt in einer Ambulanz reagieren. Sie sollten daher nie allein oder unbeaufsichtigt bleiben. Die Anwesenheit eines **Elternteils** oder einer Bezugsperson sollte gewährleistet sein. Die bevorstehenden diagnostischen und therapeutischen Maßnahmen müssen kindgerecht erklärt und dabei auch Körperkontakt gehalten werden (▶ Bd. 2, Kap. W1). Unannehmlichkeiten (z. B. Schmerz) dürfen nicht verschwiegen oder bagatellisiert werden. Bewährt haben sich **Kuscheltiere**, die die Kinder in der Ambulanz »begleiten«. An ihnen kann das Personal die Untersuchungen oder Therapien zunächst demonstrieren, z. B. kleine Verbände anlegen oder Spritzen geben.

> Wer sich an seine Kindheit nicht mehr deutlich erinnert, ist ein schlechter Erzieher.
> *Marie v. Ebner-Eschenbach*

Alte Menschen

Ältere Menschen reagieren auf die Einweisung in die Notaufnahme häufig sehr niedergeschlagen. Sie fürchten um den Verlust ihrer Eigenständigkeit und haben **Angst**, nicht mehr in ihre eigene Wohnung zurückkehren zu können. Das Pflegepersonal sollte mit Geduld reagieren und umfassend informieren, dabei langsam und verständlich sprechen und Körperkontakt halten. Werden ältere Menschen von einem ambulanten Pflegedienst betreut, so sollte mit diesem Kontakt aufgenommen werden, um weitere Informationen zu erhalten. Bewährt haben sich **Pflegebegleitschreiben** der stationären Pflegeheime oder ambulanten Pflegedienste. Auf diesen sind die wichtigsten Daten des Patienten vermerkt sowie zusätzlich die Diagnosen, die pflegerische Situation und die verordneten Medikamente.

> Bei der Aufnahme muss immer ermittelt werden, ob sich pflegebedürftige Angehörige, Kinder oder Haustiere allein in der Wohnung befinden und ob deren Betreuung gesichert ist.

Ausländische Mitbürger

Bei ausländischen Mitbürgern steht häufig das **Verständigungsproblem** im Vordergrund. Mitunter können Krankenhausmitarbeiter oder Patienten als **Dolmetscher** aushelfen. Bewährt hat sich auch eine **Übersetzungsfibel** mit den gängigsten medizinischen Begriffen in verschiedenen Sprachen. Kann kein Dolmetscher gefunden werden, muss nonverbal, ggf. unter Gebrauch von **Piktogrammen**, kommuniziert werden (▶ Bd. 2, Kap. K1).

Besondere Aufmerksamkeit ist auch den verschiedenen **Religionen** und **Kulturen** angezeigt. So wird z. B. von islamischen Frauen eine diagnostische Maßnahme oder körperliche Untersuchung durch männliche Pflegende oder Ärzte nicht immer toleriert bzw. gänzlich abgelehnt. Diesem Umstand sollte bei der Schichtbesetzung Rechnung getragen werden (▶ Schülerseite).

Aggressive und gewaltbereite Menschen

Aggressives Verhalten kann sich in verbalen oder tätlichen **Angriffen** auf Mitpatienten und Personal äußern. Man sollte versuchen, durch **Gespräche** die Situation zu entspannen. Diskussionen und offene Konfrontationen sind dabei zu vermeiden. Gelingt keine Deeskalation und ist eine zunehmende Gewaltbereitschaft zu erkennen, so hat der **Schutz** der Mitpatienten und des Personals Vorrang. Sie sind aus dem Gefahrenbereich zu bringen. Danach werden der hauseigene Wachdienst und die Polizei verständigt (▶ Bd. 2, Kap. G3).

> Freundlichkeit löst Schwierigkeiten.
> *Vincenz von Paul*

Patienten mit Intoxikationen

Bei stark **alkoholisierten Patienten** ist insbesondere die Bewusstseinslage engmaschig zu prüfen, da aufgrund einer bestehenden Alkoholintoxikation die Gefahr einer Ateminsuffizienz gegeben ist. Die Patienten werden auf die Seite positioniert, um eine Aspiration von Erbrochenem zu vermeiden. Eine Verlegung auf die Intensivstation ist ggf. zu prüfen. Verbleibt der Patient in der Notaufnahme, muss ein Überwachungsprotokoll geführt werden.

Zum **Aufnahmestatus** gehören:
- körperliche Untersuchung (z. B. vorhergehendes Sturzereignis, Unterkühlung, Gewaltanwendung, Zeichen eines Anfallsleidens),
- Bewusstseinslage nach der Glasgow-Koma-Skala prüfen,
- Blutzuckerspiegel kontrollieren (Ausschluss einer Hypoglykämie),
- Blutdruck und Puls messen,
- Blutalkoholspiegel bestimmen (Gefahr der Intoxikation).

> Bei alkoholisierten Jugendlichen sind die Erziehungsberechtigten zu informieren.

Leicht alkoholisierte Patienten werden zumeist nur zur Ausnüchterung in der Ambulanz behalten. Liegt eine Alkoholerkrankung vor, sollten weitere Hilfen angeboten werden (z. B. Hausarzt, Selbsthilfegruppen).

Besteht bei Aufnahme der Verdacht auf **Drogenkonsum**, so muss eine engmaschige Überwachung erfolgen. Darüber hinaus ist zu klären, um welche Art »Droge« es sich handelt, um ggf. therapeutische Maßnahmen einzuleiten. Man muss nicht in jedem Fall von einer Drogenabhängigkeit ausgehen. So können Unkenntnis, Neugierde oder ein Missbrauch z. B. von bestimmten Giftpilzen oder sog. Partydrogen eine ungewollte Intoxikation nach sich ziehen.

14.2 Abteilungsaufbau und -organisation

14.2.1 Bauliche Gegebenheiten

Die räumliche Ausstattung einer Notfallambulanz umfasst neben einer **zentralen Anlaufstelle** zur Erfassung der Patientendaten **Untersuchungs-** und **Behandlungsräume** (Abb. 14.1), **spezielle Behandlungsräume** für Schwerstverletzte, Gipsräume, besondere **Eingriffsräume** nur für die Wundversorgung (septisch/aseptisch), **Arzt-** und **Schreibräume** sowie **Aufenthaltsräume** für das Personal. Um eine schnelle **Erstdiagnostik und -therapie** zu ermöglichen, sind zumeist die Röntgen- und OP-Abteilung angegliedert. Für die Patienten sind **Warteräume** bzw. Wartezonen eingerichtet. Diese sollten nach Möglichkeit außerhalb des eigentlichen Ambulanzbereichs liegen, um den Schutz der Privatsphäre zu gewährleisten.

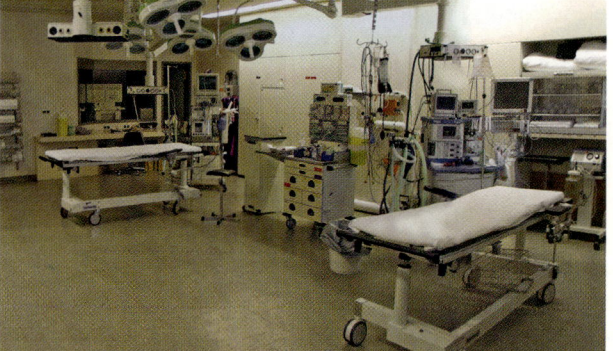

Abb. 14.1. Behandlungsraum oder Schockraum

14.2.2 Mitarbeiter in der Ambulanz

Zum **therapeutischen Team** einer Notfall- und Spezialambulanz gehören das Pflegepersonal und die Funktionsärzte. Unterstützt werden sie durch medizinisch-technische Assistenten für Röntgen und Labor. Je nach Krankheitsbild oder Verletzungsmuster wird zusätzliches Personal aus anderen Fachdisziplinen hinzugezogen. Daneben gibt es Pflegeschüler, Rettungsassistenten und Ärzte.

In Spezialambulanzen arbeiten häufig Arzthelferinnen, die für die Organisation zuständig sind.

Für die vielseitige und anspruchsvolle Tätigkeit in einer Ambulanz sollte eine **3-jährige Pflegeausbildung** mit **mehrjähriger Berufserfahrung Voraussetzung** sein. Trotz vielfältiger Bemühungen der Berufsverbände konnte bisher eine Weiterbildung, wie sie aus dem Intensiv- oder Operationsbereich bekannt ist, nicht etabliert werden.

Durch die Teilnahme an Fortbildungsveranstaltungen, die für diesen Bereich angeboten werden, z. B. zum Thema Gipsen, bleiben die Mitarbeiter auf dem aktuellen Wissensstand.

14.2.3 Organisation und Arbeitsabläufe

Das Personal der **Notfallambulanzen** arbeitet im **Schichtdienst.** Darüber hinaus ist eine ständige Dienstbereitschaft für Operationsabteilung, Anästhesie, Labor und Röntgen außerhalb der normalen Arbeitszeit eingerichtet.

In Krankenhäusern der Minimalversorgung gibt es zum Teil keinen eigenen Stellenplan für die Ambulanz. Hier werden die Aufgaben z. B. durch Personal aus dem Operationsbereich oder von den nächstliegenden Stationen mit übernommen.

Oft sind die anfallenden Tätigkeiten kaum planbar. Ein eher ruhiger Arbeitsabschnitt kann innerhalb weniger Minuten sehr hektisch und stressig werden. Generell ist mit einer erhöhten Arbeitsbelastung insbesondere an den Wochenenden und in den Nachmittagsstunden zu rechnen. Während der Sprechstundenzeiten der niedergelassenen Ärzte suchen hilfebedürftige Menschen eher Arztpraxen auf. Außerhalb der Sprechstundenzeiten, also mittags, nach 18.00 Uhr und häufig Mittwoch nachmittags, kommen Verletzte vermehrt in die Notfallaufnahme.

Die **Spezialambulanzen** haben Sprechzeiten von ca. 7.30 bis 17.00 Uhr. Die meisten Patienten kommen nach vorheriger Terminabsprache. Der Tagesablauf und die Arbeitsorganisation sind planbarer und damit vorhersehbarer als in der Notfallambulanz.

> *Gebraucht der Zeit, die geht so schnell von hinnen, doch Ordnung lehrt euch Zeit gewinnen. (Faust)*
> *Joh. Wolfgang v. Goethe*

> **Insidertipps**
> Die Ambulanz ist das »**Aushängeschild**« einer Klinik. Ein ansprechendes Ambiente in den Wartezonen, kurze Wartezeiten, freundliches Personal und ein Getränkeautomat hinterlässt bei Patienten und deren Bezugspersonen einen positiven Eindruck.

14.3 Aufgaben des Pflegepersonals

Die Notfallambulanzen sind **zentrale Anlaufstellen** für die Patienten und deren Bezugspersonen. Vorrangig ist eine rasche Diagnostik, um einen ersten Überblick über Dringlichkeit und Schwere der Erkrankung zu erhalten. Hiernach wird entschieden, ob eine Erstversorgung in der Notaufnahme erfolgen kann oder ob der Patient aufgrund seiner Erkrankung an andere Fachbereiche weitergeleitet wird. Die Gründe für eine Einweisung bzw. für das Aufsuchen der Notaufnahme liegen in der gesamten Bandbreite der Erkrankungen oder Verletzungen.

14.3.1 Qualifikationen

Das vielschichtige Arbeitsfeld einer Notaufnahme erfordert vom Pflegepersonal **vielfältige Kompetenzen.** Neben einer hohen Motivation und der Bereitschaft zu eigenverantwortlicher Arbeit müssen die Pflegenden folgende wichtigen Voraussetzungen erfüllen:

> *Wissen ist Macht. Unwissen ist Ohnmacht.*
> *Heiner Geissler*

- **Krankheitsbilder** verschiedener Fachdisziplinen bzw. Verletzungsmuster und deren Behandlung bzw. Versorgung kennen,
- **Kenntnisse, Fähigkeiten und Fertigkeiten bei der speziellen Pflege** besitzen, z. B. Anlegen von Wund- und Gipsverbänden, Verbandwechsel, Wundversorgung, i. m. und s. c. Injektionen,
- kleinere **operative Eingriffe** vorbereiten und assistieren,
- die **Versorgung von Schwerstverletzten** (Polytrauma) unterstützen,
- **lebensrettende Maßnahmen** einleiten und eigenständig vornehmen können,
- **spezifische Kenntnisse** im Umgang mit diagnostisch-therapeutischem Gerät besitzen,
- die **Vor- und Nachbereitung** der Behandlungsräume, der medizinischen Geräte und des Sterilgutes übernehmen,
- **Patientenbetreuung und -begleitung** sicherstellen,
- Patienten, Angehörige oder Bezugspersonen **beraten und betreuen** können,
- auch in Stresssituationen **ruhig und besonnen reagieren,**
- in Krisensituationen zur **Konfliktlösung** und Entspannung beitragen,
- Kenntnisse in der speziellen **EDV-gestützten Administration** besitzen.

Da die anfallenden Tätigkeiten in einer Notaufnahme häufig **nicht planbar** sind, liegt ein Schwerpunkt der pflegerischen Aufgaben in der **Organisation** des Arbeitsablaufs einer Schicht sowie in der **Koordination** mit anderen Berufsgruppen bzw. Fachabteilungen.

Neben der beschriebenen Fachkompetenz ist **Teamfähigkeit** eine weitere wichtige Voraussetzung. Die besonderen Arbeitsbedingungen einer Notaufnahme erfordern eine enge und vertrauensvolle Zusammenarbeit insbesondere zwischen Pflegepersonal und ärztlichem Personal.

Der überwiegende Anteil pflegerischer Tätigkeit liegt in der **Ausführung therapeutischer Maßnahmen,** die vom Arzt angeordnet und vom Pflegepersonal ausgeführt werden.

In den **Spezialambulanzen** stehen Notfallmaßnahmen nicht so im Vordergrund wie in der Notaufnahme. Die Erwartungen an das Personal sind aber fast identisch.

14.3.2 Organisation der stationären Aufnahme

Steht nach der Diagnostik und Erstversorgung fest, dass der Patient stationär aufgenommen werden muss, übernimmt das Ambulanzpersonal die weitere Organisation der stationären Aufnahme. Dabei wird ermittelt, in welcher Klinik/Abteilung und Station ein Bett frei ist. Die **Belegungsverteilung** kann zentral, d. h. vom ärztlichen oder pflegerischen Dienst gesteuert werden, oder dezentral erfolgen, über die jeweiligen Kliniksekretariate. Wünschenswert ist eine zentrale Verteilung, bei der die Pflegeintensität der Patienten berücksichtigt wird.

Das Pflegepersonal der Ambulanz spricht mit den Stationsmitarbeitern einen Termin ab und der Patient wird auf der Station aufgenommen. Im Rahmen der **Übergabe an das Stationspersonal** wird der Patient vorgestellt und seine aktuelle Situation erläutert:
- Persönliche **Daten** des Patienten,
- Art und Umfang der **Verletzung, Erkrankung**
- Angaben zum **Bewusstseinszustand, Vitalzeichen,**
- eingeleitete **Erstversorgung,** z. B. Wundversorgung, Gipsverband, Extensionen, evtl. weitere geplante Maßnahmen,
- besondere **Positionierung,** z. B. bei Verdacht auf Schädelhirntrauma,
- verabreichte **Medikamente,** z. B. Analgetika, Infusionen, ggf. Bedarfsmedikation,
- weitere Angaben zur **Überwachung** des Patienten auf Station,
- Hinweise auf die **soziale Situation,** z. B. Bezugspersonen, häusliche Versorgung (▶ Schülerseite).

Zweckmäßig ist in diesem Zusammenhang das Führen eines **Überwachungsprotokolls,** auf dem die beschriebenen Angaben mit Hinweis auf den behandelnden Arzt und die Pflegeperson aufgeführt sind. Oft wird bereits in der Ambulanz das hausinterne Dokumentationssystem angelegt.

14.3.3 Notfallbetreuung

Zu den Aufgaben des Pflegepersonals gehört auch die **Versorgung** Schwerstverletzter oder Mehrfachverletzter sog. **Polytrauma.** Am häufigsten treten Verkehrs-, Arbeits- und Freizeitunfälle sowie Unfälle im Haushalt auf. Vorrangig sind hier die Sicherstellung der vitalen Funktionen (Atmung, Herz-Kreislauf) und eine rasche Diagnostik zur Planung weiterer Maßnahmen.

Wo Gefahr ist, wächst das Rettende auch.
Hölderlin

Definition
Ein Notfallpatient ist jeder Patient, bei dem unabhängig von der auslösenden Ursache eine **Störung der vitalen Funktionen** (Atmung, Herz-Kreislauf, Wasser-, Elektrolyt- und Säuren-Basen-Haushalt) vorliegt oder zu befürchten bzw. nicht sicher auszuschließen ist. Auch Patienten, bei denen eine akute Erkrankung, ein Trauma oder eine Vergiftung irreversible Organschäden hervorrufen oder zur Folge haben können, werden als Notfallpatienten behandelt.

Ablauf der Notfallbetreuung
Die Aufnahme eines Schwerstverletzten wird durch die **Rettungsleitstelle** telefonisch angekündigt. Zu den vorbereitenden **Aufgaben** des Pflegepersonals gehört die Benachrichtigung der diensthabenden Ärzte, der Anästhesie-, Röntgen- und Laborabteilung. Des Weiteren ist der Akutraum für die Behandlung Schwerstverletzter vorzubereiten.

Die **Versorgung des Patienten** wird **arbeitsteilig** vorgenommen. Der **Anästhesist** übernimmt die Sicherstellung der Atmung und die Aufrechterhaltung des Herz-Kreislaufsystems. Die Untersuchung erfolgt durch die **unfallchirurgischen Ärzte**. Zu den Aufgaben des **Pflegepersonals** gehört u. a. das Entkleiden des Patienten, das Legen eines Blasenverweilkatheters, Assistenz z. B. beim Legen einer Thoraxdrainage, schnelle Organisation von Blutkonserven und Aufnahme der Patientendaten. Je nach Größe und Organisationsgrad der Ambulanz können weitere Aufgaben hinzukommen. Nach der Erstdiagnostik wird entschieden, ob eine **Weiterversorgung** in der Notaufnahme erfolgen kann, ein invasiver Eingriff vorgenommen werden muss oder eine **Verlegung** in eine Spezialklinik, z. B. bei Verbrennungen, notwendig wird.

 Die Betreuung eines polytraumatisierten Patienten ist personal- und ressourcenintensiv. Dies muss insbesondere in den Nachtstunden berücksichtigt werden, da es zu längeren Wartezeiten der anderen Patienten kommen kann.

Betreuung der Bezugspersonen
Bezugspersonen fühlen sich oftmals **hilflos** und sind mit der Situation **überfordert**. Das Pflegepersonal sollte sich daher Zeit nehmen, zuhören können, gesprächsbereit sein und ggf. organisatorische Angelegenheiten wie Telefonate übernehmen. Auch sollten weitere professionelle Hilfen, etwa der Sozialdienst oder die Notfallseelsorge, angeboten werden.

Sind keine Bezugspersonen anwesend oder ist die Identität des Verletzten nicht bekannt, so werden die **Polizei** oder das Ordnungsamt hinzugezogen. Hierzu werden den Behörden alle verfügbaren Informationen, auch der Ort des Auffindens der Person, mitgeteilt.

Psychische Belastung

Die Betreuung von Schwerstverletzten ist für alle an der Versorgung Beteiligten eine Stresssituation und emotional belastend. Eine **Nachbearbeitung des Erlebten** ist empfehlenswert. Dabei sollte unterschieden werden zwischen dem rein organisatorischen Ablauf in der Versorgung des Patienten und dem Umgang mit sich selbst bei der Verarbeitung des Erlebten. Hilfreich können hier Entspannungstechniken, Einzel- oder Gruppengespräche oder Supervision sein. Die Teilnahme daran erfolgt jedoch freiwillig.

14.4 Diagnostische und therapeutische Maßnahmen

In der Ambulanz fallen unterschiedliche Maßnahmen in den Tätigkeitsbereich der Pflegepersonen. Folgende Tätigkeiten stehen im Mittelpunkt und werden sehr häufig ausgeführt.

14.4.1 Gipsverbände

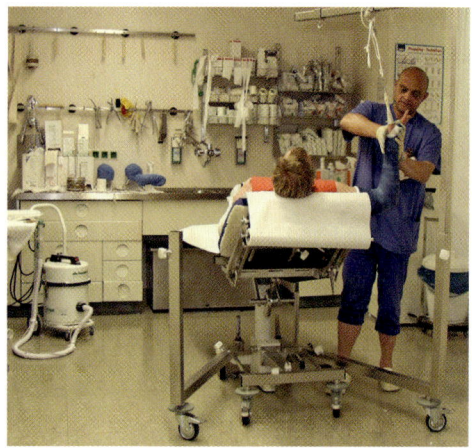

Abb. 14.2. Gipsraum

Das Anlegen, Wechseln und Entfernen von Gipsverbänden geschieht in den unfallchirurgischen/orthopädischen Ambulanzen der Kliniken und Praxen. In der Regel wird der Patient in einem sog. **Gipsraum** behandelt (◘ Abb. 14.2). Dieser Raum ist ein speziell eingerichteter Arbeitsraum mit einem höhenverstellbaren Lagerungstisch für den Patienten, Röntgenbildverstärker, Materialschränken und einem Becken für das Tauchen der Gipsbinden. Das Pflegepersonal ist im Umgang mit Gipsverbänden/-schienen und den notwendigen Instrumenten speziell geschult (▶ Bd. 2, Kap. K4.2).

Von den unfallchirurgischen/orthopädischen Stationen kommen die Patienten in die Ambulanz, wenn Warnsignale, z. B. dass der Gipsverband zu eng ist, erkennbar sind (▶ Bd. 2, Kap. K4.2) oder ein Gipsverband bzw. eine Gipsschiene gewechselt oder entfernt werden soll.

14.4.2 Wundversorgung

Auch wenn die Wunde heilt, bleibt eine Narbe.
Ungarisches Sprichwort

Die Wundversorgung ist eine der Hauptaufgaben in der Notaufnahme und unfallchirurgischen Ambulanz. Die Patienten kommen mit unterschiedlichen mechanischen Wunden, z. B. Schnitt-, Stich-, Schürf-, Schusswunden, thermischen und chemischen Wunden. In der Ambulanz erfolgt die erste Diagnostik der Verletzungen und die Erstversorgung (▶ Bd. 2, Kap. H2.2).

14.4.3 Spezifische Administration (Leistungsabrechnung)

Die gesetzlichen Vorgaben erfordern eine maschinenlesbare Form der **Dokumentation** und **Abrechnung**. In den Krankenhäusern und speziell in den Ambulanzen werden demnach vermehrt EDV-gestützte Dokumentations- und Abrechnungssysteme eingesetzt. Dies erfordert vom Pflegepersonal, dass informationstechnische Grundkenntnisse und Anwenderkenntnisse der verwendeten Programme vorhanden sind. Bei Aufnahme eines Notfallpatienten werden i. d. R. folgende **Daten** erhoben:

- Wohnort (ggf. Adresse des Pflegeheims),
- persönliche Daten,
- einweisender und weiterbehandelnder Haus- bzw. Facharzt,
- Angaben zu Bezugspersonen,
- Versichertenstatus,
- Zeitpunkt der Aufnahme,
- Einweisungs- und Aufnahmediagnose.

Gesondert zu dokumentieren sind der **Verdacht auf Vorliegen einer Berufskrankheit oder Arbeitsunfälle**, da diese nicht unter die gesetzliche Krankenversicherung (*SGB* V) fallen, sondern durch die Unfallversicherung (SGB VII) gedeckt sind. Träger der Unfallversicherungen sind die Berufsgenossenschaften. Versichert sind kraft Gesetzes u. a. alle Arbeitnehmer und Schüler auf dem Arbeits- bzw. Schulweg und während der Arbeits- bzw. Schulzeit, Studenten auf dem Weg zum Studienort und während des Besuchs der Universität sowie Kinder während des Besuchs von Kindergärten.

> Wenn ein Versicherter während der Arbeit, beim Schul-/Kindergartenbesuch oder auf dem Weg dorthin bzw. zurück nach Hause verunfallt, ist dieses Geschehen ein Arbeitsunfall, dessen Schaden die Berufsgenossenschaft ausgleicht.

Jeder Unfallverletzte soll einem von den Berufsgenossenschaften beauftragtem traumatologischen Facharzt, sog. **Durchgangsarzt** (D-Arzt), vorgestellt werden. Dieser entscheidet, ob nach einem Arbeitsunfall eine berufsgenossenschaftliche Heilbehandlung einzuleiten ist. Im sog. **Durchgangsarztbericht** (D-Bericht) für die Berufsgenossenschaften werden neben personengebundenen Daten des Verunfallten zusätzlich folgende Daten erhoben:

- Angaben zum Arbeitsverhältnis,
- Ort und Zeitpunkt des Unfalls,
- Unfallhergang,
- Untersuchungsbefund und Röntgenergebnisse,
- Art der Erstversorgung,
- Diagnose.

14.5 Rechtliche Aspekte

14.5.1 Versorgungsauftrag

Ein nach dem Gesetz zugelassenes Krankenhaus ist entsprechend seiner Aufgabenstellung **verpflichtet, alle Personen**, die seine Leistungen benötigen, nach Art und Schwere der Erkrankungen **zu versorgen**. Dabei haben Notfallpatienten Vorrang. Die Betroffenen haben darüber hinaus Anspruch auf eine vollstationäre Behandlung, wenn eine stationäre Aufnahme nach Prüfung durch den Arzt erforderlich ist.

14.5.2 Einwilligung

Nach gültiger Rechtssprechung setzt jede pflegerische und ärztliche Maßnahme die **Einwilligung** des Patienten voraus. Ist der Patient aufgrund seiner derzeitigen Situation, z. B. **Bewusstlosigkeit**, nicht in der Lage, seine Einwilligung zu erteilen, so kann eine **mutmaßliche Einwilligung**

angenommen werden. Dabei wird vorausgesetzt, dass die Behandlung im Interesse des Patienten erfolgt und der Patient vermutlich einwilligen würde.

Eine rechtswirksame Einwilligung setzt die **Aufklärung** des Patienten voraus. Hierzu ist ausschließlich der Arzt berechtigt. Das Pflegepersonal kann jedoch dem Patienten Erläuterungen zur ärztlichen Aufklärung geben.

Willigt ein einsichtsfähiger und voll geschäftsfähiger Patient trotz eingehender Beratung und Aufklärung nicht in die Behandlungsmaßnahme ein, so ist dem **Selbstbestimmungsrecht** des Patienten voll zu entsprechen. Der einsichtsfähige Patient hat darüber hinaus zu jeder Zeit das Recht, seine Einwilligung in die Behandlung zu widerrufen.

Liegt eine **Patientenverfügung** oder ein **Testament** vor (▶ Bd. 2, Kap. T1.2), muss dies von den behandelnden Ärzten beachtet werden. Dabei gilt der in der Verfügung geäußerte Wille des Patienten. Hiervon abweichend kann nur gehandelt werden, wenn konkrete Anhaltspunkte für eine Willensänderung vorliegen. Dies ist vom behandelnden Arzt zu prüfen.

14.5.3 Schweigepflicht

> Schweigen ist immer Fakt.
> *Samuel Butler*

Das pflegerische und ärztliche Personal, sowie die zu ihrer Ausbildung Beschäftigten, unterliegen der **Schweigepflicht** (§ 203 *StGB*). Die Schweigepflicht ist ein hohes, zu schützendes Rechtsgut, das sich aus dem Recht auf freie Entfaltung der Persönlichkeit nach dem Grundgesetz ableitet. Zu den Inhalten gehören alle Mitteilungen über das Krankheitsgeschehen des Patienten, u. a. die Krankenakte, Untersuchungsbefunde und Röntgenaufnahmen. Des Weiteren zählen Tatsachen aus dem persönlichen Bereich des Patienten hinzu, die ebenfalls nicht weiter gegeben werden dürfen. Die Schweigepflicht entfällt nur bei Einwilligung des Patienten oder aufgrund gesetzlicher Vorgaben. Dies sind die Anzeige geplanter Verbrechen (§ 138 StGB), die Mitteilungspflicht nach dem Infektionsschutzgesetz oder der sog. rechtfertigende **Notstand** (§ 34 StGB). Die Schweigepflicht kann hier entfallen, wenn eine Anzeige das einzige Mittel ist, um den Patienten, Dritte oder die Öffentlichkeit zu schützen.

Nachschlagen und Weiterlesen

Alban S, Leininger MM, Reynolds CL (2002) Multikulturelle Pflege. Urban & Fischer bei Elsevier, München
Bales S, Baumann HG, Schnitzler N (2002) Infektionsschutzgesetz. Kommentar und Vorschriftensammlung. Kohlhammer, Stuttgart
Beck (2004) Sozialgesetzbuch. Deutscher Taschenbuch Verlag, München
Beck (2004) Strafgesetzbuch. Deutscher Taschenbuch Verlag, München
Deutsches Ärzteblatt (1999) Handreichungen für Ärzte zum Umgang mit Patientenverfügungen, Deutscher Ärzte-Verlag, Köln, Heft 43, 2720--2721
Deutsches Ärzteblatt (2004) Dokumentation: Grundsätze der Bundesärztekammer zur ärztlichen Sterbebegleitung. Deutscher Ärzte-Verlag, Köln, Heft 19, 1298--1299
Lassogga, F, Gasch B (2002) Psychische erste Hilfe bei Unfällen. Stumpf & Kossendey, Wien
Schneider A (2003) Staatsbürger-, Gesetzes- und Berufskunde für Fachberufe im Gesundheitswesen. Springer, Heidelberg
Schweitzer-Köppen R (1995) Die Krankenhaus-Ambulanz. Schlütersche, Hannover
Anforderungen der gesetzlichen Unfallversicherungsträger nach § 34 SGB VII an Krankenhäuser zur Beteiligung an der besonderen stationären Behandlung von Schwer-Unfallverletzten (Verletzungsartenverfahren – VAV) i. d. F. vom 1. Januar 2003
Anforderungen der gesetzlichen Unfallversicherungsträger nach § 34 SGB VII zur Beteiligung am Durchgangsarztverfahren i. d. F. vom 1. Januar 2003
Tätigkeitskatalog für den Arbeitsbereich, Erste Hilfe, Notfallaufnahme, Rettungsstellen, Ambulanzen, Notfallaufnahme: http://www.dbfk.de/zag

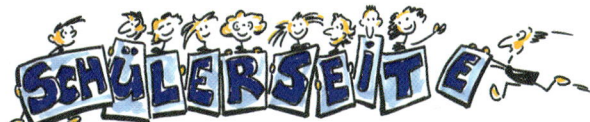

Probieren

Schnittstelle Notaufnahme

In der Notaufnahme landet man meist ungewollt und völlig überraschend. Man ist aufgewühlt, verunsichert und möchte auf gar keinen Fall als Nebensache oder lästiges Übel behandelt werden. Leider gerät der Patient so manches Mal zwischen die »emotionalen Fronten« von Rettungsdienst und Pflegepersonal. Rettungskräfte beklagen oft Arroganz und Desinteresse beim Pflegepersonal, wenn sie einen Patienten bringen. Pflegende hingegen empfinden die Informationen der Rettungskräfte entweder als lückenhaft oder zu ausführlich. So wird die Übergabe zu einem Albtraum und der wichtige Informationsaustausch kann persönlichen Kompetenzbeweisen zum Opfer fallen. Engere Zusammenarbeit zum Wohle des Patienten sollte stattdessen das Motto heißen! Das sollten Sie bei allen interdisziplinären Übergabegesprächen beachten – nicht nur wenn Sie in der Notaufnahme eingesetzt sind.

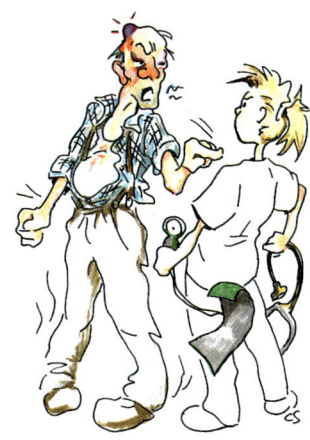

»Das ist mir sch... egal, ich geh jetzt heim!«

Er: »Von Passanten aufgefunden. Bei uns wach und ansprechbar, aber völlig durch den Wind. Bodycheck o. B. Nadel haben wir keine gelegt, da hat er Theater gemacht.«
Sie: »Feigling! Und jetzt darf ich das ausbaden, oder wie? Das kostet aber ne Runde!«
Er: »Und was war mit der Oma gestern, hä?! Wenn wir die nicht gleich wieder mitgenommen hätten, würde sie jetzt noch auf ihren Rücktransport warten!«
Sie: »Hast ja recht, du bist ein Schatz! Ich mach Kartoffelsalat.«
Er: »Super! Protokoll hab ich unten drunter gelegt. Also dann, man sieht sich!«
Sie: »Alles klar! So, der Herr, dann wollen wir mal ...«

Erfahren

... aber so auch nicht!

Er: »Ja Servus, Karin! Hast frei gehabt, hm?«
Sie: »Hi, Markus. Hör mir bloß auf! Was habt ihr denn Feines?«
Er: »A Schmankerl! Tut uns Leid, aber die anderen Häuser sind alle dicht, sonst wären wir woanders hin gefahren!«
Sie: »Schon gut, mach hinne, bei uns tobt der Bär! Kann er selber rüber rutschen?«
Er: »Nee, lass mal, das packen wir. Auf drei – los geht's!«
Sie: »Hopsa, den anderen Fuß auch noch! Was is' eigentlich mit eurem Sanifest?«
Er: »Geht klar! Grill ist organisiert, die Pipeline steht – nur Fleisch muss jeder selber mitbringen!«
Sie: »Soll ich noch'n Salat machen? He, langsam junger Mann! Liegenbleiben und Hände drin lassen! Sonst fallen Sie mir noch runter. Reicht doch schon, was passiert ist. Ähm, was is eigentlich passiert?«

»Hier viel Schmerz«

Menschen aus anderen Kulturen bringen ihr eigenes Krankheitsverständnis und eigene Bewältigungsstrategien – u. a. bei Schmerzen – mit, die sich von unseren unterscheiden können. Schnell setzt da ein binäres Denken ein, d. h. eine oft wertende Einteilung in Gegensätze, z. B. »Ihr und Wir«. Darüber hinaus kommt »Jammern« bei Pflegenden unterbewusst als ständiger Appell um Hilfe an, die man vielleicht im Moment nicht leisten kann. Das verursacht Stress und manchmal in Folge eine Verschiebung des eigentlichen Gefühls der Hilflosigkeit hin zu Ablehnung des anderen.
Ein paar Tipps, wie Sie dem vorbeugen können:
- Der erste Schritt ist immer für eine Verständigungsmöglichkeit zu sorgen: Ein Angehöriger übersetzt oder Sie organisieren jemanden aus dem Haus, der dabei helfen kann. Das vermittelt dem Patienten Sicherheit und beruhigt ihn und Sie.

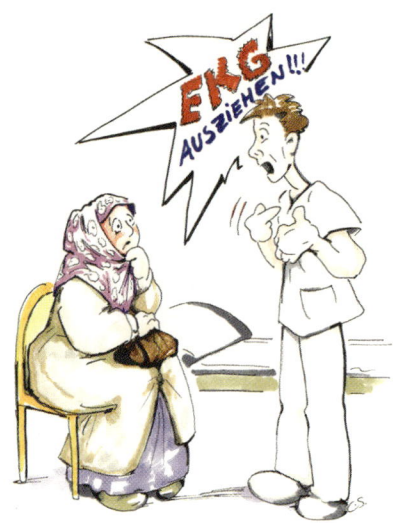

Andere Kulturen bedingen eine angepasste Pflege

- Treffen Sie mit dem Patient und seinen – z. T. zahlreichen – Begleitpersonen eine klare Vereinbarung über den weiteren Ablauf der Behandlung: Wer wartet wo? Wer geht mit in den Behandlungsraum? Wann können die Wartenden voraussichtlich mit neuen Informationen rechnen? Damit verschaffen Sie sich Zeit und Ruhe für Ihre Arbeit.
- Respektieren Sie Traditionen und interpretieren Sie diese nicht als persönliche »Kränkungen«! Das EKG bei einer muslimischen Frau schreibt z. B. besser eine weibliche Pflegekraft. Männliche Patienten dagegen respektieren die Anweisungen eines Mannes manchmal eher als die einer Frau. Das ist so und das werden Sie nicht ändern.
- Verzichten Sie deshalb auf Belehrungen. Pflegende haben eine gesundheitliche Beratungsfunktion zu erfüllen, aber keine allgemeinerzieherische »Mission«.
- Fremdsprachige Patienten erfahren dieselbe Fürsorge und Wertschätzung wie alle anderen! »Der versteht eh nix!«, darf keine Ausrede dafür sein, rasch wieder aus dem Zimmer zu verschwinden. Im Gegenteil, hier sollten Sie eher mehr Zeit für ihre Tätigkeiten einkalkulieren, weil ein Vertrauensverhältnis sich durch die Sprachbarriere langsamer aufbaut als sonst.

Probieren

❓ Gibt es an Ihrem Arbeitsplatz eine Liste von Mitarbeitern, die Fremdsprachenkenntnisse besitzen? ❓ Gibt es einen »Bilderbogen« auf dem wichtige Fragen und Behandlungsmaßnahmen nonverbal dargestellt sind? ❓ Falls nicht, oder noch nicht ausreichend, könnte daraus eine Projektarbeit werden.

🌐 Internet

http://www.dbfk.de/zag: mit Tätigkeitskatalog für den Arbeitsbereich erste Hilfe, Notfallaufnahme, Rettungsstellen, Ambulanzen

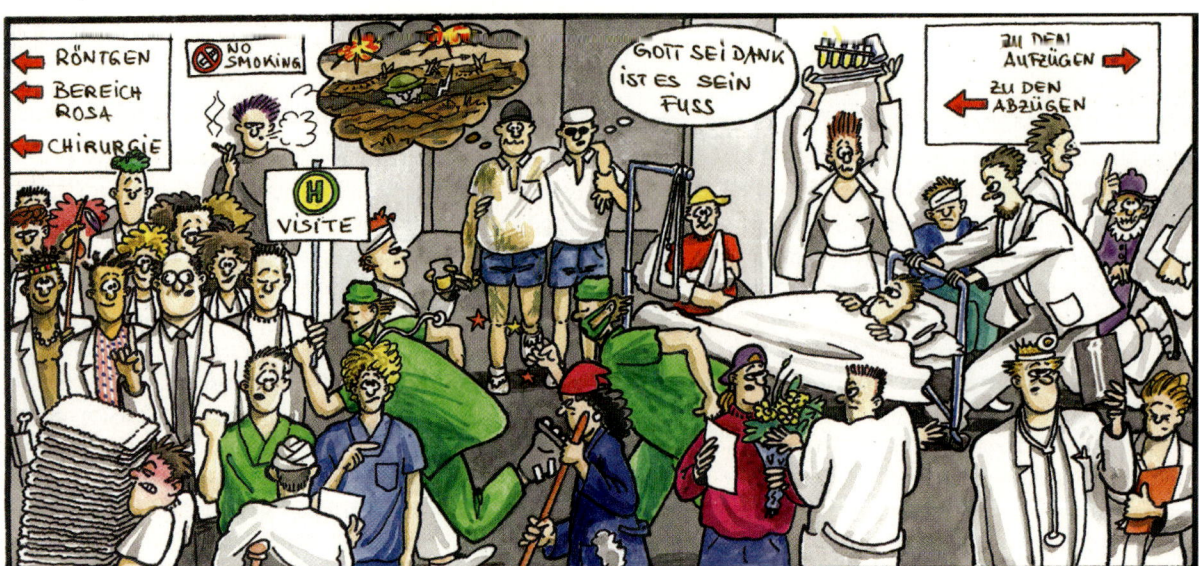

Der ganz normale Wahnsinn

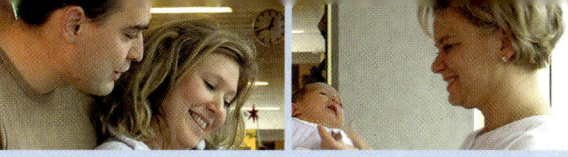

15 Endoskopie

Patric Walter

15.1 Begriffserklärung und Patientensituation – 352

15.2 Abteilungsaufbau und -organisation – 352
15.2.1 Mitarbeiter in der Endoskopie – 353
15.2.2 Organisation und Arbeitsabläufe – 353

15.3 Aufgaben des Pflegepersonals – 353
15.3.1 Patientenklientel – 353
15.3.2 Aufgaben rund um die Untersuchung – 354
15.3.3 Ambulante Patienten betreuen – 355
15.3.4 Endoskoparten – 355
15.3.5 Endoskope reinigen und sterilisieren – 357

15.4 Diagnostische und therapeutische Maßnahmen – 357
15.4.1 Konventionelle Endoskopien – 357
15.4.2 Spezifische Endoskopien – 361

15.5 Rechtliche Aspekte – 363
15.5.1 Röntgenverordnung – 363
15.5.2 Laservorschriften – 363

Schülerseite – 365

15.1 Begriffserklärung und Patientensituation

Bei der **Endoskopie** wird ein **Endoskop** über eine natürliche Körperöffnung (Mund, Nase, After, Harnröhre) in Hohlorgane oder Körperhöhlen eingeführt, die ausgeleuchtet und betrachtet werden, um Krankheitsprozesse zu diagnostizieren und/oder zu therapieren. Endoskope können auch perkutan (durch die Haut hindurch) eingeführt werden, z. B. bei Arthroskopien (Gelenkspiegelungen) oder Laparoskopien (Bauchspiegelungen).

Endoskopien werden z. T. mit der Röntgendiagnostik, z. B. Endoskopische *retrograde* Cholangiopankreatikographie (ERCP), oder der Ultraschalldiagnostik, z. B. Transösophagale Echokardiographie (TEE, ▶ Bd. 3, Kap. H3.7), kombiniert.

> Kein Mensch kennt das Schicksal, das vor ihm liegt.
> *Deutsches Sprichwort*

— **Patientensituation** —

Für die meisten Menschen ist eine bevorstehende endoskopische Untersuchung mit **Ängsten** verbunden. Neben der diffusen Angst vor dem Untersuchungsverlauf (Was geschieht da mit mir? Wird es Komplikationen geben?) fürchten sich viele konkret vor Schmerzen, Würgereiz oder Erbrechen (wenn das Endoskop über Mund oder Nase eingeführt wird) oder vor Atemnot (insbesondere bei Bronchoskopien). Fast jeder hat Angst bei Notfallendoskopien, z. B. bei einem blutenden Ulkus, oder vor dem Untersuchungsergebnis, z. B. bei der Tumorsuche.

15.2 Abteilungsaufbau und -organisation

Zum Angebotsspektrum der **Endoskopieabteilung** eines Krankenhauses gehören vor allem Endoskopien des Magen-Darm-Trakts und des Tracheobronchialsystems. Andere Untersuchungen erfolgen meist in den Fachabteilungen, z. B. in der Urologie (Zystoskopien = Blasenspiegelungen), in der Gynäkologie (Kolposkopien = Untersuchungen der Scheide) oder in der Hals-Nasen-Ohrenabteilung (Laryngoskopien = Kehlkopfspiegelungen).

Ideal ist ein **Warteraum für Patienten**, der Platz für 2–3 Patientenbetten bietet und über eine installierte Patientenrufanlage verfügt. Das Warten auf kalten Fluren sollte der Vergangenheit angehören. Der **Untersuchungsraum** ist groß genug, um einen liegenden Patienten bequem hineinzufahren und auf die Untersuchungsliege umbetten zu können (◘ Abb. 15.1). Er ist abdunkelbar, gut belüftet sowie temperierbar und muss folgende Voraussetzungen aufweisen:

- flexibel zu positionierende technische Geräte wie Endoskopieturm, Notfallwagen, Röntgen-C-Bogen, Lasergerät, Hochfrequenzstromgerät (kurz: *HF-Gerät*) und Anästhesieeinheit, z. B. mit EKG-Gerät, RR-Messgerät, Pulsoxymeter, Sauerstoffanschluss und Absauggerät,
- gut erreichbare Schränke mit übersichtlich geordneten Arbeitsmaterialien,
- Arbeits- bzw. Ablageflächen zum Herrichten von Materialen und Instrumenten auf fahr- und höhenverstellbaren »Tischen« (wie Instrumentiertische im OP).

Des Weiteren gibt es einen **Geräteaufbereitungsraum,** der über ein Ausgussbecken, ein großes, tiefes Waschbecken, eine oder mehrere Gerätewaschmaschinen und eine Steckbeckenspüle verfügt. Der Geräteaufbereitungsraum sollte möglichst nahe am Untersuchungsraum liegen, um den Hygienevorschriften gerecht zu werden. Gleichzeitig erleichtern kurze Wege die Arbeit. Ein **Aufenthaltsraum** sowie ein **Umkleideraum** mit Duschen und WCs für das Endoskopiepersonal gehören ebenfalls zur baulichen Grundausstattung.

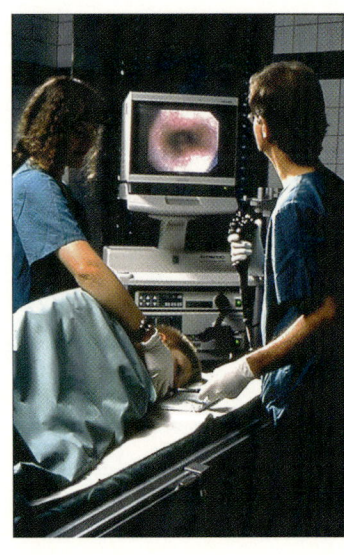

◘ Abb. 15.1. Endoskopiearbeitsplatz

15.2.1 Mitarbeiter in der Endoskopie

Das therapeutisch-diagnostische Team besteht aus Ärzten und Pflegepersonal, wobei in der Ausbildung befindliche Personen eingeschlossen sind. Je nach Krankheitsbild und geplanter Untersuchung bzw. Behandlung kommen Mitarbeiter aus anderen Abteilungen hinzu, z. B. Anästhesisten und Anästhesiepflegekräfte bei Endoskopien in Narkose.

Unerlässliche **Voraussetzungen** des Pflegepersonals für die Arbeit in der Endoskopie ist das Interesse an medizintechnischen Geräten und technisches Verständnis. Empathiefähigkeit ist notwendig, um Ängste der Patienten zu erkennen und um diese einfühlsam vor, während und nach der Untersuchung begleiten zu können.

In einigen Kliniken finden 2-jährige **Fachweiterbildungen** zur Endoskopiefachschwester bzw. -pfleger statt.

> Einer eins, so kann ein anderer anderes.
> *Deutsches Sprichwort*

15.2.2 Organisation und Arbeitsabläufe

Endoskopien erfolgen i. d. R. geplant, d. h. die Patienten erhalten vom Pflegepersonal einen Termin, damit der ungefähre **Arbeitsanfall** des Tages **kalkulierbar** ist. Daneben können jedoch jederzeit **Notfallendoskopien** erforderlich sein, z. B. bei Ösophagusvarizenblutungen (▶ Kap. 15.4.2). Dies beeinflusst die Tagesplanung und die Wartezeiten der bereits einbestellten Patienten erheblich und erfordert vom Pflegepersonal Flexibilität und diplomatisches Geschick. Bei Untersuchungen in Narkose muss genügend Zeit für die anästhesiologische Vor- und Nachbereitung des Patienten eingeplant werden.

Die **Arbeitszeiten** in der Endoskopie variieren je nach Klinik. In den meisten Krankenhäusern ist die Abteilung während der Nacht, an Wochenenden und Feiertagen geschlossen. Für Notfallendoskopien steht dann ein **Bereitschaftsdienst** mit einem Arzt und einer/einem Gesundheits- und Krankenpflegerin/-pfleger der Endoskopieabteilung zur Verfügung.

15.3 Aufgaben des Pflegepersonals

Da es in der Endoskopie jederzeit zu **Notfällen** kommen kann, besteht eine der wichtigsten Aufgaben in einer **guten Vorbereitung**.

15.3.1 Patientenklientel

Während ambulante Patienten zum vereinbarten Zeitpunkt in die Endoskopieabteilung kommen, werden stationäre Patienten rechtzeitig vor Untersuchungsbeginn von der Station abgerufen. Das Pflegepersonal begrüßt die Patienten, nimmt ihre Daten auf, überprüft die Unterlagen auf Vollständigkeit und erfasst den Patientenstatus, z. B. anhand einer Checkliste mittels Pflegediagnosen (◘ Tabelle 15.1).

Kinder kommen i. d. R. mit ihren Eltern in die Endoskopieabteilung. Grundsätzlich ist es möglich, dass die Eltern oder ein Elternteil bei der Untersuchung dabei sind. Daher ist es wichtig, Kinder kindgerecht zu informieren und die Eltern in das Gespräch einzubeziehen. Sind die Eltern jedoch unruhig und ängstlich, wird ihnen von einer Anwesenheit bei der Untersuchung abgeraten, da sich die Angst auf das Kind überträgt.

> Einmal täglich den Notfallwagen samt den dazugehörenden Geräten, z. B. Sauerstoffgerät oder Defibrillator, auf Vollständigkeit und Funktionsfähigkeit überprüfen.

◘ **Tabelle 15.1.** Checkliste zur Kurzbeurteilung des Patientenstatus anhand der Pflegediagnosen

Pflegediagnosen, die das Leben gefährden	Pflegediagnosen, die unmittelbaren Einfluss auf die Untersuchung haben	Pflegediagnosen, die mittelbaren Einfluss auf die Untersuchung haben
A2 Atemstörung, Gefahr/Atemstörung A5 Aspirationsgefahr und Aspiration D2 Durchblutungsstörung/venöse Abflussstörung L1 Lebensgefahr V2 Vergiftungsgefahr/Vergiftung	A3 Angst/Furcht B2 Bewusstsein gestört E5 Erstickungsgefahr G3 Gewalttätigkeit, Gefahr, Gewalttätig H3 Herzleistung vermindert I2 Infektionsgefahr K2 Kooperationsbereitschaft fehlend S2 Schluckstörung S3 Schmerzen S5 Selbstschutz unwirksam S9 Sinneswahrnehmung beeinträchtigt S12 Stuhlausscheidung beeinträchtigt U1 Urinausscheidung beeinträchtigt	D1 Denkprozesse gestört E2 Elternrollenkonflikt F2 Flüssigkeitshaushalt unausgeglichen H2 Haut- und Gewebeschädigung H4 Hoffnungslosigkeit K1 Kommunikation beeinträchtigt M2 Mobilität körperlich beeinträchtigt M4 Mundschleimhaut und/oder Mundhöhle beeinträchtigt

> **Insidertipp**
> Kinder dürfen ihr Lieblingsspielzeug mit zur Untersuchung bringen. Es kann in Gespräche mit dem Kind einbezogen werden und so zur Ablenkung oder Beruhigung beitragen.

Kleine Kinder werden häufig in Kinderendoskopieabteilungen untersucht, da für sie spezielle Endoskope und endoskopische Instrumente erforderlich sind.

15.3.2 Aufgaben rund um die Untersuchung

Vor der Untersuchung richtet das Pflegepersonal das notwendige Material auf einem Tisch, häufig anhand einer Checkliste. Für viele Endoskopien muss nur ein Teil des Materials steril sein, z. B. Biopsiezangen; diese gehören auf die sterile Seite des Tisches.

Das Pflegepersonal hilft den Patienten soweit notwendig beim Ausziehen. Ambulante Patienten benötigen zum Entkleiden einen sichtgeschützten Platz mit einer Ablage für Kleidung und Schuhe und einen sicheren Aufbewahrungsort für Wertsachen (z. B. Autoschlüssel, Geldbeutel, Schmuck).

Der Patient wird entsprechend der jeweiligen Endoskopie möglichst bequem auf dem Untersuchungstisch positioniert und zugedeckt. Er erhält ggf. eine Venenverweilkanüle zur Injektion von beruhigenden oder schmerzlindernden Medikamenten und wird an Überwachungsgeräte angeschlossen, z. B. *Pulsoxymetrie* und RR-Messung und/oder EKG.

Während der Untersuchung assistieren die Gesundheits- und Krankenpflegerin/-pfleger dem Arzt, d. h. sie reichen Instrumente an und nehmen sie wieder entgegen. Außerdem überwachen sie den Patienten, kontrollieren z. B. die Sauerstoffsättigung und informieren den Arzt über kritische Werte.

> **Insidertipp**
> Während der Untersuchung informiert man den Patienten und spricht mit ihm (soweit das unter der sedativen Medikation möglich ist), da so Veränderungen im Zustand oder Verhalten rasch bemerkt werden.

15.3 · Aufgaben des Pflegepersonals

Meist ist es der untersuchende Arzt, der den Patienten vor oder während der Untersuchung bzw. dem Eingriff über die einzelnen Schritte der Endoskopie informiert. Je nach Untersuchungstechnik zeigt er dem Patienten die »Innenansicht« der einzelnen Körperabschnitte auf dem Bildschirm. Dies fördert u. U. die Beruhigung und Entspannung des Patienten, was einen unkomplizierten Untersuchungsverlauf begünstigt.

> Zum Eigenschutz und zum Schutz des Patienten ist bei der Untersuchung das Tragen von Handschuhen und Schutzkleidung Standard, z. B. lange Plastikschürzen. Insgesamt gelten die hygienischen Richtlinien (▶ Kap. 9).

Nach der Untersuchung hilft die Pflegeperson dem Patienten, vom Untersuchungstisch aufzustehen und sich anzukleiden. Hat der Patient Sedativa erhalten, kann er in der Endoskopieabteilung oder auf der Station ausschlafen (▶ unten).

In den meisten Kliniken werden stationäre Patienten unmittelbar nach der Endoskopie vom Pflegepersonal der Station abgeholt und dort nachbetreut (▶ Kap. 13). In einer **Übergabe** informiert die Pflegende der Endoskopieabteilung die Kollegen der Station schriftlich und mündlich über Art und Verlauf der Endoskopie. Der Arzt hält die Untersuchungsergebnisse schriftlich fest.

Bei Bedarf bekommt der Patient ein Bettgitter, um vor Stürzen geschützt zu sein. Da dies eine freiheitsentziehende Maßnahme ist, muss der Patient damit einverstanden bzw. die Maßnahme angeordnet sein.

15.3.3 Ambulante Patienten betreuen

Ambulante Patienten können, sofern sie keine **Sedativa** erhielten, unmittelbar nach der Untersuchung nach Hause gehen. Allerdings erhalten viele Patienten vor der Endoskopie ein kurzwirksames Beruhigungsmittel/Narkotikum z. B. Dormicum oder Disoprivan, damit eine angst- und verspannungsfreie Untersuchung gewährleistet ist.

Patientensituation

Häufig fragen Patienten nach der Untersuchung: »Wann geht´s denn endlich los?« oder einige Zeit später: »Wissen Sie eigentlich, wie ich nach Hause gekommen bin?« Benzodiazepine (Dormicum) können eine **anterograde Amnesie** bewirken, d. h. eine »Gedächtnislücke« für die Zeit ab der Medikamenteninjektion bis zum Abklingen der Wirkung nach einigen Stunden. In diesem Zeitraum sind die Patienten nicht geschäftsfähig.

Wurden Sedativa verabreicht, liegen die Patienten meist auf einer Trage oder in einem Bett im Patientenwarteraum, bis die Medikamentenwirkung abgeklungen ist.

Benzodiazepine und Narkotika schränken die Reaktionsfähigkeit ein. Ambulante Patienten werden daher möglichst nur mit einer Begleitperson entlassen oder ihnen wird ein Taxi gerufen. Sie dürfen in den folgenden 24 Stunden kein Fahrzeug lenken und keine Maschine bedienen.

15.3.4 Endoskoparten

Endoskope sind röhrenförmige Instrumente und werden nach ihrem Verwendungszweck benannt, z. B. Gastroskop, Bronchoskop, Koloskop oder Rektoskop. Sie sind ausgestattet mit einer Lichtquelle, einem optischen System und meist mit einer Spül- und Absaugvorrichtung sowie Arbeitskanälen zum Einführen von endoskopischen Instrumenten (in der Endoskopieabteilung auch Werkzeuge genannt), z. B. Biopsiezangen oder Diathermieschlingen. Abhängig vom Verwendungszweck sind Endoskope unterschiedlich lang und dick (◘ Tabelle 15.2).

Tabelle 15.2. Übersicht über verschiedene Gerätetypen (bezogen auf Erwachsenenendoskope)

Gerätetyp	Durchmesser	Länge
flexible Bronchoskope	>5 mm	55 cm
Sigmoidoskope	>12 mm	80 cm
Gastroskope	>9 mm	ca. 100 cm
Koloskope	>12 mm	130–160 cm

> **Insidertipp**
>
> Für **Notfallendoskopien** verwendet man i. d. R. dicklumige Endoskope mit großem Arbeitskanal, z. B. zum Absaugen von größeren Blutkoageln.

Flexible Endoskope

Flexible Endoskope sind kunststoff- oder stahlummantelte **biegsame** Schläuche, deren *distales* (hier: in den Körper eingeführtes) Ende über Drahtzüge in 2 Richtungen abgewinkelt werden kann. Die Drahtzüge werden über 2 Drehräder am Handgriff des Endoskops gesteuert. An manchen Notfallendoskopen sowie an ERCP-Geräten findet sich darüber hinaus ein sog. **Albarran-Hebel**. Dieser ermöglicht es, Instrumente an der Endoskopspitze millimetergenau in eine bestimmte Richtung zu lenken.

Bei Endoskopien des Magen-Darm-Trakts werden praktisch ausschließlich flexible Endoskope eingesetzt (Ausnahme: Rektos- und Proktoskopie).

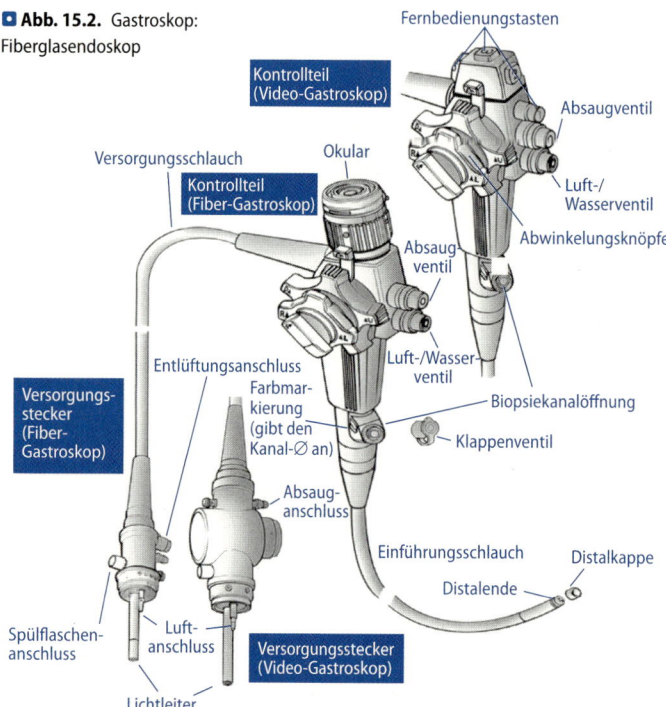

Abb. 15.2. Gastroskop: Fiberglasendoskop

Fiberglasfaserendoskope

Das Lumen von Fiberglasfaserendoskopen ist mit Tausenden von dünnen flexiblen Glasfasern durchzogen, die als Licht- und Bildleiter dienen (Abb. 15.2). Am Handgriff des Endoskops befindet sich das *Okular*, durch das der Arzt ins Körperinnere sieht. Man kann auch einen Videoadapter auf das Okular setzen, der das Bild auf einen Monitor überträgt. So können mehrere Beteiligte gleichzeitig das Untersuchungsgebiet einsehen.

Videoendoskope

Flexible Videoendoskope besitzen weder Glasfasern noch ein Okular, sondern haben, vergleichbar einer Digitalkamera, an der Endoskopspitze einen sog. CCD-Chip, der ein Videobild der Untersuchungsregion erstellt und es mit hoher Auflösung auf den Monitor überträgt (Abb. 15.3).

Starre Endoskope

Starre Endoskope sind **unbiegsame** Metallröhren, die vorwiegend in der Urologie, Gynäkologie oder

HNO-Heilkunde und selten zur Bronchoskopie verwendet werden. Ihr Vorteil ist, dass der Untersucher direkt auf das Untersuchungsgebiet blickt und damit ein völlig unverfälschtes Bild erhält (Fiberglasfaserendoskope hingegen »spiegeln« z. T. das Bild aus dem Körper heraus, wodurch sich z. B. die Farben leicht ändern). Zudem verfügen starre Endoskope über größere Arbeitskanäle, wodurch größere Gewebeentnahmen, z. B. endoskopische Prostataresektionen, möglich sind. Nicht zuletzt sind starre Endoskope erheblich preiswerter als flexible Endoskope.

15.3.5 Endoskope reinigen und sterilisieren

Gebrauchte Endoskope werden im Geräteaufbereitungsraum gereinigt, d. h. von außen unter fließendem Wasser abgespült und die Innenlumen z. B. mit Hilfe einer Spritze mit klarem Wasser durchgespült und einer Instrumentenbürste gereinigt. Bei flexiblen Endoskopen ist vor der maschinellen Reinigung ein Dichtigkeitstest erforderlich.

Sowohl flexible als auch starre Endoskope sind wasserdicht und werden anschließend in einer Gerätewaschmaschine **desinfiziert**. Danach werden sie luftgetrocknet und meist hängend in Schränken aufbewahrt. Eine Sterilisation von Endoskopen, die im Magen-Darm-Trakt oder im Tracheobronchialtrakt eingesetzt werden, ist i. d. R. nicht erforderlich (Ausnahme: Patienten unter Immunsuppression oder geplante sterile operative Eingriffe mit Endoskop).

Endoskope für die Untersuchung steriler Körperhöhlen, z. B. Laparoskope oder Zystoskope, werden nach jedem Gebrauch **sterilisiert**. Flexible Endoskope werden i. d. R. gassterilisiert, einzelne Geräte der neuesten Generation können auch dampfsterilisiert werden (Herstellerhinweise beachten). Starre Endoskope sind unempfindlicher, hier ist eine Dampfsterilisation möglich.

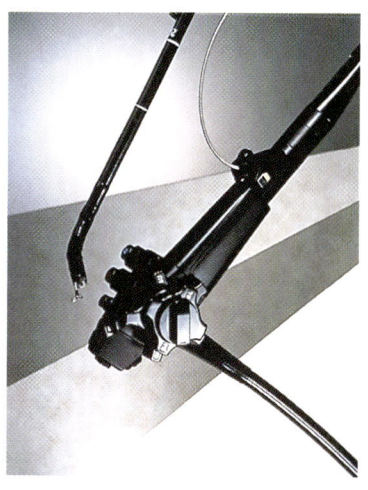

Abb. 15.3. Gastroskop: Videoendoskop

15.4 Diagnostische und therapeutische Maßnahmen

Rechtzeitig vor einer geplanten Endoskopie klärt der Arzt den Patienten bzw. seinen Betreuer oder die Eltern (bei Kindern) über die Notwendigkeit der Untersuchung, den Ablauf bzw. mögliche Komplikationen auf und holt das **schriftliche Einverständnis** ein. Der Patient wird über die (Nach-)Wirkung von Sedativa informiert, damit er für seine Entlassung das Notwendige organisieren kann (sich z. B. abholen lässt).

> Die Einverständniserklärung muss bei Untersuchungsbeginn vorliegen (Ausnahme: Notfallendoskopien).

Seine Krankheit zu kennen, ist der Anfang der Genesung.
Spanisches Sprichwort

15.4.1 Konventionelle Endoskopien

Ösophago-Gastro-Duodenoskopie (ÖGD, Gastroskopie oder Magenspiegelung)

Indikation: Unklare Schmerzen und Druckgefühl im Oberbauch, Schluckbeschwerden, Sodbrennen, Verdacht auf (V. a.) Tumor- oder Ulkusleiden von Ösophagus, Magen oder Duodenum, (V. a.) Blutungen im oberen Gastrointestinaltrakt, Extraktion von Fremdkörpern aus dem Magen (vorwiegend bei Kindern) u. a.

Vorbereitung: Der Patient ist nüchtern (Ausnahme: Notfallgastroskopie), angeordnete Medikamente aufziehen (z. B. Dormicum, Disoprivan zur Beruhigung und u. U. Buscopan zur Hemmung der Peristaltik im Magen-Darm-Trakt), Beißschutz bereitlegen (Plastikring, der verhindert, dass der Patient auf das Endoskop beißt), Venenverweilkanüle legen (Arzt), Pulsoxymetrie und Blutdruckmanschette anlegen, ggf. Zahnprothesen entfernen, Patienten auf dem Untersuchungstisch auf die linke Körperseite positionieren.

Vorgehen: Nach Lokalanästhesie (fakultativ) des Rachens erhält der Patient einen Beißschutz, durch den der Arzt das Gastroskop unter Sicht einführt und bis zum Kehlkopf vorschiebt. Beim Schluckakt (Kehldeckel legt sich vor die Trachea, der Zugang zur Speiseröhre öffnet sich) schiebt er das Endoskop in den Ösophagus und durch den Magen in das Duodenum vor. Beim langsamen Zurückziehen betrachtet er die Schleimhaut von Duodenum, Magen und Ösophagus. Das Einblasen von etwas Luft in den Magen verbessert die Sicht. Der Arzt kann Gewebeproben zur histologischen Diagnostik oder zum Nachweis einer Infektion mit *Helicobacter pylori* Bakterien (**H**elicobacter **U**rease **T**est, kurz HUT) entnehmen, Polypen können abgetragen, ein blutendes Ulkus unterspritzt, Ösophagusvarizen verödet oder Fremdkörper entfernt werden.

Komplikationen: Sehr selten; vor allem bei therapeutischen Endoskopien kann es zu Verletzungen der untersuchten Organe oder zu einer pulmonalen Aspiration kommen.

Assistenz: 1–2 Personen. Patienten ggf. die Hände halten, um zu verhindern, dass er zum Mund bzw. zum Gastroskop greift.

Nachbereitung: Nach Sedativumgabe schläft der Patienten aus, wobei die Vitalzeichen mindestens stündlich überwacht werden. Bis zum völligen Abklingen der Rachenanästhesie, i. d. R. nach 1–2 Stunden, darf der Patient nichts essen und trinken. Nach einer therapeutischen ÖGD ist evtl. eine längerfristige Nahrungskarenz erforderlich.

Endoskopische retrograde Cholangiopankreatikographie (ERCP)

Die **ERCP** ist eine Kombination aus Endoskopie und Röntgendiagnostik. Es werden spezielle ERCP-Geräte benutzt, die über eine Seitblickoptik und einen Albarran-Hebel verfügen. Dadurch kann die Papilla Vateri (Mündungsstelle von Gallen- und Pankreasgang im Duodenum) besser intubiert werden. Bei der ERCP wird über das Endoskop Kontrastmittel in den Gallen- und Pankreasgang injiziert, die sich dann im Röntgenbild darstellen. Oft ist lediglich eine **ERC** (endoskopisch-retrograde Cholangiographie), d. h. eine Kontrastmitteldarstellung des Gallengangs, erforderlich. Seltener wird mit einer **ERP** (endoskopisch-retrograde Pankreatikographie) der Pankreasgang untersucht, etwa bei V. a. Pankreastumoren.

Indikation: V. a. Erkrankungen des Pankreas (z. B. Tumoren), der Gallenwege und Gallenblase (z. B. Gallensteine).

Vorbereitung: Siehe ÖGD, zusätzlich Material zur Röntgenkontrastmitteldarstellung vorbereiten und den Patienten auf einen röntgendurchlässigen Untersuchungstisch legen. Ebenso muss ein Hochfrequenz-(HF-)Gerät zur Papillotomie (▶ Kap. 15.4.2) bereit stehen.

Vorgehen: Zunächst wie bei ÖGD. Der Arzt schiebt das Endoskop bis ins Duodenum unmittelbar vor die Papille. Er führt eine spezielle Sonde in das Endoskop ein und schiebt die Spitze der Sonde über die seitliche Öffnung des Endoskops durch die Papille in den Gallen-/Pankreasgang hinein. Über die Sonde wird unter Durchleuchtung Kontrastmittel injiziert. Mögliche therapeutische Maßnahmen sind z. B. Papillenschlitzung (Papillotomie), Steinextraktion mit Hilfe spezieller Drahtkörbchen (Dormiakörbchen), Einlage von Sonden, Drainagen oder Stents (▶ Kap. 15.4.2) zur Gewährleistung des Galleabflusses.

15.4 · Diagnostische und therapeutische Maßnahmen

> Die ERCP kann auch in der Röntgenabteilung erfolgen. Das Pflegepersonal der Endoskopieabteilung bringt alle benötigten Geräte mit und assistiert dem Arzt dort bei der Untersuchung.

Komplikationen: Pankreatitis durch die lokale Reizung, häufig kommt es nach der Untersuchung zu einem Anstieg der Pankreas-Parameter im Blut und Urin.

Assistenz und **Nachbereitung** entsprechen der bei ÖGD.

Rektoskopie/Proktoskopie

Bei der Rektoskopie wird das 15–20 cm lange Rektum (Mastdarm evtl. Sigma), bei der Proktoskopie der untere Abschnitt des Rektums (etwa 10 cm) und der Analkanal eingesehen. Für beide Untersuchungen verwendet man i. d. R. ein starres Endoskop.

Indikation: V. a. entzündliche Erkrankungen, Fisteln, Tumorerkrankungen, Divertikel oder Polypen des Enddarms sowie bei Hämorrhoiden.

Vorbereitung: Etwa 30 Minuten vor der Untersuchung erhält der Patient ein Klistier und führt ab. Den Patienten in Steinschnittlage (SSL, ◘ Abb. 15.4), in Knie-Ellenbogen-Lage (KEL, ◘ Abb. 15.5) oder in Linksseitenlage positionieren.

Vorgehen: I. d. R. benötigt der Patient weder beruhigende noch schmerzlindernde Medikamente. Vor der Endoskopie nimmt der Arzt eine rektal-digitale Untersuchung und evtl. eine vorsichtige Sphinkterdehnung vor. Dann führt er das mit Gleitgel bestrichene Rektos- bzw. Proktoskop vorsichtig in den Enddarm ein und betrachtet während des Zurückziehens die Darmwand. Bei Bedarf entnimmt er Gewebeproben, trägt Polypen ab oder wendet blutstillende Verfahren an.

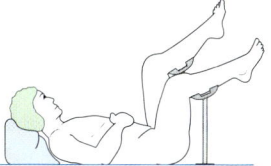

◘ **Abb. 15.4.** Steinschnittlage (SSL). Rückenlage des Patienten mit gespreizten und im Hüft- und Kniegelenk gebeugten Beinen. Im Analbereich wird die Lokalisation von Untersuchungsbefunden (z. B. Hämorrhoiden) in Analogie zum Ziffernblatt der Uhr angegeben (z. B. bei 7 Uhr SSL)

Komplikationen: Verletzungen von Analschleimhaut (insbesondere bei sehr engem After), Hämorrhoiden oder Tumorgewebe durch das starre Endoskop; auftretende Blutungen werden ggf. während der Untersuchung endoskopisch gestillt.

Assistenz: Eine Person assistiert dem Untersucher.

Nachbereitung: Ambulante Patienten gehen, sofern sie keine Medikamente erhalten haben, unmittelbar nach der Untersuchung nach Hause.

Koloskopie

Bei der Koloskopie untersucht der Arzt Teile des Dickdarms (Sigmoidoskopie) oder den gesamten, etwa 1–1,5 m langen Dickdarm.

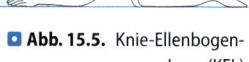

◘ **Abb. 15.5.** Knie-Ellenbogen-Lage (KEL)

Indikation: V. a. entzündliche Erkrankungen, Blutungen, Polypen, Divertikel, Fisteln und im Rahmen der Tumorsuche und der Nachsorge.

Vorbereitung: Der gesamte Dickdarm muss leer und sauber gespült sein. Die Vorbereitung beginnt daher am Vortag der Untersuchung: Der Patient trinkt über den Tag verteilt 2–4 l Flüssigkeit und nimmt ab mittags nur noch flüssige Kost zu sich. Zusätzlich erhält er Abführmittel. Am Morgen der Untersuchung trinkt er zügig 1–4 l Koloskopie-Flüssigkeit, bis er die Flüssigkeit wasserklar ausscheidet.

Der Patient erhält eine Venenverweilkanüle (für peristaltikhemmende und schmerzlindernde Medikamente, z. B. Buscopan, Dormicum, Disoprivan) und wird auf dem Untersuchungstisch auf die linke Seite gelegt.

Literweises Trinken von Koloskopie-Flüssigkeit belastet den Kreislauf (Kollapsgefahr)!

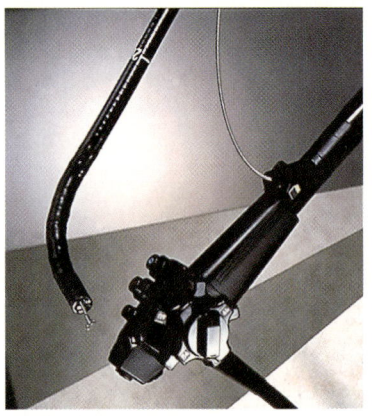

Abb. 15.6. Flexibles Koloskop

Vorgehen: Nach rektal-digitaler Untersuchung, evtl. mit Sphinkterdehnung, führt der Arzt das mit Gleitmittel benetzte Koloskop (Abb. 15.6) unter Sicht vorsichtig in den After ein. Das Einblasen von Luft entfaltet die Darmwand und verbessert die Sicht. Unter fortwährender Luftinsufflation schiebt der Arzt das Koloskop langsam durch die Dickdarmabschnitte bis zur *Ileozökalklappe* vor; evtl. durch die Ileozökalklappe hindurch bis ins terminale Ileum. Beim Zurückziehen beurteilt er die Darmwand, trägt ggf. Polypen ab oder entnimmt Gewebeproben.

Komplikationen: Verletzungen von Tumorgewebe oder (sehr selten) Perforation des Darmes, etwa bei massiv entzündlich veränderter Darmwand. Letzteres erfordert eine sofortige *Laparotomie*.

Assistenz: 1–2 Personen assistieren dem Untersucher.

> **Insidertipp**
> Starke Darmwindungen können das Vorschieben des Koloskops erheblich erschweren. Durch gezielte Massage des Bauches kann eine Pflegeperson versuchen, das Koloskop durch die Darmabschnitte von außen zu steuern.

Nachbereitung: Patienten ausschlafen lassen, dabei die Vitalzeichen mindestens stündlich überwachen. Nach einer diagnostischen Koloskopie soll der Patient für 1–2 Stunden nicht essen und trinken, nach einer therapeutischen Koloskopie, z. B. Polypabtragung, dauert die Nahrungskarenz länger.

> **Insidertipp**
> Der Patient wird darüber informiert, dass es normal ist, wenn nach der Untersuchung viele Winde abgehen (diese riechen normalerweise nicht).

Bronchoskopie mit flexiblem Bronchoskop

Bei der Bronchoskopie werden die Luftwege vom Kehlkopf an abwärts bis etwa auf die Ebene der Segmentbronchien betrachtet.

Indikation: V. a. entzündliche Erkrankungen, Tumoren, zur gezielten Absaugung von Sekret, Extraktion von Fremdkörpern.

Vorbereitung: Der Patient ist nüchtern (Ausnahme: Notfallbronchoskopien). Er erhält i. d. R. eine Venenverweilkanüle für beruhigende Medikamente (z. B. Dormicum, Disoprivan). Der Patienten liegt auf dem Rücken und erhält eine Pulsoxymetrie und Blutdruckmanschette.

Sind die Nasenlöcher und -gänge weit genug, wird das Bronchoskop meist über die Nase vorgeschoben. Beide Nasenlöcher sowie die unteren Nasengänge werden mit anästhesierendem Gel (z. B. Xylocain Gel 2%) bestrichen oder mit anästhesierendem Spray (z. B. Gingicain) eingesprüht. Beim Einatmen wird der Rachenraum mit anästhesierendem Spray betäubt. Die Lokalanästhesie ist ausreichend, wenn der Patient ein pelziges Gefühl im Rachen spürt (i. d. R. 1–2 min nach dem Einsprühen). Dies sind Minimalanforderungen zur Anästhesie bei einer Bronchoskopie.

Bei zu engen Nasenöffnungen kann das Bronchoskop über den Mund eingeführt werden; nicht festsitzende Zahnprothesen zuvor entfernen und Beißschutz einlegen.

Für die Dauer der Untersuchung erhält der Patient Sauerstoff über eine Sauerstoffbrille oder -sonde.

Bei manchen Patienten erfolgt die Bronchoskopie über einen Tubus in Intubationsnarkose (ITN), z. B. bei schweren Atemwegserkrankungen oder Zustand nach Lungenteilresektionen.

> Eine Bronchoskopie in Intubationsnarkose erfordert eine wesentlich längere Vor- und Nachbereitungszeit als eine Bronchoskopie in Lokalanästhesie.

Vorgehen: Der Arzt führt die mit Gleitmittel benetzte Spitze des Bronchoskops (Abb. 15.7) in ein Nasenloch ein und schiebt es unter Sicht in den Rachen und über den Kehlkopf in die Trachea und soweit wie möglich in einen Stammbronchus vor. Muss der Patient husten, kann über den Arbeitskanal ein Lokalanästhetikum injiziert werden. Der Arzt untersucht die Atemwege und die Lungenflügel. Er saugt ggf. Tracheasekret ab, evtl. injiziert er zuvor eine Spülflüssigkeit (z. B. NaCl 0,9%), um festsitzendes Sekret zu lösen. Er entnimmt b. B. Gewebeproben, entfernt aspirierte Fremdkörper, löst Verklebungen (z. B. von Fisteln) oder eröffnet verschlossene Atemwege (z. B. durch Lasern von Tumorgewebe und Einsetzen eines Stent).

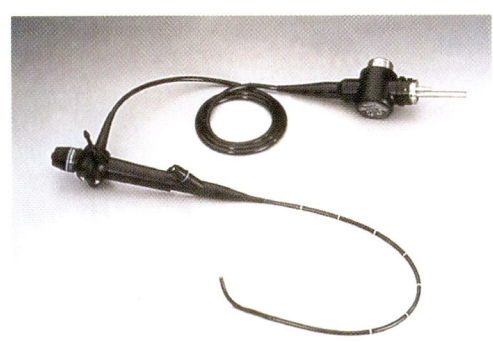

Abb. 15.7. Flexibles Videobronchoskop

Komplikationen: Patienten, die in Lokalanästhesie bronchoskopiert werden, haben häufig Angstgefühle aufgrund der Atemnot, die durch das eingeführte Bronchoskop entsteht. Außerdem besteht die Gefahr einer pulmonalen Aspiration. Bei der Bronchoskopie in Intubationsnarkose (ITN) verhindert der Tubuscuff eine Aspiration. Weitere Komplikationen sind Verletzungen des Kehlkopfs, der Trachea oder eines Bronchus sowie Laryngo- oder Bronchospasmus.

Assistenz: Bei einer Bronchoskopie in Lokalanästhesie assistieren 1–2 Personen. Neben dem Anreichen von Materialien überwachen sie die Vitalzeichen und die Sauerstoffsättigung und dosieren – je nach Werten und Anordnung des Arztes – die Sauerstoffzufuhr. Bei Bronchoskopien in Intubationsnarkose übernehmen Anästhesist und Anästhesiepflegepersonal die Überwachung des Patienten. Dann genügt eine Pflegeperson zur Assistenz des bronchoskopierenden Arztes.

Nachbereitung: Patienten ausschlafen lassen, Vitalzeichen und Sauerstoffsättigung kontinuierlich überwachen, ggf. Sauerstoff auf Anordnung verabreichen. Nach ITN den Patienten zur Überwachung in den Aufwachraum transportieren.

Nach diagnostischer Bronchoskopie in Lokalanästhesie isst und trinkt der Patient für 1–2 Stunden nichts, bis die Wirkung der Lokalanästhesie abgeklungen ist. Nach therapeutischen Bronchoskopien bzw. Bronchoskopien in ITN ordnet der Arzt die Nahrungskarenz an.

15.4.2 Spezifische Endoskopien

Fremdkörperentfernung

Fremdkörper werden mit speziellen Instrumenten, z. B. Fasszangen, geborgen. Ein Fremdkörper ist i. d. R. zu groß, um ihn durch das Endoskop hindurch zu entfernen. Deshalb wird er durch Zurückziehen des Endoskops aus dem Körper des Patienten gezogen.
- Verschluckte Fremdkörper können mittels ÖGD aus Ösophagus oder Magen, aspirierte Fremdkörper mittels Bronchoskopie aus Trachea, Haupt- oder Stammbronchus entfernt werden. In beiden Fällen sind meist Kinder betroffen, die z. B. Legosteine, Batterien (Notfall), Erdnüsse oder Geldstücke verschluckt haben.
- Ins Rektum eingeführte Fremdkörper, z. B. bei einigen Sexualpraktiken, können mittels Rektoskopie entfernt werden.

> Aufgrund des hohen Verletzungsrisikos werden festsitzende und/oder scharfkantige Fremdkörper operativ entfernt.

Stentimplantation

Stents sind Metallgitterendoprothesen oder Kunststoffröhrchen zum Offenhalten von Hohlgängen, z. B. von Stammbronchien, Blutgefäßen oder Gallengängen. Metallgitterendoprothesen werden in geschlossenem Zustand über das Endoskop in den Körper eingeführt und an der entsprechenden Enge entfaltet, z. B. bei inoperablen Bronchial-, Gallengang- und Ösophagustumoren oder tracheobronchialen Fisteln.

Bougierung

Stenosen (Verengungen) können endoskopisch bougiert (aufgedehnt) werden. Dies geschieht entweder mit Hilfe von *Bougies* oder verschiedenen *Ballonkathetern* (▶ Kap. 21). Zum Aufdehnen mit Bougies führt der Arzt über das Endoskop zuerst einen dünnen und dann dickere Bougierungskatheter in die Stenose ein, bis sie aufgedehnt ist. Bougierungen erfolgen bei Stenosen von Ösophagus, Magenausgang, Enddarm oder Harnröhre (erfolgt in der Urologie).

Endoskopisches Lasern

Vorsicht, Tiefenwirkung besteht bei Lasereingriffen noch nach Tagen!

Mittels Laserstrahl (einfarbiger, hochenergetischer und stark gebündelter Lichtstrahl) kann Gewebe geschnitten oder *koaguliert* werden (Laserkoagulation). Endoskopisch setzt man den Laser vorwiegend zur Verkleinerung von inoperablen Tumoren sowie zur Entfernung von rektalen oder genitalen Feigenwarzen ein.

Bei Laseranwendung unbedingt Laservorschriften beachten (▶ Kap. 15.5.2)!

APC-Koagulieren (Argon-Plasma-Koagulation oder Argon-Plasma-Beamer)

Über eine Sonde wird das Gas Argon an den Ort des Geschehens, z. B. an einen Darmtumor, gebracht und elektrisch gezündet, so dass der Tumor verbrennt. Eine Tiefenwirkung wie beim Laser besteht nicht.

Papillotomie

Bei der endoskopischen Papillotomie (EPT) wird im Rahmen einer ERCP die Papilla vateri eingeschnitten, um die Öffnung zu weiten (▶ Kap. 15.4.1), damit z. B. Gallensteine besser ins Duodenum abgehen können. Komplikationen einer endoskopischen Papillotomie sind Blutungen oder die Perforation des Duodenums.

Polypektomie

Bei der endoskopischen Polypektomie werden Polypen über das Endoskop entfernt. Dazu verwendet man Diathermieschlingen, die an der Basis um den Polypen gelegt und langsam zugezogen werden, während elektrischer Strom auf die Schlinge einwirkt. Der Polyp wird abgetrennt und das darunter liegende Gewebe durch die Stromeinwirkung oberflächlich verschorft. Dickdarmpolypen können z. B. bei einer Koloskopie (▶ Kap. 15.4.1) entfernt werden.

Perkutane endoskopische Gastrostomie (PEG)

Die PEG ist eine **Ernährungssonde**, die durch die Bauchdecke hindurch in den Magen gelegt wird (▶ Bd. 2, Kap. N1.2). Der Patient wird gastroskopiert, so dass das Licht des im Magen liegenden Endoskops von außen durch die Bauchdecke hindurch sichtbar ist (evtl. unmöglich bei adipösen Patienten). Die »leuchtende« Stelle wird von außen punktiert und ein Ende eines festen Fadens eingeführt. Mit dem Gastroskop wird das Fadenende gegriffen, durch Zurückziehen durch den Mund herausgeführt und die Ernährungssonde daran befestigt. Mit dem anderen Fadenende wird die Ernährungssonde in den Magen über die Punktionsstelle nach außen gezogen. Eine Halteplatte an der Sondenspitze verhindert ein Herausrutschen und fixiert die Sonde an der Mageninnenwand. Alternativ kann mittels eines Verlängerungsstücks das innen liegende Sondenende ins Duodenum vorgeschoben werden (Duodenalsonde/PEJ).

Endoskopische Blutstillung

Verfahren der endoskopischen Blutstillung sind vor allem bei Blutungen aus einem Magen- oder Duodenalulkus oder bei Ösophagusvarizenblutungen indiziert, in beiden Fällen bildet eine ÖGD den Zugangsweg zur Blutungsquelle. Bei Darmblutungen ist eine Rektos- oder Koloskopie erforderlich.

- Bei **Ulkusblutungen** verschafft der Arzt sich oft erst durch Spülungen mit Wasser (über den Spülkanal des Endoskops) freie Sicht auf die Blutungsquelle. Die Blutung wird mit speziellen Endoskopieinstrumenten mit 1–2 ml Adrenalin unterspritzt (alternativ: 1–2 ml Fibrinkleber oder NaCl 0,9%,). Blutende Gefäße werden so »abgequetscht« (mechanisch und/oder medikamentös), die Blutung kommt zum Stehen. Die Wirkung von Adrenalin hält länger an, da es die Blutgefäße der Umgebung zusätzlich verengt und der Wirkstoff deshalb langsamer resorbiert wird als z. B. NaCl 0,9%. Alternativ bzw. zusätzlich kann der Einsatz einer APC (▶ oben) sinnvoll sein.
- **Ösophagusvarizenblutungen** werden in manchen Fällen zunächst mittels einer Ösophaguskompressionssonde zum Stehen gebracht und dann in einer zweiten Sitzung sklerosiert, dies erfolgt durch Injektion von speziellen Verödungsmitteln (z. B. Aethoxysklerol) über das Gastroskop in die Varizen. Diese verursachen eine Entzündung der Gefäßinnenwand mit nachfolgendem Verschluss des Gefäßes. Alternativ wird Fibrinkleber in/um die Gefäße injiziert.

15.5 Rechtliche Aspekte

15.5.1 Röntgenverordnung

Werden in der Endoskopieabteilung Röntgengeräte benutzt, gelten die Anforderungen der Röntgen- bzw. Strahlenschutzverordnung (▶ Kap. 13.5). Die Röntgenverordnung legt fest, dass nur ein Arzt mit absolviertem **Strahlenschutzkurs** das Röntgengerät bedienen darf. Auf Anordnung dieses Arztes darf eine Pflegeperson das Röntgengerät dann betätigen, wenn er einen Strahlenschutzkurs für Pflegepersonal (120 Stunden mit abschließender Prüfung) absolviert hat. Bei den Ärztekammern erhält man Auskunft, welche Einrichtungen (Schulen, Krankenhäuser) Strahlenschutzkurse anbieten.

> **Insidertipp**
> Das Pflegepersonal der Endoskopieabteilung muss einen Strahlenschutzkurs absolvieren, Röntgenschürzen (Rundum-Version) inkl. Schilddrüsenschutz tragen und Abstand zur Strahlenquelle halten *(Abstandquadratgesetz)*.

15.5.2 Laservorschriften

Nach dem **Medizinproduktegesetz** (▶ Kap. 12) darf eine Pflegeperson ein Lasergerät auf Anweisung des Arztes bedienen, wenn sie dazu eine Einweisung erhalten hat. Die Einweisung erfolgt entweder durch einen Vertreter des Herstellers, einen vom Hersteller eingewiesenen Arzt oder eine durch den Hersteller eingewiesene Pflegeperson und wird dokumentiert. Folgende **Schutzmaßnahmen** müssen beachtet werden:

- alle im Raum Anwesenden tragen eine **Schutzbrille** (auch der Patient),
- die **Warnleuchten** vor den Eingangstüren sind eingeschaltet,
- alle **reflektierenden Flächen** im Raum sind abgedeckt,
- vor Inbetriebnahme wird das Lasergerät **getestet** und die Laserfaser kontrolliert.

Nachschlagen und Weiterlesen

Classen M, Sievert JR (1993) Gastroenterologische Diagnostik. Schattauer, Stuttgart
Helmreich-Becker I, Lohse AW (1999) Checkliste Gastroskopie. Thieme, Stuttgart
Koop H (2001) Gastroenterologie kompakt. Thieme, Stuttgart
Stein, J, Wehrmann T (2002) Funktionsdiagnostik in der Gastroenterologie. Springer Heidelberg

Schülerseite

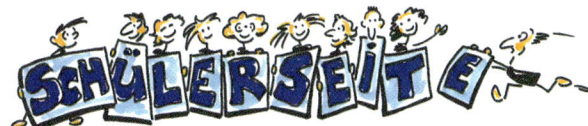

Wissen

Was heißt eigentlich Endoskopie?

»Endo« kommt aus dem Griechischen und bedeutet »innen, innerhalb«. »Kopie« stammt von dem lat. Wort »copia« (Fülle, Vorrat, Menge). Der Begriff »Kopie« mit der Bedeutung »Abschrift, Doppel, Reproduktion« stammt aus der Kanzleisprache und ist bis ins 14. Jahrhundert zurückzuverfolgen. »Endoskopie« könnte also mit »Innenabschrift« übersetzt werden.

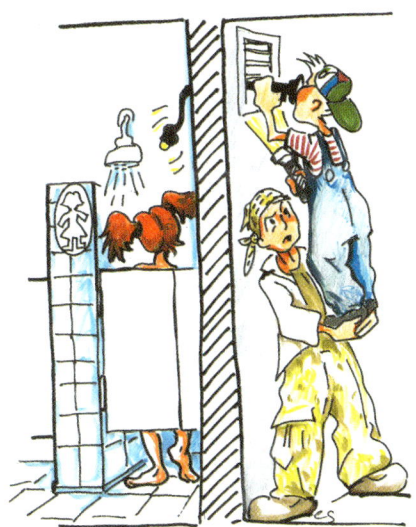

»Mach schon! Mein Alter braucht das Ding wieder!«

Internet
Für Neugierige
Endoskopie für die Pflege und Assistenz:
http://www.endoline.de/
Atlas der gastroenterologischen Endoskopie:
http://www.endoskopischer-atlas.de/
Endoskopische Bilder aus dem gastrointestinalen Trakt
http://www.info-endoskopie.de/

Ohne Licht keine Sicht!

»Licht« kann **schneiden, schweißen, formen und Daten transportieren. Das weltweite Glasfasernetz wächst mit einer Geschwindigkeit von Mach 3** (❗ = dreifache Lichtgeschwindigkeit ❗) um 1000 m/s.

🌐 Internet
http://www.faszinationlicht.de

UV-Licht nutzt man zur **Keimabtötung** bei der **Trinkwasseraufbereitung** und in der Raumfahrt zur **Sterilisation** empfindlicher Bauteile, die chemisch oder thermisch nicht zu behandeln sind. So wird der Kontamination fremder Oberflächen vorgebeugt.

Probieren

»Hätte ich nur..!«

Jährlich erkranken in Deutschland etwa **57.000 Menschen an Darmkrebs**, davon sterben **30.000** (Quelle: http://www.gesundheit.com). ❗ **Dabei stehen die Chancen für eine Heilung bei 90% – wenn der Krebs früh genug erkannt wird.** ❗ Daher wird seit 1. 10. 2002 in Deutschland die **Koloskopie** für über 55-Jährige als **Vorsorgeuntersuchung** von den gesetzlichen Krankenkassen voll übernommen. Bei familiärer Vorbelastung auch schon früher. ❓ Wissen das Ihre Eltern eigentlich? ❓ Und wissen Sie selber welche weiteren Vorsorgeuntersuchungen Ihre Krankenversicherung übernimmt? ❗ **Es kostet nur einen Anruf, das herauszufinden.** ❗

Wissen

Wie alles begann

1795 erfand der Frankfurter Arzt Bozzini den Lichtleiterapparat. Die 1. Untersuchung damit soll eine Rektumspiegelung gewesen sein

1868 schluckte ein Schwertschlucker im Beisein des Freiburger Arztes Kussmaul ein beleuchtetes, starres Rohr, durch das man einen Blick in den Ösophagus werfen konnte.

1879 gelang Nitze und Leiter die Spiegelung der Blase und des Rektums.

1932 entwickelte der Münchner Arzt Rudolf Schindler das 1. semiflexible Gastroskop.

1958 entwickelte Hirschowitz das erste flexible Fibergastroskop.

1962 wurde die Kaltlichtquelle erfunden.

1966 erfand Ottenjann die Steuerbarkeit flexibler Endoskope.

1968 führte McCune die 1. ERCP durch.

1971 führten Classen und Demling an der Uni-Erlangen die 1. ERCP in der BRD durch; die Firma Olympus verkaufte das 1. Duodenoskop; Classen, Demling und Deyhle nahmen die 1. endoskopische Polypektomie vor.

1974 erfolgte die 1. endoskopische Sphinkterotomie durch Classen, Demling und Kawai.

1975 wurde das Dormiakörbchen zur Gallengangssteinextraktion erfunden.

1976 führte Manegold Ballonkatheter bei den endoskopischen Therapieverfahren ein.

1979 gelang Soehendra die 1. transpapilläre Choledochusdrainage.

1982 gelang an der Uni Erlangen die 1.endoskopische mechanische Lithotripsie (endoskopische Steinzertrümmerung).

1983 kamen die Videoendoskope auf den Markt.

In den 60er-Jahren begannen einige Gynäkologen mit kleineren, operativen, laparoskopischen Eingriffen. Sie entwickelten spezielle Instrumente für immer schwierigere und umfangreichere Eingriffe. Ihr Ziel war ein minimales Operationstrauma für den Patienten. In den 80er- und 90er-Jahren erfolgten erste laparoskopische Operationen durch Chirurgen, zunächst Appendektomien, dann Cholezystektomien. 1983 führte der britische Urologe Wickham dafür den Begriff **minimal invasive Chirurgie** ein. Heute gibt es immer mehr endoskopische Operationsmethoden in vielen Gebieten, z. B. in der Thorax- und Neurochirurgie.

Wie war das noch mal – ASSOZIATIVES Denken

Ein Professor will seinen Studenten das Wort »Assoziation« erklären. Er benutzt Begriffe wie Stimulus und Response, die einige Studenten nicht einordnen können.

Nun veranschaulicht er seine Erklärung. Er zieht ein Seidentaschentuch aus der Brusttasche und sagt: »Nehmen wir an, das sei der Stimulus, dann werden Sie zwangsläufig irgendwelche Assoziationen dazu haben, also einen Response.« Er fragt die Studenten: »Woran erinnert Sie das?«

Ein Student sagt: »Bahnhof, Gleis, der Zug fährt ab.« Der Professor darauf: »Hervorragend, das ist Ihre Assoziation zu diesem Stimulus.« Er fragt einen anderen Studenten und dieser antwortet: »Onkel Willi putzt die Brille.« »Sehen Sie«, sagt der Professor, »verschiedene Menschen haben unterschiedliche Assoziationen zum selben Stimulus.« Nun ist ein dritter Student an der Reihe. Er sagt: »Geschlechtsverkehr, Herr Professor.« Dem entgleisen die Gesichtszüge: »Wie kommen Sie denn darauf?« Der Student: »Ich denke immer daran.«

Mehr zum Thema Assoziatives Denken in: Birkenbihl VF (2004) Trotzdem Lehren. Gabal, Offenbach

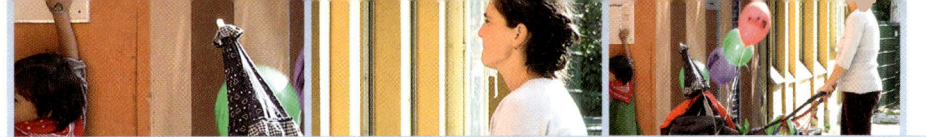

16 Zentralsterilisation

Dieter Hirsch-Nilsen

16.1 Begriffserklärung – 368

16.2 Aufbau und -organisation – 368
16.2.1 Bauliche Voraussetzungen – 368
16.2.2 Mitarbeiter in der Zentralsterilisation – 368
16.2.3 Personalbedarf – 369

16.3 Aufgaben der Mitarbeiter – 369
16.3.1 Aufgaben auf der »unreinen« Seite – 369
16.3.2 Aufgaben auf der »reinen« Seite – 370
16.3.3 Sterilgutlagerung – 372
16.3.4 Aufgaben bezüglich der Qualitätssicherung – 372

16.4 Sterilisationsverfahren – 373
16.4.1 Dampfsterilisation – 373
16.4.2 Heißluftsterilisation – 374
16.4.3 Gassterilisation – 375
16.4.4 Strahlensterilisation – 376
16.4.5 Plasmasterilisation – 376

16.5 Rechtliche Aspekte – 376

Schülerseite – 377

16.1 Begriffserklärung

In der Zentralsterilisation werden die in einem Krankenhaus anfallenden kontaminierten, d. h. verunreinigten Instrumente und Materialien gesäubert und sterilisiert. Bei den **Sterilisationsverfahren** unterscheidet man grundsätzlich **physikalische** und **chemische** Methoden.

16.2 Aufbau und -organisation

Abgesehen von einigen Spezialkliniken sind die Aufgaben einer modernen Zentralsterilisationsabteilung in allen Häusern gleich. Im Wesentlichen lassen sich zwei Abteilungsarten unterscheiden:
Während die **dezentrale Sterilisationseinheit** nur einen kleinen operativen Bereich, z. B. die Chirurgie, abdeckt, umfasst die **zentrale Sterilisationseinheit** alle im Hause vertretenen Fachbereiche.

- **Vorteile** der zentralen Sterilisationsabteilung sind:
höhere Auslastung, zentrale Organisation der Abteilung, rationellere Versorgung mit Sterilgut, vielseitigeres Arbeiten des Personals, welches universell eingesetzt werden kann (dadurch wird die Arbeit interessanter), Ausfälle können leichter kompensiert werden.
- **Nachteile** der zentralen Sterilisationsabteilung sind:
schwierigere Kontrolle für die Abteilungsleitung bezüglich Personaleinteilung und Logistik (Lagerhaltung und Bestellwesen), eventuell mangelnder Informationsfluss.

> Wer nicht mit sich selbst im Reinen ist, kann auch mit anderen nicht ins Reine kommen.
> *Anne Morrow Lindbergh*

16.2.1 Bauliche Voraussetzungen

Die Zentralsterilisation besteht aus einer **unreinen** und einer **reinen** Seite mit Aufbereitungstrakt. Sie sind baulich von einander getrennt, um eine mögliche Keimverschleppung zu verhindern. Die Waschmaschinen sind die »Grenze« zwischen der unreinen und der reinen Seite (Abb. 16.1). Benutzte Instrumente und Materialien werden auf der unreinen Seite gereinigt und in die Waschmaschine gegeben. Im Aufbereitungsraum erfolgt die Vorbereitung für die Sterilisation und die Eingabe in den Sterilisator, auf der reinen Seite die Entnahme und Weitergabe an den Operationsbereich, an die Ambulanz und den stationären Bereich.

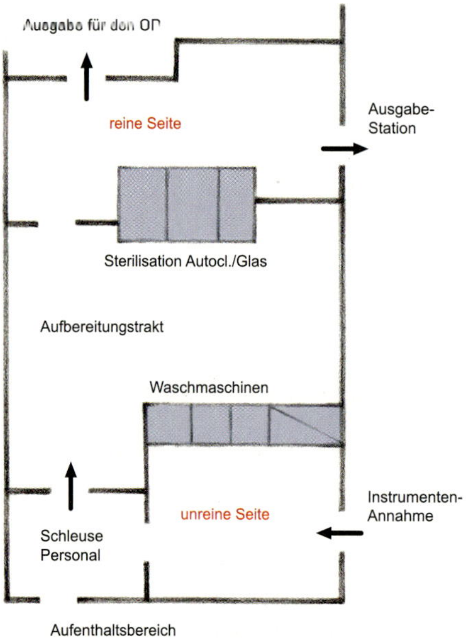

Abb. 16.1. Grundriss einer Zentralsterilisation

16.2.2 Mitarbeiter in der Zentralsterilisation

Die Leitung einer Zentralsterilisation sollte in den Händen einer/eines examinierten Gesundheits- und Krankenpflegerin/-pflegers, besser noch einer OP-Fachpflegekraft liegen,

da gute Kenntnisse sowohl in Instrumentenkunde, als auch im Gebrauch und in der Wartung von Spezialzubehör Voraussetzung sind. In größeren Zentralsterilisationen sollten noch weitere qualifizierte Pflegekräfte als Praxisanleiter fungieren. Auch die übrigen Mitarbeiter sollten ein gewisses Maß an Qualifikationsanforderungen mitbringen. Dazu gehören:
- Erfahrung aus dem Operationsdienst und Wissen über Operationsabläufe,
- allgemeines technisches Verständnis,
- Kenntnisse in Instrumentenkunde,
- Kenntnisse von Maschinenfunktionen (z. B. Instrumentenwaschmaschinen und Waschstraßen),
- Kenntnisse in Chemie, Physik, Hygiene und Mikrobiologie,
- Fähigkeit, Menschen zu führen und auszubilden.

16.2.3 Personalbedarf

Die Berechnung des Personalbedarfes einer Zentralsterilisation erfolgt nach dem tatsächlichen Bedarf an Mitarbeitern. Hierbei müssen folgende Faktoren berücksichtigt werden:
- Bauliche Vorraussetzungen der Zentralsterilisation und der Operationsabteilung,
- Anzahl der Operationssäle,
- Operationsspektrum (Umfang der im Hause durchgeführten Operationen),
- Bedarf an Sterilgut für Stationen und Ambulanzen,
- Menge der im Haus befindlichen Instrumente.

> **Insidertipp**
> Bei einem geringen Lagerbestand an Instrumenten müssen diese öfter aufbereitet werden, ggf. auch mehrmals täglich, was einen höheren Personalbedarf erfordert. Aus Zeitgründen werden Instrumente gelegentlich auch manuell gereinigt.

16.3 Aufgaben der Mitarbeiter

16.3.1 Aufgaben auf der »unreinen Seite«

Auf der **unreinen Seite** werden kontaminierte Instrumente entgegengenommen, nach Reinigungsmethoden vorsortiert, vorgereinigt und den Instrumentenwaschmaschinen zugeführt. Folgende Tätigkeiten gehören zu den Aufgaben auf der unreinen Seite:
- Zur Vorreinigung von Instrumenten dient ein Ultraschallbad.
- Extrem verschmutzte Instrumente werden vorher mit Bürsten und/oder Wasserpistolen vorgereinigt. Bei angetrocknetem Blut weicht man die Instrumente kurz in Wasser oder einer Reinigungslösung ein.
- Um eine vollständige Reinigung aller Instrumente zu gewährleisten, dürfen die Waschmaschinenkörbe nicht zu voll gepackt sein.
- Hitze- und feuchtigkeitsempfindliche Geräte, z. B. Optiken, Dichtungen und Bohrmaschinen, müssen komplett von Hand gereinigt werden.
- Schläuche und Hohlinstrumente werden manuell durchgespült.
- Druckluft- und Wasserpistolen säubern mit erhöhtem Druck die Gegenstände.
- Empfindliche Instrumente, z. B. *mikrochirurgische Instrumente,* steckt man zur schonenderen Reinigung auf spezielle Siebeinsätze, bevor sie in der Waschmaschine gereinigt werden.

Scharfe Gegenstände können im Ultraschallbad an Schneidefähigkeit verlieren. Optiken und Ansatzstücke von Elektrokabeln nicht ins Ultraschallbad geben (Beschädigungsgefahr).

Beim Gebrauch von Wasser- und Druckluftpistolen besteht stets die Gefahr der Beschädigung empfindlicher Geräte (z. B. Bronchoskope).

- Mehrteilige Instrumente werden den Anweisungen entsprechend auseinandergebaut und Kleinteile, wie Federn, Dichtungen oder chirurgische Nadeln, zur Reinigung in perforierte verschlossene Kleinsiebe gelegt.
- Die Gelenke aller Instrumente müssen vollständig geöffnet sein, damit auch der in den Gelenken verborgene Schmutz entfernt wird.

Schwere chirurgische Instrumente, z. B. *Retraktoren* oder Hämmer niemals auf feines Instrumentarium legen, da es beschädigt wird.

> **Insidertipp**
>
> Zur Vorreinigung sehr gut geeignet ist einfaches Leitungswasser. Noch besser reinigt salz- und kalkfreies Wasser (demineralisiertes Wasser). Chemische Reinigungsmittel benötigt man nur selten.

16.3.2 Aufgaben auf der »reinen« Seite

Auf der reinen Seite werden im sog. Aufbereitungstrakt die durch die Waschmaschinen gereinigten Instrumente entnommen und weiterbearbeitet. Auf dem Packtisch prüft man die Instrumente und packt sie in Siebe, damit sie nachtrocknen können. Hierbei ist zu beachten:

- Instrumente müssen trocken sein, ggf. mit flusenfreien Tüchern oder Druckluft nachtrocknen. Hohlinstrumente und Schläuche mit Druckluft durchblasen oder zum Trocknen aufhängen.
- Die makroskopische (mit bloßem Auge erkennbar) Sauberkeit prüfen, ggf. Nachreinigung mit feinstem Schmirgelpapier oder Zahnbürste. Keine groben Bürsten verwenden.
- Instrumente auf Funktionsfähigkeit, Schärfe, korrektes Einrasten und freien Lauf der Gelenke überprüfen, ggf. aussortieren und ersetzen.
- Optiken, Lichtkabel und Elektrokabel auf ihre Funktion überprüfen und ggf. zur Reparatur schicken.
- Mehrteilige Instrumente, z. B. *laparoskopische* Trokare, den Anweisungen der Hersteller entsprechend zusammenbauen.
- Bohrmaschinen ggf. mit speziellem sterilisierfähigem Maschinenöl warten.
- Instrumente nach Packlisten in Siebe packen, verplomben und den jeweils geltenden Standards entsprechend dokumentieren und signieren.
- Einzelinstrumente entsprechend den Anweisungen, die von Haus zu Haus verschieden sind, entweder in Tuch und Papier einpacken oder in Folien einschweißen (Abb. 16.2).
- Tupfer und Hohlkörper in entsprechend große Beutel eintüten (Abb. 16.3 und 16.4).
- Wäsche in die passenden Trommeln packen.

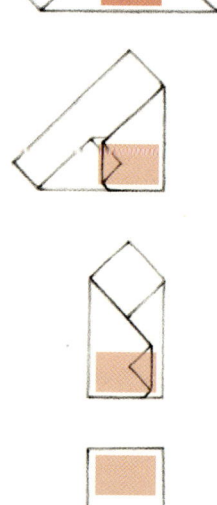

Abb. 16.2. Papier-Diagonalverpackung

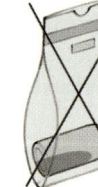

Abb. 16.3. Eintüten von Tupfern

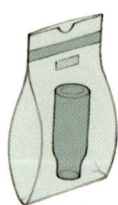

Abb. 16.4. Eintüten von Hohlkörpern

Beladen des Sterilisators

Beim Beladen der Sterilisatoren sind folgende Punkte zu beachten:

- Die **Kennzeichnung** der zu sterilisierenden Produkte erfolgt zusätzlich zum Dokumentieren und Signieren und richtet sich nach den jeweiligen Standards und hausinternen Richtlinien. Es sollte sich jedoch auf jeder Verpackung ein **Anwendungsindikator** befinden, der beim Sterilisieren seine Farbe verändert, um einer Verwechslung von sterilen und unsterilen Produkten vorzubeugen.

16.3 · Aufgaben der Mitarbeiter

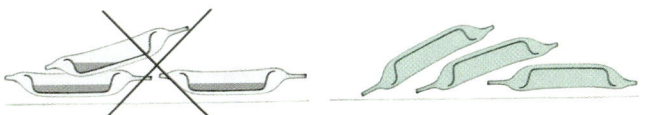

Abb. 16.5. Richtiges Stapeln von Schalen zum Sterilisieren

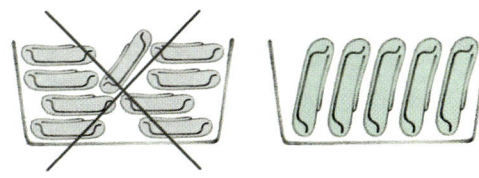

Abb. 16.6. Beladen von Körben mit Schalen

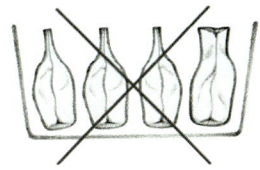
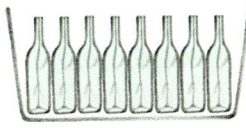
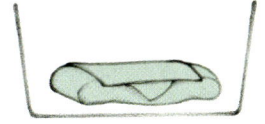

Abb. 16.7. Beladen von Körben mit Tüten

- Jeder Sterilisationsvorgang wird dokumentiert. Dazu werden die Sterilisationsprodukte mit **Chargen-Nummern** versehen. Zusätzlich wird der Anwendungsindikator mitsterilisiert.
- Zum Beladen des Sterilisators wird das Sterilisiergut in Containern, Trommeln oder in Körben auf Paletten gestellt und mit Wagen zum Sterilisator gebracht. Der Abstand zu den Wänden des Sterilisators sollte mehr als 5 cm betragen. Niemals Produkte auf den Boden der Sterilisatorkammer legen, damit der Dampf von allen Seiten ungehindert einwirken kann. Aus demselben Grund darf beim Stapeln von Körben der obere Korb die Produkte des unteren Korbes nicht berühren (Abb. 16.5–16.7).
- Abgesehen von einigen Containersystemen werden Produkte niemals aufeinander gestellt.
- Die Produkte so in die Körbe einsortieren, dass sie sich nicht bewegen und beim Entladen herunterfallen können.
- Körbe dürfen nicht überladen werden. Instrumente, die überstehen, behindern den Weitertransport der Paletten.

> **Insidertipp**
> Kann die Hand zwischen die Produkte gesteckt werden, ohne dass sie gequetscht wird, ist der Korb richtig geladen.

- Klarsichtsterilisierverpackungen sollen in Körben mit der Folienseite nach hinten geladen werden, das erleichtert die Trocknung.
- Sterilisator möglichst gleichmäßig packen. Schwere Container nach unten, leichte nach oben.

> **Insidertipp**
> Den Sterilisator nicht ausschließlich mit schweren, in Siebe gepackten Instrumenten beladen. Beim Herausnehmen entsteht sonst durch die große Menge an heißem Metall in Verbindung mit der kühlen Außenluft Kondenswasser. Die Instrumente werden feucht!

Sterilgut entnehmen

Auf der Rückseite der Sterilisatoren werden die sterilisierten Produkte heraustransportiert. Dann kühlen die Instrumente ab, bevor sie an die Operationsabteilung, Ambulanzen und die Stationen übergeben werden können.

Frisch sterilisiertes Instrumentengut, Körbe und Paletten sind sehr heiß! Schutzhandschuhe tragen, um Verbrennungen vorzubeugen.

Tabelle 16.1. Lagerungsdauer von Sterilgut (in Papierbeuteln und Klarsichtverpackungen zum Gebrauch unter normalen aseptischen Bedingungen)

Verpackungsart	Lagerdauer	
	ungeschützte Lagerung z. B. im Regal	geschützte Lagerung z. B. im Schrank
Sterilgut-Einfachverpackung	24 h, als Bereitstellung zum baldigen Gebrauch	6 Wochen
Sterilgut-Zweifachverpackung	6 Wochen Als Lagerungsart insgesamt vermeiden!	6 Monate, jedoch nicht länger als das Verfallsdatum
Sterilgut-Lagerverpackung nicht angebrochen oder angebrochen und wieder verschlossen	Entsprechend dem vom Hersteller angegebenen Verfallsdatum. Einige Sterilisationsverfahren erlauben eine längere Anwendbarkeit (z. B. die industriell angewandte Methode der Sterilisation mit Gammastrahlen).	

Anschließend muss der Indikatorstreifen kontrolliert und die Charge dokumentiert werden. Die Instrumente müssen von den Körben und dem Wagen genommen und ihrer Bestimmung entsprechend sortiert, gelagert oder ausgegeben werden.

16.3.3 Sterilgutlagerung

Wie lange ein sterilisiertes Produkt gelagert werden kann, richtet sich nach der **Verpackungsart** (einfach oder zweifach) sowie nach den **örtlichen Gegebenheiten** (Tabelle 16.1). Sterilgut wird mindestens 30 cm über dem Boden, in staubarmen, trockenen und lichtgeschützten Räumen gelagert, z. B. in Schränken, Schubladen, Regalen, Containerwagen. Die vor Staub geschützte Lagerung in einem Schrank macht eine längere Lagerungszeit möglich.

16.3.4 Aufgaben bezüglich der Qualitätssicherung

»Beinahe gut« ist nichts besser als schlecht.
Unbekannt

Eine Garantie für die Sterilität eines Produktes gibt es nicht. Verschiedene Tests und Kontrollen sollen die hohen Qualitätsanforderungen einer Zentralsterilisation gewährleisten:
- Beim Sterilisator täglich mit einem **Vakuumtest** prüfen, ob er ein ausreichend hohes Vakuum erzeugt.
- Wenn ein Sterilisator (Autoklav) über Nacht ausgeschaltet wird, sollte man morgens zuerst eine **Leercharge** sterilisieren lassen, um den Autoklaven auf Betriebstemperatur zu bringen.
- Es gibt verschiedene Formen des **Bowie-Dick-Tests (BDT)**. Dieser gibt Auskunft über die ausreichende Funktion des Autoklavs. Er wird nach einer Leercharge vorgenommen.
- Jeder Container und jede Verpackung ist mit einem **Indikatorstreifen** versehen. Es gibt ihn als Klebebänder oder in Form von Etiketten. Bei vielen Papier- oder Folientüten befindet er sich bereits an der Verpackung. Der Indikatorstreifen muss sich beim Sterilisieren schwarz verfärben. Der Indikator besagt lediglich, dass ein Sterilisationsprozess stattgefunden hat!
- Zu einem Sterilisator gehört ein sog. **Schreiber**, der die einzelnen Phasen des Sterilisationsprogramms (Temperatur, Druck, Zeit) aufzeichnet und sie ausdruckt. Die so entstandene Kurve kann hinterher beurteilt werden. Der Schreiber zeichnet jede Charge auf Papier mit.
- Ein zusätzlicher Indikatorstreifen wird bei jeder Charge mitsterilisiert und später als Beleg zusammen mit der Charge zur Sicherheit abgeheftet. Er befindet sich in einem speziellen Prüfkörper.

- Ein **interner Indikator**, der sich im Inneren z. B. eines Containers befindet, beweist zwar, ob dieser Container ausreichenden Sterilisationsbedingungen ausgesetzt war, ist aber kein Sterilisationstest, da er nicht von außen sichtbar ist. Nach dem Öffnen des Containers ist ersichtlich, ob alle erforderlichen Bedingungen erfüllt sind.
- Alle 3 Monate erfolgt ein **biologischer Test**. Bei diesem sog. **Attest** werden Erdsporen der höchsten Resistenzstufe (III) mitsterilisiert. Nach 24–48 Stunden kann man das Ergebnis ablesen. Färbt sich die Trägerflüssigkeit der Erdsporen lila, ist das Ergebnis in Ordnung. Sind nicht alle Keime abgetötet, färbt sich die Trägerlösung gelb.
- Zweimal pro Jahr erfolgt ein amtlicher **Sporentest**, der zur Beurteilung in das zuständige medizinische Landes-Untersuchungsamt eingeschickt wird.
- Viele Krankenhäuser verfügen über einen **Hygienebeauftragten**, an den sich das Personal einer Zentralsterilisationsabteilung wenden kann.

16.4 Sterilisationsverfahren

Die Richtlinien zur *Validierung* werden in den Deutschen Industrie Normen (DIN) geregelt, nach denen sich ein Betreiber einer Zentralen Sterilisations-Versorgungsanlage (ZSVA) zu richten hat.

16.4.1 Dampfsterilisation (DIN 58946)

Beim **Dampfsterilisieren** (Autoklavieren) führen die drei Faktoren **Druck**, **Temperatur** und **Zeit** zur Sterilisation. Unterschieden werden die nachfolgenden Arten.

Sterilisation mit strömendem Wasserdampf

Die Dampfproduktion erfolgt im **Autoklaven**. Der Dampf strömt von oben nach unten durch das Sterilgut, wo er wieder aus der Kammer entweicht. Dadurch bleibt der Druck konstant.

Vorteil
- Zur Dampfproduktion kann fast jede Energiequelle benutzt werden, zur Not genügt ein Lagerfeuer (beispielsweise bei der Bundeswehr in Feldlazaretten).

Nachteile
- Die Methode dient nur noch als Notbehelf, da z. B. Textilien nach der Sterilisation nass sind.
- Die Container müssen im Deckel- und Bodenbereich perforiert sein, damit der Dampf das Sterilgut von allen Seiten »einhüllen« kann.

Fraktioniertes Vakuumverfahren

Die Sterilisation geschieht mit **gesättigtem, gespanntem** und **luftfreiem Dampf**. Dieser wird in einer zentralen Anlage produziert und über eine Rohrleitung zur Sterilisationskammer geleitet. Wichtig für die Produktion von gesättigtem Dampf ist das richtige Verhältnis von **Wassermenge**, **Raumgröße** und **Druck**. Die Feuchtigkeit löst die Hülle von Bakterien auf, wodurch *Zytoplasma* ausläuft. Die hohe Temperatur zerstört Bakterien, Viren und Pilze.

> Die ganze Natur ist eigentlich nichts anderes als ein Zusammenhang von Erscheinungen nach Regeln.
> *Immanuel Kant*

Phasen des fraktionierten Vakuumverfahrens

1. Phase: Die Luft wird aus der Kammer gezogen. Es entsteht ein luftleerer Raum, um eine Kondensation und feuchtes Instrumentarium zu vermeiden.
2. Phase: Dampf strömt bei **2,3 bar** bis auf **134°C** erhitzt ein.
3. Phase: Phase der Sterilisation.

> Instrumente und Tücher werden bei einer Temperatur von 134°C und einer Sterilisationszeit von 5 Minuten, empfindliche Instrumente, z. B. Gummi, bei nur 121°C, aber einer Sterilisationszeit von 20 Minuten sterilisiert.

4. Phase: Der Dampf wird bis auf **0 bar** aus der Kammer abgelassen. Die Kammer darf danach nicht sofort geöffnet werden, da durch den Temperaturunterschied der Dampf kondensiert und die Instrumente feucht werden können.
5. Phase: Ein erneutes Vakuum entfernt den Dampf, es folgt die Trocknung.
6. Phase: Luft wird zugegeben. Der Sterilisator wird bei **0 bar** geöffnet. (Ein Druck von **0 bar** entspricht atmosphärisch bedingt auf der Erdoberfläche tatsächlich einem Druck von **1 bar**. Ein Sterilisator erreicht technisch bedingt beim Vakuum lediglich **–0,9 bar.**)

Vorteile
- Die Dampfinjektion gewährleistet die sichere Entfernung der unsterilen Umgebungsluft.
- Gleichzeitiges Vorwärmen des Sterilisierguts im Sterilisator verkürzt die Sterilisierdauer.
- Auch Container ohne Bodenperforation können zum Sterilisieren verwendet werden.

> **Insidertipp**
> Das fraktionierte Vakuumverfahren hat keine Nachteile, es ist derzeit die **wirtschaftlichste, sicherste und am meisten angewandte Sterilisationsmethode**.

16.4.2 Heißluftsterilisation

Bei der Heißluftsterilisation wirbelt ein Ventilator gleichmäßig **heiße Luft** in der Sterilisationskammer herum, wodurch sich die Instrumente erhitzen. Die hohen Temperaturen trocknen das Zytoplasma der Bakterien aus. Es können nur **thermostabile** Gegenstände wie Glas, Porzellan, Metall, Puder, Fett, Öle und nichtwässrige Lösungen sterilisiert werden.

Phasen der Heißluftsterilisation

1. Phase: Erwärmungszeit von 0 auf 180°C ca. 20 Minuten (je nach Gerät)
2. Phase: 5 Minuten Ausgleichszeit bei 180°C als Sicherheitszuschlag, um Temperaturschwankungen auszugleichen
3. Phase: 30 Minuten Abtötungszeit bei 180°C
4. Phase: 5 Minuten Sicherheitszuschlag bei 180°C
5. Phase: Abkühlzeit

Nicht sterilisiert werden dürfen Textilien, Papier, Kunststoffe, Verbandstoffe (z. B. Watte) und Gummi, da sie verbrennen oder verschmelzen würden.

Bei Sterilisation von Glas den Sterilisator erst öffnen, wenn das Sterilgut auf 80°C abgekühlt ist, da das Glas sonst aufgrund des großen Temperaturunterschiedes innerhalb und außerhalb zerbrechen würde.

Vorteile
- Der Sterilisator ist einfach zu bedienen, zusätzliche technische Vorrichtungen sind nicht erforderlich, eine Steckdose genügt.
- Das Instrumentarium ist nach dem Sterilisieren immer trocken.

16.4 · Sterilisationsverfahren

Nachteile

- Durch lange Sterilisationszeiten und hohe Temperaturen kommt es bei den Instrumenten eher zu Materialschäden als bei der Dampfsterilisation. Die Schneidefähigkeit der Instrumente leidet.
- Wegen des geringen Durchdringungsvermögens können keine geschlossenen Behälter verwendet werden.

> **Insidertipp**
> Sind die Gegenstände von der Vorreinigung noch feucht, wird durch das Verdampfen des Wassers nicht die erforderliche Temperatur erreicht.

16.4.3 Gassterilisation

Thermolabile (hitzeempfindliche) **Materialien,** z. B. optische Geräte, Implantate, Gummi- oder Kunststoffartikel, erfordern ein **schonenderes Verfahren**, die Gassterilisation.

Kein Stoff ohne Kraft!
Keine Kraft ohne Stoff!
Ludwig Buchner

Gassterilisation mit Formaldehyd

Das z. Zt. gängigste Verfahren ist die Sterilisation mit 5%igem *Formaldehyd* (FA). Dabei beträgt die Betriebstemperatur je nach Gerätehersteller 55–80°C und der Druck –0,6 bar.

Phasen der Gassterilisation
1. Phase: Bevor Gas einströmen kann, wird durch Absaugen der unsterlien Luft in der Kammer zunächst vorübergehend ein Vakuum erzeugt, das sog. Vorvakuum.
2. Phase: Ein Verdampfer befeuchtet das Sterilisiergut mit einem Gemisch aus destilliertem Wasser und Formaldehyd.
3. Phase: Zum Trocknen des Sterilgutes wird das Gas aus der Sterilisationskammer abgezogen und diese ca. 15 Mal belüftet. Die Betriebszeit beträgt insgesamt ca. 90 Min.

Vorteile

- Die Sterilisation dauert nur etwa halb so lang wie die Sterilisation mit Ethylenoxid (▶ unten).
- Die Sterilisation mit Formaldehyd eignet sich aufgrund ihrer niedrigen Arbeitstemperatur zur Sterilisierung von thermolabilem Sterilisiergut.
- Das Material kann nach dem Sterilisieren sofort wieder verwendet werden.
- Die Geruchsschwelle liegt unter dem MAK-Wert (**M**aximale **A**rbeitsplatz-**K**onzentration).

Nachteile

- Nur Mitarbeiter, die einen sog. »Begasungskurs« erfolgreich absolviert haben, dürfen einen Gassterilisator bedienen.
- Formaldehyd ist weniger toxisch als Ethylenoxid, jedoch besteht der auf Tierversuche beruhende Verdacht der *Kanzerogenität*.

Gassterilisation mit Ethylenoxid

Die Sterilisation mit *Ethylenoxid* ist die effektivste chemische Sterilisationsart. Sie wird aufgrund ihrer **hohen Toxizität** (Giftigkeit) in Deutschland nur noch mit Sondererlaubnis eingesetzt wird. Außerdem muss mit Ethylenoxid sterilisiertes Gut in speziellen Schränken sehr lange gelüftet werden.

16.4.4 Strahlensterilisation

Die Sterilisation mittels **Beta- oder Gammastrahlung** erfolgt hauptsächlich in der Industrie.

16.4.5 Plasmasterilisation

Bei diesem relativ neuen, für thermolabile Materialien geeigneten Verfahren verwendet man 58%iges **Wasserstoffperoxid**. In einem Hochfrequenzfeld wird ein weitgehend ionisiertes Gas (*Ionisation*) erzeugt, dessen Radikale Mikroorganismen abtöten.

16.5 Rechtliche Aspekte (europäisches Recht)

Führt ein nicht dem Stand der Wissenschaft entsprechendes Vorgehen zu einem Schaden, sind damit ggf. Straf- und zivilrechtliche Haftungsfolgen verbunden (▶ Kap. 6).

Im Zuge der Harmonisierung des **europäischen Rechts** basierend auf dem »Vertrag zur Gründung der Europäischen Wirtschaftsgemeinschaft« (insbesondere Artikel 100a) befindet sich das gesamte europäische Recht in der Überarbeitung. Die »Pflichtenhefte« zur Gestaltung von (Rechts-)Normen in den Mitgliedsstaaten (EWG und EFTA-Staaten) sind hierbei die EU-Richtlinien. Das **nationale technische Recht** ist somit sehr eng an die Vorgaben durch EU-Richtlinien gebunden. In Deutschland sind Desinfektion und Sterilisation vor allem im **Medizinproduktegesetz** (MPG) von 2003 geregelt (▶ Kap. 12).

Nachschlagen und Weiterlesen

Bergen (2005) Basiswissen Krankenhaushygiene. Schlütersche, Hannover
Bodenschatz W (2003) Desinfektion. B.Behr's GmbH & Co., Hamburg
Klischies K (2004) Hygiene und medizinische Mikrobiologie. Schattauer, Stuttgart
Möllenhoff H (2002) Hygiene. Urban & Fischer bei Elsevier, München
Schell W (1995) Die Grundzüge der Hygiene und Gesundheitsförderung von A–Z. Kunz, Hagen
Schwarzkopf, A (2003) Praxiswissen für Hygienebeauftragte. Kohlhammer, Stuttgart
Sitzmann F (1999) Hygiene. Springer, Heidelberg
Wallhäuser K H (1995) Praxis der Sterilisation, Desinfektion, Konservierung. Thieme, Stuttgart

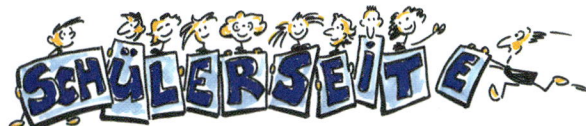

Wissen

Was heißt »Kryptisieren«?

Der Begriff »krypto« bedeutet geheim, verborgen. Beim Kryptisieren wird ein Sachverhalt so beschrieben, dass dennoch erraten werden kann, was gemeint ist. Voraussetzung dafür ist, dass der Ratende bereits etwas über das Thema weiß und nicht völlig unwissend dasteht. Sollte jegliches Vorwissen fehlen, kann das Kryptisieren auch als Hinführung zu einem Thema genutzt werden. In jedem Fall erzeugt es Aufmerksamkeit und Nachdenken beim Gegenüber, was dazu führt, dass die Auflösung leichter behalten wird.

Ein Beispiel gefällig?

Welches Märchen ist gemeint?
1. Eine dysfunktionale Familie.
2. Die Stiefmutter plant einen Mord.
3. Der Vater ist chronisch abwesend.
4. Die Tochter entkommt einem Attentat.
5. Sie findet eine WG, die sie aufnimmt.
6. Dort leben ausschließlich Männer mit sonderbaren Lebensgewohnheiten.

Die Antwort finden Sie auf der Schülerseite Kapitel 19.

Mehr zum Thema Kryptisieren finden Sie in: **Birkenbihl VF (2004)** Trotzdem Lehren. Gabal, Offenbach

Erfahren

Grassuppe und Sandtorte

Allergien bei Kindern nehmen in den letzten Jahren rapide zu, vor allem in Großstädten. Verantwortlich dafür ist vor allem eine übertriebene Hygiene. Gerade Kleinkinder müssen ihr Immunsystem erst aufbauen. Dazu benötigen sie Kontakt mit natürlichen Keimen und nicht nur mit »Chemiebomben«. Auch das Spielen mit anderen Kindern fördert das Abwehrsystem und zudem das Sozialverhalten der Kleinen. Solange die Spielplätze nicht mit Zigarettenkippen, Hundekot und Abfall verunreinigt sind, muss man sich über diese »Backstuben« keine Sorgen machen. **Wichtig ist jedoch, dass Kinder von Anfang an ihre Sinne für »Schädliches« und »Verdorbenes« schulen.** Dazu gehören auch Geruch, Geschmack und Farbe. Wer nie Schimmel auf dem Brot gesehen hat, kann ihn auch nicht als »Bäh« erkennen, oder?

Probieren

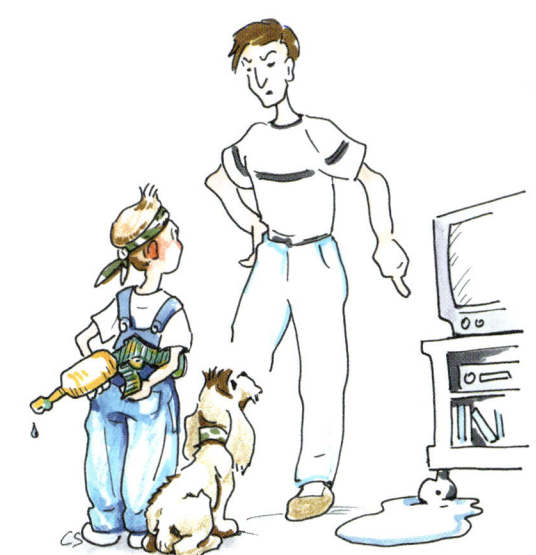

»Wer von euch beiden war das?«

Dieses Bild soll eine Eselsbrücke für Sie sein. Erinnern Sie sich an den mit »Achtung« gekennzeichneten Satz im Hauptkapitel, zu dem es passen könnte? **Die Antwort finden Sie auf der Schülerseite Kapitel 19.**

Wissen

Ein Blick in die Geschichte

van Leeuwenhoek, Antoni: (1632–1723) niederländischer Naturforscher und Mikroskopbauer, der mit selbst hergestellten Linsen bereits auf eine 270fache Vergrößerungsrate kam. Damit entdeckte er die **roten Blutkörperchen, die Samenzellen** und 1683 auch **Bakterien**. Allerdings interessierte das zunächst niemanden, da man lieber mit neuen Teleskopen ins Weltall starrte.

Pasteur, Louis: (1822–1895) französischer Pionier der Mikrobiologie. Er entdeckte, dass durch kurzfristiges Erhitzen Keime abgetötet werden, ohne dass ein Produkt dabei seine wesentlichen Eigenschaften verliert. Heute verlängert man durch **Pasteurisierung** die Haltbarkeit von Lebensmitteln. Milch wird z. B. für 15–40 s auf 72–75°C erhitzt und sofort wieder abgekühlt. 99,5% aller Bakterien sind damit unschädlich gemacht.

Semmelweis, Ignaz: (1818–1865) wird auch als »**Retter der Mütter**« bezeichnet. Ihm gelang es, die Sterblichkeitsrate von Wöchnerinnen in seinen Abteilungen von 12,3% auf 1,3% zu senken, weil er seine Medizinstudenten zur Händedesinfektion mit Chlorkalk anhielt. Bis dahin waren diese, ohne ihre Hände zu waschen oder zu desinfizieren, von den Anatomiestudien in der Leichenhalle direkt zur Untersuchung der Frauen gegangen…

Wo kommen die Wörter her?

»Steril« = »unfruchtbar«, »keimfrei«. Dieser Begriff wurde im 18.Jh. aus dem gleichbedeutenden franz. Wort »stérile« entlehnt, das auf das lateinische »sterilis« = »unfruchtbar«, »ertraglos«, zurückgeht.

»Sterilisation« bedeutet »Unfruchtbar«- bzw. »Keimfreimachen« und wurde im 20. Jh. aus dem gleichbedeutenden franz. Begriff »stérilisation« abgeleitet.

Probieren

Das böse, böse Hähnchen!

❓ Wie machen Sie das eigentlich, wenn Sie kochen? Gerade in Personalwohnungen ist dafür oft wenig Platz und man hat nicht viel Geschirr. Wie soll man da die Vitamine von der Salmonellenschleuder trennen? Sie begegnen sich ja schon im Kühlschrank, dann auf dem Schneidebrett, und das einzige scharfe Messer muss natürlich für alles herhalten! Da hilft es wenig, das Fleisch gut durchzubraten, denn es ist ja schon passiert…

❗ Also trennen Sie auch im Haushalt bewusst zwischen »rein« und »unrein« – dann können Sie sich »desinfizierende« Putzmittel sparen, die auch nach Aussage des Robert Koch Instituts zu Hause mehr Schaden anrichten als nutzen. ❗

❗ Hauptträger für Keime sind Ihre Hände und der gebrauchte Spüllappen. ❗

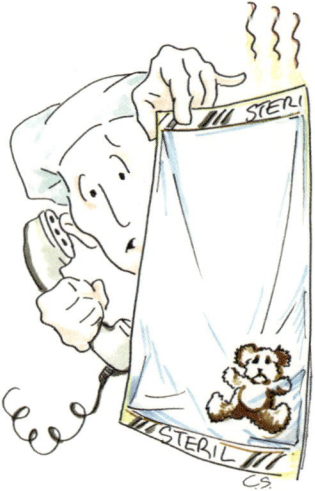

»Kinderstation? Ähm, uns ist da was passiert …«

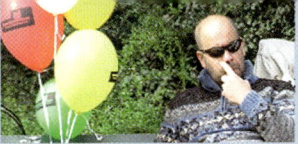
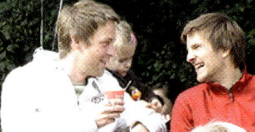
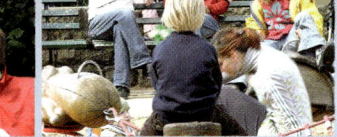

17 Operationsabteilung

Dieter Hirsch-Nilsen

17.1 Begriffserklärung und Patientensituation – 380

17.2 Abteilungsaufbau und -organisation – 382
17.2.1 Räumlichkeiten – 382
17.2.2 Mitarbeiter in der Operationsabteilung – 383
17.2.3 Organisation und Arbeitsabläufe – 384

17.3 Aufgaben des Pflegepersonals – 385
17.3.1 Aufgaben der Bereichsleitung – 385
17.3.2 Instrumentierdienst – 386
17.3.3 Springerdienst – 387
17.3.4 Sonstige Arbeiten – 387

17.4 Diagnostische und therapeutische Maßnahmen – 388

17.5 Rechtliche Aspekte – 388

Schülerseite – 390

17.1 Begriffserklärung und Patientensituation

Die notwendigen Anforderungen einer modernen Operationsabteilung hängen von der Aufgabenstellung und Struktur des Krankenhauses ab, z. B. die Versorgungsstufe des Hauses oder die Art und Anzahl der Fachabteilungen. Eine **dezentrale Operationseinheit** deckt meist nur einen kleinen operativen Bereich, z. B. die Chirurgie oder die Traumatologie, ab, in einer **zentralen Operationseinheit** werden alle im Hause vertretenen Fachrichtungen versorgt (◘ Abb. 17.1). Die **Vor- und Nachteile** einer zentralen Operationsabteilung sind in ◘ Tabelle 17.1 dargestellt.

> **Patientensituation**
>
> Meistens kommen die Patienten aus dem Einleitungsraum narkotisiert in den Operationssaal. Sie sind auf einem Operationstisch dem Eingriff entsprechend positioniert und nur mit Tüchern zugedeckt. Bei der Allgemeinanästhesie ist das Bewusstsein der Patienten ausgeschaltet. In dieser **ausgelieferten** Situation verlassen sich die Patienten auf die fachliche Kompetenz des Operationsteams. Patienten mit einer Regional- oder Lokalanästhesie sind bei Bewusstsein, jedoch ist ihre Körperwahrnehmung gestört und sie sind in ihrer Bewegungsfähigkeit eingeschränkt. Häufig stellen sie Fragen und wünschen Erklärungen. Einige freuen sich über das Angebot, ihre Lieblingsmusik zu hören. Sie schauen aus horizontaler Ebene auf das Operationsteam in seiner anonymen Kleidung (Kopfbedeckung, Mundschutz usw.). Dadurch entstehen **Angst**, **Unsicherheit** und ein Gefühl der **Abhängigkeit**.

Es gibt unterschiedliche Arten von **Operationseingriffen.** Eingriffe, die einen Patienten heilen, sind sog. **kurative** Eingriffe. Operationen, die keine Heilung erreichen, aber Leiden lindern und die Lebensqualität verbessern, heißen **palliative** (krankheitsmildernde) Eingriffe.

Wahleingriffe (z. B. bei Varizen) sind planbar. Eine gründliche präoperative Vorbereitung ist nicht nur möglich, sondern sinnvoll und wünschenswert. Bei einem **dringlichen Eingriff** hat man noch etwas Zeit, den Patienten vorzubereiten, z. B. um bei einem Ileus (Darmverschluss) noch vorher den Wasser- und Elektrolythaushalt einigermaßen auszugleichen. Ein **Noteingriff** erfolgt kurze Zeit nach Aufnahme oder nach Krankheitsdiagnostik einer lebensbedrohlichen Erkrankung (z. B. Messerstichverletzungen, deren Gefährlichkeit von außen oft nicht zu erkennen ist).

> **Beim Noteingriff steht die Einwilligungserklärung oft im Hintergrund, da hierfür die Zeit fehlt. Der Arzt entscheidet dabei so, wie er für sich selbst entscheiden würde.**

Kann jemand nicht operiert werden gilt er als inoperabel. Eine **allgemeine Inoperabilität** (fehlende Operationsfähigkeit) liegt z. B. vor, wenn ein Patient neben seiner schweren Grunderkran-

◘ **Tabelle 17.1.** Vor- und Nachteile einer zentralen Operationsabteilung

Vorteile	Nachteile
— bessere Auslastung, da mehrere Abteilungen in einem Bereich arbeiten — universeller Einsatz von teuren Instrumenten und Geräten — Abteilungsorganisation kann von zentraler Stelle aus erfolgen — hohe hygienische Sicherheit durch zentrale Versorgung mit Sterilgut und Reinigungsdienst — universeller Personaleinsatz durch breites Fachwissen des Personals, die Arbeit wird abwechslungsreicher u. interessanter — leichtere Bewältigung von Personalausfällen, einfachere Einarbeitung neuer Mitarbeiter	— u. U. leidet der Informationsfluss — Übersicht und Kontrolle der Arbeitsleitung ist schwieriger — Lagerhaltung und Bestellwesen ist oft schlecht zu übersehen

17.1 · Begriffserklärung und Patientensituation

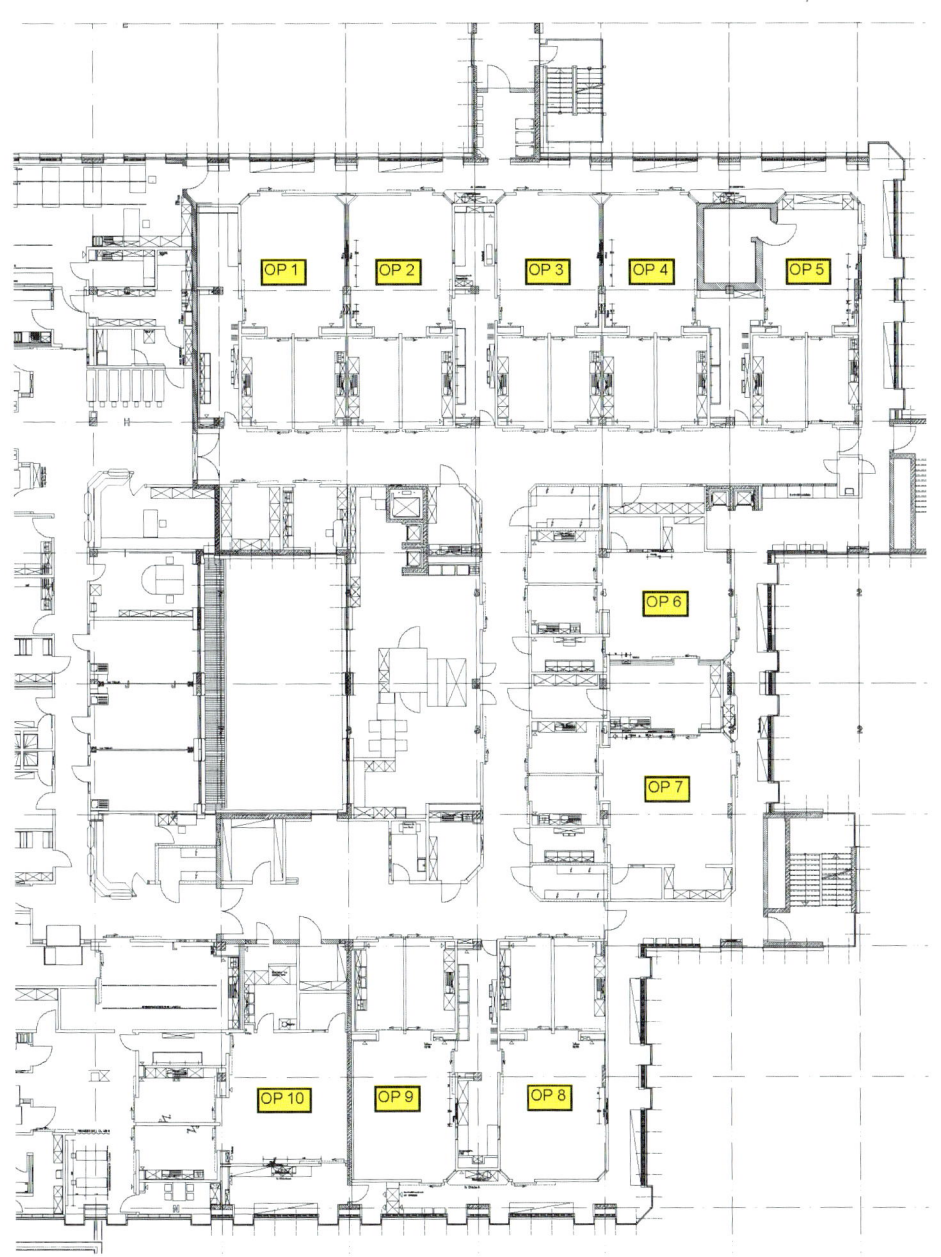

Abb. 17.1. Beispiel einer zentralen Operationsabteilung

kung zusätzlich eine schwerste beatmungspflichtige Sepsis hat oder der systolische Blutdruck bei 70 mmHg liegt und nicht angehoben werden kann. Eine **lokale Inoperabilität** liegt z. B. vor, wenn der Eingriff aufgrund seiner lokalen Situation zu schwerem Blutverlust führen würde.

17.2 Abteilungsaufbau und -organisation

17.2.1 Räumlichkeiten

Personal, Patienten und angeliefertes Materialgut erreichen die Operationsabteilung nur durch die sog. Schleuse.

Personalwege

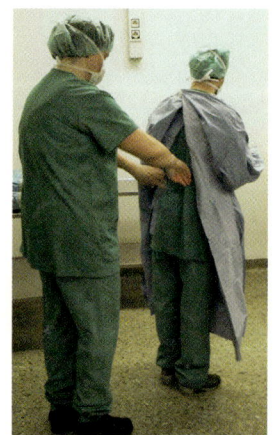

Nach dem Betreten der **Personalschleuse** werden Schuhe und Oberbekleidung abgelegt und keimarme Bereichsbekleidung angelegt (▶ Kap. 17.2.3). In der Schleuse befinden sich auch **Duschen** und **Toiletten**. Ein **Aufenthaltsraum** für das Operationspersonal steht in den Zeiten zur Verfügung, in denen das Verlassen des Operationsbereiches nicht möglich ist. Hier können Getränke und Zwischenmahlzeiten eingenommen werden. In den **Waschräumen** für Operationspersonal und Ärzte findet die vor einer Operation obligatorische sog. *chirurgische Händedesinfektion* statt (▶ Kap. 17.3). Im **Operationssaal** ziehen sich das Operationspersonal und die Ärzte mit Hilfe einer unsterilen Person (des Springers) steril an (Operationsmäntel, Operationshandschuhe; ◘ Abb. 17.2).

In der **Organisationszentrale** laufen alle Informationen zusammen. Hier ist der Arbeitsplatz der Bereichsleitung, die Dienstpläne schreibt und die Einteilung des Personals in die verschiedenen Operationssäle vornimmt. Im **Besprechungszimmer** erfolgen Dienstbesprechungen, Weiterbildungen und sonstige Versammlungen.

◘ **Abb. 17.2.** Ankleiden durch die instrumentierende Pflegeperson

Patientenwege

Für den Transport und das Abstellen der **Krankenbetten** sind verschiedene Einrichtungen notwendig (Fahrstühle, Verkehrsflächen und Stellflächen). Die Einrichtungen für den Bettentransport befinden sich unmittelbar vor der Operationsabteilung und in der Nähe des Aufwachraumes. Hier werden z. B. nach dem Einschleusen der Patienten die Betten frisch bezogen und abgestellt oder auch durch frische Betten ersetzt.

Für Patienten gibt es **Patientenschleusen** (◘ Abb. 17.3). Beim Umbetten eines Patienten auf die OP-Trage oder in das Bett wird ein möglichst schonendes Verfahren angewendet. Besonders bewährt hat sich beim Ausschleusen die Verwendung eines Patienten-Krans, der ohne viel Kraft- und Platzaufwand den Patienten in das Bett hebt. Ein **Flursystem** außerhalb der Operationssäle sorgt für den komplikationslosen Patiententransport innerhalb der Abteilung.

◘ **Abb. 17.3.** Patientenschleuse

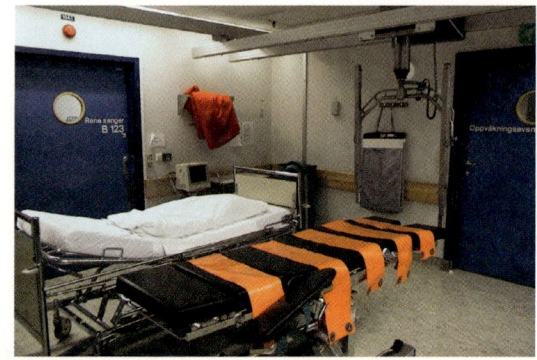

Im **Ein- bzw. Ausleitungsraum** werden die Patienten vom Anästhesiepersonal betreut. Hier erhalten sie meist ihre Narkose, nach der Operation wachen sie hier auf und werden ggf. extubiert (▶ Kap. 18).

Die **Operationssäle** mit Ausstattung für die entsprechenden Fachbereiche sind gewissermaßen das Herzstück der Operationsabteilung. Hier arbeiten alle in einer Operationsabteilung tätigen Berufsgruppen im Team.

Nach der Operation werden die Patienten in den **Aufwachraum** gebracht (▶ Kap. 18.3.8).

Materialwege

Das in einer Operationsabteilung benötigte Material wird nach Möglichkeit nicht durch dieselbe Schleuse wie die Patienten in die Operationsabteilung gebracht. Manchmal geschieht dies durch **Materialaufzüge**, weil es aus logistischen Gründen sinnvoll sein kann, wenn sich das Materiallager direkt unter oder über der Operationsabteilung befindet (kurze Wege!). Das **Einschleusen von Geräten** erfolgt erst nach einer Desinfektion des gesamten einzuschleusenden Gutes mit einem Flächendesinfektionsmittel. Transport- und Umverpackungen von angelieferten Materialien werden vor dem Einbringen in die Operationsabteilung entfernt.

In **Lagerräumem** werden angelieferte Materialien, Sterilgut und Gerätschaften gut zugänglich gelagert, um sie bei Bedarf schnell zur Hand zu haben. Die **Materialtransportwege** innerhalb der Abteilung sind z. T. von den Patientenwegen getrennt, damit es nicht zur Keimverschleppung kommt, dies gilt vor allem für Müll, blutige Abfälle und Sondermüll. Für Abfallprodukte und gebrauchte Wäsche gibt es einen **Entsorgungsraum**. Hier wird der anfallende Müll zwischengelagert und zu bestimmten Zeiten zur Entsorgung bzw. die schmutzige Wäsche zum Waschen abgeholt.

17.2.2 Mitarbeiter in der Operationsabteilung

In einer Operationsabteilung arbeiten verschiedene Berufsgruppen nebeneinander und im Team miteinander: Ärzte verschiedener Fachrichtungen, Fachpflegepersonal (OP und Anästhesie), Pflegehelfer/-innen, Schüler, Reinigungspersonal und sonstiges Personal, wie z. B. Transportpersonal, Techniker, Aushilfen.

Operationspflegepersonal

Die Teilnahme an einer **2-jährigen** Weiterbildung **zur/zum Fachkrankenpflegerin/-pfleger im Operationsdienst** umfasst mindestens 240 theoretische und 480 praktische Unterrichtsstunden, Übungen und Praxisgespräche. Nach den Empfehlungen der Deutschen Krankenhausgesellschaft (DKG) sind ein erfolgreicher Abschluss der 3-jährigen Krankenpflegeausbildung und eine mindestens 1- bis 1½-jährige Berufserfahrung (vorzugsweise auf einer operativen Station) als **Mindestvorrausetzungen** notwendig. Allgemeine und spezielle **Anforderungen** an das Fachpflegepersonal sind in ◘ Tabelle 17.2 dargestellt.

> **Insidertipp**
>
> Der Patient ist vor, während und nach einer Operation dem Pflegepersonal und den Ärzten in höchstem Maße ausgeliefert. Intubierte Patienten können sich nicht bemerkbar machen, z. B. wenn sie schlecht liegen. Dementsprechend hoch ist die **Verantwortung** des Personals.

◘ **Tabelle 17.2.** Allgemeine und spezielle Anforderungen an das Operationspflegepersonal

Allgemeine Anforderungen	Spezielle Anforderungen
– gute Auffassungsgabe – schnelles Reaktionsvermögen – peinliche Sauberkeit (steriles/aseptisches und antiseptisches Arbeiten) – Ausdauer (Standvermögen) – psychische und körperliche Belastbarkeit	– bei Routineeingriffen dem Operateur bereits einen Gedankengang voraus sein – die Instrumente rechtzeitig anreichen – das Umfeld auf den nächsten Arbeitsschritt vorbereiten – Improvisationsvermögen und in Stresssituationen »Coolness« – reibungslose Aufbereitung der benötigten Materialien zur Gewährleistung eines raschen Arbeitsablaufs

Operationstechnische Assistenten

Die Entwicklung dieser neuen Berufsgruppe, die nur für ein begrenztes Einsatzgebiet ausgebildet wird, entstand aus Gründen der Kosteneinsparung. Die Ausbildung zum/zur Gesundheits- und Krankenpfleger/-in dauert 3 Jahre, die Weiterbildung zur Fachpflegekraft für den Operationsdienst (so die genaue Berufsbezeichnung) weitere 2 Jahre, also insgesamt 5 Jahre. Die Ausbildung von Operationstechnischen Assistenten (OTA) hingegen dauert nur 1 Jahr. Somit ist die Ausbildung billiger und das spätere Gehalt niedriger. Fraglich ist jedoch, inwiefern ein geringeres Wissensniveau die Qualität und das hohe geforderte Pflegeniveau gerade in einer Operationsabteilung beeinflusst.

17.2.3 Organisation und Arbeitsabläufe

> Arbeitszeit?
> Solange einer kommt, bevor er geht, ist nichts dagegen einzuwenden.
> *Manfred Rommel*

Es gibt verschiedene Dienstzeitmodelle mit denen 24 Stunden und 7 Tage entweder durch verschiedene **Schichtdienste** oder mit **Tagdiensten** und **Bereitschaftsdiensten** abgedeckt werden. In einer zentralen Operationseinheit wird der Einsatz von Angestellten und Arbeitern verschiedener Berufsgruppen miteinander koordiniert. Nachts ist die Operationsabteilung normalerweise geschlossen, aber für Notoperationen muss die Funktionsfähigkeit gewährleistet sein, z. B. durch einen nächtlichen Bereitschaftsdienst.

Die Arbeitssituation in der Operationsabteilung hängt ab von der Art des Eingriffes. **3 Faktoren** spielen eine große Rolle: Organisation, Aus- und Weiterbildung und Stress.

- **Organisation:** Das Tagesprogramm einer Operationsabteilung wird sorgfältig organisiert. Erfolgen mehrere Operationen der gleichen Art am selben Tag, muss z. B. gewährleistet sein, dass die notwendigen Instrumente bereit stehen.
- **Aus- und Weiterbildung:** Neue Mitarbeiter müssen ausgebildet und erfahrenes Operationspersonal muss kontinuierlich weitergebildet werden. In der heutigen Zeit, in der der rasante medizinische Fortschritt z. B. immer neue Geräte auf den Markt bringt und Operationstechniken entwickelt, trägt jeder die Verantwortung, mit seinem Wissen auf dem neusten Stand zu sein (▶ Kap. 29).
- Die größte Herausforderung ist aber der **Stress**, z. B. bei einer Notoperation. Man hat keine Zeit, lange nachzudenken. Häufig muss improvisiert werden. Zu der hohen Anspannung kommen möglicherweise ein recht derber Umgangston und ein gestresster Operateur, dem ggf. sachlich Grenzen aufgezeigt werden müssen.

> **Insidertipp**
>
> Wichtig sind Kenntnisse der erstellten Standards der jeweilgen Operationsabteilung und Flexibilität, um auf veränderte Situationen reagieren zu können. Man muss sich im Team gegenseitig helfen und notfalls improvisieren.

In einer Operationsabteilung herrschen strenge **Hygienevorschriften**. Im Folgenden werden die wichtigsten Begriffe und Aspekte erläutert. Hauptzweck dieser Vorschriften sind: **Erhaltung der Asepsis** und **Verhindern der Keimverschleppung** (▶ Kap. 9).

Persönliche Hygienevorschriften

Beim **Betreten einer Operationsabteilung** werden in der Personalschleuse Schuhe und Oberbekleidung abgelegt und keimarme, zumeist grüne Bereichsbekleidung, bestehend aus OP-Schuhen, Hose, Hemd und Haarschutz (alle Körperhaare müssen bedeckt sein), angezogen und eine *hygienische Händedesinfektion* vorgenommen (▶ Kap. 9). Vor dem Betreten des Operationssaals wird ein Mundschutz angelegt.

In der Operationsabteilung dürfen weder Armbanduhren noch Schmuck getragen werden. Fingernägel müssen kurz gehalten werden. Entzündete Wunden, Hauterkrankungen und andere Infektionserkrankungen müssen der OP-Leitung gemeldet werden, die über die entsprechende Handhabung des Problems entscheidet.

Bei jedem **Verlassen der Operationsabteilung** durch die Personalschleuse wird zuvor die Operationsbekleidung abgelegt und eine hygienische Händedesinfektion vorgenommen.

> Das Verlassen der Operationsabteilung in OP-Bereichsbekleidung ist für alle Berufsgruppen untersagt.

Hygienesysteme im Operationssaal

Im *aseptischen Operationssaal* herrscht ein **höherer Luftdruck** als in den Vorräumen (◘ Abb. 17.4). Dies soll verhindern, dass durch Luftdruck oder Luftturbulenzen, z. B. beim Öffnen von Türen, Keime in den Operationssaal gelangen. Die klimatisierte Luft strömt von der Decke über dem Operationstisch senkrecht herunter und verteilt sich weiter in die unteren Ecken des Saales, wo sie durch ein Entlüftungssystem abgesaugt wird.

Bei *septischen Operationen* werden diese Luftdruckverhältnisse umgekehrt, um zu verhindern, dass Keime den Operationssaal verlassen. Der Luftdruck ist dann im Operationssaal geringer als in den Vorräumen. Moderne Operationsabteilungen verfügen über einen ständigen septischen Operationssaal, der für alle unreinen Operationen genutzt wird.

Im Operationssaal unterscheidet man einen **Sterilbereich** und einen **unsterilen Bereich**. Auch wenn man meistens dem Patienten zugewandt ist, sollte man niemals einen sterilen Tisch oder steril angezogenes Personal aus den Augenwinkeln verlieren. Schnelle hektische Bewegungen sind zu vermeiden, um Luftverwirbelungen zu verhindern.

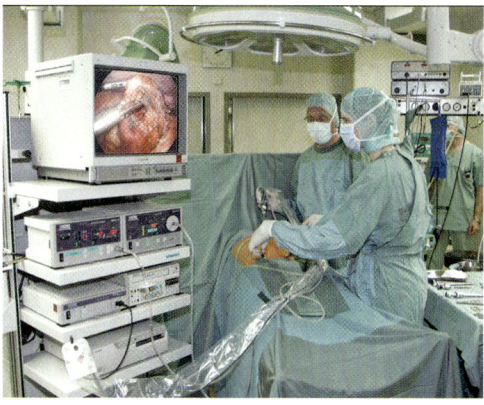

◘ Abb. 17.4. Operationssaal

> Die Geräuschkulisse im Operationssaal so niedrig wie möglich halten, um Patienten in der Einleit- und Ausleitphase nicht zu stören, und um das Personal nicht unnötigem Stress auszusetzen.

17.3 Aufgaben des Pflegepersonals

Die Aufgabenbereiche des Pflegepersonals einer Operationsabteilung umfassen **Arbeitsablauforganisation**, **Instrumentierdienst**, **Springerdienst** und **sonstige Aufgaben**.

Bei allen Tätigkeiten »geht der Patient und dessen Integrität vor«. Außerdem ist auf ein *kontaminationsfreies Arbeiten* zu achten und eine Keimverschleppung zu vermeiden.

> Das Pflegepersonal begegnet wachen wie bewusstlosen Patienten mit Respekt und Verständnis.

17.3.1 Aufgaben der Bereichsleitung

Die Bereichsleitung ist für die **Organisation** und **Koordination** des gesamten **Arbeitsablaufes** einer Operationsabteilung zuständig. Bevor morgens mit der Arbeit begonnen werden kann, wird das Personal in der Organisationszentrale über die **Saaleinteilung** und das **Tagesprogramm** (Reihenfolge der Operationen, das operierende Ärzteteam) und andere Einzelheiten informiert. Das Aufgabenfeld umfasst:
- Verantwortung für aseptische Arbeitsweise und die korrekte Ausführung von hygienischen Maßnahmen (vor allem hygienische und chirurgische Händedesinfektion, ◘ Tabelle 17.3),
- Erstellen von Dienstplänen und Urlaubsplanung,
- Wartung von Instrumenten, Material und Implantaten,
- Anleitung und Fortbildung des Pflegepersonals in neue OP-Techniken,

> Wo Deine Gaben liegen, da liegen auch Deine Aufgaben.
> *Sprichwort*

Tabelle 17.3. Hygienische und chirurgische Händedesinfektion im Vergleich

Hygienische Händedesinfektion	Chirurgische Händedesinfektion
– mit einem alkoholischen Präparat (z. B. Spitacid) – ausreichende Menge 30 Sekunden lang (bis zum Eintrocknen) sorgfältig verreiben – auf der Haut trocknen lassen, nicht abwischen – ggf. Hände eincremen	– Hände und Unterarme zuerst mit Wasser und Waschlotion ca. 2 Minuten gründlich waschen – Fingernägel mit einer (sterilisierten) Bürste reinigen – Hände und Unterarme mit einem sterilen Einweghandtuch oder Stoffhandtuch abtrocknen – 10 ml eines alkoholischen Einreibepräparates portionsweise für insgesamt 3 Minuten einreiben und trocknen lassen (kann in den verschiedenen Krankenhäusern variieren)
	Prinzip: Hände und Unterarme sind nach oben gerichtet, um eine erneute Kontamination der Hände durch die ablaufende Flüssigkeit zu vermeiden
Zeitpunkt: beim Betreten und Verlassen der Operationsabteilung, vor und nach jedem Kontakt mit einem Patienten und nach unreinen Arbeiten	**Zeitpunkt:** vor operativen Eingriffen

- Einführung und Anleitung neuer Mitarbeiter,
- Überwachung der Dokumentation,
- Verwaltungstechnische und administrative Aufgaben,
- Mitwirkung bei der OP-Plan-Gestaltung.

17.3.2 Instrumentierdienst

Das **instrumentierende Operationspflegepersonal** ist im Operationssaal für die **Einhaltung** der **sterilen Arbeitsvorgänge** verantwortlich. Dies beinhaltet z. B. die chirurgische Händedesinfektion und das Anziehen der Operationskleidung. Eine besondere Herausforderung ist die **Beaufsichtigung** unsteriler Personen, die sich im Operationssaal aufhalten (Anästhesiepersonal, Studenten, Schüler, Besucher usw.). Zu den weiteren Aufgaben gehören:

- **Vorbereitung der Operationen**
    - Bereitstellen der Operationssiebe (Metallkörbe mit Instrumenten) und des Verbrauchsmaterials
    - Händedesinfektion und steriles Ankleiden (steriler Kittel und Handschuhe)
    - Steriles Abdecken und Herrichten der Instrumentiertische (Abb. 17.5)
    - Kontrolle der Verbandstoffe (z. B. Kompressen zählen)
    - Mithilfe beim sterilen Abdecken des Patienten
- **Situationsgerechtes Instrumentieren**
    - Ständiger Überblick über das Geschehen am Operationstisch
    - ständige Kontrolle von Instrumenten, Kompressen, Tupfern und Bauchtüchern
    - benötigte Materialien, Implantate und Geräte rechtzeitig bestellen und entgegennehmen
    - Verteidigung des Sterilbereiches gegenüber unvorsichtigen »Dritten«
    - Präparate oder Abstriche zur Histologie an den Springer abgeben
    - Wundverband anlegen

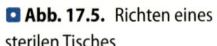

Abb. 17.5. Richten eines sterilen Tisches

- **Nachbereitung**
  - Kompressen, Tupfer und Bauchtücher zählen und dokumentieren
  - Anzahl der Instrumente kontrollieren
  - Instrumente, Wäsche und Abfall korrekt entsorgen

17.3.3 Springerdienst

Auch der sog. **Springer** kontrolliert die Sterilität im Operationssaal und trägt dafür die Verantwortung. Er ist **unsteril**. Zu seinen Aufgaben zählen:

- **Vorbereitung der Operation**
  - Bereitstellen von Operationssieben, Geräten und Materialien
  - Mithilfe beim sterilen Ankleiden des Instrumentierenden und später der Operateure
  - Steriles Arbeiten, z. B. Öffnen der Siebe, Anreichen des vorbereiteten Sterilgutes
  - Patientenunterlagen überprüfen (Patientenname, Lokalisation der Operationsseite)
  - Patienten zur Operation vorbereiten, z. B. Positionierung, Rasur, Anbringen der Neutralelektrode, Anbringen eines sog. *Warm-Touch* bzw. anderer Maßnahmen, die das Auskühlen des Patienten während der Operation verhindern, ggf. steriles Abwaschen des Operationsgebietes
- **Anwesenheit im Saal während der Operation**
  - Anzahl der abgegebenen Kompressen, Tupfer und Bauchtücher kontrollieren
  - Sterilgut rechtzeitig anreichen (z. B. Nahtmaterial)
  - Präparate und Abstriche zur Histologie entgegennehmen, beschriften und dokumentieren
  - Auf steriles Arbeiten aller im Saal Anwesenden achten
- **Nachbereitung**
  - Patienten bequem bzw. krankheitsgerecht positionieren, Neutralelektrode entfernen
  - Kompressen, Tupfer und Bauchtücher zählen und dokumentieren
  - Mithilfe bei der Entsorgung der Instrumente
  - Reinigungspersonal verständigen

> Der Springer muss darauf achten, sterile Bereiche z. B. durch ungeschickte Berührung nicht unsteril zu machen.

> Die beste Aufgabe ist immer die, an uns selber eine Aufgabe zu sehen.
> *Emil Oesch*

17.3.4 Sonstige Arbeiten

Diese variieren je nach Organisation und Struktur der Operationsabteilung. So gibt es z. B. in einigen Häusern sog. »**Zwischenspringer**«, die in den einzelnen Sälen bei Bedarf eingreifen, um einen zügigen Ablauf des Operationsprogramms zu sichern. Die **Aufgaben** eines Zwischenspringers können sein:

- Patienten positionieren,
- Verbände und Gipse anlegen,
- Mithilfe bei allen Springertätigkeiten und bei der Organisation, z. B. Material, Apothekenbedarf bestellen und auffüllen,
- Dokumentation vor, während und nach der Operation (Vorkommnisse, Anordnungen, Operationsablauf),
- Gerätewartung und Aufräumungsarbeiten (Lagerungsmaterial usw.).

Zu den weiteren möglichen Tätigkeiten in einer Operationsabteilung, z. B. während des Nacht-/ oder Bereitschaftsdienstes, zählen:
- Mithilfe bei der Vorbereitung zur Narkose,
- erste postoperative Überwachung,
- Einleitung von Reanimationsmaßnahmen,
- Reinigungsarbeiten.

17.4 Diagnostische und therapeutische Maßnahmen

Jede Operation ist eine diagnostische oder therapeutische Maßnahme, um z. B. herauszufinden, ob ein Tumor gutartig oder bösartig ist, oder aber um einen Darmtumor zu entfernen. Während der Operation gibt es spezielle diagnostische Maßnahmen, die gelegentlich vorgenommen werden:
- Bei der **Gewebebiopsieuntersuchung** wird Gewebe entweder mit einer 2-Formaldehydlösung fixiert oder als sog. Schnellschnittuntersuchung ohne Fixierlösung sofort in die Laborabteilung geschickt. Bei einer Mamma-Operation (Brust der Frau) schickt man z. B. den Tumor in die Labor- oder Röntgen-Abteilung und unterbricht für einige Zeit die Operation, um das Ergebnis abzuwarten. Von dem Ergebnis ist im weiteren Operationsverlauf abhängig, in welchem Umfang Brustgewebe entfernt werden muss.
- Bei einer **intraoperativen Röntgenkontrolle,** z. B. in der Orthopädie, wird die Lage von frisch eingebrachten Implantaten (etwa Schrauben, Platten) und die Stellung des behandelten Knochens kontrolliert.
- Die **Röntgenkontrolle mit Kontrastmittel** findet hauptsächlich Anwendung in der Urologie, Gefäß- und Allgemeinchirurgie. Hierbei wird ein röntgendichtes Kontrastmittel (z. B. in den Gallengang, in ein Blutgefäß oder in einen Harnleiter) injiziert, um dessen Durchgängigkeit zu prüfen.
- Mit verschiedenen **Ultraschallgeräten** wird intraoperativ bei Gefäßoperationen der Blutfluss eines frisch genähten Gefäßes gemessen.

17.5 Rechtliche Aspekte

Wer tut, was er kann, tut, was er soll.
Aus Wallonien

Jede Operation ist juristisch betrachtet eine Körperverletzung, die strafrechtlich und zivilrechtlich geahndet werden müsste. Der Tatbestand der Körperverletzung wird dadurch aufgehoben, dass der Patient in die Operation einwilligt. Es ist Aufgabe des Arztes, den Patienten in einem persönlichen Gespräch über die Operation, die Operationsrisiken und das Operationsziel aufzuklären und **schriftlich** eine **Einwilligungserklärung** einzuholen. Das Einwilligungsgespräch kann bei den einzelnen Patienten unterschiedlich erfolgen:
- Der Umfang der Aufklärung wird beeinflusst durch die Persönlichkeitsstruktur des Patienten, seine Bildung und Intelligenz, von der Art und Dringlichkeit des Eingriffes sowie der Art der Krankheit. Dabei wird auf die Diagnose, das Operationsprinzip, typische Komplikationsmöglichkeiten und alternative Therapien eingegangen.
- Bei normalen Eingriffen geht man davon aus, dass die Einwilligung ca. 24 Stunden vor dem Eingriff zu erfolgen hat. Bei ausgedehnten Eingriffen, die keine Notfälle sind, sollte der Zeitraum sogar noch länger sein.
- Wenn ein Patient, der im Vollbesitz seiner geistigen Kräfte ist, aus irgendeinem Grund nicht in der Lage ist zu schreiben, so genügt für die Einwilligung auch die Anwesenheit eines Zeugen, der dann auch genannt sein sollte.

- Handelt es sich um einen bewusstlosen Notfallpatienten, der nur durch einen sofortigen Eingriff gerettet werden kann, geht man davon aus, dass der Patient, wäre er geistig orientiert und ansprechbar, in diesen Eingriff einwilligen würde, und es darf operiert werden. Würde der Arzt nicht operieren, so würde er sich dem Straftatbestand der unterlassenen Hilfeleistung schuldig machen.

> Ist der Patient im Vollbesitz seiner geistigen Kräfte und verweigert er eine dringliche Operation, so darf nicht operiert werden, selbst wenn das den Tod zur Folge hat.

In der Operationsabteilung werden Unfallverhütungsvorschriften und Hygienepläne berücksichtigt (▶ Kap. 9).

Nachschlagen und Weiterlesen

Bildungszentrum Ruhr (2002) Der aktuelle Hygieneplan im Operationsbereich. Schlütersche, Hannover
Bildungszentrum Ruhr (2002) Die Unfallverhütungsvorschriften im OP. Schlütersche, Hannover
Kaufmann P (2001) Prozessstandards zur Dekubitusprophylaxe im OP Teil 1: Einführung. Die Schwester/Der Pfleger, Bibliomed, Melsungen. Heft 6: 480 ff
Kaufmann P (2001) Prozessstandards zur Dekubitusprophylaxe im OP Teil 2: Dokumentation. Die Schwester/Der Pfleger, Bibliomed, Melsungen. Heft 7: 566 ff
Kucharek M, Heitland WU, Waldner U (2002) Lehrbuch für Operationspflegekräfte. Urban & Fischer bei Elsevier, München
Middelanis-Neumann I, Liehn M, Steinmüller L, Döhler JR. (2003) OP-Handbuch. Springer, Heidelberg
Niklas S (2002) Maßnahmen zur Verhütung von postoperativen Wundinfektionen und Hygienemaßnahmen in der Operationsabteilung. Die Schwester/Der Pfleger, Bibliomed, Melsungen. Heft 04: 306 ff
Oswald C (2002) Zur Berufswahl des OP-Pflegepersonals. Die Schwester/Der Pfleger, Bibliomed, Melsungen. Heft 06: 506 ff
Robert-Koch-Institut (2002) Anforderungen an die Hygiene bei Operationen und anderen invasiven Eingriffen. Die Schwester/Der Pfleger, Bibliomed, Melsungen. Heft 03: 195 ff
Rüster D (1991) Alte Chirurgie – Legende und Wirklichkeit. Gesundheit GmbH, Berlin
Sierlinski R (2001) Arbeiten in einem Großraum-OP. Die Schwester/Der Pfleger, Bibliomed, Melsungen. Heft 11: 906 ff
Stradner T (2002) Der Weg des Patienten zum OP. Die Schwester/Der Pfleger, Bibliomed, Melsungen. Heft 01: 30 ff

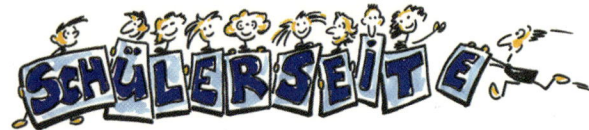

Wissen

Woher kommt das?

Das Wort »**Chirurgie**« besteht aus den griechischen Wörtern »xeir« und »ergov« (= »Hand« bzw. »Arbeit«) und bedeutet eigentlich die **Lehre vom Heilen durch den alleinigen Gebrauch der Hände**.

Im Abendland erfolgte auf Bestreben der Kirche zu Beginn des 13. Jahrhunderts eine Trennung von Innerer Medizin und Chirurgie, in deren Folge letztere als minder bewertetes und »schmutziges« Handwerk nicht mehr von ausgebildeten Ärzten praktiziert wurde. So genannte Bader übernahmen vorwiegend die Behandlung von Verletzungen und führten kleinere operative Eingriffe durch. Erst Ende des 17. Jahrhunderts gelang es französischen Chirurgen, nach langem Ringen um Anerkennung, wieder in den Ärztestand aufgenommen zu werden.

Erfahren

Persönliche Erfahrungen (von Dieter Hirsch-Nilsen)

Man darf dumm sein, aber man muss sich zu helfen wissen

Unter »Spezifische Anforderungen« steht u. a., dass man dem Operateur immer einen Gedankenschritt voraus sein sollte oder, wie mir mein ehemaliger Chefarzt Prof. Dr. Thiele einmal während einer Operation sagte: »Gib mir das Instrument, das ich brauche, nicht das, das ich verlange.«

Wie man weiß, ist das Verlassen der Operationsabteilung in OP-Bereichsbekleidung strikt untersagt. Das gilt für alle, Ärzte eingeschlossen. Es genügt nicht, den seit acht Wochen nicht mehr gewaschenen weißen Kittel überzuziehen. Letzteres ist eine Beobachtung, die ich selbst seit zwölf Jahren immer wieder mache.
❗ Wenn Sie sich von Anfang an ein korrektes Hygieneverhalten angewöhnen, werden Ihnen solche unverantwortlichen Patzer nicht passieren. ❗

Erfahren

Aller Anfang ist schwer...

»In meinem zweiten Ausbildungsjahr war ich acht Wochen im OP eingesetzt. Das war im Winter. Also immer früh aufstehen, raus ins Dunkel, dann acht Stunden Kunstlicht und wieder raus ins Dunkel. Und dieses ewige Stehen am Platz mit der ständigen Angst, an irgendwas zu stoßen, das grün und steril war. Irgendwem war ich immer im Weg, der mich dann anschnauzte. Ich hab' noch nie so einen scharfen Ton gehört wie in der Zeit. Nee, das ist nix für mich, hab' ich gedacht. Dann kam Sylvie, meine Mentorin, aus dem Urlaub zurück. Wir waren zusammen für eine große Bauch-OP eingeteilt. Ausgerechnet bei »Professor Dr. Dr. Wichtig« – wie ihn alle nannten. Der konnte Schüler nicht leiden und der Tag schien für mich gelaufen. Er kam rein und fragte muffig: »Wer instrumentiert?« Sylvie drehte sich zu ihm um und sagte gut gelaunt: »Guten Morgen, Herr Oberarzt!« Der guckte sie nur kurz an und brummte irgendwas wie »Na Gott sei Dank!« in seinen Mundschutz – und los ging's. Die nächsten vier Stunden werd' ich nie vergessen. Alles lief wie am Schnürchen. Keine Brüllerei, keine Hektik, nur ein Handgriff nach dem anderen. Die beiden brauchten keine Worte. Echtes Teamwork. So würde es mir auch Spaß machen! Von da an ging es mir immer besser. Ich konnte Sylvie alles fragen und sie hat mir erst mal richtig erklärt, worauf es im OP ankommt. Und sie hat mir den Tipp gegeben, abends noch 'ne Runde laufen zu gehen oder mir ein paar Minuten Sonnenbank zu gönnen. Einfach was für den Ausgleich zu tun. Dann hat man auch die Konzentration, die man für diese Arbeit braucht.« Melanie Krüger, Gesundheits- und Krankenpflegeschülerin

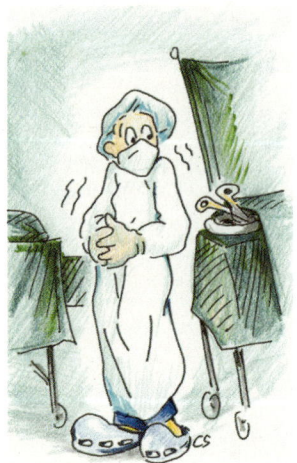

»Grün ist tabu, klar!«

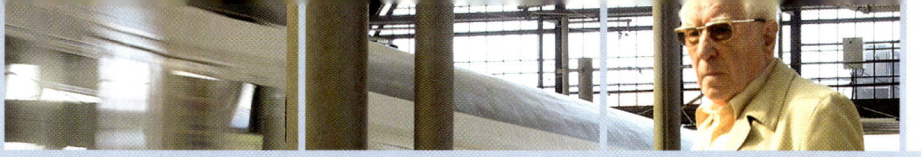

18 Anästhesieabteilung

Dietmar Kirchberg

18.1 Begriffserklärung und Patientensituation – 392

18.2 Abteilungsaufbau und -organisation – 392
18.2.1 Räumlichkeiten und Weg des Patienten im OP – 393
18.2.2 Mitarbeiter in der Anästhesieabteilung – 393
18.2.3 Organisation und Arbeitsabläufe – 394

18.3 Aufgaben des Pflegepersonals – 395
18.3.1 Saaleinteilung – 395
18.3.2 Materialen richten und überprüfen – 395
18.3.3 Narkosegeräte prüfen – 395
18.3.4 Patienten einschleusen – 396
18.3.5 Patienten im Einleitungsraum betreuen – 396
18.3.6 Perioperative Überwachung der Patienten – 397
18.3.7 Patienten im Aufwachraum betreuen – 398

18.4 Diagnostische und therapeutische Maßnahmen – 400
18.4.1 Prämedikationsvisite – 400
18.4.2 Narkoseprotokoll – 401
18.4.3 Allgemeinanästhesie – 401
18.4.4 Regionalanästhesie – 403
18.4.5 »Stand-by«-Anästhesie – 406
18.4.6 Schmerztherapie – 407

18.5 Rechtliche Aspekte – 407
18.5.1 Medizinproduktegesetz (MPG) – 407
18.5.2 Vertrauensgrundsatz – 408
18.5.3 Führungs- und Handlungsverantwortung – 408

Schülerseite – 410

18.1 Begriffserklärung und Patientensituation

Anästhesie bedeutet Empfindungslosigkeit und bezieht sich in der Anästhesieabteilung auf den Bewusstseinsstatus und auf die Wahrnehmung von Schmerzen. Als Synonym wird der Begriff **Narkose** verwendet. Eine Narkose erfolgt im Rahmen von chirurgischen, diagnostischen oder therapeutischen Eingriffen, bei denen der Mensch kein Schmerzempfinden und keine Abwehrreaktionen haben soll. 2 Formen der Anästhesie werden unterschieden, die Allgemeinanästhesie und die Regional- oder Lokalanästhesie

Die **Allgemeinanästhesie** heißt umgangssprachlich auch »Vollnarkose«. Sie ist durch eine reversible absteigende Dämpfung des zentralen Nervensystems gekennzeichnet. Um diesen Zustand zu erreichen, erhält der Patienten **Anästhetika** oder **Narkotika:**

- als **Inhalationsanästhetika** über die Alveolen der Lunge
- als **Injektionsanästhetika** über den Blutweg.

Die Allgemeinanästhesie erfolgt i. d. R. als **Kombinationsnarkose**, d. h. verschiedene Medikamente werden kombiniert. Dadurch wird die Konzentration der verwendeten Medikamente gering gehalten und gleichzeitig die Sicherheit für die Patienten erhöht. Eine Kombinationsnarkose besteht klinisch aus 4 Komponenten:

- Bewusstlosigkeit (Hypnose)
- Schmerzlosigkeit (Analgesie)
- Reflexdämpfung
- Muskelerschlaffung (Relaxierung)

> Bei der Allgemeinanästhesie ist das Bewusstsein der Patienten immer ausgeschaltet.

Die **Regional- oder Lokalanästhesie** heißt umgangssprachlich oft »Teilnarkose«. Hierbei injiziert man Medikamente, sog. **Lokalanästhetika**, in die Nähe von Nerven oder Nervenwurzeln. Sie dringen in die Nervensubstanz ein und unterbrechen an dieser Stelle die Nervenleitung. Somit können Schmerzimpulse nicht mehr an das zentrale Nervensystem weitergeleitet werden.

> Bei der Regional- oder Lokalanästhesie ist die Schmerzempfindung nur lokal ausgeschaltet, das Bewusstsein bleibt erhalten.

Patientensituation

Neben der **Angst** vor dem Operationsverlauf fürchten sich viele Menschen davor, während der Narkose aufzuwachen, Schmerzen zu erleiden oder nach der Operation nicht mehr aufzuwachen. Hinzu kommt häufig die Angst vor dem Ergebnis der Untersuchung oder Operation, ist z. B. der Tumor bösartig, wird der künstliche Darmausgang wieder zurückverlegt?

Die Patienten liegen nackt, nur mit einem Tuch bedeckt, auf dem Operationstisch, während alle Mitarbeiter um sie herum angezogen sind. Sie können nicht erkennen, wer vor ihnen steht, da das Personal durch die Operationskleidung mit OP-Haube und Mundschutz vermummt ist. Dies fördert das Gefühl, **völlig ausgeliefert** zu sein.

Es gehört Mut dazu, sich seiner Angst zu stellen und sie auszuhalten.
Hoimar von Ditfurth

18.2 Abteilungsaufbau und -organisation

Moderne Kliniken verfügen heute über **zentrale Operationsabteilungen**, in denen sich die Anästhesiearbeitsplätze befinden. Von einer **dezentralen Operationsabteilung** spricht man, wenn die operativen Disziplinen auf verschiedene Gebäude verteilt sind. Viele Anästhesieabteilungen verfügen über **Außenbereiche**, die außerhalb der zentralen Operationseinheit angesiedelt sind, z. B. der Schockraum in der Notaufnahme, Räume für diagnostische und therapeutische Eingriffe von Patienten aus Tageskliniken oder ambulanten Fachdisziplinen.

Auch das **klinikinterne Reanimationsteam** wird häufig durch die ärztlichen und pflegerischen Mitarbeiter der Anästhesieabteilung gestellt. Es ist über das hausinterne Notrufsystem jederzeit erreichbar und innerhalb weniger Minuten an jedem Ort der Klinik. Oft betreuen die Mitarbeiter auch die auf den Stationen und an für Notfälle strategisch wichtigen Orten der Klinik deponierten **Notfallkoffer** bzw. Notfallwagen.

18.2.1 Räumlichkeiten und Weg des Patienten im OP

Das für den Operationssaal verantwortliche Anästhesiepflegepersonal übernimmt im **Vorraum** der Operationsabteilung den Patienten vom Pflegepersonal der Stationen. Hier wird der Patient über die **OP-Schleuse** in die Operationsabteilung eingeschleust und liegend auf dem Operationstisch in den **Anästhesie-Einleitungsraum** gefahren, wo die Narkoseeinleitung erfolgt. Neben dem Narkosegerät (Abb. 18.1) zur Einleitung der Narkose sowie der Monitoranlage zur Überwachung der Patienten enthält der Einleitungsraum Schränke zur Lagerung verschiedener Arbeitsmaterialien, z. B. Beatmungsschläuche, -masken, Intubationszubehör, Magensonden, Infusionssysteme und zentralvenöse Katheter. Ein Kühlschrank dient zur Lagerung von bestimmten Medikamenten oder Blutkonserven.

Im **Operationssaal** wird der Patient für die Operation anästhesie- und operationsbezogen positioniert, die Narkose aufrechtgehalten und die Operation ausgeführt. Der Operationssaal enthält neben dem Narkosegerät eine Monitoranlage sowie einen Anästhesiewagen mit Medikamenten und Arbeitsmaterialien (Abb. 18.2). Zusätzlich ist Platz notwendig, um bei Bedarf weitere technische Geräte flexibel positionieren zu können, z. B. einen *Cell saver* oder einen *Defibrillator*.

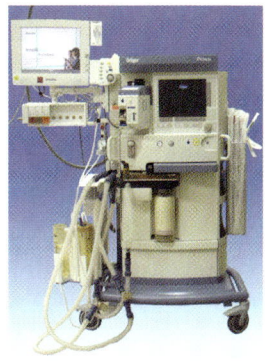

Abb. 18.1. Narkosegerät

Nach Abschluss der Operation wird der Patient auf dem Op-Tisch in den **Anästhesie-Ausleitungsraum** gefahren, um die Narkose zu beenden. Anschließend wird er in einem frisch bezogenen Bett in den **Aufwachraum** gefahren. Je nach Größe einer Klinik enthält jeder Aufwachraum eine bestimmte Anzahl an Betten-Stellplätzen, die i. d. R. über die gleiche Grundausstattung verfügen, wie Monitoranlage, Sauerstoff- und Druckluftanschlüsse, Sauerstoffmasken und Atemluftanfeuchter, Vakuumanschluss zum Absaugen von Drainagen, Absauggerät und Absaugkatheter, Infusionsständer sowie Handbeatmungsbeutel (*Laerdalbeutel*) oder Handbeatmungssystem (*Kuhnsystem*). Wie der Operationssaal enthält auch der Aufwachraum einen Anästhesiewagen. Hinzu kommen evtl. Trennwände, um die Intimsphäre der operierten Patienten zu wahren. Zur Nachbeatmung bzw. für den Notfall stehen Beatmungsgeräte, Intubationszubehör, Notfallmedikamente und ein Defibrillator zur Verfügung. Des Weiteren sind Schränke zur Lagerung verschiedener Arbeitsmaterialien und Bettwäsche notwendig. Vom Aufwachraum aus wird der Patient auf die Allgemeinpflege- oder bei Bedarf auf die Intensivpflegestation verlegt.

Die Geräte- und Materialaufbereitung erfolgt in den Räumen der **Zentralsterilisation** (▶ Kap. 16).

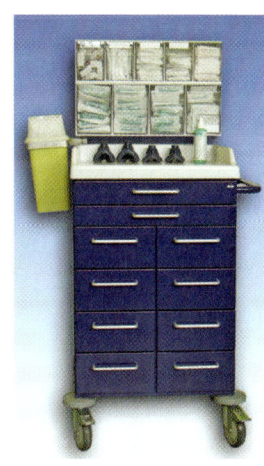

Abb. 18.2. Anästhesiewagen

18.2.2 Mitarbeiter in der Anästhesieabteilung

Das therapeutische Team der Anästhesieabteilung besteht aus dem Pflegepersonal und den Ärzten. Das Pflegepersonal hat die 3-jährige **Ausbildung nach dem Krankenpflegegesetz** absolviert und häufig mehrere Jahre Berufserfahrung in verschiedenen Bereichen gesammelt, bevor es in die Anästhesieabteilung wechselt. Es besteht die Möglichkeit, eine **2-jährige Fachweiterbildung** zur Gesundheits- und Krankenpflegerin/zum Gesundheits- und Krankenpfleger mit Weiterbildung Anästhesie und Intensivmedizin zu absolvieren.

Hinzu kommt Pflegepersonal von Intensivstationen, das im Rahmen der Fachweiterbildung seinen Einsatz in der Anästhesieabteilung ableistet, sowie Schüler der Gesundheits- und Krankenpflege sowie der Gesundheits- und Kinderkrankenpflege. Beim Einsatz von Schülern muss ein Mitarbeiter mit einer Qualifikation zum Praxisanleiter nach den Bestimmungen des Krankenpflegegesetzes zur Verfügung stehen. Das leitende Pflegepersonal verfügt über die Weiterbildung zur Stationsleitung.

Unabdingbare **Voraussetzung des Pflegepersonals** für die Arbeit in der Anästhesieabteilung ist ein umfassendes Verständnis von Pflege. Einfühlungsvermögen und Geduld sind notwendig, um die Ängste der Patienten ernst zu nehmen. Neben technischem Verständnis und Interesse an medizinisch-technischen Geräten erfordert die Arbeit in der Anästhesieabteilung wegen der interdisziplinären Zusammenarbeit mit den Angehörigen anderer Berufsgruppen ein hohes Maß an sozialer Kompetenz, Kommunikations- und Konfliktfähigkeit, Flexibilität und Belastbarkeit.

18.2.3 Organisation und Arbeitsabläufe

Die meisten Untersuchungen und Operationen, für die eine Narkose notwendig sind, erfolgen geplant anhand eines **Operations- oder Untersuchungsplanes**. So können sowohl der Arbeitsaufwand als auch der Mittel- und Personaleinsatz entsprechend geplant werden. Bei vollbesetztem Stellenplan ist jeder Operationssaal mit einem Arzt und einer/einem Gesundheits- und Krankenpflegerin/-pfleger der Anästhesieabteilung besetzt. Dadurch kann die/der Gesundheits- und Krankenpflegerin/-pfleger den nächsten Patienten im Anästhesie-Einleitungsraum vorbereiten, während die laufende Operation im Operationssaal bzw. die laufende Narkose im Anästhesie-Ausleitungsraum vom Arzt beendet wird. So ist ein nahtloser Übergang von einem Patienten zum nächsten möglich.

Daneben können jederzeit Notfalluntersuchungen oder Notfalloperationen und damit **Notfallnarkosen** erforderlich sein. Dies kann den Operationsplan und damit die Wartezeit für die Patienten erheblich beinträchtigen und erfordert vom Pflegepersonal der Anästhesieabteilung Flexibilität und Belastbarkeit. Es hat sich bewährt, bestimmte Operationssäle für Notfallnarkosen vorzumerken und einzurichten, um ohne Zeitverzögerung sorgfältig, schnell und zielgerichtet arbeiten zu können.

Die **Arbeitszeiten** in der Anästhesieabteilung variieren je nach Klinik. Den **Dienstplan** erstellt die/der leitende Gesundheits- und Krankenpflegerin/-pfleger der Abteilung. Kliniken, die eine Notfallversorgung gewährleisten, müssen eine 24-Stunden-Versorgung der Patienten sicherstellen. Ein **Bereitschaftsdienst**, bestehend aus einem Arzt und einer/m Gesundheits- und Krankenpflegerin/-pfleger der Anästhesieabteilung, gewährleistet eine Notfallversorgung während der Nacht sowie an Sonn- und Feiertagen. In großen Kliniken wird häufig im Schichtdienst gearbeitet. Im Aufwachraum wird oft in versetzten Dienstzeiten gearbeitet.

Bildung ist nicht Wissen, sondern Interesse am Wissen.
Hans Margolius

Alle Mitarbeiter sollten regelmäßig an Schulungen zur Reanimation teilnehmen und ihre Grundlagen sicher beherrschen, da es immer wieder zu Notfällen kommen kann.

Geben wir zu, wir sind auf jede Überraschung vorbereitet, nur die alltäglichen Dinge brechen über uns herein wie Katastrophen.
Stanislaw Jerzy Lec

18.3 Aufgaben des Pflegepersonals

18.3.1 Saaleinteilung

Bei Dienstbeginn erfolgt die Saaleinteilung, d. h. welche/r Gesundheits- und Krankenpflegerin/-pfleger für welchen Operationssaal bzw. Untersuchungsraum zuständig ist. Dabei werden nicht nur Anzahl und mögliche Komplikationen der geplanten Narkosen berücksichtigt, sondern auch der Einsatz neuer Mitarbeiter, Schüler und Teilnehmer der Fachweiterbildung.

18.3.2 Materialen richten und überprüfen

Für ein reibungsloses und sicheres Arbeiten sind Standards oder Checklisten sinnvoll, z. B. zum Richten eines Tisches im Einleitungsraum.

Basisausstattung im Einleitungsraum

Zum Legen von Venenverweilkanülen oder Tuben werden sog. Tische gerichtet (◘ Tabelle 18.1).
Spritzen, die **Anästhetika** zur Einleitung der Narkose beinhalten, werden ebenso wie die Notfallmedikamente mit Aufklebern versehen und Datum beschriftet. Ein leerer Beistelltisch dient z. B. zum Herrichten von Sterilsets. Zum **Standardmonitoring** werden eine Blutdruckmanschette, ein EKG-Monitor mit EKG-Elektroden sowie eine Pulsoxymetrie bereitgestellt.

Erweiterte Basisausstattung

Eine Erweiterung der Basisausstattung, z. B. um ein erweitertes Monitoring, zentralvenöse Katheter, besondere Medikamente oder Blutpräparate, ist abhängig vom Gesundheitszustand des zu narkotisierenden Patienten und von der geplanten Operation bzw. Untersuchung.
Bei geplanten Operationen, bei denen im Vorfeld mit einem hohen Blutverlust zu rechnen ist, besteht die Möglichkeit der **autologen Transfusion** (Cell saver). In diesem Fall sind der Spender und der Empfänger von Blutkonserven identisch. Die autologe Transfusion kann als präoperative Eigenblutspende oder als intraoperative maschinelle Autotransfusion erfolgen.

> Bei größeren Operationen werden am Vortag bestellte Blutpräparate aus der Blutbank abgerufen (▶ Schülerseite »Blutkonservenfall«).

18.3.3 Narkosegeräte prüfen

Die **Narkose-Beatmungsgeräte** im Einleitungs- und Ausleitungsraum sowie im Operationssaal sind nach den Bestimmungen des **Medizinproduktegesetzes** auf **Funktionssicherheit** und ihren

◘ **Tabelle 18.1.** Tisch für Venenverweilkanülen und Intubationszubehör

Tisch für periphervenöse Verweilkanülen	Intubationstisch
– Venenverweilkanülen verschiedener Größe – Pflaster (Rollen verschiedener Breite, haut- und nicht hautfreundlich), sterile Pflaster zum Fixieren – Mullkompressen (steril und unsteril) und Zellstoffkompressen – Stauschlauch – Desinfektionsspray (gefärbt und ungefärbt) – 3-Wegehähne – Blutdruckmessgerät	– Intubationsbesteck (ggf. Ersatzbirnen und Batterien bereithalten) – Laryngoskopgriff, dazu gehörige Spatel in verschiedenen Größen – Endotrachealtuben verschiedener Größe, Nasopharyngealtuben und Blockerspritze – unsterile Pflasterrollen zum Fixieren des Tubus (haut- und nicht hautfreundlich) – Ulmer Stern – Stethoskop – Gleitmittel, Einführungsmandrin und Magill-Zange – Absaugkatheter und Magensonden verschiedener Größe – Notfallzubehör

ordnungsgemäßen Zustand hin zu überprüfen (▶ Kap. 12). Den Inhalt und Umfang dieser Prüfungen gibt der Hersteller dieser Geräte in der Gebrauchsanweisung vor.

 Voraussetzung für eine sichere Narkose ist eine vollständige und sorgfältige Vor- und Nachbereitung des notwendigen Zubehörs durch das Anästhesiepflegepersonal.

18.3.4 Patienten einschleusen

> **Insidertipp**
>
> Patienten, die zu einer geplanten Operation von der Station in den OP kommen, werden rechtzeitig abgerufen, um ausreichend Zeit zur Vorbereitung und Einleitung der Narkose zu haben.

Beim Einschleusen des Patienten in die Operationsabteilung ist das Anästhesiepflegepersonal des entsprechenden Operationssaals anwesend. Um Verwechslungen zu vermeiden, wird die **Identität** des Patienten **geprüft**. Man begrüßt ihn mit seinem Namen, und stellt sich mit Namen und Funktion vor.

Fast jeder Patient fühlt sich ängstlich und unsicher, daher ist bei diesem ersten Kontakt ein hohes Maß an **Einfühlungsvermögen** und **sozialer Kompetenz** von Seiten des Pflegepersonals notwendig.

Das Pflegepersonal der Station informiert das Anästhesiepflegepersonal über **pflegerische Probleme**, z. B. Schwerhörigkeit, amputierte Gliedmaßen, Besonderheiten in der Anamnese, etwa Medikamentenallergien, sowie über die aktuelle Medikation. Das Anästhesiepflegepersonal kontrolliert, ob der Patient Zahnprothesen und Schmuck vollständig abgelegt hat.

> **Insidertipp**
>
> Um späteren **haftungsrechtlichen Ansprüchen** vorzubeugen, erhält das Pflegepersonal der Station gegen Unterschrift auf einem Quittungsblock mitgebrachte Zahnprothesen oder Schmuck des Patienten.

Kinder kommen i. d. R. mit ihren Eltern in die Operationsabteilung. Wenn die Narkose nicht im Einleitungsraum, sondern direkt im Operationssaal erfolgt, verabschieden sich die Eltern bereits an der OP-Schleuse von ihren Kindern. Grundsätzlich wirkt die Anwesenheit eines Elternteils beruhigend auf das Kind. Ängstliche Eltern sollten sich jedoch besser auf Station verabschieden, da sich deren Angst und Unsicherheit auf das Kind überträgt.

Kinder und Eltern werden in die Vorbereitungen einer Narkose einbezogen und Kinder **kindgerecht informiert**. Ein mitgebrachtes **Lieblingsspielzeug** trägt zur Ablenkung und Entspannung des Kindes bei (▶ Kap. 25). Je kleiner das Kind, desto größer sind die anatomischen und physiologischen Besonderheiten. Die Narkose von Kindern erfordert mehr Aufwand an Zubehör, Vorbereitung, Ausführung und Fachkompetenz.

18.3.5 Patienten im Einleitungsraum betreuen

Im Einleitungsraum wird der Patient bequem hingelegt und die Patientenakten auf Vollständigkeit überprüft: Narkoseeinwilligung, Prämedikationsbogen für die Anästhesie, Laborbefunde, Krankenblatt, Röntgenbilder, EKG und Patientenetiketten. Das Einhalten der Nahrungskarenz

18.3 · Aufgaben des Pflegepersonals

und des Rauchverbotes wird ebenso abgeklärt wie die Verabreichung der angeordneten **Prämedikation**.

> **Insidertipp**
>
> Nachdem alle Fragen geklärt sind, werden die Vitalzeichen überprüft, die Daten in das **Narkoseprotokoll** (▶ unten) eingetragen und der Patient an das **Standardmonitoring** (EKG-Thoraxwandableitung, Pulsoxymeter Blutdruckmanschette) angeschlossen. Prämedizierte Patienten werden trotz lockerer Fixierung mit einem Bauchgurt bereits im Einleitungsraum lückenlos überwacht, da Sedativa aus der Gruppe der Benzodiazepine zu einer Reaktionseinschränkung führen.

Danach erhält der Patient eine periphervenöse Verweilkanüle und eine Infusion, z. B. Kochsalz- oder Elektrolytlösung. Bei einer geplanten Regionalanästhesie erfolgt ein Vorlauf von 500 ml Infusionslösung, um einem möglichen Blutdruckabfall durch das Lokalanästhetikum infolge einer Weitstellung der Blutgefäße vorzubeugen. Auf Anordnung werden Antibiotika oder Sauerstoff gegeben.

Anschließend beginnt die **Einleitung der Narkose**. Die meisten Narkosen erfolgen als Allgemeinanästhesie. Sowohl die Allgemeinanästhesie (▶ Kap. 18.4.3) als auch die Regional- oder Lokalanästhesie (▶ Kap. 18.4.4) erfolgen im Team (Arzt und Pflegepersonal). Das Pflegepersonal assistiert dem Arzt, d. h. es reicht ihm die Instrumente etc. an und nimmt sie wieder entgegen.

Während der Vorbereitung und der Einleitung zur Narkose informiert man den Patient über alle Maßnahmen und erklärt sie. Die Intimsphäre wird gewahrt, Ängste und Sorgen werden ernst genommen. Durch fortwährende Gespräche sind Zustandsveränderungen schnell zu erkennen.

18.3.6 Perioperative Überwachung der Patienten

Durch eine kontinuierliche Überwachung können **Narkosezwischenfälle** rechtzeitig erkannt werden. Ein Narkosezwischenfall ist eine unvorhergesehene akute Komplikation, die das Leben oder die Gesundheit des Patienten zwischen Beginn der Narkoseeinleitung und der vollständig beendeten Narkoseausleitung vital bedroht und in unmittelbarem Zusammenhang mit einer anästhesiologischen Tätigkeit steht, z. B. Herz-Kreislauf-Probleme, allergische, respiratorische oder körpertemperaturrelevante Störungen, intraoperativer Tod.

> **Insidertipp**
>
> Das Pflegepersonal kontrolliert die Atmung bzw. Beatmungsparameter, Puls, Blutdruck, Hautfarbe, Blutverlust sowie die Sauerstoffsättigung des Patienten und informiert den Arzt über kritische Werte. Je nach Operation und Zustand des Patienten wird seine Überwachung erweitert, z. B. Kontrolle von Ausscheidung, Körpertemperatur, Pulmonalisdruck, Flüssigkeitsbilanz, Unverträglichkeitszeichen nach Bluttransfusionen. Neben dem apparativen Monitoring stehen für die Überwachung des Patienten die Sinneswahrnehmungen (Sehen, Hören, Tasten, Riechen, Fühlen) zur Verfügung (▶ Kap. 10).

Die Verwendung vieler Überwachungsgeräte vermittelt häufig ein falsches Gefühl der Sicherheit. Kein Überwachungsgerät kann eine geschulte Beobachtung ersetzen!

Nach der Operation wird der Patient in den **Ausleitungsraum** gefahren. Dort beenden Arzt und Pflegepersonal gemeinsam die Narkose, legen den Patienten in ein frischbezogenes Bett, fahren ihn in den **Aufwachraum** und übergeben ihn dem dort tätigen Anästhesiepflegepersonal. Der Arbeitsplatz im Operationssaal muss anschließend aufgeräumt, gereinigt und desinfiziert werden. Materialien werden entsorgt bzw. aufgefüllt oder in die Sterilisationsabteilung gebracht.

18.3.7 Patienten im Aufwachraum betreuen

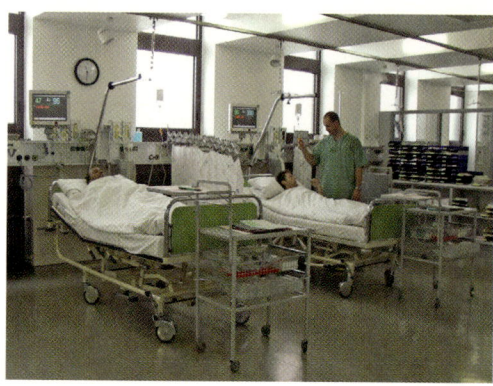

Abb. 18.3. Aufwachraum

Der Aufwachraum ist i. d. R. direkt in den Operationstrakt integriert. Er unterscheidet sich nur unwesentlich von einer Intensivstation, da eine **Intensivtherapie** und **-überwachung** gewährleistet sein muss (Abb. 18.3).

Die im Rahmen der Narkose verabreichten Medikamente haben unterschiedliche Speichereigenschaften, Verteilungs- und Eliminationsgeschwindigkeiten. Dadurch können sie in der unmittelbar postoperativen Phase noch wirken und zu unerwünschten Komplikationen führen. Im Aufwachraum überwacht das Anästhesiepflegepersonal den Patienten lückenlos, um mögliche **postoperative Komplikationen**, z. B. Atemstillstand, Herz-Kreislauf-Versagen oder Blutverlust, rechtzeitig zu erkennen und zu beheben.

Beim Betten kontrollieren, ob der Patient auf Gegenständen liegt, die beim Umlagern vom Operationstisch versehentlich in das Bett gefallen sind.

Patienten aufnehmen

Zuerst wird der Patient an das **Monitoring** angeschlossen, dann Atmung, Hautfarbe, Bewusstsein, Kreislauf und ggf. die Körpertemperatur kontrolliert. Nicht intubierte Patienten erhalten über eine Maske oder Nasensonde erwärmten und angefeuchteten **Sauerstoff**. Wegen des postoperativen »Kältezitterns« erhält der Patient zusätzliche **Wärmetücher**. **Sonden**, **Drainagen** und **Redons** werden geordnet, begutachtet und beschriftet, **Verbände** auf korrekten Sitz und Nachblutung kontrolliert. Die **Fixierung** von Tubus, arteriellen und venösen Kanülen wird geprüft, Dreiwegehähne fest angeschraubt und ggf. mit einem Stöpsel verschlossen. Eine erhöhte Position des Oberkörpers, etwa 30 Grad, erleichtert die Atmung (ggf. Kontraindikationen beachten).

Der erste Erhebungsstatus und sämtliche Maßnahmen werden im **Aufwachraumprotokoll** (Abb. 18.4) dokumentiert.

Während der Aufnahme des Patienten erfolgt die **Übergabe des Patienten** durch den narkoseführenden Anästhesisten an den Arzt und das Pflegepersonal im Aufwachraum. Die Übergabe beinhaltet folgende Angaben: Name und Alter des Patienten, Anamnese, Diagnosen, Operationsverfahren, operative Komplikationen, Anästhesietechnik und Narkoseverlauf, Anästhesiekomplikationen, aktueller Zustand des Patienten, Anzahl und Art der Sonden, Drainagen und Katheter, Blut- und Flüssigkeitsverluste, Blut- und Flüssigkeitsersatz, Urinausscheidung und Anordnungen des Operateurs, z. B. Positionierung des Kranken.

Hinzu kommen können **Anordnungen des Anästhesisten** für die postnarkotische Phase: Schmerztherapie, Röntgen- oder Blutuntersuchungen, Blut- und Flüssigkeitsersatz, Verlegung auf eine bestimmte Station.

Pflegemaßnahmen im Aufwachraum

Das Anästhesiepflegepersonal übernimmt die **Körperpflege** des Patienten, reinigt das Operationsgebiet sowie Punktionsstellen perioperativ gelegter Katheter von Blutresten, entfernt Augensalben- und Pflasterreste, säubert den Mund des Patienten und feuchtet ihn an. Durchgeblutete Verbände werden gewechselt. Wechselnde **Positionierungen** dienen der Schmerzlinderung, fördern die Lungenventilation und Sekretexpektoration. Die Hochlagerung operierter Extremitäten verbessert den venösen Rückstrom und dient der Prophylaxe gegen Schwellungen. Maßnahmen der **Dekubitusprophylaxe** sind notwendig, da langes Liegen auf dem Operationstisch und die narkosebedingten Immobilität die Entstehung von Druckgeschwüren fördert. Die **Pneumonieprohylaxe** erfolgt aufgrund der Gefahr einer postoperative Störungen der Atemfunktion und eines erhöhten Sauerstoffbedarfs, z. B. durch postoperatives »Kälte- oder Muskelzittern«, motorische Unruhe, Fieber oder zerebrale Krampfanfälle. Eine gezielte **Thromboseprophylaxe** soll ein postoperatives thrombotisches Geschehen verhindern.

Die **adäquate Schmerzlinderung** beginnt mit einer individuellen Positionierung des Patienten und schließt alle möglichen Positionen ein, sofern die Operation oder Narkose diese zulassen. Zur Schmerztherapie kommen zusätzlich verschiedene Analgetika in Frage (▶ Kap. 18.4.6). Bei der Dosierung ist zu berücksichtigen, dass der Patient möglichst schmerzfrei ist, aber auch ausreichend atmet, damit er verlegt werden kann.

Das ist meine allerschlimmste Erfahrung: der Schmerz macht die meisten Menschen nicht groß, sondern klein.
Christian Morgenstern

 Nur der Patient allein weiß, wann er Schmerzen hat und wie stark diese sind.

Patienten fixieren

Grundsätzlich stellt die Fixierung eines Patienten den Tatbestand der **Freiheitsberaubung** dar, weil sie seine elementaren Grundrechte einschränkt. Ist ein Patient im Aufwachraum zeitlich und örtlich desorientiert, sehr unruhig und agitiert, will aufstehen oder sich u. a. Katheter oder Schläuche ziehen, darf er **kurzfristig** fixiert werden, z. B. durch Bettgitter, mit einem Beckengurt, gepolsterten Armbinden, oder durch ein Sedativum ruhig gestellt werden. In diesem Fall sind diese Maßnahmen erlaubt und nicht rechtswidrig, weil sie zum Ausschluss der **Selbstgefährdung** erfolgen. Die Fixierung bedarf der **schriftlich Anordnung** durch den Arzt. Ist kein Arzt im Aufwachraum anwesend, darf auch das Pflegepersonal bei akuter Selbst- oder Fremdgefährdung den Patienten fixieren. Der Arzt wird **unverzüglich** über die Maßnahme informiert und entscheidet über das Fortführen oder Entfernen der Fixierung. Die Maßnahme wird im Aufwachraumprotokoll dokumentiert.

 Die Fixierung eines Patienten erhöht die Aufsichtspflicht und bedeutet immer Mehraufwand für das ärztliche und pflegerische Personal im Aufwachraum.

Dokumentation im Aufwachraum

In vielen Kliniken wird im Aufwachraum das Narkoseprotokoll fortgeführt (▶ unten). Da diese oft keine klare Trennung zwischen ärztlichen und pflegerischen Tätigkeiten erkennen lassen und somit die Dokumentation pflegerischer Leistungen entfällt, entwickeln immer mehr Anästhesieabteilungen spezielle **Aufwachraumprotokolle**, die **ärztliche** und **pflegerische Leistungen** dokumentieren (◨ Abb. 18.4).

Das Protokoll enthält alle Daten, Maßnahmen, weitere Anordnungen, Therapiehinweise und -empfehlungen für die Station und wird vom Arzt und Pflegepersonal unterschrieben.

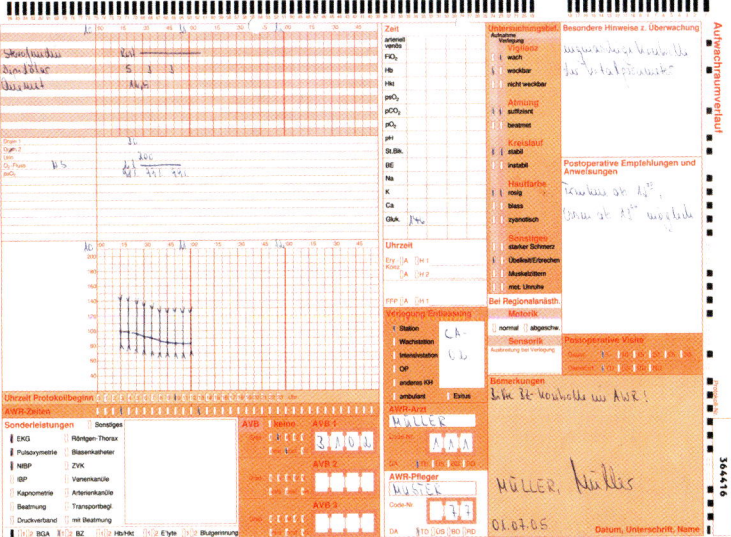

◨ **Abb. 18.4.** Aufwachraumprotokoll

Patienten verlegen

Die Aufenthaltsdauer eines Patienten im Aufwachraum ist abhängig von der Anamnese, dem Operations- und Narkoseverfahren, den applizierten Medikamenten und aufgetretenen Komplikationen. Ein Patient wird i. d. R. aus dem Aufwachraum verlegt, wenn folgende Kriterien erfüllt sind:

- Ausreichende Spontanatmung
- Stabile Herz-Kreislauf-Verhältnisse
- Ausreichende Schutzreflexe
- Klares Bewusstsein (ansprechbar, wach, orientiert)
- Normale Fördermenge der Redons, Sonden und Drainagen
- Sensibilität und Motorik (je nach Operation) vorhanden
- Unmittelbare Komplikationen sind unwahrscheinlich

Vor der Verlegung werden Redons, Sonden und Drainagen entleert, Verbände kontrolliert ggf. gewechselt, unnötige venöse Kanülen und Katheter entfernt und Punktionsstellen verbunden. Arterielle Kanülen werden ebenfalls gezogen und die Punktionsstelle nach manueller Kompression mit einem sterilen Druckverband verbunden (▶ Kap. 21). Dreiwegehähne müssen fest angeschraubt und mit einem Stöpsel verschlossen werden. Der Patient wird gebettet und positioniert.

Die mündliche **Übergabe** an das Pflegepersonal der betreuenden Station erfolgt meist durch das Anästhesiepflegepersonal anhand des Narkose- und Aufwachraumprotokolls. Mit der Verlegung des Patienten auf die Allgemeinpflege- oder Intensivstation geht die Verantwortung für den Patienten auf die ärztlichen und pflegerischen Mitarbeiter der übernehmenden Station über.

18.4 Diagnostische und therapeutische Maßnahmen

18.4.1 Prämedikationsvisite

Vor jeder Narkose erhebt der Arzt beim Patienten eine Anamnese über Vorerkrankungen und eingenommene Medikamente, führt eine klinische Untersuchung durch und bestimmt so das Narkoserisiko. Dies ist die sog. Prämedikationsvisite. Sie dient der medizinischen und psychologischen Vorbereitung des Patienten sowie der juristischen Absicherung der ärztlichen und pflegerischen Mitarbeiter der Anästhesieabteilung. Danach wird das geplante Narkoseverfahren festgelegt, die Medikamente zur Prämedikation verordnet und der Patient über das geplante Narkoseverfahren, Risiken bis hin zur postoperativen Überwachung aufgeklärt. Bei Bedarf werden weitere Untersuchungen angeordnet oder Blutkonserven vorbestellt. Die Prämedikationsvisite wird auf dem **Prämedikationsbogen** dokumentiert.

Über die geplante Operation oder Untersuchung wird der Patient gesondert vom Operateur, Stationsarzt bzw. behandelnden Arzt aufgeklärt.

Der Patient erklärt seine **Einwilligung schriftlich**. Die Einwilligungserklärung ist nur rechtswirksam, wenn sie vor Einnahme der Prämedikation unterschrieben wurde. Ärztliche Aufklärung und schriftliche Einwilligung des Patienten werden auf dem **Aufklärungsbogen** dokumentiert. Bei Kindern unterschreiben deren Eltern oder Erziehungsberechtigte.

18.4.2 Narkoseprotokoll

Die Daten der Einleitungsphase dokumentiert meist das Anästhesiepflegepersonal, der Anästhesist dagegen die Narkose und Ausleitungsphase. Das Führen des Protokolls fällt in den Verantwortungsbereich des narkoseführenden Anästhesisten.

> **Insidertipp**
> Um auf mögliche Veränderungen im Narkose- oder Operationsverlauf schnell reagieren und diese zeitnah dokumentieren zu können, werden Daten i. d. R. im Abstand von 5 Minuten dokumentiert.

Aufbau des Narkoseprotokolls

Die zu erhebenden Daten des Narkoseprotokolls sind wie folgt gegliedert.
- Die **administrativen Daten** stehen auf dem Patientenetikett oder -aufkleber.
- Grundlage der **präoperativen Daten** sind die bei der Prämedikationsvisite erhobenen Befunde.
- Im Rahmen der **narkosebezogenen Daten** werden Anästhesieverfahren, Positionierung des Patienten, Art und Größe des verwendeten Zubehörs, Narkoseverlauf, ermittelte Überwachungswerte, verabreichte Medikamente, Infusionen und Bluttransfusionen, Flüssigkeitsbilanz, erhobene laborchemische Parameter, sonstige perioperativ erbrachte Leistungen sowie die Namen aller an der Narkose beteiligten Personen festgehalten.
- Die **postoperativen Daten** beschreiben den Zustand des Patienten während und nach der Narkoseausleitung und bei der Verlegung in den Aufwachraum oder auf die Intensivstation. Sie enthalten Anordnungen für die postanästhesiologische Betreuung und dokumentieren den Aufenthalt des Patienten im Aufwachraum sowie die Verlegungsdaten auf die Station.
- Zu den **retrospektive Daten** gehören statistische oder abrechnungsrelevante Daten. Das Original verbleibt in der Patientenakte, der Durchschlag in der Anästhesieabteilung.

18.4.3 Allgemeinanästhesie

Gewöhnlich wird eine Allgemeinanästhesie durch die intravenöse Applikation eines **Hypnotikums**, z. B. Trapanal, eingeleitet. Soll der Patient anschließend intubiert werden, muss er zuvor **relaxiert** werden, z. B. mit Norcuron oder Pancuronium. Zusätzlich wird ein **Opiat** als Analgetikum intravenös appliziert, z. B. Fentanyl. Eine Allgemeinanästhesie kann anschließend als
- **Intubations-**,
- **Masken-** oder
- **Larynxmaskennarkose** fortgeführt werden.

Durch die Einleitungsmedikamente fällt die Spontanatmung aus, so dass der Patient während der Allgemeinanästhesie assistiert oder kontrolliert beatmet werden muss. Hierzu ist die maschinelle Beatmung das Mittel der Wahl, bei der der Patient über ein Schlauchsystem an das Narkosegerät angeschlossen und darüber beatmet wird.

> **Insidertipp**
> Bei einer Masken- oder Larynxmaskennarkose ist immer mit einer Intubationsnarkose zu rechnen, deshalb wird der Patient hierfür aufgeklärt und das komplette Intubationszubehör bereitgestellt.

Intubationsnarkose

Für eine Intubationsnarkose wird zunächst ein Magill-Endotrachealtubus meist über den Mund, seltener über die Nase durch den Kehlkopf des Patienten bis in die Luftröhre geschoben. Je nach Operation werden spezielle Tuben verwendet, z. B. ein Doppellumentubus in der Thorax- und Lungenchirurgie, mit dem eine seitengetrennte Beatmung beider Lungen möglich ist.

Indikation: Notwendige, maschinelle Beatmung (z. B. bei Thorakotomie, Kraniotomie, Muskelrelaxierung, Langzeitbeatmung), Maskennarkose nicht möglich, ungünstige Operationspositionen (z. B. sitzend, Bauchlage, Seitenlage), Operationen im Bereich von Hals oder Atemwegen, Schutz vor Aspiration, Absaugen des Trachealsekretes.

Inhalationsanästhesie

Nach der *Intubation* wird die Narkose als Inhalationsanästhesie mit volatilen (flüchtigen) **Anästhetika** sowie einem Sauerstoff-Lachgas-Gemisch oder einem Sauerstoff-Luft-Gemisch fortgeführt. Sauerstoff und Lachgas dienen dabei als Trägergase bzw. Lachgas auch als **Analgetikum**. Neben ihrer stoffeigenen Wirkung transportieren sie die volatilen Anästhetika vom Narkosegerät in die Lungen des Patienten. Volatile Anästhetika, z. B. Enfluran, Isofluran oder Desfluran, liegen bei Raumtemperatur und atmosphärischem Druck in flüssiger Form vor. Mit Hilfe von Verdunstern oder Verdampfern, als Bestandteil des Narkosegerätes, werden sie in einen gasförmigen Zustand überführt und so dem Patienten zugeführt.

Zur **Narkoseausleitung** wird die Zufuhr sowohl von Lachgas als auch von volatilen Anästhetika rechtzeitig eingestellt, damit der Patient schnell aus der Narkose erwacht. Bevor **extubiert** wird, erhält der Patient zur Vermeidung einer *Diffusionshypoxie* anschließend für mindestens 3 Minuten 100% Sauerstoff.

Balancierte Anästhesie

Hierbei wird die Inhalationsanästhesie bei Bedarf um die intravenöse Applikation eines **Opiats**, z. B. Fentanyl, ergänzt. Dieses Verfahren bietet sich bei länger dauernden oder besonders schmerzhaften Operationen an. Durch die regelmäßige Gabe von Opiaten können volatile Anästhetika eingespart werden, was die Kreislaufstabilität des Patienten fördert. Damit der Patient bei der Ausleitung schnell wieder spontan atmet, erhält er 20–30 Minuten vor Operationsende kein Opiat mehr.

Neuroleptanästhesie

Eine Neuroleptanästhesie entspricht weitgehend der balancierten Anästhesie, ergänzt um die intravenöse Applikation eines **Beruhigungsmittels** aus der Gruppe der Benzodiazepine, z. B. Dormicum. Die sog. modifizierte Neuroleptanästhesie findet Anwendung bei langen, schmerzhaften Operationen, herzinsuffizienten Patienten oder einer bestehenden Kontraindikation für volatile Anästhetika.

Die selten angewandte **klassische** Neuroleptanästhesie besteht in der Kombination eines Neuroleptikum, z. B. Dehydrobenzperidol, mit einem stark wirkenden Opiat.

Totale intravenöse Anästhesie

Bei der totalen intravenösen Anästhesie (TIVA) appliziert man ausschließlich intravenös **Anästhetika**, z. B. Propofol, in Kombination mit einem **Opiat**. Das Anästhetikum wird zur genauen Dosierung kontinuierlich über eine Infusionsspritzenpumpe abgegeben.

Opiate und die Kombination von Anästhetika und Opiaten oder Benzodiazepinen und Opiaten können zu einer *Kumulations*gefahr der einzelnen Medikamente und zu einer postoperativen Atemdepression führen. Stets ist eine verlängerte Überwachung des Patienten im Aufwachraum notwendig.

Maskennarkose

Bei der Maskennarkose wird der Patient über eine auf Nase und Mund dicht aufgesetzte Maske beatmet (◘ Abb. 18.5). Durch die Entwicklung der Larynxmaske (▶ unten) wird die klassische Maskennarkose immer seltener.

Indikation: Einfache, kurze Eingriffe, z. B. Abrasio, Verbandwechsel, Abszessspaltung, Unterstützung unvollständiger Regionalanästhesien.

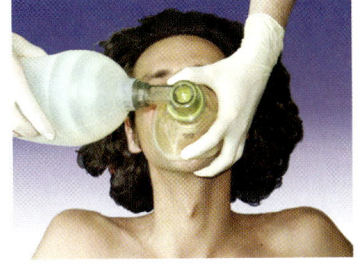
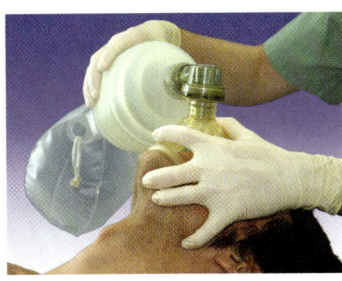

◘ **Abb. 18.5.** Die Maske wird mit dem C-Griff festgehalten

Kontraindikation: Patient ist nicht nüchtern, kardiales Risiko, längere, intraabdominelle bzw. intrathorakale Untersuchungen und Operationen, Bauch-, Seiten- oder Kopftieflage, Operationen im Hals-Kopf-Bereich, Schwangere ab der 21. Schwangerschaftswoche.

Komplikationen: Kontamination der Umgebungsluft mit volatilen Anästhetika oder insuffiziente Beatmung durch undichten Maskensitz (z. B. bei älteren, zahnlosen Patienten mit eingefallenen Wangen), Aspirationsgefahr.

Larynxmaskennarkose

Die Larynxmaske (Kehlkopfmaske) wird durch den Mund des Patienten eingeführt. Die Maske ist oval. Der »low pressure cuff« wird je nach Größe mit 20–50 ml Luft gefüllt und legt sich dadurch um und hinter den Kehlkopf (◘ Abb. 18.6). So können die Atemwege freigehalten werden, ohne hierfür die Stimmbänder mit einem Endotrachealtubus zu »durchbrechen«.

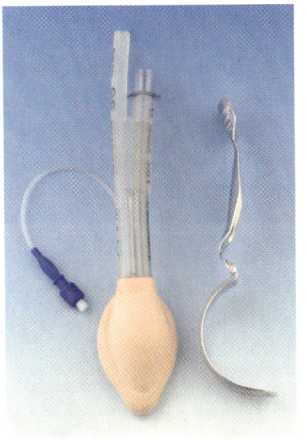
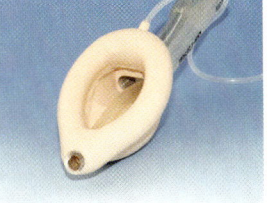
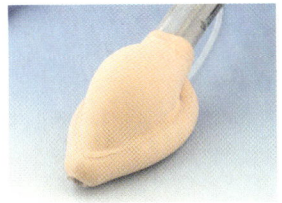

Indikation: Reduzierte Mundöffnung, instabile Frakturen der Halswirbelsäule ohne Lageveränderung des Kopfes, Trachealstenosen, Asthma bronchiale, Kinderanästhesie, Eingriffe am Auge, flache Narkosen bei diagnostischen Eingriffen.

Kontraindikationen: Patient ist nicht nüchtern oder stark adipös, Hiatushernie, wenn zur Beatmung ein hoher Beatmungsdruck erforderlich ist, Bauch-, Seiten- oder Kopftieflage, geplante Nachbeatmung.

◘ **Abb. 18.6.** Larynxmaske

Komplikationen: Falsche Position, Obstruktion, Dislokation, Aspiration, trockener Hals, postoperative Sprechschwierigkeiten bei zu starker Cuffblähung.

> Das Einführen der Kehlkopfmaske bei zu flacher Narkose kann einen Laryngospasmus auslösen.

18.4.4 Regionalanästhesie

Die Regionalanästhesien werden in rückenmarksnahe Anästhesien und in periphere Leitungsanästhesien unterschieden.

Rückenmarksnahe Anästhesie

Hier unterscheidet man je nach Ort der Injektion in die **Peridual-** und **Spinalanästhesie**.

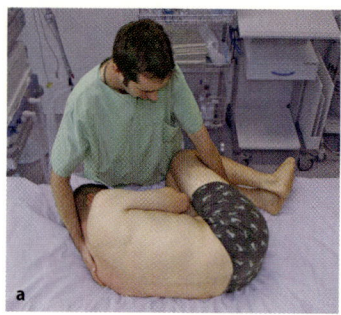 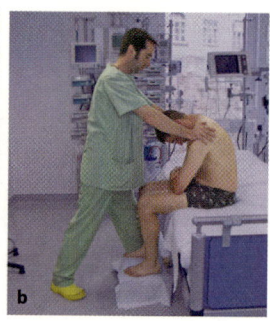

Abb. 18.7a, b. »Katzenbuckel«, Patientenposition zur Periduralanästhesie. **a** Liegend, **b** sitzend

Periduralanästhesie (PDA)

Für eine Periduralanästhesie injiziert der Arzt ein Lokalanästhetikum in den **Periduralraum** der Wirbelsäule zwischen Dura mater und äußerem Durablatt. Dadurch wird die neurale Erregungsleitung auf Niveau der Spinalnervenwurzeln reversibel unterbrochen. Der Wirkungseintritt des Lokalanästhetikums einer Periduralanästhesie ist gegenüber der Spinalanästhesie verzögert und dauert je nach Lokalanästhetikum etwa 15–30 Minuten.

Indikation: Operationen an den unteren Extremitäten und im Unterbauch, kardiale und pulmonale Erkrankungen, Stoffwechselerkrankungen, geburtshilfliche Eingriffe, zusätzlich zur Allgemeinanästhesie während und nach der Operation zur Analgesie, Schmerztherapie.

Kontraindikation: Nicht kooperativer Patient, Gerinnungsstörungen, Hypovolämie, Schockzustände, neurologische Erkrankungen, degenerative Veränderungen der Wirbelsäule, Allergien gegen Lokalanästhetika.

Vorgehen: Die PDA erfolgt in liegender oder sitzender Position des Patienten. In beiden Positionen macht der Patient einen »Katzenbuckel« (Abb. 18.7a, b).

Der häufigste Punktionsort für eine **lumbale** Periduralanästhesie ist der Zwischenwirbelraum L3/L4. Nach Hautdesinfektion und Lokalanästhesie wird unter sterilen Bedingungen der Periduralraum mit einer Touhy-Nadel (16 G, 18 G) punktiert. Nach dem Durchstechen des Lig. flavum ist ein plötzlicher Widerstandsverlust (loss of resistance method) zu spüren. Danach wird die Punktionsnadel noch 1–2 mm vorgeschoben, um sie vollständig im Periduralraum zu platzieren. Durch die Kanüle injiziert der Arzt entweder das Lokalanästhetikum, z. B. Carbostesin 0,5%, als Einzeldosis (single shot) oder führt einen **Periduralkatheter** für eine kontinuierliche PDA ein.

> Der Periduralkatheter darf niemals durch die Kanüle zurückgezogen werden, weil er sonst abgeschnitten werden könnte.

Der Katheter wird durch Annaht fixiert. Um eine versehentliche intravasale Lage des Katheters oder eine spinale Punktion auszuschließen, erfolgt die Injektion einer Testdosis. Danach wird der Patient wieder bequem hingelegt, idealerweise auf die zu operierende Seite.

> Der PDA-Katheter kann 1–2 Wochen verbleiben und erlaubt ein regelmäßiges Nachspritzen des Lokalanästhetikums sowie eine postoperative Schmerztherapie.

Kontraindikation: Rückenmarksverletzungen, Symphatikolyse (Aufhebung der Sympathikuswirkung), Harnverhalt, Atemlähmung durch aufsteigendes Lokalanästhetikum, Katheterabriss.

Zu den **Sonderformen** der Periduralanästhesie gehören:
- Die **Kaudalanästhesie,** bei der das Lokalanästhetikum in den Sakralraum des Kreuzbeines injiziert wird.
- Die **thorakale Periduralanästhesie** erlaubt bei bereits geringen Dosen des Lokalanästhetikums ein Ausschalten der erforderlichen Segmente, ist aus anatomischen Gründen jedoch deutlich schwieriger und gefährlicher.

Spinalanästhesie (SPA)

Für eine Spinalanästhesie wird ein Lokalanästhetikum in den **lumbalen Subarachnoidalraum** der Wirbelsäule zwischen Arachnoidea und Pia mater und somit direkt in den Liquor cerebrospinalis injiziert. Es verbreitet sich nach cranial und kaudal und unterbricht somit reversibel die neurale Erregungsleitung auf Niveau der Spinalnervenwurzeln. Der Wirkungseintritt erfolgt unmittelbar nach der Injektion.

Die Technik ist gegenüber der Periduralanästhesie einfacher. Die direkte Injektion des Lokalanästhetikums in den Subarachnoidalraum ermöglicht eine schnellere Anschlagzeit (Eintritt der Wirkung) und geringere Dosen, kann aber zu einer stärker ausgeprägten Sympathikolyse und postspinalem Kopfschmerz führen. Auch ist die segmentale Ausbreitung nicht so gut steuerbar wie bei der PDA.

Indikation: Operationen an den unteren Extremitäten, im Unterbauch, an Blase und Prostata und in der Geburtshilfe, kardiale und pulmonale Erkrankungen, Stoffwechselerkrankungen.

Kontraindikation: Entspricht der Periduralanästhesie.

Vorgehen: Für die SPA sitzt oder liegt der Patient und macht einem »Katzenbuckel«. Bevorzugter Punktionsort ist der Zwischenwirbelraum von L2/L3–L4/L5. Nach Hautdesinfektion und Lokalanästhesie wird unter sterilen Bedingungen der Subarachnoidalraum mit einer Spinalkanüle (22 G, 25 G, 27/28/29 G) punktiert und der Mandrin entfernt. Da die Spinalkanüle sehr dünn ist, wird sie häufig durch eine Führungskanüle (27/28/29 G) eingeführt. Der Liquorraum ist erreicht, wenn Liquor als »hängender Tropfen« aus der Kanüle austritt oder problemlos mit einer mit Kochsalz gefüllten Spritze abgezogen werden kann (»Schlierenbildung« in der Spritze). Anschließend injiziert der Arzt das Lokalanästhetikum, z. B. 3 ml Carbostesin 0,5% *hyperbar*, und verschließt die Punktionsstelle mit einem sterilen Tupferokklusivverband.

Komplikationen: Durch unmittelbare Applikation des Lokalanästhetikums in den Liquorraum treten die Komplikationen sofort und häufig verstärkt auf. Frühkomplikationen sind Blutdruckabfall durch Sympathikolyse, Bradykardie durch Blockade der Nn. accelerantes, Übelkeit und Erbrechen, lebensbedrohliche totale Spinalanästhesie mit vollständiger Sympathikusblockade und Atemstillstand durch Zwerchfelllähmung. Zu den sonstigen Komplikationen zählen Abfall der Körpertemperatur, postspinaler Kopfschmerz, Harnverhalt, Rückenschmerzen, neurologische Komplikationen.

> Nach der Injektion den Patient sofort, möglichst mit leicht erhöhtem Oberkörper positionieren. So verteilt sich das Lokalanästhetikum in der unteren Körperhälfte und steigt nicht kranial im Liquorraum auf (Gefahr von Herz- und Kreislaufkomplikationen oder Atemlähmung).

Periphere Leitungsanästhesie

Die häufigsten Leitungsanästhesien sind die subaxilläre Blockade des Plexus brachialis (axillärer Block), die interskalenäre Blockade des Plexus brachialis (WINNIE-Block) und die inguinale Blockade des Plexus lumbalis (3-in-1-Block).

Bei der Plexusanästhesie wird das Lokalanästhetikum in eine **Faszienhülle** injiziert, die mehrere große Nerven nach ihrem Austritt aus dem Spinalkanal und Blutgefäße umhüllt. Nach der Injektion diffundiert das Lokalanästhetikum in die einzelnen Nerven hinein. Der Wirkungseintritt erfolgt je nach Art, Menge und Konzentration des Lokalanästhetikums nach 10–30 Minuten.

Indikation: (▶ unten)

Kontraindikation: Schwere Gerinnungsstörungen, Nervenschädigungen im Blockadebereich, kontralaterale Gefäßläsionen, keine tastbaren anatomischen Orientierungspunkte, unkooperativer Patient.

Vorgehen: Nach Aufsuchen des Punktionsortes anhand von anatomischen Orientierungspunkten (Arterien, Muskeln, Knochen), Hautdesinfektion und Lokalanästhesie, wird die Haut unter sterilen Bedingungen mit einer dickeren Kanüle oder Lanzette vorgestanzt. Danach erfolgt die

Punktion der Faszienhülle mit einer stumpf angeschliffenen Kanüle. Diese spezielle Kanüle verhindert die Verletzung der betroffenen Nerven. Nach Durchdringen der Faszienwand spürt man häufig einen Widerstandsverlust (Klick-Phänomen). Beim Vorschieben der Kanüle in die Faszienhülle kann es durch das Berühren der Nerven zu Parästhesien kommen, z. B. unangenehmes »Kribbeln« oder »Stromschlag«. Die korrekte Lage der Kanüle kann mit einem **Nervenstimulator** erleichtert werden, ohne Parästhesien auszulösen. Hierfür wird die Punktionskanüle über ein Kabel mit dem Nervenstimulator verbunden. Durch die variable Stromstärke von z. B. 0,1–10 mA werden rhythmische Muskelkontraktionen im Versorgungsbereich des Nervs ausgelöst, deren Stärke eine Aussage über die Lage der Punktionskanüle in der Gefäß-Nerven-Scheide zulässt. Nach Entfernung des Mandrins wird durch die Kanüle entweder das Lokalanästhetikum, z. B. Carbostesin 0,5%, als Einzeldosis (single shot) injiziert oder ein Katheter eingeführt, der auch postoperativ liegen bleiben kann. Der Katheter wird durch Annaht fixiert. So kann die Plexusanästhesie durch Nachinjektion verlängert werden oder eine postoperative Schmerztherapie erfolgen.

Die **Versagerquote** der Plexusanästhesien liegt bei etwa 1–5%. Ungenügende Blockadewirkungen können durch ein intravenös appliziertes Opiat in kleinen Dosen oder ein Benzodiazepin ausgeglichen werden. Reicht das nicht aus, erfolgt umgehend eine Allgemeinanästhesie.

Komplikationen: Nerven-, Gefäßschädigungen, intravasale Injektion, Hämatom.

Man unterscheidet folgende **periphere Leitungsanästhesien:**
- **Subaxilläre Blockade des Plexus brachialis (axillärer Block)**, bei der einseitig der Plexus brachialis der Regio axillaris blockiert wird. **Indikationen** sind Operationen an Hand, Unterarm und Elenbogen, auch in Blutleere, ambulante Operationen. Der Patient liegt in Rückenlage, der betroffene Oberarm wird etwa um 100 Grad abgewinkelt und der Unterarm rechtwinklig zum Oberarm gebeugt.
- **Interskalenäre Blockade des Plexus brachialis (WINNIE-Block)** mit Blockade des Plexus cervicobrachialis im Bindegewebe des intraskalenären Raums in Höhe von C6 (6. Halswirbel). Zu den **Indikationen** zählen Operationen an Schulter und Oberarm. Der Patient liegt flach auf dem Rücken mit zur kontralateralen Seite gedrehtem Kopf, der betroffene Arm wird zur Kopfseite angelegt und die Schultern leicht nach unten gedrückt.
- **Inguinale Blockade des Plexus lumbalis (3-in-1-Block)**, bei der 3 Nerven in der Gefäß-Nerven-Scheide des N. femoralis dicht unterhalb des Leistenbandes blockiert werden (N. femoralis, N. cutaneus femoralis lateralis und N. obturatorius). **Indikationen** sind prä-, intra- und postoperative Schmerztherapie an Hüfte, Oberschenkel und Kniegelenk. Der 3-in-1-Block allein reicht für eine Operation nicht aus. Der Patient liegt auf dem Rücken, der Oberschenkel ist um 15 Grad abgewinkelt.

18.4.5 »Stand-by«-Anästhesie

Diese Sonderform einer Anästhesie erfolgt, wenn der **Operateur** eine **Lokal- oder Infiltrationsanästhesie** vornimmt, aber die Notwendigkeit einer Allgemeinanästhesie nicht ausgeschlossen werden kann, z. B. in der Augenheilkunde oder in der Kiefer-Gesichts-Chirurgie. Der Patient wird wie für eine Allgemeinanästhesie vorbereitet (▶ Kap. 18.4.3).

Um bei Bedarf sofort eine Narkose einleiten zu können, ist das ärztliche und pflegerische Personal der Anästhesieabteilung in Bereitschaft, bereitet alles Notwendige für eine Allgemeinanästhesie vor, überwacht die Vitalzeichen mittels Standardmonitoring und betreut den Patienten psychisch. Der Patient erhält eine periphervenöse Verweilkanüle mit einer Infusion, über die ggf. Sedativa injiziert werden kann. Die »Stand-by«-Anästhesie wird auf dem Narkoseprotokoll dokumentiert.

18.4.6 Schmerztherapie

Eine schmerzbedingte Schonhaltung kann zu einer eingeschränkten Atmung und somit zur Pneumonie führen. Nicht oder nur unzureichend behandelte Schmerzen können über einen Anstieg des Blutdrucks bei kardialen Risikopatienten das Risiko eines Myokardinfarktes erhöhen.

> Schmerzen vermindern die Lebensqualität.

Eine adäquate Schmerztherapie ist für das **Wohlbefinden** des Patienten unerlässlich. Die Schmerztherapie erfolgt perioperativ oder vor allem bei chronisch Kranken immer häufiger ambulant in sog. **Schmerzambulanzen**.

Zur **medikamentösen Schmerztherapie** steht eine Vielzahl von Medikamenten zur Verfügung. Hierbei werden folgende Gruppen unterschieden:
- peripher wirkende Analgetika, z. B. Amuno, Ben-u-ron
- zentral wirkende Analgetika, z. B. Dolantin, Dipidolor
- Lokalanästhetika, z. B. Scandicain, Carbostesin

Neben der systemischen Applikation von Analgetika besteht die Möglichkeit, die verschiedenen Verfahren der **Regionalanästhesie** zu nutzen. Patienten, die z. B. einen PDA-Katheter oder einen Katheter im Rahmen einer Plexusanästhesie erhalten haben, können über diese Katheter entweder Einzeldosen oder über eine Infusionsspritzenpumpe kontinuierlich applizierte Lokalanästhetika verabreicht bekommen. Bei der **patientenkontrollierten Analgesie (PCA)** fordert der Patient entsprechend seiner Schmerzempfindung ein Schmerzmittel an, das nach Drücken einer Starttaste von einer Infusionspumpe abgegeben und über ein Schlauchsystem intravenös appliziert wird (▶ Bd. 2, Kap. S3.2).

Es gibt keinen Schmerz, der nicht zu übertreffen wäre, das einzig Unendliche ist der Schmerz.
Dante Alighieri

Die zentral wirkenden Analgetika besitzen eine hohe analgetische Wirkung, können aber zu einer zentralen Atemdepression führen.

18.5 Rechtliche Aspekte

Neben einem hohen Maß an pflegefachlicher Kompetenz besticht die Arbeit in der Anästhesieabteilung durch 2 weitere Momente: durch die Dominanz vieler technischer Geräte und die enge Zusammenarbeit mit Ärzten. Daraus leiten sich rechtliche Auswirkungen ab.

18.5.1 Medizinproduktegesetz (MPG)

Den Umgang mit den technischen Geräten regelt das **Medizinproduktegesetz** und die **Medizinprodukte-Betreiberverordnung (MPBetreibV,** ▶ Kap. 12). Alle in der Anästhesie Tätigen müssen in den Umgang mit den Geräten eingewiesen werden und vor jeder Anwendung eines Medizinprodukts eine **Sicherheitsprüfung** vornehmen.

> Die Sicherheitsvorschriften des Medizinproduktegesetzes gelten auch uneingeschränkt für Auszubildende.

18.5.2 Vertrauensgrundsatz

Vertrauen ist die größte Selbstaufopferung.
Friedrich Hebel

Alle Mitarbeiter der Anästhesieabteilung sind verpflichtet, ihre Arbeit sorgfältig zu erbringen und erkennbaren Schaden vom Patienten fernzuhalten bzw. abzuwenden. Sie können sich nach dem Vertrauensgrundsatz darauf verlassen, dass alle Personen anderer Fachbereiche oder Disziplinen, die ebenfalls an der Pflege und Behandlung des Patienten beteiligt sind, ihre Aufgaben sorgfältig und mit den erforderlichen Kenntnissen erbringen. Der Vertrauensgrundsatz beschreibt das Prinzip der **horizontalen Arbeitsteilung** (▶ Kap. 6).

18.5.3 Führungs- und Handlungsverantwortung

Es gibt nur eins, was auf Dauer noch teuer ist als Bildung: keine Bildung.
John F. Kennedy

Die Führungs- und Handlungsverantwortung beschreibt das Prinzip der **vertikalen Arbeitsteilung** (▶ auch Kap. 6). Sie regelt das Verhältnis zwischen dem leitenden Anästhesisten, seinen ärztlichen Mitarbeitern sowie dem Anästhesiepflegepersonal. In vielen Fällen ist eine klare juristische Abgrenzung zwischen ärztlichen und pflegerischen Tätigkeiten nicht möglich, weil die Anästhesie heute hochkomplex ist. Hinzu kommt, dass **fachweitergebildetes Pflegepersonal** über eine zusätzliche Qualifikation verfügt und somit **mehr Verantwortung** trägt.

Der leitende Anästhesist ist seinen ärztlichen und den pflegerischen Mitarbeitern **fachlich weisungsberechtigt**. Er kann sich darauf verlassen, dass beide ihre Arbeit sorgfältig und mit den erforderlichen Kenntnissen erbringen, insbesondere bei fachweitergebildetem Pflegepersonal. Organisatorisch und **disziplinarisch weisungsberechtigt** gegenüber den pflegerischen Mitarbeitern sind ausschließlich die leitenden pflegerischen Mitarbeiter.

> Ärzte sind Auszubildenden in der Pflege nur fachlich weisungsberechtigt.

Ordnet der Anästhesist dem Pflegepersonal z. B. die Applikation eines Medikamentes an, ist er im Rahmen seiner **Führungsverantwortung** für die korrekte Übermittlung, die Vollständigkeit und die Richtigkeit seiner Anordnung verantwortlich. Er kann sich i. d. R. darauf verlassen, dass der Pflegedienstleiter nur Pflegende mit der entsprechenden Qualifikation in der Anästhesieabteilung einsetzt. Das Pflegepersonal ist im Rahmen seiner **Handlungsverantwortung** für die korrekte Ausführung der angeordneten Medikamentenapplikation verantwortlich. Verweigern darf das Pflegepersonal die Anordnung nur, wenn es nach erfolgter **Selbstprüfungspflicht** zu dem Ergebnis kommt, dass es die Tätigkeit nicht ausführen kann.

> Dieses Prinzip der Delegation gilt in gleicher Weise für das Verhältnis zwischen ausgebildetem Pflegepersonal und Auszubildenden.

Das **Ausführen** einer Narkose gehört zu den originär **ärztlichen Aufgaben**. Wegen der möglichen Gefährdung für den Patienten darf sie primär nicht auf das Pflegepersonal delegiert werden. Eine **Ausnahme** bildet der Notfall, bei dem das Pflegepersonal kurzfristig die Narkose übernehmen kann. Ein Mangel an Anästhesisten ist keine Begründung dafür, dass das Pflegepersonal ständig und uneingeschränkt eigenverantwortlich Narkosen übernimmt. Für die ausreichende Besetzung der ärztlichen Mitarbeiter ist der leitende Anästhesist verantwortlich.

Im Rahmen der Arbeitsteilung ist es zulässig, dass der Anästhesist ein Narkosegerät **nicht** persönlich prüft. Er kann sich darauf verlassen, dass das Anästhesiepflegepersonal dies bereits getan hat und ihn rechtzeitig über Defekte informiert.

Ein Auszubildender darf in der Anästhesieabteilung nicht allein und eigenverantwortlich ein Medikament intravenös injizieren.

Auf Allgemeinpflegestation übernehmen weder examiniertes Pflegepersonal noch Auszubildende eigenverantwortlich ohne ärztliche Präsenz i. v.-Injektionen. In der Anästhesieabteilung hingegen ist die **intravenöse Injektion** das **Applikationsmittel der Wahl**.

Ein Auszubildender darf nicht gemeinsam mit einem Narkosearzt ohne Anwesenheit einer Anästhesiepflegekraft eine Narkose einleiten. Für einen evtl. eintretenden Notfall ist der Auszubildende grundsätzlich nicht ausreichend qualifiziert.

Nachschlagen und Weiterlesen

Bleicher U, Ullrich L (1996) Checkliste Pflege in der Anästhesie. Thieme. Stuttgart, New York
Kirchberg D (2003) Das Medizinproduktegesetz. Was Pflegende wissen müssen. Bestimmungen – Beispiele – Konsequenzen. Schlütersche, Hannover
Larsen R (2004) Anästhesie und Intensivmedizin für die Fachpflege. Springer, Heidelberg
Taeger K, Rödig G, Finsterer U, Ruth u; Stoll C (2002) Grundlagen der Anästhesiologie und Intensivmedizin für Fachpflegepersonal, Bd. 2: Allgemeine und spezielle Anästhesie, Intensivmedizin. Abbott, Wiesbaden
Nojak D (2001) Neue Medikamente in der Anästhesie. Heilberufe Heft 1, S. 30 ff, Urban & Vogel, Berlin
Wigger T, Knipfer E (1998) Pflegeleitfaden Anästhesie/Intensivpflege. Urban & Fischer bei Elsevier, München

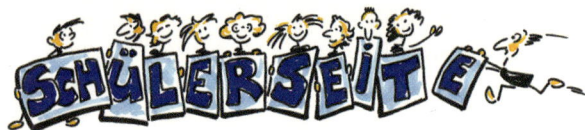

Wissen

»Fachchinesisch«

Flache Narkose = Gering dosierte Narkotika, so dass der Patient nur leicht schläft, aber kein Schmerzempfinden und keine Abwehrreaktionen hat.

Tiefe Narkose = Hoch dosierte Narkotika, so dass der Patient tief schläft, Schmerzempfinden und Abwehrreaktionen ausgeschaltet sind und er eine längere Aufwachphase benötigt.

An- und abfluten = Zufuhr und Unterbrechung der Narkosegaszufuhr im Rahmen der Allgemeinanästhesie.

Ein Blick zurück

Von Hippokrates (um 460 v. Chr. 375 v. Chr.) weiß man, dass er Inhalationen mit Kräuterdämpfen zur Schmerzlinderung und Sedierung anwandte. Etwa 800 n. Chr. werden Schlafschwämme, getränkt mit einen Aufguss aus Opium, Stechapfel, Maulbeersaft, Hanf, Mandragora und Eisenhut, bekannt. Mitte des 16.Jahrhunderts wird Äther synthetisiert und von Paracelsus – der Herr heißt vollständig Philippus Aureolus Theophrastus von Hohenheim (1493–1541) – zur Schmerzlinderung angewandt. 1547 setzte Ambroise Paré (1510–1590) mit der Kompression von Nervenstämmen erstmals eine Form der Lokalanästhesie ein. Das Lachgas wurde 1772 von Joseph Priestley (1733–1804) entdeckt und das 19. Jahrhundert gehörte den Erfindungen verschiedener Intubationsmethoden. Im 20. Jahrhundert schließlich erweiterte sich das Spektrum der Narkosemittel. Durch die Entwicklungen in der Gerätemedizin wird deren exakte Dosierung möglich.

Der Blutkonservenfall

Der Fall: Im Rahmen einer Magenoperation verabreichte die narkoseführende Ärztin einer Patientin 2 Blutkonserven. Da die Ärztin den Namen der Patientin nicht mit dem auf dem Transfusionsprotokoll angegebenen Namen verglichen hatte, übersah sie, dass es sich um Blutkonserven einer anderen Patientin handelte. Den Bedside-Test führte die in der Weiterbildung stehende Ärztin falsch aus. Sie entnahm das Blut der Patientin über den am linken Handgelenk gelegten venösen Zugangs. Zu diesem Zeitpunkt hatte sie bereits die Blutkonserve angeschlossen. So entnahm sie nicht das Blut der Patientin, sondern Blut aus der Konserve und verglich beim Bedside-Test Spenderblut mit Spenderblut. Die Patientin verstarb.

Das Urteil: Es folgte ein arbeitsgerichtliches Verfahren. Der Arbeitgeber der Ärztin verlangte von dieser die zuvor an die Angehörigen geleistete Zahlung in Höhe von DM 110.418,10 zurück, weil die Ärztin grob fahrlässig gehandelt habe. Die Ärztin erhob Einspruch. Das Bundesarbeitsgericht sah im Vorgehen der Ärztin einen Fall von besonders grober Verletzung der Sorgfaltspflicht und verurteilte sie zur Zahlung dieser Summe an den Arbeitgeber.

Anmerkungen: Wichtig ist, dass auch eine Verletzung der Sorgfaltspflicht der beteiligten Anästhesiefachpflegekraft vorlag. Sie hatte die Blutkonserven aus dem Kühlschrank genommen und nicht auf den Namen geachtet. Dadurch legte sie der Ärztin die Konserven der falschen Patientin hin. Das Fehlverhalten der Anästhesiefachpflegekraft hatte der Krankenhausträger als eigenes Verschulden gegenüber den Angehörigen zu vertreten. Da nach einhelliger Auffassung der Rechtssprechung sowie der gesamten kommentierenden Literatur die Transfusion von Blut eine nicht delegierbare ärztliche Maßnahme ist, konnte sich die Ärztin nicht auf ein Mitverschulden anderer Mitarbeiter berufen (Urteil des Bundesarbeitsgerichts vom 25. 9. 1997, Az.: 8AZR 288/96).

Bruns, W, Debong, B, Andreas, M (1998) Haftung des Arbeitnehmers, Regress des Arbeitgebers. Die Schwester/Der Pfleger 37: 524–526

Erfahren

Fentanyl – eine traurige Karriere

Moskau, 23. Oktober 2002: Ein fröhlicher Musicalabend endet in einer Katastrophe. Schwer bewaffnete Terroristen besetzten ein Theater und nahmen über 700 Zuschauer als Geiseln. Spezialeinheiten setzen bei der Stürmung ein bisher unbekanntes Gasgemisch ein, an dessen Wirkung 164 Menschen starben. Bis heute gibt es keine offiziellen Angaben zur Art des Mittels. Wissenschaftler vermuten u. a. ein Fentanylderivat. Fentanyl ist ein starkes, kurz wirkendes Opiat, das seit den 60er-Jahren als feststoffliches Narkosemittel eingesetzt wird. Bei Überdosierung führt es zu Blutdruckabfall und Atemdepression. Eine Anwendung in Gasform war bisher unbekannt. Es scheint, als ob die Palette der geächteten »chemischen Kampfstoffe« um eine Substanz reicher geworden ist.

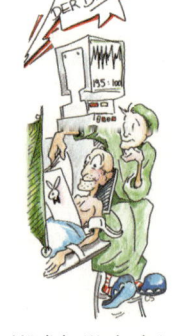

Mögliche Wechselwirkungen bei der PDA

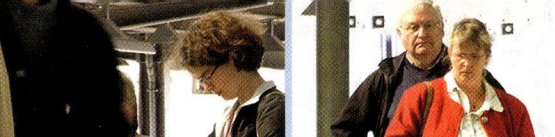

19 Intensivstation

Eva Knipfer, Norbert Matscheko

19.1	Begriffserklärung und Patientensituation	– 412

19.2	Abteilungsaufbau und -organisation	– 413
19.2.1	Räumlichkeiten und Arbeitsplätze	– 413
19.2.2	Mitarbeiter in der Intensivstation	– 414
19.2.3	Organisation und Arbeitsabläufe	– 415

19.3	Aufgaben des Pflegepersonals	– 416
19.3.1	Intensivpatienten überwachen	– 416
19.3.2	Intensivpatienten transportieren	– 420
19.3.3	Besonderheiten bei der Körperpflege und den Prophylaxen	– 420

19.4	Diagnostische und therapeutische Maßnahmen	– 421
19.4.1	Bei therapeutischen Maßnahmen assistieren	– 422
19.4.2	Therapeutische Maßnahmen beim beatmeten Patient	– 422

19.5	Rechtliche Aspekte	– 427
	Schülerseite	– 429

19.1 Begriffserklärung und Patientensituation

*Wo aber Gefahr ist,
da wächst das Rettende auch.*
Hölderlin

Seit Ende der 50er-Jahre gibt es Intensivstationen. Die Patienten einer **Intensivstation** befinden sich zumeist im Akutstadium schwerer Erkrankungen. Da sich ihr Zustand buchstäblich von einer Sekunde auf die andere verändern kann, ist eine **kontinuierliche personelle und technische Überwachung** (Monitoring) zwingend erforderlich.

Bei der **Einteilung der Intensivstationen** kann zunächst nach der Schwere der Erkrankung unterschieden werden. Bei der **Intensivüberwachung** sind in der Regel die für das Überleben des Patienten wichtigen Organfunktionen (Atmung, Herz-Kreislauf-System) vorhanden, müssen jedoch kontinuierlich oder sehr engmaschig kontrolliert werden. Das Ziel der **Intensivbehandlung** ist es dagegen, lebensbedrohlich gestörte Elementarfunktionen des Herz-Kreislauf-Systems, der Atmung und des Stoffwechsels mit besonderen Maßnahmen zu erhalten, wiederherzustellen oder notfalls maschinell zu ersetzen.

Die Einteilung ist aber auch **nach medizinischen Fachgebieten** möglich, z. B. Innere, Chirurgie, Gynäkologie, oder es stehen die **erkrankten Organe bzw. Organgruppen** im Vordergrund, z. B. Kardiologie, Gastroenterologie, unabhängig von konservativer oder operativer Behandlung einer Erkrankung. Welche Organisationsform ein Krankenhaus wählt, hängt vor allem von seiner Größe (Bettenzahl) und seinem Profil (vorhandene Fachrichtungen und ihre Spezialisierungen) ab.

Während kleinere Krankenhäuser meist über eine interdisziplinäre Station sowohl für Intensivüberwachungs- als auch für Intensivbehandlungspatienten aller Fachrichtungen verfügen, wird in den großen, hochspezialisierten Kliniken der Maximalversorgungsstufe oftmals nicht nur nach Fachgebieten, sondern auch zwischen »Überwachung« und »Behandlung« unterschieden.

> Eine Trennung der pflegerischen Tätigkeiten zwischen Intensivüberwachung und Intensivbehandlung ist nicht vollständig möglich, da z. B. Patienten in der Phase der Atemerschöpfung ein sehr großes Maß an Überwachung und Betreuung durch die Pflegenden benötigen. Bei der Übernahme von Organfunktionen durch Geräte (z. B. Beatmung, Nierenersatztherapie oder Unterstützung der Herz-Kreislauf-Funktion) weiten sich die Tätigkeiten auf die spezielle Intensivpflege (Tabelle 19.1) und Intensivtherapie aus.

Patientensituation

Die Umstände, die zur Aufnahme eines Patienten auf die Intensivstation führen, bestimmen die emotionalen Probleme des Einzelnen. Ein postoperativ **planmäßig** auf die Intensivstation übernommener Patient kann sich bereits vorher mit dieser Situation auseinandersetzen; zudem kennt er die Überwachungsgeräte bereits von der Narkoseeinleitung. Der **notfallmäßig** aufgenommene Patient (z. B. nach Herzinfarkt) hingegen hat in dieser Situation vielfach Sorgen um seine Gesundheit, seine Zukunft, seine Familie und zum Teil auch um sein Leben. Die zur Verfügung stehende medizinische Technik, erkennbar an Monitor und Beatmungsmaschine, einer großen Anzahl an Zu- und Ableitungen, Absaugvorrichtung und Sauerstoffgerät, kann zusätzlich Angst auslösen.

Tabelle 19.1. Bereiche der speziellen Intensivpflege

Operative Intensivpflege	Internistische Intensivpflege	Neurologische Intensivpflege	Pädiatrische Intensivpflege
z. B. Polytraumen, Verbrennungen, Transplantationen	z. B. Herzerkrankungen, Intoxikationen, respiratorische Insuffizienz	z. B. spezielle neurologische Erkrankungen, zentrale Lähmungen	z. B. Neonatologie

Viele Patienten sind aufgrund ihrer Erkrankung oder notwendiger Sedierung in ihrer **Wahrnehmung eingeschränkt** (Abb. 19.1).

19.2 Abteilungsaufbau und -organisation

Intensivstationen werden innerhalb eines Krankenhauses in unmittelbarer Nähe von Funktionsbereichen angesiedelt. Bei Neubauten geht man dazu über sog. **Intensivbehandlungszentren** einzuführen. Darunter versteht man eine Zusammenschaltung mehrerer Intensivbehandlungsstationen zu einem übergeordneten Funktionsbereich zur gemeinsamen Nutzung von Funktionsräumen. Man unterscheidet folgende Modelle:

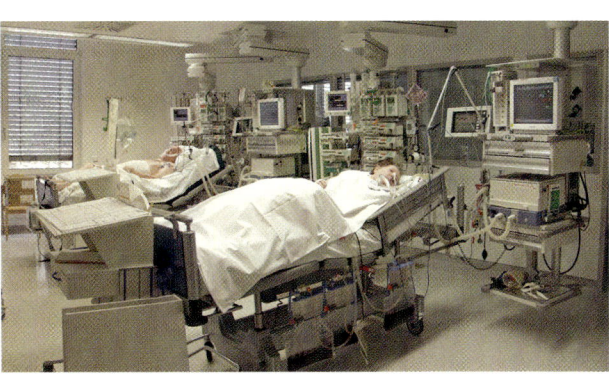

Abb. 19.1. Intensivpatient

- Das **additive (additiv = hinzufügen) Modell:** hier stellt die Intensivstation einen abgeschlossenen Bereich mit eigenen Funktionsräumen dar.
- Das **integrierte Modell** ist ein Zusammenschluss von mehreren Intensivstationen, die einzelnen Stationen bleiben organisatorisch selbstständig, jedoch werden die Funktionsräume gemeinsam genutzt.
- Das **kombinierte Modell** ist eine Erweiterung des integrierten Modells. Jede Intensivstation ist selbstständig und hat begrenzte eigene Funktionsräume. Zusätzlich gibt es einen Bereich, der von mehreren Intensivstationen genutzt werden kann. Dieser Bereich ist aus hygienischen Gründen von den übrigen Funktionsbereichen durch eine Schleuse abgetrennt. Diese Form eines Intensivbehandlungszentrums ist wirtschaftlicher als das additive Modell, da ein geringerer Flächenbedarf besteht.

19.2.1 Räumlichkeiten und Arbeitsplätze

Bei der **räumlichen Gestaltung** der Intensivstation müssen organisatorische und hygienische Kriterien berücksichtigt werden.

Die älteste Form einer Intensivstation ist die **Anlage nach einem offenen Plan** (Abb. 19.2). Sie entwickelte sich aus den Aufwachräumen, die in dieser Form auch heute noch sinnvoll sind. Der offene Plan sieht vor, dass die Patienten alle in einem Raum liegen und nur durch Sichtschutzvorkehrungen voneinander getrennt sind. Diese Trennung ermöglicht aber keine akustische Abschirmung, somit sind alle Patienten einer starken Geräuschkulisse ausgesetzt. Der Vorteil liegt in der einfacheren Überwachung der Patienten, kurzen Wegen und einem geringeren Flächenbedarf.

> Bei der Anlage nach offenem Plan besteht die Gefahr von Kreuzinfektionen.

Die **Anlage nach einem modifizierten offenen Plan** ist eine Mischung offener und geschlossener Gestaltung. Im Gegensatz zum offenen Plan werden die Patienten in Zweibettzimmern untergebracht. Die Zimmer befinden sich in der Nähe eines Überwachungspultes, die Funktionsräume liegen weiter entfernt. Aufgrund weiterer Wege und der entfernten Funktionsräume wird bei dieser Form deutlich mehr Pflegepersonal benötigt. Die Patienten sind jedoch weniger Lärm ausgesetzt.

Bei der **Anlage nach einem geschlossenen Plan** (Abb. 19.3) sind die Patienten in geschlossenen Ein- bis Zweibettzimmern untergebracht. Jedem Zimmer ist ein Vorraum an-

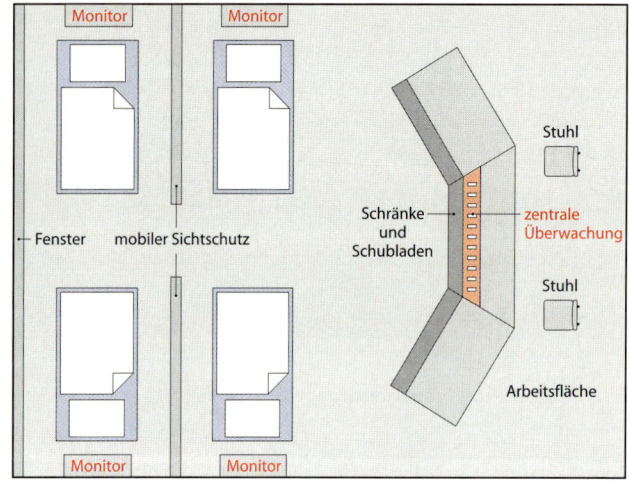

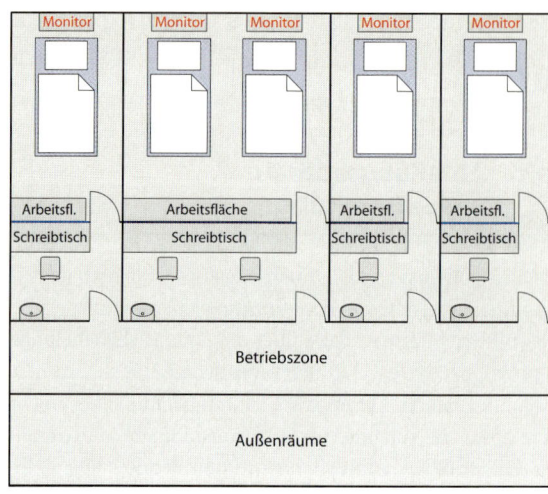

Abb. 19.2

Abb. 19.3

Abb. 19.2. Anlage nach offenem Plan

Abb. 19.3. Anlage nach geschlossenem Plan

gegliedert, der als Arbeitsplatz und Schleuse dient. Bei dieser Form ist eine Isolierung von Patienten aus medizinischen Gründen zu jeder Zeit möglich. Der Nachteil ist die Isolierung des Pflegepersonals. Eine gegenseitige Hilfe in akuten Situationen wird durch die Einzelzimmer deutlich schwieriger. Eine Überwachung der Einzelzimmer mittels Videokamera verbessert die Überwachungsqualität. Eine Lärmbelästigung der Patienten findet nicht statt.

Der **Intensivbettplatz** (Abb. 19.4) ist der zentrale Arbeitsplatz auf der Intensivstation. Folgende Kriterien ermöglichen einen reibungslosen Arbeitsablauf:
- Möglichkeit des rationalen Arbeitens (z. B. genügend Ablageflächen).
- Gute Überschaubarkeit der technischen und apparativen Ausstattung.
- Einhalten der hygienischen Anforderungen (saubere und unsaubere Seite, z. B. Beatmungsgerät und Absaugung auf getrennten Seiten).
- Vielzahl von vorhandenen Anschlüssen, z. B.
  - 3 Sauerstoffanschlüsse,
  - 3 Druckluftanschlüsse,
  - 4 Vakuumanschlüsse,
  - 20 Stromanschlüsse.

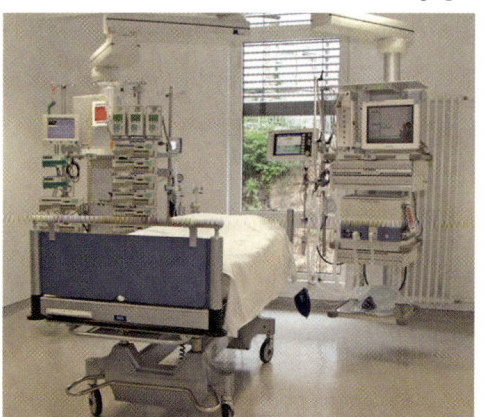

Abb. 19.4. Intensivbettplatz

Für die Vielzahl der technischen Geräte und Pflegeartikel, die am Intensivbettplatz benötigt werden, gibt es drei verschiedene Systeme:
- Wandschienensystem (Abb. 19.5a)
- Deckenschienensystem
- Ampelsystem (Abb. 19.5b)

19.2.2 Mitarbeiter in der Intensivstation

Die Erkenntnis, dass eine Intensivtherapie alle Bereiche der menschlichen Psyche und Physis fordert, wirkt sich auch auf die Zusammensetzung des Behandlungsteams aus. Neben Ärzten verschiedener Fachrichtungen und qualifiziertem Pflegepersonal sind noch weitere Berufsgruppen an der Therapie beteiligt: Physiotherapeuten, Logopäden, Schlucktherapeuten, Psychologen, Seelsorger usw.

Der fließende Übergang zwischen den Tätigkeiten der verschiedenen Berufsgruppen beim Intensivpatienten setzt ein hohes Maß an Teamfähigkeit und Fachkompetenz bei allen Mitarbeitern einer Intensivstation voraus.

Die komplexe Gestaltung der Intensivpflege setzt für Gesundheits- und Krankenpfleger/innen eine berufliche **Weiterbildung** im Bereich **Anästhesie und Intensivpflege** voraus. Die Weitergebildeten sollen insbesondere:

- die Intensivpflege patientenorientiert planen und ausführen können,
- mit den in der Intensivmedizin gängigen Krankheitsbildern vertraut sein,
- den Arzt bei fachspezifischen diagnostischen und therapeutischen Maßnahmen unterstützen können,
- die Überwachung der gefährdeten Patienten ausführen können,
- die Wiederbelebungsmaßnahmen selbstständig bis zum Eintreffen eines Arztes/Ärztin vornehmen können,
- mit den besonderen psychosozialen Problemen der Intensivpflege vertraut sein,
- und die in der Intensivmedizin verwendeten Geräte bereitstellen und bedienen können.

Viele Bundesländer haben länderrechtliche Weiterbildungsverordnungen für die Weiterbildung Anästhesie und Intensivpflege erlassen. Dort, wo eine Regelung fehlt, übernehmen die Deutsche Krankenhausgesellschaft (DKG) und die Landeskrankenhausgesellschaften die Anerkennung der Weitergebildeten. Die Weiterbildung dauert zwei Jahre und erfolgt berufsbegleitend. Der theoretische und praktische Unterricht umfasst 720 Unterrichtsstunden.

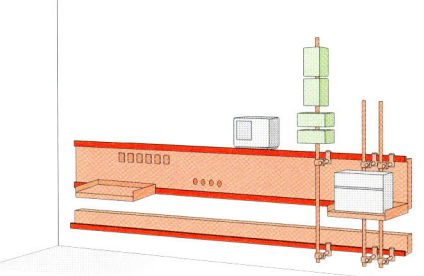
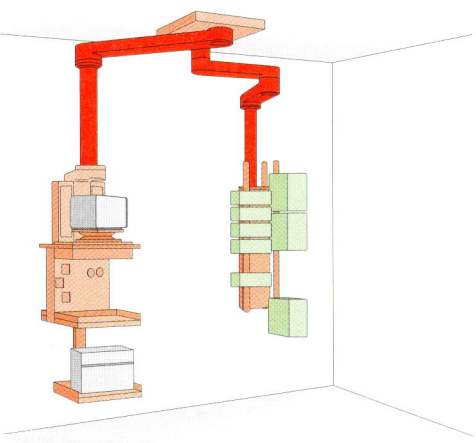

◘ **Abb. 19.5a,b.** **a** Wandschienensystem, **b** Ampelsystem

19.2.3 Organisation und Arbeitsabläufe

Um eine optimale Patientenbetreuung zu gewährleisten, muss ausreichend qualifiziertes Pflegepersonal zur Verfügung stehen. Die **Arbeitszeiten** der Pflegenden auf Intensivstationen sind wie in der Allgemeinpflege in Früh-, Spät- und Nachtdienst aufgeteilt. Auf großen Intensivstationen mit einem hohen Anteil an organisatorischen und pflegefernen Tätigkeiten werden diese häufig auch von Organisationsassistenten übernommen.

Eine Pflegeperson betreut in ihrer Schicht i. d. R. ein bis drei Patienten abhängig vom Schweregrad ihrer Erkrankung. Die Arbeitsabläufe müssen sinnvoll koordiniert werden, um eine individuelle Pflege zu planen und zugleich Ruhephasen zu gewährleisten. Die aufwändige permanente Überwachung der Patienten und die Bereitschaft für Notfälle sollten in der Personalplanung berücksichtigt werden.

> Der Mensch kann nicht alles wissen, aber etwas muss jeder haben, was er ordentlich versteht.
> *Gustav Freytag*

19.3 Aufgaben des Pflegepersonals

> Zu viele Menschen machen sich nicht klar, dass wirkliche Kommunikation eine wechselseitige Sache ist.
> *Lee Iacocca*

Das qualifizierte Pflegepersonal im Intensivbereich organisiert alle Belange kleiner Patientengruppen oder eines Intensivpatienten. Sie sind verantwortlich für die Planung und Beurteilung der Pflege, die klinische und apparative Überwachung, die vom Arzt angeordneten therapeutischen Maßnahmen sowie die Assistenz bei Diagnostik und Therapie. Planung und Beurteilung der direkten Pflege orientieren sich an den individuellen Pflegediagnosen unter Einbeziehung spezifischer Hygienevorschriften (▶ Kap. 9.4). Die ärztlichen und pflegerischen Daten werden in der Krankenakte dokumentiert.

Die Fähigkeit des Pflegepersonals zur **Kommunikation** mit Patienten, Angehörigen und im Team hat einen hohen Stellenwert in der intensivmedizinischen Tätigkeit (◘ Abb. 19.6). Das Eingehen auf die Ängste und Wünsche des Patienten und der Angehörigen sowie ihre kontinuierliche Information über pflegerische Tätigkeiten kann zu einer besseren Bewältigung der oft angstauslösenden Situation beitragen. Die evtl. eingeschränkte Kommunikationsfähigkeit des Patienten muss durch das Pflegepersonal so weit wie möglich ausgeglichen werden. Der Einsatz gezielter Wahrnehmung und Beobachtung gibt der Pflegeperson die Möglichkeit, den Patienten individuell zu unterstützen. Die **Förderung der Wahrnehmungsfähigkeit** eines Intensivpatienten erfolgt durch den Einsatz der basalen Stimulation (▶ Bd. 2, Kap. B2.2.2).

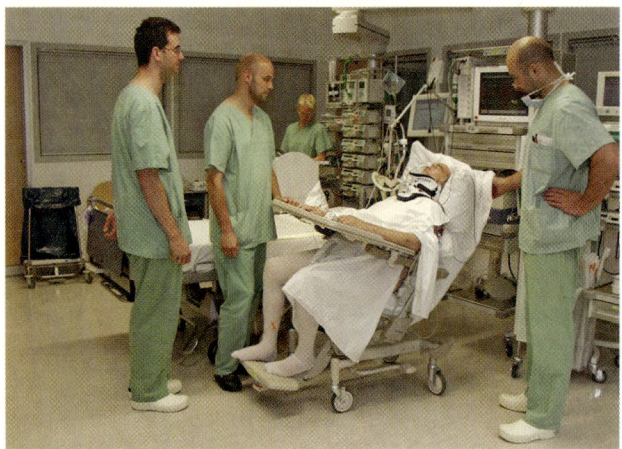

◘ **Abb. 19.6.** Teambesprechung am Patientenbett

19.3.1 Intensivpatienten überwachen

Die Beobachtung und Überwachung des Intensivpatienten (◘ Abb. 19.7) wird auf der Intensivstation **24 Stunden** durch das Pflegepersonal gewährleistet. Je nach den zu beurteilenden Parametern erfolgt die Überwachung anhand von:
- Aussehen, Verhalten und Äußerungen des Patienten (klinische Überwachung),
- Überwachungsgeräten, z. B. EKG-Monitoring (apparative Überwachung),
- intermittierend angeordneten Laboruntersuchungen.

Die klinische Überwachung

Die Beobachtung und Beurteilung des klinischen Zustandes eines Patienten setzt eine **geschulte Wahrnehmungsfähigkeit** voraus (▶ Kap. 10).

Die Beurteilung der **aktuellen Bewusstseinslage** ist ein zentraler Überwachungsparameter, um kritische Situationen schnell erkennen zu können. Veränderungen des Bewusstseins beim Patienten ergeben sich durch die Gabe von Medikamenten (Sedativa, Analgetika, Hypnotika), durch den Anstieg von Stoffwechselprodukten im Blut bei Organversagen (Niere, Lunge, Leber) und durch direkte Schädigung des Gehirns (Schädelhirntrauma, Vergiftungen). Klinische Veränderungen in der *Vigilanz* des Patienten sind erste Anzeichen bei Ischämien, Blutungen und Stoffwechselstörungen im Gehirn. Zur Beurteilung der Hirnstammfunktion wird die **Glasgow-Koma-Skala** herangezogen (▶ Bd. 2, Kap. B.2.1.3).

Ist die sprachliche Verständigung nur eingeschränkt möglich (fremdsprachige Patienten, Koma-Patienten), gewinnt die nonverbale Kommunikation große Bedeutung. Durch die

Beobachtung von Mimik, Gestik, Körperhaltung und taktile Kommunikation (▶ Bd. 2, Kap. K1) können Emotionen wie Schmerz und Angst auch bei beatmeten Patienten verstanden werden, zumal damit oft auch Veränderungen bei klinischen Daten einhergehen (Blutdruckanstieg, Erhöhung von Puls- und/oder Atemfrequenz).

Durch die Einleitung von schmerzlindernden Maßnahmen und die gezielte Verabreichung von verordneten Analgetika, z. B. vor Lagerungsmaßnahmen, können Schmerzen und damit Stress vermindert werden (▶ Bd. 2, Kap. S3.2).

Vor allem die **Beobachtung der Hautfarbe** (▶ Bd. 2, Kap. H2.1) unterstützt die Beurteilung der Gesamtsituation des Patienten. Eine Zyanose entsteht bei einer Sauerstoffminderversorgung. Volumenmangel bei Frischoperierten oder nach starkem Blutverlust kann an Blässe und Kaltschweißigkeit der Haut erkannt werden. Auch verschiedene Stoffwechselerkrankungen verändern die Haut. Bei längerfristig bestehenden Leberfunktionsstörungen erscheint die Haut z. B. pergamentartig gelblich bis bräunlich.

Zusätzlich zur **Überwachung von Atemfrequenz und Atemrhythmus** durch den Monitor erfolgt die visuelle Einschätzung der Atmung. Eine flache und schnelle Atmung deutet auf Erregung (Angst, Schmerz) oder Erschöpfung hin; bei langsamen und tiefen Atemzügen muss an eine Opiatüberdosierung gedacht werden. In jedem Fall sind die laufenden Medikamente, die Schmerzsituation und der Wachheitsgrad des Patienten zu überprüfen.

Neben Urin und Stuhl werden auch Verluste über Drainagen, **gastrointestinale Sonden, Katheter** und **durch Schwitzen** auf **Aussehen, Menge, Konsistenz, Beimengungen** und **Geruch** beobachtet, erfasst und dokumentiert (▶ Bd. 2, Kap. I2.2.3). Die Bilanz als Differenz zwischen Einfuhr und Ausfuhr wird meist alle 6 oder 8 Stunden errechnet (▶ Bd. 2, Kap. F2.2). Welche Flüssigkeiten jeweils in die Berechnung eingehen, ist stationsverschieden geregelt. Unterschiede bestehen vor allem bei Einbeziehung von Blut und Blutprodukten, kolloidalen Infusionslösungen sowie des Wasserverlustes über Haut und Atmung.

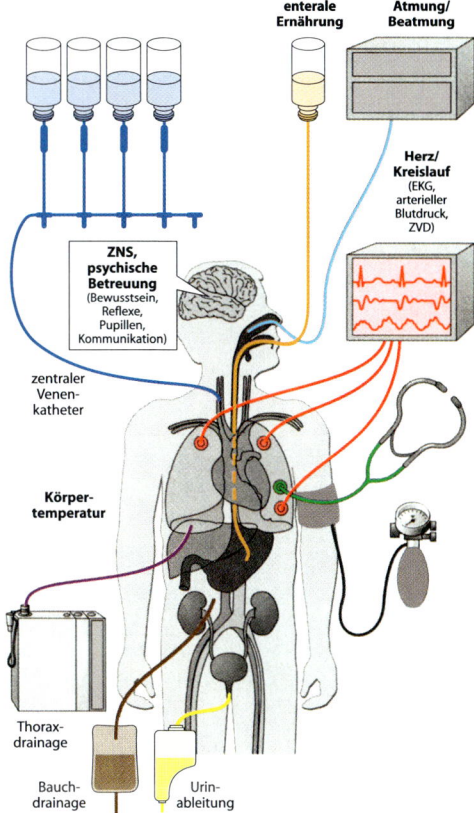

Abb. 19.7. Überwachung des Intensivpatienten

Apparative Überwachung (Monitoring)

Die apparative Überwachung eines Intensivpatienten erfolgt mittels **Monitor**. Über einen Zentralmonitor können die aufgezeichneten Werte der Einzelplatzmonitore übersichtlich von allen Patienten dargestellt werden. Einzeln anzuwählende Module zeigen grafisch und numerisch die für den Patienten gewählten Werte auf.

> **Insidertipp**
>
> Für jeden gemessenen Parameter besteht die Möglichkeit, eine obere und untere **Alarmgrenze** einzustellen, bei deren Über- oder Unterschreitung der Monitor alarmiert. Diese Grenzen müssen vom Pflegepersonal patienten- und situationsabhängig mindestens bei Arbeitsbeginn definiert, überprüft und eingestellt werden.

Die moderne Überwachungstechnik für Herz, Kreislauf und Atmung kann die Beobachtung (z. B. von Hautfarbe, Schwitzen, Bewusstsein) durch das Pflegepersonal allenfalls unterstützen, niemals aber ersetzen!

Das Herz gibt allem, was der Mensch sieht und hört und weiß, die Farbe.
Johann Pestalozzi

Zur **apparativen Überwachung** stehen folgende Möglichkeiten zu Verfügung:
- Elektrokardiogramm (EKG),
- nichtinvasive Blutdruckmessung und *invasive* Blutdruckmessung bzw. ZVD-Messung,
- *Pulsoxymetrie*,
- zentrale Temperaturmessung,
- intrakranielle Druckmessung.

Das **Elektrokardiogramm (EKG)** ermöglicht eine **Beurteilung der elektronischen Aktivität des Herzens**. Die kontinuierliche apparative Aufzeichnung der Herztätigkeit (EKG-Monitoring) dient in erster Linie der Erkennung von Rhythmusstörungen.

Herzfrequenz und Herzrhythmus werden in der Regel über die Darstellung des **PQRST-Komplexes** überwacht (▶ Kap. 13).

In einer korrekten Ableitung müssen der PQRST-Komplex sichtbar und die daraus errechnete Pulsfrequenz realistisch sein. Zur Überprüfung kann das Herz abgehört und/oder der Puls an einer geeigneten Stelle (A. carotis, A. radialis) getastet werden.

Zur **speziellen Überwachung** von **kardiologischen Intensivpatienten** stehen weitere Ableitungsformen zur Verfügung (z. B. 5-Kanal-EKG), mit denen zusätzliche Parameter am Monitor dargestellt werden können. Bei der Beobachtung der Herzfrequenz sind Rhythmusstörungen und Schrittmacherimpulse von der normalen Herztätigkeit zu unterscheiden (▶ Bd. 2, Kap. H3.5).

Zur **Messung des Blutdruckes** stehen zwei Methoden zur Verfügung:
- Indirekte oder **nichtinvasive** Messung nach Riva-Rocci (▶ Bd. 2, Kap. H3.2)
- Direkte oder **invasive** Methode

Bei der automatischen **nichtinvasiven** Methode werden mit **automatischen Messgeräten** mittels Oszillometrie in variierten Messintervallen die systolischen und diastolischen Blutdruckwerte ermittelt. Die Blutdruckmessung sollte nicht an dem Arm erfolgen, an dem über periphere Venen eine Infusionstherapie verabreicht wird.

> **Insidertipp**
> Bei der Handhabung der Geräte ist zu beachten, dass die Manschette korrekt angelegt ist und der betreffende Arm während des Messvorganges ruhig liegt.

Ein einziger Augenblick kann alles umgestalten.
Christoph Wieland

Zur **invasiven Blutdruckmessung** wird ein Katheter in eine Arterie (z. B. A. radialis oder A. femoralis) eingeführt. Indikationen für die direkte Druckmessung sind:
- Instabile Kreislaufverhältnisse
- Verabreichung vasoaktiver Medikamente
- Regelmäßige Blutgasanalysen

Arterielle Katheter müssen vor Dislokationen geschützt werden und sollten bei der Langzeitüberwachung durch eine Annaht fixiert sein. Eine deutliche Kennzeichnung vermeidet eine versehentliche intraarterielle Injektion.

Durch die kontinuierliche Druckregistrierung können hämodynamische Veränderungen unmittelbar festgestellt werden.

Zur kontinuierlichen Blutdrucküberwachung wird an dem arteriellen Katheter ein Messsystem angeschlossen (◘ Abb. 19.8).

Dieses Messsystem besteht aus einem **Druckwandler** (*Transducer*), speziellen druckstabilen Verbindungsschläuchen und einer **Dauerspüleinrichtung** mit einem Überleitungssystem für die Spüllösung. Der Druckwandler bildet das zentrale Element des Systems. Der Druck wird kontinuierlich auf den **Druckaufnehmer** übertragen und in Form eines elektronischen Signals

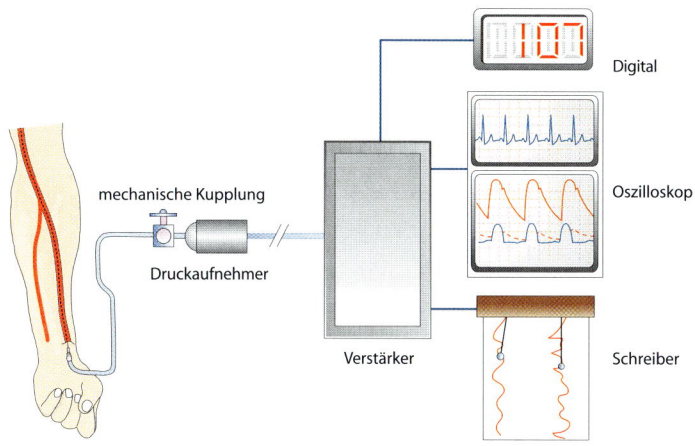

Abb. 19.8. Messsystem einer invasiven Blutdruckmessung

an den Monitor weitergeleitet. Dort werden diese Signale verarbeitet und können in Form einer grafischen Darstellung als **arterielle Blutdruckkurve** (Abb. 19.9) abgelesen werden.

Für eine exakte Blutdruckkurve ist eine Dauerspülung eine wichtige Voraussetzung. Ohne kontinuierliche Spülung kommt

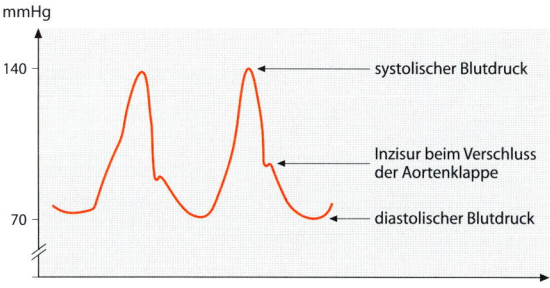

Abb. 19.9. Arterielle Blutdruckkurve

es zu Gerinnselbildung im Gefäßkatheter und somit zur Verschlechterung der Übertragungseigenschaften. Das Dauerspülsystem ist über ein Überleitungsgerät mit einem flexiblen Infusionsbeutel (NaCl 0,9%) verbunden. Um eine kontinuierliche Spülung zu erreichen, muss auf den Infusionsbeutel mittels Druckmanschette ein Druck von 300 mmHg ausgeübt werden.

Insidertipp

Technische Probleme bei der Messung sind:
- Luftblasen im Messsystem,
- undichte Verbindungsstellen und Leckagen,
- nachgiebige Verbindungsschläuche.

Die elektronische **Messung des Zentralen Venendruckes** (ZVD; ▶ Bd. 2, Kap. F2.1.3) kann ebenfalls über den Monitor erfolgen. Bei korrekter Technik gibt der Wert Auskunft über das zirkulierende Blutvolumen, die Funktionen des rechten Herzens und das venöse Gefäßsystem.

Die **Kontrolle der Atmung** erfolgt auf zwei Wegen. Die **Atemfrequenz** wird anhand der Brustkorbbewegungen errechnet. Dies erfolgt über die EKG-Ableitung. Die **Sauerstoffsättigung** des Blutes wird über die Pulsoxymetrie ermittelt (▶ Bd. 2, Kap. A6.2.6), die zusätzlich auch zur Überwachung der Pulsfrequenz dienen kann.

Die **Pulsoxymetrie** liefert bei Störungen der peripheren Durchblutung (Arterienverkalkung, Engstellung der Blutgefäße infolge Unterkühlung, Flüssigkeitsmangel oder hochdosierter Katecholamingabe) nur bedingt aussagekräftige Werte. Bei Zweifeln muss deshalb eine Blutgasanalyse (einmalige Punktion zumeist der A. radialis oder Blutentnahme aus einem liegenden

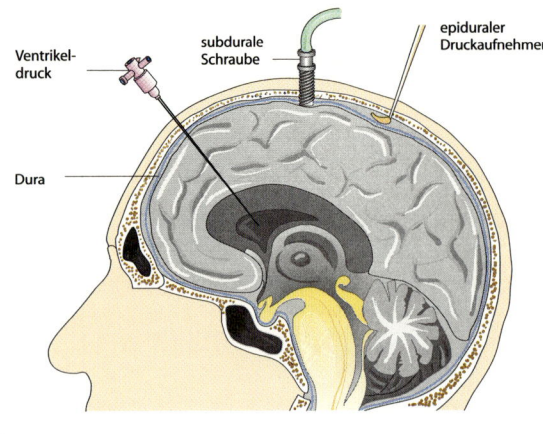

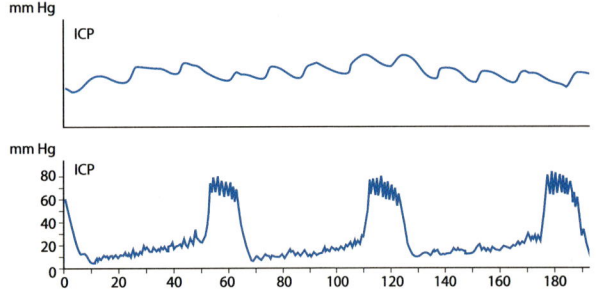

◘ Abb. 19.10. Methoden der Hirndruckmessung nach Larsen

arteriellen Verweilkatheter) erfolgen, um die Partialdrücke von Kohlendioxid und Sauerstoff im Blut zu messen.

Neben den üblichen Verfahren (▶ Bd. 2, Kap. U5.1) kann die **Temperatur** beim Intensivpatienten auch kontinuierlich gemessen und am Monitor dargestellt werden. **Rektale Temperatursonden** sind unter strenger Indikationsstellung und nur zeitlich begrenzt zu verwenden, da sie Druckulzera im Darm erzeugen. Wesentlich schonender ist der Einsatz von **speziellen Blasendauerkathetern** mit integriertem Messfühler. Die aktuelle Temperatur wird außerdem im Rahmen von anderen intensivmedizinischen Maßnahmen (Messung des Herzzeitvolumens bzw. des intrathorakalen Blutvolumens über Pulmonalis- oder PiCCo-Katheter) kontinuierlich erfasst.

Die **intrakranielle Druckmessung** gibt Auskunft über die Höhe des *Hirndrucks* und wird zur Überwachung und Therapie von Patienten mit erhöhtem Hirndruck eingesetzt. Verletzungen im Schädel-Hirn-Bereich verursachen meist ein Hirnödem, das zu Hirndrucksteigerung und Sekundärschäden führen kann. Mittels einer Drucksonde im Schädelinneren, z. B. sub- oder epidural (◘ Abb. 19.10), wird der Hirndruck gemessen und über einen Druckwandler an die Messeinheit und den Monitor angeschlossen.

Das apparative Monitoring darf in keinem Fall die klinische Überwachung und Beurteilung ersetzen. Technische Defekte können zu Überwachungsdefiziten führen und so den Patienten gefährden.

19.3.2 Intensivpatienten transportieren

Der Transport eines Intensivpatienten (z. B. zum CT oder OP) ist immer mit einem gewissen Risiko verbunden. Seine Dauer sollte deshalb so kurz wie möglich sein. Entscheidend hierfür sind eine optimale Organisation und Vorbereitung.

Eine kontinuierliche Überwachung der Atmung und des Herz-Kreislauf-Systems ist mittels eines **transportablen Monitors** zu gewährleisten. Auch für relativ kurze Wege empfiehlt sich der Einsatz eines **transportablen Beatmungsgerätes**, weil dadurch im Notfall (z. B. Reanimation) buchstäblich die Hände frei sind.

Zur Sicherheit ist immer eine zweite, manuelle Beatmungsmöglichkeit (Handbeatmungsbeutel, Kuhn-Besteck mit O_2-Flasche) mitzuführen. Dazu gehört auch eine Beatmungsmaske, weil durch die notwendigen Umlagerungen des Patienten die Gefahr besteht, dass der Tubus disloziert oder ganz herausrutscht. Die Zahl der Spritzenpumpen und Infusionen wird auf das Nötigste reduziert. Der Notfallkoffer (▶ Bd. 2, Kap. L1.2) und/oder spezielle Notfallmedikamente werden vorbereitet. Der Intensivpatient wird von einem Arzt und der Pflegeperson begleitet.

19.3.3 Besonderheiten bei der Körperpflege und den Prophylaxen

Die Pflege des Intensivpatienten ist durch kontinuierliche Therapiemaßnahmen (z. B. Beatmung, Hämofiltration, Bauchlagerung) sehr anspruchsvoll und bedarf besonderer Achtsamkeit. Das Betten und einige andere Maßnahmen erfolgen grundsätzlich zu zweit, um die **Sicherheit des Patienten** zu erhöhen und z. B. das Herausrutschen eines Tubus oder von Kathetern und Drainagen zu verhindern.

Intensivpatienten sind häufig immungeschwächt, so dass die Körperpflege einen wichtigen Bestandteil der **Infektionsprophylaxe** darstellt (▶ Bd. 2, Kap. I2.2.1). Bei der Körperwäsche und Mundpflege wird die Keimzahl auf Haut und Schleimhäuten reduziert. Täglicher und ggf. häufigerer Wäschewechsel trägt ebenfalls zur Reduktion der Keime bei.

Dadurch, dass meist mehrere Pflegediagnosen bestehen und diese sich zum Teil potenzieren (z. B. geschädigte Haut durch Stoffwechselerkrankungen bei gleichzeitiger Immobilität und Minderdurchblutung durch Katecholamingabe), ist die häufigere Anwendung der **Prophylaxen** notwendig, insbesondere von:

- **Pneumonieprophylaxe** (▶ Bd. 2, Kap. A6.2.1): Besondere Risikofaktoren für eine Pneumonie sind in erster Linie Beatmung, Immobilität, schmerzbedingte Schonatmung sowie Schluckprobleme und die Gefahr von absteigenden Infektionen bei unzureichender Mundpflege. Schutzreflexe wie Husten sind durch Medikamente ausgeschaltet und die Infektionsanfälligkeit durch einen liegenden Tubus oder eine Trachealkanüle erhöht. Zudem sind die Möglichkeiten zur Aufklärung und Mitarbeit des Patienten vermindert. Hier müssen vom Pflegepersonal z. B. Positionierungen des Patienten sowie Geräte zur aktiven und passiven Unterstützung der Atmung konsequent eingesetzt werden, um die Ventilation und die Sekretmobilisation des Intensivpatienten zu verbessern.
- **Thromboseprophylaxe** (▶ Bd. 2, Kap. D2.3): Risikofaktoren für eine Thrombose sind Adipositas, Immobilität, vorgeschädigte Blutgefäße und Traumen der unteren Extremitäten. Die Anregung der Muskelpumpe durch Mobilisation, aktive und passive Bewegungsübungen und die äußere Kompression der Beinvenen können weitere Komplikationen z. B. eine Lungenembolie vermeiden. Die medikamentöse Therapie (Heparin, Clexane, Orgaran) oder die Anwendung von Thromboseprophylaxestrümpfen erfolgt ausschließlich auf Anordnung des Arztes.
- **Dekubitusprophylaxe** (▶ Bd. 2, Kap. H2.2): Risikofaktoren für einen Dekubitus sind Immobilität, Sensibilitätsstörungen, reduzierter Allgemeinzustand, Durchblutungsstörungen, Fieber und Stoffwechselerkrankungen. Skalen zur Einschätzung der Gefährdung des jeweiligen Patienten zeigen die Notwendigkeit zur Prophylaxe an. Eine Druckentlastung der gefährdeten Körperstellen wird durch Mobilisation, Positionswechsel und Spezialbetten erreicht.

Bisweilen sind **Pflegemaßnahmen** aufgrund der aktuellen Situation des Patienten nur **eingeschränkt oder gar nicht möglich**, z. B. kann es sein, dass die Mobilisation wegen akuter Kreislaufverschlechterung abgebrochen werden muss. Nicht selten trifft es zu, dass sich Pflegeziele zeitweilig gegenseitig ausschließen, etwa wenn der Patient aufgrund eines bestehenden Dekubitus positioniert werden müsste, seine kardiale oder pulmonale Situation aber eine aufrechte (sitzende) Position zwingend erfordert. Medizinische und pflegerische Probleme werden u. a. auch deshalb gewissenhaft dokumentiert.

19.4 Diagnostische und therapeutische Maßnahmen

Im Intensivbereich können diagnostische und therapeutische Maßnahmen oft zeitlich nicht geplant werden. Die aktuelle Situation des kritisch Kranken bestimmt den Zeitplan. Andere Maßnahmen wie das Legen von Kathetern oder Sonden können vom Pflegepersonal in Absprache mit dem Arzt in den Tagesablauf integriert werden.

Der Körper ist der Übersetzer der Seele ins Sichtbare.
Morgenstern

Je planmäßiger die Menschen vorgehen, desto wirksamer vermag sie der Zufall zu treffen.
Friedrich Dürrenmatt

19.4.1 Bei therapeutischen Maßnahmen assistieren

Der Erfolg einer **Reanimation** hängt grundsätzlich vom frühzeitigen Beginn der eingeleiteten Maßnahmen ab. Voraussetzung hierfür ist, dass in möglichst kurzer Zeit das entsprechende Instrumentarium und geschultes Personal am Ort des Geschehens ist. Das Reanimationsteam arbeitet eng zusammen. Folgende Reanimationsmaßnahmen werden vom Pflegepersonal zielgerichtet assistiert:

- *Intubation*, endotracheale Absaugung
- Legen eines venösen Zuganges, Medikamentengabe
- Defibrillation
- Anlegen eines invasiven Monitorings

Bei der **Bronchoskopie** (▶ Kap. 15) ist die Pflegeperson zuständig für die Vorbereitung des Patienten, des Materials, die Überwachung während der Untersuchung und die Nachbereitung.

Zentralvenöse Katheter (▶ Bd. 2, Kap. F2.2.3) werden gewählt, um langfristig die Volumenzufuhr zu gewährleisten, eine hochkalorische parenterale Ernährung zu verabreichen und den Flüssigkeitshaushalt zu überwachen. Aufgaben des Pflegepersonals sind die **Assistenz beim Legen**, der Verbandwechsel mit Kontrolle der Einstichstelle auf Entzündungszeichen und der Schutz vor *Dislokation*. Bei der Handhabung und Überwachung des Infusionsregimes mittels Infusionspumpen und Infusionsspritzenpumpen muss vorab eine Einweisung nach dem Medizinproduktegesetz (MPG) erfolgt sein (▶ Kap. 12).

Transnasal eingebrachte **Magen-**, **Duodenal-** und **Jejunalsonden** oder eine **PEG** haben ihren Nutzen in der Ableitung von Magensaft oder in der Zuleitung von Nährstoffen zum Zwecke der »künstlichen Ernährung« (▶ Bd. 2, Kap. N1.2).

Drainagen werden angelegt, um Luft oder Flüssigkeit aus dem Körper zu leiten. Die Aufgaben des Pflegepersonals bestehen in der Überwachung des Drainagesekretes in Menge und Aussehen, Gewährleistung des unbehinderten Ablaufs, Vermeidung einer Dislokation, Dokumentation und Bilanzierung sowie Verbandwechsel (▶ Bd. 3, Kap. A6.6.1 Thoraxdrainagen; Bd. 2, Kap. I2.2.3 Drainagen).

> Medikamente werden i. d. R. intravenös in die liegenden Venenkatheter injiziert. (Vorsicht, schneller Wirkungseintritt!)

19.4.2 Therapeutische Maßnahmen beim beatmeten Patient

Das **Ziel der Beatmung** ist die Sicherstellung der Ventilation durch Verteilung der Atemgase in der Lunge. Bei der Spontanatmung strömt Luft in die Lunge (◘ Abb. 19.11a), nachdem durch das Heben des Brustkorbs ein Unterdruck erzeugt wurde. Bei der Beatmung wird die Luft mit Überdruck (◘ Abb. 19.11b) von einem Beatmungsgerät oder mit einem Handbeatmungsbeutel in die Lunge gepresst. Die Atemarbeit des Patienten wird dabei entweder vollständig oder zum Teil übernommen. Die Ausatmung erfolgt bei Atmung und Beatmung passiv.

Ursachen für die unzureichende Ventilation (»Ateminsuffizienz«) sind Störungen in der Atemmechanik und/oder ein unzureichender Gasaustausch. Diese können aus verschiedenen Gründen entstehen: bei akuter Verschlechterung einer chronischen Lungenerkrankungen (Asthma bronchiale) oder einer Lungenentzündung (Pneumonie), bei Störungen des zentralen Nervensystems (zentrale Hypoxie) oder neurogenen Störungen (Tetanus), durch Verle-

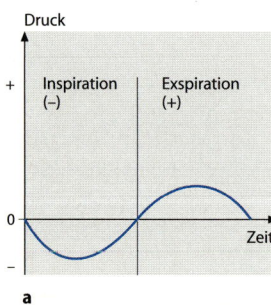
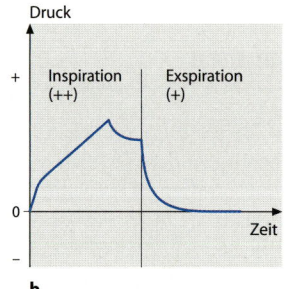

◘ **Abb. 19.11a, b.** Druckverhältnisse. **a** Spontanatmung, **b** kontrollierte Beatmung

gung der Atemwege (Insektenstich, Tumor) oder infolge eines allergischen Schocks bzw. Volumenmangelschocks sowie nach großen und langen chirurgischen Eingriffen (postoperative Nachbeatmung). Orientierung geben neben der Bewusstseinslage die Blutgasanalyse mit Aussagen zum Sauerstoff- und Kohlendioxidgehalt im Blut, sowie Atemmechanik und Atemfrequenz. Entscheidend für die **Notwendigkeit der Beatmung** sind die Gesamtverfassung des Patienten und der Verlauf seiner Gesundheitsprobleme.

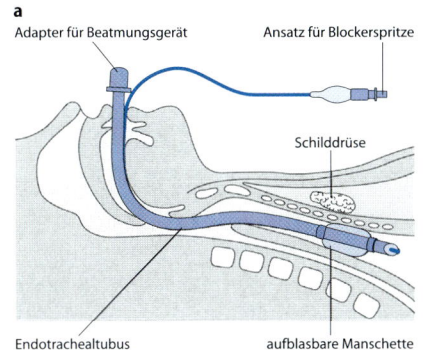 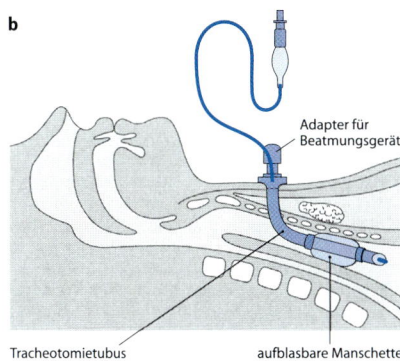

Abb. 19.12. **a** oral intubierter Patient, **b** tracheotomierter Patient

> Indikationen für die Beatmung:
> - Atemfrequenz: über 35/Minute oder Atemstillstand
> - Blutgasanalyse: arterieller Sauerstoff-Partialdruck (pO_2) unter 50 mmHg trotz Sauerstoffgabe
> - arterieller Kohlendioxid-Partialdruck (pCO_2) über 55 mmHg

Intubation und Tracheotomie

Um einen Patienten beatmen zu können, ist er i. d. R. intubiert oder tracheotomiert, damit ein sicherer Zugang zur Lunge geschaffen wird (◘ Abb. 19.12a, b). Die Einführung eines Beatmungsschlauches durch Mund oder Nase in die Luftröhre (Intubation) wird bei Notfällen, während der Narkose und bei kurzer Beatmungsdauer vorgenommen (▶ Kap. 18).

> Bei einer **Intubation** wird ein Tubus über den Mund (oral) oder die Nase (nasal) durch den Kehlkopf bis vor die Bifurkation in die Trachea eingeführt. Der Tubuscuff zur Abdichtung der Luftröhre (»Blockung«) sitzt so unterhalb der Stimmritze.

Der **Luftröhrenschnitt (Tracheotomie)** im unteren Bereich des Kehlkopfes mit anschließender *Kanülierung* ist angebracht bei absehbarer Langzeitintubation, fehlendem Hustenreiz bei Wachkoma-Patienten oder massiven Verletzungen bzw. Eingriffen im Schädel-Gesicht-Bereich.

Welche Variante jeweils angewendet wird, entscheidet der Arzt. Das Pflegepersonal muss das benötigte Material und den Ablauf der Intubation kennen, um im Notfall dem Arzt assistieren zu können (◘ Tabelle 19.2).

Die Pflege von intubierten und tracheotomierten Patienten erfordert von allen Mitarbeitern viel Geduld, Empathie und fachliche Kompetenz vor allem bei der Fixierung des Tubus oder der Trachealkanüle. Der Patient benötigt psychische Unterstützung und absolute Sicherheit zur **Intubation** und *Extubation*, bei **Komplikationen** und während der *Weaningphase*. Die klinische und apparative Überwachung ist in diesen Phasen elementar, da Erschöpfungszustände, Angst oder Komplikationen unmittelbar erkannt werden müssen.

Bronchialtoilette

Spezielle pflegerische Aufgaben bestehen in der **Atemgasklimatisierung** und dem **endotrachealen Absaugen** (▶ Bd. 2, Kap. A6).

Die natürlichen Funktionen der oberen Atemwege wie Reinigung, Anwärmung und Befeuchtung der Atemluft werden durch das Einbringen eines Endotrachealtubus oder einer Trachealkanüle ausgeschaltet. Die Luft aus einem Beatmungsgerät (egal ob sie aus einer Atem-

Unzureichende Befeuchtung und Erwärmung der Einatemluft bei der Beatmung kann zur Verlegung der Atemwege, zu Atelektasen und zur Pneumonie führen.

Tabelle 19.2. Intubationszubehör

Material	Beschreibung
Laryngoskop	Batterie oder Akkugriff, Spatel mit Kaltlichtquelle (Größe beachten! Funktion prüfen!)
Endotrachealtubus u. 10 ml Spritze mit Luft	Cuff zum Abdichten der Luftröhre (= Aspirationsschutz). Cuff mit Luft (10 ml Spritze) vorab blocken zur Kontrolle auf Dichtigkeit, vor Einführen in die Trachea entblocken (Tubusgröße beachten!)
Führungsstab	Zur Verstärkung der instabilen Einmaltuben
Magill-Zange	Intubationszange zum Weiterschieben des Tubus oder zum Entfernen von Fremdkörpern aus der Trachea
Absauger	Funktionstüchtiges Absauggerät und Absaugkatheter zum Entfernen von Sekreten aus der Mundhöhle und Lunge
Handbeatmungsbeutel + Maske mit O$_2$-Anschluss	Handbeatmung über Tubus oder Zwischenbeatmung über Maske
Stethoskop	Lagekontrolle des Tubus, Abhören der Lunge
Fixierbändchen	Fixierung des Tubus nach Kontrolle der richtigen Lage
Medikamente	auf Anordnung des Arztes zur Beruhigung des Patienten

gasflasche oder den Wandanschlüssen einer zentralen Gasversorgung stammt) muss deshalb erwärmt und mit Feuchtigkeit gesättigt werden, um Komplikationen wie trockene Schleimhäute und zähen Schleim zu vermeiden.

> **Insidertipp**
>
> Aktive und passive Systeme zur Atemgasklimatisierung dürfen nie gemeinsam benutzt werden. Sie können zu einem Verschluss des Filters führen.

Um Risiken und Komplikationen beim Absaugen möglichst zu vermeiden, gilt der Grundsatz: so wenig wie möglich, aber so oft wie nötig.

Da das Abhusten von Sekret für den Patienten erschwert ist, wird der Selbstreinigungsmechanismus der Lunge durch die **Bronchialtoilette** unterstützt. Dabei wird das angesammelte Sekret durch endotracheales Absaugen aus der Trachea und aus den Bronchien mittels Absaugkatheter entfernt.

Indikationen:
- Rasselgeräusche, Husten
- Anstieg des Beatmungsdrucks
- Abfall der Sauerstoffsättigung
- Cuffentblockung vor Extubation
- Nach Inhalationstherapie, zur Vibrationsmassage und Pneumonieprophylaxe
- Auf Wunsch des Patienten

Die Verwendung eines **geschlossenen Absaugsystems** vermeidet die Diskonnektion des Beatmungssystems und gewährleistet eine kontinuierliche Beatmung beim Absaugvorgang. Diese Methode wird bei Patienten in Bauchlage, bei Beatmung mit hoher Sauerstoffkonzentration oder hohem PEEP und zum Schutz des Pflegepersonals bei hochinfektiösen Erkrankungen angewandt. Bei langzeitbeatmeten Patienten erfolgt häufig eine Bronchoskopie (▶ Kap. 15).

Intensivpatienten sind nicht nur durch die Beatmung großem **Stress** ausgesetzt. Durch ihre Grunderkrankung, große Operationen, invasive Diagnostik und Therapie erfahren sie zusätzlich Schmerzen und Stress. Zur Senkung des Sauerstoffverbrauchs, zur Vermeidung nicht beherrschbarer Unruhezustände sowie zur Schmerzbehandlung kommen Sedativa und Analgetika zum Einsatz. Sie werden je nach ärztlicher Anordnung separat oder gemeinsam, im Bolus oder kontinuierlich verabreicht.

Beatmungsplatz prüfen

Vor der Aufnahme eines beatmeten Patienten wird die **gesamte Ausrüstung** des Intensivbettplatzes **überprüft**. Die Geräte müssen nach MPG (▶ Kap. 12) auf Funktionsfähigkeit einschließlich der Kontroll- und Warnfunktionen geprüft werden. Zur Überprüfung gehören:

- Monitor-Überwachung: EKG-Ableitung, manuelle und kontinuierliche Blutdruckmessung, Pulsoxymetrie, Atemfrequenzmessung,
- Handbeatmungsmöglichkeit durch Kuhnsystem oder Handbeatmungsbeutel mit Sauerstoffversorgung,
- komplette Absaugvorrichtung mit Absaugkathetern,
- Cuffdruckmesser, Stethoskop,
- Beatmungsgerät (Respirator) inkl. Atemgasklimatisierung (aktiv oder passiv, ▶ oben),
- Netzkabel von Monitor und Respirator an Notstromvorrichtung.

Beatmungsgerät einstellen

Die **Beatmungsparameter**, die vom Arzt angeordnet und am Beatmungsgerät eingestellt werden, sind abhängig vom Lungenvolumen. Einwirkungen auf das Lungenvolumen haben Körpergröße und Körpergewicht sowie die ursächlichen Faktoren für die Beatmung.

Folgende Parameter werden eingestellt: Das **Tidalvolumen (V_T)**, auch Atemzug- oder Atemhubvolumen genannt, wird in ml gemessen und gibt an, wie viel Luft bei *einem* Atemzug eingeatmet wird. Als Faustregel werden etwa 10–15 ml/kg KG veranschlagt.

Die gewählte **Atemfrequenz (f)** liegt meist zwischen 10 und 14 Atemzügen pro Minute. Auch diese Einstellung hängt von dem jeweils zu beatmenden Patienten ab. Ist der Patient gut und tief sediert oder ist sein Stoffwechsel reduziert, so genügt oft schon eine Einstellung zwischen 6–8 pro min.

Das **Atemminutenvolumen (AMV)** ist das Produkt aus Atemfrequenz und Atemhubvolumen (AMV = f × V_T). Seine Höhe wird bei laufender Beatmung aktuell vom Gerät angezeigt. Bei assistierten Beatmungsformen setzt sich das AMV aus der vom Beatmungsgerät gelieferten Luftmenge plus der Spontanatmung des Patienten zusammen. Bei der druckkontrollierten Beatmung (▶ unten) ist es zudem abhängig von der Compliance (Dehnbarkeit des Atemsystems) und der Resistance (Atemwegswiderstand des Patienten). Richtgröße für das AMV sind 7–10 l/min. Bei Erkrankungen mit reduzierter Stoffwechselfunktion (z. B. *Hypothermie*) ist ein geringeres AMV nötig. Ist der Stoffwechsel jedoch z. B. im Rahmen einer Sepsis erhöht, so ist auch ein höheres AMV erforderlich.

Der **maximale Inspirationsdruck (p_{max})** begrenzt die Inspiration, um den Patienten vor extremen Beatmungsdrücken (Spitzendruck) beim Husten oder Pressen zu schützen. Bei der Aktivierung der Druckbegrenzung stoppt das Gerät die Inspiration und es ertönt ein Alarm.

Der **positive endexspiratorische Druck (PEEP)** kann zwischen 0–20 mbar eingestellt werden. Der PEEP bewirkt, dass der gewählte Druck am Ende der Exspiration in der Lunge verbleibt. Er führt zu einer Verbesserung der Gasverteilung und wird zum Offenhalten der kleinen Atemwege eingesetzt. Die Standard-Einstellung liegt bei 5 mbar.

Die **Sauerstoffkonzentration** ist zwischen 21% (entspricht der Raumluft) und 100% einstellbar. Sie soll auf dem niedrigsten für den Patienten ausreichenden Niveau gehalten werden, da

Die alveoläre Überdehnung durch hohe Spitzendrücke kann zum Übertritt von Alveolarluft in das umliegende Gewebe führen (Barotrauma). Als Komplikation kann ein Pneumothorax auftreten, der in Folge einen lebensbedrohlichen Spannungspneumothorax (▶ Bd. 3, Kap. A6.6.1) auslösen kann.

Sauerstoffgabe in hoher Konzentration (ca. über 50%) über längere Zeit auf das Lungengewebe toxisch wirkt. Abgesehen von lebensbedrohlichen Situationen darf eine Sauerstoffgabe von 100% nur zur O_2-Aufsättigung vor dem endotrachealen Absaugen erfolgen.

Das **Atemzeitverhältnis I:E** bestimmt das Zeitverhältnis zwischen Einatmungs- und Ausatmungszeit während eines Atemzugs. Das natürliche Verhältnis beträgt ca. 1:1,5 bis 1:2, d. h. die Ausatemzeit ist etwa doppelt so lang wie die Einatemzeit. Eine Veränderung auf z. B. 2:1 bzw. 3:1 erreicht eine höhere Oxygenierung des Patienten.

Der **Inspirationsflow** (Flussgeschwindigkeit der Einatemluft) regelt die Geschwindigkeit, mit der ein eingestelltes Atemhubvolumen verabreicht wird. Ein hoch eingestellter Flow erzielt zwar eine schnelle Belüftung der Lunge, erreicht dies aber nur über hohe Atemwegsspitzendrücke. Ein niedrig eingestellter Flow strapaziert demgegenüber die Lunge nicht so stark, dadurch erhält der Patient aber auch nicht so viel Volumen. Dies kann im Extremfall zu einer Atemnotsymptomatik führen. Der Inspirationsflow wird normalerweise zwischen 30–60 l/min eingestellt.

> Insbesondere die Parameter V_T, AMV, f und p_{max} bedingen sich gegenseitig. Es hängt von der Arbeitsweise des eingesetzten Gerätes ab (druck- oder volumenkontrolliert, zeitgesteuert oder Mischformen), welche Parameter frei gewählt werden können und welche sich aus diesen Einstellungen ergeben.

Bei einer **volumenkontrollierten Beatmung** wird das AMV vorgegeben. Das gewählte Volumen wird unabhängig vom daraus resultierenden Druck verabreicht. Entsprechend wichtig ist die Einstellung der oberen Druckbegrenzung.

Im Fall der **druckkontrollierten Beatmung** liefert das Gerät Luft auf dem voreingestellten Druckniveau. Das damit verbundene Atemvolumen ist hingegen Schwankungen unterworfen. Hier sind deshalb die Alarmgrenzen für das AMV besonders wichtig.

Beatmungsfomen

Die Beatmungsformen werden unterteilt in kontrollierte und assistierte Beatmung sowie assistierte Spontanatmung. Bei der kontrollierten Beatmung übernimmt der Respirator vollständig die Atmung. Neue Beatmungsformen und Techniken erlauben es dem Patienten, einen Teil der Atemarbeit selbst zu leisten. Dies wird als assistierte Beatmung bezeichnet.

Die am häufigsten gebrauchten Formen **kontrollierter Beatmungen** mit definiertem Minutenvolumen werden über das Atemhubvolumen und die Frequenz definiert. Der Patient kann zusätzlich den Beginn der Inspiration selbst auslösen (»triggern«). Die Beatmungsformen werden als **IPPV** (**I**ntermittent **P**ositive **P**ressure **V**entilation) und **CPPV** (**C**ontinuous **P**ositive **P**ressure **V**entilation) bezeichnet und sind für wache Patienten mit spontanen Atembemühungen sehr unangenehm. Atemminutenvolumen oder Atemwegsdruck werden vorgegeben und der Respirator arbeitet unabhängig von und evtl. auch gegen die Bemühungen des Patienten.

Assistierte Beatmungsformen:
- Eine häufig genutzte **Beatmungsform** ist **BIPAP** (**Bi**phasic **P**ositive **A**irway **P**ressure), eine Zwei-Phasen-Beatmung mit positivem Atemwegsdruck auf zwei unterschiedlichen Druckniveaus. Diese Beatmungsform ist bestimmt durch eine druckkontrollierte und zeitgesteuerte Beatmung mit freier Möglichkeit zur Spontanatmung. Bei fehlender Spontanatmung entspricht BIPAP einer druckkontrollierten Beatmung. Atmet der Patient auf dem unteren (CPAP-) Druckniveau spontan, entspricht BIPAP einer SIMV-Beatmung mit druckkontrollierten Hüben (▶ unten). Der eigentliche BIPAP-Modus liegt vor, wenn der Patient auch auf dem oberen Druckniveau spontan atmet.

- Die **SIMV**-Beatmung (**S**ynchronized **I**ntermittent **M**andatory **V**entilation) ist eine Beatmungsform, die die maschinelle und die Spontanatmung verbindet. Zwischen den eingestellten maschinellen (»mandatorischen«) Atemzügen kann der Patient spontan atmen, ohne dass vollständige Atemzüge durch die Maschine verabreicht werden.
- **CPAP** (Continuous Positive Airway Pressure) dient der Unterstützung der **Spontanatmung**. In der Inspiration »schiebt« das Gerät Luft nach (das Atemzugvolumen wird größer), und am Ende der Exspiration wird ein positiver Atemwegsdruck aufrechterhalten (PEEP). CPAP wird zum einen bei der Entwöhnung vom Respirator (Weaning) angewendet, um die Fähigkeit des Patienten zur Spontanatmung zu testen und zu trainieren. Das andere Anwendungsgebiet kann als »Lungentraining« bezeichnet werden, um bei drohender pulmonaler Verschlechterung Intubation und Beatmung zu vermeiden.

Beatmete Patienten betreuen

Ein **beatmeter Intensivpatient** ist durch die Beatmung in der Kommunikation stark eingeschränkt. Er kann sich verbal nicht mitteilen. Zur Sicherung der Atmung ist er zudem in der Bewegung beengt, er kann nur noch seine unmittelbarste Umgebung mit dem Tast- und Greifsinn identifizieren. Medikamente zur Sedierung reduzieren seine Wahrnehmungsfähigkeit zusätzlich. Der ständige Geräuschpegel führt zur Reizüberflutung. Das Pflegepersonal muss dem Patienten in dieser Situation **Sicherheit** und **Geborgenheit** vermitteln. Durch geschulte Beobachtung kann wahrgenommen werden, welche Informationen der Patient aktuell verarbeiten kann, welche Dinge ihn stören und welche Informationen er braucht, etwa wo er sich befindet und welcher Tag ist, ob es zu hell ist oder ob er bequem liegt. Einfache Hilfsmittel wie Symbol- oder Buchstabenkarten erleichtern die Kommunikation (▶ Bd. 2, Kap. K1.2).

> Letztendlich besteht unser Leben aus nichts anderem, als der ständigen Suche nach Geborgenheit, Zuneigung und Sinn.
> *Ernst Ferstl*

19.5 Rechtliche Aspekte

Die Verantwortlichkeiten, verbunden mit den jeweiligen Sorgfaltspflichten, werden durch den **Vertrauensgrundsatz** dargelegt. Jeder Arzt und das Pflegepersonal, die einen Patienten behandeln, müssen sich darauf verlassen können, dass alle anderen an der Behandlung und Pflege beteiligten Personen anderer Fachbereiche oder Disziplinen ihren Aufgabenteil mit den erforderlichen Kenntnissen und entsprechender Sorgfalt betreiben.

Mit den Fortschritten in der Medizin, vor allem in der Intensivmedizin, sind kaum vorstellbare Behandlungen möglich geworden. Die Folge ist, dass dieser Fortschritt die Mitarbeiter im Krankenhaus oft mit **Konfliktsituationen** konfrontiert. Dem Glauben an die Machbarkeit des wissenschaftlich Möglichen stehen ethische, moralische und juristische Probleme gegenüber.

Im Grundgesetz Art. 22 Abs. 2 wird das **menschliche Leben** als ein **Wert höchsten Ranges** innerhalb unserer Rechts- und Sittenordnung betrachtet. Sein Schutz ist staatliche Pflicht und seine Erhaltung eine vorrangige ärztliche Aufgabe. Eine Abstufung nach sozialer Wertigkeit verstößt gegen die Verfassung.

Mit der Unterschrift unter den **Krankenhausaufnahmevertrag** willigt der Patient in die Therapie ein, die ohne diesen aktiven Akt oft den Strafbestand der Körperverletzung erfüllen würde. Nach seinem Selbstbestimmungsrecht kann der Patient eine Therapie ablehnen, auch wenn dies zu seinem Tod führt. Selbst nach Beginn einer Therapie kann der Patient seine **Einwilligung widerrufen**.

Eine Einwilligung ist nur rechtswirksam, wenn der Patient einwilligungsfähig ist, also im Vollbesitz seiner geistigen Kräfte ist und die Tragweite seiner Entscheidung absehen kann. Ist

> Der Mensch hat freien Willen – das heißt, er kann einwilligen in das Notwendige!
> *Friedrich Hebbel*

der Patient bewusstlos, somnolent oder nicht entscheidungsfähig, entscheiden bei Minderjährigen die Eltern, bei Erwachsenen gilt der **mutmaßliche Wille.**

Aus folgenden Kriterien lässt sich der mutmaßliche Wille konstruieren:
- Die Rechtsprechung geht davon aus, dass der Patient die notfallmedizinischen Maßnahmen befürwortet hätte, hierbei gilt der **aktuelle Wille.**
- Frühere, mündliche oder schriftliche Äußerungen sind ebenfalls zu berücksichtigen, wie etwa religiöse, persönliche Wertvorstellungen – dies dient der Ermittlung eines **hypothetischen Willens.**
- Lässt sich aus allen Kriterien kein mutmaßlicher Wille konstruieren, so greift man auf **allgemeine Wertvorstellungen** zurück.

Laut Selbstbestimmungsrecht ist der Wille des Patienten **gegen** eine **Therapieverlängerung** zu **respektieren**. Bei den meisten Intensivpatienten kann wegen des reduzierten Bewusstseinszustands die Einwilligung nicht eingeholt werden, hier gilt wieder der mutmaßliche Wille.

Die Meinung der Angehörigen kann gehört werden, ist aber nicht verbindlich für die Entscheidung des verantwortlichen Arztes. Es gilt zu prüfen, ob eine Aussicht auf ein menschenwürdiges Leben besteht oder ob durch das Hinauszögern lediglich das Sterben verlängert wird.

Nach allgemeinem Konsens können Therapieverlängerungen unterlassen oder abgebrochen werden, wenn sie lediglich das unaufhaltbare Sterben verlängern (▶ Schülerseite).

Tipps zum Weiterlesen

Abdulla W (2001) Interdisziplinäre Intensivmedizin. Urban & Fischer bei Elsevier, München
Hintzenstern v U (2004) i. v. Infusion, Transfusion, parenterale Ernährung. Urban & Fischer bei Elsevier, München
Kappstein I (2002) Nosokomiale Infektionen. Zuckschwerdt, München
Koch F, Knipfer E (2003) Klinikleitfaden Intensivpflege. Urban & Fischer bei Elsevier, München
Larsen R (2003) Anästhesie und Intensivmedizin für die Fachpflege. Springer, Heidelberg
Latasch L, Knipfer E (2004) Anästhesie, Intensivmedizin Intensivpflege. Urban & Fischer bei Elsevier, München
Sonntag HG, Hingst V (1997) Hygienemaßnahmen in Krankenhaus und Praxis. Wissenschaftliche Verlagsgesellschaft, Stuttgart
Teising D (2005) Neonatologische und pädiatrische Intensivpflege. Springer, Heidelberg
Ullrich L (2000) Zu- und ableitende Systeme. Thieme, Stuttgart
Wigger T, Knipfer E (1998) Pflegeleitfaden Anästhesie/Intensivpflege. Urban & Fischer bei Elsevier, München

Schülerseite

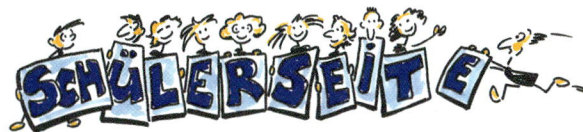

Wissen

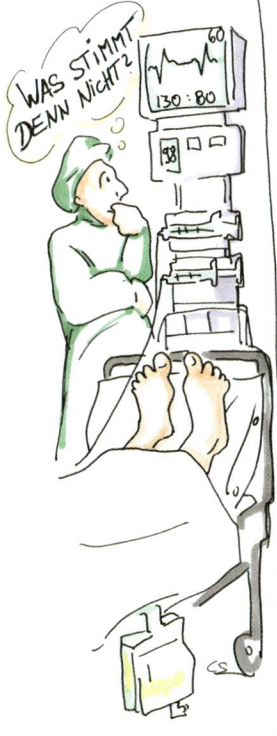

Bei der Übergabe wohl nicht aufgepasst, hm?

Wie es anfing

Die Intensivstationen im heutigen Sinne entwickelten sich mit der Möglichkeit, einen **Menschen künstlich zu beatmen** und durch die Ausweitung der Chirurgie mittels **der Narkose**.

Der Chirurg **Ernst Ferdinand Sauerbruch** erkannte, dass frisch operierte Patienten intensiver betreut werden müssen und richtete **Aufwachräume** ein. Infolge der Polioepidemie in Europa 1952 führten Erfahrungswerte zur Weiterentwicklung der Beatmungsgeräte und bewirkten die Umstellung auf die um 1950 entwickelten Überdruckrespiratoren. Ab 1970 gab es Beatmungsgeräte mit wählbaren Beatmungsformen z. B. SIMV und CPAP. In den 80er-Jahren wurden mikroprozessorgesteuerte Überdruckrespiratoren variabel in der Gasversorgung, der Beatmung und bei den Überwachungsmöglichkeiten eingesetzt. Mit diesen therapeutischen Möglichkeiten entstand der Wunsch nach entsprechenden Organisationsformen zur Ausübung der Therapien – **die Intensivstation**. Der hohe wirtschaftliche und personelle Anspruch machte es notwendig, vital bedrohte Schwerkranke auf engem Raum zu betreuen. Die ersten interdisziplinären Intensivbehandlungseinheiten entstanden 1958 in Baltimore und 1965 in Dänemark.

Mit den zunehmenden Möglichkeiten, die Atmung mit Beatmungsgeräten auch längerfristig zu ersetzen, den Kreislauf durch Medikamente aufrechtzuerhalten, durch Wiederbelebungserfolge usw., entsteht der Anschein, die moderne Medizin könne den Tod »beliebig« aufschieben. Seit den 50er-Jahren entwickelte sich daraus eine rege Diskussion um den Todesbegriff an sich, das subjektive Erleben von Intensivpatienten, sowie um die große Verantwortung von Angehörigen und medizinischem Personal.

Erfahren

Damit der eigene Wille weiter gilt

Natürlich kann man vorsichtig sein, sich schützen und Risiken abwägen – oder denken, dass das Leben sowieso irgendwann tödlich endet. …Es kommt, wie es eben kommt! ❗ **Andere sehen das nicht so und wollen über ihr Leben bis zuletzt selbst bestimmen.** ❗ Diese Freiheit endet schnell, wenn man seinen Willen nicht mehr ausdrücken kann und den Entscheidungen anderer ausgeliefert ist. Um das zu vermeiden, kann man vorsorglich eine **Patientenverfügung** verfassen.

Viele Unsicherheiten ranken sich um dieses Papier, weil in Deutschland dazu bisher kein eigenes Gesetz verabschiedet wurde (Ende 2004 kam es im Bundestag immerhin schon mal zu einer »Gesetzesinitiative« zu diesem Thema). Hier ein paar Fakten:

— Jede ärztliche Maßnahme braucht das Einverständnis des Patienten.
— Kann ein Patient seinen Willen nicht selbst kundtun, entscheidet eine bevollmächtigte Person für ihn. ❗ **Das ist nicht automatisch ein naher Angehöriger.** ❗ Kann er keine Vollmacht für medizinisch-gesundheitliche Entscheidungen vorweisen muss laut Betreuungsgesetz vom Vormundschaftsgericht ein amtlicher Betreuer eingesetzt werden.
— Möchte man vermeiden, eine fremde Person als Betreuer zu bekommen, muss man per **Vorsorgevollmacht** rechtzeitig jemanden bestimmen

- Liegt eine unterzeichnete Patientenverfügung vor, so ist diese grundsätzlich zu respektieren.
- Schwierig wird es, wenn sie ungenau, pauschal formuliert und womöglich Jahre alt ist. ❗ **Dann ist es leichter, diese Willensbekundung außer Acht zu lassen – wobei die Beweislast aber immer noch bei demjenigen liegt, der sie anzweifelt.** ❗ Daher ist es beim Verfassen wichtig, seinen Willen präzise, situationsbezogen und unmissverständlich zu formulieren. Es schadet nichts, Unterschrift und Datum von Zeit zu Zeit zu aktualisieren. Ein Muss dafür gibt es aber nicht.
- ❗ **Es reicht nicht, eine Patientenverfügung zu haben – sie muss im Ernstfall auch zu finden sein.** ❗ Man sollte einen entsprechenden Notfallvermerk oder eine Kopie bei sich tragen. Es macht Sinn, sie auch bei einer Vertrauensperson zu hinterlegen, die im Notfall verständigt wird und immer zu erreichen ist!
- In lebensbedrohlichen Situationen gilt aber insbesondere für Ärzte auch der »mutmaßliche Wille« eines Menschen und dieser lautet i. d. R.: »Ich will leben!«. Dies zieht entsprechende Erstmaßnahmen nach sich. Eine Reanimation auf der Straße werden Sie daher durch eine Patientenverfügung kaum verhindern können.

Es lohnt sich, die gesetzliche Entwicklung hierzu im Auge zu behalten und mehr über dieses Thema nachzulesen: Unter dem Stichwort »Patientenverfügung« finden Sie eine Menge dazu im Internet.

Probieren

Ich nicht! Ich schon!

Wie ist Ihre Einstellung zu lebensverlängernden Maßnahmen? Unterhalten Sie sich mit Ihren Kollegen darüber und bedenken Sie dabei, dass jeder ein Recht auf seine persönliche Meinung hat, Sie aber in einem Beruf arbeiten, in dem Sie damit in einen Konflikt geraten könnten. Wie könnten Sie damit umgehen? Erinnern Sie sich an Kap. 1!

Wissen

Wer weiß es?

Was bedeutet der Begriff »Astrup«
In einigen Kliniken wird die Blutgasanalyse (Bestimmung des Säure-Basen-Haushaltes) auch »Astrup« genannt:
Der Däne Poul Astrup entdeckte in den 50er-Jahren die Bedeutung des Blut-pH-Wertes bei der Behandlung von Polio-Patienten.

Infos festhalten

Lesen Sie das didaktische Konzept im Einleitungsteil dieses Bandes. Dort finden Sie in der Tabelle unter den NLLS die Lernstrategie »Infos festhalten«. Vera F. Birkenbihl schlägt u. a. vor, Informationen durch sog. **ABC-Listen** oder **Wortbilder** (KaWa.s) zu **konstruieren**, um sie später **rekonstruieren** zu können (▶ Schülerseite Kap. 20). Diese Systeme bieten sich besonders bei Büchern an, die von mehreren Schülern genutzt werden, denn ABC-Listen und KaWa.s werden in **Notizhefte** oder auf **Zettel** geschrieben. So bleibt das Buch sauber.

Ist das **Buch** jedoch **Eigentum des Lesers** kann auch die Möglichkeit des **Unterstreichens** oder des **farbigen Markierens** innerhalb eines Buches genutzt werden. So hat man alles zusammen und findet durch die selbst erarbeitete Buchstruktur Wesentliches schnell wieder.

🔷 Heinz Klippert gibt in seinen Büchern wertvolle Tipps zu den Themen Unterstreichen, Markieren und mehr, z. B.:

Klippert H (2002) Methoden-Traing – Übungsbausteine für den Unterricht. Beltz, Weinheim
Ders. (2005) Kommunikationstraining – Übungsbausteine für den Unterricht. Beltz, Weinheim
Ders. (2000) Pädagogische Schulentwicklung – Planungs- und Arbeitshilfen zur Förderung einer neuen Lernkultur. Beltz, Weinheim

Auflösung der Fragen von der Schülerseite, Kap. 16

Welcher Achtungssatz passt zu der Zeichnung
❗ Wasser- und Druckluftpistolen können an empfindlichen Geräten Schaden anrichten ❗
Welches Märchen war gemeint?
Schneewittchen

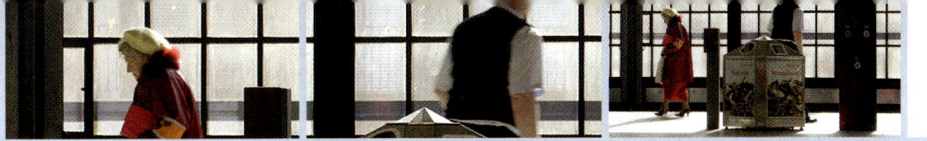

20 Dialyse

Waltraud Küntzle

20.1 Begriffserklärung und Patientensituation – 432
20.1.1 Nierenerkrankungen und Dialyseverfahren – 432
20.1.2 Prinzip der Dialyse – 433
20.1.3 Handhabung der Dialysebehandlungsverfahren – 433
20.1.4 Dialyse und alte Menschen – 435

20.2 Abteilungsaufbau und -organisation – 435
20.2.1 Bauliche Gegebenheiten – 436
20.2.2 Mitarbeiter in der Dialyse – 436
20.2.3 Personalbedarf – 436

20.3 Aufgaben des Pflegepersonals – 437
20.3.1 Pflegerische Schwerpunkte in der Dialyse – 437
20.3.2 Shunt punktieren – 438
20.3.3 Gesundheitserhaltende Aspekte – Selbstpflege – 439

20.4 Qualitätssicherung der Dialysebehandlung – 439

20.5 Rechtliche Aspekte – 440
20.5.1 Therapeutische Aufklärung und Therapiewahlberatung – 440
20.5.2 Medizinproduktegesetz (MPG) – 441
20.5.3 Weitere gesetzliche Regelungen – 441

Schülerseite – 442

20.1 Begriffserklärung und Patientensituation

Die Dialysebehandlung (Nierenersatztherapie) stellt ein **Blutreinigungsverfahren** dar, welches **extrakorporal** (außerhalb des Körpers) als Hämodialyse oder **intrakorporal** (innerhalb des Körpers) als Peritonealdialyse erfolgen kann (▶ unten).

> Die Dialyse als Organersatztherapie ist ein lebenslanges Behandlungsverfahren, wenn keine Nierentransplantation möglich ist. Die Hämodialyse bedeutet eine regelmäßige ambulante »Intensiv«-Behandlung, bei der oft Komplikationen durch altersbedingte Zusatzerkrankungen auftreten können.

Während die Weltbevölkerung jährlich um 1,3% zunimmt, steigt die Zahl der Menschen mit terminalem Nierenversagen und Dialysepflichtigkeit weltweit pro Jahr um 8%. In Deutschland werden derzeit ca. 60.000 Menschen mit der Dialyse behandelt. Der durchschnittliche Anstieg liegt in unserem Land bei ca. 4% pro Jahr. Ungefähr 70% der Dialysepatienten sind über 60 Jahre alt. Dies hat Auswirkungen auf die Pflege dieser Menschen.

Patientensituation

Dialysepatienten sind normale Menschen mit einer behandlungspflichtigen Nierenfunktionsstörung. Während der Behandlung sind die Patienten an die Maschine »gekettet«. Sie liegen in Betten oder Dialyseliegen und sind vollständig auf fremde Hilfe angewiesen. Dadurch kann ein starkes Abhängigkeitsgefühl vom Pflegepersonal und vom technischen Gerät entstehen. Die regelmäßige Medikamenteneinnahme zur Behandlung von Bluthochdruck, Knochenstoffwechsel- und Ausscheidungsstörungen, Anämie und anderen Beschwerden macht ein Vergessen der Krankheit auch zu Hause nicht möglich. Die Dialysebehandlung beeinflusst den Tagesablauf, Arbeit und Freizeit, den Urlaub, die Ernährung und andere Lebensbereiche. Trotzdem gelingt vielen Patienten eine erstaunlich gute Bewältigung ihrer chronischen Erkrankung.

20.1.1 Nierenerkrankungen und Dialyseverfahren

Krankheit lässt den Wert der Gesundheit erkennen, das Böse den Wert des Guten, Hunger die Sättigung, Ermüdung den Wert der Ruhe.
Heraklit

Das chronische Nierenversagen verläuft schleichend, über Jahre und relativ symptomlos. Erst in einem späteren Stadium treten Müdigkeit, Blutarmut und Leistungsschwäche auf. Die normale Nierenfunktion beträgt 90–120 ml/min/1,73 m² glomeruläre Filtrationsrate (GFR). Allerdings muss auch berücksichtigt werden, dass die GFR im Alter prozentual abnimmt. Eine Dialysebehandlung (Nierenersatztherapie) wird dann notwendig, wenn die **Entgiftungsfähigkeit der Nieren** unter 15 ml/min/1,73 m² Körperoberfläche **abgesunken** ist. Sehr viel seltener entsteht die Nierenfunktionsstörung durch ein **akutes Nierenversagen** mit plötzlichem Ausfall der exkretorischen Funktion der Nieren. Die häufigsten Ursachen für ein akutes Nierenversagen sind Volumenmangel, akute Durchblutungsstörung der Nieren, schwerer Schock, Sepsis oder Multiorganversagen. Ein akutes Nierenversagen ist grundsätzlich reversibel.

Bei der **chronischen Niereninsuffizienz** sind viele Organsysteme vom Ausfall der Nierenfunktion betroffen. Neben der exkretorischen Funktion der Nieren sind auch Elektrolyt- und Säure-Basen-Haushalt, Blutdruckregulation, Blutbildung und Knochenstoffwechsel gestört.

Die wesentlichen chronischen **Krankheitsursachen**, die zur Dialysepflichtigkeit führen, sind:
- Diabetes mellitus, insbesondere Typ II, insgesamt 40% aller Dialysepatienten,
- Glomerulonephritis (z. B. unbehandelter Hochdruck) 15%,
- interstitielle Nephritis (z. B. Infektionen) 10%,
- sonstige (auch erbliche oder immunologische) Ursachen 35%.

Mit der Dialysebehandlung sollte rechtzeitig begonnen werden, bevor die klinischen Symptome (metabolische Azidose, Überwässerung, Hyperkaliämie, Appetitlosigkeit, Katabolie, u. a.) sehr stark ausgeprägt sind. Gerade bei älteren Patienten, bei Diabetikern oder Patienten mit schwerwiegenden Begleiterkrankungen ist ein frühzeitiger Beginn erforderlich.

Vor der Entscheidung für das jeweilige Nierenersatzverfahren werden die Patienten vom zuständigen Nephrologen umfassend über die verschiedenen Behandlungsmöglichkeiten aufgeklärt, damit sie anschließend in der Lage sind, eine Entscheidung zu treffen. Bei dieser Beratung sind auch Pflegende beteiligt, die dem Patienten die beiden Verfahren vorstellen.

20.1.2 Prinzip der Dialyse

Die wichtigste Voraussetzung für die Hämodialyse und Peritonealdialyse ist eine **semipermeable Membran**, die von einer Dialysierlösung umspült wird. Diese Membran ist als Stoffaustauscher in der Lage, die im Organismus angesammelten Giftstoffe und Wasser durch die physikalischen Prinzipien der *Diffusion*, *Konvektion* und *Osmose* zu entfernen und andere, im Blut in zu geringem Anteil enthaltene Substanzen, zuzuführen (Stoffaustausch). Im Falle der Hämodialyse ist diese Membran im *Dialysator* eingeschlossen, im Falle der Peritonealdialyse handelt es sich um das eigene Bauchfell, das als Membran dient.

Beide Verfahren können bei entsprechender Eignung und Motivation sowie nach entsprechender Schulung von den Patienten selbstständig zu Hause ausgeführt werden, jedoch entscheiden sich dafür nur wenige Menschen. Bei den Heimdialyseverfahren entscheiden sich die Patienten eher für die Peritonealdialyse, die technisch einfacher ist und ohne Partner erfolgen kann.

20.1.3 Handhabung der Dialysebehandlungsverfahren

Hämodialyse (HD)

Zur Hämodialyse wird Folgendes benötigt:
- Ein **Dialysegerät** (Abb. 20.1), das nach jeder Behandlung desinfiziert wird
- Ein **extrakorporaler Kreislauf** mit Blutpumpen und Einmalartikeln wie Schlauchsystem und Dialysator zum Transport des Blutes vom Patienten zum Dialysator und zurück
- **Gerinnungshemmende Mittel**, z. B. Heparin
- Ein **Gefäßzugang**, der einen Blutfluss von mind. 200–400 ml/min erlaubt
- Eine **Wasseraufbereitungsanlage** zur Herstellung von ultrareinem Wasser (Permeat)
- Verschiedene **Dialysekonzentrate** zur Herstellung der Dialysierlösung
- **Dialyseliege** oder **Bett**
- **Notfallausstattung**

Für die Hämodialyse sind umfangreiche technische Voraussetzungen notwendig. Der notwendige **Gefäßzugang** besteht aus einer arterialisierten Vene, genannt **Shunt** (Kurzschluss), **oder** einem **zentralen Katheter**. Ungefähr 80–90% der Patienten haben einen Shunt, nur ca. 10% einen zentralvenösen Katheter. Der Shunt ist entweder der Zusammenschluss der eigenen Gefäße (Arterie und Vene) oder

Was nicht zu ändern ist, ertrage es, statt es zu verfluchen.
Unbekannt

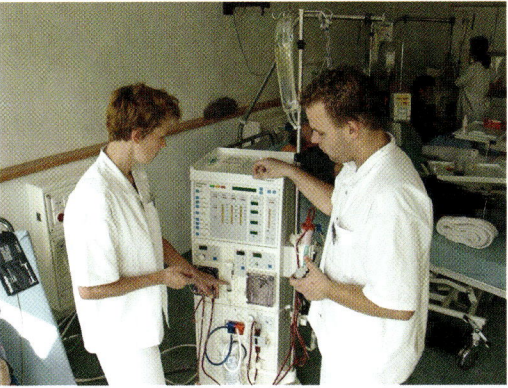

Abb. 20.1. Dialysegerät

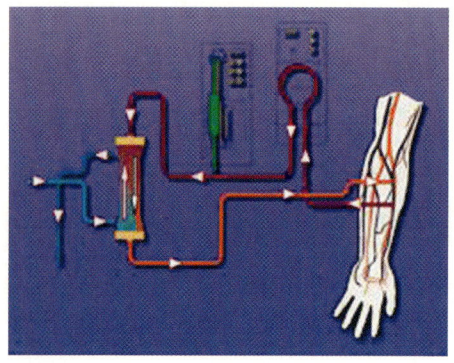

Abb. 20.2. Prinzip der Hämodialyse

ein heterologes Interponat, z. B. aus PTFE. Der **Shunt** als »Lebensader« und Achillesferse der Dialysebehandlung ist anfällig für **Komplikationen**, wie z. B. Thrombosierung und Infektionen. Bei jeder Punktion wird deutlich, wie angewiesen der Patient auf versiertes Personal ist. Auch zentralvenöse Katheter neigen häufig zu Infektionen und Verschlüssen.

Die Hämodialysebehandlung (Abb. 20.2) erfolgt i. d. R. 3-mal pro Woche über 4–5 Stunden. Dabei werden mittels einer Blutpumpe insgesamt 70–100 Liter Blut aus dem Shunt entnommen und durch den **Dialysator** (künstliche Niere = semipermeable Membran) gepumpt. Der Dialysator reinigt das Blut mittels einer entsprechend zusammengesetzten **Dialysierlösung** von Urämiegiften. Die Dialysierlösung wird vom Dialysegerät aus Dialysekonzentraten und ultrareinem Wasser hergestellt, kontrolliert und erwärmt. Das überschüssige Körperwasser, das nicht mehr über die Nieren ausgeschieden werden kann, wird ultrafiltriert, Elektrolyte ausgeglichen, der Säure-Basen-Haushalt korrigiert. Die Blutgerinnung verzögert sich durch Gerinnungshemmer, z. B. Heparin, während der Behandlung. Die **Dialysegeräte** verfügen über verschiedene Überwachungs- und Alarmfunktionen, trotzdem ist die Anwesenheit von qualifiziertem Personal jederzeit unbedingt erforderlich, um Komplikationen möglichst frühzeitig zu erkennen oder bereits vor dem Entstehen durch präventive Maßnahmen zu verhindern.

Das **Dialyseregime** (Zeitdauer, Dialysator, Dialysierlösung, Heparin etc.) wird vom Arzt verordnet. Veränderungen im Behandlungsregime werden nach Rücksprache mit dem Arzt von den Pflegenden vorgenommen.

Die **Ultrafiltrationsrate** (UFR = Flüssigkeitsentzug) pro Behandlung ist abhängig von der Dialysedauer und der Gewichtszunahme des Patienten. Ein definiertes **Dialysezielgewicht** sollte erreicht werden. Die UFR ist umso höher, je kürzer die Dialysedauer.

Technische Komplikationen werden über Alarmsysteme vom Gerät erkannt. In der Regel besteht zwar keine unmittelbare Lebensgefahr, aber das Ausgeliefertsein wird den Betroffenen jedes Mal ins Bewusstsein gerufen. **Bedrohliche Komplikationen** sind Blutdruckabfälle, Krämpfe und Blutverluste durch ein Leck im extrakorporalen System.

Peritonealdialyse (PD)

Für das intrakorporale Verfahren, die sog. Peritonealdialyse, entscheiden sich ca. 5% der Patienten. Die Peritonealdialyse ist normalerweise ein reines **Selbstbehandlungsverfahren** und wird nach einem entsprechenden Training von ca. 1–2 Wochen Dauer von den Patienten anschließend eigenständig täglich zuhause ausgeführt.

Dieses Verfahren benötigt kaum technische Hilfsmittel. Es kann jedoch durch Einsatz eines Gerätes (Cycler) optimiert werden. Das eigene **Peritoneum** (Bauchfell) dient als **Filtermembran**. Die feinen Gefäße des Peritoneums sind durchlässig für die Urämiegifte und überschüssiges Wasser. Gleichzeitig wird der Säure-Basen-Haushalt korrigiert. Dabei wird die entsprechende industriell gefertigte, sterile **Dialysierlösung** über einen implantierten permanenten **Peritonealdialysekatheter** in die Bauchhöhle instilliert und ca. vier Mal pro Tag gewechselt (Einlauf und Auslauf). Das auslaufende Flüssigkeitsvolumen wird bilanziert und dokumentiert. Das Verfahren garantiert eine kontinuierliche schonende Entgiftung und Wasserentzug sowie eine ausgeglichenere Flüssigkeits- und Elektrolytbalance.

Für eine Peritonealdialyse (Abb. 20.3) wird benötigt:
- Ein dauerhafter **Zugang** zum Peritoneum mittels eines Katheters zur Instillation der Dialysierlösung
- **PD-Lösungen** unterschiedlicher Konzentration zur Entgiftung und zum Wasserentzug

- **Anwärmgerät** für die PD-Lösung. Das Gerät wärmt die Lösung vor dem Einlaufen in den Bauchraum an und ist für jeden Patienten notwendig. Das Einlaufen von kalter Lösung würde Schmerzen verursachen.
- Ggf. ein **Cycler** (Bilanziergerät für die Ein- und Ausfuhr der Dialyselösung) bei Patienten, die nachts dialysieren und tagsüber dafür meist keine Bauchdialyse vornehmen. Wird kein Cycler eingesetzt, erfolgt alle 4–6 Stunden jeweils ein Bauchaus- und -einlauf der Dialyselösung. Diese Methode nennt man **CAPD** (kontinuierliche ambulante Peritonealdialyse).
- Ausreichend frostsicherer Lagerraum für die Dialysematerialien

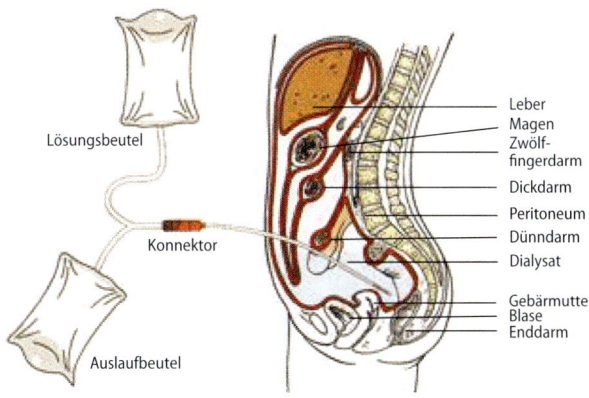

Abb. 20.3. Prinzip der Peritonealdialyse

Die Patienten mit Peritonealdialyse stellen sich in regelmäßigen Abständen bei ihrem behandelnden Nephrologen und dem Fachpflegepersonal des Trainingszentrums zur ambulanten Untersuchung vor.

20.1.4 Dialyse und alte Menschen

Die Pflege alter und sehr alter Menschen an der Dialyse ist häufig durch zusätzliche Beschwerden und Behinderungen im Bereich der Selbstversorgung sowie **andere Erkrankungen,** z. B. Spätfolgen eines **Diabetes mellitus**, gekennzeichnet. Die Dialysebehandlung erfordert einen schonenden Wasserentzug während der Behandlung sowie eine gut angepasste Elektrolytzusammensetzung der Dialysierlösung, insbesondere von Kalium und Natrium. Da bei vielen älteren Patienten eine **Arteriosklerose** vorliegt, werden Flüssigkeitsverschiebungen vom intra- in den extrazellulären Raum schlechter toleriert und es kann häufiger zu **Blutdruckabfällen** während der Behandlung kommen. Diese werden teilweise aufgrund schlechterer Wahrnehmung bzw. Neuropathie nicht rechtzeitig bemerkt, so dass ein verstärkter Betreuungs- und Überwachungsaufwand notwendig wird. Der Gefäßzugang kann aufgrund von Verkalkung und Minderdurchblutung ein weiteres Problem darstellen.

Allgemein ist die psychische Anpassung an die Dialyse bei alten Menschen weniger schwierig, da der Schock der Prognose und die Verweigerungshaltung weniger ausgeprägt sind und sie die Aussicht auf eine bleibende Abhängigkeit weniger negativ empfinden als jüngere Menschen.

> Charakteristisch für das Alter sind meiner Meinung nach Vollkommenheit der Mittel und Unsicherheit in den Zielen.
> *Albert Einstein*

> **Insidertipp**
> Für einige ältere Patienten kann die Dialysebehandlung ein wichtiger **Teil der sozialen Kontakte bedeuten**.

20.2 Abteilungsaufbau und -organisation

Die Dialyse ist ein **ambulantes Behandlungsverfahren**. Die allermeisten Patienten werden in ambulanten Einrichtungen behandelt. Nur ein kleiner Teil der dialysepflichtigen nicht stationär behandelten Menschen werden in Krankenhäusern dialysiert. Die Träger bzw. Betreiber der ambulanten Einrichtungen sind gemeinnützige Institutionen oder niedergelassene Ärzte.

In **Hämodialyse-Zentren** werden i. d. R. 2–3 Patientenschichten pro Tag behandelt, jeweils 3 Mal pro Woche. Seit kurzem werden auch **Nachtdialysen** angeboten, bei denen die Patienten 6–8 Std. in 3 Nächten dialysiert werden.

Patienten, die eine Heim-Hämodialyse vornehmen, sind in ihren Dialyserhythmen und der Behandlungsdauer flexibler als Patienten in einem Dialysezentrum. Dabei sind verschiedene Modelle möglich, z. B. tägliche kurze Dialyse oder Dialyse von 5–7 Std. jeden zweiten Tag bzw. Nacht ohne langes Intervall.

20.2.1 Bauliche Gegebenheiten

Die Anzahl der Behandlungsräume eines Hämodialysezentrums richtet sich nach der Anzahl der Patienten, i. d. R. werden 4–6 Patienten pro Raum behandelt (◘ Abb. 20.4).

Weitere Räume in einem Dialysezentrum sind: Überwachungszone, Arbeitsräume, Arzträume in Behandlungsnähe, ggf. Schnelldiagnostik- und Untersuchungsraum, Behandlungsraum für die Peritonealdialyse, Trainingsraum, Dienst- und Aufenthaltsraum für das Personal, Küche, Nassarbeitsraum, Technikerbereich, Wasseraufbereitung, Lager, Patientengarderobe/Umkleideraum, Toiletten, Ess- und Wartebereich für Patienten.

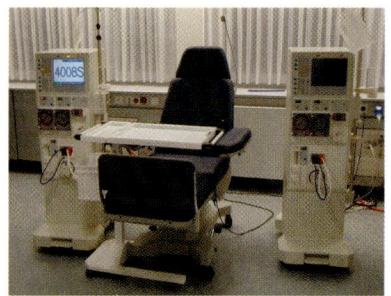

◘ **Abb. 20.4.** Behandlungsraum Dialysezentrum

20.2.2 Mitarbeiter in der Dialyse

In der Dialyse arbeiten verschiedene Berufsgruppen zusammen. Der **Arzt** ordnet die Behandlung an, die Dialysebehandlung und unmittelbaren dialysespezifischen Tätigkeiten werden vom **Pflegepersonal** vorgenommen. **Arzthelferinnen** können in diesen Prozess eingebunden sein. **Pflegehilfspersonal** übernimmt vor- und nachbereitende Arbeiten. **Dialysetechniker** sind für die sicherheitstechnischen Kontrollen und Reparaturen der Geräte zuständig. Für die Sozialberatung werden i. d. R. die von der Gemeinde zuständigen Sozialarbeiter angesprochen, bzw. die Patienten an Selbsthilfegruppen der Patientenverbände verwiesen. Ernährungsberatung erfolgt entweder von speziellen Ernährungsberatern oder qualifizierten Fachpflegekräften.

Gesundheits- und Krankenpflegerinnen und -pfleger in der Dialyse und anderen nephrologischen Bereichen können eine zweijährige berufsbegleitende **Fachweiterbildung Nephrologie** absolvieren. Die Fachweiterbildung basiert auf einem europäischen Kernlehrplan.

> **Insidertipp**
>
> In der ambulanten Zentrumsdialyse wird ein Anteil von mind. 1/3 examinierter Pflegekräfte mit der Zusatzqualifikation zur Fachkrankenschwester/-pfleger Nephrologie empfohlen.

Für die Selbstbehandlungsverfahren wird bevorzugt Fachpflegepersonal für Nephrologie eingesetzt, da diese die Patienten schulen und anleiten.

20.2.3 Personalbedarf

Die Bemessung des Pflegepersonalbedarfs erfolgt auf der Grundlage spezieller **Patientenkategorien**. Für die Hämodialyse wurden spezifische Kategorien in Anlehnung an die allgemeinen

und speziellen Kategorien der Pflegepersonalverordnung erstellt. Hierbei wird der Aufwand in folgenden Tätigkeiten erfasst:
- Hilfen bei Ernährung, Bewegung, Körperpflege
- Hilfen bei Ausscheidung (Stuhlgang, Wasserlassen etc.)
- Psychische und soziale Bedürfnisse
- Punktion, Anschluss, Abschluss
- Behandlung und Überwachung
- Beratung und Information
- Therapeutische und diagnostische Maßnahmen

Die Personalausstattung im Pflegebereich ist nicht gesetzlich geregelt. Es gibt jedoch eine Empfehlung der nephrologischen Ärzte- und Pflegeverbände (▶ Literatur). Im Sozialgesetzbuch (SGB) V § 135 Abs. 2 ist festgelegt, dass jedes Dialysezentrum von mindestens einem Nephrologen betreut wird, ab 30 bzw. 100 Patienten muss jeweils ein weiterer Arzt hinzukommen.

> Die Qualifikation und Quantität des Personals beeinflusst die Qualität der Behandlung und wirkt sich unmittelbar auf den Gesundheitszustand der Patienten aus.

20.3 Aufgaben des Pflegepersonals

Die pflegerischen Tätigkeiten beinhalten die individuelle Versorgung, Schulung, Beratung und Betreuung von Patienten mit chronischen und akuten Nierenfunktionsstörungen in verschiedenen Stadien des Lebens. Dies sind neben der fachkundigen Ausführung der Dialysebehandlung nach ärztlicher Verordnung alle sonstigen pflegerischen Maßnahmen im Rahmen der Dialyse.

Lass jedermann das tun, was er am besten versteht!
Cicero

> **Insidertipp**
> Durch die oft langjährige Betreuung entsteht häufig ein intensives Vertrauensverhältnis zwischen Patienten und Personal.

Die Tätigkeiten des Pflegepersonals in der Dialyse sind von einem **hohen Grad an Eigenverantwortung** und **selbstständigem Handeln** geprägt. Die Zusammenarbeit mit dem Nephrologen erfolgt im Sinne einer arbeitsteiligen Kooperation (▶ Kap. 20.4).

20.3.1 Pflegerische Schwerpunkte in der Dialyse

Wesentliche **Schwerpunkte der Pflege** sind:
- **Ausführung der Nierenersatztherapie** nach ärztlicher Anordnung einschließlich regelmäßiger Überwachung der Geräteparameter.
- Anschluss des Patienten an das Dialysegerät durch Punktion des Shunts oder Verbindung mit einem zentralen Venenkatheter, Betreuung des Patienten während der Behandlung sowie Abschließen des Patienten vom Gerät.
- Erhebung einer **Kurzanamnese** vor jeder Behandlung, Beurteilung der Dialysefähigkeit und des Zustandes des Patienten. Bewertung seines Shunts auf Infektionszeichen, Hämatome, anatomische Veränderungen wie Stenosen oder Aneurysmen.

- **Beobachtung der Patienten** sowie Auswertung der Ergebnisse, z. B. Aussehen, Blutdruck- und Pulsverhalten während der Behandlung, funktionsfähiger Gefäßzugang, Wassereinlagerungen und Atemnot vor Behandlung, Behandlungseffektivität anhand von klinischen Merkmalen und Parametern (Wasserhaushalt, Atmung, Blutdruck, Laborbefunde).
- **Prävention** und **Behebung** von behandlungsbedingten Komplikationen nach festgelegtem Behandlungsplan.
- Rechtzeitige **Information** und Einschaltung des Arztes bei Veränderungen und drohenden oder eingetretenen Komplikationen.
- **Auswertung** von Routinebefunden, die im Zusammenhang mit der Behandlung stehen.
- Adäquates Handeln in **Notfallsituationen** bis hin zur Reanimation.
- **Einbeziehung** von Angehörigen und/oder der Pflegeeinrichtung, in der der Patient lebt.
- **Pädagogische Aufgaben** wie Schulung und Beratung der Patienten und/oder Angehörigen zur Steigerung des Selbstversorgungspotentials und Optimierung der Behandlung mit Vermeidung von Komplikationen, z. B. Ernährungsberatung, Beratung zur Medikamenteneinnahme und Blutdruckmessung, Selbstbeobachtung und Vorgehensweise bei Komplikationen, Anleitung zur Selbstpunktion (▶ Kap. 20.3.2) und Schulung bzw. Einarbeitung neuer Mitarbeiter.
- **Information und psychosoziale Betreuung**, z. B. Abhängigkeitsgefühle und Ängste durch geeignete Schulung, Information und Beratung reduzieren, die Selbstpflegefähigkeit der Patienten stärken, zur Unterstützung ggf. andere Berufgruppen hinzuziehen, z. B. ambulante Pflegedienste, Sozialarbeiter
- **Qualitätskontrolle, Qualitätsentwicklung** im Umgang mit Medizinprodukten, ständige Überprüfung der im Einsatz befindlichen Materialien und Verfahren sowie die Meldung besonderer Vorkommnissen.

> Das Vertrauen gibt dem Gespräch mehr Stoff als der Geist.
> *Francois la Rochefoucauld*

20.3.2 Shunt punktieren

In der Regel wird der Shunt vom Pflegepersonal punktiert, der Anschluss an das extrakorporale System erfolgt unmittelbar danach. Der Punktionsprozess verläuft in verschiedenen Schritten (◻ Abb. 20.5):
- Shuntarm bequem hinlegen
- Besonderheiten beobachten, z. B. Infektionen, Hämatomen, Verletzungen, Schmerzen
- Flussgeräusche abhören, z. B. Rauschen, Klopfen
- Abtasten mit mindestens 2 Fingern, z. B. zum Überprüfen von Shuntverlauf und Füllungszustand des Gefäßes
- Wahl der Shuntpunktionskanüle (Nadelstärke 1,5–1,8 mm, Länge 15–25 mm)
- Punktionsart planen, z. B. Strickleiter-Punktion (nutzt die gesamte Länge des Shunts aus, die Punktionsstelle wandert bei jeder erneuten Punktion um ca. 1 cm)
- Punktionsstelle vorbereiten, z. B. desinfizieren, Gefäß stauen
- Shunt punktieren, z. B. Punktionswinkel und Punktionsdruck beachten, Punktionskanüle fixieren, steril abdecken, ggf. korrekte Lage mittels Durchspülen von NaCl 0,9% und Blutaspiration kontrollieren, aseptisches Anschließen an extrakorporales System
- Shuntkanüle nach der Dialyse entfernen
- Punktionskanal gleichmäßig für 15 Minuten abdrücken (sterile Kompressen, unsterile Handschuhe, Patient beim Abdrücken einbeziehen)
- Schutzverband für 24 Stunden anlegen

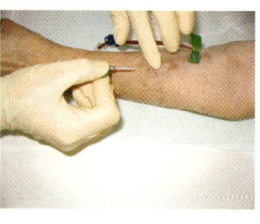

◻ **Abb. 20.5.** Punktionsprozess

Bei der Selbstpunktion gelten für die Patienten die gleichen Vorschriften wie für das Personal (◘ Abb. 20.6):
- Sorgfältiges Beobachten und Abtasten des Shunts
- Erkennen von Veränderungen
- Hygienische Punktion
- Abdecken der Punktionsstelle mit sterilem Material
- Bei Schwierigkeiten Kontakt zum Trainingszentrum aufnehmen

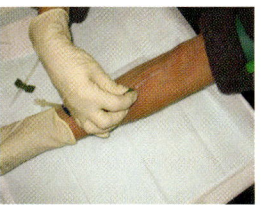

◘ **Abb. 20.6.** Selbstpunktion

20.3.3 Gesundheitserhaltende Aspekte – Selbstpflege

Dialysepatienten können viel zur **Erhaltung** ihrer **Lebensqualität** beitragen. Um Zusatz- und Spätkomplikationen der Niereninsuffizienz möglichst gering zu halten, sollten sie z. B. die Flüssigkeitsaufnahme etwas einschränken, sich ausgewogen und eiweißreich ernähren, hohe Kalium-, Phosphor- und Natriumzufuhr durch die Nahrung einschränken, verordnete Medikamente einnehmen, den Gefäßzugang gut beobachten und Arzt und Pflegepersonal rechtzeitig über Veränderungen informieren (▶ Schülerseite). Wesentliche Aufgabe der Pflegenden ist es hierbei, dies den Patienten nahe zu bringen und sie immer wieder zur Selbstbeobachtung und -pflege anzuregen.

Außerdem leitet das Pflegepersonal die Patienten zum **Shunttraining** mit Hilfe eines Blutdruckgerätes an. Ziel ist die postoperative Erweiterung der Shuntvene durch den Stauungsdruck. Zur Druckerhöhung wird dabei durch das Anlegen eines Blutdruckgerätes mit 60–80 mmHg Stauung mehrmals tgl. ca. 5 Minuten die Shuntvene gestaut und dabei die Faust geschlossen und geöffnet oder ein Soft- bzw. Tennisball geknetet.

Eine weitere wichtige Selbstpflegeaktivität ist die **Selbstpunktion des Shunts** durch die Patienten. Hierbei lernen sie, den eigenen Gefäßzugang zu punktieren. Diese Maßnahme ist ein wichtiger Baustein in der Erlangung einer Selbstständigkeit bei der Dialysebehandlung, verringert die Punktionsangst und verlängert die Überlebensdauer des Shunts.

> Ein Mann, der zu beschäftigt ist, sich um seine Gesundheit zu kümmern, ist wie ein Handwerker, der seine Werkzeuge nicht pflegt.
> *Aus Spanien*

20.4 Qualitätssicherung der Dialysebehandlung

Die Dialysequalität wird anhand von verschiedenen Parametern bestimmt und muss in Zukunft vom behandelnden Arzt im Sinne einer Qualitätssicherungsmaßnahme regelmäßig nachgewiesen werden.

Die Harnstoffreduktion sollte bei der **Hämodialyse** über 65% pro Behandlung liegen, wobei die Behandlung bei längerer Dialysedauer verträglicher wird, denn der Flüssigkeitsentzug (Ultrafiltration) erstreckt sich auf einen längeren Zeitraum. Für Patienten mit **Peritonealdialyse** ist ein 4- bis 5-maliger Wechsel von 2 Liter Dialyselösung pro Tag erforderlich.

Der erforderliche **Umfang einer Dialysebehandlung** (Dialysedauer und Frequenz) ergibt sich aus
- der Reinigungsleistung der Membran,
- dem Körpergewicht des Patienten und
- der Flüssigkeitszufuhr durch Essen und Trinken.

Dialysepatienten werden vom Arzt mindestens vierteljährlich körperlich untersucht, in größeren Abständen werden EKG, Sonographie und ggf. Röntgenuntersuchungen vorgenommen. Ein wesentlicher Aspekt für die Überlebensdauer von Dialysepatienten ist die gute **Blutdruck-**

Tabelle 20.1. Laborparameter bei Dialysepatienten

Laborparameter	bei Hämodialysepatienten zu erwartende Werte vor Dialyse	Normwerte
Harnstoff	80–180 mg/dl	20–40 mg/dl
Kreatinin	5–12 mg/dl	0,9–1,2 mg/dl
Kalium	5,5–6 mmol/l	3,5–5 mmol/l
Hämoglobin	10–13 g/l unter Erythropoetin-Substitution	14 g/l
Kalzium ionisiert	1,1–1,3 mmol/l	1,1–1,3 mmol/l
Phosphat	häufig erhöht	0,83–1,44 mmol

einstellung. Diese wird durch eine ausreichend lange Dialysedauer (mindestens 12–15 Std. pro Woche) stark verbessert, trotzdem nimmt ein großer Teil der Patienten blutdrucksenkende Medikamente ein. Sie werden geschult, ihren Blutdruck zu überwachen und die Medikamenteneinnahme anzupassen. Viele Patienten erhalten weitere Medikamente wie Erythropoetin zur Behebung der Anämie, D-Hormon zur Verbesserung des Knochenstoffwechsels, Phosphatbinder zur Reduktion der Phosphataufnahme über den Darm.

Zur Kontrolle der Behandlungsqualität finden in regelmäßigen Abständen **Laborkontrollen** statt (◘ Tabelle 20.1). Die Laborwerte werden vor und ggf. nach der Behandlung abgenommen und sind krankheitsbedingt i. d. R. außerhalb des Normbereichs, sie lassen trotzdem langfristig eine Bewertung der Behandlungseffektivität zu.

20.5 Rechtliche Aspekte

> Der größte Feind des Rechtes ist das Vorrecht.
> *Marie Freifrau von Ebner-Eschenbach*

Die Rechtsstellung von Mitarbeitern in der Dialyse ist vor allem abhängig von der Schulung, vom Wissensstand, der Qualifikation und den Kompetenzen (▶ Kap. 6). Das Verhältnis zwischen Arzt und Pflegenden in einer Dialyseeinheit ist von enger Kooperation gekennzeichnet, wobei beide Seiten Impulsgeber sind.

Während die Vorbereitung des Patienten auf die Dialysebehandlung, die Handhabung, Koordination und Organisation der Behandlung, pädagogische Aspekte etc. (▶ Kap. 20.3) durchaus originäre oder abgeleitete pflegerische Aufgaben sind, gehen die Behebung von Komplikationen sowie die Auswertung von diagnostischen Befunden, z. B. Laborbefunden, und Symptomen darüber hinaus. Es kommt zu einer zumindest teilweisen Übernahme von entsprechenden bisher dem Arzt vorbehaltenen Aufgaben.

Die Professionalisierung der nephrologischen Pflege wirft diverse **Rechtsfragen** auf, die unter den Gesichtspunkten der Eigenverantwortung der Pflegenden, der ärztlichen Gesamtverantwortung und des Einsatzes von Hilfspersonal betrachtet werden müssen.

20.5.1 Therapeutische Aufklärung und Therapiewahlberatung

Vor der Einleitung der Nierenersatztherapie erhalten die Patienten eine Therapiewahlberatung vom zuständigen Nephrologen, optimalerweise unter Einbeziehung der Pflegenden. Dabei wird der Patient umfassend über die Behandlungsmöglichkeiten informiert. Die Beratung über das eingesetzte Verfahren wird dokumentiert und die Wahl des geplanten Verfahrens begründet. Der Patient stimmt dem **Behandlungsvertrag** zu, indem er die angesetzte Therapie akzeptiert und die Behandlungen entweder selbst vornimmt oder regelmäßig in der Behandlungseinheit erscheint.

Ein wichtiger Bestandteil pflegerischen Handelns ist die therapeutische Aufklärung oder **Sicherungsaufklärung** der Patienten. Sie soll eine Optimierung der Behandlung bewirken. Die

Sicherungsaufklärung beinhaltet therapeutische Hinweise in Bezug auf das Patientenverhalten, d. h. der Betroffene wird angeleitet, sich therapiegerecht zu verhalten. Nach dem BGH-Urteil vom 27.11.1990 obliegt dem Arzt die therapeutische Aufklärung vor allem dann, wenn der Patient therapeutische Maßnahmen ablehnt oder sich voreilig aus dem Krankenhaus entfernt. In diesem Fall muss der Arzt den Kranken informieren, ermahnen und wieder einbestellen.

Da die Sicherungsaufklärung zur Behandlung gehört, weisen Pflegende in Übereinstimmung mit dem Arzt bei pflegerischen Handlungen auf Therapieauswirkungen hin, um so den Betroffenen vor unnötigen gesundheitlichen Gefahren zu schützen.

20.5.2 Medizinproduktegesetz (MPG)

In der Dialyse werden aktive und nichtaktive Medizinprodukte eingesetzt (▶ Kap. 12). Dialysegeräte sind als aktive Medizinprodukte nach Anlage 1 gelistet, entsprechend finden außerdem regelmäßige sicherheitstechnische Kontrollen statt.

In der Anwendung dieser Medizinprodukte muss wie in allen klinischen Bereichen das Medizinproduktegesetz und die MP-Betreiberverordnung eingehalten werden.

20.5.3 Weitere gesetzliche Regelungen

Im Bereich der Hygiene in der Dialyse stellt das **Infektionsschutzgesetz** bezüglich Aufzeichnungspflicht (z. B. MRSA) und Meldepflicht (z. B. Virushepatitis) bestimmter Infektionen und die Empfehlung des Robert-Koch-Institutes zur Krankenhaushygiene die Grundlage der Hygienemaßnahmen dar. Außerdem müssen die **Biostoffverordnung** sowie weitere gesetzliche Vorschriften, Leitlinien und Empfehlungen von Fachverbänden und einem nationalen Arbeitskreis zur Hygiene in der Dialyse beachtet werden. Jede Einrichtung erstellt einen **Hygieneplan**, der regelmäßig überprüft wird.

Bei evtl. notwendigen Transfusionen ist das **Transfusionsgesetz** zu berücksichtigen.

> Wo man das Recht hinauswirft, kommt der Schrecken zur Tür herein.
> *Aus dem Sudan*

Nachschlagen und Weiterlesen

Brenner G (1997) Rechtskunde für das Krankenpflegepersonal. Urban & Fischer bei Elsevier, München
Breuch G (2003) Fachpflege Nephrologie und Dialyse. Urban & Fischer bei Elsevier, München
EDTNA/ERCA, Deutscher Zweig (Hrsg. 2003) Gemeinsame Empfehlung zur Struktur der Pflege in nephrologischen Einrichtungen in Strukturen nephrologischer Pflege. Eigenverlag EDTNA/ERCA, Raunheim
EDTNA/ERCA, Deutscher Zweig (Hrsg. 2003) Nephrologische Pflege – Pflegeprozess in der Praxis. Eigenverlag EDTNA/ERCA, Raunheim
Küntzle W (Hrsg. 1999) Dialyse-Grundkurs. Eigenverlag ifw-PHW, Bad Homburg
Nowack R, Birck R, Weinreich T (2003) Dialyse und Nephrologie für Pflegeberufe. Springer, Heidelberg
Plum, J (2005) Praxis der Peritonealdialyse. UNI-MED Verlag, Bremen
Tast C, Knödler P, Mettang T (2002) Peritonealdialyse. Ausbildungsleitfaden für Krankenschwestern und -pfleger. Pabst Publishers, Lengerich

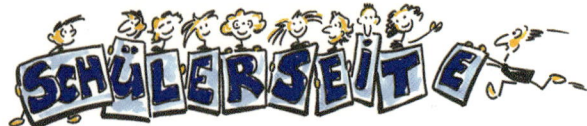

Schülerseite

Erfahren

Ab in den Süden!

Dem Alltag zu entfliehen ist besonders wichtig für Menschen, deren Aktivität einem unerbittlichen Zeitplan unterworfen ist. Aufwändige Reiseplanungen stellen aber eine Herausforderung dar, der nicht jeder Dialysepatient gewachsen ist.

Ein Schiffsarzt hatte dazu 1978 eine zündende Idee, als er auf seine mal wieder leeren und teuren 13 Hospitalbetten starrte und überlegte, wie sie dauerhaft genutzt werden könnten. ❗ **Eine schwimmende Dialysestation sollte entstehen.** ❗

Mittlerweile gibt es **6 Kreuzfahrtschiffe** verschiedener Preiskategorien in Deutschland, die Dialysestationen und medizinische Betreuung bieten. Mit zahlreichen Krankenkassen sind Kostenübernahmeverträge abgeschlossen, vielfach ohne Selbstbeteiligung an den 299,– Euro, die jede Behandlung dort kostet. Im Notfall oder bei einer kurzfristigen Transplantationsmöglichkeit ist ein Rücktransport über den Luftweg jederzeit möglich. Die Dialysezeiten sind der Reiseroute angepasst. So können Landausflüge genutzt und Sonne, Strand und Meer weltweit zum Bad für die Seele werden.

🌐 **Internet**
Mehr dazu unter: http://www.schiffsdialyse.de

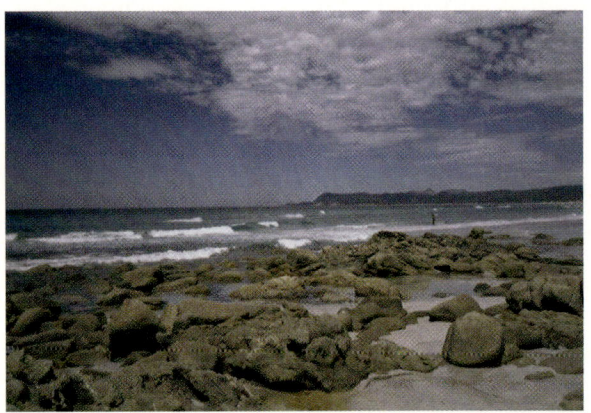

Probieren

Ich weiß Bescheid!

Werden Dialysepatienten ins Krankenhaus eingewiesen oder ziehen sie in ein Pflegeheim um, ist eine adäquate Versorgung natürlich weiter notwendig. Pflegende dort sind oft mit den Maßnahmen nicht so vertraut, weil sie sie selten anwenden müssen. ❗ **Eine Hospitation auf einer Dialysestation kann das Verständnis für Dialysepatienten verbessern und ihr Fachwissen bereichern.** ❗ Gelegentlich bieten Dialysezentren stationsinterne oder krankenhausinterne Fortbildungen an. ❓ Wäre das nicht was für Sie?

Wissen

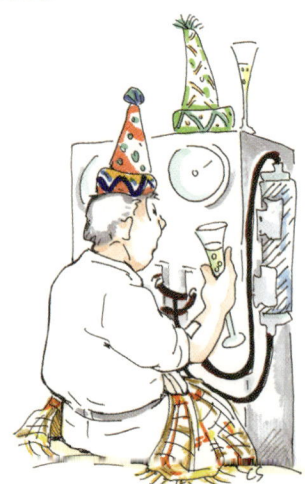

»Prost Kumpel… Auf ein gutes Neues!«

Tipps zum Umgang mit Dialysepatienten:

- Patienten nach eigenen **Behandlungsschemata** fragen, Erfahrungen aufnehmen. Patienten sind an Behandlungsschemata gewohnt, die nicht ohne Not geändert werden sollten.
- Die **Ernährung** sollte dem Appetit angepasst werden, vor allem eiweißreiche und wohlschmeckende Kost ist wichtig. Die gleichzeitige Aufnahme (Resorption) von Phosphat in eiweißreicher Nahrung wird durch die zeitgerechte Einnahme von Phosphatbindern verringert. Der Kaliumgehalt der Speisen kann durch entsprechende Zusammenstellung und ggf. Maßnahmen bei der Zubereitung verringert werden. (Wegschütten des Kochwassers oder der entstehenden Flüssigkeit beim Auftauen von Tiefkühlkost.)

- **Flüssigkeitszufuhr**: Trinkmengen oder sonstige Flüssigkeitszufuhr z. B. Suppen, Infusionen etc. werden bilanziert. Erlaubt ist eine Gewichtszunahme durch Flüssigkeit von max. 5% des Körpergewichts zwischen den Hämodialysen.
- **Dialysezugang**: Am Shuntarm darf kein Blutdruck gemessen und kein Blut entnommen werden! Zentralvenöse Katheter für die Dialyse sind ausschließlich der Dialyse vorbehalten.
- **Kreislauf- und Shuntüberwachung** sowie **Bettruhe** sind z. T. im Anschluss an die Dialyse notwendig, da sich die Patienten oft müde und schlapp fühlen.
- Die **Blutungsgefahr** ist nach der Dialysebehandlung verstärkt: deshalb keine i. m.-Injektionen am Dialysetag! Bei Eingriffen muss ausreichend Abstand zur Dialyse eingehalten oder eine besondere Antikoagulation während der Dialyse gegeben werden.
- **Schmerzen** können auch im Zusammenhang mit der Niereninsuffizienz stehen z. B. Gelenk-, Knochen- und Weichteilschmerzen durch Knochenstoffwechselstörungen, Verkalkungen, sonstige Ablagerungen; Kopfschmerzen durch Bluthochdruck oder Dysäquilibrium (Verschiebung der Zellosmolarität), Muskelschmerzen durch dialysebedingte Krämpfe (Elektrolytverschiebungen), Schmerzen durch Fehlhaltung/Verspannungen während der Dialysebehandlung.
- **Medikamente** werden im Vergleich zu Gesunden häufig unterschiedlich verstoffwechselt. Deshalb haben z. B. Schlafmedikamente z. T. eine längere Halbwertszeit, stärke Wirkung etc.
- Das **Immunsystem** ist durch die chronische Erkrankung geschwächt. Deshalb tritt bei Dialysepatienten auch bei starken Infektionen nicht unbedingt **Fieber** auf. Es kann sich eine sog. »kalte Sepsis« entwickeln.

❗ **Bei Unsicherheiten immer Kontakt mit der Dialysestation und dem zuständigen Nephrologen aufnehmen.** ❗

🌐 Internet

http://www.Edtna-erca.org: Europäischer nephrologischer Pflegeverbande mit Links zu nephrologischen Weiterbildungsstätten in Deutschland

http://www.dialyse-online.de/DD: Dialysepatienten Deutschlands e.V., Weberstrasse 2, 55130 Mainz

http://www.phv-dialyse.de: Adressen von Dialysezentren der Patienten-Heimversorgung, Feriendialyse und Kuranstalten, sowie nephrologische Weiterbildungsstätten

http://www.kfh-dialyse.de: Kuratorium für Dialyse und Nierentransplantation

Spielend lernen

Super, Sie haben das Kapitel gelesen. Und was haben Sie behalten? Das wissen Sie nicht? Dann prüfen Sie es nach. Machen Sie eine **ABC-Liste**. Das heißt, Sie schreiben das Alphabet auf ein Blatt Papier. Nun suchen Sie zu jedem Buchstaben einen Begriff, der mit dem Thema »Dialyse« zusammenhängt. Sie haben 3 Minuten Zeit.

Beispiel:
- **A** Akutes Nierenversagen
- **B** Blutgerinnung
- **C** Cycler
- **D** Dialysegerät usw.

Sie können das Ganze auch mit Ihrem Sitznachbarn, Ihrem Lernpartner oder im gesamten Klassenverband machen. Wer die meisten Begriffe findet, hat gewonnen. Und als Nebeneffekt werden Sie sich die Begriffe, die Sie gefunden haben, spielend merken.

Alternativ können Sie auch ein **KaWa** bilden. Sie wissen nicht, was das ist? KaWa ist ein Kunstwort und bedeutet **Wort-Bild**. Vera F. Birkenbihl hat sie im Rahmen des »gehirngerechten Lernens« entwickelt (▶ Didaktisches Konzept).

K = Kreative
a = Ausbeute
W = Wort
a = Assoziationen

Schreiben Sie das Wort »Dialyse« oder ein Wort, das damit zusammenhängt, auf ein Blatt Papier. Nun suchen Sie zu den Buchstaben Begriffe, die mit der Therapiemethode »Dialyse« zusammenhängen, und schreiben Sie diese an den jeweiligen Buchstaben. Nehmen Sie sich dazu 2 Minuten Zeit.

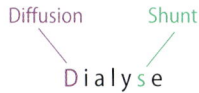

Bei beiden Lernformen darf man übrigens zu Anfang auch noch einmal im Text nachlesen, um entsprechende Begriffe zu finden. Auch dadurch bleibt das Wissen haften!

21 Herzkatheterlabor

Birgit Unfug

21.1 Begriffserklärung und Patientensituation – 446

21.2 Abteilungsaufbau und -organisation – 447
21.2.1 Mitarbeiter im Herzkatheterlabor – 448
21.2.2 Organisation und Arbeitsabläufe – 448

21.3 Aufgaben des Pflegepersonals – 449
21.3.1 Patienten betreuen – 449
21.3.2 Arbeitsplatz vorbereiten – 450
21.3.3 Während der Herzkatheteruntersuchung assistieren – 450
21.3.4 Schleuse ziehen und Punktionsstelle komprimieren – 451
21.3.5 Patienten verlegen bzw. entlassen – 452

21.4 Diagnostische und therapeutische Maßnahmen – 452
21.4.1 Aufklärung und notwendige Befunde – 452
21.4.2 Vorbereitung des Patienten am Vortag bzw. Untersuchungstag – 453
21.4.3 Rechtsherzkatheterisierung – 453
21.4.4 Linksherzkatheterisierung – 454
21.4.5 Perkutane transluminale Koronarangioplastie (PTCA) – 454
21.4.6 Mögliche Schwierigkeiten und Komplikationen – 455
21.4.7 Endomyokardbiopsie – 455

21.5 Rechtliche Aspekte – 456
21.5.1 Einverständniserklärung – 456
21.5.2 Strahlenschutz – 456

Schülerseite – 458

21.1 Begriffserklärung und Patientensituation

Herzkatheterlabore sind in großen Kliniken oder ärztlichen Praxen angesiedelt (Abb. 21.1). In einem Herzkatheterlabor erfolgen **Untersuchungen** und **therapeutische Eingriffe** am Herzen mittels Herzkatheter.

Die therapeutischen Eingriffe am Herzen mittels Herzkatheter bezeichnet man als **Perkutane Transluminale Coronarangioplastie** (PTCA). Während einer PTCA kann ein verschlossenes Gefäß (Gefäßstenose) mit einem Ballon aufgedehnt werden (*Dilatation*) und/oder eine Gefäßhülse (Stent) eingesetzt werden, um das Gefäß zu stabilisieren.

Die **Indikationen** und die **relativen Kontraindikationen** für eine Herzkatheteruntersuchung sind in Tabelle 21.1 dargestellt. Man spricht von relativen Kontraindikationen, weil die Kontraindikationen im Verhältnis zur Indikation zu sehen sind und Risiko bzw. Nutzen für den Patienten abgewogen werden müssen. Häufig ist aufgrund von Vorerkrankungen eine besondere Vor- oder Nachbehandlung des Kranken erforderlich.

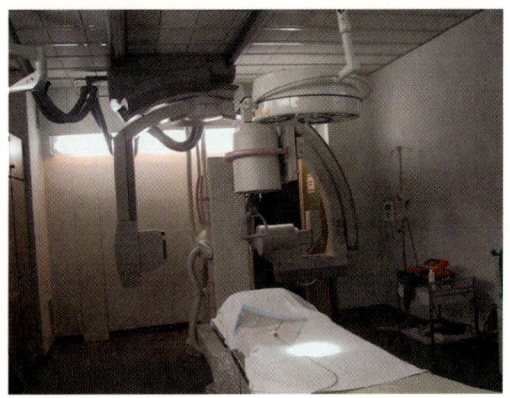

 Abb. 21.1. Arbeitsplatz in einem Herzkatheterlabor

Die gefährlichsten Herzkrankheiten sind immer noch Hass, Neid und Geiz.
Pearl S. Buck

Der Eingriff mittels Herzkatheter ist risikoreich und verlangt deshalb von allen beteiligten Personen höchste Konzentration, fachliches und handwerkliches Können.

> **Patientensituation**
>
> Die meisten Menschen sehen einer bevorstehenden Herzkatheteruntersuchung mit Unwissenheit und Angst entgegen. Sie birgt Fragen wie: Was passiert mit mir? Tut das weh? Bekomme ich etwas mit? Wird es Komplikationen geben? Was wird die Untersuchung ergeben? Die Menschen sind unruhig, angespannt, teilweise ungeduldig. Häufig besteht bei einer bereits vorliegenden Herzschädigung Atemnot, die durch Angst gesteigert werden kann.

In einigen Herzkatheterlaboren werden auch **Herzschrittmacherimplantationen** vorgenommen. Dafür sind Richtlinien, wie Hygienestandards und räumliche Voraussetzungen, ähnlich wie für Operationssäle einzuhalten. Der Eingriff erfolgt von einem fachkompetenten Arzt und ein oder zwei Pflegenden, die assistieren, um zeitsparend zu implantieren und um das Infektionsrisiko für die Patienten gering zu halten. Die Vorbereitung zu einer Schrittmacherimplantation ist der

 Tabelle 21.1. Indikationen und relative Kontraindikationen einer Herzkatheteruntersuchung

Indikationen	Relative Kontraindikationen
— koronare Herzerkrankung, z. B. stabile, instabile, atypische Angina pectoris	— schwere Herzinsuffizienz
— akuter Myokardinfarkt	— schwere Elektrolytstörungen
— nichtgelungene Lyse	— Medikamentenüberdosierung (z. B. Digitalis)
— kardiogener Schock	— unkontrollierte arterielle Hypertonie
— mechanische Komplikationen (Ventrikelseptumruptur, akute Mitralinsuffizienz)	— Niereninsuffizienz
— Zustand nach Reanimation (überlebter plötzlicher Herztod)	— Kontrastmittelallergie
— Ausschlussdiagnostik	— Schilddrüsenüberfunktion
— Koronardiagnostik vor der Operation angeborener oder erworbener Herzklappenfehler	— unkontrollierte Blutgerinnungsstörungen
— Herzinsuffizienz unklarer Genese	— Infektion bzw. Fieber
— nach Herztransplantation	— akute gastrointestinale Blutung
— vor elektrophysiologischer Diagnostik ventrikulärer Taycharrhythmien	— Schwangerschaft
— Aorten*dissektion*	
— Perikarderkrankungen	
— Kardiomyopathien	

einer Herzkatheteruntersuchung ähnlich. Nach dem Eingriff sind die Patienten i. d. R. wieder mobil, sie bleiben allerdings zur Beobachtung noch ca. 1 Tag stationär.

21.2 Abteilungsaufbau und -organisation

Das Herzkatheterlabor besteht i. d. R. aus einem Untersuchungs- bzw. Eingriffsraum, einem Registrierraum, einem Vor- und Nachbereitungsraum und idealerweise aus einem Wartebereich für Patienten.

Der **Untersuchungsraum** sollte groß genug sein, um einen liegenden Patienten hineinzufahren und auf den Untersuchungstisch umbetten zu können. Der Eingriffsraum muss abdunkelbar und klimatisierbar sein.

Aus Gründen des Strahlenschutzes ist der **Registrierraum** (Abb. 21.2) vom eigentlichen Untersuchungsraum zu trennen. Er ist mit dem Untersuchungsraum durch ein Bleisichtglas und eine Gegensprechanlage verbunden. Das Registriergerät dient der kontinuierlichen Aufzeichnung des EKGs und der Druckkurven während der Katheteruntersuchung. Die elektrokardiographischen und hämodynamischen Daten werden parallel im Untersuchungs- und im Registrierraum auf Monitoren dargestellt.

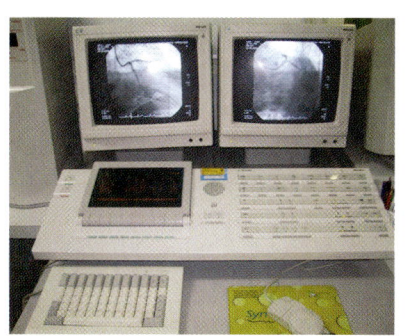

Abb. 21.2. Registrierraum mit Schaltpult und Monitoren

Der **Vorbereitungsraum** dient in erster Linie zum Herrichten steriler Tische und zur Lagerung aller notwendigen Materialien (Katheter und Zubehör). Das gesamte Sterilgut und auch andere, für die Untersuchungen wichtige Materialien werden aufgrund hygienischer Vorschriften in verschließbaren Schränken gelagert.

Im **Nachbereitungsraum** werden die benutzten Gerätschaften in einem dafür vorgesehenen Behälter gesammelt. Das Aufbereiten der Geräte übernimmt i. d. R. ein dezentrales Sterilisationsteam, vor allem, um eine **unnötige Kontamination mit blutigen Instrumentarien** zu vermeiden.

Der **Wartebereich** sollte mit bequemen Stühlen, Toiletten und mit einer Patientenrufanlage ausgestattet sein, so dass Patienten das Pflegepersonal zu Hilfe bitten können, z. B. wenn sie im Bett liegen und ein Steckbecken benötigen.

Ein Aufenthaltsraum und ein Umkleidebereich nebst Toilette gehören ebenfalls zur Grundausstattung eines Herzkatheterlabors.

Die Einzelheiten zur räumlichen Ausstattung von Herzkatheterlabors fassen die Richtlinien der Deutschen Gesellschaft für Kardiologie, Herz- und Kreislaufforschung zusammen. Hier sind auch die **Voraussetzungen** der **apparativen Einrichtung** festgelegt:

- **Sauerstoff- und Druckluftanschluss**, Möglichkeiten zur **künstlichen Beatmung**
- **Operationsleuchte**, sie dient als punktuelle Lichtquelle während des Eingriffs, da der Raum abgedunkelt ist, und kann mit einem sterilen Handgriff vom Untersucher selbst bedient werden
- Anschluss an ein **Notstromsystem**; fällt unter die Geräteklasse I, d. h., der Betrieb ist jederzeit auch während eines Stromausfalls möglich (▶ Kap. 12)
- **Druckwandler** zur kontinuierlichen arteriellen Blutdruckmessung (Druckabfall beim Aufdehnen eines Gefäßes)
- **Hochdruckspritze** oder **Kontrastmittelinjektor** (sog. Angiomatspritze) vor allem zum schnellen Injizieren größerer Kontrastmittelmengen; an den Injektoren wird die Flussgeschwindigkeit, das Injektionsvolumen und die Druckgrenze (meist 600 bar) eingestellt (Abb. 21.3)
- **Notfallwagen** mit Notfallmedikation (Tabelle 21.2), Defibrillator (mit Akku- bzw. Batteriebetrieb) und passagerer Schrittmacher

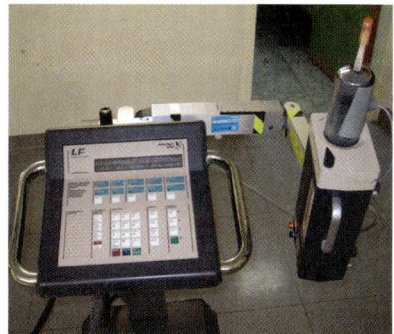

Abb. 21.3. Hochdruckspritze

Tabelle 21.2. Häufig verwendete Notfallmedikamente im Herzkatheterlabor

Maßnahmen bzw. Indikationen	Medikamentenbeispiele
Sedoanalgesie	Diazepam, Dormicum
Intubation	Etomidate
bradykarde Herzrhythmusstörungen	Atropin
ventrikuläre Erregungsbildungs- und Leitungsstörungen, z. B. Kammerflimmern	Xylocain
Blutdruckabfall	Suprarenin

Für die Herzkatheteruntersuchung ist eine **Angiographieanlage** erforderlich. Sie besteht aus:
- einem beweglichen, höhenverstellbaren **Patiententisch**, der von allen Seiten zugänglich ist (wichtig bei Reanimationsmaßnahmen),
- einem **Röntgengenerator** mit Röntgenröhre zur Strahlenerzeugung,
- einem **Bildverstärker** zur Bildaufnahme (dadurch sind wenig Röntgenstrahlen notwendig),
- verschiedenen **Filtern** (Kupfer, Aluminium) zur Optimierung der Bildschärfe,
- einer **Belichtungsautomatik** zur Erreichung der niedrigsten Strahlendosis und zum Anpassen der Dosis an unterschiedliche Körpergewichte,
- einer digitalen **Filmkamera** mit vorgeschalteter Tandem-Optik zur Filmaufnahme,
- einem **Videosystem** zur Aufnahme und Dokumentation der Untersuchungsergebnisse.

Der untersuchende Arzt kann mittels eines Fußpedals durchleuchten, filmen und den Tisch verschieben. Weitere Einstellungen, wie Vergrößerungen einer Aufnahme oder das Einstellen der Röntgenanlage (frontale und laterale Ebene), erfolgen unter Beachtung der Sterilität an einem am Untersuchungstisch befestigten Schaltpult.

21.2.1 Mitarbeiter im Herzkatheterlabor

Im Herzkatheterlabor arbeitet ein **therapeutisches Team** bestehend aus Ärzten und Pflegepersonal. Das Pflegepersonal sollte mehrjährige Erfahrung in der stationären Pflege mitbringen und Interesse an medizinischen Geräten bzw. technisches Verständnis besitzen. Zur fachlichen Qualifikation gehört ebenfalls, Notfallsituationen schnell zu erkennen, in schwierigen (Stress-)Situationen besonnen zu reagieren und Reanimationsmaßnahmen perfekt zu beherrschen.

> Jeder kleine Teil der Unwissenheit, den wir geordnet haben, ist Wissen.
> *Ambrose Bierce*

Eine von der Deutschen Krankenhausgesellschaft (DKG) anerkannte Fachweiterbildung für Pflegepersonal im Herzkatheterlabor gibt es noch nicht. Allerdings besteht die Möglichkeit über die Bundesarbeitsgemeinschaft für Assistenzpersonal in der Kardiologie regelmäßig Fachfortbildungen zu besuchen (► Schülerseite).

21.2.2 Organisation und Arbeitsabläufe

> Alles im Leben ist Organisation.
> *Wilhelm von Humboldt*

Die Patienten werden i. d. R. vom Hausarzt bzw. einer anderen Klinik eingewiesen oder kommen von den entsprechenden Stationen des Krankenhauses und werden zu einem bestimmten Termin einbestellt. Somit sind der Arbeitsablauf und der Arbeitsanfall meist **planbar**.

> Pro Herzkatheteruntersuchung rechnet man etwa 1 bis 1 1/2 Stunden Arbeitszeit. Als Mindestbesetzung sind ein Arzt und eine/ein Gesundheits- und Krankenpflegerin/-pfleger notwendig.

Da Patienten auch **notfallmäßig** eingeliefert werden, ist ein Abweichen von den tagesüblichen Strukturen jederzeit möglich zu machen. Patienten, die bereits zum vereinbarten Termin erschienen sind, wird die Notlage freundlich erklärt. Sie erhalten entweder einen neuen Termin oder müssen sich auf eine längere Wartezeit einstellen. Bei längeren Wartezeiten sollte ggf. eine Infusionstherapie zur Vermeidung einer Dehydration angeordnet werden.

In vielen Herzkatheterlabors ist ein **Bereitschaftsdienst** von ärztlicher und pflegerischer Seite eingerichtet, damit auch in der Nacht die Patientenversorgung gewährleistet ist.

21.3 Aufgaben des Pflegepersonals

21.3.1 Patienten betreuen

Kinder kommen i. d. R. in ein Herzkatheterlabor einer Kinderklinik, die speziell dafür ausgestattet ist, da Fachwissen im Bereich der Kinderkardiologie und spezielle Untersuchungsmaterialien notwendig sind.

Das Pflegepersonal nimmt den Patienten freundlich in Empfang, überprüft die Unterlagen auf Vollständigkeit (▶ Kap. 21.4.1) und erfasst den Patientenstatus, wie Größe, Gewicht und bekannte Allergien (z. B. auf Kontrastmittel). Fragen des Patienten werden beantwortet, Ängste wahrgenommen und beruhigend entgegengewirkt.

Vor der Untersuchung erhält der Patient die Möglichkeit zur Blasenentleerung. Anschließend wird er in den Untersuchungsraum gebracht und auf den Untersuchungstisch gebettet. Der Patient wird an das EKG-Gerät angeschlossen und die zu punktierende Hautregion (meist rechte Leiste, ▶ Kap. 21.4.2) **rasiert**. Dabei muss nicht die ganze Schambehaarung entfernt werden, es reicht von der Körpermittellinie bis eine Handbreit unterhalb der Leiste.

> **Insidertipp**
> Nach der Rasur liegengebliebene Härchen können mit einem Pflasterstreifen aufgenommen werden.

Auch Schmeicheln ist eine Kunst.
Deutsches Sprichwort

Wichtig ist zu prüfen, ob der Patient nüchtern ist und einen venösen Zugang hat, damit die Aspirationsgefahr bei Auftreten einer Kontrastmittelallergie, (▶ Kap. 13) reduziert wird und Notfallmedikamente sofort injiziert werden können.

Anschließend wird die rasierte Stelle mit sterilen, mit Hautdesinfektionsmittel getränkten Tupfern **desinfiziert**. Der Patient wird steril **abgedeckt** und die benötigten **Materialien steril** für den untersuchenden Arzt **vorbereitet**:

- Lokalanästhetikum in einer Spritze aufgezogen mit steriler Kanüle für die Injektion (z. B. Lidocain 1% bei Punktion der A. brachialis ca. 3–4 ml, bei der A. femoralis ca. 15–20 ml)
- Einmalskalpell zur Hautinzision (Einschnitt)
- Punktionsnadel zum Einführen des Führungsdrahtes
- Führungsdrähte zur sicheren Einführung und Führung des Herzkatheters in die richtige Position
- Herzkatheter bzw. Ballonkatheter (◘ Abb. 21.4) mit unterschiedlichen Katheterspitzen, um die verschiedene Herzgefäße besser intubieren zu können

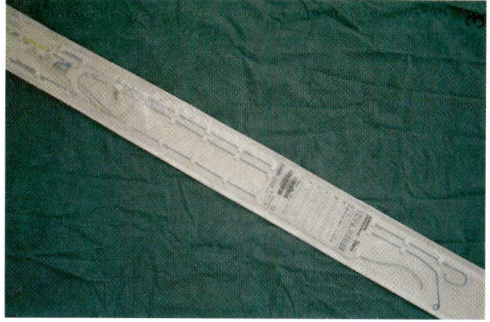

◘ Abb. 21.4. Herzkatheter

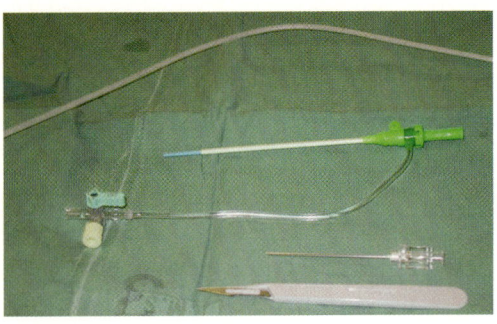

Abb. 21.5. Arterielle Schleuse mit Dilator

- Arterielle Schleusen mit Dilatator (zur Erweiterung des Stichkanals ▸ Abb. 21.5) in verschiedenen Größen; Schleusen dienen als Hilfen zur Einführung von Kathetern in Gefäße; eine als Ventil fungierende Gummimembran verhindert das Austreten von Blut
- Kochsalzlösung 0,9% zum Spülen der Katheter und zum Säubern der Untersuchungsmaterialien während des Eingriffs, damit sich keine Blutkoagel festsetzen können
- Heparin, meist Heparin Natrium oder Heparin Calcium (kein niedermolekulares Heparin verwenden, das Heparin muss leicht dosierbar und antagonisierbar sein), um eine Thrombosierung zu verhindern (die Heparinmenge hängt von der Untersuchungsdauer und der bisherigen medikamentösen Therapie ab)
- Röntgenkontrastmittel, nur nichtionische Kontrastmittel (z. B. Solutrast 370, Accupaque 370; unterschiedliche Osmolalität und Viskosität)
- Sterile Handschuhe

21.3.2 Arbeitsplatz vorbereiten

Bei Arbeitsbeginn wird als erstes der **Notfallwagen** und die dazugehörenden Geräte (Defibrillator, Sauerstoffgerät, Pulsoxymeter, Laryngoskop, endotracheale Tuben in verschiedenen Größen, Beatmungsbeutel) auf Vollständigkeit und Funktionsfähigkeit überprüft. Grundsätzliches zum Notfallwagen:
- Der Notfallwagen ist stets gut erreichbar und fahrbereit
- Er enthält nur Medikamente, die für kardiopulmonale Komplikationen wesentlich sind
- Geräte, Medikamente und Materialien werden nach einem festgelegten, übersichtlichen Schema einsortiert und nach Gebrauch sofort wieder aufgefüllt

> Im Herzkatheterlabor können jederzeit Notfallsituationen auftreten, daher heißt es hier: Allzeit bereit!

Seitens der Krankenhaushygiene zählen Herzkatheteruntersuchungen zu den sog. kleinen chirurgischen Eingriffen. Die **Untersuchungstische** werden deshalb zeitnah vor dem jeweiligen Eingriff gerichtet, um den sterilen Anforderungen gerecht zu werden.

Der untersuchende Arzt desinfiziert sich vor dem Eingriff die Hände (hygienische Händedesinfektion bei Herzkatheter, chirurgische bei Herzschrittmacherimplantation, ▸ Kap. 9 u. 17) und zieht sich steril an (Kittel, Mund- und Nasenschutz, Handschuhe). Das Pflegepersonal ist unsteril und hat die Funktion eines Springers wie im OP.

Das Pflegepersonal deckt entweder gemeinsam mit dem bereits steril angezogenen Arzt oder allein, bevor der untersuchende Arzt dazu kommt, den Patient mit sterilen Tüchern ab, so dass nur noch der Kopfbereich frei bleibt (▸ Abb. 21.6).

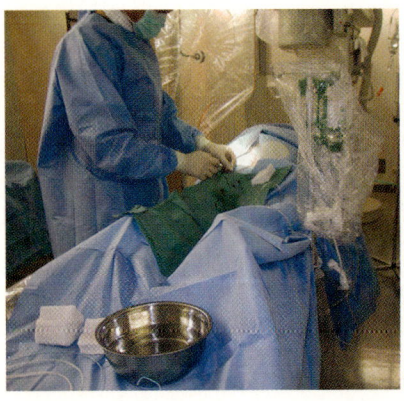

Abb. 21.6. Steril angezogener Arzt und abgedeckter Patient

21.3.3 Während der Herzkatheteruntersuchung assistieren

Während der Herzkatheteruntersuchung befindet sich eine/ein Gesundheits- und Krankenpflegerin/-pfleger mit im Eingriffsraum. Die Pflegeperson beobachtet den Patienten, unterstützt ihn beim Positionswechsel (z. B. Lage der Arme) und appliziert ggf. Medikamente (z. B. Nitrolingual bei Hypertonus und zum Gefäßerweitern) sowohl i. v. als auch oral. Ferner ist sie für das Anreichen steriler Materialien zuständig und ständiger Ansprechpartner für Arzt und Patient.

> **Insidertipp**
>
> Da der Patient i. d. R. wach und ansprechbar ist, wird er in die Untersuchung einbezogen, ihm wird z. B. das Vorgehen erklärt oder er führt wenn notwendig einfache Atemmanöver aus.

Eine/ein weitere/r Gesundheits- und Krankenpflegerin/-pfleger sitzt im Registrierraum. Sie beobachtet anhand der Monitoranlage die Kreislaufsituation des Patienten und notiert alle Patientendaten und die angereichten Materialien. Bei Notfallsituationen unterstützt sie/er das Untersuchungsteam.

21.3.4 Schleuse ziehen und Punktionsstelle komprimieren

Nach Beendigung der Herzkatheteruntersuchung wird der Patient mit noch liegender Schleuse in sein Krankenbett gelegt und, wenn vorhanden, in einen Nachsorgeraum gebracht. Das Pflegepersonal kontrolliert den Blutdruck und assistiert dem Arzt ggf. beim **Ziehen** der **arteriellen Schleuse**. Komplikationen, die beim Punktieren der Arterie in der Leiste entstehen können, sind auch nach dem Ziehen der Schleuse möglich (▶ Kap. 21.4.6).

Nachdem die Schleuse gezogen ist, **komprimiert** meist der Arzt die **Punktionsstelle** für ca. 10–30 Minuten mit der Hand. Die Dauer der Kompression richtet sich nach der Schleusengröße und der verabreichten Medikation (Thrombozytenaggregationshemmer).

Zur manuellen Kompression gibt es mittlerweile viele unterschiedliche **mechanische Kompressionssysteme**. Hier ist allerdings zu gewährleisten, dass die korrekte Anwendung im Team bekannt ist und eine kontinuierliche Überwachung erfolgt. Ein Verrutschen der Kompressionssysteme ist schnell möglich, vor allem bei unruhigen Patienten.

Inzwischen gibt es auch die Möglichkeit, nach therapeutischen Herzkathetern die Schleuse sofort zu ziehen und die Punktionsstelle mit einem **Kollagen-Verschluss-System** zu verschließen. Die hierzu verwendeten Verschluss-Systeme sind allerdings noch nicht im Routinealltag verankert. Vorteil dieses Systems sollen die verringerte Liegezeit und reduzierte Blutungskomplikationen sein. Nachteile sind eine höhere Infektionsgefahr im Leistenbereich und das Auftreten von Allergien gegen die Verschlusssubstanz (Rinderkollagen, Polyglycol- oder Polymilchsäurepolymere). Das punktierte Gefäß kann auch durch eine spezielle **Nahttechnik** verschlossen werden.

Nach dem Abdrücken erhält der Patient einen **Druckverband** (◘ Abb. 21.7) zur weiteren Kompression. Für den Druckverband wird die Einstichstelle mit sterilen Tupfern abgedeckt. Mit Kompressionsbinden (in der Breite von 10 bis 12 cm) wickelt man mehrere Runden um die Hüfte und geht abwechselnd dazu noch 2 bis 3 Runden um den Oberschenkel herum. Zum Schluss wird die Binde mit einem festen Klebeband fixiert.

> Der Druck sollte fest sein, aber den Blutfluss in der Arterie nicht vollständig unterbinden. Deshalb die peripheren Fußpulse während des Abdrückens kontrollieren.

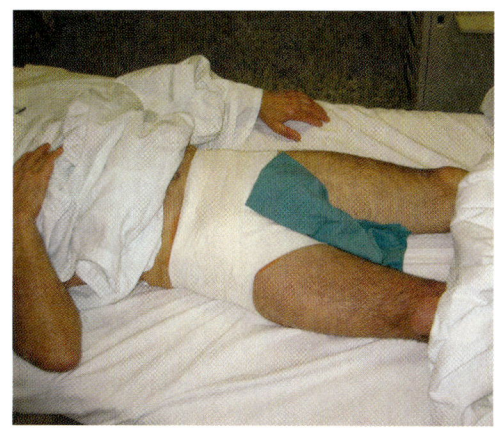

◘ Abb. 21.7. Anlage eines Druckverbandes

> **Insidertipp**
>
> Um Komplikationen, z. B. Nachblutungen, zu vermeiden, inspiziert das Pflegepersonal den Druckverband in den ersten 2 Stunden i. d. R. halbstündlich, später stündlich. Außerdem werden Blutdruck und Fußpulse kontrolliert und dokumentiert.

Das Pflegepersonal informiert den **Patienten** über einige **Verhaltensregeln,** die während des Tragens des Druckverbandes zu beachten sind. Je nach Schleusenstärke verbleibt der Druckverband 6 bis 10, teilweise bis zu 24 Stunden, ebenso lange muss der Patient **Bettruhe** einhalten. In dieser Zeit muss der Patient auf dem Rücken liegen und versuchen, zu vermeiden, die Bauchmuskeln anzuspannen und das punktierte Bein anzuziehen.

21.3.5 Patienten verlegen bzw. entlassen

Patienten können i. d. R. nach einer diagnostischen Herzkatheteruntersuchung noch am selben Tag, nach etwa 8 Stunden (zur Kontrolle der Punktionsstelle auf Nachblutungen) nach Hause gehen. Die Entlassung ist davon abhängig, zu welcher Tageszeit die Untersuchung erfolgt und welche Schleusengröße verwendet wurde.

Wurde aus einer diagnostischen Herzkatheteruntersuchung ein **therapeutischer Eingriff**, so wird der Patient anschließend zur Überwachung der Herzkreislaufsituation mittels Monitor auf eine **Überwachungseinheit** verlegt.

Bei einer perkutanen transluminalen Coronarangioplastie erhält der Patient in den meisten Fällen blutgerinnungshemmende Medikamente, so dass die Schleuse erst nach einer mehrstündigen Wartezeit (6 bis 8 Stunden) und nach Kontrolle der Gerinnungsparameter (PTT = partielle Thromboplastinzeit oder ACT = activated clotting time) gezogen werden kann.

Der Arzt der Überwachungsstation entscheidet nach Schleusenentfernung, wann der Patient zurück auf Allgemeinstation verlegt wird oder ob er gleich entlassen werden kann.

21.4 Diagnostische und therapeutische Maßnahmen

21.4.1 Aufklärung und notwendige Befunde

Vor einer Herzkatheteruntersuchung übernimmt im Idealfall der untersuchende Arzt die **Aufklärung** des Patienten und die körperliche Anamnese. In den meisten Kliniken allerdings wird der Patient auf Station untersucht. Diese Daten erhält der Herzkatheterarzt in einer Kurzmitteilung.

Die Aufklärung sollte grundsätzlich 24 Stunden vor dem Eingriff erfolgen und in Form einer **schriftlichen Einverständniserklärung** vom Patienten und Arzt unterschrieben werden (Ausnahme im Notfall). Eine nur mündlich erfolgte Aufklärung wird im Dokumentationssystem des Patienten vermerkt.

Bei der **Anamnese** und **körperlichen Untersuchung** dokumentiert der Arzt die genauen Beschwerden des Patienten und klärt vor allem die Risikofaktoren. Dazu gehören Lungenerkrankungen, Nierenerkrankungen, arterielle Hypertonie, Schilddrüsenerkrankungen (Hyperthyreose), periphere arterielle Verschlusskrankheiten, Kontrastmittelallergie, Vormedikation, Beruf bzw. berufliche Belastung. Es erfolgt eine Herz-Lungen-Auskultation, die Auskultation der peripheren Gefäße, eine Blutdruckmessung an beiden Armen und das Palpieren der Schilddrüse.

An **Laborwerten** und **Befunden** sollten Gerinnungswerte (insbesondere bei Marcumareinnahme), Serumelektrolyte (Kalium, Natrium), Thrombozyten, kleines Blutbild (bei Anämie, Leukozytose), Kreatinin (Menge des zu verabreichenden Kontrastmittels ist davon abhängig), Schilddrüsenparameter, ein aktuelles EKG und eine Röntgenthoraxaufnahme vorliegen.

Über die **Wahl der Punktionsstelle** für den Herzkatheter wird vor Untersuchungsbeginn entschieden und diese mit dem Patienten abgesprochen. Die Technik der Herzkatheteruntersuchung erfordert entweder die Freilegung einer Arterie und Vene (meist A. brachialis und V. basilica in der Ellenbeuge beim sog. Herzkatheter nach Sones) oder eine perkutane Punktion (meist A. und V. femoralis beim sog. Herzkatheter nach Judkins, ▶ Schülerseite). Jede Technik kann für einen Rechts- und Linksherzkatheter verwendet werden.

21.4.2 Vorbereitung des Patienten am Vortag bzw. Untersuchungstag

Sehr ängstliche und unruhige Patienten können am Vorabend ein leichtes **Beruhigungsmedikament** (Diazepan) erhalten. Auch am Untersuchungstag kann kurz vor dem Eingriff eine leichte Sedierung verabreicht werden. Meist hilft aber schon Zuspruch und Zuwendung durch das Pflegepersonal und den untersuchenden Arzt.

Erhält der Patient eine **Dauermedikation**, Koronartherapeutika oder blutdrucksenkende Medikamente, nimmt er diese auch am Untersuchungstag ein. Diuretika, Antidiabetika werden erst nach der Untersuchung verabreicht. Mit Heparin sollte am Untersuchungstag pausiert werden. Die **Marcumareinnahme** wird ein paar Tage vor der Untersuchung unterbrochen (Blutgerinnungskontrolle). Dies ist nicht notwendig, wenn die Untersuchung nach der Sones-Technik erfolgt.

Bei bestimmten **Vorerkrankungen**, wie chronische Niereninsuffizienz, Schilddrüsenerkrankung oder Kontrastmittelallergie, wird der Patient entsprechend medikamentös vorbereitet.

> 6 Stunden vor Untersuchungsbeginn ist eine Nahrungs- und Flüssigkeitskarenz notwendig.

Am Vortag sollte je nach Vorerkrankung reichlich Flüssigkeit getrunken bzw. infundiert werden, um eine Dehydratation zu vermeiden. Findet die Untersuchung erst am Nachmittag statt, kann der Patient ein leichtes Frühstück erhalten (1 Scheibe Weißbrot und eine Tasse Tee).

Steht die **Punktionsstelle** fest, i. d. R. die rechte Leiste, so wird diese auf der Station gründlich **rasiert** und gesäubert. Aus hygienischen und praktischen Gründen sollten die Patienten ihre privaten Kleidungsstücke vorher ausziehen und ein **Krankenhemd** anziehen. Unmittelbar bevor der Patient von der Allgemeinstation in das Herzkatheterlabor gefahren wird, erhält er eine **Venenverweilkanüle** an einer leicht zugänglichen Stelle (Unterarm). Der Transport des Patienten in einem **höhenverstellbaren Pflegebett** ist sinnvoll, um ein für das Pflegepersonal rückenschonendes Umbetten auf den Untersuchungstisch zu ermöglichen.

21.4.3 Rechtsherzkatheterisierung

Bei der Sondierung des rechten Herzens unterscheidet man zwischen der Einschwemmkatheteruntersuchung und der Rechtsherzsondierung.

Die **Einschwemmkatheteruntersuchung** (sog. Pulmonaliskatheter bzw. Swan Ganz Katheter, ▶ Schülerseite) erfolgt unabhängig von der Linksherzkatheteruntersuchung und liefert ohne Durchleuchtungskontrolle Informationen über die Rechtsherzdynamik und die linksventriku-

> Insulinpflichtigen Diabetikern darf nie ohne ärztliche Absprache am Untersuchungstag routinemäßig Insulin appliziert werden, da die Patienten längere Zeit nüchtern bleiben müssen.

läre Funktion in Ruhe und unter Belastung. Indikationen für einen Einschwemmkatheter sind z. B. angeborene und erworbene Herzfehler oder Herzmuskelerkrankungen.

Die **Rechtsherzsondierung** wird zusammen mit der Linksherzkatheterdiagnostik vorgenommen und gibt über folgende Daten Aufschluss:
- Pulmonalkapillardruck
- Pulmonalarteriendruck
- Rechtsventrikulärer Druck
- Druck im rechten Vorhof
- Herzminutenvolumen und Herzindex
- Messung der Sauerstoffkonzentrationen bei Shuntvitien
- Klappenöffnungsfläche bei Aorten- und Mitralstenosen
- Shunt-Größe bei Links-Rechts- oder Rechts-Links-Shunt

21.4.4 Linksherzkatheterisierung

Man unterscheidet 2 verschiedene Techniken für eine Herzkatheteruntersuchung. Die Linksherzkatheteruntersuchung nach **Sones** erfolgt mit Hilfe eines speziellen Katheters, mit dem sowohl der Ventrikel als auch die arteriellen Herzgefäße dargestellt werden können (Sones-Katheter). Bei der Untersuchungsmethode nach **Judkins** benutzt man i. d. R. für die Darstellung der rechten und linken Koronararterien jeweils einen speziell geformten Katheter, für die Darstellung der Pumpfunktion der linken Kammer den sog. Pigtail-Katheter.

Ventrikulographie

Die Ventrikulographie ist ein wichtiger Bestandteil der Linksherzkatheteruntersuchung. Sie ermöglicht die Bestimmung der linksventrikulären Volumina und der Auswurfraktion sowie umschriebene Wandbewegungsstörungen. Dabei wird mittels Angiomatspritze eine Menge von ca. 30 ml Kontrastmittel mit einer Flussgeschwindigkeit von ca. 10–14 Sekunden und einem Druck von ca. 600–900 bar injiziert.

Koronarangiographie

Bei dieser Untersuchung wird Kontrastmittel selektiv in die Koronararterien injiziert. Die Platzierung der Katheterspitze erfolgt unter Durchleuchtungskontrolle und die Injektion des Kontrastmittels per Hand unter gleichzeitigem Röntgen. Jedes Gefäß wird in verschiedenen Projektionen dargestellt, um eine Aussage über den Schweregrad der Stenosen treffen zu können.

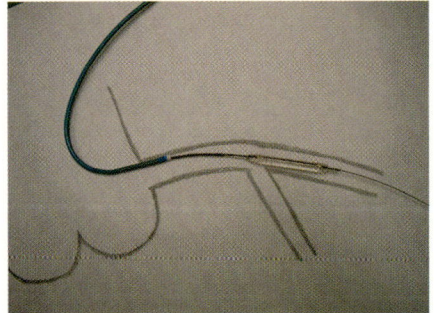

Abb. 21.8. Ballonkatheter mit leicht aufgeblasenem Ballon mit Führungskatheter und Führungsdraht

21.4.5 Perkutane transluminale Koronarangioplastie (PTCA)

Die PTCA ist ein therapeutischer Eingriff im Anschluss an die Linksherzdiagnostik. Meist wird der Patient im Vorfeld auch für diese Maßnahme aufgeklärt, um nicht einen zweiten Eingriff nötig zu machen.

Für die PTCA benötigt man spezielle Führungskatheter, die steif sind und ein größeres Innenlumen besitzen, damit der Führungsdraht, der **Ballonkatheter** und evtl. ein **Stent** (Gefäßhülse) Platz haben (Abb. 21.8). Für das Aufblasen des Ballons benötigt man eine **Dilatationspumpe**, die ein Gemisch aus Kochsalzlösung und Heparin zum Aufdehnen enthält. Mittels dieser Dilatationspumpe kann der Ballon, je nach Hersteller, bis zu 20 atm Atmosphären Druck aufbauen. Der Ballon wird unter Röntgensicht aufgedehnt.

Anschließend wird Kontrastmittel injiziert, um zu sehen, ob die Engstelle aufgedehnt ist und ob noch ein Stent zur Stabilisierung eingesetzt werden muss (◘ Abb. 21.9).

21.4.6 Mögliche Schwierigkeiten und Komplikationen

Bei jeder Herzkatheteruntersuchung können vor der eigentlichen Untersuchung, während und nach dem Eingriff Komplikationen auftreten. Das Pflegepersonal im Herzkatheterlabor hat daher die Aufgabe, die Vitalfunktionen des Patienten kontinuierlich zu überwachen. Folgende Komplikationen können auftreten:

- **Vasovagale Reaktionen** bei der Lokalanästhesie, sichtbar durch Bradykardie am EKG, zusätzlich äußert der Patient meist ein Schwindelgefühl; das Pflegepersonal informiert sofort den Arzt und appliziert auf Anordnung Medikamente i. v. (z. B. Atropin bei Bradykardie)
- **Allergische Reaktionen** bei der Kontrastmittelgabe (▶ Kap. 13)
- **Druckabfall oder Rhythmusstörungen** (Kammerflimmern) beim Sondieren der Koronararterien; EKG und arteriellen Druck überwachen, entsprechende Beobachtungen dem Arzt umgehend mitteilen, damit er den Katheter sofort in die Aorta zurückzieht und, falls sich der Rhythmus nicht stabilisiert, den Patient medikamentös unterstützen kann
- **Herzinfarkt** durch Verschluss des Gefäßlumens oder Gefäßläsion durch den Herzkatheter (Dissektion)
- **Lokale Hämatome**, Nachblutung, Pseudoaneurysma, arteriovenöse Fistel, arterielle Embolie oder Bein-Beckenvenenthrombosen

> **Insidertipp**
> Das Pflegepersonal auf Station beobachtet für mindestens 24 Stunden neben den Vitalzeichen den Druckverband und die Einstichstelle. Bei einer Nachblutung sind meist **Schwellung** und **Schmerzen** beobachtbar, bei einem Pseudoaneurysma oder einer arteriovenösen Fistel ist zusätzlich auskultatorisch ein **Strömungsgeräusch** im Bereich der Einstichstelle zu hören. Entsprechende Beobachtungen sind sofort dem Arzt mitzuteilen.

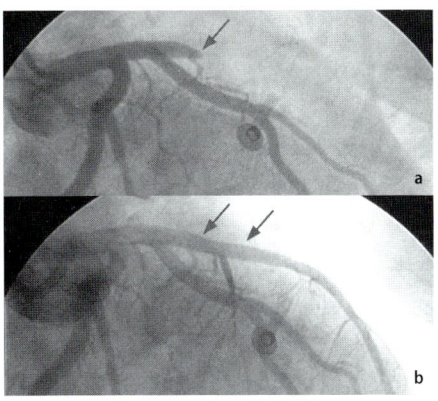

◘ Abb. 21.9a, b. Ballondilatation bei Gefäßverschluss. a Vor und b nach Aufdehnung mit einem Ballonkatheter

Das Pflegepersonal überwacht ständig die Kreislauffunktionen des Patienten, da es während der PTCA zu Ischämiereaktionen kommen kann. Kennzeichen sind: Angina-pectoris-Beschwerden, EKG-Veränderungen (z. B. Rhythmusstörungen) und/oder Abfall des arteriellen Blutdrucks.

> In der Mitte der Schwierigkeiten liegt die Gelegenheit.
> *Albert Einstein*

Wird eine PTCA vorgenommen, sind Herz-Kreislauf-Reaktionen äußerst sensibel zu bewerten, da das zu dilatierende Gefäß kurzfristig durch den Ballon verschlossen wird.

21.4.7 Endomyokardbiopsie

Endomyokardbiopsien erfolgen nur noch sehr selten in Herzkatheterlabors. Sie werden ausschließlich **aus** dem **Interventrikularseptum** entnommen. Die Entnahme selbst ist für den Patienten schmerzfrei. Das Pflegepersonal hat auch hier die Aufgabe der kontinuierlichen Kreislaufüberwachung des Patienten, der psychischen Betreuung und Zuwendung zum Patienten sowie der unsterilen Assistenz für den Arzt.

Entscheidend für die **Indikationsstellung** ist die therapeutische Konsequenz aus dem Untersuchungsbefund. Je nach Fragestellung erfolgen histologische, elektronenmikroskopische,

immunhistologische oder molekularbiologische Laboruntersuchungen. Indikationen für eine Endomyokardbiopsie sind:
- Zustand nach Herztransplantation
- Verdacht auf virale Myokarditis
- Systemerkrankungen mit kardialer Beteiligung (Sarkoidose, Sklerodermie, Amyloidose, Hämochromatose)

Die Vorbereitung und Nachsorge ist identisch zur Herzkatheteruntersuchung, da die Biopsie meist im Zusammenhang mit einer Rechts-/Linksherzkatheterisierung einhergeht. Benötigte **Materialien,** die ergänzend hinzukommen sind:
- PTCA- Führungskatheter, da ein größeres Innenlumen als beim Diagnostikkatheter benötigt wird
- Biopsiezangen
- Steriler Behälter für Biopsieproben, gefüllt mit physiologischer Kochsalzlösung und Formaldehyd 10%
- Sterile Kanüle zum Herausnehmen der Proben aus der Biopsiezange

Komplikationen während einer Endomyokardbiopsie:
- Rhythmusstörungen (häufig)
- Perforation des rechten Ventrikels mit Perikardtamponade
- Pneumothorax bei Punktion der V. jugularis interna
- Vasovagale Reaktion
- Ventrikuläre und supraventrikuläre Tachyarrhythmien
- Passagerer Rechtsschenkelblock

21.5 Rechtliche Aspekte

21.5.1 Einverständniserklärung

Jeder diagnostische oder therapeutische ärztliche Eingriff ist aus juristischer Sicht eine strafbare Handlung, wenn er ohne Einverständnis des Patienten erfolgt. Die Einwilligung ist nur rechtswirksam, wenn der Patient über Nutzen, Ablauf, Alternativen und Risiken des Eingriffs aufgeklärt wurde. Der Arzt berät ihn fachkundig mindestens 24 Stunden vor Untersuchungsbeginn, so dass der Patient in Ruhe entscheiden kann, ob er den Eingriff vornehmen lassen möchte. Der Aufklärungsbogen wird sowohl vom Patient als auch vom Arzt unterschrieben. Im Notfall darf die Aufklärung auf das Nötigste beschränkt werden, sie darf jedoch nicht völlig entfallen.

21.5.2 Strahlenschutz

Laut Röntgenverordnung müssen alle, die in einem Herzkatheterlabor tätig sind, die notwendigen Kenntnisse über die Strahlengefährdung und die anzuwendenden Schutzmaßnahmen besitzen. Es ist zwingend, dass es einen **ärztlichen Röntgenbeauftragten** gibt, der jährlich an entsprechenden Fortbildungen teilnimmt und alle Mitarbeiter zu diesem Thema informiert (▶ Kap. 13).

Grundbegriffe, die für den Strahlenschutz wichtig sind:
- **Kontrollbereich:** hier befindet sich die Strahlenquelle und es kann eine höhere Strahlenbelastung als >15 mSv vorliegen

Tabelle 21.3. Minimierung der individuellen Strahlenbelastung

Obligate Strahlenschutzmaßnahmen	Untersuchungstechnische Schutzmaßnahmen
– Bleimäntel/Rundumschürzen mit doppeltem Schutzfaktor auf der Vorderseite (Bleigleichwert 1,0 mm) – Schilddrüsenschutz (Bleigleichwert 0,5 mm) – Schutzbrillen (Bleigleichwert 0,5 mm) – Schwenkbare, steril abdeckbare Bleiglasfenster (Bleigleichwert 1,0 mm) – Schwenkbare, steril abdeckbare Untertischblende (Bleigleichwert 1,25 mm)	– Durchleuchtungszeiten und Kinematographiezeiten auf das Notwendigste begrenzen – Patienten-Bildverstärker-Abstand minimieren – knöcherne Strukturen im Nutzstrahl durch entsprechende Projektionen vermeiden – bei Filmanlagen: Bilderfrequenz von 12,5/s für die Koronararterien – Abstand zwischen Röntgenröhre und Untersucher bzw. Pflegepersonals so groß wie möglich halten (z. B. Durchleuchtungen vermeiden, während ein Mitarbeiter am Kopfende des Patienten steht)

– **Überwachungsbereich:** Bereich, in dem eine jährliche Strahlenbelastung von >5 mSv <15 mSv möglich ist (z. B. Registrierraum)
– **verschiedene Einheiten:**
  – Röntgen (R) = Ionendosis-Einheit der Röntgenstrahlmenge
  – Coulomb (C/kg) = Effekt der Strahlung auf Materie
  – Gray (Gy) = Dosis der Energie, die in Materie absorbiert wird
  – Sievert (Sv) = Äquivalentdosis, sie berücksichtigt die relative biologische Wirksamkeit verschiedener Strahlenarten (Rem = alte Einheit für Äquivalentdosis)

> Maximale Strahlendosis pro Jahr beträgt <1,5 mSv

Zur **Minimierung** der individuellen **Strahlenbelastung** sind Maßnahmen in ◘ Tabelle 21.3 dargestellt.

Insidertipp
Die Streustrahlung ist bei adipösen Patienten erhöht.

Nachschlagen und Weiterlesen

Alexander K et al (1999) TIM – Thiemes Innere Medizin. Thieme, Stuttgart
Buser P, Zerkowski HR, Osterhues HH, Brett W, Osswald S (2003) Kardiologie und Kardiochirurgie. Springer Heidelberg
Bohlscheid, V, Bohlscheid J (1996) Kardiologie. Urban u. Schwarzenberg, München
Hehrlein, C (2002) Kardiovaskuläre Strahlentherapie. Springer, Heidelberg
Krakau I, Lapp H (2005) Das Herzkatheterbuch. Thieme, Stuttgart
Roskamm H, Neumann FJ, Kalusche D, Bestehorn HP (2004) Herzkrankheiten. Springer, Heidelberg

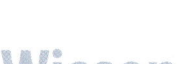

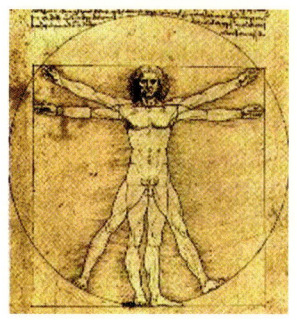

Leonardo da Vinci: Illustration aus »*Divina proportione*« (1509)

Wissen

Menschen entdecken

Cournand, André (1895–1988) und **Richards, Dickinson:** (1895–1973) nahmen 1941 mit Hilfe des »Fickschen Prinzips« Untersuchungsreihen vor und entdeckten Neues zur Physiologie des rechten Herzens.

Fick, Adolf: (1829–1901) »Fick Prinzip« bezeichnet das nach ihm benannte Gesetz zur Bestimmung des Herzzeitvolumens.

Forßmann, Werner: (1904–1979) führte sich 1929 im Selbstversuch den 1. Rechtsherzkatheter in den eigenen Arm ein und spazierte damit zum Röntgeninstitut, um den korrekten Sitz zu überprüfen.

Ganz, William (1903–1980) und **Swan, Harold:** (*1922) stellten 1970 einen neuen Ballonkatheter vor, der es ermöglichte, ohne Röntgenstrahlung einen Rechtsherzkatheter einzuführen.

Grüntzig, Andreas: (1939–1988) führte 1977 die perkutane transluminale Coronarangioplastie (PTCA) ein. Er entwickelte den nach ihm benannten »Grüntzig-Katheter«, ein doppellumiger Dilatationskatheter mit einem Ballon an der Katheterspitze.

Sones, Mason: (1919–1985) entwickelte 1959 die selektive Koronarangiographie vom Arm, die Katheter dafür tragen seinen Namen.

Internet

http://www.kardiobag.de Bundesarbeitsgemeinschaft für Assistenzpersonal in der Kardiologie e. V., Am Ballroth 41, 44227 Dortmund

Buchtipp

Literaturtipps für Patienten

Halhuber C (1996) Vor und nach Bypass-Operationen oder Ballondilatation – Notwenige Untersuchungen – Die Eingriffe – Das Leben danach. Trias, Stuttgart

Klepzig H (1997) Das kranke Herz – Informationsbuch und Ratgeber zu allen Herz-Kreislauf-Erkrankungen. Trias, Stuttgart

Lass dich nicht erwischen!

Im Mittelalter fielen viele Erkenntnisse der antiken Heilkunst dem strengen Reglement der Kirche zum Opfer. Erst in der Renaissance, der Zeit der »Wiedergeburt« wagten sich mutige Neugierige wieder an die menschliche Anatomie. Ein Universalgenie dieser Zeit ist **Leonardo da Vinci** (1452–1519), italienischer Maler, Bildhauer, Architekt, Musiker, Mechaniker, Ingenieur und Naturphilosoph. Wie gut, dass dieser unersättliche Forschergeist gleich aufzeichnen konnte, was er (er)fand! Obwohl vom Papst strengstens verboten, sezierte er in geheimen Kellern 1510 fast 30 menschliche Leichen. Etwa 200 Zeichnungen davon sind noch erhalten – und ein Vermögen wert. Auge und Herz interessierten ihn dabei besonders und seine Darstellung des Arteriensystems ist erstaunlich umfassend. Nebenbei hatte er noch Zeit, die Mona Lisa zu malen sowie Flugzeuge, U-Boote und andere für die damalige Zeit unnützen Dinge zu entwickeln – denn bauen konnte seine Konstruktionen noch niemand.

Probieren

Leben retten

Kapstadt am 3. Dezember 1967, 5.58 Uhr: eine fünfstündige Operation ist zu Ende und für 18 Tage schlägt zum ersten Mal ein fremdes Herz in einem menschlichen Körper. Seit der Chirurg **Christiaan Barnard** auf dieses Weise Medizingeschichte schrieb, wurden weltweit ca. 50.000 Herzen transplantiert. 2001 waren es in Deutschland 614 Herzen, die transplantiert wurden, 2004 nur noch 398 Herzen (Deutschen Stiftung Organtransplantation, 2005). Die Tendenz ist fallend – denn es fehlen Organspender. Für die Patienten, die auf den Wartelisten stehen, bedeutet dies eine tägliche Gratwanderung zwischen Hoffnung und Todesangst.

Aus der Not todkranker Menschen ist ein reger **Schwarzmarkt für Organe** entstanden. Einzige Möglichkeit, diesen illegalen Handel zu reduzieren, ist die vermehrte Bereitschaft zur Organspende. Aber gerade in Deutschland besitzen – je nach Umfrage – nur 5–15% der Bevölkerung einen **Organspendeausweis**.

❓ Wie stehen Sie zu dem Thema Organspende? Diskutieren Sie darüber im Klassenverband. Projektarbeit: Starten Sie eine Umfrage an Ihrem Krankenhaus, Pflegeheim etc. ❓ Wie viele Mitarbeiter haben einen Organspendeausweis? ❓ Gibt es Unterschiede zwischen den Berufsgruppen? Machen Sie das Ergebnis an Ihrem Haus öffentlich. Viele nützliche Infos finden Sie z. B. unter:

🌐 Internet

http://www.organspende-info.de: die Seite der BZga
http://www.organspendeausweis.de
http://www.herztransplantation.de

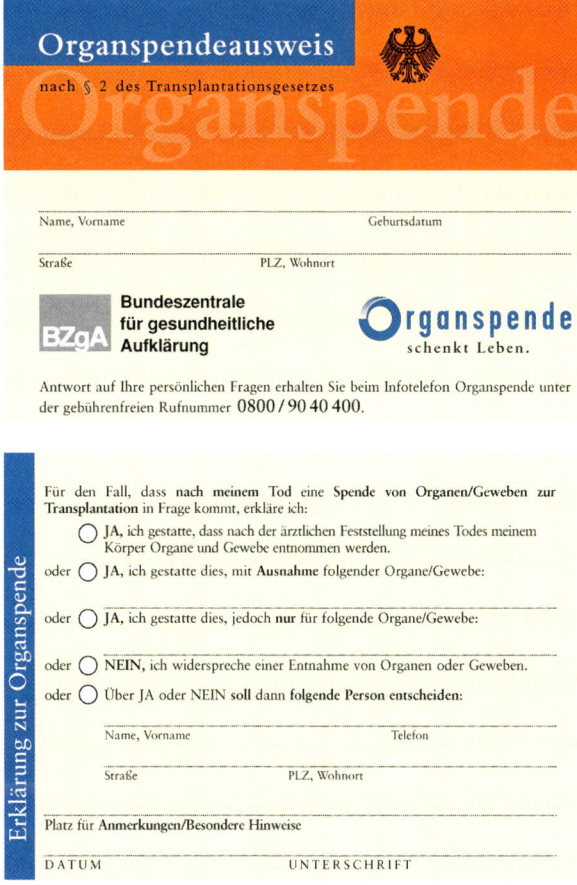

Organspendeausweis

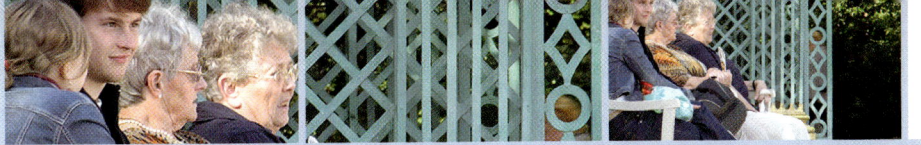

22 Ambulante Pflege

Silvia Grauvogl

22.1	Begriffserklärung und Patientensituation	– 462
22.1.1	Rahmenbedingungen für ambulante Pflegedienste	– 462
22.1.2	Nutzer von ambulanten Pflegediensten	– 462
22.2	Einrichtungsarten und -organisation	– 463
22.2.1	Sozialstationen und ambulante Pflegedienste	– 463
22.2.2	Teilstationäre Einrichtungen	– 463
22.2.3	Mitarbeiter in der ambulanten Pflege	– 464
22.2.4	Personalbedarf	– 465
22.2.5	Pflegeorganisation	– 465
22.3	Aufgaben der Mitarbeiter	– 467
22.3.1	»Zu Gast sein«	– 467
22.3.2	Das Netz der Versorgung erhalten, aufbauen und stützen	– 467
22.3.3	Einzelkämpfer vor Ort	– 468
22.3.4	Schnittstelle Krankenhaus/Altenheim	– 468
22.4	Diagnostische und pflegetherapeutische Maßnahmen	– 469
22.4.1	Grundpflege, hauswirtschaftliche Versorgung und Behandlungspflege	– 469
22.4.2	Koordinieren und vermitteln	– 470
22.4.3	Menschen beraten und anleiten	– 470
22.5	Rechtliche Aspekte	– 470
22.5.1	Krankenversicherung	– 470
22.5.2	Pflegeversicherung	– 470
22.5.3	Bundessozialhilfegesetz (BSHG)	– 471
	Schülerseite	– 473

22.1 Begriffserklärung und Patientensituation

Etwa **80%** der hilfe- und pflegebedürftigen Menschen werden von Familienangehörigen (zumeist Eltern, Töchtern, Schwiegertöchtern, Ehefrauen) **zu Hause** gepflegt und versorgt.

Die Enquete-Kommission »Demographischer Wandel« stellte fest, dass Familien aufgrund des steigenden Lebensalters und des medizinischen Fortschrittes Mitte der 90er-Jahre das Doppelte an Pflegearbeit leisteten wie in den 50er-Jahren. Allerdings leben immer mehr Pflegebedürftige allein in sog. **Single-Haushalten** (▶ Bd. 2, Kap. F1.2).

Dieser Entwicklung Rechnung tragend haben sich in den letzten 25 Jahren aus der alten Tradition der Gemeindekrankenschwester die Strukturen der Sozialstationen und ambulanten Pflegedienste entwickelt.

Einsamkeit ist der Weg, auf dem das Schicksal den Menschen zu sich selber führen will.
Hermann Hesse

22.1.1 Rahmenbedingungen für ambulante Pflegedienste

Meist werden ambulante Pflegedienste von Pflegekräften (einzeln oder gemeinsam) eröffnet, die damit den Weg in die Selbstständigkeit beschreiten. Jedoch können sie auch von Personen gegründet werden, die keine qualifizierte Pflegeausbildung haben.

Insgesamt sind für die Eröffnung eines ambulanten Pflegedienstes **bundeslandspezifische Voraussetzungen** zu erfüllen. Notwendig ist eine bestimmte Anzahl von qualifizierten Pflegepersonen. Die Pflegedienstleitung muss nach dem Pflegeversicherungsgesetz eine sog. Pflegefachkraft sein.

Ambulante Pflegedienste arbeiten eng mit Hausärzten zusammen, da nur diese berechtigt sind, z. B. Rezepte für Hilfsmittel oder Medikamente auszustellen.

22.1.2 Nutzer von ambulanten Pflegediensten

Die Pflege kranker Menschen zu Hause ist die **älteste Form der Krankenpflege** überhaupt. Hilfe- und Pflegebedürftigkeit kann jeden betreffen, egal ob jung oder alt. Sie kann gleich nach der Geburt bestehen, sich langsam durch chronische Krankheiten entwickeln oder ganz unerwartet z. B. durch einen Unfall eintreten. Sie kann bei einer akuten Erkrankung vorübergehend sein oder bei chronischen Krankheiten und Behinderungen auf Dauer bestehen.

> **Patientensituation**
>
> Der Mensch, der sich für eine pflegerische Betreuung durch einen ambulanten Pflegedienst entscheidet, benötigt pflegerische Hilfe von außen. Er möchte zu Hause bleiben und nicht an einem anderen Ort, z. B. im Pflegeheim, leben. Seine sozialen Beziehungen sind entweder nicht vorhanden oder sind so gestaltet, dass keine Bezugspersonen oder Familienangehörigen die Pflege übernehmen können oder diese zwar auch pflegerische Handlungen übernehmen, aber nicht die komplette Versorgung gewährleisten können. Der Betroffene ist in seiner gewohnten Umgebung und fühlt sich dort zu Hause. Ihn umgeben seine lieb gewonnenen Dinge, z. B. Zimmer, Möbel, Bücher u. s. w., und die Menschen, die ihm vertraut sind. Er ist sein eigener Herr und braucht sich nicht wie im Pflegeheim an Vorschriften zu halten. Seine Erwartungen und Einstellungen gegenüber dem ambulanten Pflegepersonal können sehr unterschiedlich sein. Er kann froh sein, dass sie ihn zu Hause versorgen, er kann sie aber auch als Eindringlinge und
> ▼

Störenfriede seiner Privatsphäre sehen. Möglicherweise erwartet er, alles vorgeben zu können, z. B. um welche Uhrzeit morgens er versorgt wird und von wem. Manchmal lehnt der Patient die Pflege von fremden Personen auch ab, muss es aber akzeptieren, da seine Angehörigen eine Entlastung brauchen.

22.2 Einrichtungsarten und -organisation

22.2.1 Sozialstationen und ambulante Pflegedienste

Beide Begriffe werden synonym verwandt für Einrichtungen, die pflegerische und hauswirtschaftliche Hilfen für Hilfe- oder Pflegebedürftige zu Hause anbieten. Die Mitarbeiter der jeweiligen Einrichtung besuchen die Betroffenen ihres Dienstbezirkes und betreuen diese mit den entsprechenden Dienstleistungen.

Der Unterschied zwischen Sozialstationen und ambulanten Pflegediensten beruht auf der **Organisationsstruktur** der Einrichtungen:

- Bei den **Sozialstationen** sind die **Träger** kirchlich, z. B. Diakonie, Caritas, oder sie gehören zu den Wohlfahrtsverbänden, z. B. DRK, AWO (▶ Schülerseite Bd. 2, Kap. E1).
- **Ambulante Pflegedienste** gehören zu keiner größeren Organisation, sondern werden meist von einzelnen Pflegefachkräften gegründet. Sie müssen eine gewisse Größe haben, um sich auf dem Markt zu behaupten, und sie müssen durch qualitativ hochwertige Arbeit überzeugen. Da sie keinen Träger haben, der eventuelle Defizite ausgleicht, müssen sie wirtschaftlich arbeiten, damit sie auf dem Markt existieren können. Die Pflegedienstleitungen sind oft gleichzeitig Geschäftsführer und haften mit ihrem persönlichen Vermögen.

Man kann nicht allen helfen, sagt der Engherzige – und hilft keinem.
Marie von Ebner-Eschenbach

22.2.2 Teilstationäre Einrichtungen

Tages- und Nachtpflegeeinrichtungen

Das Angebot der Tages- und Nachtpflegeeinrichtungen richtet sich i. d. R. an **ältere Menschen**, die unbedingt **zu Hause leben** möchten, für die aber Hilfen durch Sozialstationen und ambulante Dienste nicht ausreichen, um eine sichere Versorgung zu gewährleisten. **Ziel** der Tages- und Nachtpflege ist es, den **Umzug in ein Heim zu vermeiden** bzw. hinauszuzögern und/oder die pflegenden Angehörigen tageweise bzw. stundenweise zu entlasten. Das kann z. B. der Fall sein bei Menschen, die aus dem Krankenhaus entlassen werden und noch nicht die Kraft haben, sich selbstständig zu versorgen, oder bei Menschen mit gerontopsychiatrischen Erkrankungen.

Neben den Mahlzeiten und der pflegerischen Versorgung gehören **Maßnahmen der unterhaltenden Beschäftigung**, z. B. Gedächtnistraining, Sitzgymnastik und Spiele, zu den Leistungsinhalten. Vereinzelt bieten Einrichtungen auch in Zusammenarbeit mit Ergo- und Physiotherapeuten Rehabilitationsmaßnahmen an.

Kurzzeitpflegeeinrichtungen

Kurzzeitpflegeeinrichtungen nehmen vorübergehend, das heißt für einen **Zeitraum von etwa 3–4 Wochen**, pflegebedürftige Menschen auf, die sonst zu Hause gepflegt werden. Die Leistungen der Kurzzeitpflege sind analog zu den Leistungen der Tagespflege. Es kommt jedoch noch die Übernachtung der »Kurzzeitpflegegäste« dazu.

Gründe für die Aufnahme in einer Kurzzeitpflegestation können sein:
- Krankheit oder Urlaub der pflegenden Angehörigen
- Noch keine Rückkehrmöglichkeit in die eigene Wohnung im Anschluss an einen Krankenhausaufenthalt, weil z. B. noch Umbauten vorgenommen werden müssen, noch in erheblichem Umfang pflegerische Hilfen benötigt werden oder der Umzug ins Altenheim noch nicht erfolgen kann

Betreutes Wohnen

Betreutes Wohnen wird überwiegend für **Senioren ab dem 60. Lebensjahr** angeboten. Die Wohnungen sind behindertengerecht und barrierefrei gebaut und sollen dadurch den Mietern den Erhalt der Selbstständigkeit im Alter ermöglichen. Darüber hinaus werden individuell abrufbare **Serviceleistungen,** z. B. Wäscheversorgung, Reinigungsarbeiten, Mahlzeitendienst, Seniorengymnastik, Notrufsystem, Therapiemöglichkeiten, angeboten. Diese Leistungen müssen i. d. R. vom Nutzer selbst finanziert werden. Wird der Bewohner pflegebedürftig, kann er meist nicht im betreuten Wohnen bleiben, sondern wechselt in eine andere Einrichtung, z. B. in ein Pflegeheim.

Wohngemeinschaften

Wohngemeinschaften für ältere Menschen

Die Idee der Wohngemeinschaften kommt aus Holland und ist in Deutschland noch relativ neu. Bei diesem Konzept mieten sich **gleichgesinnte ältere Menschen** zusammen ein Haus oder eine Wohnung. Sie übernehmen entsprechend der individuellen Fähigkeiten Aufgaben in der gemeinsamen Haushaltsführung, holen sich ambulante Hilfen zur Pflege oder beschäftigen gemeinsam entsprechendes Personal. **Ziel** dieser Projekte ist es, die eigene Individualität und die verbliebenen Fähigkeiten zu erhalten und der Gefahr der Anonymisierung vorzubeugen.

Wohngemeinschaften für psychisch kranke oder behinderte Menschen

Diese Lebensform soll betroffenen **Menschen, die nicht alleine in einem Haushalt leben können,** ermöglichen, außerhalb einer Behinderteneinrichtung oder einer psychiatrischen Klinik ein weitgehend ihrem Alter entsprechendes selbstständiges Leben zu führen.

Die Wohngemeinschaften werden im Rahmen **spezieller Pflege- und Betreuungskonzepte** medizinisch, pflegerisch, therapeutisch und hauswirtschaftlich betreut. Dabei übernehmen die Bewohner entsprechend ihrer Fähigkeiten bestimmte Aufgaben im Haushalt, sind berufstätig, besuchen Schulen, absolvieren Ausbildungen und gestalten ihre Freizeit.

Tageskliniken

Tageskliniken bieten mit Ausnahme der Übernachtung nahezu die gleichen Leistungen wie Krankenhäuser oder Rehabilitationseinrichtungen. Ein **multiprofessionelles Team** von Pflegefachkräften, Ärzten, Therapeuten, Psychologen und Sozialarbeitern stellt die tagesklinische Behandlung sicher, z. B. bei einer Chemotherapie, psychiatrischen Behandlung oder Rehabilitation.

> Die Behandlung ist zeitlich begrenzt und erfolgt nur auf ärztliche Einweisung.

22.2.3 Mitarbeiter in der ambulanten Pflege

Um Leistungen für die Versicherten der Kranken- und Pflegekassen erbringen zu können, müssen ambulante Pflegeeinrichtungen bestimmte Qualitätsmaßstäbe und Kriterien erfüllen. Diese wurden geregelt in den Maßstäben und Grundsätzen zur Qualität und Qualitätssiche-

---

Ein Mann mit weißen Haaren ist wie ein Haus, auf dessen Dach Schnee liegt. Das beweist aber noch lange nicht, dass im Herd kein Feuer brennt.

Maurice Chevalier

22.2 · Einrichtungsarten und -organisation

rung gemäß **§ 80 Pflegeversicherungsgesetz** (SGB XI). Die nachstehenden Ausführungen beruhen im Wesentlichen auf diesen Vorschriften.

Verantwortliches Pflegepersonal

Im Pflegeversicherungsgesetz wird die Pflegedienstleitung als **verantwortliche Pflegefachkraft** bezeichnet. Sie muss:
- den Abschluss einer Ausbildung als Gesundheits- und Krankenpfleger/-in, Gesundheits- und Kinderkrankenpfleger/-in oder Altenpfleger/-in nachweisen,
- in den letzten 5 Jahren mindestens 2 Jahre praktische Berufserfahrung gesammelt haben.

Pflegefachkräfte

Als Pflegefachkräfte bezeichnet das Pflegeversicherungsgesetz **Gesundheits- und Krankenpfleger/-innen, Gesundheits- und Kinderkrankenpfleger/-innen** und **Altenpfleger/-innen**. Über die Anzahl der zu beschäftigenden Pflegefachkräfte gibt es in den einzelnen Bundesländern unterschiedliche Vorschriften. Das Pflegeversicherungsgesetz schreibt lediglich vor, dass die Vertretung der Pflegedienstleitung eine Pflegefachkraft sein muss. Eine Fachkraftquote von 50% wie in der stationären Altenhilfe gibt es nicht.

Spezialisiert sich ein Pflegedienst auf eine bestimmte Patientengruppe, z. B. Onkologie, Heimbeatmung, Psychiatrie, Gerontopsychiatrie, wird von ihm erwartet, dass er entsprechend weitergebildetes Personal beschäftigt. Darüber hinaus gibt es seit ca. 20 Jahren die **Weiterbildung zur Gemeindekranken- und Altenpflege**, die auf die speziellen Rahmenbedingungen und Anforderung in diesem Tätigkeitsfeld vorbereitet.

Sich mitzuteilen ist Natur, Mitgeteiltes aufzunehmen, wie es gegeben wird, ist Bildung.
Johann Wolfgang v. Goethe

Sonstiges Personal

Als sonstige Kräfte bezeichnet das Pflegeversicherungsgesetz Auszubildende, angelerntes Personal, Zivildienstleistende und Jugendliche, die ein freiwilliges soziales Jahr ableisten. Seit dem 01.01.2004 ist es gesetzlich vorgeschrieben, dass Kranken- und Kinderkrankenpflegeschüler von einer Pflegeperson, die eine Weiterbildung zum Praxisanleiter mit mind. 200 Std. Umfang absolviert hat, angeleitet werden.

22.2.4 Personalbedarf

Der Personalbedarf richtet sich nach der Größe der Einrichtung und variiert mit der Anzahl der zu betreuenden Patienten.

22.2.5 Pflegeorganisation

Bezugspflegesystem

Meistens wird die Pflege nach dem Bezugspflegesystem organisiert. Ein Pflegedienst wird i. d. R. die geographische Region, in der er tätig ist, in kleinere Einheiten aufteilen, die so genannten **Pflegebezirke**.

Eine Pflegeperson übernimmt für die Patienten eines Pflegebezirkes als **Bezugspflegeperson** die Verantwortung für die Planung und Evaluierung des Pflegeprozesses und für die Gestaltung der pflegerischen Beziehung. Sie leitet die »geeigneten Kräfte« in »ihrem« Pflegebezirk bei der Pflege an und gewährleistet die fachliche Überprüfung der Pflege und damit die Sicherheit der Patienten. **Voraussetzung** dafür ist, dass die Bezugspflegepersonen für ihre Auf-

Wer schaffen will, muss fröhlich sein.
Theodor Fontane

Tabelle 22.1. Mögliche Dienstformen in ambulanten Pflegediensten

Dienstformen	Erklärung
Schichtdienst	Die 24 Stunden des Tages werden in 3 Schichten, Früh-, Spät- und Nachtschicht, aufgeteilt. Das Personal wechselt in jeder Schicht
Geteilter Dienst	Die Arbeit beginnt am Morgen, wird durch eine mehrstündige Ruhepause unterbrochen und endet am Abend
Bereitschaftsdienst	Der Mitarbeiter hält sich für die Zeit des Bereitschaftsdienstes in der Pflegeeinrichtung auf, wird aber nur tätig, wenn er gerufen wird. Ein Bereitschaftsdienst kann nur angeordnet werden, wenn voraussichtlich regelmäßig während der Dienstzeit weniger als 50% Arbeitsleistung erforderlich wird, z. B. nachts in betreuten Wohngemeinschaften
Rufbereitschaftsdienst	Der Mitarbeiter kann sich außerhalb der Einrichtung aufhalten, muss aber auf Abruf jederzeit in der Lage sein, die Versorgung eines Patienten zu übernehmen. Viele Einrichtungen decken ihre Pflicht, 24 Stunden für ihre Patienten erreichbar zu sein, über diese Dienstform ab

gabe eine fachliche und organisatorische Einführung erfahren haben und von der »verantwortlichen Pflegefachkraft« angeleitet und beraten werden.

Dienst-, Einsatz- und Tourenpläne

Dienst-, Einsatz- und Tourenpläne sind Hilfsmittel, um den **Personaleinsatz** möglichst **patientenorientiert und wirtschaftlich** zu planen und zu steuern. Sie sollen eine größtmögliche Kontinuität bei der Betreuung der Patienten sicherstellen.

Aus dem Dienstplan ist ersichtlich, welcher Mitarbeiter in welcher Dienstform an welchem Tag im Einsatz ist. Die **Dienstformen** werden in Tabelle 22.1 erläutert. Durch Touren bzw. Einsatzpläne wird der Dienstplan konkretisiert.

Dienst-, Einsatz- bzw. Tourenpläne haben Dokumentencharakter.

Qualitätsmanagement

Entsprechend den Maßstäben und Grundsätzen zur Qualität und Qualitätssicherung gemäß § 80 Pflegeversicherungsgesetz sind die **Pflegeeinrichtungen verpflichtet, Maßnahmen zur Qualitätsentwicklung** zu gewährleisten. Dazu müssen sie u. a. über folgende Unterlagen verfügen und die Inhalte dieser Unterlagen anwenden:
- **Pflegeleitbild:** Was ist die ethische Grundhaltung für das Tätigwerden der Mitarbeiter?
- **Pflegekonzept:** Welche Leistungen will die Pflegeeinrichtung für wen in welchem Gebiet anbieten? Mit wem will die Pflegeeinrichtung dabei zusammenarbeiten?
- **Pflegeplanung** und **Pflegedokumentation nach der Methode des Pflegeprozesses**
- **Pflegestandards, Leitlinien, Richtlinien**
- **Stellenbeschreibungen**
- **Nachweise** über Fallbesprechungen, Pflegevisiten, Übergaben, Dienstbesprechungen, Fortbildungen der Mitarbeiter

Der **Medizinische Dienst der Krankenversicherung (MDK)** hat die Aufgabe, im Auftrag der Pflegekassen Qualitätsprüfungen in den Pflegeeinrichtungen vorzunehmen. Dazu begeht der MDK die Einrichtung, überprüft alle Unterlagen und besucht die Patienten, um sich von einer sicheren, fach- und sachkundigen Pflege vor Ort zu überzeugen. Entspricht eine Pflegeeinrichtung den Anforderungen nicht, kann diese von den Pflegekassen geschlossen werden.

22.3 Aufgaben der Mitarbeiter

22.3.1 »Zu Gast sein«

Anders als in der Klinik, wo der Patient sozusagen »zu Gast« ist und die Pflege das »Hausrecht« ausüben kann, ist das **Pflegepersonal »Gast« im Haushalt der Patienten** (Abb. 22.1). Patienten und Angehörige sehen dem Einsatz von Pflegediensten in ihrer Wohnung oft mit gemischten Gefühlen entgegen. Fremde Menschen dringen in die Intimsphäre »Wohnung« ein, benötigen vielleicht sogar einen Schlüssel, weil nicht immer jemand da ist, der öffnen kann, kommen und gehen, öffnen Türen und Schränke, erleben, wie das Zusammenleben in der Familie gestaltet ist, wie die Beziehungen der Familienmitglieder zueinander sind und wie sich die finanzielle Situation der Familie gestaltet. Was die Familie bisher vor der Außenwelt geschützt hat, wird plötzlich für die »Eindringlinge« vom Pflegedienst sichtbar.

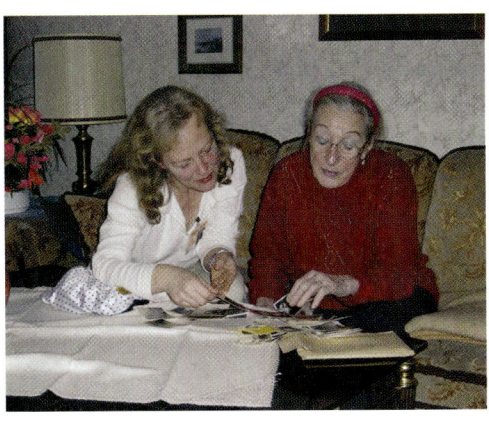

Abb. 22.1. Zu Gast sein

Du kannst, denn du sollst.
Immanuel Kant

Fühlen sich die einzelnen Mitglieder der Familie und des Haushaltes nicht ausreichend respektiert und gewürdigt, können schwelende Konflikte oder Schuldgefühle zum Ausbruch kommen. Oft fühlen sich Familien als »Versager«, weil sie fremde Hilfe in Anspruch nehmen.

Leben die Patienten alleine, ist das Pflegepersonal häufig der einzige Kontakt zur Welt außerhalb der eigenen vier Wände. Daher erfordert dieses »Gast sein« besonders **hohe kommunikative und soziale Kompetenzen**.

Pflegende müssen sich ihrer eigenen ethischen, moralischen und ökologischen Werte bewusst sein, denn die Werte der Patienten können grundlegend von ihren eigenen abweichen. Toleranz, Offenheit, kulturelle und ethnische Aufgeschlossenheit für das »anders sein und anders leben« des Patienten und seiner Familie sind ebenso unabdingbare Voraussetzung für das Gelingen einer vertrauensvollen pflegerischen Beziehung wie absolute Verlässlichkeit, Höflichkeit und Umgangsformen.

22.3.2 Das Netz der Versorgung erhalten, aufbauen und stützen

Häusliche Pflege über einen längeren Zeitraum ist nur in einem Netzwerk an Hilfs- und Unterstützungsmöglichkeiten zu bewältigen (Abb. 22.2).

Aufgabe der Pflegefachkräfte ist es, im **1. Schritt** folgende Fragen zu klären:
- Wer ist bereits in das »Netzwerk der Versorgung« eingebunden?
- Wie belastet sind die einzelnen Akteure und stehen diese weiterhin zur Verfügung?
- Welche Aufgaben werden von wem wann wahrgenommen?

Im **2. Schritt** stellt das Pflegepersonal fest,
- Welche Aufgabenfelder sind noch unbesetzt und müssen besetzt werden?
- Welche Personen im Netzwerk brauchen Unterstützung/Entlastung?

Erst im **3. Schritt** kann dann mit der Koordination der Aufgaben begonnen werden. Wichtige Gesichtspunkte dabei sind, dass
- die Personen, die Unterstützung und Entlastung erfahren müssen, diese auf eine für sie akzeptable und angemessenen Weise erhalten,
- der Informationsfluss zwischen allen Beteiligten sicher gestellt ist,

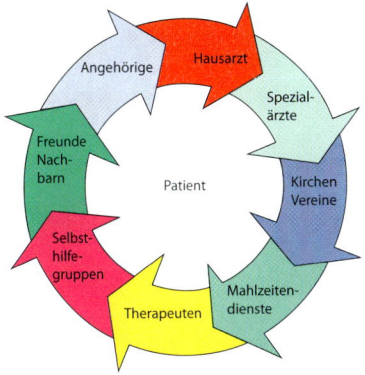

Abb. 22.2. »Das Netz der Versorgung« – Beispiel für ein »Netzwerk«

- für alle Beteiligten transparent ist, wer welche Aufgaben übernommen hat und wann diese erledigt werden,
- die Zusammenarbeit mit anderen aus einer akzeptierenden Wertschätzung heraus geschieht,
- Entscheidungen und Zielvereinbarungen im Team **mit** den Patienten und nicht über sie hinweg getroffen werden.

22.3.3 Einzelkämpfer vor Ort

Der erste Schlag muss kräftig sein, dann ersparst du dir viele weitere.
Aus Persien

Obwohl die ambulante Pflege der Patienten ein »Netzwerk von Akteuren« erfordert, sind die **einzelnen Pflegepersonen vor Ort alleine.** Sie können bei Problemen nicht eben mal schnell über die Rufanlage einen Alarm auslösen oder Kollegen bzw. den Stationsarzt um Hilfe bitten. Viele empfinden daher den Einsatz in der ambulanten Pflege als besonders belastend.

Zur **eigenen Gesunderhaltung** ist es daher unerlässlich,
- das eigene Handeln und Verhalten regelmäßig zu **reflektieren**, z. B. durch Fallbesprechungen, Supervision oder *Balintgruppen*,
- die eigene Fach-, Methoden-, Sozial- und Persönlichkeitskompetenz durch Fortbildungen und Literaturstudium ständig **weiterzuentwickeln,**
- eigene Arbeitsabläufe in der Pflege **effektiv und ressourcenschonend** zu gestalten,
- die Folgen des eigenen Handelns **einschätzen zu können** und die **Verantwortung** dafür zu **übernehmen,** z. B. kann eine unterbliebene prophylaktische Maßnahme oder eine nicht weitergegebene Beobachtung erhebliche gesundheitliche Schäden für die Patienten zur Folge haben,
- den eigenen **Kompetenz- und Verantwortungsbereich zu kennen und einzuhalten,** z. B. gehört es in den Kompetenzbereich einer Pflegefachkraft, den gesamten Pflegeprozess im Bereich der sog. »Grundpflege« regelmäßig zu evaluieren und der aktuellen Patientensituation anzupassen; ärztliche Anordnungen, z. B. die Dosis für ein Medikament, dürfen jedoch nicht eigenmächtig, ohne ärztliche Anordnung verändert werden,
- mit **Notfallsituationen**, z. B. einem plötzlichen Herz- und Kreislaufstillstand oder beim Auffinden eines Patienten nach einem Sturz, **sicher umzugehen**.

22.3.4 Schnittstelle Krankenhaus/Altenheim

Wo ich lebe, ist es am schönsten.
Aus Japan

Trotz bester häuslicher Pflege kann sich der Gesundheitszustand der Patienten so verschlechtern, dass eine angemessene medizinische Betreuung und Pflege zu Hause nicht mehr sichergestellt werden kann.

Ist die Ursache für eine Verschlechterung eine akute Krankheit, z. B. ein weiterer Schlaganfall oder eine Lungenentzündung, ist eine **Krankenhauseinweisung** oft unvermeidlich.

Liegt die Ursache jedoch in einer stärkeren Pflegebedürftigkeit oder fallen Angehörige, Nachbarn, Freunde aus dem »Netzwerk« auf Dauer aus, z. B. weil sie selbst krank geworden sind, versterben oder umziehen, ist der Umzug ins **Altenheim** oft unvermeidbar.

> **Insidertipp**
> Jeder Wechsel des Versorgungssystems stellt für die Betroffenen und deren Angehörige eine große Belastung dar. Alte Ängste, unangenehme Vorerfahrungen und Schuldgefühle können auftauchen. Betroffene und Angehörige sind in diesem Moment besonders auf eine empathische, vertrauensvolle Pflegebeziehung angewiesen.

Tabelle 22.2. Informationen in einem Verlegungsbericht

Bereiche	Inhalte
Stammdaten	Name, Geburtsdatum, Wohnort
Wichtige Bezugspersonen	Wie und wo sind z. B. die Angehörigen, gesetzliche Betreuer, Freunde, Nachbarn zu erreichen?
Hausarzt, Pflegedienst, Therapeut	Wer hat den Patienten bisher betreut und wie sind diese Personen zu erreichen?
Grund der Krankenhauseinweisung bzw. des Umzugs in das Altenheim	
Fähigkeiten und Probleme	Wie sind die Lebensaktivitäten bzw. Selbstversorgungsfähigkeiten des Patienten bisher gewesen?
Diagnosen	Welche medizinischen und pflegerischen Diagnosen sind bisher bekannt?
Therapie und Pflege	In welcher Form und wie häufig wurden Therapie und Pflege bisher geleistet?
Besonderheiten	Ergeben sich aus der Lebensgeschichte des Patienten z. B. Rituale und Gewohnheiten, die die Pflege beeinflussen

Um die **Überleitung** des Patienten möglichst reibungslos zu gestalten und die Kontinuität der Pflege sicher zu stellen, haben sich neben den mündlichen die sog. pflegerischen **Verlegungsberichte** bewährt. Unabhängig davon, ob die Informationen mündlich oder schriftlich weitergegeben werden, sollten diese mindestens die in Tabelle 22.2 aufgeführten Punkte beinhalten.

Da alle Daten des Patienten der **Schweigepflicht** unterliegen, ist es wichtig, vor der Weitergabe das Einverständnis des Patienten einzuholen.

22.4 Diagnostische und pflegetherapeutische Maßnahmen

Die diagnostischen Maßnahmen zu Hause sind i. d. R. in der sog. Behandlungspflege enthalten, z. B. Messen von Blutzucker, Blutdruck, Beinumfang bei Ödemen oder ähnliches. Sie werden dokumentiert und bei Abweichungen dem Hausarzt mitgeteilt. Pflegetherapeutische Maßnahmen richten sich nach den Selbstversorgungsfähigkeiten (▶ Bd. 2, Kap. S4) und nach dem Krankheitsbild des Betroffenen.

Besondere Anforderungen stellen plötzlich auftretende Notfallsituationen. Man ist auf sich selbst gestellt und muss die Situation selbst einschätzen. Wenn keine Hilfe vorhanden ist oder Angehörige nicht in der Lage sind zu helfen, muss ggf. ein Arzt oder Krankenwagen gerufen werden. Reanimationsmaßnahmen müssen eingeleitet werden.

22.4.1 Grundpflege, hauswirtschaftliche Versorgung und Behandlungspflege

Die **Grundpflege** umfasst **Hilfe, Beratung und Anleitung,** z. B. bei der Körperpflege, beim Positionieren, Betten, Mobilisieren, beim Umgang mit Inkontinenz, beim Essen reichen sowie hauswirtschaftliche Tätigkeiten wie Kochen, Putzen, Waschen, Einkaufen.

Zur **Behandlungspflege** gehört u. a. die **Hilfe, Beratung und Anleitung** beim Wechseln von Verbänden, Verabreichen von Medikamenten, Absaugen der Luftwege, Injektionen, Überwachen von Beatmungsgeräten sowie Verabreichen und Überwachen der parenteralen Ernährung.

22.4.2 Koordinieren und vermitteln

Vieles kann der Mensch entbehren, nur den Menschen nicht.
Ludwig Börne

Die Koordinierungs- und Vermittlungsaufgaben umfassen
- das **Vermitteln** von Mahlzeitendiensten, Fahr- und Begleitdiensten, Diensten für Reinigungs-, Reparatur- und Renovierungsarbeiten sowie Hausnotrufsystemen,
- die **Zusammenarbeit und Koordination im therapeutischen Team** mit Hausärzten, Krankengymnasten, Ergotherapeuten, Logopädinnen, Sozialarbeitern,
- das Anleiten von Betroffenen, Angehörigen und Freunden mit dem Ziel, pflegerische Verrichtungen ganz oder teilweise zu übernehmen.

22.4.3 Menschen beraten und anleiten

Die Beratung und Anleitung von Betroffenen, Angehörigen und Freunden ist ein wesentlicher Aspekt der Arbeit, der immer mehr zeitliche Ressourcen bindet. Zu den Inhalten gehören z. B. ergänzende Hilfsangebote, gesundheitsfördernde und -sichernde Arbeits- und Verhaltensweisen in der Pflege, Hilfe zur Entlastung von Angehörigen und Freunden sowie Selbsthilfegruppen (◘ Abb. 22.3).

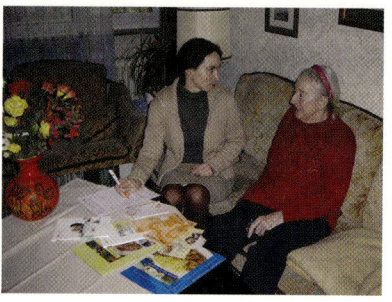

◘ **Abb. 22.3.** Beratungsgespräch in der ambulanten Pflege

22.5 Rechtliche Aspekte

Der Gesetzgeber hat die Regelungen für die häusliche Pflege in der Sozialversicherung, d. h. in der **Krankenversicherung**, der **Pflegeversicherung** und dem Bundessozialhilfegesetz, festgelegt.

22.5.1 Krankenversicherung

Die Krankenversicherung (Sozialgesetzbuch V) kann die **Kosten für eine »Grund- und Behandlungspflege und hauswirtschaftliche Versorgung«** je Krankheitsfall für einen Zeitraum **bis** zu 4 Wochen übernehmen, wenn
- ein Krankenhausaufenthalt dadurch vermieden oder verkürzt werden kann und
- niemand im Haushalt des Patienten lebt, der die Pflege übernehmen kann.

Außerdem kann die Krankenkasse die **Kosten für die »Behandlungspflege«** übernehmen, wenn
- dadurch die ärztliche Behandlung gesichert werden kann und
- niemand im Haushalt des Patienten lebt, der die Pflege übernehmen kann.

Nur der Hausarzt kann eine »Verordnung für häusliche Krankenpflege« ausstellen. Der Patient muss die Verordnung bei seiner Krankenkasse zur Genehmigung einreichen und einen ambulanten Pflegedienst seiner Wahl beauftragen, die Verordnung auszuführen. Die Krankenkasse entscheidet dann, ob sie die Kosten übernimmt oder ablehnt. Lehnt die Krankenkasse die Kosten ab, muss der Patient die Leistungen des Pflegedienstes selbst bezahlen.

22.5.2 Pflegeversicherung

Um Leistungen der Pflegeversicherung in Anspruch nehmen zu können, muss bei der Pflegekasse ein **Antrag zur Einstufung** gestellt werden. Die Pflegekasse beauftragt dann den medizinischen Dienst der Krankenversicherung (MDK), die Pflegebedürftigkeit festzustellen.

Der Gesetzgeber hat **3 Stufen der Pflegebedürftigkeit** festgelegt:
- **Stufe 1: Erheblich pflegebedürftig** sind Personen, die bei der Körperpflege, der Ernährung oder der Mobilität für wenigstens zwei Verrichtungen aus einem oder mehreren Bereichen mindestens **einmal täglich der Hilfe** bedürfen und zusätzlich mehrfach in der Woche Hilfen bei der hauswirtschaftlichen Versorgung benötigen. Der Hilfsbedarf für die Grundpflege und die hauswirtschaftliche Versorgung muss pro Tag mindestens **1,5 Stunden** betragen, wobei auf die **Grundpflege mehr als 45 Minuten** entfallen müssen.
- **Stufe 2: Schwerpflegebedürftig** sind Personen, die bei der Körperpflege, der Ernährung oder der Mobilität mindestens **dreimal täglich zu verschiedenen Tageszeiten** der Hilfe bedürfen und mehrfach in der Woche Hilfen bei der hauswirtschaftlichen Versorgung benötigen. Der Hilfsbedarf für die Grundpflege und die hauswirtschaftliche Versorgung muss pro Tag mindestens **3 Stunden** betragen, wobei auf die **Grundpflege mindestens 2 Stunden** entfallen müssen.
- **Stufe 3: Schwerstpflegebedürftig** sind Personen, die bei der Körperpflege, der Ernährung oder der Mobilität **täglich rund um die Uhr, auch regelmäßig nachts der Hilfe bedürfen** und zusätzlich mehrfach in der Woche Hilfen bei der hauswirtschaftlichen Versorgung benötigen. Der Hilfsbedarf für die Grundpflege und die hauswirtschaftliche Versorgung muss pro Tag mindestens **5 Stunden** betragen, wobei auf die **Grundpflege mindestens 4 Stunden** entfallen müssen.

> Erst wenn die Pflegekasse den Antrag auf eine Pflegestufe genehmigt hat, kann der Versicherte Leistungen der Pflegeversicherung in Anspruch nehmen.

Die Höhe der Leistungen der Pflegeversicherung für häusliche Pflege variieren je nach Pflegestufe und Art der Leistung (Tabelle 22.3).

Wer sich im Alter wärmen will, muss sich in der Jugend einen Ofen bauen.
Unbekannt

22.5.3 Bundessozialhilfegesetz (BSHG)

Die »Hilfe zur Pflege« als Leistung der Sozialhilfe kann beim Sozialamt beantragt werden, wenn
- kein Leistungsanspruch an die Kranken- und Pflegeversicherung besteht, weil z. B. keine Beiträge entrichtet wurden oder die Pflegebedürftigkeit noch nicht so ausgeprägt ist, dass Pflegestufe 1 erreicht wird, und
- kein ausreichendes Einkommen oder Vermögen zur Verfügung steht, um die benötigten Pflegeleistungen selbst zu bezahlen.

Tabelle 22.3. Leistungen der Pflegeversicherung für häusliche Pflege im Überblick

Leistungen	Pflegestufe 1	Pflegestufe 2	Pflegestufe 3
Häusliche Pflege Sachleistungen oder Geldleistungen	monatlich bis 384 € 205 €	monatlich bis 921 € 410 €	monatlich bis 1.432 € (bei Härtefällen bis 1918 €) 665 €
Kurzzeitpflege	je Kalenderjahr bis 1.432 €	je Kalenderjahr bis 1.432 €	je Kalenderjahr bis 1.432 €
Teilstationäre Pflege in Einrichtungen der Tages- oder Nachtpflege	monatlich bis 384 €	monatlich bis 921 €	monatlich bis 1.432 €

Nachschlagen und Weiterlesen

Besselmann K, Fillibeck H, Sowinski C (2003) Qualitätshandbuch Häusliche Pflege in Balance – Wege zu einer familienorientierten Pflege. Kuratorium Deutsche Altershilfe, Köln

Blom M, Duijnstee M, Schnepp W (1999) Wie soll ich das nur aushalten? Huber, Bern

Döbele M, Becker U, Glück B (2006) Das Beifahrersitzbuch – Ambulante Pflege. Praxisbuch. Springer, Heidelberg

Enquetekommission »Demographischer Wandel« (2002) Herausforderungen unserer älter werdenden Gesellschaft an den Einzelnen und die Politik. Schlussbericht 2002. Deutscher Bundestag. 14. Wahlperiode. Drucksache 14/8800

Fernandez VA et al (1997) Häusliche Pflege. Huber, Bern

Garms-Homolová V (2002) Assessment für die häusliche Versorgung und Pflege. Huber, Bern

Hasseler M, Meyer M (2004) Ambulante Pflege: Neue Wege und Konzepte für die Zukunft. Schlütersche Verlagsgesellschaft, Hannover

Schmidt S (2005) QM-Handbuch für die ambulante Pflege. Springer, Heidelberg

Schnepp W (2002) Angehörige pflegen. Huber, Bern

Schülerseite

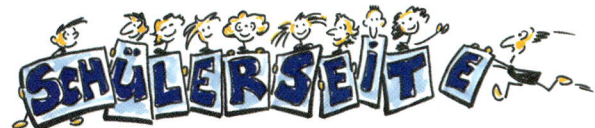

➜ **Fällt es Ihnen schwer, »mit den Augen eines alten Menschen zu sehen«, dann holen Sie sich Anregungen aus einem Hilfsmittelkatalog der Sanitätshäuser.** Die Angebote dort machen Sie auf die Probleme aufmerksam – für die Lösung ist Ihre Kreativität gefragt.

Probieren

Barrierefreies Wohnen

Treppen und enge Badezimmer werden im Alter oft zu Hindernissen, die aber nur durch Umbau o. Ä. verändert werden können. Es lohnt sich bei den Krankenkassen zu fragen, einige erstatten für Umbaumaßnahmen einen Zuschuss. (Dies ist evtl. auch ein Tipp für eine Projektarbeit.) Jedoch gibt es auch **kleine Barrieren**, die sich erstaunlich einfach **beheben** lassen.

Da ist z. B. der rutschige Teppich, der sich mit Doppelklebeband am Boden befestigen lässt oder die schummrige Lampe im Flur, die nur eine stärkere Glühbirne bräuchte oder die Badewanne, die durch eine große rutschfeste Gummimatte und zwei stabile Haltegriffe an der richtigen Stellen wieder benutzbar wäre. Vielleicht wird auch nicht mehr so oft gekocht, weil die gusseisernen Töpfe so schwer sind, oder es wird zu wenig von dem extra besorgten Apfelsaft getrunken, weil der Schraubverschluss das »Hindernis« ist.

❗ **Wenn Sie während Ihres Einsatzes bei einer ambulanten Pflegeeinrichtung Patienten besuchen, dann achten Sie auf solche Barrieren und trauen Sie sich, Vorschläge zur Verbesserung zu machen.** ❗ Sie werden feststellen, dass **kleine Schritte** von den Menschen leichter angenommen werden als große Veränderungen, die schnell Angst machen können.

Wissen

Und wenn doch mal was passiert?

Alleine zu leben bedeutet oft, dass man sich selbst um Hilfe im Notfall kümmern muss. ❓ *Aber wie geht das, wenn man im Bad gestürzt ist und das Telefon im Wohnzimmer steht?* Für solche Fälle wurde das **Hausnotrufsystem** entwickelt, das inzwischen mehrere private und kirchliche Sozialdienste anbieten. Mit einem kleinen, wasserdichten Funkgerät in Armband- oder Halskettenform kann über eine spezielle Telefonanlage ein Bereitschaftsdienst alarmiert werden, der entsprechende Hilfsmaßnahmen einleitet. In der Regel verfügen die Anlagen auch über eine Zeitschaltuhr, die alle 24 Std. per Tastendruck aktiviert werden muss. Geschieht dies nicht, wird ein Alarm ausgelöst.

Zum Installieren benötigt der Anbieter aktuelle Angaben zur Krankengeschichte des Kunden, Telefonnummern der Angehörigen und nach Möglichkeit einen Hausschlüssel. Die Kosten für die Telefonanlage belaufen sich auf ca. 400 Euro, die monatlichen Gebühren für den Bereitschaftsdienst liegen bei etwa 30 Euro. Liegt die Eingruppierung in eine Pflegestufe vor, werden davon auf Antrag 17,90 Euro (Stand 2004) von der Pflegeversicherung übernommen. Zusätzliche Kosten bei einem Notfalleinsatz entstehen nicht.

Detaillierte Infos bekommen Sie bei den Sozialstationen und den Rettungsdiensten.

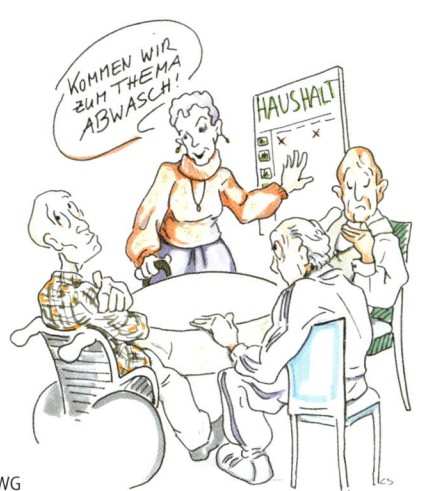

Die Alten-WG

Hätten Sie es gewusst?

- In Deutschland leben **2,08 Millionen Pflegebedürftige**. Davon werden 47% zu Hause durch Angehörige betreut und 21% durch ambulante Pflegedienste (Statistisches Bundesamt 2005).
- 32% sind 85 und älter, 68,5% sind pflegebedürftige Frauen (Statistisches Bundesamt 2005).
- 53% der pflegenden Angehörigen sind Frauen: Töchter, Schwiegertöchter, Ehefrauen (Deutsches Institut für Wirtschaftsforschung 2001)
- Die Pflege des Angehörigen empfinden 83% als sehr stark bis stark belastend, nur 2% empfinden die Pflege nicht als Belastung (Deutsches Institut für Wirtschaftsforschung 2001).
- Die Zahl der pflegebedürftigen Menschen in Deutschland wird sich bis zum Jahr 2060 verdoppeln (Deutsches Institut für Wirtschaftsforschung 2001)!

Erfahren

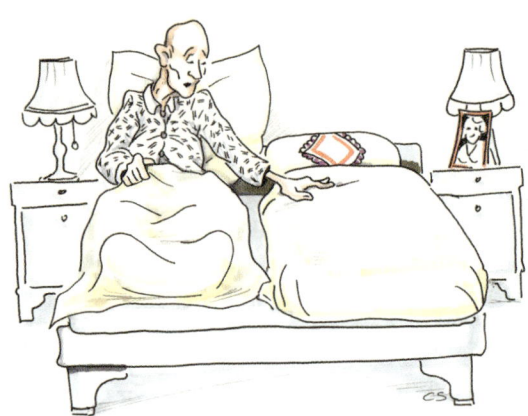

»Schlaf gut, Liebes!«

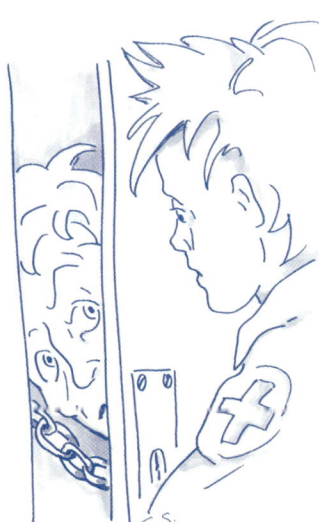

»Wieso, ich kenne Sie doch gar nicht!«

Wenn du gehst – was wird dann aus mir?

Für viele junge Menschen ist es kaum noch nachvollziehbar: ❗ **40 Jahre oder länger verheiratet zu sein.** ❗ ❓ Was bedeutet das? Ein Auf und Ab in der Beziehung. Streit und Versöhnung, Probleme und Lösungen. ❗ **Aber vor allem viele gemeinsame Gewohnheiten und Rituale.** ❗

🔧 **Gruppenarbeit:** Teilen Sie ihre Klasse in mehrere Gruppen. Jede Gruppe zeichnet auf einen Flipchartbogen zwei Personen nebeneinander auf. Finden Sie dann in der Gruppe Beispiele für Erlebnisse, Gefühle, Gemeinsamkeiten, die diese Partner über Jahre hinweg geteilt haben. Zeichnen Sie diese als bunte Verbindungslinien zwischen die Figuren. Dann trennen Sie das Bild in der Mitte. Einer von beiden ist gestorben. ❓ Wie viele »Lebensadern« laufen bei dem anderen jetzt ins Leere? Welche davon haben mit dem alltäglichen Leben zu tun? ❓ Und wie wird es jetzt durch die Unterbrechung beeinflusst? Tragen Sie Ihre Ergebnisse im Klassenverband vor und diskutieren Sie sie. Dabei übernehmen zwei von Ihnen die Moderation der Diskussion. (Nebenbei trainieren Sie so die Schlüsselqualifikation »Kommunikationskompetenz«.)

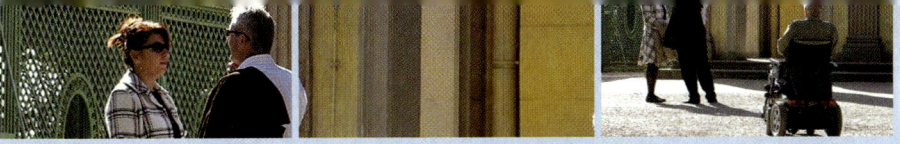

23 Rehabilitative Einrichtungen

Cosima Pinkowski

23.1 Begriffserklärung und Patientensituation – 476
23.1.1 Biopsychosoziales Modell der Rehabilitation – 477
23.1.2 Arten und Orte der Rehabilitation – 477

23.2 Abteilungsaufbau und -organisation – 478
23.2.1 Bauliche Gegebenheiten – 478
23.2.2 Mitarbeiter in der Rehabilitation – 478
23.2.3 Personalbedarf – 481
23.2.4 Umgang mit Belastungen – 481

23.3 Aufgaben des Pflegepersonals – 482
23.3.1 Rolle des Pflegepersonals im interdisziplinären Team – 482
23.3.2 Spezielle Aufgaben nach Fachbereichen – 483

23.4 Diagnostische und therapeutische Maßnahmen – 486
23.4.1 Mögliche Rehabilitationsziele – 486
23.4.2 Methoden und Konzepte – 488

23.5 Rechtliche Aspekte – 490
23.5.1 Kostenträger – 490
23.5.2 Beantragung der Rehabilitation – 490
23.5.3 Gesetzliche Grundlagen – 490

Schülerseite – 492

23.1 Begriffserklärung und Patientensituation

Wer einen steilen Berg erklimmen will, muss ruhigen Schrittes gehen.
Shakespeare

Der Begriff **Rehabilitation** bedeutet ursprünglich »Wiederherstellung eines früheren Zustands«. Heute beinhaltet der Begriff den Prozess der **(Wieder-) Eingliederung** eines Kranken oder Behinderten in sein soziales und berufliches Umfeld. Dazu gehören die Abwendung von Gesundheitsgefährdung, die Prävention und die Entwicklungsförderung von Kindern.

Mit dem **Anstieg von chronischen Erkrankungen** des Herz-Kreislauf-Systems, des Bewegungsapparates, von Krebserkrankungen und psychischen Problemen wächst die Bedeutung von rehabilitativen Maßnahmen stetig an. Ausgelöst wird die Zunahme der Erkrankungshäufigkeit (*Inzidenz*) von chronischen Erkrankungen durch

- die verbesserte Akutmedizin, die zu chronisch beeinträchtigten Überlebenden führt,
- die hohe Lebenserwartung mit dem Risiko der Mehrfacherkrankungen (*Multimorbidität*) und
- der immer höhere Anspruch der Gesellschaft an die Leistungsfähigkeit der Menschen, die diesen starken psychophysischen Belastungen oft nicht jahrelang standhalten können.

Viele Patienten in rehabilitativen Einrichtungen leiden bereits seit Jahren an Erkrankungen. Ab einer Krankheitsdauer von 6 Monaten zählen sie zu den **chronisch Kranken**. Der gelernte Umgang mit den krankheitsbedingten Veränderungen macht sie zu »Experten« ihrer Erkrankung. Die **Aufnahme** in die stationäre Rehabilitation wird durch einen veränderten Krankheitszustand (z. B. Schub im Verlauf einer Multiplen Sklerose) oder durch einen klar definierten Rehabilitationsauftrag (z. B. Feststellung der Erwerbsfähigkeit) ausgelöst.

> **Patientensituation**
>
> Chronisch Kranke kennen das Krankenhaus und den Umgang mit Ärzten und anderen Mitarbeitern. Sie haben sich mit ihrer Erkrankung arrangiert und die häusliche und soziale Umgebung an ihre Einschränkungen angepasst. Sie achten auf körperliche und psychische Veränderungen und befinden sich schon seit längerer Zeit im Krankheitsverarbeitungsprozess. Diese Patienten stellen oft hohe Erwartungen an Qualität und Ablauf des Lebens im Krankenhaus, die nicht immer realisiert werden können.

Andere Patienten gelangen durch ein **plötzlich aufgetretenes Ereignis** (z. B. Schlaganfall, Trauma) in die rehabilitative Abteilung. Ein Patient mit einem Infarkt z. B. wird schon nach kurzer Zeit in die Rehabilitationsklinik verlegt, während ein querschnittgelähmter Patient oft Monate in einer Akutklinik verbringt.

> **Patientensituation**
>
> Die Patienten haben eine bedrohliche Erkrankung überlebt. Sie müssen mit Beeinträchtigungen zurechtkommen (z. B. beim Sprechen, Sitzen, Stehen, Uhr lesen, Bewegen). Die Verarbeitung von Diagnose und evtl. Prognose beginnt. Viele müssen akzeptieren, dass ihre Lebensgestaltung weiterhin durch Einschränkungen oder durch ein verändertes Gesundheitsverhalten beeinflusst wird (z. B. Diät, Stressvermeidungsstrategien, regelmäßige Arzt- und Therapietermine). Hilfsmittel erhalten z. T. einen festen Platz in ihrer Zukunft. Die Patienten sorgen sich um Ehepartner, die ggf. alleine zurechtkommen müssen, um das Haustier, das in Pflege ist, oder um berufliche und finanzielle Belange. Die Angst vor der Zukunftsgestaltung ist oft bedrückend.

> Der Leidensdruck eines Patienten scheint oft unabhängig von einem objektiven Urteil über das Ausmaß der Defizite zu sein, z. B. kann ein Taubheitsgefühl in den Händen ebenso einschneidend erlebt werden wie die Unfähigkeit gehen oder sprechen zu können.

23.1.1 Biopsychosoziales Modell der Rehabilitation

In der Rehabilitation rücken die **Folgen der Erkrankung** und deren Bewältigung in den Vordergrund, da Heilung wie in der Akutmedizin selten möglich ist.

Die Weltgesundheitsorganisation (WHO) hat 1980 eine international anerkannte Klassifikation zur Einteilung der Krankheitsfolgen entworfen und diese im Jahr 2001 überarbeitet. **Gesundheit** wird demnach als Funktionsfähigkeit im weitesten Sinne verstanden. Sie besteht aus 3 Komponenten, welche durch eine Erkrankung beeinträchtigt werden können:

- **Funktionen und Strukturen des Körpers**, wie physische, psychische Funktionen
- **Tätigkeiten/Fähigkeiten**, z. B. Aktivitäten des täglichen Lebens, Kommunikation
- **Teilhabe an beruflichen und gesellschaftlichen Lebensbereichen**, z. B. Ausüben der Elternrolle, Besuch von kulturellen Veranstaltungen.

Die 3 genannten Komponenten des biopsychosozialen Modells wirken in alle Richtungen aufeinander ein. Nicht jede Erkrankung führt jedoch zu Einschränkungen auf allen Ebenen, z. B. kann eine bekannte HIV-Infektion zu gesellschaftlichen Nachteilen führen, ohne dass die Leistungsfähigkeit betroffen ist.

Welche **tatsächlichen Folgen** für einen Betroffen durch seine Erkrankung entstehen, wird bestimmt von den jeweiligen Umweltfaktoren, wie Anforderungen der Lebensbedingungen oder Verfügbarkeit von Hilfsmitteln, und von den persönlichen Möglichkeiten, wie Bewältigungsstrategien oder Art der sozialen Unterstützung (◘ Abb. 23.1).

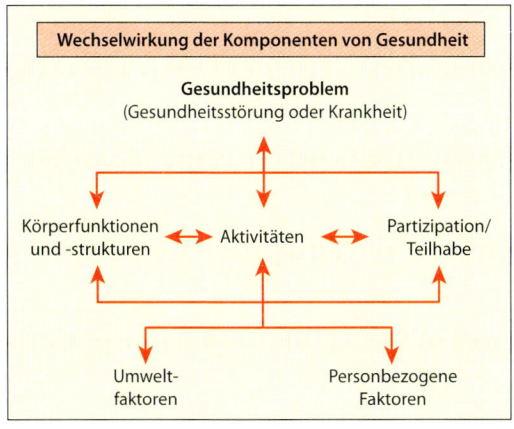

Was unbegreiflich ist, ist darum nicht weniger wirklich.
Pascal

◘ **Abb. 23.1.** Wechselwirkung der Komponenten von Gesundheit

23.1.2 Arten und Orte der Rehabilitation

Die Angebote der Rehabilitation können ggf. als aufeinander aufbauende Bestandteile mit einer allmählichen, stufenweisen Steigerung der Anforderungen – evtl. lebenslang – genutzt werden, als sog. **Rehabilitationskette**. Die Rehabilitation ist gegliedert in:
- **medizinische** Rehabilitation,
- **schulisch-pädagogische** Rehabilitation,
- **berufliche** Rehabilitation,
- **psychosoziale** Rehabilitation.

Rehabilitationsarten

Pflegende sind v. a. in der **medizinischen Rehabilitation** tätig, wo sie medizinische oder psychosoziale Verfahren und Maßnahmen der Prävention anwenden. Nicht immer ist eine strikte Trennung zwischen kurativer und rehabilitativer Versorgung möglich und sinnvoll. In Abgrenzung zu den teils präventiven Heilverfahren in Kurkliniken und Sanatorien wurde für neurologische, orthopädische, onkologische und kardiologische Erkrankungen die **Anschlussheilbehandlung** (AHB) eingeführt. Diese schließt sich an einen Krankenhausaufenthalt an bzw. beginnt spätestens 20 Tage nach Entlassung aus der Akutklinik. In speziell ausgestatteten Rehabilitationskliniken soll die AHB auf die **ambulante Rehabilitation** vorbereiten. AHB-Verfahren werden für vorwiegend mobile und im Alltag selbstständige Patienten von den Rentenversicherungsträgern finanziert.

Einem Kranken kann es nicht helfen, dass er in einem goldenen Bette liegt.
Aus Spanien

Mittlerweile sind viele Rehabilitationskliniken auf **Frührehabilitation** von schwerer betroffenen und pflegeintensiveren Patienten eingerichtet. Diese Maßnahmen liegen häufig im Zuständigkeitsbereich der Krankenkassen.

Stationäre Rehabilitation findet vorwiegend statt in Rehabilitationsabteilungen der allgemeinen Krankenhäuser, in psychiatrischen Fachkrankenhäusern, in berufsgenossenschaftlichen Unfallkliniken und Rehabilitationskliniken.

Teilstationäre Rehabilitation bedeutet, dass der Patient in seiner häuslichen Umgebung wohnt und die entsprechende Einrichtung für einen bestimmten Zeitraum aufsucht, z. B. in Tages- oder Nachtkliniken.

Die **ambulante** Rehabilitation erfolgt zu vereinbarten Therapiezeiten durch niedergelassene Ärzte, Therapeuten, Institutsambulanzen, sozialpsychiatrische oder sozialpädiatrische Einrichtungen und Sozialstationen. Des Weiteren zählen dazu Rehabilitationssport (meist organisiert über Landesbehindertensportverbände), Funktionstraining (meist organisiert über Verbände, z. B. Deutsche Rheuma-Liga) und ambulante Gruppen (z. B. Herzgruppen).

> **Insidertipp**
>
> Die Einbindung von Angehörigen und die Vernetzung von Maßnahmen, z. B. die Vorbereitung zum Berufseinstieg, ist einfacher, wenn der Patient in seiner häuslichen Umgebung ist.

23.2 Abteilungsaufbau und -organisation

23.2.1 Bauliche Gegebenheiten

Die **rehabilitative Station** enthält neben den Patientenzimmern die üblichen Räume einer Station wie Arztzimmer und Dienstzimmer für das Pflegepersonal. Patientenaufenthaltsraum, Therapieräume, Übungsräume mit Trainingsgeräten, gesonderte sanitäre Einrichtungen, wie etwa Wannenbäder, sind gelegentlich auch vorhanden, obwohl leichter betroffene Patienten die Station i. d. R. für Therapien und Mahlzeiten verlassen.

Üblich sind 1- bis 2-Bettzimmer mit eigenem rollstuhlgerechten Badezimmer. Die **Ausstattung des Patientenzimmers** richtet sich nach der Ausprägung der Beeinträchtigungen, z. B. sieht das Zimmer eines beatmungspflichtigen Patienten anders aus als das Zimmer für Patienten in einer AHB mit Hotelbett und Teppichboden. Manche Kliniken stellen Zimmer bzw. Betten für Angehörige bereit, um sie im *Handling* zu schulen, oder besitzen eine **rollstuhlgerechte Probewohnung** (v. a. für Patienten mit einer Querschnittlähmung).

23.2.2 Mitarbeiter in der Rehabilitation

> Jeder Mensch sei König in seinem Gewerbe.
> *Aus Arabien*

Die verschiedenen **Berufsgruppen** in der Rehabilitation verstehen sich als ein **Team** aus Fachpersonen, das nur in der Zusammenarbeit miteinander und mit dem Patienten das Rehabilitationsziel erreichen kann. Die Zusammenarbeit mit vielen Berufsgruppen erfordert eine gute **Koordination** und wechselseitige **Verknüpfung** der jeweiligen Leistungen und Maßnahmen.

Neben den in der Rehabilitation üblicherweise tätigen Mitarbeitern erfolgen spezielle Angebote je nach Träger oder Fachgebiet durch entsprechend **spezialisierte Mitarbeiter**, z. B.

- Diätberatung durch **Diätassistenten** bei Patienten mit Herz-Kreislauf-Erkrankungen,
- Sporttherapie von **Sporttherapeuten** bei Patienten mit Querschnittlähmung oder kardiovaskulären Erkrankungen,

- **Musiktherapeuten** bei Patienten mit psychiatrischen Erkrankungen,
- **Gestaltungstherapeuten** bei Patienten mit psychosomatischen Symptomen.

Pflegepersonal

Die Mitarbeiterstruktur im Pflegedienst ist ähnlich der im Akutkrankenhaus. Im Rahmen der 3-jährigen Grundausbildung absolviert jede zukünftige Pflegekraft eine bestimmte Anzahl praktischer Stunden in der rehabilitativen Pflege. Gesundheits- und Krankenpfleger/innen mit 3-jähriger Ausbildung können in einigen Einrichtungen eine 2-jährige Weiterbildung zur **Fachschwester/-pfleger für Rehabilitation** erwerben.

Ärzte

Die Ärzte, z. T. Fachärzte für »Rehabilitation und physikalische Medizin«, erstellen in Zusammenarbeit mit den anderen Berufgruppen ein **Profil des Kranken** und verordnen entsprechende rehabilitative Maßnahmen, die die anderen Berufgruppen gemeinsam mit dem Patienten umsetzen. Die **Basisdokumentation** nach den Vorgaben der Kostenträger enthält Angaben über

- Alter, Geschlecht, Bildung, Beruf (soziodemographische Daten),
- Erkrankungsverlauf vor der Aufnahme,
- Diagnosen und Therapieziele,
- Anzahl und Art der therapeutischen Anwendungen,
- Einschätzung des Therapieerfolges, z. B. Arbeitsfähigkeit bei Entlassung,
- Berentung, Grad der Behinderung, Arbeitslosigkeit, Arbeitsunfähigkeit (sozialmedizinische Daten).

Zusätzlich zu den üblichen ärztlichen Aufgaben bewertet der Arzt im Entlassungsbrief die verbliebenen Einschränkungen jedes Patienten. Diese **sozialmedizinische Begutachtung** wird für die Bewilligung von weiteren Rehabilitationsmaßnahmen oder anderen Leistungen (z. B. Berentung) herangezogen.

Physiotherapeuten/Krankengymnasten

Die Physiotherapie **fördert** die **normale Bewegungsfähigkeit**. Sie ist ausgerichtet auf die Verhinderung von pathologischen und reduzierten Bewegungsabläufen, auf die Steigerung von Beweglichkeit, Kraft, Koordination und Ausdauer, Linderung von Schmerzen sowie auf eine ungestörte Sensibilität. Zudem trägt sie zur Verbesserung der Durchblutung des vaskulären Systems und der Atmung bei.

Physiotherapeuten wenden unterschiedliche **Therapietechniken** und -konzepte an, ggf. unter Einsatz von Therapiegeräten. Physikalische Anwendungen wie Kälte, Wärme, Elektrotherapie, Bäder, Übungen im Bewegungsbad, Massagetechniken und Entspannungstechniken gehören mit in den Aufgabenbereich.

Die Patienten werden in Einzel- oder Gruppentherapie behandelt, Angehörige zur Unterstützung des Betroffenen angeleitet. Die Patienten erlernen möglichst ein **Eigenprogramm** zum selbstständigen Üben. **Kompensationsstrategien** werden eingeübt oder **Hilfsmittel** angepasst und deren Benutzung trainiert, z. B. Benutzung von Rollstühlen, Gehhilfen und Orthesen.

Sprachtherapeuten

In der **Logopädie** arbeiten auch Sprachheilpädagogen und klinische Linguisten. Das Hauptaugenmerk legt die Sprachtherapie auf die **Förderung der Kommunikation**. Dabei werden u. a. Sprechmotorik und Artikulation trainiert. Therapiert werden Patienten mit **Sprachstörungen** (Aphasien), die im Sprachverständnis, der Sprachproduktion, im Lesen und Schreiben Schwie-

Wenn die Begriffe sich verwirren, ist die Welt in Unordnung.
Konfuzius

rigkeiten haben, vor allem bei neurologischen Erkrankungen (Patienten mit Multipler Sklerose, Hirninfarkt, Hirntumor, hoher Querschnittlähmung u. a.). Lähmungen der Gesichts-, der Ess- und Schluckmuskulatur fallen z. T. auch in den Aufgabenbereich der Sprachtherapie. Patienten mit Kehlkopferkrankungen oder -entfernungen nehmen am Stimmtraining teil (▶ Bd. 3, Kap. S2). Im pädiatrischen Fachgebiet behandeln Sprachtherapeuten **Sprachentwicklungsstörungen**.

Die Sprachtherapeuten bieten Übungen am Computer an und leiten den Patienten im Umgang mit **Kommunikationshilfen** an (Kommunikationstafeln, Erlernen von Symbolschriften, Gestentraining, ▶ Bd. 2, Kap. K1). Die Therapien erfolgen i. d. R. als Einzelanwendung, jedoch bieten sich Gruppenanwendungen an, um die Scheu der Patienten vor dem öffentlichen Sprechen zu reduzieren. Angehörige werden im Hinblick auf Kommunikation und Umgang mit den Betroffenen beraten.

Ergotherapeuten

Ergotherapeuten leiten die Patienten in der Selbstversorgung an und fördern Fähigkeiten wie Anziehen, Waschen, Essen und selbstständige Haushaltsführung. Das Zusammenwirken unterschiedlichster Funktionen des Patienten, z. B. Sensomotorik, Kognition, Planen und Handeln, ermöglicht seine **Alltagskompetenz**.

In der Ergotherapie werden u. a. Einschränkungen der Armmotorik (Grob- und Feinmotorik), Sensibilitätsstörungen, Orientierungs-, Aufmerksamkeits- und Gedächtnisstörungen behandelt (im Sinne von *Restitution* der eingeschränkten Funktionen). Fortschritte werden in den Alltag eingebunden, z. B. lernt der halbseitengelähmte Patient am Anfang, wie er mit einem Arm seine Jacke anziehen kann (im Sinne von *Kompensation* der verlorengegangenen Bewegungsmöglichkeit). Sobald er den Arm bewegen kann, wird erarbeitet, wie beide Arme beim Anziehen der Jacke beteiligt sein können. Das Pflegepersonal gewährleistet die Umsetzung in den Stationsalltag.

Die Ergotherapeuten beraten hinsichtlich Wohnraumanpassung (im Sinne von *Adaptation*), wählen die Hilfsmittel, trainieren deren Benutzung und beraten die Angehörigen. Teilweise erfolgt eine Wohnungsbesichtigung, wenn die Kosten dafür übernommen werden. In den psychiatrischen Bereichen nutzt die Ergotherapie z. B. gestalterische Techniken, um das Erleben und Verhalten des Patienten und seinen Umgang mit sich und der Umwelt zu beeinflussen.

Am Ende einer medizinischen Rehabilitation steht für manche Patienten ein **Belastungstraining oder eine Arbeitsplatzberatung** (z. B. nach ergonomischen Gesichtspunkten) im Vordergrund. Ergotherapeuten beurteilen die Grundarbeitsfähigkeiten und streben deren Wiedererlangung zur Eingliederung in die Arbeitswelt an.

Masseure und medizinische Bademeister

Masseure und medizinische Bademeister arbeiten i. d. R. in einer sog. **Badeabteilung**. Hier erfolgen Wärme- und Kälteanwendungen, Elektrotherapie, Massagetechniken, Lymphdrainage, Bäder mit medizinischen Zusätzen, leichte Bewegungsübungen im Bewegungsbad oder auf dem Trockenen. Die Tätigkeiten überschneiden sich z. T. mit denen der Physiotherapeuten.

Psychologen/Neuropsychologen

Psychologen sind für die **Unterstützung der Krankheitsverarbeitung** zuständig. In psychotherapeutischen Einzelgesprächen werden Ansprüche, Umgang und Erwartungen an sich selber thematisiert und deren gesundheitsschädigende Einflüsse überprüft. Sie greifen bei depressiven Verstimmungen, Verdrängung einer schwerwiegenden Krankheit oder im Rahmen der Gesundheitsförderung ein. Zur Stressbewältigung, Änderung der Lebensgewohnheiten oder zum Abbau von Ängsten erfolgen häufig Techniken der Verhaltenstherapie. Herz-Kreis-

---

Man soll sich mehr um die Seele als um den Körper kümmern, denn Vollkommenheit der Seele richtet die Schwächen des Körpers auf.
Demokrit

lauf-Erkrankte erlernen z. B. Entspannungstechniken oder nehmen am Nichtrauchertraining teil.

Patienten mit vorwiegend chronisch depressiven, neurotischen und schizophrenen Erkrankungen werden in der **psychiatrischen Rehabilitation** behandelt, während die Rehabilitation von Abhängigkeitserkrankungen in eigenen Einrichtungen erfolgt.

In der Neurologie sind **Neuropsychologen** mit der Diagnostik krankheitsbedingter Veränderungen im Zusammenhang mit höheren Hirnleistungen betraut. Orientierung, Sehen, räumliche Wahrnehmung, Konzentration, Aufmerksamkeit, Reaktionsgeschwindigkeit, planerisches Denken, Kulturfertigkeiten, soziales Verhalten und Selbsteinschätzung können durch neurologische Erkrankungen eingeschränkt sein.

Sozialarbeiter

Sozialarbeiter bieten eine **sozialrechtliche Beratung** an (z. B. bei Fragen zum Krankengeld, Schwerbehindertenausweis, Rentenantrag). Sie unterstützen bei Formalitäten im Zusammenhang mit sozialen und finanziellen Hilfen, Kostenübernahmen, Anträgen zur rollstuhlgerechten Wohnung, Einstufung der Pflegestufe oder Heimunterbringung. Sie informieren über Angebote zur sozialen Integration, z. B. Selbsthilfegruppen, Beratungsstellen, Freizeiteinrichtungen und Behindertenfahrdienste.

23.2.3 Personalbedarf

Arbeitszeiten und **Schichtdienst** in der stationären Rehabilitation unterscheiden sich nicht von denen der akuten Stationen. Die Aufgaben sind nicht gleichmäßig über den Tag verteilt, sondern fallen stoßweise an. Der Anteil der administrativen und organisatorischen Aufgaben gewinnt zunehmend an Bedeutung und kann nahezu die Hälfte der Arbeitszeit beanspruchen.

23.2.4 Umgang mit Belastungen

Die hohen Anforderungen der rehabilitativen Arbeit können bei den **Mitarbeitern** zu starken **psychischen** und **physischen** Belastungen führen. Um die Qualität der Teamarbeit zu optimieren und die psychischen Belastungen des Einzelnen zu reduzieren, hat sich eine regelmäßige **Supervision** aller Mitarbeiter einer Station bewährt. In dieser von einem geschulten Supervisor moderierten Gruppenveranstaltung werden Erlebnisse oder Konflikte mit Patienten, der Arbeitsorganisation und Kollegen beleuchtet und gemeinsame Lösungen angestrebt.

> **Insidertipp**
>
> Regelmäßige **interdisziplinäre Teamsitzungen,** eine einheitliche Sprache und grundlegende Kenntnisse über die Aufgaben der anderen Abteilungen sind für Planung und Umsetzung der individuellen Rehabilitationsmaßnahmen zwingend erforderlich.

Erfolgreich sind wir nur, wo wir nutzen, nicht wo wir ausnutzen.
Emil Oesch

Im Rahmen der Krankheitsbewältigung und -verarbeitung durchlaufen **Patienten** typische Phasen von **Abwehrmechanismen** und **Bewältigungsstrategien** (▶ u. a. Bd. 2, Kap. C1, T1). Häufig sind dies Phasen, in denen der Patient z. B. Ungewissheit, Schock, Aggression, Verleugnung, Depression und schließlich Abfinden und Akzeptanz seiner Erkrankung erlebt. Die unterschiedlichen Gefühle prägen seinen Umgang mit sich, seinen Angehörigen und den Klinikmitarbeitern.

Hier sind alle Mitarbeiter aufgefordert, den einzelnen Patienten aufmerksam zu beobachten und Betreuung und Unterstützung entsprechend seiner Reaktionen zu gestalten.

> **Insidertipp**
>
> Persönliche Bewältigungsstrategien der Mitarbeiter, z. B. »Ärmel aufkrempeln, das packe ich schon ...«, können nicht auf andere übertragen oder von ihnen gefordert werden.

Die Berufskleidung muss hygienisch einwandfrei und bequem sein (► Kap. 9). Kinästhetisches und rückenschonendes Arbeiten ist unabdingbar und erhält die körperliche Gesundheit der Pflegenden (► Kap. 8 u. 9).

Pflegetherapeutische Aktivitäten fordern starken körperlichen Einsatz in engem Kontakt mit dem Patienten. Spezielle Hilfestellungen beim Positionswechsel im Bett oder vom Bett in den Rollstuhl sehen vor, dass das Pflegepersonal sich teilweise im Patientenbett abstützt oder den eigenen Körper zur Unterstützung des Patienten einsetzt.

23.3 Aufgaben des Pflegepersonals

23.3.1 Rolle des Pflegepersonals im interdisziplinären Team

Das Pflegepersonal ist Bindeglied, z. B. zwischen Therapie und Klinikalltag, zwischen Patient, seinen Angehörigen und den Teammitgliedern, und nimmt die **Aufgabe einer »Schnittstelle«** wahr (Abb. 23.2).

Auch wenn die wechselnden Dienste einer kontinuierlichen patientenbezogenen Betreuung im Weg stehen können, haben die **Pflegepersonen den intensivsten Kontakt mit den Patienten**, da sie als einzige Berufsgruppe 24 Stunden lang präsent sind. Sie beobachten die körperlichen und psychischen Fähigkeiten des Patienten in vielfältigen Situationen und zu unterschiedlichen Tageszeiten. Sie informieren Arzt, Sozialarbeiter oder das Team z. B. über Belastungen, soziale Probleme, unkontrollierte Selbstmedikation, Ziele und Pläne des Patienten. Sie unterstützen den Betroffenen bei der Übertragung der in der Therapie erworbenen Fähigkeiten in den Stationsalltag.

> Rehabilitative Pflege ist eine aktivierende, ressourcenorientierte, ganzheitliche, teamorientierte und kooperative Pflege. Sie überträgt dem Patienten Verantwortung für seine Rehabilitation (nach Urbas 1996, S. 88).

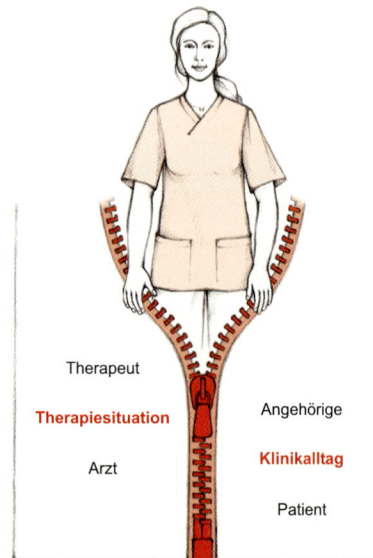

Abb. 23.2. Die Rolle des Pflegepersonals: Bindeglied und Schnittstelle

Im Sinne der **aktivierenden Pflege** ist eine auf alle Patienten gleichermaßen angewendete massive Unterstützung nicht sinnvoll, z. B. Transfer aus dem Bett stets mit 2 Personen. Dem Patienten würde so eine fördernde (Lern-)Situation vorenthalten und dadurch Fortschritte verhindert. Überforderung aber auch zu wenig Unterstützung sind gleichermaßen schädlich. Hilfestellungen werden den wechselnden Fähigkeiten des Patienten angepasst.

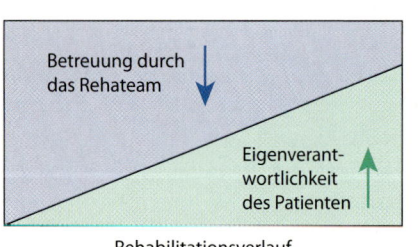

Abb. 23.3. Stufenkonzept

> Gestufte Rehabilitationshilfen passen sich an den wechselnden Grad der Ausprägung an; dabei wird das Prinzip der abnehmenden Betreuung und der zunehmenden Eigenverantwortlichkeit berücksichtigt (Abb. 23.3).

Alle **pflegerischen Maßnahmen**, z. B. Krankenbeobachtung, Pflegetechniken, Prophylaxen, Ausführung und Überwachung von Arztanordnungen, gelten auch in der Rehabilitation. Weitere Beispiele sind in Tabelle 23.1 dargestellt.

Tabelle 23.1. Beispielhaft dargestellte Aufgaben von Pflegenden in der Rehabilitation

Aufgaben	Beispiele
Aufnahme und Einweisung der Patienten	Gegebenheiten der Klinik erklären (Terminplan, Essenszeiten, Visitenzeiten, Rauchen etc.)
Pflegevisite, Pflegedokumentation	Orientiert am Pflegeprozess; unter Verwendung von standardisierten Screenings, z. B. über die Selbstständigkeit bei Alltagsaktivitäten (Barthel Index, Functional Independence Measure/FIM) oder über den Bewusstseinszustand (Glasgow Koma Skala)
Teilnahme an Visiten und Teamsitzungen	Supervisionen
Anleitung und Unterstützung der Patienten	Anleitung zur Selbstständigkeit, evtl. mit Hilfsmitteln und nach Absprache mit den Therapeuten
Pflegehandlungen unter Einbeziehung spezieller Konzepte	Kinästhetik, Basale Stimulation, Bobath, z. B. Zimmergestaltung im Rahmen des Bobath-Konzeptes
Begleitung, Schulung und Beratung von Patient und Angehörigen	Begleitung bei der Krankheitsbearbeitung; Anleitung zur Hautpflege; Umgang mit Inkontinenzhilfen, Pflegemitteln, Prothesen, Orthesen, Funktions- und Lagerungsschienen, Funktionshandschuhe üben
Austeilen von Übungsgeräten	Zu Eigenübungen motivieren, ggf. beim Anlegen helfen und kontrollieren
Anwendung von mechanischen, hydraulischen, elektrischen oder elektronischen Hilfsmitteln	Hilfe zur Mobilität (z. B. Lifter, Rollstuhl, Rollator, Deltarad, Gehstock...); zur Kommunikation (z. B. Kommunikationstafeln); zur Freizeitgestaltung (z. B. Lesehilfen); zur Positionierung (z. B. Stehpult, Stehbett, Lagerungsmaterial)

23.3.2 Spezielle Aufgaben nach Fachbereich

In den rehabilitativen Einrichtungen setzt sich das unterschiedlich stark beeinträchtigte Patientenklientel aus **allen Altersgruppen und vielen Fachbereichen** zusammen. Die Abteilungen sind i. d. R. spezifisch für ein Fachgebiet und/oder für eine Altersgruppe zuständig.

Die **aktivierende Pflege** erfordert die Mitarbeit aller Patienten, egal aus welchem Fachbereich oder welcher Altersgruppe. Daher haben Pflegende die Aufgabe, die Patienten zu dem ihnen möglichen Einsatz anzuspornen, ihnen **Mut** zu **machen** und ihre Motivation durch **Lob** zu fördern.

Rehabilitation für Kinder und Jugendliche (pädiatrische Rehabilitation)

Da Kinder und Jugendliche keine »kleinen Erwachsenen« sind, benötigen sie spezifische Rehabilitationskonzepte und -einrichtungen. Kinder sollen ihren Bewegungsdrang und Spieltrieb in einer **kindgerechten Umgebung** und **Freizeitgestaltung** ausleben können. In der Rehabilitation werden Kinder und Jugendliche in **Gruppen** mit überschaubarer Größe betreut. Einzelzimmer gibt es nur selten.

Eine sorgfältige Vorbereitung der Patienten auf die rehabilitativen Maßnahmen hilft, ihre Einsicht in die erforderliche **aktive Mitarbeit** (*Compliance*) zu gewinnen. Sie müssen sich in eine neue Umgebung einfinden und die **Trennung von Familie und Freunden** verarbeiten.

Nach Ausschöpfung der ambulanten Maßnahmen kommt für Kinder und Jugendliche eine stationäre Rehabilitation in Frage, wenn **Einschränkungen der körperlichen Leistungsfähigkeit, der Lebensqualität und der sozialen Integration** eingetreten oder zu befürchten sind. Krankheiten in jungen Jahren können die Entwicklung eines Kindes beeinträchtigen und zu Folgen im Erwachsenenalter führen. Die Mehrzahl der Patienten unter 20 Jahren leidet an Erkrankungen des Atemsystems, psychischen und psychosomatischen Verhaltensstörungen, Hauterkrankungen oder Beeinträchtigungen der Muskeln, des Skelettsystems und des Bindegewebes oder aber an Übergewicht mit seinen Folgeerscheinungen.

> Die Pflege, die Therapie und der alltägliche Umgang mit den jungen Patienten orientieren sich an der individuellen Entwicklung, dem Alter und der Belastungsfähigkeit. Die Beurteilung der einzelnen Einschränkungen steht immer in Zusammenhang mit dem Entwicklungsstand des Kindes oder Jugendlichen.

Die psychologische und sozialpädagogische Betreuung beinhaltet u. a. **gesundheitsfördernde Maßnahmen** zur Verminderung von Risikofaktoren und zur Verhaltensänderung. Die jungen Patienten lernen, ihre Krankheit zu akzeptieren und mit deren Folgen zurechtzukommen, eine gesunde Lebensführung zu erproben und einzuhalten und mit Konfliktsituationen umzugehen. Gruppentherapeutische Prozesse stärken Selbstvertrauen und individuelle Fähigkeiten.

Das jeweilige Bundesland stellt Lehrer zur Verfügung, die die krankheitsbedingten Leistungsminderungen in der Gestaltung ihres Unterrichtes berücksichtigen. Der **Unterricht** findet in **Kleingruppen** gemäß Alter und Schultyp statt.

Begleit- oder Bezugspersonen werden in therapeutische und pflegerische Verfahren **eingeführt** und zu Verhaltensregeln und Hilfsmittelgebrauch **angeleitet**. Viele Kliniken streben einen **Erfahrungsaustausch** der Angehörigen untereinander an und informieren über Selbsthilfegruppen für jugendliche Betroffene und Angehörige (▶ Kap. 25).

Innere Medizin am Beispiel der Kardiologie

Erkrankungen des Herz-Kreislauf-Systems, z. B. ein Herzinfarkt, führen häufig zu einer großen **Verunsicherung** der Patienten. Einige reagieren mit Überängstlichkeit, andere mit Depressionen. Der Patient entwickelt Ängste vor einem Re-Infarkt, vor einem frühzeitigen Tod und kann mit dem Verlust der Leistungsfähigkeit (und damit mit seinem Selbstbild bzw. Selbstverständnis) nur schwer umgehen. Die **Frage nach dem Sinn des Lebens** steht im Raum. Besonders schwierig ist dies für Herztransplantierte: »Ich kann weiterleben, der Spender ist verstorben. Darf ich das?«

Die **Schulung** in Bezug auf **Risikofaktoren** soll den Zusammenhang zwischen Verhalten und Krankheitsentstehung verdeutlichen und zu einem gesundheitsbewussten Verhalten motivieren. Dies kann jedoch auch **Schuldgefühle** auslösen. Neben der Gesundheitsbildung nimmt der herzkranke Patient an der **psychologischen Betreuung** teil, welche unterstützende Gespräche zur Krankheitsverarbeitung anbietet und die Entlassung in die soziale Umgebung vorbereitet. Weitere Techniken wie Stressbewältigungsprogramme, Entspannungstraining, psychotherapeutische Gruppen, Nichtrauchertraining (▶ Bd. 3, Kap. S1), Gewichtsreduktionsprogramme fördern die Änderung des Verhaltens (▶ Bd. 2, Kap. N1, S1).

Neurologie

Neben zentralen Bewegungsstörungen (z. B. Parese, Plegie, Ataxie) können Patienten unter Einschränkungen ihrer kognitiven und sensorischen Fähigkeiten leiden. Angehörige und Betroffene erleben die Folgen eines zerebralen Ereignisses (z. B. Sprachstörungen) oder die Folgen einer Querschnittlähmung (▶ Bd. 3, Kap. D3.3.2) mit vegetativen Veränderungen als bedrohlich. Fälschlicherweise werden sie von Außenstehenden oft nicht mit der Erkrankung in Verbindung gebracht, sondern als Persönlichkeitsveränderung ausgelegt, z. B. wird Patienten mit Sprachstörungen oder Parkinsonerkrankung häufig der Verlust des Intellekts unterstellt.

> Die Patienten sind sich oft selbst fremd und häufig auch nicht sicher in der Selbsteinschätzung ihrer Fähigkeiten.

Besser kannst du wohl diesen oder jenen machen, wenn du dich in ihn schickst. Durch Vorwürfe wird er in jedem Falle schlechter.
Seneca

Durch den Austausch im interdisziplinären Team werden die verschiedenen Einschränkungen zusammengetragen und die Ziele der Rehabilitation festgelegt und gewichtet. Aufgrund einer häufig auftretenden reduzierten Aufmerksamkeit ist das **(Wieder-)Erlernen** von Bewegungsabläufen und neuen Aufgaben, wie Rollstuhlfahren oder einhändiges Waschen und Anziehen, erschwert.

Onkologie

Patienten mit Krebserkrankungen sind sowohl durch ihre Erkrankung als auch durch die Therapiefolgen, **teils irreversibel, eingeschränkt** (▶ Bd. 3, Kap. A6, M3, S8). Betroffene leiden z. T. unter *Kombinationsschäden*, verursacht von der Krebserkrankung, einer Zweiterkrankung oder den therapeutischen Interventionen (z. B. Strahlentherapie, Zytostatika, Operationen). Die akutversorgende Einrichtung und die Rehabilitationsklinik arbeiten deshalb eng zusammen. Die begonnene medizinische Therapie wird in der Rehabilitation weitergeführt. Diagnostische Maßnahmen können jederzeit notwendig werden, da durch den Tumor und/oder die Therapie entstandene Komplikationen schnell beseitigt werden sollen.

Der Patient beschäftigt sich mit Themen wie Lebenswille oder -einstellung, Tod, Schuldfragen und Sinn des Lebens (Warum ich? Was ist wichtig im Leben?). Er fürchtet sich vor Schmerzen, Metastasen und Rezidiven und sorgt sich um Angehörige. Diese Belastungen sind wenig förderlich für den Rehabilitationsprozess.

Psychologische oder psychosoziale Betreuung, Selbsthilfegruppen und Methoden der Alternativmedizin können zur Krankheitsverarbeitung und zur Bewältigung der veränderten Lebensgestaltung beitragen. **Offene Gespräche** in der Klinik unter Einbeziehung der Angehörigen unterstützen die soziale Verarbeitung und Einbettung.

> **Insidertipp**
> In Gesprächen nie falsche Hoffnungen wecken oder Resignation verbreiten!

Da onkologische Patienten bei Symptomverschlechterungen oder erneutem Therapiebedarf wiederholt aufgenommen werden, entsteht ein **länger andauerndes Verhältnis** zu den Mitarbeitern des Rehabilitationsteams.

> Je nach Art und Verlauf der Erkrankung werden Rehabilitationsziele niedrig formuliert, z. B. eine Stagnation der Symptomatik oder eine Einstellung mit Schmerzmedikation, aber keine berufliche Eingliederung.

Orthopädie

In der Orthopädie findet man typischerweise Patienten nach Sportverletzungen, Verkehrs- und Arbeitsunfällen (oft mit Polytrauma), mit vorwiegend peripheren Defiziten des muskuloskeletalen Systems/Bewegungsapparats (Wirbelsäulenverletzungen, Knie- und Hüftgelenksprobleme, Nerven und Plexusverletzungen), Patienten der Handchirurgie, nach Amputationen, mit Verbrennungen oder mit Erkrankungen aus dem entzündlich-rheumatischen Formenkreis. Symptomatisch stehen **Bewegungseinschränkungen** und **Schmerzen** im Vordergrund. Viele orthopädische Patienten leiden jedoch an degenerativen Verschleißerkrankungen mit chronischem Verlauf. Der ansteigende Leidensdruck mündet oft in eine Operation, die Schmerzen lindern und die Beweglichkeit erhalten soll.

Zu den **therapeutischen Interventionen,** die z. T. vom **Pflegepersonal** ausgeführt werden, gehören u. a. Wärme- und Kälteanwendung, Anlegen der Motorschiene, z. B. nach Knieope-

Fällst Du siebenmal, stehe achtmal auf.
Japanisches Sprichwort

rationen zur Verbesserung der Stoffwechselfunktion der Gelenkschleimhaut, außerdem Anleitung zum Muskeltraining, Beobachten von Haltungsfehlern und unerwünschten Ausweichbewegungen, Bewegungstherapien mit Mobilisierung und/oder Stabilisierung der Gelenke. Insgesamt steht der **Erhalt** bzw. die **Wiederherstellung** des passiven und aktiven Bewegungsausmaßes im Vordergrund. Des Weiteren sind Auswahl und Training im Umgang mit Prothesen, Orthesen und Gehhilfen, Schulung zum rückenschonenden Verhalten inkl. Arbeitsplatzberatung und Gelenkschutz von Bedeutung.

Psychiatrie, Psychosomatik, Sucht

Psychische Symptome sind nicht sofort eindeutig zu erkennen, die Grenze zwischen gesundem und krankhaftem Verhalten ist fließend. Bei Patienten in der stationären Rehabilitation führen die Auswirkungen der jeweiligen Erkrankung zu Schwierigkeiten in vielen Lebensbereichen, z. B. im sozialen Leben oder im Umgang mit Angehörigen und Kollegen. Eine **veränderte Selbst- und Fremdwahrnehmung** wirkt auf die Krankheitseinsicht der Betroffenen und erschwert die Therapiemotivation (▶ Kap. 24). Zusätzliche somatische Erkrankungen, Auswirkungen der medikamentösen Therapie oder des Suchtmittels beeinflussen die Symptomatik und die Therapie.

Neben seelischer und körperlicher **Stabilisierung** werden folgende **Ziele** angestrebt:
- Befähigung zu einem selbstständigen und eigenverantwortlichen Leben,
- Förderung von Motivation,
- Fähigkeiten und Wille zur Krankheitsbewältigung.

Geriatrie

> Wie alt man ist, sieht man an den Gesichtern derer, die man jung gekannt hat.
> *Heinrich Böll*

In der geriatrischen Rehabilitation werden ältere Patienten mit häufig internistischen, orthopädischen und neurologischen Erkrankungen aufgenommen. Mit dem Alter steigt die **Multimorbidität** an und es wird schwieriger, die Haupterkrankung zu diagnostizieren (▶ Kap. 26).

Im Alter werden die **Änderungen** der Lebensgewohnheiten **schwieriger**, z. B. Diät, Medikation, Hilfsmittelbenutzung. Zudem muss die oft schwierige Entscheidung getroffen werden, welche Wohnform nach der Entlassung aus der Rehabilitation angemessen ist, da viele Ältere nach der Rehabilitation nicht in ihre eigene Wohnung zurückkehren können. Der Gedanke daran beeinträchtigt häufig den Willen zur Gesundung bzw. zum Mitmachen bei den angebotenen Rehabilitationsmaßnahmen.

23.4 Diagnostische und therapeutische Maßnahmen

Verbesserungen der Funktionsfähigkeit oder Selbstständigkeit sind häufig nur in **kleinen Schritten** sichtbar und nicht alle Fortschritte haben direkte Auswirkungen auf die Alltagsgestaltung des Patienten. Daher ist es wichtig, kleine Ziele zu beschreiben und kleine Erfolge zu erkennen und anzuerkennen, um motiviert am langfristigen Rehabilitationsziel zu arbeiten.

23.4.1 Mögliche Rehabilitationsziele

Der Patient hat langfristig mit den körperlichen, persönlichen (z. B. Partnerschafts- bzw. Familienprobleme) und sozialen Folgen (z. B. Berufsverlust) seiner Erkrankung zu tun. Er soll lernen, seine Lebensgestaltung an seine Einschränkungen anzupassen und/oder zustandserhaltendes und präventives Gesundheitsverhalten zu berücksichtigen (◘ Abb. 23.4).

23.4 · Diagnostische und therapeutische Maßnahmen

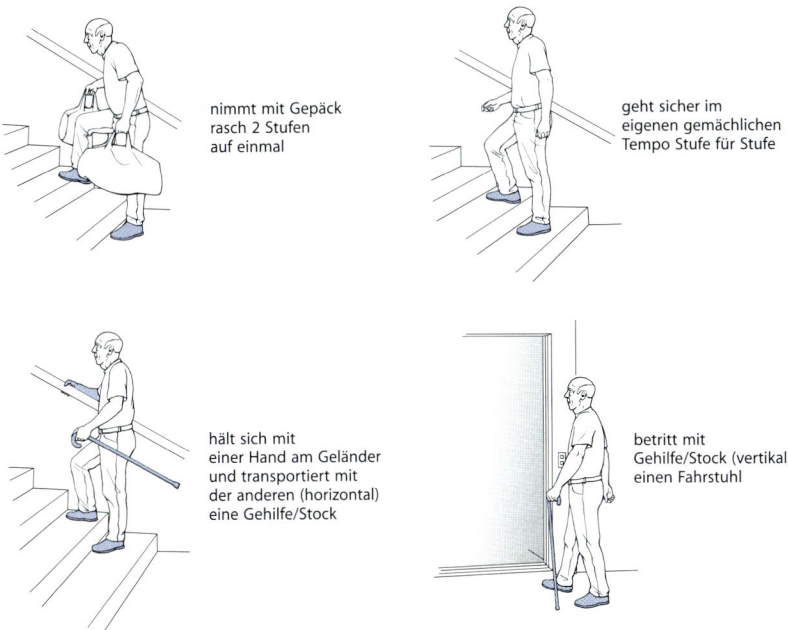

Abb. 23.4. Prinzipien für die Erreichung des Rehabilitationsziels. **Vollständige Wiederherstellung** der ursprünglichen Funktion bzw. Fähigkeiten und der sozialen Rolle (*Restitutio ad integrum*). **Größtmögliche Wiederherstellung** der ursprünglichen Funktion bzw. Fähigkeiten und der sozialen Rolle (*Restitutio ad optimum*). Einsatz von »**Ersatzstrategien**« bzw. Nutzung verbliebener Funktionen und Fähigkeiten (*Kompensation*). **Anpassung der Umweltbedingungen** an die Fähigkeitsstörungen bzw. Beeinträchtigungen des Patienten (*Adaptation*)

> Ziel der Rehabilitation ist die Bewältigung von Gesundheitsschäden und ihren Folgen, damit diese sich möglichst gering auf das alltägliche Leben auswirken und der Betroffene weitgehend und selbstständig am normalen Leben in Familie, Beruf und Gesellschaft teilnehmen kann.

Insidertipp

Manchmal bevorzugt der chronisch kranke Mensch andere Rehabilitationsziele als vom Team stillschweigend vermutet, z. B. möchte er lieber zur Tochter als in die eigene Wohnung entlassen werden oder lieber Briefmarken sortieren können als Treppensteigen.

Rehabilitation erfolgt frühzeitig, ganzheitlich, nahtlos und bedarfsgerecht (Abb. 23.5).

Besonderheiten der Rehabilitation sind:
- Koordinierte Arbeit in einem interdisziplinären Team.
- Die Bewältigung der Krankheitsfolgen wird angestrebt.
- Die Vorbereitung auf die Entlassung des Patienten prägt das Handeln und Entscheiden.
- Der Patient steht im Mittelpunkt (klientenzentriert), seine Bezugspersonen werden beteiligt.
- Anleitung zur Selbstständigkeit (Hilfe zur Selbsthilfe), Nutzen von Ressourcen des Patienten, Anbieten und Gestalten von Lernchancen.
- Anwendung von wissenschaftlich belegten Techniken und Verfahren (*evidenzbasiert*).

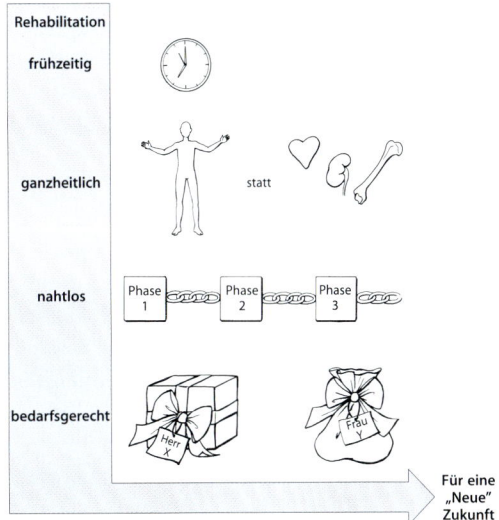

Abb. 23.5. Forderungen an die Rehabilitation

23.4.2 Methoden und Konzepte

Die größten Wunder gehen in der größten Stille vor sich.
Wilhelm Raabe

Die meisten der angewendeten Methoden und Konzepte werden von Therapeuten, Pflegenden und Ärzten in speziellen Fort- und Weiterbildungen nach Abschluss der Ausbildung oder des Studiums erlernt bzw. vertieft.

Affolter-Konzept

Das Affolter-Konzept basiert auf der **Wechselwirkung zwischen Mensch und Umwelt**. Ohne die Informationen, die der Mensch beim Handeln von seinem eigenen Körper und der Umwelt aufnimmt, kann niemand sinnvoll Alltagshandlungen ausführen. Alle Sinnessysteme spielen zusammen, aber im Affolter-Konzept werden vor allem die **Wahrnehmung von Berührungen** und **kinästhetischen Reizen** wie Gewicht, Druck, Gelenkstellung und deren Veränderung, Muskelspannung, Wärme, Vibration, Schmerz u. Ä. berücksichtigt.

Das Affolter-Konzept wird bei Menschen mit schweren Hirnschädigungen bzw. Wahrnehmungsstörungen angewendet. In den pflegetherapeutischen Situationen werden mit dem Patienten **Alltagshandlungen,** wie Brot schmieren, Oberkörper waschen, Handschuhe anziehen, **ausgeführt.** Dabei hat der Therapeut seinen Körper und v. a. Arme und Hände direkt am Patienten. Er führt dessen Körperteile langsam und deutlich Stück für Stück, wobei der Patient mit seinen Fingern die Gegenstände berührt.

> Das Affolter-Konzept hat nicht zum Ziel, dass der Patient z. B. lernt, alleine die Handschuhe anzuziehen, sondern er soll durch die taktil-kinästhetischen Informationen in seiner Motorik, Aufmerksamkeit, Konzentration und Sensibilität gefördert werden.

Basale Stimulation

Sprach-, Berührungs- und Bewegungsreize dürfen nicht zufällig und im Vorbeigehen oder von 2 Pflegenden gleichzeitig angewendet werden.

In der Anwendung bei schwer **wahrnehmungsgestörten Menschen,** wie komatösen Patienten, Apallikern und Alzheimer-Patienten, hat die Basale Stimulation zum **Ziel**, den Betroffenen zu **reaktivieren**, ihm Sicherheit und Entspannung zu bieten und zu ermöglichen, sich und die Umgebung wahrzunehmen und darauf zu reagieren (▶ Bd. 2, Kap. B2). Die Intervention ist von folgender Aussage geprägt: »Den Patienten dort abholen, wo er steht.«

Die Wahrnehmung wird durch vielfältige Reize angeregt, z. B. Bewegungen von Gelenken, Eingeweiden und des Gleichgewichtsorgans, Vibrationsreize, Rhythmen, Geräusche, Sprache, Musik, Berührungen, Gerüche, Geschmack und visuelle Reize. Die Stimulationen der »Wahrnehmungsorgane« werden vom Pflegepersonal in Kenntnis des biographischen und sozialen Hintergrunds des Patienten und in Absprache mit den Angehörigen (»Welche Musik mag er? Welche Gerüche kann er nicht leiden?«) gezielt vorgenommen. Sie werden dem Patienten langsam und eindeutig angeboten.

Bobathkonzept

Das Bobathkonzept (▶ Bd. 3, Kap. K3) versteht sich als ein **interdisziplinäres 24-Stunden-Vorgehen** für einen Patienten mit Halbseitenlähmung (Hemiplegie). Die normalen Haltungen und Bewegungen sind durch die Lähmung, Einschränkungen in der Sensibilität und durch eine veränderte Muskelspannung beeinträchtigt. Das Bobathkonzept **fördert physiologische Haltungs- und Bewegungsmuster**, also beim Stehen, Essen, Schlafen etc. Es beinhaltet Übungen zur Anbahnung normaler und zur Verhinderung pathologischer Bewegungen.

Kinästhetik

Kinästhetik versteht die Handlung am Patienten als **Interaktion**, in der die **Wahrnehmung** des Patienten von seinem eigenen Körper **gefördert** wird. Kinästhetische Wahrnehmung bedeutet die Aufnahme und das Bewusstmachen der **sensomotorischen Reize**, die durch aktive oder passive Bewegung des Körpers verursacht werden. Diese Förderung der sensomotorischen Fähigkeiten beeinflusst den körperlichen Zustand sowie das Sozialverhalten, Emotionen und intellektuelle Fähigkeiten (▶ Kap. 8).

Kognitiv therapeutische Übungen nach Prof. Perfetti

Die Übungen nach Prof. Perfetti haben zum Ziel, dass der hirngeschädigte (oder auch pädiatrische, orthopädische) Patient lernt, sein **Bewegungsverhalten adäquat zu planen und umzusetzen**. Bewegungen und Handlungen werden in bestimmten Bereichen des Gehirns vorbereitet, bevor eine Aktion zu sehen ist. Für eine angemessene Handlung ist die ständige Berücksichtigung aller sensiblen Informationen wichtig, z. B. bei Fragen wie: In welcher Position steht mein Fuß? Wie rau und wie steil ist die Rampe? Wie viel Gewicht übernimmt das Bein beim Hinaufgehen?

Die Übungen finden in der **Ergo- und Physiotherapie** statt. Grundsatz ist der **Verzicht auf alle krankhaften Veränderungen der Bewegung**, bis diese z. B. ohne Erhöhung der Muskelspannung und ohne Beteiligung weiterer Muskeln erfolgen kann. Zu Beginn der Therapie konzentriert sich der Patient auf die Planung und Vorbereitung der Bewegung, führt sie jedoch noch nicht aus. Viele Übungen absolviert der Patient später mit geschlossenen Augen. Patienten werden stärker im Alltag unterstützt, damit sie nicht durch eine Überforderung falsche, d. h. nicht normale Bewegungen ausführen.

Reagiere klug, auch wenn man dich unklug behandelt.
Unbekannt

Taubsche Bewegungsinduktionstherapie

Diese Methode wird bei Patienten mit chronischer inkompletter Halbseitenlähmung eingesetzt. Taub geht davon aus, dass der Patient in der Zeit einer totalen Bewegungsunfähigkeit z. B. des Armes gelernt hat, diesen Arm nicht zu bewegen, sog. »**gelernter Nichtgebrauch**«. Das Nichteinsetzen des Armes bei Alltagshandlungen wird also nicht mit der Lähmung begründet, welche sich teilweise rückgebildet hat, sondern mit einem nachteiligen Lernprozess.

Voraussetzung für die **Teilnahme** an der Therapie ist, dass der Patient keine Gleichgewichts- oder Sensibilitätsstörungen aufweist und die Absicht des Programms versteht. Er muss nach einer Aufklärung zustimmen, dass sein **gesunder Arm** in einer Schlinge oder Schiene **ruhiggestellt** wird. Der Patient nimmt die Schiene nur zum Waschen, Anziehen und Essen ab. So ist er bis auf wenige Stunden des Tages auf den Einsatz des betroffenen Armes angewiesen. Gleichzeitig findet in der Therapie ein ausgedehntes **mehrstündiges Trainingsprogramm** pro Tag statt. Diese Form der Therapie erfolgt i. d. R. über einen Zeitraum von 4 Wochen und nicht langfristig.

Validation

Validation ist eine vorwiegend pflegerische Herangehensweise im Umgang mit hochbetagten bzw. desorientierten Menschen (▶ Bd. 2, Kap. D1). Der Begriff vereint **Einfühlungsvermögen, Wertschätzung und Echtheit**. Validation hat zum Ziel, dass sich der verwirrte Mensch verstanden fühlt, dass sein Selbstwertgefühl wiederhergestellt, sein Stress reduziert und einem Rückzugsverhalten entgegengewirkt wird.

Der Umgang mit den desorientierten Personen ist durch Interesse und aufeinander Eingehen geprägt. Der verwirrte Mensch wird akzeptiert in seinen Fähigkeiten und Einschränkungen und nicht bevormundet. Interesse an seiner Persönlichkeit äußert sich durch Fragen, die häufig die Vergangenheit des Betroffenen zum Thema haben (Biografiearbeit, ▶ Kap. 26), weil man davon ausgeht, dass das Verhalten von verwirrten Menschen nicht sinnlos ist, sondern eine Bedeutung für seine Vergangenheitsbewältigung hat.

Verhaltenstherapie

Dieses **psychotherapeutische Verfahren** wird **bei körperlichen Erkrankungen** von geschulten Medizinern und Psychologen angewandt, um mit dem Patienten gemeinsam Einfluss auf sein Gesundheitsverhalten und seine Krankheitsbewältigung zu nehmen. Wenn das Ernährungs-, Bewegungs- und Entspannungsverhalten aus medizinischer Sicht geändert werden soll, und Diäten oder der Verzicht auf Nikotin notwendig werden, müssen neben den Handlungen (z. B. Nichtrauchen) auch die **persönlichen Einstellungen und Erwartungen** der Patienten neu gestaltet werden.

Ursprünglich für psychische Probleme wie Ängste, Phobien oder Depressionen entwickelt, basieren die unterschiedlichen verhaltenstherapeutischen Techniken auf **Modellen von Lernen**, z. B. Modelllernen (»Vorbilder«), Lernen durch Konsequenzen (»Lob und Tadel«), Lernen durch Informationen. Nach eingehender Beurteilung des Problems wird schrittweise im Laufe des therapeutischen Prozesses mit dem Patienten eine **Verhaltensänderung** (»Verlernen und Lernen«) als Problemlösung angestrebt bzw. erarbeitet und somit die Lebensqualität verbessert.

23.5 Rechtliche Aspekte

23.5.1 Kostenträger

> Wer Recht erkennen will, muss zuvor in der richtigen Weise gezweifelt haben.
> *Aristoteles*

Kostenträger der medizinischen Rehabilitation können die gesetzlichen Kranken-, Renten- und Unfallversicherungen, die Bundesanstalt für Arbeit, die Sozial- und Jugendhilfe, Versorgungsämter und Fürsorgestellen sein. Durch die Vielzahl der Träger ist es nicht leicht, die Zuständigkeiten zu überblicken. Im individuellen Verlauf kann der Kostenträger bei den einzelnen Maßnahmen wechseln.

23.5.2 Beantragung der Rehabilitation

Der Versicherte muss die Leistungen der Rehabilitation beantragen. Antragsformulare sind z. B. bei den Krankenkassen, den Rentenversicherungsträgern, den Auskunfts- und Beratungsstellen der Kostenträger oder bei trägerübergreifenden Servicestellen erhältlich. Beim Ausfüllen der Anträge unterstützen die genannten Institutionen, in stationären Einrichtungen die Mitarbeiter des Sozialdienstes den Betroffenen.

Die verschiedenen Träger sind vom Gesetzgeber zur Zusammenarbeit angehalten und reichen die Anträge zur medizinischen Rehabilitation bei Bedarf weiter. Da der **behandelnde Arzt** (Hausarzt, Facharzt oder Arzt im Akutkrankenhaus) einen Befundbericht, oder auf Wunsch des Versicherten ein ärztlicher Gutachter eine Stellungnahme abgeben muss, empfiehlt es sich, den Antrag direkt mit Hilfe des Arztes zu stellen, der den Gesundheitszustand am besten kennt.

Der Antrag wird versicherungsrechtlich und medizinisch geprüft, um eine Bewilligung oder Ablehnung zu erteilen. Medizinische **stationäre Rehabilitation** wird i. d. R. für 3, bei Kindern und Jugendlichen für 4 Wochen genehmigt. Der zuständige Arzt der Rehabilitationsklinik kann bei Bedarf einen Antrag auf Verlängerung stellen. Innerhalb von 4 Wochen ist ein formloser, aber begründeter Widerspruch gegen eine Ablehnung möglich.

23.5.3 Gesetzliche Grundlagen

> Das Gesetz ist der Freund des Schwachen.
> *Friedrich von Schiller*

Die rechtlichen Grundlagen für die Rehabilitation sind in vielen Gesetzen, Verordnungen, Richtlinien und Vereinbarungen festgeschrieben. Daher wurde das **Rehabilitations-Angleichungsgesetz** geschaffen, um diese unübersichtlichen Vorschriften zu koordinieren.

Schwerbehindertengesetz

Von Behinderung spricht man, wenn ein Mensch mit einer nicht vorübergehenden Gesundheitsstörung an funktionellen Einschränkungen leidet, die darüber hinaus zu sozialen Beeinträchtigungen führen. Das zuständige Versorgungsamt stellt den »**Grad der Behinderung (GdB)**« fest, wenn der Patient einen entsprechenden Antrag stellt. GdB hat den Begriff »Minderung der Erwerbsfähigkeit (MdE)« 1986 abgelöst, um auch den jugendlichen und älteren Behinderten einen angemessenen Ausdruck zu verschaffen.

> Der Grad einer Behinderung wird in 10er-Schritten bis 100% beurteilt. Ab 20% ist der Betroffene behindert, ab 50% gilt er als schwerbehindert.

Zusätzlich werden bestimmte gesundheitliche Merkmale festgestellt, z. B. die Notwendigkeit ständiger Begleitung bei Blindheit. Ein Kennbuchstabe dieser Merkmale und die Angabe des Grades der Behinderung, Gültigkeitsdauer usw. werden in einem Schwerbehindertenausweis vermerkt.

Damit verbunden sind vielfältige Rechte, die die Belastungen durch die Behinderung ausgleichen sollen. **Nachteilsausgleich** für Behinderte wird im Wesentlichen im Bereich des Arbeitslebens und öffentlicher Verkehrsmittel sowie in Verbindung mit dem Kraftfahrzeug, Steuerrecht und Wohnen gewährt. In Abhängigkeit vom Ausmaß der Behinderung hat der Betroffene am **Arbeitsplatz** z. T. Zusatzurlaub und einen besseren Kündigungsschutz, er kann begleitende Hilfen im Arbeits- und Berufsleben in Anspruch nehmen. Für ihn gelten je nach Kennbuchstabe **Vergünstigungen** im öffentlichen Nahverkehr und der Bundesbahn, Parkerleichterungen oder er zahlt eine geringere Kraftfahrzeugsteuer. Einige Steuererleichterungen sind festgeschrieben, ebenso gibt es Vergünstigungen beim Wohngeld u. a.

Fahrerlaubnis

Jeder Führerscheininhaber ist verpflichtet, seine **Fahreignung** einzuschätzen. Vor allem nach Auftreten einer schweren Erkrankung mit Einschränkung der Bewegungsfähigkeit, des Gesichtsfeldes, der kognitiven Funktionen z. B. Reaktionsgeschwindigkeit, ist eine Überprüfung, z. B. beim TÜV, notwendig. Die gesetzlichen Rahmenbedingungen sind in der **Fahrerlaubnisverordnung** geregelt, die körperliche, geistig-seelische und charakterliche Voraussetzungen beinhaltet. Wer eine Veränderung der Fahrtauglichkeit nicht überprüfen lässt, muss mit **Einschränkungen im Versicherungsschutz** rechen.

Nachschlagen und Weiterlesen

Bengel J, Koch U (2000) Grundlagen der Rehabilitationswissenschaften. Themen, Strategien und Methoden der Rehabilitationsforschung. Springer, Heidelberg
Enders C (1997) Rehabilitation kompakt. Urban & Fischer bei Elsevier, München
Maletzki W, Stegmeyer A (2003) Klinikleitfaden Pflege. Urban & Fischer bei Elsevier, München
Bundesministerium für Arbeit und Sozialordnung (Hrsg, 1999) Ratgeber für Behinderte. BA, Bonn
Bundesarbeitsgemeinschaft für Rehabilitation (Hrsg, 1994) Rehabilitation Behinderter. Schädigung, Diagnostik, Therapie, Nachsorge. Wegweiser für Ärzte und weitere Fachkräfte der Rehabilitation. DÄV, Köln
Sening H, Wintersberger C (1998) Pflegeleitfaden Rehabilitative Methoden. Urban & Fischer bei Elsevier, München
Urbas L (1996) Pflege eines Menschen mit Hemiplegie. Thieme, Stuttgart
Vohs M, Winter I (Hrsg, 1999) Fachpflege Rehabilitation. Urban & Fischer bei Elsevier, München
Die Bundesarbeitsgemeinschaft für Rehabilitation (BAR) hat in einer Schriftenreihe für jedes Fachgebiet Arbeitshilfen herausgegeben, die im Internet kostenlos zur Verfügung stehen bzw. gegen eine Gebühr in Papierform angefordert werden können: http://www.bar-frankfurt.de/publik/publik3.htm

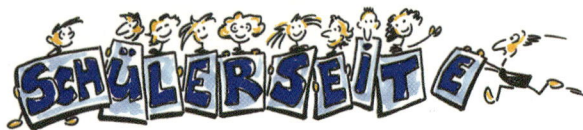

Erfahren

Viel Mut und noch mehr Vertrauen ...

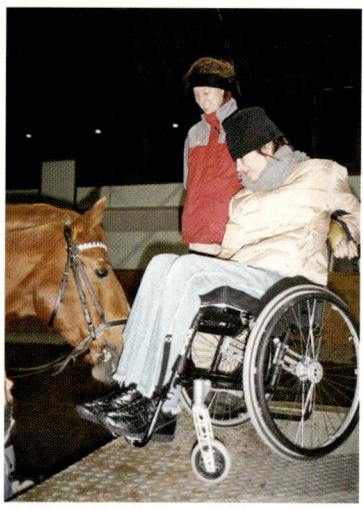

Begrüßung einer mutigen Reiterin

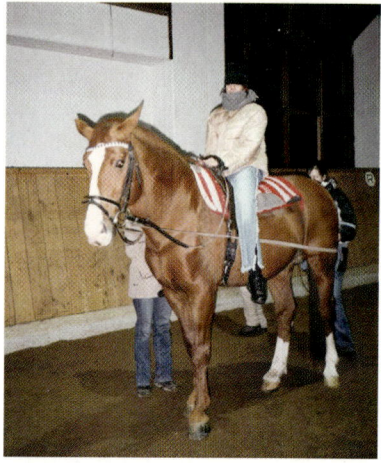

Sabine auf Grauspecht

Sabine lernte ich in einer verflixt kalten, riesigen Reithalle kennen. Eine gemeinsame Freundin hatte den Besuch arrangiert, weil ich etwas über »**Hippotherapie**« (Reittherapie) erfahren wollte.

Sabine ist 25 Jahre alt und seit einem Autounfall vor drei Jahren vom 6. Halswirbel abwärts inkomplett gelähmt. Als ihr ein Therapeut das erste Mal diese rehabilitative Maßnahme vorschlug, war sie skeptisch. »Am Anfang habe ich mich sehr in mich zurückgezogen. Ich war noch nicht so weit«, erklärt sie. Aber vor einem Jahr hat sie es dann doch gewagt. Sich auf ein Pferd zu setzen, ist schon für manchen Fußgänger eine Herausforderung! Hat man aber keinerlei Kontrolle in den Beinen und muss mit einer geschwächten Rumpfmuskulatur und einer eingeschränkten Funktion der Arme auskommen, braucht es einen starken Willen und viel Vertrauen. »Anfangs hatte ich keine Kraft, bin wie ein Klappmesser immer wieder nach vorne gefallen – jetzt geht es freihändig und ich kann aufrecht sitzen«, erklärt Sabine. Und das ist bei ihren Runden auf dem alten Fuchs »Grauspecht« gut zu sehen. Zwei Begleitpersonen, eine davon Physiotherapeutin, sichern sie links und rechts an der Hüfte, eine weitere geht hinter dem Pferd und lenkt es an einem langen Zügel. Mit einem Spiegel an der Wand kontrolliert Sabine immer wieder ihre Haltung und die Therapeutin gibt ihr dazu Anweisungen. Das ist viel mehr als nur im Schritt herumzugehen und für eine halbe Stunde aus dem Rolli rauszukommen. Das ist harte Arbeit! Der Gleichgewichtssinn muss auf Hochtouren arbeiten und in allen neurologischen Bahnen jagt ein Signal das andere. Da der Bewegungsablauf eines Pferdes im Schritttempo dem natürlichen Gang des Menschen ähnlich ist, erkennt und erfährt das Gehirn ca. 100 bekannte Bewegungsimpulse in der Minute und behält oder erlernt wieder die Fähigkeit, diese Impulse zu verarbeiten. Das ist anstrengend, braucht Zeit und immer wieder Überwindung – vor allem im Winter in dieser bitterkalten Reithalle während es zu Hause so gemütlich wäre. ...

Am Ende frage ich Sabine noch, was sie aufgrund ihrer Erfahrungen in verschiedenen Rehabilitationseinrichtungen von Lernenden in der Pflege erwartet.

»Pflegeschüler, die ich erlebt habe, waren sehr aufgeschlossen und interessiert. Miteinander offen reden ist wichtig. Und auch Berührung. Wenn man so lange auf einer Station ist, dann lernt man das Team irgendwann sehr gut kennen und zu einzelnen kann eine echte Freundschaft entstehen. Anfangs haben sie mich zwar fast zwingen müssen ... aber wir haben dann hin und wieder gemeinsam was unternommen. Das war enorm wichtig, um mich aus meinem Schneckenhaus herauszuholen. Manchen verdanke ich viel!«

»Was kommt bei dir als Nächstes?«

»Ich will mir demnächst mal die Gruppe vom Rollirugby anschauen. Vielleicht mache ich da mit ...«.

Na dann jede Menge Spaß dabei, Sabine, und vielen Dank für das Gespräch!

Schülerseite

Wissen

Schon gewusst?

Produkte und Dienstleistungen im Bereich der Rehabilitation bilden einen großen eigenen Markt. Es gibt u. a. spezielle Reiseveranstalter, Mode für Rollstuhlfahrer, Zeitschriften, Sportvereine inklusive Meisterschaften (wie die Paralympics), einen Reha-Einkaufsführer und beinahe unüberschaubare Angebote im Bereich »technische Hilfen« für den häuslichen Alltag, Beruf, Verkehr und Freizeit.

⊕ Internet

Mehr dazu können Sie bei den in der Tabelle aufgeführten Einrichtungen erfahren.

Die Adressen wurden entnommen aus: Unfallopfer-Hilfswerk. Bundesweiter Wegweiser im Sozial- und Behindertenbereich. Wer hilft wem? Ausgabe 2001/2002
(▶ auch http://www.unfallopfer-hilfswerk.de)

Empfehlungen zum Weiterlesen

Bundesversicherungsanstalt für Angestellte (Hrsg., 1997) Leitfaden zum einheitlichen Entlassungsbericht in der medizinischen Rehabilitation der gesetzlichen Rentenversicherung
BFA (Hrsg., 1996) Klassifikation Therapeutischer Leistungen (KTL)
Bundesarbeitsgemeinschaft für Rehabilitation – BAR (Hrsg., 2005)
»Wegweiser – Rehabilitation und Teilhabe behinderter Menschen«, Bezug zum Selbstkostenpreis

Wer hilft wem?

ABiD Allgemeiner Behindertenverband in Deutschland e. V.
Am Köllnischen Park 6/7, 10179 Berlin
030-27593430, fax 030-27593430, http://www.abid-ev.de

Bundesarbeitsgemeinschaft der Clubs Behinderter und ihrer Freunde e. V.
Eupener Str. 5; 55131 Mainz
06131-225514, fax 06131-238834, http://www.bagcbf.de

Bundesarbeitsgemeinschaft der medizinisch-beruflichen Reha (Phase 2)
c/o Kliniken Schmieder, Zum Tafelholz 8; 78476 Allensbach
07533-8081105, fax 07533-8081206, http://www.mbreha.de

Bundesarbeitsgemeinschaft für Rehabilitation
Walter-Kolb-Str. 9–11; 60594 Frankfurt/Main
069-605018-0, fax 069-60501829, http://www.bar-frankfurt.de

Bundesverband Selbsthilfe Körperbehinderter e. V.
Pf. 20; 74236 Krautheim
06294-68110, fax 06294-95383, http://www.bsk-ev.de

Deutscher Behindertensportverband e.V.
Friedrich-Alfred-Str. 10; 47055 Duisburg
0203-7174170, fax 0203-7174178, http://www.dbsj.de

Informationsstelle für den Sport behinderter Menschen
Schwedenstr. 8; 14195 Berlin
030-83851303, fax 030-8241136

MobilitätsServiceZentrale der Deutschen Bahn AG
Beethovenstr. 30–32, 66111 Saarbrücken
01805-512512 (gebührenpflichtig), http://www.bahn.de

Unfallopfer-Hilfswerk
Pf. 2846, 74018 Heilbronn
0700-93744538, fax 0700-93744539, http://www.unfallopfer-hilfswerk.de

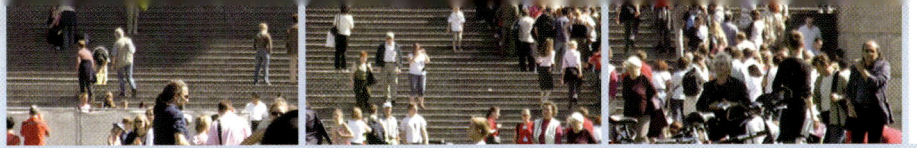

24 Psychiatrische Einrichtungen

Uwe Genge

24.1 Begriffserklärung und Patientensituation – 496
24.1.1 Historische Entwicklung – 496
24.1.2 Psychiatrische Versorgung – 498
24.1.3 Patientenklientel – 498

24.2 Abteilungsaufbau und -organisation – 500
24.2.1 Räumlichkeiten und Einrichtungen – 500
24.2.2 Mitarbeiter in der Psychiatrie – 500
24.2.3 Personalbedarf – 500

24.3 Aufgaben des Pflegepersonals – 501
24.3.1 Merkmale psychiatrischer Pflege – 501
24.3.2 Regelaufgaben psychiatrischer Pflege – 502
24.3.3 Rolle des Pflegepersonals im interdisziplinären Team – 503
24.3.4 Umgang mit belastenden Situationen – 503

24.4 Diagnostische und therapeutische Maßnahmen – 504
24.4.1 Diagnostische Maßnahmen – 504
24.4.2 Methoden und Konzepte – 505

24.5 Rechtliche Aspekte – 506
24.5.1 Kostenträger – 506
24.5.2 Rechtliche Grundlagen – 506

Schülerseite – 507

24.1 Begriffserklärung und Patientensituation

Psychiatrie ist die »Lehre von den **Seelenstörungen**, vom seelisch Abnormen, seinen Erscheinungsweisen, seinen leiblichen und seelischen Bedingungen und seinen seelischen und leiblichen Behandlungsmöglichkeiten« (Schneider 1987). Der Begriff setzt sich zusammen aus den beiden griechischen Wörtern »psychç« (Hauch, Atem, Seele) und in Anlehnung an das Grundwort aus »iatrós« (Arzt) in der Bedeutung »Heilstätte«.

24.1.1 Historische Entwicklung

> Die Narren sind unsere Brüder, behandelt sie danach.
> Wir wissen nicht, wen von uns oder unseren Angehörigen das gleiche Schicksal trifft.
> *Paracelsus*

Jedes Zeitalter pflegte seinen eigenen spezifischen Umgang mit »andersartigen« Mitmenschen. Zur »Institutionalisierung«, d. h. der Errichtung spezieller Einrichtungen, kam es jedoch in größerem Umfang erst in Folge der **industriellen Revolution**. Es stellte sich die Frage, wie mit nichtproduktiven, »unbrauchbaren« Mitgliedern der Gesellschaft verfahren werden sollte, Mitmenschen also, die nicht arbeiten konnten. Neben Waisenhäusern und Altenheimen brachte man vor allem die minderbemittelten Menschen mit psychischen Störungen (»arme Irre«) in neu geschaffenen **Irrenanstalten** unter.

Die Entwicklung der Psychiatrie und ihrer »Behandlungseinrichtungen« ist nur in Bezug zur jeweiligen Epoche verständlich. Über viele Jahrhunderte hinweg war und ist das Verhältnis zu psychisch erkrankten Menschen äußerst zwiespältig. In der Regel war der Umgang mit ihnen durch **Ausgrenzung und Gewalt** gekennzeichnet. Ausgestellt in sog. »Tollkisten« waren psychisch kranke Menschen sowohl Abschreckungsbeispiel als auch Objekte der Neugierde. Die »Behandlung« bestand vorwiegend aus Zwangsmaßnahmen und gewalttätigen Übergriffen seitens des Personals. Schläge mit Stöcken und Peitschen gehörten ebenso zu den üblichen Maßnahmen wie Drehstuhlbehandlung, Sturzbäder mit kaltem Wasser, Zwangsstehen oder Dauerfixierung in z. T. sitzender oder stehender Position.

 Seit etwa dem 19. Jahrhundert entwickelte sich die Psychiatrie in Deutschland zur medizinischen Wissenschaft.

Es bildete sich in Deutschland die »ländliche« Anstaltspsychiatrie in Form von Heil- und Pflegeanstalten und die Hochschulpsychiatrie (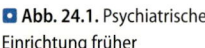 Abb. 24.1). Wurden in Ersteren chronisch und unheilbar Kranke betreut, konzentrierte sich die Hochschulpsychiatrie auf die Erforschung der Ursachen psychischer Krankheiten. Die beiden Psychiater **W. Griesinger** und **E. Kraepelin** entwickelten Theorien über psychiatrische Erkrankungen und Therapien (▶ Schülerseite).

Griesinger vertrat die Meinung, dass Geisteskrankheiten Erkrankungen des Gehirns seien (somit auch einer Krankenhausbehandlung bedurften), und entwickelte auf dieser Basis sein Lehrbuch »Die Pathologie und Therapie der psychischen Krankheiten« (1845). Mit Griesinger veränderte sich auch die damals »typische« Behandlung psychisch Kranker. Aufgrund seines Kontaktes mit dem Engländer J. Conolly und dessen »Non-restraint«-Konzept (Behandlung von Geisteskranken ohne Zwang) empfahl er statt Zwangs- und Strafmittel die Behandlung mit Bädern und Opium.

Kraepelin, ein Verfechter der Prävention und Diagnostik von Geisteskrankheiten, verfasste ein »Compendium der Psychiatrie« (1883). Aufgrund seiner Beobachtungen entwickelte er ein z. T. bis heute diskutiertes Schema der einzelnen Krankheitsbilder.

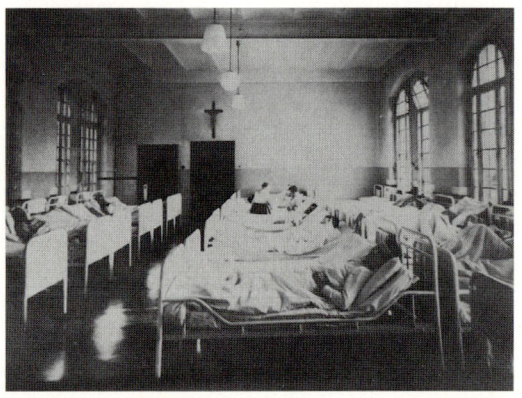

Abb. 24.1. Psychiatrische Einrichtung früher

> Mit dem 20. Jahrhundert setzte sich die naturwissenschaftliche Psychiatrie vollends durch.

1910 wurde die Beschäftigungstherapie eingeführt, 1922 folgten die Schlafkuren, 1933 Insulinkomatherapien, 1938 Elektrokrampftherapien und ab 1952 die medikamentöse Therapie mit Psychopharmaka (Megaphen).

Durch die z. T. lebenslange Unterbringung vieler Kranker wurde ihnen ein »normales« Leben außerhalb der Institution verwehrt. Diese Entfremdung mit den dadurch einhergehenden psychischen Folgeschäden wird auch als »**psychischer Hospitalismus**« bezeichnet. Viele der Betroffenen hätten mit entsprechender Begleitung auch außerhalb der psychiatrischen Großkrankenhäuser leben können.

Mit diesen Zuständen beschäftigte sich erstmals ab **1971** eine vom Deutschen Bundestag eingesetzte Expertenkommission »**Psychiatrie-Reform**« (Psychiatrie-Enquête). Sie stellte gravierende personelle und sachliche Ausstattungsmängel und unzureichende bis fehlende therapeutische Konzepte fest. Es wurden katastrophale Zustände beklagt. Die stationäre psychiatrische Versorgung erfolgte größtenteils durch 68 psychiatrische Krankenhäuser mit einer durchschnittlichen Größe von 1200 Patienten. Die Behandlung wurde bei mehr als 70% aller Patienten gegen deren Willen vorgenommen (lediglich Baden-Württemberg stellte mit ca. 10% Zwangsbehandlungen eine positive Ausnahme dar). 80% der Patienten wurden in geschlossenen Stationen behandelt, viele Stationen waren um mehr als 30% überbelegt. Knapp 60% der Patienten fristeten dort mehr als 2 Jahre ihres Lebens. Fast 40% waren in Schlafsälen mit mehr als 11 Betten untergebracht – für ihre persönlichen Habseligkeiten stand oftmals nur eine Schachtel unter dem Bett zur Verfügung. Die hygienischen Verhältnisse waren unzumutbar, die Personaldecke dünn, Möglichkeiten zur Nachsorge kaum vorhanden. Für die in den anstaltseigenen Betrieben geleistete Arbeit erhielt das Personal nur eine minimale Entlohnung.

Heute haben sich die Bedingungen in psychiatrischen Einrichtungen glücklicherweise grundlegend verändert (◻ Abb. 24.2a,b). Durch die Anregungen der Expertenkommission wurden bis in die heutige Zeit hineinreichende Reformen der Psychiatrie in Gang gesetzt, die folgende wesentlichen **Forderungen** beinhalten:

– Psychische Krankheiten und Behinderungen sollen früher erkannt und behandelt werden.
– Ambulante und komplementäre Dienste sollen die Zahl und Dauer von Krankenhausaufenthalten verringern.
– Die Ausgliederung psychisch Kranker aus ihren Lebensbereichen soll vermieden werden.
– Psychiatrische Krankenhäuser sollen personell, baulich und organisatorisch in die Lage versetzt werden, Krankheit und Behinderung tatsächlich zu lindern oder zu beheben.
– Bevor jedoch eine Neuordnung bei der Versorgung psychisch Kranker und Behinderter eingeführt werden kann, forderte die Kommission in ihrem Prioritäten-Kapitel, dass die Beseitigung grober inhumaner Missstände unbedingt vorauszugehen hat und die Einhaltung folgender Prinzipien gewährleistet sein muss:
  – gemeindenahe Versorgung,
  – bedarfsgerechte und umfassende Versorgung aller psychisch Kranken und Behinderten,
  – bedarfsgerechte Koordination aller Versorgungsdienste,
  – Gleichstellung psychisch Kranker mit körperlich Kranken.

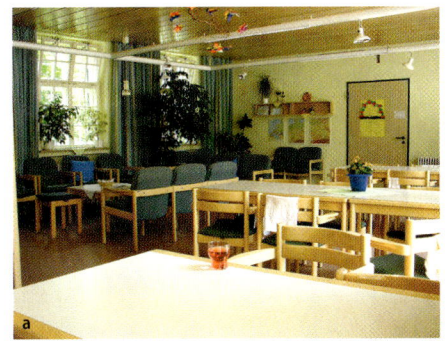
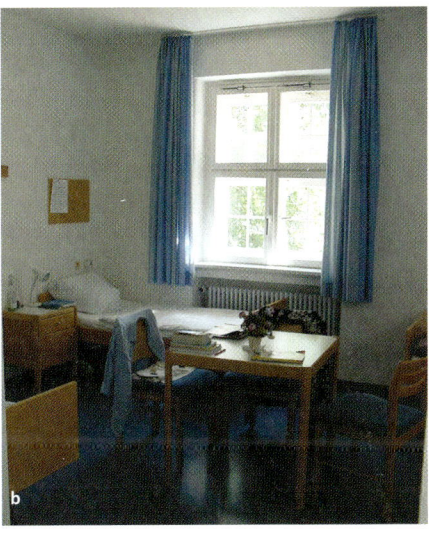

◻ **Abb. 24.2a,b.** Psychiatrische Einrichtung heute: **a** Tagessaal; **b** Patientenzimmer

24.1.2 Psychiatrische Versorgung

Das Versorgungsnetz für Menschen, die an einer psychischen Erkrankung leiden, wurde seit der Arbeit der Psychiatrie-Enquête und der Veröffentlichung ihres Berichtes grundlegend verändert bzw. aufgebaut. Dieses als »Versorgungskette« bezeichnete Versorgungssystem wurde immer weiter differenziert. Es umfasst ein **fachspezifisches System** an professionellen Hilfen und einen Bereich der **Selbst-, Angehörigen- und Bürgerhilfe**. Im Einzelnen sind die Bereiche und Beispiele dazu in ◘ Tabelle 24.1 dargestellt.

24.1.3 Patientenklientel

Der Umgang mit psychisch Kranken ist entscheidend für die Besserung oder aber Verschlechterung ihres Zustandes.

Die Patientenklientel mit psychiatrischen Erkrankungen ist anspruchsvoll. Es sind sowohl Kinder und Jugendliche als auch Erwachsene und alte Menschen zu betreuen. Je nach Krankheitsbild ist ein unterschiedlicher Umgang mit ihnen notwendig. Einige müssen motiviert werden, sich am Leben zu beteiligen, andere müssen im Bereich ihrer Tätigkeiten gebremst und wieder andere isoliert werden, weil sie gewalttätig sind.

In der Zeit der Psychiatrie-Reform um 1970 wurden **Studien** zur **Hospitalisierung** bzw. **Enthospitalisierung** erhoben. 1973 konnte Goffman aufzeigen, dass Institutionen »totalitären Charakters« die Persönlichkeit der »Insassen« verändern und deren Individualität verringern, so dass diese Menschen einmal erlernte Fähigkeiten auch wieder verlieren können. So können Rückzugstendenzen aus alltäglichen Situationen, Abbruch von Sozialkontakten und apathische oder autistische Verhaltensweisen beobachtet werden.

Die infolge dieser Diskussionen verursachte **Schließung ungeeigneter Anstalten** und die damit verbundene Reduzierung der Anzahl psychiatrischer Betten führte zur Verelendung der betroffenen und ohne adäquate Hilfe entlassenen Menschen und zu großen Belastungen der wiederaufnehmenden Herkunftsfamilie, da keine besseren oder gleich guten Alternativen in ausreichender Zahl zur Verfügung standen (Ernst 1998).

◘ Tabelle 24.1. Beispiele für psychiatrische Versorgungsarten

Versorgungsart	Beispiele
Stationäre und teilstationäre Behandlung	– psychiatrische Kliniken – Universitätskliniken – Abteilungen in Allgemeinkrankenhäusern – autonome oder in ein Krankenhaus integrierte Tageskliniken
ambulante Behandlung und Beratung	– niedergelassene Nervenärzte (Neurologen), Psychiater und Psychotherapeuten – Institutsambulanzen und Polikliniken – sozialpsychiatrische Dienste (in manchen Bundesländern mit einer ausschließlich beratenden Funktion, in anderen zusätzlich mit einer Kontrollfunktion – durch Anbindung an die Gesundheitsämter) – je nach Bundesland bestehen darüber hinaus weitere beratende Dienste
komplementäre Einrichtungen	– betreutes Wohnen (Wohngemeinschaften, betreutes Einzel- oder Paarwohnen und Heime) – Hilfen am Arbeitsplatz (Dienste zur Wiedereingliederung der Patienten am alten Arbeitsplatz) – Rehabilitationseinrichtungen für psychisch Kranke – Werkstätten für psychisch Behinderte (WfB) – Firmen für psychisch Behinderte (Selbsthilfefirmen)
Selbst-, Angehörigen- und Bürgerhilfe	– Selbsthilfegruppen für psychisch Kranke – Angehörigengruppen

Erst im Laufe der darauffolgenden Jahre wurde ein adäquates Hilfssystem aufgebaut. 1988 berichtete schließlich eine Expertenkommission der Bundesregierung über das psychiatrische Versorgungssystem und kam zum Schluss, dass die psychiatrische Versorgung durch die **Integration in die kommunalen Körperschaften** sich nun nicht mehr »nahe« der Gemeinde, sondern vielmehr »in« dieser befände und dass dadurch eine qualitative Verbesserung der psychiatrischen Versorgung erreicht wurde.

Repräsentative **Bevölkerungsstudien** zur *Epidemiologie* psychischer Erkrankungen belegen, dass die Lebenszeitprävalenz (Wahrscheinlichkeit, an einer oder mehreren psychischen Störungen einmal im Leben, d. h. zwischen dem 18. und 65. Lebensjahr, zu erkranken) 42,6% beträgt. Die 12-Monats-Prävalenz (Wahrscheinlichkeit, an einer oder mehreren psychischen Störungen einmal in den letzten 12 Monaten zu erkranken) liegt bei rund 32,1% oder 15,6 Millionen Menschen (Bundesgesundheits-Survey 1998/1999). Für Frauen ergeben sich durchschnittlich höhere Prozentwerte als für Männer (Wittchen 2002).

Etwa 1 Drittel aller Personen in westlichen Kulturen entwickelt einmal im Leben eine psychische Störung, am häufigsten treten dabei Störungen durch Alkohol und andere psychotrope Substanzen, Angststörungen und depressive (affektive) Störungen auf. Etwa 15% aller Patienten in medizinischen Einrichtungen zeigen zusätzlich zu der Erkrankung, die zu ihrer Einweisung führte, Zeichen einer psychischen Störung. Diese treten häufiger bei jüngeren Personen (<45 Jahre) auf. Frauen leiden mehr an Angst- und depressiven Störungen, Männer mehr an Störungen durch psychotrope Substanzen. Bei Psychosen aus dem schizophrenen Formenkreis besteht die gleiche Häufigkeit. Das Vorkommen psychischer Störungen ist in den meisten Ländern vergleichbar (Hiller 2001).

Eine allgemeingültige Patientensituation kann nicht beschrieben werden. Wohl aber ist die Einweisung in eine psychiatrische Klinik häufig mit vergleichbaren Empfindungen bei allen Kranken verbunden, vor allem auch deshalb, da in der heutigen Zeit eine psychische Behandlung immer noch mit einem gesellschaftlichen Makel behaftet ist.

> Irren ist menschlich.
> *nach Seneca – lat. Errare humanum est*

Patientensituation

Dass ein Mensch psychisch krank ist, kann von anderen häufig nicht an seinem Äußeren erkannt werden. Wenn er keine körperlichen Symptome aufweist, denken Außenstehende erst einmal, er sei »normal«. Die Definition von »normal« variiert sehr, da jeder Mensch durch seinen Kulturkreis und durch Vorurteile geprägt ist. Der psychisch kranke Mensch, der in eine psychiatrische Einrichtung eingewiesen wird, fühlt sich stigmatisiert, am Rande der Gesellschaft stehend oder sogar ausgestoßen. Er schämt sich, die Situation ist ihm peinlich und oft fühlt er sich schuldig. Sein Selbstwertgefühl verringert sich oder verschwindet sogar komplett. Er zieht sich zurück, isoliert sich, wird depressiv und kann keine sozialen Beziehungen mehr aufbauen. Die Ausführung der täglichen Aktivitäten fällt ihm schwer. Der psychisch Kranke erlebt seine Umgebung anders, z. B. kann er Stimmen hören oder Tiere sehen. Auf seine Mitmenschen wirkt der psychisch Kranke oft befremdlich, er kann durch seine Körperhaltung und sein Verhalten Ängste beim Pflegepersonal auslösen.

24.2 Abteilungsaufbau und -organisation

24.2.1 Räumlichkeiten und Einrichtungen

Im Rahmen der psychiatrischen Versorgung sind unterschiedliche Angebote vorhanden. Diese beziehen sich z. B. auf:
- stationäre psychosomatische und psychotherapeutische Medizin,
- Abhängigkeitserkrankungen (mit z. T. Spezialangeboten für alkohol- und drogenabhängige Menschen),
- Gerontopsychiatrie (mit Spezialisierung für demenzkranke Menschen),
- affektive Störungen,
- Abteilung für forensische Psychiatrie (für psychisch kranke Straftäter, z. T. gibt es auch eigenständige forensische Kliniken) und
- Institutsambulanzen.

Auch ausgetrocknet ist das Meer noch kein Bruder der Pfütze.
Aus Rußland

In den stationären Einrichtungen werden **offene Stationen** von geschlossenen unterschieden. Die **geschlossenen Stationen** befinden sich meist in speziell gesicherten Abteilungen von Landeskrankenhäusern und weisen z. B. abschließbare Fenster oder Isoliermöglichkeiten auf.

Die Aufnahme eines **psychisch kranken Straftäters** in den Maßregelvollzug ist im StGB (Strafgesetzbuch) geregelt.

24.2.2 Mitarbeiter in der Psychiatrie

Die Berufsgruppen können differenziert werden nach Mitarbeitern in **patientenfernen Einsatzbereichen** (z. B. in den Versorgungsbereichen wie Küche usw.) und Mitarbeitern in der direkten Pflege und Behandlung. Folgende Mitarbeiter arbeiten in der **direkten Betreuung**:
- Pflegende (mit ein- und dreijähriger Ausbildung sowie mit Fachweiterbildung),
- Ärzte,
- Psychologen,
- Ergotherapeuten,
- Physiotherapeuten und
- Sozialpädagogen.

Für Gesundheits- und Krankenpflegerinnen/-pfleger wird in Deutschland eine zweijährige berufsbegleitende **Fachweiterbildung Psychiatrie** mit mindestens 720 Stunden angeboten. Zudem gibt es ein von der Europäischen Union gefördertes Projekt zur Entwicklung einer Fachweiterbildung ambulanter psychiatrischer Pflege.

24.2.3 Personalbedarf

Die Arbeitszeit der stationären und ambulanten psychiatrischen Institutionen unterscheidet sich nicht von der anderer Einrichtungen. Dabei werden auch hier die verschiedensten Modelle für den Schichtdienst eingesetzt.

Als **Berechnungsgrundlage** zur Ermittlung des Personalbedarfs in der stationären Psychiatrie gilt seit dem 09. November 1990 die »**Verordnung über Maßstäbe und Grundsätze für den Personalbedarf in der stationären Psychiatrie**«, kurz PsychPV. Der Personalbedarf wird hierbei nach den zu erbringenden Leistungen der einzelnen Berufsgruppen am Patienten berechnet. Hier spielen Art und Schwere der Erkrankung (sog. Behandlungsbereiche) und in Abhängigkeit hierzu der entsprechende Zeitfaktor (sog. Minutenwerte) eine Rolle. Grundlage für die Personalbemessung ist die »durchschnittliche Zahl« einer Station mit mindestens 16 Patienten.

Für den **Regeldienst** (umfasst alle diagnostischen, therapeutischen und pflegerischen Tätigkeiten für den stationären Bereich mit Ausnahme von Nachtdienst, Bereitschaftsdienst und Tätigkeiten in Nachtkliniken) läuft das Verfahren in drei Schritten ab:
- Die Patienten werden bestimmten »Behandlungsbereichen« zugeordnet.
- Für jeden Behandlungsbereich und für jede Berufsgruppe wird ein Minutenwert je Patient und Woche vorgegeben.
- Die Minutenwerte werden in Personalstellen umgerechnet.

Folgende **Behandlungsbereiche** sind in der PsychPV ausgewiesen:
- allgemeine Psychiatrie,
- Abhängigkeitserkrankungen,
- Gerontopsychiatrie,
- Einrichtungen für Kinder- und Jugendpsychiatrie.

Diese Behandlungsbereiche sind wiederum jeweils in 6 Schwerpunkte unterteilt (Regelbehandlung, Intensivbehandlung, rehabilitative Behandlung, langdauernde Behandlung Schwer- und Mehrfachkranker, Psychotherapie und tagesklinische Behandlung), denen wiederum Minutenwerte zugeordnet sind.

24.3 Aufgaben des Pflegepersonals

In der PsychPV wurden zum ersten Mal **Regelaufgaben** (detailliert beschriebene Tätigkeitsmerkmale) für die in der Psychiatrie Tätigen und insbesondere für die psychiatrisch Pflegenden in stationären Einrichtungen definiert (einmalig für die Krankenpflege bis zum damaligen Zeitpunkt der Einführung überhaupt). Darüber hinaus gibt es wesentliche Merkmale psychiatrischer Pflege, die diese Tätigkeiten erst wirksam werden lassen. Gezielte psychiatrische Pflege setzt zudem ein festgelegtes Konzept des einzelnen Arbeitsbereiches voraus.

 Ziel psychiatrischer Pflege ist es, die Eigenverantwortlichkeit des Patienten zu stärken, so dass das Ausmaß und die Intensität der Betreuung möglichst weit reduziert werden kann.

Dazu gehört die Unterstützung und Förderung des »Patienten« bei seinen Selbstversorgungsfähigkeiten oder die teilweise oder vollständige Übernahme dieser Verrichtungen. Hinzu kommt die Unterstützung und Beratung der Angehörigen bzw. Bezugspersonen.

Man hilft den Menschen nicht, wenn man für sie tut, was sie selbst tun können.
Abraham Lincoln

24.3.1 Merkmale psychiatrischer Pflege

Psychiatrische Pflege wendet sich sowohl an Menschen mit einer psychiatrischen Erkrankung als auch an deren Angehörige bzw. Bezugspersonen. Es steht weniger die Erkrankung des Betroffenen im Vordergrund, als die jeweiligen Beeinträchtigungen in seiner täglichen Lebensgestaltung und seine Alltagsprobleme, die sich aus dieser Erkrankung ergeben. Die Auswirkungen einer psychiatrischen Erkrankung betreffen in einem hohen Ausmaß das soziale (familiäre) System und haben Auswirkungen auf das Zusammenleben, die Alltagsgestaltung und den

Krankheitsverlauf der betroffenen erkrankten Menschen. Angehörige benötigen beratende und begleitende Pflege, damit auch sie sich mit der Lebenssituation vertraut machen können, ihre Perspektiven planen und auch selbst zur Ruhe finden können (Mahler 2001).

Die pflegerische Grundhaltung orientiert sich am **humanistischen Menschenbild** (► Kap. 1 und 7). Die Pflegenden und die Tatsache, dass sie sich selbst in den Arbeitsalltag einbringen, sind in der psychiatrischen Pflege der wesentlichste Aspekt.

> Im Mittelpunkt der psychiatrischen Pflege steht die Beziehung zwischen dem Erkrankten und der Pflegeperson und die Gestaltung dieser Beziehung.

Zur Grundhaltung aller Pflegenden gehört außerdem das Prinzip der **Verschwiegenheit** gegenüber Dritten. Dies ist notwendig, um Vertrauen zu schaffen und um eine Beziehung zum Kranken aufbauen zu können.

Neben der Fähigkeit, Beziehungen bewusst zu gestalten, sind die Fähigkeit zur Selbstreflektion sowie Kenntnisse der Kommunikation und der Gruppendynamik wesentliche Vorraussetzungen in der psychiatrischen Pflege.

Man soll sich mehr um die Seele als um den Körper kümmern, denn Vollkommenheit der Seele richtet die Schwächen des Körpers auf.
Demokrit

24.3.2 Regelaufgaben psychiatrischer Pflege

Die in der PsychPV beschriebenen Regelaufgaben beschreiben den formalen Teil psychiatrischer Pflege. Wesentlich ist die inhaltliche Ausgestaltung dieser Tätigkeiten (Schoppmann, Schmitte 2003). Hier sind die Tätigkeiten mit den in Kap. 24.3.1 beschriebenen Merkmalen zu verknüpfen. Zu den Regelaufgaben des Pflegepersonals gehören z. B:

- **Allgemeine Pflege:** Aufstellen der individuellen Pflegeplanung im Rahmen des Therapieplans einschließlich Pflegeanamnese und Pflegedokumentation, Vitalzeichenkontrollen, Ausführen prophylaktischer Maßnahmen, Mobilisieren, Anleiten und Helfen bei der Eigenhygiene, Sicherstellen der Nahrungsaufnahme sowie hygienischer Maßnahmen.
- **Somatische Pflege:** Mitwirken bei Blutentnahmen, Vor- und Nachbereiten von Untersuchungen, Wundversorgung, Richten und Ausgeben von Medikamenten, Begleitung zu diagnostischen und therapeutischen Maßnahmen, Mitwirken bei der Notfallversorgung, bei Bedarf Erste-Hilfe-Maßnahmen, Mitwirken bei Injektionen und Infusionen und Ausführen medizinischer Verordnungen.
- **Psychiatrische Pflege** (einzelfallbezogen): Fortwährende Betreuung und ständige Beobachtung von Kranken mit der jeweils im Pflegeplan vorgesehenen Intensität, tageweise Einzelbetreuung in Krisensituationen, Krisenintervention in Gefährdungssituationen, entlastende und orientierungsgebende Gesprächskontakte, Gespräche mit Angehörigen, Anlaufstelle für Patienten, Angehörige und andere außenstehende Personen, einschließlich telefonischer Kontakte, Trainingsmaßnahmen im Rahmen des Pflegeprozesses, Mithilfe bei der Bewältigung des Tagesablaufs, Mitwirken bei Einzel- und Familientherapien, Begleitung bei Hausbesuchen, Vorstellungsterminen in sonstigen Einrichtungen und Institutionen, Maßnahmen im Zusammenhang mit Aufnahme, Verlegung und Entlassung, Mitwirken an speziellen psychotherapeutischen Maßnahmen und Hilfe beim Umgang mit persönlichem Eigentum.
- **Gruppenbezogene Behandlung und Betreuung:** Einberufen von Stationsversammlungen, einschließlich »Morgenrunden«, Training lebenspraktischer Fähigkeiten, Aktivitätsgruppen im Rahmen des therapeutischen Stationsmilieus, Planung und Gestaltung von Aktivitäten außerhalb der Station und Mitwirken bei speziellen Therapiegruppen.
- **Visiten des Arztes:** Information des Arztes über beobachtete Besonderheiten und die Ausarbeitung und Umsetzung der Anordnungen des Arztes, Mitwirken bzw. Zusammenarbei-

ten bei Kurvenvisiten, bei ausführlichen Gesprächen zwischen dem Kranken und dem Arzt, Visite mit dem Arzt im Krankenzimmer, Hilfestellung bei der Untersuchung von Patienten.
- **Therapie- und Arbeitsbesprechungen:** Dienstübergabe, Teilnahme an Therapiekonferenzen, Konzeptbesprechung im Team, Teilnahme an stationsübergreifenden Dienstbesprechungen, an stationsbezogener Supervision, Balintgruppen, hausinterne Fort- und Weiterbildung etc.
- **Stationsorganisation:** Koordination der Arbeitsabläufe, Dienstplanung der pflegerischen Mitarbeiter, externe und interne Terminplanung, Koordination diagnostischer und therapeutischer Leistungen, Bevorratung von Medikamenten, Pflegehilfsmitteln und sonstigen Materialien, Verwaltungsaufgaben, Statistiken und Anleitungs- und Unterweisungsaufgaben.

24.3.3 Rolle des Pflegepersonals im interdisziplinären Team

In der »idealtypischen« Vorstellung sollten die Mitarbeiter der einzelnen Berufsgruppen im Team zusammenarbeiten, um so »den Arbeitsauftrag der psychiatrischen Versorgung sinnvoll bewältigen« zu können (Schädle-Deininger, Villinger 1996).

> Die PsychPV hebt den Aspekt der Teamarbeit ausdrücklich hervor und erklärt über die Regelaufgaben den eigenständigen Beitrag jeder Berufsgruppe an der multiprofessionellen Behandlung.

Jede Berufsgruppe hat ihre jeweils eigenen »berufsspezifischen« Ansätze und Schwerpunkte zur Beurteilung und zur Behandlung des Kranken. Die Zugangswege für psychiatrisch Pflegende besteht hierbei oft in:
- einem gemeinsamen Gestalten und Bewältigen des Alltags,
- Gesprächen,
- Berührungen durch Pflegeaktivitäten oder medizinische Handlungen,
- Vereinbarungen bzw. »Verträge« mit den Kranken.

Nur durch die Einschätzung der einzelnen Teammitglieder lässt sich ein annäherndes Bild der Problemsituation des erkrankten Menschen und seiner Möglichkeiten für den Umgang mit diesen Problemen erarbeiten. In der modernen Krankenhauspsychiatrie ist Teamarbeit zwingende Voraussetzung. Es stellt sich nicht die Frage, **ob** im Team gearbeitet wird, sondern lediglich **wie** (Kistner 1997).

Den psychiatrisch Pflegenden kommt im therapeutischen Team eine wichtige **koordinierende Funktion** zu. Zum einen müssen patientenbezogene Aktivitäten wie Behandlungsmaßnahmen abgestimmt werden (z. T. in Abhängigkeit mit der Verfassung des Kranken), z. B. Untersuchungen absprechen, zum anderen nehmen Pflegende durch die Patientenbeobachtung und den Austausch dieser Informationen im therapeutischen Team gestaltenden Einfluss auf die Behandlung.

Die Grenzen der Seele wirst du nicht finden, auch wenn du alle Wege durchwanderst. So tiefen Grund hat sie.
Heraklit

24.3.4 Umgang mit belastenden Situationen

Die Mehrzahl der psychisch Erkrankten nimmt i. d. R. nicht wegen ihrer Erkrankung den Kontakt mit psychiatrischen Diensten auf oder begibt sich in eine psychiatrische Einrichtung, sondern wegen medizinischer oder sozialer Folgeerscheinungen. Angehörige wissen sich keinen Rat mehr, oder der Betroffene ist mit seiner Lebensgestaltung überfordert, er und/oder

Tabelle 24.2. Gewaltfördernde Bedingungen. (Nach Scharf 1997)

Struktur	z. B. Unterbringung in einer beschützten Station, Regelwerk (Sanktionen) in der Stationsordnung, kein Einfluss auf Entscheidungen übergeordneter Stellen
Persönlichkeit	z. B. fehlendes Einfühlungsvermögen, Missbrauch der Macht zur Selbstdarstellung
Überforderung bzw. Überlastung	z. B. durch zu knappe personelle Besetzung, zu wenig Zeit für den einzelnen Erkrankten
unzureichende Qualifikation	z. B. Unverständnis für die Situation, Unerfahrenheit, Unkenntnis von Handlungsalternativen
Frustration	z. B. keine Wertschätzung im Beruf, Unzufriedenheit mit der eigenen Arbeit, Burnout
schlechtes Team	z. B. keine oder mangelnde Möglichkeiten der Aussprache im Team
Hilflosigkeit	die erlebte Hilflosigkeit des Gegenübers

seine Nachbarn fühlen sich bedroht usw. Oftmals stellt dann die Einweisung in eine psychiatrische Einrichtung eine letzte Möglichkeit dar.

Als belastende Situationen kommen im psychiatrischen Institutionsalltag immer wieder Situationen vor, die mit **Aggression** und **Gewalttätigkeiten** gegen die eigene oder fremde Personen einhergehen, seien es selbstverletzende oder suizidale Handlungen eines Patienten/Klienten bzw. gewalttätige Handlungen gegenüber Mitpatienten, Personal und/oder der Einrichtung. Aus Sicht des erkrankten Menschen sind hier, soweit es die Situation zulässt, individuelle Handlungsmöglichkeiten zu erarbeiten (▶ Bd. 2, Kap. G3). Kommt es zu gewalttätigen Handlungen, sollte dies auf jeden Fall im Team und, wenn Bedarf geäußert wird, mit den weiteren Patienten/Klienten der Station besprochen werden.

> **Insidertipp**
>
> Im psychiatrischen Alltag gibt es immer wieder Situation, in denen **Zwangsmaßnahmen** angewendet werden müssen. Dies darf aber nicht Normalität sein, sondern sollte eine Ausnahme bleiben. Jedes Mitglied im therapeutischen Team sollte deswegen immer die Frage in den Vordergrund stellen, ob und wie die Zwangsmaßnahme hätte verhindert werden können.

Das Team übernimmt in Bezug auf Gewalt eine Kontrollfunktion, indem diese Themen angesprochen werden und nach gemeinsamen Lösungswegen gesucht wird.

Ein weitgehend noch tabuisiertes Thema ist die Ausübung von **Gewalt von psychiatrisch Pflegenden gegenüber Patienten/Klienten**. Diese kann eher subtil sein (Nichtbeachtung des Gegenübers, Nichterfüllung von Bedürfnissen) bis hin zu offen ausgeübten Handlungen (mechanische Beschränkung). Als Ursachen dieser Art von Gewalt kommen verschiedene Faktoren in Betracht (◻ Tabelle 24.2).

Supervision und die Fähigkeit/Möglichkeit der Selbstreflektion sind Mittel, dieser Art von Gewalt zu begegnen.

24.4 Diagnostische und therapeutische Maßnahmen

24.4.1 Diagnostische Maßnahmen

Der Weg zur Diagnose führt über die Anamneseerhebung zur Erhebung des *psychopathologischen* Befundes sowie zur körperlichen (einschließlich apparativen Untersuchungen) und testpsychologischen Befunderhebung. Der psychische Befund wird immer im Gesamtkontext des

Tabelle 24.3. Psychopathologischer Befund

Äußeres Erscheinungsbild	Statur, Haltung, Körperpflege, Kleidung, Alter usw.
Antrieb und Psychomotorik	Benehmen und Umgangsformen, Gangart, Ausdrucksverhalten, Schwitzen, Zittern etc.
Stimmung und Affekt	deprimiert, traurig, ängstlich, gereizt, wütend, aggressiv etc.
Wahrnehmung	quantitativ als falsche, meist lückenhafte oder verminderte Wahrnehmungen oder qualitativ als veränderte Wahrnehmungen bei verändertem Realitätserleben oder ohne entsprechende Sinnesreize
Denken	formal als Störungen des strukturellen Aufbaus oder inhaltlich mit Störungen der Denkinhalte
Ich-Erleben	Störungen des Einheitserlebens der eigenen Person, z. B. sich beeinflusst fühlen, Zurückziehen ins eigene Ich, abnorme Gefühle der Veränderung des Körpers usw.
Bewusstsein/Vigilanz	quantitativ durch Bewusstseinsminderung (schläfrig bis komatös) oder qualitativ durch Veränderung des Bewusstseins (verwirrt)
Intelligenz	angeborene oder erworbene Minderung der Intelligenz
Aufmerksamkeit	sich nicht oder nur eingeschränkt konzentrieren können, Bedeutung von Gesprächen verstehen, sich erinnern können, sich etwas merken können
Orientierung	fehlende/unzureichende Fähigkeit, sich aktuell zu Raum, Zeit, Ort und/oder Person zu äußern

Verhaltens und der Gesamtpersönlichkeit gesehen, da in bestimmten Situationen einzelne »Symptome« auch beim gesunden Menschen vorkommen können, z. B. Wahrnehmungsstörungen bei Übermüdung (◘ Tabelle 24.3). Zur Anamneseerhebung gehören:
- aktuelle Symptomatik,
- psychiatrische Anamnese (inkl. Entwicklung der Krankheit),
- biografische Anamnese (»critical incidents«, d. h. »äußere« und »innere« Vorfälle),
- soziale Anamnese (Ehe, Kinder, Kontakte, Beruf),
- somatische Anamnese,
- Familienanamnese (z. B. erkrankte Angehörige),
- Primärpersönlichkeit,
- weitere Aspekte (Suizidalität, Sucht).

24.4.2 Methoden und Konzepte

In der Psychiatrie und psychiatrischen Pflege werden viele Konzepte angewendet, die auch in anderen Bereichen zum Programm einer Einrichtung bzw. Station gehören. Methoden wie Aromapflege, Kinästhetik und Basale Stimulation oder Validation werden patientenbezogen eingesetzt. Spezielle **Konzepte** sind z. B.:
- realitätsorientiertes Training, z. B. in gerontopsychiatrischen Bereichen (▶ Kap. 26),
- soziales Kompetenztraining, z. B. bei Menschen mit einer Psychose aus dem schizophrenen Formenkreis,
- Lichttherapie bei depressiv Erkrankten,
- Muskelentspannung nach Jacobsen (▶ Bd. 2, Kap. S1.2) oder Autogenes Training.

Darüber hinaus spielen milieutherapeutische Aktivitäten eine große Rolle. In **tagesstrukturierenden Maßnahmen** werden Patienten durch »normale« Abläufe in der Gestaltung ihres Alltages gefördert und trainiert.

24.5 Rechtliche Aspekte

24.5.1 Kostenträger

Die Finanzierung der psychiatrischen Behandlung ist durch eine Aufteilung der Kostenzuständigkeiten gekennzeichnet. Im Wesentlichen kommen die gesetzliche **Krankenversicherung** und Leistungen nach dem **Bundessozialhilfegesetz** in Betracht. Für andere Bereiche (z. B. psychiatrisches Pflegeheim) sind Leistungen nach der **Sozialen Pflegeversicherung** oder der **Rentenversicherung** relevant, z. B. bei Rehabilitationsmaßnahmen (▶ Kap. 23).

24.5.2 Rechtliche Grundlagen

In der psychiatrischen Versorgung kommen verschiedene rechtliche Bestimmungen zum Tragen. Für das tägliche Handeln sind maßgeblich:
- Einweisung in ein psychiatrisches Fachkrankenhaus,
- Bestimmungen für den Maßregelvollzug.

> Krankheiten der Seele können den Tod nach sich ziehen, und das kann Selbstmord werden.
> *Georg Christoph Lichtenberg*

Die Unterbringung in einem psychiatrischen Fachkrankenhaus kann neben der freiwilligen Einweisung durch eine **Zwangseinweisung** erfolgen. Diese unterliegt den Unterbringungsgesetzen (die je nach Bundesland unterschiedlich gestaltet sind) oder dem Beschluss eines Vormundschaftsgerichts (i. d. R. in Verbindung mit der Errichtung einer Betreuung). Voraussetzung dafür ist eine bestehende Selbst- oder Fremdgefährdung und eine (krankheitsbedingt) fehlende Einsicht des Patienten in die Behandlungsnotwendigkeit.

Eine zwangsweise Unterbringung in einer geschlossenen Einrichtung kann zudem als sog. Maßregel der Besserung und **Sicherung nach einer Straftat** (Maßregelvollzug) erfolgen. Dies erfolgt nach §§ 63 und 64 Strafgesetzbuch (StGB). § 63 bezieht sich auf schuldunfähige oder vermindert schuldfähige Straftäter, die aufgrund ihrer Erkrankung als für die Allgemeinheit gefährlich gelten, weil weitere Straftaten (z. B. Sexualdelikte) zu erwarten sind. § 64 bezieht sich auf suchtkranke Straftäter.

Nachschlagen und Weiterlesen

Ernst K (1998) Psychiatrische Versorgung heute. Kohlhammer Stuttgart
Gaßmann M, Marschall W, Utschakowski J (Hrsg., 2006) Psychiatrische Gesundheits- und Krankenpflege. Mental Health Care. Springer, Heidelberg
Mahler, Arne (2001) Überlegungen zur Pflegeausbildung in der Psychiatrie: PsychPflege Heute. Thieme Verlag, Stuttgart
Kistner W (2002) Der Pflegeprozess in der Psychiatrie. Urban & Fischer bei Elsevier, München
Sauter D et al. (Hrsg., 2004) Lehrbuch Psychiatrische Pflege. Hans Huber Verlag, Bern
Schädle-Deininger H, Villinger U (1997) Praktische Psychiatrische Pflege. Psychiatrie-Verlag, Bonn
Scharf W (1997) Gewalt in der Pflege. In: Schnepp W, Scharf W, Schoppmann S, Wippermann R: Pflegeforschung in der Psychiatrie. Urban & Fischer bei Elsevier, München
Schneider K (1988, 2006) Klinische Psychopathologie. Thieme, Stuttgart
Schoppmann S, Schmitte H (2003) Pflege bei psychischen Störungen. In Renner-Allhoff B, Schaeffer D (Hrsg.) Handbuch Pflegewissenschaft. Juventa Verlag München
Wittchen H (2002) Die Versorgungssituation psychischer Störungen in Deutschland. Psychotherapeutenjournal. R.v. Decker´s Verlag Heidelberg
Hiller W. Grundlagen der Klinischen Psychologie. http://www.klinische-psychologie-mainz.de/downloads/basics.PDF

Schülerseite

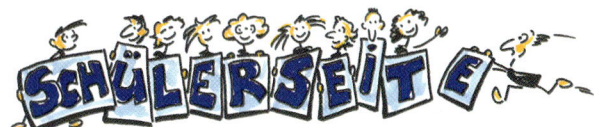

Wissen

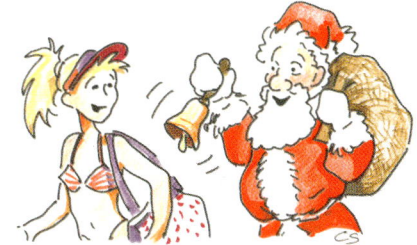

»Hast du nicht was vergessen?«

Normal ist, was alle tun!

»Du spinnst ja! Wie kann man bei dem Wetter so rumlaufen?«, sagt einer zum anderen. Spätestens wenn der Nikolaus unterwegs ist, weiß doch jeder, dass es Winter ist und da zieht man sich warm an!
❓ Wer das nicht tut, verlässt die Norm und wird irgendwie als »verrückt« angesehen, oder?

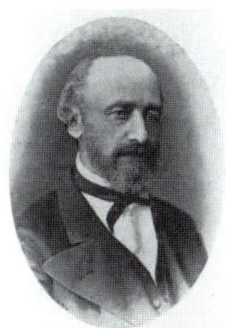

Wilhelm Griesinger

Wer ist wer?

Griesinger, Wilhelm: (1817–1868) Internist und Psychiater, Begründer der naturwissenschaftlichen Psychiatrie. Er versuchte die Ursachen psychischer Erkrankungen in der medizinischen Physiologie/Pathologie zu finden.

Kraepelin, Emil: (1856–1926) entwickelte ein System zur Diagnose und Klassifizierung von psychischen Störungen und gilt als Begründer der **Pharmakopsychologie**. Zusammen mit Alois Alzheimer entdeckte er die gleichnamige Krankheit.

Alzheimer, Alois: (1864–1915) führte eine neue Behandlungsmethode ein, die er als »**non-restraint**« bezeichnete. Sie verzichtete auf die bis dahin üblichen Zwangsmaßnahmen (z. B. Zwangsjacke, Zwangsfütterung) bei psychisch Kranken und gewährte ihnen weitgehende Bewegungsfreiheit sowie eine gemeinsame Unterbringung in Wachsälen. 1901 begegnete er der Patientin **Auguste Deter** und beschäftigte sich intensiv mit ihrer Erkrankung, die er selbst »**Die Krankheit des Vergessens**« nannte, heute als Morbus Alzheimer bekannt. 1906, nach dem Tod Deters aufgrund eines infizierten Dekubitus, sezierte er ihr Gehirn und erkannte flächendeckende Ausfälle von Nervenzellen sowie Eiweißablagerungen in der gesamten Hirnrinde.

Probieren

Hast du den schon gesehen?

Komisch, psychisch kranke Menschen fallen einem auf der Straße selten auf – aber kaum ein Fernsehabend kommt ohne sie aus.
❓ Welche Filme kennen Sie, in denen psychisch Kranke auftauchen, oder in denen es um Geistesstörungen geht? Vielleicht »Psycho« von Alfred Hitchcock oder »Halloween« von John Carpenter? Suchen Sie weiter. Überlegen Sie, welchen Eindruck diese Filme bei einem unkritischen Publikum hinterlassen (könnten)?
➤ Diskutieren Sie darüber im Klassenverband und stellen Sie einen Bezug zur heutigen Psychiatrie her.

Wissen

Worst case – worst place?

Es ist schnell gesagt: »Bekloppt und dann auch noch kriminell! Weg damit!«

Dahinter steckt ein heikles Thema, das jede moderne Gesellschaft auf eine harte Probe stellt. ❓ Was tun mit psychisch kranken Straftätern?

Die **forensische Psychiatrie** beschäftigt sich mit der Überschneidung von Psychiatrie und Recht. Die gerichtlich angeordnete Unterbringung in einer forensischen Abteilung nach § 63 StGB (psychisch Kranke) oder § 64 StGB (Suchtkranke) stützt sich auf psychiatrische Gutachten, die eine **Schuldunfähigkeit** oder eine **verminderte Schuldfähigkeit** festgestellt haben. Es steht, anders als beim Strafvollzug, nicht der Ausgleich eines begangenen Unrechts im Vordergrund, sondern der **Schutz der Gesellschaft und die Besserung bzw. Heilung des Täters.**

Da der Maßregelvollzug in die Zuständigkeit der Länder fällt, sind forensische Abteilungen bundesweit unterschiedlich aufgebaut. Damit sind auch die Zuständigkeiten der **Pflegenden**, vor allem bezüglich des Sicherheitsaspektes, unterschiedlich definiert. Ihre **zentrale Aufgabe** besteht aber immer in der Schaffung eines Klimas, in dem die Therapie wirken kann, und in der Unterstützung des Patienten beim Erlernen sozialer Kompetenzen. Ziel ist es, die Straftäter nach erfolgreicher Therapie auf Bewährung zu entlassen oder sie für die verbleibende angeordnete Strafzeit dem regulären Vollzug zu übergeben. ❗ **Ein pauschales »Wegschließen« in der Psychiatrie auf Lebenszeit gibt es nicht.** ❗

🌐 Internet
Interessantes dazu unter: http://www.forensik.de

Probieren

Ich fühle so und denke anders…

Die Berichte über Sexualdelikte an Kindern, meist mit Todesfolge, häufen sich, und in den Medien werden sie oft emotionsgeladen wiedergegeben. Nicht nur psychiatrische Gutachter und Richter stehen da vor der schweren Aufgabe, eigene Empfindungen gegenüber Wissenschaft, Ethik, Moral und Gesetz abzugrenzen. ❓ Wie geht es Ihnen bei diesem Thema? ❓ Was ist Ihre spontane Meinung zum Umgang mit so einem Straftäter? ➤ Diskutieren Sie im Klassenverband sachlich darüber und überlegen Sie wie Sie mit solch einem Patienten umgehen würden.

Erfahren

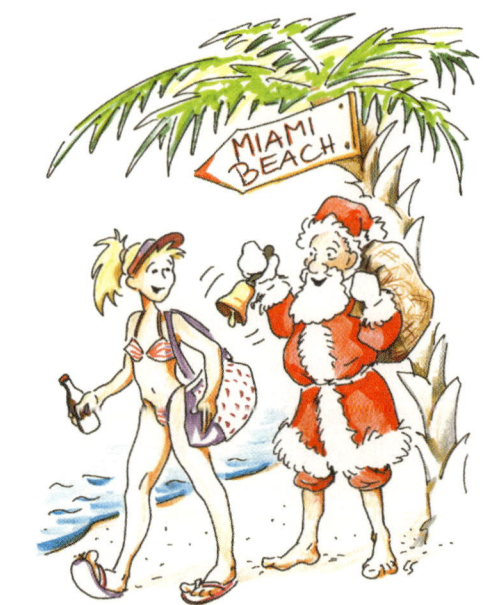

»No, shoes are too warm today!«

❓ **Wer spinnt jetzt?** Manchmal kann der 1. Eindruck täuschen – wenn man einen zu engen Blickwinkel hat. Und nicht überall auf der Welt gelten dieselben Gewohnheiten und Normen. Was wir nicht verstehen, kann für andere selbstverständlich sein und umgekehrt. ❓ Haben Sie das schon einmal erlebt? ➤ **Gruppenarbeit:** Suchen Sie in Ihrer Klasse in Gruppen nach Erlebnissen und finden Sie heraus, ob die gesamte Klasse die Erlebnisse als »unnormal« einstuft. Müssen Sie Ihre Meinung revidieren? Wenn ja, wie geht es Ihnen dabei?

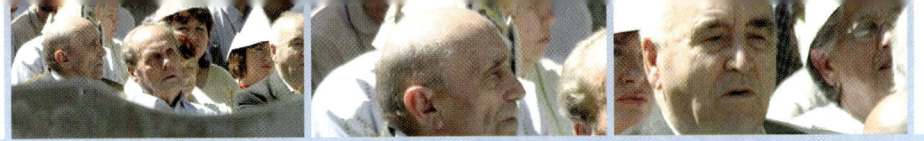

25 Pädiatrische Einrichtungen

Annemarie Schäper

25.1 Begriffserklärung und Patientensituation – 510

25.2 Abteilungsaufbau und -organisation – 511
25.2.1 Mitarbeiter in pädiatrischen Einrichtungen – 512
25.2.2 Organisation und Arbeitsabläufe – 512

25.3 Aufgaben des Pflegepersonals – 513
25.3.1 Umgang mit behinderten und chronisch kranken Kindern – 513
25.3.2 Umgang mit Kindern anderer Kulturkreise – 514
25.3.3 Aufnahme eines Kindes – 514
25.3.4 Verlegung eines Kindes – 516
25.3.5 Entlassung eines Kindes – 516

25.4 Diagnostische und therapeutische Maßnahmen – 517
25.4.1 Aufnahmeuntersuchung – 517
25.4.2 Medikamentöse Therapie – 518

25.5 Rechtliche Aspekte – 518
25.5.1 Rechte und Pflichten von Kindern und Eltern – 518
25.5.2 UN-Kinderkonvention – 519
25.5.3 Charta für Kinder im Krankenhaus – 519

Schülerseite – 521

25.1 Begriffserklärung und Patientensituation

Ein Kind ist wie ein Buch, aus dem wir lesen und in das wir schreiben sollen.
Peter Rosegger

Der Begriff »Pädiatrie« bedeutet Kinderheilkunde. Er stammt von dem griechischen Wort »paidós« (Kind, Knabe) ab.

In speziellen Einrichtungen können die **individuellen Bedürfnisse** des Kindes, die zu seiner Genesung beitragen, besser berücksichtigt werden. Dies ist ebenso wichtig wie die Unterstützung der **altersspezifischen Entwicklung** und die Begleitung einer **stabilen Eltern-Kind-Beziehung**. Der ganzheitliche Ansatz, das kranke Kinder als Einheit im Kontext seiner Familie zu sehen, setzt sich mehr und mehr durch und unterscheidet sich sehr oft von der Betreuung Erwachsener. Da wissenschaftlich belegt ist, dass ein kontinuierlicher Eltern-Kind-Kontakt positiv auf die Gesundung der Kinder wirkt und den Kindern ohne ihre Eltern ein erheblicher Verlust entsteht, gilt es diese Erkenntnisse weiter umzusetzen.

> Nicht nur die Erkrankung, sondern auch die Fortsetzung einer altersentsprechenden Entwicklung sind Herausforderungen, denen es sich konkret zu stellen gilt.

Kinder erleben Krankheit völlig anders als Erwachsene. Es fehlen ihnen Lebenserfahrungen und Bewältigungsstrategien, auf die sie zurückgreifen können.

Patientensituation

Kinder erleben Erkrankungen als tatsächliche Einschränkung. Oft werden Gefühle von Angst, Hilflosigkeit oder Verlassenheit empfunden. Bei Arztbesuchen bzw. Krankenhausaufenthalten kommen Misstrauen und Ohnmacht als beängstigende Elemente hinzu. Meistens hat die Krankheit des Kindes eine Bewegungseinschränkung zur Folge. Da Bewegung für Kinder existenziell ist, erleben sie die Passivität als Strafe, Langeweile und Einengung.

Typische **Reaktionsweisen** bei Kindern:
- **Aggression**: Sowohl verbal als auch in körperlicher Form, indem sie um sich schlagen. Kinder können sich selbst nicht leiden und wirken eher hilflos. Sie müssen ihr typisches Selbstverständnis aufgeben.
- **Regression**: Kinder ziehen sich zurück, sie haben ein stärkeres Anlehnungsbedürfnis. Jüngere Kinder verhalten sich wie Säuglinge.
- **Depression**: Kinder sind wenig ansprechbar, sie verhalten sich apathisch, haben Schuldgefühle und wirken misstrauisch. Sie reagieren mit psychosomatischen Symptomen. Es erfolgt eine scheinbare Anpassung.

Je nach Alter erleben und verarbeiten Kinder Krankheiten und Krankenhausaufenthalte unterschiedlich (▶ Bd. 2, Kap. W1):
- **Neugeborenen** und **kleinen Säuglingen** fehlt das konkrete Gefühl der Angst vor Trennung, wobei sie sich natürlich bei ihren Eltern bzw. Bezugspersonen am wohlsten fühlen. Ein Mangel an emotionalem und körperlichem Kontakt zu vertrauten Personen führt zu Unwohlsein.
- **Kinder bis** zu etwa **18 Monaten** fremdeln, d. h. sie brauchen bekannte Personen in ihrer Nähe, damit sie Vertrauen haben und die Welt erkunden. Fremden gegenüber sind sie eher ängstlich und abgewandt. Trennungen führen zu einem übermächtigen Gefühl, verlassen zu sein. Ohnmacht, Orientierungslosigkeit und Verlassensein wird durch das fehlende Zeitgefühl verstärkt. Trennungsangst und Heimweh sind bei jüngeren Kindern, deren Bezugspersonen nicht anwesend sind, ein häufiges Phänomen.
- **Kindergartenkinder** sind neugierig und lassen sich gut ablenken. Trotzdem fühlen sie sich ausgeliefert, da keine Einsicht in das Krankheitsgeschehen vorhanden ist.

- **Vorschulkinder** erleben den Krankenhausaufenthalt als schweren Eingriff in ihre Lebenssituation. Verstandesgemäß können sie nicht auf die ungewohnte Umgebung und die vielfältigen Eindrücke reagieren. Die Situation wird als Bestrafung oder eigenes Versagen empfunden und kann drastische Verhaltensänderungen zur Folge haben.
- **Schulkinder** erwarten, dass Ärzte und Pflegende ihnen helfen, gesund zu werden. Die Distanz zum Krankheitsgeschehen wird größer je älter sie werden. Es stellt sich ein höheres Maß an Realität ein, was die Verarbeitung der Erlebnisse erleichtert. Das Gefühl von Verlassenheit bleibt im Fall einer Trennung von Eltern bzw. der Bezugspersonen erhalten. Die Kinder setzen alle ihnen zur Verfügung stehenden Mittel ein, die Eltern nicht gehen zu lassen.

> Mit zunehmender rationaler, emotionaler und sozialer Entwicklung wächst die Fähigkeit der Kinder, die Trennung von den Eltern, die fremde Umgebung und die vielfältigen Eindrücke zu verarbeiten.

Krankheit und Krankenhausaufenthalte sind für alle **Familienmitglieder** eine **Ausnahmesituation** (▶ Bd. 2, Kap. W1). Dem kranken Kind fehlt der Familienverband, es leidet unter der Trennung. Eltern (und Großeltern) sind in **Sorge** um ihr Kind. Die Mitaufnahme von Mutter oder Vater bedeutet für alle Anpassung an den Klinikablauf und Unsicherheit. Für Geschwister ist der übliche Tagesablauf verändert, die meiste Aufmerksamkeit erhält das kranke Geschwisterkind. Alles ist anders, die daraus folgende Unsicherheit führt zu veränderten Reaktionen der Familienmitglieder. Unausgeglichenheit, Stress, Unruhe, Schlafstörungen können die Folge sein. Angst, Unsicherheit und Überforderung übertragen sich u. U. auch auf das kranke Kind.

25.2 Abteilungsaufbau und -organisation

Kranke Kinder brauchen nicht nur die Fachkompetenz von Personen, die sie betreuen, sondern vor allem den Kontakt mit vertrauten Personen, daher wird die **Mitaufnahme** der **Eltern** im Patientenzimmer bei akut erkrankten Kindern berücksichtigt.

Eine **Unterbringung** der Eltern **in Rufnähe bzw. Stationsnähe** ermöglicht es ihnen, sich ggf. zurückzuziehen und dennoch präsent zu sein. Eltern und Kinder benötigen **Begegnungsmöglichkeiten** zum Aufenthalt, Austausch und zur Beschäftigung, z. B. Stillzimmer oder Räume für Elterngespräche oder Aufenthaltsräume für Eltern und Kinder.

Die Bauweise muss eine **kontinuierliche Beaufsichtigung** der Kinder gewährleisten. Es gilt, einen **größtmöglichen Sichtkontakt** mit der Möglichkeit zur Privatsphäre herzustellen. Die Einrichtung einer Station sollte unter kommunikativen und interaktiven Gesichtspunkten erfolgen. Verglaste Türen und Türelemente sollten mit Rollo- oder Vorhangsystemen ausgestattet sein (◘ Abb. 25.1). **Begegnungsmöglichkeiten** für Kinder, z. B. ein Spielzimmer, sollten ebenso wie das Stationszimmer der Pflegenden möglichst zentral liegen.

> **Insidertipp**
>
> Spielzimmer und Stillzimmer, also Räume, die der Begegnung dienen, sollten für Kinder angstfreie Räume sein, d. h. Zimmer, in denen keine medizinischen Maßnahmen erfolgen.

Kinder benötigen, auch wenn sie krank sind, Platz zum Spielen. Deshalb sollten die Zimmer **ausreichend groß** sein, d. h. nicht mehr als **2–4 Betten** beinhalten. Die Zimmer sollten hell und freundlich gestaltet sein und eine Nasszelle haben.

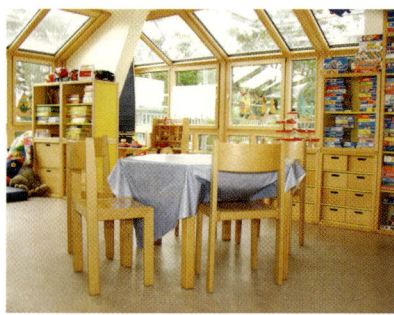 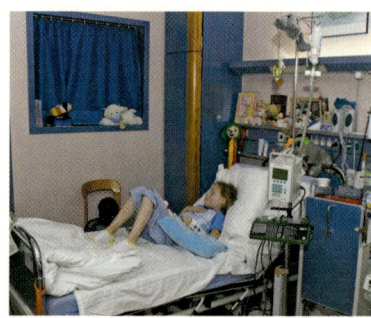

Abb. 25.1. Beispiel einer Kinderstation. Kindgerechte Ausstattung mit Bildern, Spielsachen und Mobiliar

Um einer interdisziplinären Versorgung gerecht zu werden, bedarf es einer **direkten räumlichen Anbindung** mit **kurzen Wegen,** die eine kindgerechte pflegerische Betreuung ermöglichen, um sowohl geplant als auch spontan agieren zu können. Beim Einrichten der Station sollte der **wohnliche Charakter,** z. B. unterschiedliches Kindermobiliar, **im Vordergrund** stehen und nicht die technische Funktionalität (Abb. 25.1).

Kinder haben je nach Alter unterschiedliche Bedürfnisse. Befinden sich Kinder aller Altersgruppen in einem Krankenhaus, so sind **kindgerechte Therapieräume**, ein Kindergarten und eine Schule notwendig.

25.2.1 Mitarbeiter in pädiatrischen Einrichtungen

Pflegepersonal für Kinder, Pädiater und Kinderchirurgen sind neben speziell ausgebildeten Therapeuten diejenigen, die qualifiziertes Fachwissen einbringen, um die Betreuung von Kindern im Krankenhaus zu übernehmen.

Da Kinder spielen, beschäftigt sein wollen und Spaß benötigen, sind manchmal **unkonventionelle** und innovative **Beschäftigungsideen** gefragt. Mal den Clown oder den Osterhasen zu spielen, sowie den Phantasien der Kinder zu folgen und z. B. die Zahnfee oder den Nikolaus zu Hilfe zu nehmen, gehört durchaus zum Spektrum von Pflegenden, die mit Kindern arbeiten. Jugendliche benötigen manchmal ihren Rat oder suchen einfach jemanden, der ihnen zuhört, z. B. wenn sie Liebeskummer haben.

Zur Beurteilung des Gesundheitszustandes eines Kindes werden **Fachkenntnisse** über Erkrankungen im Kindesalter, **Einschätzungsvermögen** bezüglich des Entwicklungszustandes bzw. des Verhaltens des Kindes und **Einfühlungsvermögen** in die Situation der Familie benötigt.

Die Gesundheits- und Kinderkrankenpflegerinnen/-pfleger erlernen in einer 3-jährigen Ausbildung das Fachwissen über die speziellen Bedürfnisse von kranken Kindern. Darüber hinaus besteht nach der Ausbildung die Möglichkeit von staatlich anerkannten 2-jährigen berufsbegleitenden Fachweiterbildungen, z. B. Intensivpflege und Anästhesie.

> Der Mensch ist, was er als Mensch sein soll, erst durch Bildung.
> *Georg Wilhelm Friedrich Hegel*

25.2.2 Organisation und Arbeitsabläufe

In den Krankenhäusern wird die strenge Trennung nach Erkrankungen zunehmend aufgegeben. Innerhalb der einzelnen Stationen weicht die altersgetrennte einer **gemischten Belegung**. Früh- und Neugeborene sowie Stationen mit kleinen Säuglingen bilden hier zum Teil noch die Ausnahme.

Zimmerpflege bzw. Bereichs- und Bezugpflege sind die üblichen Versorgungsformen. Die daraus resultierende patientenorientierte, kontinuierliche Versorgung bietet **Kindern und Eltern gleiche Ansprechpartner** und dem Pflegepersonal eine abwechslungsreiche und verantwortungsvolle Tätigkeit. Die interdisziplinäre Zusammenarbeit ist im Interesse des Kindes unerlässlich.

Die Bemessung des Personalbedarfs erfolgt i. d. R. nach den erhobenen Pflegeleistungen aus der Pflege-Personalbedarfsregelung (PPR) bzw. anhand der gültigen DKI-Anhaltszahlen.

25.3 Aufgaben des Pflegepersonals

Eine gute Informationssammlung und **individuelles Eingehen** auf die spezifischen Besonderheiten der Kinder sind unerlässliche Voraussetzungen der Pflege. Die Sensibilität, individuell sowohl auf das aggressive, als auch auf das zurückgezogene Kind einzugehen, setzt ein hohes Maß an professionellem Handeln voraus. Kenntnisse über die kindlichen Bedürfnisse und ein offener vorurteilsfreier Umgang mit den Eltern sind hierfür Voraussetzungen.

> Eltern sind diejenigen, die ihr Kind bereits das gesamte Leben kennen und somit Experten im Umgang mit ihrem Kind sind.

Folgende Aspekte sind zu beachten:
- Die Persönlichkeitsstruktur des Kindes und die Verhaltensweisen zwischen Eltern und Kind müssen erkannt und akzeptiert werden.
- Der aktuelle Pflegebedarf wird aus Gesundheitsstörungen und Entwicklungstand des Kindes bestimmt.
- Kinder brauchen Menschen, die kindgerecht mit ihnen umgehen.
- Kinder brauchen eine kindgerechte Umgebung, die eine eigene Beschäftigung einschließt.
- Ein wesentliches Element, durch das Kinder mit ungewohnten Situationen umgehen, ist das Spiel. Miteinander spielen ist als Ressource zu sehen, die sich positiv auf das Krankheitserleben des Kindes auswirken kann.
- Der Eltern-Kind-Kontakt wird beibehalten, Kontakte zu Bezugspersonen und dem sozialen Umfeld sind jederzeit möglich.
- Die Gewohnheiten und Rituale des Kindes in Bezug auf Kleidung, Körperpflege, Ernährung, Beschäftigung und Schlafen sind in die Versorgung integriert (Abb. 25.2).
- Kontakte der Kinder untereinander eröffnen ein Übungsfeld zum Erlernen von sozialen Fertigkeiten und Erproben von Fähigkeiten.
- Förderung der individuellen altersentsprechenden Entwicklung heißt, Ressourcen der Kinder erkennen und ihnen Eigenleistungen zutrauen.

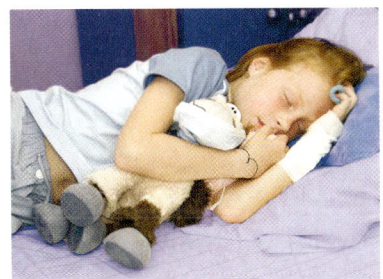

Abb. 25.2. Kind beim Einschlafritual

> Vertrauen, Orientierung und Sicherheit sind die wichtigsten Grundlagen zur Gesundung des Kindes.

25.3.1 Umgang mit behinderten und chronisch kranken Kindern

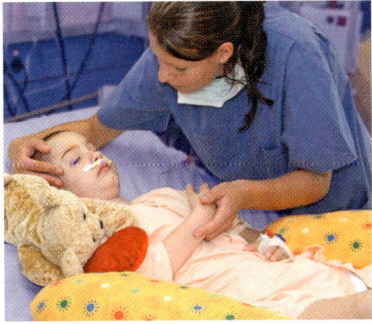

Abb. 25.3. Bewegung und Berührung sind Grundbedürfnisse von allen Kindern

Familien mit behinderten oder chronisch kranken Kindern erleben oft eine enorme Belastungssituation (▶ Bd. 2, Kap. W1). Ein normales Familienleben ist meist nicht möglich, da das kranke Kind die Aufmerksamkeit aller in Anspruch nimmt. Wichtig im Umgang mit behinderten und chronisch kranken Kinder ist, der Angst vor dem Krankenhausaufenthalt Aufmerksamkeit zu schenken, die häufig mit den gemachten **Vorerfahrungen** wächst.

Die Kinder sollen soweit wie möglich in ihrer Selbstständigkeit gefördert werden, damit sie lernen, unabhängig zurechtzukommen. Die vielfältigen Formen der Selbstständigkeit entsprechen nicht immer den Vorstellungen von Erwachsenen, sollten jedoch individuell unterstützt werden.

Bewegung und **Berührung** sind **Grundbedürfnisse aller Kinder** (Abb. 25.3), auch von chronisch kranken oder behinderten. Pflegetherapiekonzepte wie Kinästhetik und basale Stimulation sind deshalb bei der täglichen Versorgung zu integrieren (▶ Kap. 8 und Bd. 2, Kap. B2.2).

25.3.2 Umgang mit Kindern anderer Kulturkreise

> Die Besonderheiten der einzelnen Kulturen zu erfragen und in der Pflege zu berücksichtigen, ist ein wichtiger Ansatz zur Gesundung ausländischer Kinder.

Ob nur fließendes Wasser für die Ganzkörperwäsche benutzt werden darf, die Familie die Erkrankung des Kindes auf besondere Weise trägt, ob der Sohn eine herausragende Rolle im Familienverband spielt oder abweichende Ernährungsgewohnheiten vorhanden sind, wird während des **Aufnahmegespräches** thematisiert. Beherrschen das Kind und seine Angehörigen die deutsche Sprache nicht oder nur unzureichend, ist die Kommunikation erschwert. Heutzutage verfügt fast jedes Krankenhaus über einen **Dolmetscher** bzw. über Mitarbeiter oder Angehörige, die als Dolmetscher fungieren können. Diese sollten nicht nur notwendige medizinische Aufklärungsgespräche unterstützen, sondern auch besondere Essgewohnheiten, religiöse und kulturelle Verhaltensweisen des Kindes und seiner Familie etc. ermitteln, damit diese bei der Behandlung berücksichtigt und respektiert werden können.

> **Insidertipp**
>
> Die Verhaltensweisen des ausländischen Kindes und seiner Familie, die nicht unseren Erwartungen entsprechen, müssen unter Berücksichtigung der Verständigungsprobleme, Erziehung, Kultur und Krankheit des Kindes betrachtet werden.

Die außergewöhnliche und z. T. angsteinflößende Situation des Krankenhausaufenthaltes sowie eingeschränkte Kommunikationsmöglichkeiten können vom Kind und der Familie als bedrohlich empfunden werden und sich in misstrauischem oder aggressivem Verhalten äußern.

> Sprachbarrieren aber auch kulturelle und soziale Unterschiede stellen an das Personal besondere Anforderungen und setzen Geduld, Ruhe und Kreativität voraus.

25.3.3 Aufnahme eines Kindes

Die Aufnahme in ein Krankenhaus kann geplant sein, z. B. bei einer bevorstehenden Operation, oder akut aufgrund eines unvorhersehbaren Ereignisses erfolgen. Die Einweisung veranlasst der Hausarzt, Kinderarzt oder bei Notfällen der Notarzt. Der diensthabende Arzt im Krankenhaus untersucht das Kind und verlegt es anschließend auf eine Station. Ein freundlicher, aufgeschlossener Empfang auf der Station mit Erklärungen und Informationen
- fördert eine tragfähige vertrauensvolle Beziehung zwischen dem Kind, den Eltern und dem therapeutischen Team,
- hilft Ängste und Unsicherheiten abzubauen,
- schafft Orientierung und
- bildet die Grundlage für eine konstruktive Zusammenarbeit.

Bei einer **geplanten Aufnahme** erfolgt die Koordination der Tätigkeiten im Vorfeld. Pflegende besorgen Patientenetiketten, sorgen für die Essensversorgung des Kindes, indem sie z. B. Essenskarten erklären und ausfüllen, melden das Kind in der Küche an und organisieren die Mitaufnahme eines Elternteils.

Das Pflegepersonal hat die Aufgabe, Eltern und Kinder zu informieren und in den Stationsablauf einzuführen.

Kinder und Uhren dürfen nicht ständig aufgezogen werden. Man muss sie auch gehen lassen.
Jean Paul

> Kinder benötigen altersentsprechende Informationen und Kommunikation.

Bei dem **Aufnahmegespräch** wird die Patientensituation eingeschätzt. Dazu benötigen Pflegende Kenntnisse über die Entwicklung der Sprache und Auffassungsgabe von Kindern jeder Altersstufe. Von den Eltern werden Informationen über den individuellen Sprachgebrauch, den Wissensstand, die Lernfähigkeiten etc. des Kindes eingeholt. Das Kind, vor allem Jugendliche, wird nach Möglichkeit in das Gespräch einbezogen. Bei Jugendlichen oder bei Kindern, die unerklärliche Verletzungen (Verdacht auf Misshandlungen) aufweisen, ist es z. T. sinnvoll, das Gespräch **unter vier Augen** zu suchen.

Kindermund tut Wahrheit kund.
Deutsches Sprichwort

Mit dem Aufnahmegespräch beginnt die Erstellung der **Pflegeanamnese**. Sie wird im weiteren Verlauf durch Beobachtungen und weitere Informationen vervollständigt (▶ Kap. 10). In der Pflegeanamnese werden pflegerisch relevante Gewohnheiten, Wünsche und Besonderheiten in der Versorgung des Kindes dokumentiert. Weiterhin sind alle ermittelten Beobachtungen und Daten von Messungen und Untersuchungen im Dokumentationssystem festzuhalten.

Patientenplatz bzw. -zimmer vorbereiten

Neben dem Dokumentationssystem können, je nach Erkrankung, weitere **Verlaufskurven** notwendig sein, z. B. zur Ein- und Ausfuhrkontrolle, zur neurologischen Beobachtung etc., die am Bettplatz verbleiben. Des Weiteren werden folgende Aspekte bei der Vorbereitung des Patientenplatzes berücksichtigt:
- Bett und Nachtschrank entsprechend dem Alter und Entwicklungsstand des Kindes richten.
- Pflegeutensilien und Schutzkittel bereitlegen.
- Untersuchungsmaterialien vorbereiten, z. B. Stuhl-, Urinuntersuchung, Abstriche.
- Mitaufnahme eines Elternteils vorbereiten (Elternbett, Bettwäsche etc.).
- Bedarfsorientiert Urinflasche, Töpfchen, Steckbecken etc. richten.
- Monitor, Infusionspumpe, Hilfsmittel zur Positionierung des Kindes etc. je nach Zustand des Kindes bereitstellen.
- Identitätskarte am Bett anbringen.
- Schrank und Bereich im Bad mit Symbolen, Farben oder Namen kennzeichnen.

Regelungen und Absprachen treffen

Ist es Eltern nicht möglich, bei ihrem Kind zu bleiben, helfen feste **Bezugspersonen** aus dem Pflegeteam, dem Kind Sicherheit und Orientierung zu geben. Ehrenamtliche Hilfe, z. B. das Aktionskomitee Kind im Krankenhaus e.V. (AKiK, ▶ Schülerseite), kann durch **Besuchsdienste** bei langen Krankenhausaufenthalten Eltern, die sehr weit entfernt wohnen und ihr Kind nicht täglich besuchen können, entlasten.

Keine Regeln ohne Ausnahmen.
Deutsches Sprichwort

Mit den **Eltern** werden Besuchszeiten oder Spielzeiten festgelegt, damit das Kind feste Orientierungspunkte erhält und Pflegende dem Kind verlässliche Antworten geben können. Die festgelegten Zeiten sollten von Eltern oder Bezugspersonen unbedingt eingehalten werden, da Nichteinhaltung der Zeit zu Enttäuschung und Vertrauensverlust führt. **Kindgerechte Zeiterklärung**, wenn das Kind noch keine Uhrzeit kennt, machen für das Kind eine Einschätzung möglich, z. B. wenn es draußen dunkel wird, nach dem Mittagessen, etc.

> **Insidertipp**
> Absprachen mit Eltern, die in Stationsnähe untergebracht sind, machen es Eltern eher möglich, zur Ruhe zu kommen, da sie wissen, dass sie gerufen werden, wenn es ihr Kind verlangt.

Es ist üblich, dass Kinder **Lieblingsgegenstände** wie Kuscheltiere, Fotos oder Zeichnungen, ein getragenes Kleidungsstück der Mutter, die Lieblingsmusik oder eine besprochene Kassette mit in das Krankenhaus nehmen dürfen. Sie schaffen eine heimische Atmosphäre, halten den Bezug zum Zuhause aufrecht, trösten und verkürzen die Zeit des Wartens »wieder nach Hause zu dürfen«. Je nach Erkrankung muss bei der Auswahl der Gegenstände darauf geachtet werden, dass sie ggf. sterilisierbar sind, z. B. in der Umkehrisolation.

25.3.4 Verlegung eines Kindes

Bei einer **notfallmäßigen Verlegung** ist es selbstverständlich, die Eltern telefonisch in Kenntnis zu setzen.

Bei einer **geplanten Verlegung** wird der **Zeitpunkt mit den Eltern** abgestimmt, damit sie ihr Kind begleiten können und nicht überrascht sind, ihr Kind nicht anzutreffen. Die **persönlichen Gegenstände** des Kindes werden mitgegeben und die **Verlegungspapiere** rechtzeitig zusammengestellt. Ein Arztbrief und der pflegerische Verlegungsbericht geben Aufschluss über den aktuellen Zustand des Kindes sowie über pflegerische Besonderheiten. **Begleitpersonen** und **Transportmittel** werden je nach Gesundheitszustand, Alter des Kindes und Wegstrecke angefordert. Die Begleitung übernimmt bei einer klinikinternen Verlegung eine Pflegeperson, die das Kind kennt und über den aktuellen Zustand Bescheid weiß. Ist das Kind schwerkrank, wird als weitere Begleitperson ein Arzt zugegen sein. Auf der neuen Station erfolgt eine **mündliche Übergabe**, unterstützt von dem **schriftlichen Verlegungsbericht**.

25.3.5 Entlassung eines Kindes

Die Entlassung des Kindes sollte rechtzeitig bekannt und frühzeitig vorbereitet werden, dabei wird Folgendes berücksichtigt:
- Eltern erhalten Zeit, um sich auf die Entlassung vorzubereiten.
- Entlassungstermine, besonders bei Kindern, die noch nicht zuhause waren, z. B. Frühgeborene, Neugeborene sowie bei Kindern, die mit einer chronischen Erkrankung bzw. vorübergehend z. B. mit einem Stoma leben müssen, werden fachgerecht vorbereitet.
- Anleitung und Aufklärung reduzieren Unsicherheiten der Eltern. Eltern werden rechtzeitig in notwendige Pflegemaßnahmen, die zuhause weiterzuführen sind, eingewiesen.
- Eltern, deren Kinder noch nicht zuhause waren, brauchen während des Krankenhausaufenthaltes ihres Kindes regelmäßige Beratung, Begleitung und Unterstützung. Sicherheit gibt die mitgegebene Telefonnummer der Station.
- Der Übergang in die häusliche Umgebung kann durch ambulante Pflegedienste, Frühfördereinrichtungen oder Selbsthilfegruppen positiv unterstützt werden.
- Neben den persönlichen Gegenständen des Kindes erhalten die Eltern wichtige Informationen schriftlich, z. B. Kontrolltermine, Medikamente.

Wünschenswert wäre es, ein **Entlassungsgespräch** mit dem Kind, den Eltern, dem behandelnden Arzt und der betreuenden Pflegeperson zu führen. Das weitere Vorgehen, die Befindlichkeiten von Seiten des Kindes und der Eltern bilden dabei den Gesprächsinhalt.

Die Leute wünschen sich nicht, dass man zu ihnen redet. Sie wünschen, dass man mit ihnen redet.
Emil Oesch

25.4 Diagnostische und therapeutische Maßnahmen

Die diagnostischen und therapeutischen Maßnahmen sind beim Kind so vielfältig wie beim Erwachsenen. Die spezielle Hinweise für Kinder finden sich in den entsprechenden Kapiteln.

Grundsätzlich ist es wichtig, Kinder **nicht** zu **belügen** und ihnen nichts vorzumachen. Ist eine Untersuchung schmerzhaft, sollte dies gesagt, aber nicht in den Mittelpunkt des Gespräches gestellt werden. Erhält ein Kind beispielsweise eine Spritze kann gesagt werden: »Jetzt tut es ganz kurz weh, ist aber schon bald vorbei.« Gleichzeit wird versucht, das Kind **abzulenken**, z. B. durch ein Foto, das man von ihm macht, mit einem Kommentar wie: »Du bist so tapfer, das müssen wir gleich festhalten (Abb. 25.4).«

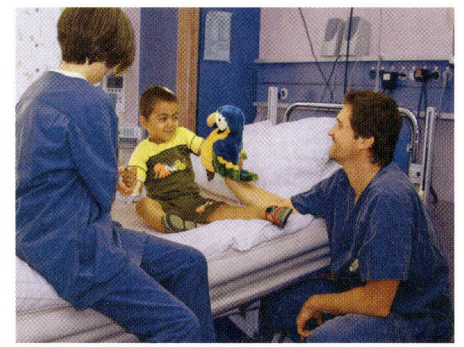

Abb. 25.4. »Ablenkungsmanöver« für Kinder

> **Insidertipp**
> Ablenken heißt nicht, über Befürchtungen und Ängste des Kindes hinweg zu helfen, sondern Situationen für das Kind erträglich zu gestalten und begreifbar zu machen.

Die hinterhältigste Lüge ist die Auslassung.
Simone de Beauvoir

25.4.1 Aufnahmeuntersuchung

Die Aufnahmeuntersuchung gehört zu den ersten Erfahrungen, die ein Kind macht, wenn es ins Krankhaus kommt. Der Untersuchungsraum sollte warm, hell und ausreichend groß sein. Störungen von außen sind zu vermeiden, da sie die sensible Situation erheblich beeinflussen.

> Um eine stressfreie Untersuchung zu ermöglichen, werden Kinder je nach Alter und Kooperationsbereitschaft abgelenkt, beruhigt und die Eltern einbezogen.

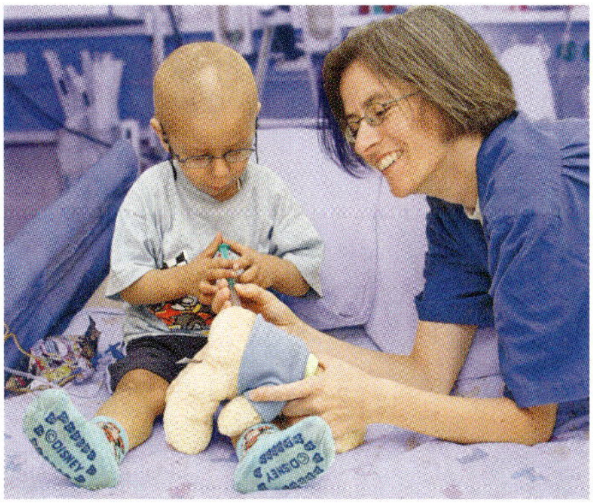

Das Kind vorbereiten bedeutet, es spielerisch mit den **Untersuchungsmaterialien** vertraut zu machen. Dazu können Kinder Materialien an Vertrautem, z. B. Lieblingsspielzeug oder Eltern, **ausprobieren** (Abb. 25.5). Kleinkinder lassen sich z. T. nur schwer beruhigen, da sie Angst haben und sich kaum ablenken lassen.

Abb. 25.5. Ausprobieren lassen und Vertrauen entwickeln

> **Insidertipp**
> Die meisten Kinder sind in Begleitung der Eltern kooperativer, vor allem verarbeiten sie die Prozeduren mit Unterstützung der Eltern besser.

Ab dem Vorschulalter setzt das **Schamgefühl** ein, sich vor Fremden auszuziehen. Den Kindern hilft es i. d. R., sich nicht vollständig, sondern nur teilweise ausziehen zu müssen.

Jeder **Untersuchungsschritt** wird **angekündigt**, unangenehme Teiluntersuchungen, z. B. Ohrenspiegelung, Racheninspektion und Blutentnahme, erfolgen am Schluss.

Bei der Auskultation (Abhören), Perkussion (Abklopfen der Körperoberfläche), Palpation (Betasten des Bauches) und Reflexprüfung hilft das Pflegepersonal dem Arzt durch **Halten** und **Ablenken** des Kindes, kindgerechte Erklärungen und unterstützende Information an die Eltern.

Abhängig von der Erkrankung und der Art der Untersuchung kann das Kind liegend oder sitzend auf dem Schoß der Mutter untersucht werden.

Bei der Ohren- und Racheninspektion werden Arme und Kopf des Kindes sicher gehalten, damit es sich durch plötzliche Bewegungen nicht verletzt.

25.4.2 Medikamentöse Therapie

Die **Infusionstherapie** stellt für ein Kind i. d. R. eine **Bewegungseinschränkung** dar. Kinder können, wenn sie sich an die Infusion gewöhnt haben, oft sehr behutsam damit umgehen. Einige akzeptieren die Infusion jedoch nicht und nutzen jede Gelegenheit, sich dieser unangenehmen Prozedur zu entledigen. Bei kleinen Kindern helfen oft **Fäustlinge** aus Stülpverband, damit sie nicht an den Schläuchen ziehen. Bei einer **Fixierung** der Hände des Kindes sollte der Gelenkigkeit und körperlichen Flexibilität Rechnung getragen werden. Sind Eltern bei ihrem Kind, kann nach Absprache auf die Fixierung verzichtet werden.

Bei der Einnahme von **Medikamenten** ist oft der Ideenreichtum der Pflegenden und der Eltern gefragt. Egal, ob Tabletten oder Säfte mit dem Essen oder mit dem Lieblingsgetränk verabreicht werden, wichtig ist es, die **vollständige Einnahme** zu **überwachen**. Oft kann das Kind auch durch Überreden oder Belohnen zur Kooperation ermutigen werden. Wenn die Medikamenteneinnahme beim ersten Mal nicht gelingt, hilft ggf. der Versuch einer unbeteiligten Person zu einem späteren Zeitpunkt. Die **Darreichungsform** eines Medikamentes lässt sich z. T. **verändern**, z. B. Tabletten mörsern, um dem Kind die Einnahme zu erleichtern.

> Kinder erhalten Medikamente immer unter Aufsicht, da Aspirations- und bei falscher Einnahme Vergiftungsgefahr besteht.

25.5 Rechtliche Aspekte

25.5.1 Rechte und Pflichten von Kindern und Eltern

Beginn der Rechtsfähigkeit: Jeder Mensch wird mit der Vollendung seiner Geburt zur rechtsfähigen Person, § 1 Bürgerliches Gesetzbuch (BGB). Kinder erwerben Rechte, auch wenn sie diese nicht ausüben können und sich durch ihre gesetzlichen Vertreter vertreten lassen müssen.

Elterliche Sorge: Laut BGB haben **Eltern** das **Recht und die Pflicht, für das Kind zu sorgen**. Sie berücksichtigen die Fähigkeiten und Bedürfnisse des Kindes zu selbstständigem, verantwortungsbewusstem Handeln und besprechen Fragen der elterlichen Sorge im gegenseitigen Einvernehmen mit dem Kind entsprechend seinem Entwicklungsstand. Die Eltern vertreten ihr Kind. Sie haben Rechte und Pflichten des Kindes zu pflegen, ihr Kind zu erziehen, zu beaufsichtigen und seinen Aufenthalt zu bestimmen. Wird ein Kind ins Krankenhaus aufgenommen, brauchen Eltern aufgrund der Erkrankung medizinische und pflegerische Hilfe für ihr Kind. Daraus ergibt sich aber **keine generelle Übertragung des Sorgerechtes auf die Mitarbeiter des Krankenhauses**. Das Sorgerecht und damit alle, das persönliche Wohl des Kindes betreffende Entscheidungen bleiben ausschließlich bei den Eltern. Nur in, z. B. lebensbedrohlichen, Notfällen dürfen Entscheidungen ohne Einwilligung der Eltern getroffen werden.

Hier trifft also der Wunsch der Eltern nach Informationen mit der Aufklärungspflicht des Arztes zusammen. Nach einem gut geführten **Aufklärungsgespräch** sollten Eltern die gesundheitliche Situation ihres Kindes einordnen können, den beschriebenen Behandlungsverlauf positiv unterstützen und etwaige Risiken abschätzen können.

> In Ausnahmefällen wird von Seiten des Krankenhauses ein Antrag auf Entzug des Sorgerechtes gestellt, z. B. bei Verweigerung eines lebensnotwendigen Behandlungsverfahrens.

Bei der stationären Aufnahme schließt der Träger des aufnehmenden Krankenhauses und der Patient bzw. seine gesetzlichen Vertreter einen **Krankenhausaufnahmevertrag** ab (▶ Kap. 6.3.5). Hieraus ergeben sich Rechte und Pflichten beider Vertragpartner für die Dauer des Krankenhausaufenthaltes des Patienten. Der Vertrag beinhaltet die notwendige Versorgung, insbeson-

---

Es ist nicht genug zu wissen, man muss auch anwenden; es ist nicht genug zu wollen, man muss auch tun.
Johann Wolfgang v. Goethe

dere die ärztliche Behandlung, Pflege, Versorgung mit Arznei-, Heil- und Hilfsmittel, Unterkunft und Verpflegung. Pflegende sind somit als Erfüllungsgehilfen des Krankenhausträgers tätig. **Vertragliche Ersatzansprüche des Patienten** und seiner gesetzlichen Vertreter werden demzufolge gegen den Krankenhausträger gerichtet. Im Rahmen der **Durchführungsverantwortung** übernimmt die Pflegeperson für die ordnungsgemäße Ausführung einer angeordneten ärztlichen oder pflegerischen Maßnahme die Verantwortung. Er ist bei unsachgemäßer Ausführung schadensersatzpflichtig (▶ Kap. 6.5.1).

Die **Aufsicht** über das Kind im Krankenhaus obliegt den Mitarbeitern des Krankenhauses in Kooperation mit den sorgeberechtigten Personen.

Wer noch nicht 7 Jahre alt ist, ist **nicht geschäftsfähig** und daher nicht in der Lage, rechtsverbindlich Willenserklärungen abzugeben. Handelnde Person ist der gesetzliche Vertreter, im Normalfall die sorgeberechtigten Eltern. Kinder unter 7 Jahre sind **nicht deliktsfähig,** nicht deliktsfähige Personen haften nicht für einen von ihnen verursachten Schaden.

> Eine ordnungsgemäße Aufsichtspflicht durch Personen, die per Gesetz zur Aufsicht verpflichtet sind, z. B. die Eltern, oder jene, die eine Aufsichtspflicht vertraglich übernommen haben, z. B. Pflegende, muss gewährleistet werden.

25.5.2 UN-Kinderkonvention

Das »**Übereinkommen über die Rechte des Kindes**« (UN-Kinderkonvention) trat am 05. April 1992 in der BRD in Kraft (▶ Schülerseite). Die Konvention, die zum Schutz von Kindern vor Ausbeutung, Kriegsfolgen und Missachtung eintritt, benennt auch das Recht auf körperliche Gesundheit des Kindes und spricht die besondere Fürsorge für behinderte Kinder an. In über 40 Artikeln sind die Rechte von Kindern geregelt, z. B. Recht auf Leben, Geburtsrecht, sowie bestimmte Probleme thematisiert, z. B. Trennung von den Eltern, Kindesentführung, Schutz vor Kindesmissbrauch.

25.5.3 Charta für Kinder im Krankenhaus

Im Mai 1988 wurde auf europäischer Ebene die Charta für Kinder im Krankenhaus verabschiedet (▶ Schülerseite »AKiK«). Diese wird durch die Weltgesundheitsorganisation (WHO) unterstützt. Aus der Charta lässt sich **keine Rechtsverbindlichkeit** ableiten, dennoch entsteht eine Verbindlichkeit.

Inhalt der Charta ist das Recht der Kinder auf eine bestmögliche Behandlung, was bedeutet:
1. Kinder sollen nur in ein Krankenhaus aufgenommen werden, wenn die medizinische Behandlung, die sie benötigen, nicht ebenso gut zuhause oder in einer Tagesklinik erfolgen kann.
2. Kinder im Krankenhaus haben das Recht, ihre Eltern oder eine andere Bezugsperson jederzeit bei sich zu haben.
3. Bei der Aufnahme eines Kindes ins Krankenhaus soll allen Eltern die Mitaufnahme angeboten werden, ihnen soll dabei geholfen und sie sollen dazu ermutigt werden. Eltern dürfen daraus keine zusätzlichen Kosten oder Einkommenseinbußen entstehen. Um an der Pflege ihres Kindes teilnehmen zu können, sollen Eltern über die Grundpflege und den Stationsalltag informiert werden. Ihre aktive Teilnahme daran soll unterstützt werden.
4. Kinder und Eltern haben das Recht, in angemessener Art ihrem Alter und ihrem Verständnis entsprechend informiert zu werden. Es sollen alle Maßnahmen ergriffen werden, um körperlichen und seelischen Stress zu mildern.
5. Kinder und Eltern haben das Recht, in alle Entscheidungen, die ihre Gesundheitsfürsorge betreffen, einbezogen zu werden. Jedes Kind soll vor unnötigen medizinischen Behandlungen und Untersuchungen geschützt werden.

> Die kleinen Alltagsleistungen setzen vielmehr Energie in die Welt als die seltenen heroischen Taten.
> *Robert Musil*

6. Kinder sollen mit anderen Kindern betreut werden, die von ihrer Entwicklung her ähnliche Bedürfnisse haben. Kinder sollen nicht in Erwachsenenstationen aufgenommen werden. Es soll keine Altersbegrenzung für Besucher von Kindern im Krankenhaus geben.
7. Kinder haben das Recht auf eine Umgebung, die ihrem Alter und ihrem Zustand entspricht und die ihnen umfangreiche Möglichkeiten zum Spielen, zur Erholung und für ihre Schulbildung gibt. Die Umgebung soll für Kinder geplant, möbliert und mit Personal ausgestattet sein, das ihren Bedürfnissen entspricht.
8. Kinder sollen von einem Personal betreut werden, das durch Ausbildung und Einfühlungsvermögen befähigt ist, auf die körperlichen, seelischen und entwicklungsbedingten Bedürfnisse von Kindern und Familien einzugehen.
9. Die Kontinuität in der Pflege kranker Kinder soll durch ein Team sichergestellt sein.
10. Kinder sollen mit Takt und Verständnis behandelt werden und ihre Intimsphäre soll jederzeit respektiert werden.

> Werden Kinder so, wie es die Charta vorsieht, im Krankenhaus betreut, ist eine qualitativ hochwertige und fachkompetente Versorgung Grundlage für das Wohlergehen jedes Kindes.

Nachschlagen und Weiterlesen

Döhring A, Renz U (2003) Was ich mir wünsche ist ein Clown. Beltz, Weinheim
Hoehl M, Kullick P (2002) Kinderkrankenpflege und Gesundheitsförderung. Thieme, Stuttgart
Holoch E, Gehrke U, Knigge-Demal B, Zoller E (Hrsg. 1999) Lehrbuch Kinderkrankenpflege. Die Förderung und Unterstützung selbstpflegebezogenen Handelns im Kindes- und Jugendalter. Verlag Hans Huber, Bern
Marx B (1998) Klinikleitfaden Pädiatrische Intensivpflege. Urban & Fischer bei Elsevier, München
Schäper A, Gehrer B (1999) Pflegeleitfaden Intensivpflege Pädiatrie. Urban & Fischer bei Elsevier, München
Sparshott M (2000) Früh- und Neugeborene pflegen Stress und schmerzreduzierte entwicklungsfördernde Pflege. Verlag Hans Huber, Bern
Teising, Dagmar (2005) Neonatologische und pädiatrische Intensivpflege. Springer, Heidelberg
Wegmann H (1997) Die professionelle Pflege des kranken Kindes. Urban & Fischer, München

Schülerseite

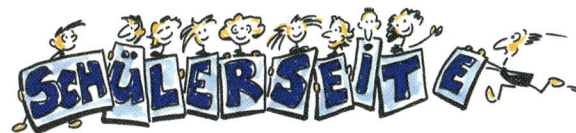

Wissen

»Darf ich reinkommen?«

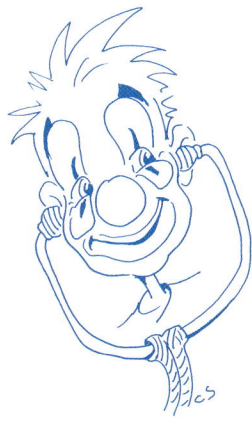

So beginnt der Doktor mit der roten Nase seine Visite und wenn er fertig ist, tobt nicht selten die ganze Station. Die Idee der **Klinikclowns** wurde 1986 im »Big Apple«, New York, geboren und kam 1993 nach Deutschland, wo sich seither mehrere Clowns zusammengefunden haben, die das Lachen zu denen bringen, die angeblich nichts zu lachen haben. Und das sind nicht nur kranke Kinder, auch Besuche in Altenheimen stehen auf ihrem Programm. Der »Blödsinn« von Klinikclowns soll nicht nur Abwechslung bringen, er hat auch einen therapeutischen Ansatz und findet immer in enger Zusammenarbeit mit dem Behandlungsteam statt. ❗ **Als positiv besetzte, angstfreie Figur ist es einem Clown manchmal möglich, Türen bei großen und kleinen Menschen zu öffnen, die anderen verschlossen bleiben.** ❗

🌐 **Internet**

Mehr zu Kinderrechten:
UN-Kinderkonvention: Bayerisches Landesjugendamt
http://www.blja.bayern.de
Charta für Kinder im Krankenhaus:
Akik = Aktionskomitee Kind im Krankenhaus e.V.
http://www.akik.de

Wer lacht, dem geht's besser

Ein gesundes Kind lacht im Durchschnitt 400-mal am Tag, ein Erwachsener etwa nur noch 15-mal. ❗ **Dabei zeigen Untersuchungen, dass herzhaftes Lachen tatsächlich gesund ist.** ❗ Es senkt den Blutdruck, Hormone werden stimuliert und Menschen fühlen sich geistig reger nach einer »Lachpause«, haben mehr Energie und entwickeln neue Kreativität. Das machen sich inzwischen große Konzerne zu Nutze und schicken ihre Topmanager in spezielle Lachseminare. ❓ Schade eigentlich, dass man als »Großer« viel Geld ausgeben muss für etwas, das doch jedes Kind kann, oder?

🌐 **Internet**

Näheres zu den Klinikclowns gibt's unter: http://www.klinikclowns.de
und http://www.netzwerk-clowns.de

Probieren

Wann endet die Kindheit?

Das hängt davon ab, wo man das Glück oder Pech hatte, geboren zu werden. ❗ **211 Mio. Kinder unter 15 Jahren müssen weltweit arbeiten, 4 von 5 davon ohne Lohn.** ❗ Dabei machen Asien und der Pazifikraum den Löwenanteil mit 127,3 Mio. Kindern aus, während es in den Industrieländern nur 2,5 Mio. sind (Statistik der International Labour Organisation 2002).

Allerdings warnt u. a. die **Kinderschutzorganisation »Terre des Hommes«** davor, Kinderarbeit pauschal zu verurteilen. Es macht einen Unterschied, ob ein Fünfjähriger 10 Std. am Tag in einer Fabrik arbeiten muss, oder ein Vierzehnjähriger in den Straßen von Buenos Aires nach der Schule Zeitungen verkauft. Nicht akzeptabel ist in jedem Fall die Strategie großer Unternehmen, ihre Waren durch gewollte oder tolerierte Kinderarbeit in der Herstellung besonders günstig zu kalkulieren. Ein positives Signal dagegen setzen Konzerne, die aus ihrer Firmenpolitik Kinderarbeit konsequent ausschließen.

Die Macht des Verbrauchers ist groß, wenn er nicht nur auf Farbe und Größe des neuen T-Shirts schaut. ❓ Möchten Sie mitmachen?

🌐 **Internet**

Anregungen dazu unter:
http://www.tdh.de Terres des Hommes, mit Links zu einer Positivliste von deutschen Firmen, die Kinderarbeit vertraglich ausschließen.
http://www.forum-kinderarbeit.de
http://www.woek.de Werkstatt Ökonomie

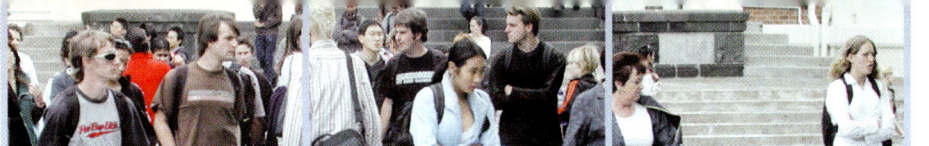

26 Geriatrische Einrichtungen

Jasenka Korečić

26.1 Begriffserklärung und Situation älterer Menschen – 524

26.2 Einrichtungsaufbau und -organisation – 526
26.2.1 Mitarbeiter in geriatrischen Einrichtungen – 526
26.2.2 Organisation und Arbeitsabläufe – 527

26.3 Aufgaben des Pflegepersonals – 531
26.3.1 Aufgaben im Rahmen der aktivierenden Pflege – 532
26.3.2 Biografiearbeit – 533
26.3.3 Vorbereitungsphase für den Einzug unterstützen – 536
26.3.4 Eingewöhnungsphase erleichtern – 536
26.3.5 Angehörige verstehen und begleiten – 537

26.4 Diagnostische und therapeutische Maßnahmen – 538

26.5 Rechtliche Aspekte – 539
26.5.1 Qualitätssicherung – 539
26.5.2 Betreuungsgesetz – 540
26.5.3 Freiheitseinschränkende Maßnahmen – 540

Schülerseite – 543

26.1 Begriffserklärung und Situation älterer Menschen

Viele Menschen sind nach der Berentung noch rüstig und versorgen sich selbst. Andere wiederum benötigen aufgrund von Krankheit oder schwindenden Fähigkeiten im Bereich der Selbstversorgung schon frühzeitig Hilfe (▶ Bd. 2, Kap. S4). Da es zukünftig mehr alte als junge Menschen geben wird, kommt der geriatrischen Versorgung immer stärkere Bedeutung zu.

Der Begriff »**Geriatrie**« kommt aus dem Griechischen und bedeutet **Altersheilkunde**. Dieses Wort hat den gleichen Ursprung wie andere in Zusammenhang mit dem Altern stehende Begriffe, etwa Gerontologie (Altersforschung), Geriater (Facharzt für Altersheilkunde), Geriatrika (Medikamente zur Behandlung von Altersbeschwerden, v. a. zur Steigerung der körperlichen und geistigen Leistungsfähigkeit) und Geroprophylaxe (Vorbeugung chronisch-entzündlicher, degenerativer und neoplastischer Erkrankungen).

> Alter kommt leise, macht den einen dumm, den anderen weise.
> *franz. Sprichwort*

Die **Altenhilfe** oder **Altenarbeit** ist ein Sammelbegriff für Hilfestellungen unterschiedlichster Art, die von Familien, Nachbarn, dem Staat, Wohlfahrtsverbänden (▶ Bd. 3, Kap. E1, »Schülerseite«) oder Privatunternehmen alten Menschen angeboten werden, um ihre Lebensqualität zu erhalten. Die gesetzliche Grundlage der Altenhilfe ist im **Sozialgesetzbuch** (SGB) geregelt. In § 3 und 5 des SGB XI sind folgende **Vorrangregeln** festgelegt:

- Rehabilitation vor Pflege
- Ambulant vor stationär
- Teilstationär vor vollstationär

Das **Ziel** der Altenarbeit ist es, ältere Menschen so lange wie möglich in ihrer häuslichen Umgebung zu belassen und ihre Selbstständigkeit zu fördern. Für Menschen, die zu Hause leben, gibt es eine Reihe von Angeboten, die ihnen das Leben erleichtern und einen Einzug in ein Pflegeheim verhindern bzw. herauszögern (◉ Abb. 26.1).

Wer als »pflegebedürftig« zu bezeichnen ist, hat der Gesetzgeber durch das **Pflegeversicherungsgesetz** (PflegeVG) geregelt, das im Jahr 1995 als weiterer Zweig der Sozialversicherung in Kraft trat. Die Pflegekassen (Krankenkassen) überprüfen mit Hilfe des Medizinischen Dienstes der Krankenkassen (MDK) die Pflegebedürftigkeit, die in verschiedene Stufen eingeteilt ist (▶ Kap. 22.5.2). Ist ein Mensch hilfe- oder pflegebedürftig, sollen nach Wunsch des Gesetzgebers **zuerst die Angehörigen** die Betreuung übernehmen. Hat der Betroffene keine Angehörigen oder sind diese nicht in der Lage, ihn zu pflegen, sind **Pflegefachkräfte** und entsprechende Einrichtungen notwendig.

> Die Tragödie des Alters beruht nicht darin, dass man alt ist, sondern dass man nicht mehr jung ist.
> *Oskar Wilde*

> **Patientensituation**
>
> Geht heute ein Erwerbstätiger in Rente, ist er i. d. R. noch weit davon entfernt, ein pflegebedürftiger Greis zu sein. Vielmehr liegen noch 10–15 Jahre vor ihm, in denen er aktiv und leistungsfähig sein kann. Sozialwissenschaftler bezeichnen diese Lebensphase als »Drittes Alter« bzw. als »Silver Age«. In dieser Phase haben ältere Menschen immer häufiger Lust, Neues zu lernen oder ihr Wissen und ihre Erfahrung an die jüngere Generation weiter zu geben (▶ Schülerseite).
>
> Mit zunehmendem Alter lassen verschiedene körperliche und psychische Fähigkeiten nach, was dazu führen kann, dass ein älterer Mensch **auf Hilfe angewiesen** ist. Erhält jemand keine Hilfe, kann solch eine Situation vor allem bei Alleinstehenden bis zur Verwahrlosung führen. Die zunehmende Hilfebedürftigkeit älterer Menschen und eine abnehmende Bereitschaft oder unzureichende Möglichkeit in Familien, diese Menschen zu unterstützen oder zu pflegen, führt oft zum Einzug in ein Pflegeheim. Hinzu kommen **Erkrankungen**, die die Selbstversorgung soweit beeinträchtigen, dass ein Leben allein unmöglich wird.

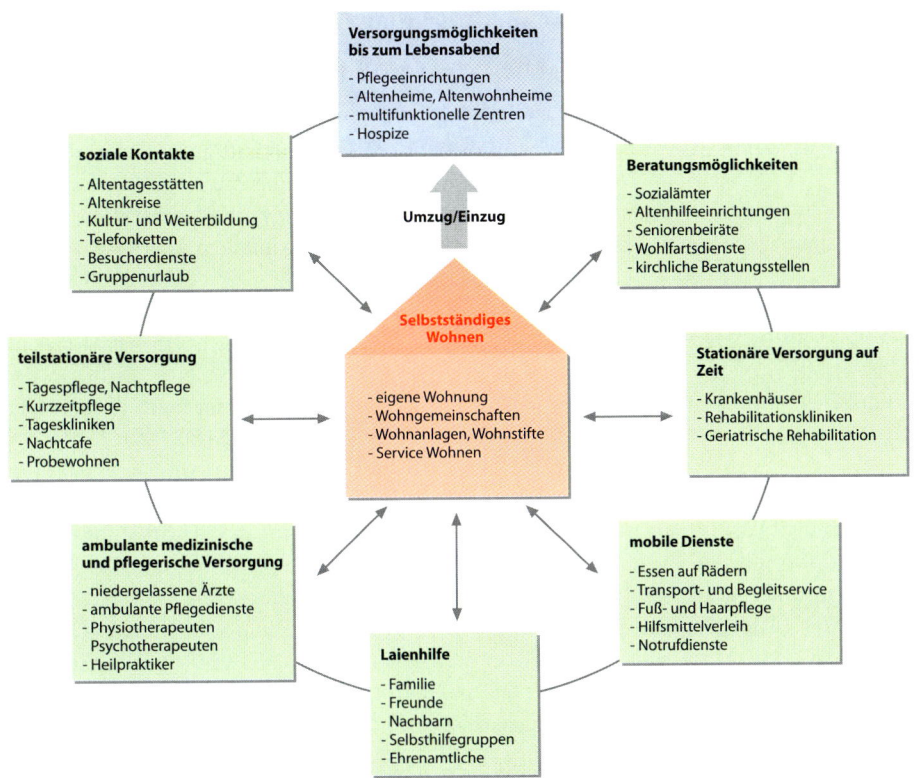

Abb. 26.1. Versorgungsangebote für Senioren

Gründe für den Einzug in ein **Pflegeheim** sind z. B. Morbus Parkinson, Apoplexie, Aids-Erkrankung, Multiple Sklerose, Wachkoma oder Menschen nach einer Exsikkose, nach einem Sturz ggf. mit operativer Versorgung oder sehr oft Demenz-Erkrankungen (▶ Bd. 3, Kap. D1.3). Auch jüngere Personen mit den genannten Erkrankungen werden häufig in Pflegeheimen versorgt.

> Da immer häufiger alte, *multimorbid* erkrankte Menschen in Pflegeheime ziehen, ist eine Betreuung bzw. Unterstützung oft nicht ausreichend und muss durch umfassende pflegerische Leistungen erweitert werden.

Im Rahmen der Altenarbeit und Altenpflege gibt es viele Versorgungsangebote (Tabelle 26.1). Betreuung und Pflege werden vermehrt als **Dienstleistungspaket** von ambulanten über teilstationäre bis hin zu stationären Einrichtungen, in sog. »Multifunktionellen Zentren«, an-

Tabelle 26.1. Ambulante, teilstationäre und stationäre Versorgungsangebote

Ambulante Betreuungs- und Pflegeangebote	Teilstationäre Betreuungs- und Pflegeangebote	Stationäre Betreuungs- und Pflegeangebote

– Sozialstationen, ambulante Pflegedienste
– Hilfen im Haushalt
– Mittagstisch in einer Altenpflegeeinrichtung
– Betreutes Wohnen (Service Wohnen)
	– Tagespflege in Tages- oder Altenpflegeeinrichtungen (APE)
	– Nachtpflege und Nachtcafe im APE
	– Kurzzeitpflege im APE oder Krankenhaus
	– Geriatrisch-rehabilitative Tageskliniken
	– Gerontopsychiatrische Tageskliniken
		– Krankenhäuser aller Art
		– spezielle Einrichtungen für alte Menschen:
		    – Altenpflegeheime
		    – Altenwohnstifte
		    – geriatrische Rehabilitationseinrichtungen
		    – gerontopsychiatrische Stationen

geboten. Das bedeutet, dass der Betroffene die Einrichtung nicht wechseln muss, wenn er vermehrt auf Hilfe oder Pflege angewiesen ist.

26.2 Einrichtungsaufbau und -organisation

Aufbau und Organisation verschiedener Einrichtungen sind sehr variabel, so dass im Folgenden nur beispielhaft darauf eingegangen werden kann.

26.2.1 Mitarbeiter in geriatrischen Einrichtungen

> Damit das Mögliche entsteht, muss immer wieder das Unmögliche praktiziert werden.
> *Hermann Hesse*

Mitarbeiter im geriatrischen Bereich werden zukünftig noch mehr als bisher gebraucht, da die Anzahl der älteren Menschen in Deutschland beständig wächst (● Abb. 26.2).

Personalausstattung

Der Träger und die Leitung einer Einrichtung der Altenhilfe tragen als Dienstleistungsbetrieb die Verantwortung für eine qualitative und quantitative **Pflegepersonalbesetzung**. Dies betrifft alle Formen der Altenhilfe gleichermaßen. Der Gesetzgeber unterscheidet zwischen **Pflegefachkräften** (Altenpflegerin/-pfleger, Gesundheits- und Krankenpflegerin/-pfleger, Gesundheits- und Kinderkrankenpflegerin/-pfleger und Heilerziehungspflegerin/-pfleger, Heilpädagogen und Sozialpädagogen) und **Pflegehilfskräften** (z. B. Kranken- oder Altenpflegehelfer, Stationshilfen, Praktikanten und Zivildienstleistende). Die **Personalbesetzung** ist in verschiedenen gesetzlichen Richtlinien geregelt:

- **Ambulante Pflegedienste:** Die qualitative Besetzung ist für die verantwortliche Pflegefachkraft in einer gemeinsamen Rahmenempfehlung nach § 132a Abs. 1 SGB V (Stand 14.09.1999) und in § 17–19 geregelt. Die Regelung für Pflegefachkräfte und Pflegekräfte ist in den §§ 20, 21 festgelegt.
- **Teilstationäre Einrichtungen:** Die qualitative Besetzung ist im Rahmenvertrag nach § 75 Abs. 3 SGB XI und § 80 SGB XI geregelt.
- **Stationäre Einrichtungen:** Die qualitative Besetzung ist in gemeinsamen Grundsätzen zur Qualität und Qualitätssicherung vom 07.03.1996 im Punkt 3.1.1.2-3-1-3 und § 80 Abs. 1 SGB XI geregelt. Das Heimgesetz vom 01.01.2002 legt die personelle Anforderung in § 11 Heimpersonalverordnung (HeimPersV) fest. Wesentlich ist hierbei die Mindestregelung, die besagt, dass das Verhältnis zwischen Pflegefachkräften und Pflegehilfskräften 50:50 betragen soll. Für den Nachtdienst – bei mehr als 50 Pflegebedürftigen – wird unabhängig von der Pflegestufe gefordert, eine weitere Pflegefachkraft einzusetzen.

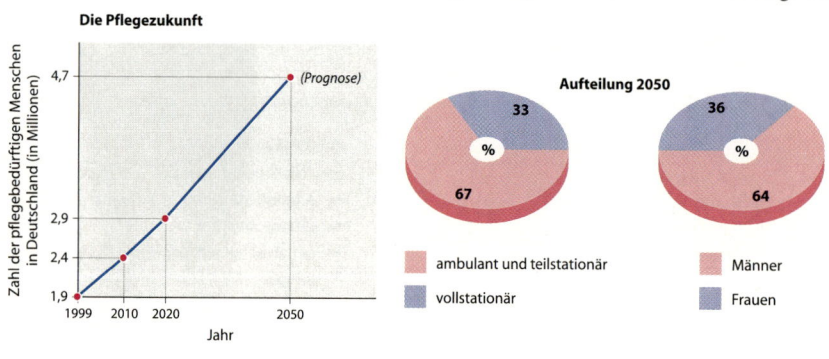

● **Abb. 26.2.** Anzahl der pflegebedürftigen Menschen in Deutschland (1999–2050; Quelle: Deutsches Institut für Wirtschaftsforschung)

Die Pflegeheime sind verpflichtet, das nach der Leistungs- und Qualitätsvereinbarung § 80 Abs. 4 und 5 SGB XI festgelegte Personal vorzuhalten. Die quantitative Besetzung wird im Rahmen der Pflegesatzverhandlungen vereinbart. Als Anhaltswerte gelten **Personalschlüssel**, die in den einzelnen Bundesländern verschieden geregelt sind.

26.2 · Einrichtungsaufbau und -organisation

Die **rechtlichen Anforderungen** an den Personalbedarf und die Anzahl der Pflegefachkräfte sind in teilstationären und stationären Bereichen gleichzusetzen. Die Pflege erfolgt unter ständiger Verantwortung einer Pflegefachkraft. Bei Ausfall ist eine entsprechende Vertretung sicherzustellen. Die Gesamtverantwortung trägt die verantwortliche Pflegefachkraft.

Fort- und Weiterbildung

Veränderungen in der Gesellschaft und in den Bereichen des Gesundheitswesens machen die Notwendigkeit von Fort- und Weiterbildungen in der Pflege unerlässlich (▶ Kap. 29). Durch qualifizierte Ausbildung und **kontinuierliche Fortbildung** werden Pflegende befähigt, fachkompetent zu handeln. Je höher der Grad des Fachwissens desto höher der Grad der beweglichen Autonomie und der Professionalisierung.

> Die Qualität einer Einrichtung hängt wesentlich von der Motivation und Qualifikation der Pflegemitarbeiter ab und ist ein Parameter der internen Qualitätssicherung (▶ Kap. 5).

Krankenpflege ist keine Feierabendarbeit. Sie ist eine Kunst und fordert – wenn sie zur Kunst werden soll – eine ebenso große Hingabe wie eine ebenso ernste Vorbereitung.
Florence Nightingale

Träger von Altenhilfeeinrichtungen sind nach **§ 11, Abs. 1, Ziff. 3 Heimgesetz (HeimG) verpflichtet**, allen Pflegemitarbeitern einschließlich der Mitarbeiter mit Leitungsfunktionen (z. B. Heimleitung, Pflegedienstleitung und Wohnbereichsleitung) Fort- und Weiterbildungsmaßnahmen anzubieten bzw. zu ermöglichen. Der Gesetzgeber schreibt z. T. die Themen der Fortbildungen vor, bei denen die Mitarbeiter ihre Teilnahme nachweisen müssen. Die Themen können pflegerelevant, fach-, sach- oder betriebsbezogen sein, z. B.

- aktivierende Betreuung und Pflege,
- Pflegekonzepte, -planung und -dokumentation, Vereinheitlichung der Pflegemethoden,
- Arbeit mit verwirrten Bewohnern (Krankheitsbilder),
- Praxisanleitung,
- Hygienestandards nach dem Infektionsschutzgesetz (IfSG),
- sachgerechter Umgang mit Arzneimitteln,
- Kommunikation im Team, Gesprächsführung,
- Unfallverhütungsvorschriften (UVV),
- Sterbebegleitung und
- rechtliche Grundlagen der fachlichen Arbeit.

Eine **berufliche Weiterbildung** hat eine Spezialisierung zur Folge oder befähigt Altenpflegerinnen und Altenpfleger sowie Gesundheits- und Krankenpflegerinnen bzw. -pfleger, einen höheren Verantwortungs- und Aufgabenbereich zu übernehmen, z. B. Qualifizierungen zur Wohnbereichsleitung (WBL), verantwortliche Pflegefachkraft (VPFK), Heimleitung (HL), Mentor/Praxisanleiter, Pflegefachkraft für Gerontopsychiatrie, für Geriatrie oder geriatrische Rehabilitation. Des Weiteren gibt es in Deutschland verschiedene Studiengänge für Pflegende an Fachhochschulen und Universitäten (▶ Kap. 28 u. 29).

Der MDK überprüft u. a. in regelmäßigen Abständen, ob die Mitarbeiter an Fortbildungen teilgenommen haben.

26.2.2 Organisation und Arbeitsabläufe

In den meisten Einrichtungen wird im **Schichtdienst** gearbeitet, nur wenige, z. B. das Nachtcafe, haben einheitliche Dienstzeiten. Wie in allen pflegerischen Bereichen sind **Dienstpläne**, im ambulanten Bereich zusätzlich **Tourenpläne**, notwendig, die Versorgungszeiten für den Besuch bei einem Pflegebedürftigen regeln. Ambulante Pflegedienste stellen ihren Mitarbeitern für die Besuche i. d. R. einen Dienstwagen zur Verfügung (▶ Kap. 22).

Ideale sind wie Sterne: Man kann sie nicht erreichen, aber man kann sich an ihnen orientieren.
Carl Schierz

Die Grundlage der **pflegerischen Leistungen** bildet der Pflegeprozess (▶ Kap. 2). Bei der Versorgung älterer Menschen werden die **präventive**, die **aktivierende** (§ 11 SGB XI), die **gleichbleibende, die rehabilitative, die palliative** und die **koordinierende Pflege** angewendet.

Im Rahmen der Altenpflege bedeutet **aktivierende Pflege** vor allem zu **reaktivieren**, d. h. die Restfähigkeit, das Verborgene bzw. Vergessene im Alltag wiederherzustellen, um die Selbstversorgung und somit auch das Selbstwertgefühl zu steigern. Hinzu kommen Aufgaben im Bereich der **Beratung** von Pflegebedürftigen und deren Angehörigen sowie Anteile einer sozialpflegerischen Versorgung, wie das **Betreuen** bzw. **Beschäftigen** von Betroffenen tagsüber und nachts sowie **hauswirtschaftliche Leistungen**. Das Beschäftigen findet in vielen Einrichtungen allerdings durch Sozialarbeiter oder Beschäftigungstherapeuten statt, was leider nicht dem Ansatz der ganzheitlichen Versorgung entspricht. Wünschenswert wäre es, wenn hauswirtschaftliche Leistungen vermehrt von anderen Berufsgruppen geleistet würden, damit sich die Pflegenden ausschließlich auf die Pflegebedürftigen konzentrieren können.

Im Rahmen der Pflege ist das **Leistungsspektrum abhängig von** der **Pflegebedürftigkeit** des Betroffenen und umfasst
- Anleitung zur Selbstversorgung (A),
- Beaufsichtigung (B),
- Unterstützung (U),
- teilweise Übernahme (tÜ),
- vollständige Übernahme (vÜ).

Als **Pflegeorganisationsform** im geriatrischen Bereich wird heutzutage die Bezugs- oder Ganzheitspflege (Arbeitszusammenfassung) in Form von Zimmer-, Gruppen- bzw. Bereichspflege favorisiert (▶ Kap. 5). Die funktionelle Pflege (Arbeitsteilung) kommt immer seltener zur Anwendung, da ältere und vor allem verwirrte Menschen Bezugspersonen benötigen.

 Häufige Personalwechsel und damit Wechsel der Bezugsperson können Angst und Vertrauenseinbußen bei Pflegebedürftigen auslösen.

Bei Mangel an qualifiziertem Pflegepersonal muss leider teilweise auf die funktionelle Pflege zurückgegriffen werden.

Ambulante Betreuung
Betreutes Wohnen oder Service Wohnen

Betreutes Wohnen bedeutet, zur **Miete** oder in einer **Eigentumswohnung** zu wohnen, in der man sich selber versorgt. Die Wohnung ist i. d. R. mit einer Notrufanlage ausgestattet, falls dringend Hilfe benötigt wird. Für die Bewohner besteht die Möglichkeit, verschiedene Angebote in Anspruch zunehmen, z. B. die Teilnahme an einem Mittagstisch, Ausflügen, Konzertbesuchen, Gedächtnistraining, Singgruppen etc. Beratung und Hilfestellung erhält der Betroffene bei einem dem Betreuten Wohnen zugehörigen Sozialarbeiter.

> **Gesundheitsberatung**
> Im Betreuten Wohnen trägt der Bewohner größtenteils die Kosten für Hilfs- oder Beschäftigungsangebote, z. T. sind sie in den Nebenkosten der Wohnung enthalten (z. B. Beratung durch Sozialarbeiter) oder werden als Einzelleitungen (z. B. Fußpflege) bezahlt.

Ist der Bewohner im Laufe der Zeit vermehrt auf Hilfe angewiesen, kann er pflegerische, medizinische oder hauswirtschaftliche Leistungen anfordern, deren Kosten, bei entsprechender Einstufung durch den MDK, entweder die Pflegeversicherung übernimmt oder er selber leisten muss. Kann sich der Bewohner nicht mehr selbst versorgen und benötigt ständige Pflege, ist ggf. der Umzug in ein angegliedertes Pflegeheim möglich.

Zielgruppe: Menschen, die sich selbstständig versorgen können, jedoch in absehbarer Zeit Hilfe bedürfen. Ein Einzug ist i. d. R. ab dem 60. Lebensjahr möglich.

Zielsetzung:
- Erhaltung der Selbstständigkeit, verbunden mit Hilfestellung.
- Kontaktförderung, um Einsamkeit und Isolation zu vermeiden.
- Steigerung des Sicherheitsgefühls der Bewohner.
- Erfüllter und aktiver Lebensabend durch ein Angebot an abwechslungsreichen Aktivitäten (Ausflüge, Theaterbesuche, Sport und Gymnastik, etc.).

Teilstationäre Betreuung

Tagespflege

Die Tagespflege findet in einer separaten Tagespflegeeinrichtung (TPE) oder integriert in Krankenhäusern oder Alteneinrichtungen statt. Die Leistungen beinhalten pflegerische, soziale und therapeutische Angebote, wie Beschäftigungs- und Kommunikationsleistungen. Die Pflegeleistungen entsprechen den Vorgaben der Pflegeversicherung. Behandlungspflege erfolgt auf schriftliche Anordnung durch den Hausarzt des Betroffenen.

Zielgruppe: Mobile, nicht bettlägerige Menschen, die an einer psychoorganischen Erkrankung leiden und eine ständige Betreuung und Pflege benötigen.

Zielsetzung:
- Vermeidung der Heimunterbringung, d. h. »teilstationär vor stationär«.
- Vermeidung oder Verkürzung von Krankenhausaufenthalten.
- Betroffenen ermöglichen, in der vertrauten Häuslichkeit bleiben zu können.
- Entlastung, Zusammenarbeit mit und Beratung von pflegenden Angehörigen bzw. Bezugspersonen.
- Regelmäßigkeit durch einen strukturierten Tages- und Wochenplan und Vermeidung von Überforderung.
- Erhaltung der vorhandenen Unabhängigkeit oder Wiedergewinnung von verlorenen Fähigkeiten durch aktivierende Pflege (▶ Kurzzeitpflege).
- Enge Kooperation mit anderen Berufsgruppen, die an der Betreuung beteiligt sind.

Nachtcafe und Nachtpflege

Die Betreuung im Nachtcafe erfolgt in der Abendzeit meist ab 18.00 bis 21.00 Uhr. Angeboten werden Betreuung, Beschäftigung und pflegerische Leistungen. Es gibt i. d. R. einen Fahrdienst, der die älteren Menschen abholt und zum Schlafen wieder in ihre Wohnung bringt. Die Nachtpflege beinhaltet Übernachtung, Morgentoilette, Frühstück und den Rücktransport zur Wohnung etwa gegen 9.00 Uhr.

Zielgruppe: Ängstliche, alleinstehende Menschen, die sich in der Dunkelheit fürchten, verwirrte ältere Menschen, deren gestörter Tag-Nacht-Rhythmus die häusliche Pflege stark beeinflusst.

Zielsetzung:
- Entlastung von pflegenden Angehörigen.
- Sicherheit für ängstliche Senioren.
- Unterstützung von demenziell Erkrankten, damit sie zu einen normalen Tag-Nacht-Rhythmus zurückfinden.

Gutes tun will überlegt und gelernt sein.
Albert Schweitzer

Wir brauchen nicht so fort zu leben, wie wir gestern gelebt haben. Machen wir uns von dieser Anschauung los und tausend Möglichkeiten laden uns zu neuem Leben ein.
Christian Morgenstern

> **Insidertipp**
> Ortswechsel können bei Dementen noch mehr Verwirrung hervorrufen.

Kurzzeitpflege

Die Kurzzeitpflege wurde Mitte der 70er-Jahre in Deutschland eingerichtet. Nach dem Krankenhausfinanzierungsgesetz werden die Kurzzeitpflegeplätze in einem Krankenhaus als eine selbstständige Einheit finanziell gefördert.

Seit der Einführung der Pflegeversicherung im ambulanten Bereich am 01.04.1995 können alle Pflegeberechtigten nach § 42 SGB XI vorübergehend, **bis max. 4 Wochen**, die Leistungen der häuslichen Pflege als Kurzzeitpflege in Anspruch nehmen. Auf Antrag ist u. U. eine Verlängerung möglich. Die Kurzzeitpflege unterliegt seit 03.02.1997 dem Heimgesetz und fördert die Qualität und Qualitätssicherungsmaßnahmen nach § 80 SGB XI, wie im stationären Bereich nach Einführung der Pflegeversicherung am 01.07.1996.

Zielgruppe: Menschen, die auf ständige Betreuung und Pflege angewiesen sind.

Zielsetzung:
- Vermeidung der Heimunterbringung.
- Vermeidung oder Verkürzung von Krankenhausaufenthalten.
- Rückführung in die Häuslichkeit.
- Entlastung von pflegenden Angehörigen, die durch Urlaub, Krankheit, Unfall, Operation oder Kur verhindert sind, oder zur Überbrückung z. B. bei Renovierung der Wohnung oder bis ein Heimplatz frei wird.

Stationäre Betreuung

Die stationäre Betreuung von alten Menschen kann in verschieden Einrichtungen erfolgen.

Alten- und Pflegeheime

> Nicht da ist man daheim, wo man seinen Wohnsitz hat, sondern wo man verstanden wird.
> *Christian Morgenstern*

In der Umgangssprache wird meist von Alten- oder Pflegeheimen gesprochen. Gemeint sind damit auch **Altenpflegeheime**, **Altenwohnheime**, **Altenwohnstifte** oder **Seniorenresidenzen**. Wohnstifte und Seniorenresidenzen haben meist ein gehobenes Image. Hier wohnen Senioren, die in guten finanziellen Verhältnissen leben.

Stationäre Einrichtungen haben i.d.R. einige Grundvoraussetzungen, die in allen Einrichtungen gleich sind. Die **Wohnqualität** einer stationären Pflegeeinrichtung hat sich den Lebensbedürfnissen der Menschen, die ihren Lebensabend dort verbringen möchten, anzupassen. Den Wünschen nach Sicherheit, Geborgenheit, Wohnlichkeit unter **Achtung der Privatsphäre** ist nachzukommen. Dem Wunsch des Betroffenen nach einem Einzel- oder Doppelzimmer wird entsprochen, Ehe- oder andere Paare erhalten Doppelzimmer. Die Haltung eines liebgewonnenen Tieres, sowie das Mitbringen von eigenen Möbeln, Bildern, Büchern, Kissen und Pflanzen sollte ermöglicht werden. Vor dem Einzug kann die Einrichtung besichtigt werden.

> ▸ Besuchszeiten gibt es keine, Besucher sind jederzeit willkommen.

Eine Pflegeeinrichtung bietet folgende Ausstattungen:
- Behindertengerechte und barrierenfreie Einzel- oder Doppelzimmer mit Nasszelle inklusiv Behindertentoilette, Waschbecken, Dusche, Halte- und Aufstehhilfen und Zimmerausstattung, z. B. leicht bedienbares Pflegebett, einen Kleiderschrank (evtl. einen zweiten für den Wechsel von Sommer- und Winterkleidung), einen Tisch mit 2 Stühlen, ein abschließbares Wertfach, eine Rufanlage sowie Radio-, Telefon- und Fernsehanschluss,

- Notrufanlage im Wohnraum und in Nebenräumen,
- Handläufe auf Fluren und im Treppenhaus,
- Fahrstühle, Rollstühle,
- Orientierungshilfen, z. B. Wohnbereich farblich unterschiedlich, eindeutige Hinweisschilder, beschriftete Fluchtwege,
- Bewegungsmöglichkeiten im Freien, z. B. Balkon, Terrasse, Park,
- ausreichende Beleuchtung auch in der Nacht,
- kleine Sitzgruppen auf den Fluren, in Aufenthaltsräumen,
- gemütlicher Speisesaal, der auf Wunsch für private Feste, z. B. Geburtstag dienen kann,
- sonstige: Andachts-, Fernseh-, Gymnastik- oder Fitnessraum, Friseur, Fußpflege.

> **Insidertipp**
> Um die Intimsphäre zu wahren, verfügt die Pflegeeinrichtung über eine ausreichende Zahl von **Sichtschutzvorrichtungen** (Trennwände), die in Zweibettzimmern auf Wunsch oder während einer Sterbebegleitung aufgestellt werden.

Zielgruppe: Senioren, die in absehbarer Zeit auf Hilfe angewiesen sein werden und Menschen, die dauerhaft Hilfe und Pflege benötigen (z.B. auch jüngere Menschen mit Schlaganfall oder apallischem Syndrom).

Zielsetzung:
- Eine neue Heimat geben, in der sich die Betroffen wohl fühlen.
- Selbstversorgungsfähigkeiten und Selbstständigkeit möglichst lange erhalten.
- Vorhandene oder verdeckte Ressourcen fördern.
- Je nach Zustand: Unterstützung oder Übernahme der Selbstversorgungsfähigkeiten bis hin zur pflegerischen Rundumbetreuung über 24 Stunden.
- Einen würdevollen Tod ermöglichen.

Geriatrische Rehabilitationseinrichtungen

Geriatrische Rehabilitationseinrichtungen bieten umfassende Hilfe und Behandlung bei akut auftretenden gesundheitlichen Problemen. Die Rehabilitation erfolgt durch ein geschultes **multiprofessionelles Team**, welches u. a. die pflegerische, medizinische und physiotherapeutische Versorgung gewährleistet (▶ Kap. 23).

Zielgruppe: Alte Menschen, die nach einer Krankheit oder einem Unfall befähigt werden können, sich zukünftig wieder selber zu versorgen. Voraussetzung ist die Bereitschaft zur Kooperation.

Zielsetzung:
- Beseitigung physischer und psychischer Störungen.
- Verbesserung und Zurückgewinnung von Selbstständigkeit und Unabhängigkeit.
- Zurückführung in das gewohnte Umfeld (nach Hause).
- Rückverlegung ins Pflegeheim.

26.3 Aufgaben des Pflegepersonals

Seit der Einführung der Pflegeversicherung sind die qualitativen und quantitativen **Anforderungen** an die Pflege enorm **gestiegen** (▶ Schülerseite). Dazu kam das Pflegequalitätssicherungsgesetz (PQsG) und die Novellierung des Heimgesetzes. Im PQsG heißt es:

> Ich maße mir nicht an, ihr zu sagen, was sie zu tun hat. Das muss sie selbst herausfinden; aber dabei möchte ich ihr helfen.
> *Florence Nightingale*

§ Die Einrichtungsträger haben in Eigenverantwortung für die Weiterentwicklung der Pflegequalität zu sorgen.

- In § 5 Abs. 1 SGB XI wird fördernde (aktivierende) Pflege als Grundlage der pflegerischen Rehabilitation von Leistungsträgern gefordert.
- In § 6 Abs. 2 SGB XI ist die aktive Mitwirkung der Pflegebedürftigen an den geplanten Maßnahmen erforderlich, »um die Pflegebedürftigkeit zu überwinden, zu mindern oder eine Verschlimmerung zu verhindern«.
- In § 11 Abs. 1 SGB XI werden Rechte und Pflichten der Pflegeeinrichtungen beschrieben: »Inhalt und Organisation der Leistungen haben eine humane und aktivierende Pflege unter Achtung der Menschenwürde zu gewährleisten«.
- In § 28 Abs. 4 SGB XI heißt es: »Die Pflege soll auch die Aktivierung des Pflegebedürftigen zum Ziel haben, um vorhandene Fähigkeiten zu erhalten und soweit dies möglich ist, verlorene Fähigkeiten zurückgewinnen«. Hierbei sollen die Bedürfnisse des Pflegebedürftigen nach Kommunikation berücksichtigt werden.

> Somit gehören nach SGB XI § 11 Abs. 1 zu den Aufgaben von beruflich Pflegen: Beratung (fach- und pflegebezogen), Betreuung (allgemein), Begleitung (psychisch) und Pflege (fachkompetent) nach allgemein anerkanntem Stand pflegewissenschaftlicher Erkenntnisse.

26.3.1 Aufgaben im Rahmen der aktivierenden Pflege

Solange Du gebraucht wirst, stirbst Du nicht.
Westafrikanisches Sprichwort

Jede Form von Pflege, auch die aktivierende Pflege, erfolgt nach dem Pflegeprozess und **orientiert sich an** dem **pflegebedürftigen Menschen** (▶ Kap. 2). Mit Hilfe der Erhebung von Pflegediagnosen werden Pflegemaßnahmen festgelegt (▶ Kap. 3).

> Eine aktivierende Pflege bedeutet für den älteren Menschen: Erhaltung bzw. Förderung seiner Selbstständigkeit und Entscheidungsfreiheit.

Ausgehend von der Bedürfnispyramide nach Abraham Maslow (◘ Abb. 26.3) strebt jeder Mensch unabhängig von Alter und Status nach Befriedigung bestimmter **Bedürfnisse** (▶ Kap. 1). In der Hierarchieskala gehören die physischen und psychischen Bedürfnisse zu den Grundbedürfnissen gefolgt von den höheren geistigen Bedürfnissen. Jeder Mensch bewertete seine Bedürfnisse unterschiedlich. Sie hängen von der Motivation eines Menschen ab, wobei physische und psychische Bedürfnisse stets befriedigt werden sollen.

Bei der Erstellung des **Pflegeplans** wird anhand der Informationssammlung abgeklärt, inwieweit individuelle Fähigkeiten (Ressourcen) vorhanden und inwieweit pflegerische Interventionen notwendig sind. Zusätzlich wird eine umfassende **Biografie** des älteren Menschen erstellt, deren Erkenntnis in den Pflegeplan integriert werden (▶ unten).

Bei der **Informationssammlung** und **Ressourcenanalyse** sind z. B. folgende Aspekte zu berücksichtigen:

- Welche Gewohnheiten, Bedürfnisse und Copingstrategien hat der Pflegebedürftige?
- Was tut der Pflegebedürftige noch selber bzw. was kann er noch tun?
- Welche körperlichen und geistigen Fähigkeiten sind vorhanden, welche sind »verschüttet« aber ggf. reaktivierbar?
- Welche individuellen Fähigkeiten hat der Pflegebedürftige (z. B. handwerkliches Geschick, schöne Stimme)?
- Welche Hilfestellungen hat der Hilfebedürftige in Anspruch genommen, welche benötigt er?

◘ **Abb. 26.3.** Bedürfnisse nach Abraham Maslow

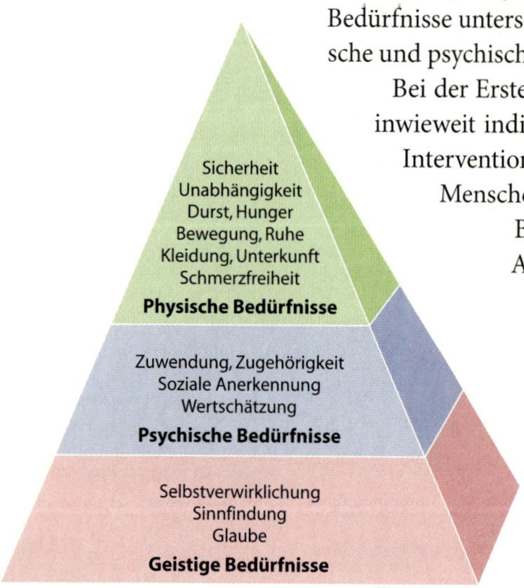

Sicherheit
Unabhängigkeit
Durst, Hunger
Bewegung, Ruhe
Kleidung, Unterkunft
Schmerzfreiheit
Physische Bedürfnisse

Zuwendung, Zugehörigkeit
Soziale Anerkennung
Wertschätzung
Psychische Bedürfnisse

Selbstverwirklichung
Sinnfindung
Glaube
Geistige Bedürfnisse

- Welchen sozialen Hintergrund hat der Pflegebedürftige (z. B. Freundeskreis, Angehörige)?
- Hatte oder hat der Pflegebedürftige Hobbys, war oder ist er ehrenamtlich engagiert?

Bei der Umsetzung von Pflegemaßnahmen spielen **Ruhe**, **Struktur** und **Kontinuität** eine entscheidende Rolle. Der Arbeitsablauf wird möglichst den Lebensgewohnheiten der Pflegebedürftigen angepasst, d. h. ein Bewohner kann ausschlafen und erst um 10.00 Uhr frühstücken, wenn er das so gewohnt ist. In Teambesprechungen werden **einheitliche Verhaltens- und Umgangsstrategien** erarbeitet.

> **Insidertipp**
> Tägliche Pflegeleistungen umfassen **Prophylaxen**, da alte Menschen häufig sturzgefährdet (▶ Bd. 2, Kap. M2) sind und eine schwächere körpereigene Abwehr haben, und enthalten vor allem bei verwirrten Senioren **Realitätsorientierungshilfen** (ROH, abgeleitet vom Realitätstraining, ROT, ▶ Kap. 26.4 und Bd. 2, Kap. D1.2).

Die Ergebnisse der Pflegemaßnahmen werden evaluiert, besprochen und dokumentiert. Dabei werden Qualitätssicherungsmaßnahmen (§ 80 SGB XI) beachtet (▶ Kap. 5).

> Pflegemaßnahmen und ihre Evaluation sind in der Pflegedokumentation ersichtlich.

26.3.2 Biografiearbeit

Die Biografiearbeit ist ein Teil der Informationssammlung mit Hilfe der Pflegeanamnese im Rahmen des Pflegeprozesses. Die **Biografie** gibt Auskunft über den **Lebenswerdegang** und die **Lebenserfahrungen**, während die **Pflegeanamnese** vornehmlich der **Ermittlung der aktuellen Pflegesituationen** (jetzige Wünsche, Erwartungen, Situationsbeschreibungen) dient. Biografiearbeit macht die Vergangenheit, z. B. Lebensereignisse, Lebensgeschichten, Lebensläufe oder Erinnerungen, sichtbar und bezieht historische Hintergründe ein. Sie schlägt einen Bogen zur Gegenwart und Zukunft, indem individuelle Lebensgeschichten anderen bekannt werden und so **Zusammenhänge zwischen »früher« und »jetzt«** nachvollziehbar werden.

Der Pflegeprozess beginnt mit der Pflegeanamnese und der Biografiearbeit und wird ggf. als **pflegetherapeutische Maßnahme** weitergeführt, da Erkenntnisse aus der Biografie Pflegenden helfen, Pflegebedürftige besser zu verstehen. Man lernt Vorlieben, Abneigungen und Eigenheiten kennen. So können Pflegende zielgerichtet auf Pflegebedürftige eingehen. Biografiearbeit kann das **Selbstwertgefühl** von Pflegebedürftigen bewahren bzw. steigern, Geborgenheit vermitteln, das Wohlbefinden verbessern und zur Gesundung beitragen, vor allem bei Menschen, die negative, nicht aufgearbeitete Erlebnisse »mit sich herumtragen«. Zudem werden Ressourcen erkannt und genutzt, um die **Selbstbestimmung** des Betroffenen zu erhalten bzw. zu fördern.

> **Insidertipp**
> Biografiearbeit ist wie ein roter Faden, der bei allen Handlungen zugegen ist, aber auch strukturiert und geplant angewandt wird, z. B. im Rahmen eines geplanten Gespräches oder durch beiläufige Gespräche beim Stricken, Kochen etc.

Am interessantesten ist die Innenseite der Außenseite.
Jean Genet

Ein Freund ist ein Mensch, der dich an die Melodie deines Lebens erinnert, wenn du in Gefahr bist, sie zu vergessen.
Rolf Zerfaß

Man kann einen Menschen nur begreifen, wenn man ihn aus seiner Geschichte zu verstehen versucht.
Friedrich Wetter

Viele derzeitige Bewohner von Pflegeeinrichtungen haben den 2. Weltkrieg mit seinen Folgen wie Flucht, Hunger, Inflation, Arbeitslosigkeit und den Aufbau Deutschlands miterlebt. Solche Geschehnisse und individuellen Schicksale prägen die Menschen.

> **Patientensituation**
>
> Eine alte Dame isst immer wieder schimmeliges Brot, obwohl das Pflegepersonal sie häufiger aufklärt, dass dies gesundheitsschädigend sein kann. Wüsste das Pflegepersonal, dass die Frau während des Krieges Hunger litt und dass daher diese Angewohnheit stammt, würde der Umgang mit ihr anders aussehen: »Frau Meier, Sie brauchen kein schimmliges Brot essen. Der Krieg ist vorbei, es ist genug Geld da und wir können Ihnen jederzeit frisches Brot besorgen. Frisches Brot schmeckt Ihnen doch auch viel besser, oder?«

Voraussetzungen für Biografiearbeit

Biografiearbeit ist ein Puzzle, an dem kontinuierlich gearbeitet wird, um es langsam zu vervollständigen. Dazu ist **Interesse** an einem Menschen, **Neugier** und der Aufbau einer **vertrauensvollen Beziehung** unerlässlich. Das wiederum setzt den Willen für **Nähe** zum Pflegebedürftigen und **Empathie** (Einfühlungsvermögen) voraus.

Gleichzeitig ist es jedoch notwendig, eine **Balance** zwischen **Nähe und Distanz** zu erreichen. Pflegende müssen Vermeidungshaltungen von Pflegebedürftigen akzeptieren, da die Konfrontation mit der Vergangenheit oft schmerzliche und unangenehme Erinnerungen bei ihnen hervorruft und sie nicht darüber sprechen wollen. Außerdem müssen Pflegende lernen, sich selbst abzugrenzen, um das Schicksal anderer nicht zu nahe an sich selbst heranzulassen und womöglich darunter zu leiden.

Um den Pflegebedürftigen in seiner Individualität zu verstehen und zu begreifen, ist es notwendig, sich mit den historischen Hintergründen, z. B. mit der Geschichte und Gesellschaftsordnung des 20. Jahrhunderts, vertraut zu machen.

> *Das Recht auf Schweigen und Nichtmitteilen wollen wird von Pflegenden respektiert. Die Intimität des Menschen darf nicht verletzt werden.*

> Biografiearbeit setzt zwischen Pflegebedürftigen und Pflegenden Vertrauen voraus und schafft neues Vertrauen.

Möglichkeiten der Biografiearbeit

Vor dem Einzug in eine geriatrische Einrichtung wird dem Betroffenen oder seinen Angehörigen im Rahmen des Pflegeprozesses ein **Biografiebogen** zum Ausfüllen ausgehändigt, der dann im Laufe des Aufenthaltes ergänzt und vervollständigt wird (◘ Abb. 26.4).

Die Biografiearbeit umfasst die **gesamte Lebensspanne** eines Menschen, wobei nicht alle Lebensstationen berücksichtigt werden müssen. Um Verständnis für von der Norm abweichende Verhaltensweisen zu entwickeln, können einschneidende Lebensereignisse bzw. Situationen herausgegriffen und näher bearbeitet werden, z. B. wenn jemand sehr häufig von seinem im Krieg vermissten Sohn spricht.

> *Die Zeit schult den Menschen.*
> *Deutsches Sprichwort*

Fotos, Kleidung, Briefe, Blumen, Musik, Mundarten, Fernsehsendungen, alte Gegenstände, Werkzeuge oder Küchengeräte und Beobachtungen von bestimmten Gesten oder nonverbaler Körpersprache können Anlass für Gespräche sein, aber auch Hinweise auf die Persönlichkeit und das Leben eines Menschen geben.

Bei Menschen, die selbst keine Angaben mehr machen können, befragen die Pflegenden Angehörige, Bezugspersonen, Nachbarn, Freunde oder Bekannte des Betroffenen.

Eine Möglichkeit der Biografiearbeit besteht in **Gesprächsrunden** zu biografischen Themen, z. B. »Berufstätigkeit, Ostern früher und heute, Meine Schulzeit«, oder **Aktivitäten**, z. B.

26.3 · Aufgaben des Pflegepersonals

Abb. 26.4. Beispiel für einen Biografiebogen

Liebe/r Frau/Herr

unser pflegerisches Ziel ist es, die größtmögliche Selbstbestimmung und Selbstständigkeit der uns anvertrauten Menschen zu erhalten. Dies bedeutet, dass Ihre Bedürfnisse und Wünsche bei uns berücksichtigt werden.

Um dieses Pflegeziel umsetzen zu können, bitten wir Sie einen Fragebogen auszufüllen, damit wir Ihre Lebensgeschichte, Gewohnheiten und Ihr soziales Umfeld näher kennen lernen können. Ihre Angaben sind freiwillig und werden aus Datenschutzgründen vertraulich behandelt.

Name, Vorname:

Geburtsort/Bundesland/Staat:

Alter/Religion: Familienstand:

Zahl der Kinder: weiblich   männlich

Ausgeübter Beruf: Jahr der Berentung/Pensionierung:

Kurzer Lebenslauf, z.B. Schulbildung, Beziehung zu den Eltern, Geschwistern, Ehepartnern, zu Ihren Kindern, entscheidende Ereignisse in Ihrem Leben und Ihre Bezugsperson:

Frühere Interessen/Gewohnheiten, z.B. Sportarten, Musik, Spiele, Handarbeit, Gartenarbeit, Tiere, Essen/Kochen, Vereine, Lesen und Sonstiges:

Heutige Interessen und Wünsche:

Beim Ausfüllen dieses Bogens hat mir geholfen: _____
                         Name, Vorname

Ort, Datum:

»Kochen wie damals, Säen und Enten im Garten«. Beschäftigung lässt sich mit Biografiearbeit verbinden.

Kenntnisse aus der Lebensgeschichte sind zur Bewältigung von Krisensituationen oder bei der Sterbebegleitung wichtig. Die Zusammenarbeit im Bezug auf die Biografie mit anderen Berufsgruppen, z. B. Seelsorgern, trägt zu einer ganzheitlichen Betreuung und Pflege bei.

26.3.3 Vorbereitungsphase für den Einzug unterstützen

Sorgen und Jahre machen graue Haare.
Jüdisches Sprichwort

Eine gute Vorbereitung auf die neue Lebensphase nimmt den Betroffenen einen Teil ihrer Sorgen und sichert ihre Lebensqualität. Nach § 80 SGB XI sind in Absatz 3.2.2.2 »Vorbereitung des Einzugs« Grundsätze zur Qualität und zur Qualitätssicherung beschrieben:

> § »Der zukünftige Bewohner wird in seiner Häuslichkeit bzw. im Krankenhaus besucht. In der häuslichen Umgebung hat die verantwortliche Pflegefachkraft oder zukünftig zuständige Pflegefachkraft die Möglichkeit, sich vorzustellen und sich einen Einblick über die Lebensweise und das Lebensumfeld des zukünftigen Bewohners zu machen.«

Diese Vorgehensweise stellt eine **Vertrauensbasis** her. Im Erstgespräch werden das eigene **Pflegekonzept** und **Pflegeleitbild** vorgestellt. Beim Besuch in der geriatrischen Einrichtung werden nach einem Rundgang durch die Pflegeeinrichtung Tagesabläufe erläutert und verwaltungstechnische Daten besprochen. Außerdem wird auf Angebote hingewiesen, z. B. Mittagstisch, Tagespflege. Darüber hinaus werden folgende Fragen besprochen:

- Besteht die Möglichkeit des Probewohnens oder gibt es Einzelzimmer? Inwieweit kann der Wohnraum mit persönlichen Gegenständen ausgestattet werden? Kann das Haustier mitgebracht werden?
- Wie ist die Teilnahme am sozialen Leben außerhalb der Pflegeeinrichtung gestaltet? Gibt es organisierte Ausflüge, Reisen etc.?
- Ist eine persönliche Tagesgestaltung unter Berücksichtigung des Lebensstils möglich? Gibt es variable Essenszeiten, Wahlmöglichkeiten des Essens, Zimmerservice? Werden individuelle Aufsteh- und Zubettgehzeiten berücksichtigt?
- Können Pflegebedürftige wählen, wer sie wäscht?

> Ein offenes Gespräch und schriftliche Information sind unabdingbar zur Vorbereitung auf den bevorstehenden Einzug in eine Pflegeeinrichtung.

26.3.4 Eingewöhnungsphase erleichtern

Mit dem Einzug in eine geriatrische Einrichtung ändert sich einiges, was nicht für jeden sofort zu bewältigen ist.

Alte Bäume verpflanzt man nicht.
Deutsches Sprichwort

> **Patientensituation**
>
> Das Gewohnte und Vertraute aufzugeben, Liebgewonnenes zu verlieren, ggf. Kontakte zu Freunden und Bekannten zu vernachlässigen, Bedenken, sich in der neuen Umgebung nicht zurecht zu finden, oder das Gefühl, von den Angehörigen abgeschoben zu werden, führen zu einer erheblichen psychosozialen Belastung.

Für Pflegebedürftige ist der Einzug ein großer **Lebenseinschnitt,** der ein hohes Maß an **Umstellungs- und Anpassungsfähigkeit** erfordert. Nicht immer gelingt die Eingewöhnung unproblematisch und es kann zu negativen Auswirkungen auf das Wohlbefinden, die Gesundheit und die seelische Verfassung kommen, die sich z. B. in akuter Verwirrtheit äußern. Deswegen gilt grundsätzlich: Ängste und Unsicherheit abzubauen, Vertrauen, Geborgenheit und Sicherheit durch kompetente und professionelle Vorgehensweise zu vermitteln.

> Eine vertraute Umgebung ist die Voraussetzung für Wohlbefinden und Sicherheit.

Nach dem Einzug findet ein **ausführliches Gespräch** mit dem Pflegebedürftigen, seinen Angehörigen und der vorab bestimmten Pflegefachkraft statt (Pflegeanamnese, Biografiebogen, ggf. Checkliste benutzen). In der Eingewöhnungsphase werden immer wieder **Orientierungshilfen** zu den Räumlichkeiten, Hilfen zum Tagesablauf, zur sozialen Integration und ein Bewohner als »Pate« angeboten.

Gesundheitsberatung
Erfahrungen aus der Praxis zeigen, dass die Eingewöhnungszeit bis zu 5 Monaten betragen kann.

26.3.5 Angehörige verstehen und begleiten

Zu unterscheiden sind pflegende Angehörige, die Pflegeerfahrung besitzen, und Angehörige, die ihr pflegebedürftiges Familienmitglied einer Pflegeeinrichtung anvertraut haben.

Angehörigen, die ein Familienmitglied zu Hause gepflegt haben, fällt es oft nicht leicht, ihr Familienmitglied in die Hände von anderen zu geben. Teilweise ist dies aber die letzte Möglichkeit, um nicht selber zu dekompensieren und krank zu werden (▶ Bd. 3, Kap. R1.3.1).

Gesundheitsberatung
Eine 24 Stunden Rundum-Betreuung ist auf Dauer für keinen Angehörigen auszuhalten.

Angehörige und beruflich Pflegende verfügen über unterschiedliche Beweggründe, warum sie jemanden pflegen, andersartiges Hintergrundwissen und verschiedene Erwartungen an den jeweils anderen. Angehörige wissen i. d. R. mehr über die persönlichen Belange, Vorlieben und Bedürfnisse des Pflegebedürftigen, hingegen verfügen beruflich Pflegende über entsprechendes Fachwissen. Bei der **Angehörigenarbeit** sollte man:
- gegenseitige Erwartungshaltungen abklären und offen miteinander sprechen,
- gemeinsam zum Wohle der Pflegebedürftigen wirken, bei der Planung von Pflegeleistungen die Mitwirkung der Angehörigen ermöglichen,
- Angehörige umfassend informieren und als wichtige Informationsquelle sehen.

> Angehörigenarbeit fängt schon vor dem Einzug an und beinhaltet auch die Kommunikation und Kooperation mit eingesetzten Betreuern.

Die Vorteile einer guten Zusammenarbeit mit Angehörigen oder Betreuern sind in ◘ Abb. 26.5 dargestellt.

Nicht immer sind die Wünsche von Angehörigen in Einklang mit der notwendigen Pflege zu bringen, was durchaus Konflikte auslösen kann, da häufig beide Parteien ihre eigene Sicht der Dinge haben (◘ Tabelle 26.2).

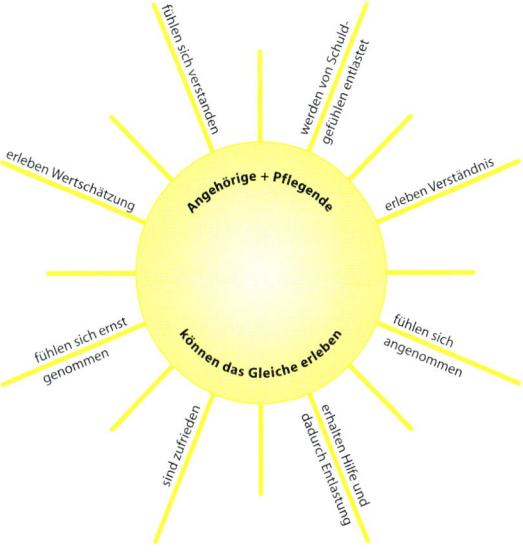

◘ **Abb. 26.5.** Vorteile einer guten Zusammenarbeit zwischen Angehörigen und Pflegenden

Tabelle 26.2. Problemdarstellung im Kooperationsbereich zwischen Angehörigen und beruflich Pflegenden

Probleme aus Sicht der Angehörigen	Probleme aus Sicht der beruflich Pflegenden
— Angehörige haben bestimmte Vorstellungen und Erwartungen über die Qualität der Pflege, bei Nichterfüllung können daraus z. B. Misstrauen und Unzufriedenheit entstehen — empfinden Betreuung und Pflege im Pflegeheim als unzureichend — sehen nur ihr Familienmitglied — fühlen sich von den beruflich Pflegenden nicht als »Pflegende« anerkannt — fühlen sich zu wenig in den Heimalltag einbezogen — haben Schuldgefühle und ein schlechtes Gewissen bei der Übertragung der Verantwortung und Sorgfaltspflicht an fremde Personen	— Beruflich Pflegende denken, dass die Angehörigen zwar eine professionelle Pflege erwarten, aber nicht das Wohnumfeld und notwendige strukturelle Rahmenbedingungen sehen — fühlen sich von Angehörigen beobachtet und dadurch bei der Ausübung von Pflegemaßnahmen verunsichert — erleben Angehörige als negative Kontrollinstanz — möchten die alleinige Kontrolle über die Pflege haben — denken, dass die Angehörige ihnen ihre Bedürfnisse und Vorstellungen über die Pflege mitteilen und nicht die des Pflegebedürftigen — empfinden, dass die Angehörigen zu wenig Engagement und Interesse bei der Betreuung ihres Familienmitgliedes zeigen

Tabelle 26.3. Möglichkeiten einer umfassenden Angehörigenarbeit

Formen der Angehörigenarbeit

- Einzelberatung durch die Pflegenden
- Beratung durch den Sozialdienst
- Mitwirkung und Gestaltung bei Festen und Ausflügen
- Formelle Beratung (Sprechstundenangebot)
- Informelle Beratung (nach Terminabsprache)
- Gruppenarbeit (innerhalb eines Wohnbereichs)
- Angehörigenabende als Informationsabende mit einem Schwerpunktthema, z. B. »Das Betreuungsgesetz« oder »Die Sturzprophylaxe«

Aufgaben der Pflegeeinrichtung	Aufgaben der Pflegenden
— verfügbare Informationsbroschüre, Heimzeitung — Transparenz nach Außen gewährleisten — Angehörigenarbeit ist ein Bestandteil der Heim- und Pflegekonzeption, evtl. einen Standard für den »Umgang mit Angehörigen« entwickeln — den gemeinsamen Auftrag einer würdevollen Betreuung und Pflege unter Berücksichtigung der Wünsche des Pflegebedürftigen beachten — Angehörige bzw. Betreuer als Partner sehen	— Angehörigenarbeit als Bestandteil der professionellen Altenhilfe betrachten, Angehörigen mit Empathie begegnen — Angehörige begleiten und unterstützen, z. B. um evtl. Schuldgefühle bei ihnen abzubauen — Angehörige aktivieren, bei der Betreuung und Pflege mitzuwirken oder an Ausflügen und Festen teilzunehmen — berechtigte Kritik annehmen und Lösungen suchen, Einzelberatung in Form von informeller Beratung anbieten, um Konfliktsituationen vorzubeugen bzw. zu bewältigen — Pflegebedürftigen und Angehörigen ermöglichen, den neuen Wohn- und Lebensraum mitzugestalten

> Die eigene Sicht trübt oft den Blick fürs Ganze.

Schweigen ist gut, reden ist besser.
Deutsches Sprichwort

Um Konflikten frühzeitig zu begegnen, ist es wichtig, Verständnis für den anderen aufzubringen und die Kenntnisse des jeweilig anderen zu akzeptieren, besser noch in die tägliche Arbeit zu integrieren (Tabelle 26.3).

26.4 Diagnostische und therapeutische Maßnahmen

Alt möchte jeder gern werden, aber alt sein mag niemand auf Erden.
Ital. Sprichwort

Insgesamt steht in allen geriatrischen Einrichtungen die Pflege inklusiv Pflegediagnostik sowie die psychosoziale Betreuung bzw. Beschäftigung der Pflegebedürftigen im Vordergrund. Häufige **pflegetherapeutische** Maßnahmen in der Geriatrie sind: Realitätsorientierungstraining (ROT) bzw. -hilfe (ROH), Bobath-Konzept, Basale Stimulation, Kinästhetik (▶ Kap. 8), Validation, Gedächtnistraining, passive und aktive Bewegungsübungen, Anleitung zur Selbstversorgung (z. B. im Bereich Körperpflege, Nahrungsaufnahme), Anleitung im Umgang mit Gehhilfen. In der **geriatrischen Rehabilitation** kommen intensive **Trainingsmaßnahmen**, z. B. Physiotherapie, Logopädie etc. hinzu.

Besondere Bedeutung kommt in der geriatrischen Pflege der **ROH** zu, einer biografieorientierten Methode, um vorhandene oder verlorengegangene Fähigkeiten und Fertigkeiten im Betreuungsalltag wieder zu reaktivieren und zu erhalten. Mit der ROH soll das Lang- und Kurzzeitgedächtnis gestärkt, Konzentration, Aufmerksamkeit und Ausdauer geübt werden. Darüber hinaus kann Isolation und Resignation vermieden und Selbstvertrauen, Selbstwertgefühl und größere Selbstständigkeit gestärkt werden.

Medizinische Diagnostik und Therapie erfolgt im Krankheitsfall durch den **Hausarzt** beim Hausbesuch oder in der Arztpraxis bzw. im Krankenhaus. Die medizinischen Leistungen umfassen ärztliche Maßnahmen (§ 1904 Bürgerliches Gesetzbuch, BGB), z. B. Legen von Magensonden, Ernährungssonden, Blasendauerkathetern, suprapubischen Blasendauerkathetern oder operative Eingriffe, Verabreichen von Einläufen, Suppositorium, Klysma oder sedierende Medikamente.

Über alle ärztlichen Eingriffe, Untersuchungen oder Heilbehandlungen klärt der Arzt den Bewohner auf, da sie seiner Zustimmung bedürfen. **Fehlt** ihm die erforderliche **Einsichtsfähigkeit**, benötigt ein benannter **Betreuer** die Genehmigung des **Vormundschaftsgerichts** (VG) für die entsprechende Maßnahme (▶ Kap. 26.5.2). Die Maßnahme darf nur dann ohne Genehmigung erfolgen, wenn für den Bewohner Lebensgefahr besteht.

Der Arzt kann medizinische Maßnahmen (sog. behandlungspflegerische Maßnahmen), wie Medikamente eingeben oder Injektionen verabreichen, an das Pflegefachpersonal **delegieren** (▶ Kap. 6). Behandlungspflegerische Anordnungen trägt der Arzt, nach dem Rahmenvertrag für vollstationäre Pflege gemäß § 75 Abs. 1 SGB XI, schriftlich in das Dokumentationssystem mit Datum und Handzeichen ein. Fernmündliche Anordnungen nimmt das Pflegepersonal nur in begründeten Ausnahmefällen vor.

> **Insidertipp**
> Sinnvoll ist es, dass der Bewohner neben dem Heimvertrag auch eine Einverständniserklärung für behandlungspflegerische Maßnahmen unterschreibt.

Da in Pflegeeinrichtungen Pflegefachpersonal mit **unterschiedlichen Ausbildungen** arbeitet, ist leider nicht von einem einheitlichen Kenntnisstand auszugehen. So ist der Arzt verpflichtet, sich zu überzeugen, dass die Pflegefachkraft die ihr übertragene Aufgabe sach- und fachgerecht vornehmen kann. Dies ist einer der Gründe, die für eine einheitliche Pflegeausbildung in Deutschland sprechen.

Die gute Zeit fällt nicht vom Himmel, sondern wir schaffen sie selbst, sie liegt in unserem Herzen eingeschlossen.
F.M. Dostojewskij

26.5 Rechtliche Aspekte

26.5.1 Qualitätssicherung

Alle Pflegeeinrichtungen sind verpflichtet, sich an der Qualitätssicherung und an Qualitätssicherungsmaßnahmen nach **§ 80 SGB XI** und **§ 112 PGSB** zu beteiligen (▶ Kap. 5). Die Qualität einer Pflegeeinrichtung oder eines ambulanten Dienstes wird nach der Struktur-, Prozess- und Ergebnisqualität bewertet. Die Prüfung kann durch die Heimaufsicht, MDK, Träger der Sozialhilfe, Pflegebedürftige und deren Angehörigen erfolgen.

26.5.2 Betreuungsgesetz

Das Betreuungsgesetz (BtG) löste am 01.01.1992 das Vormundschafts- und Pflegschaftsrecht für Volljährige ab. Der bisherige sog. »Vormund« oder »Gebrechlichkeitspfleger« wurde zum »**Betreuer**« umbenannt.

> Die Betreuung nach dem BtG wird grundsätzlich nach 5 Jahren überprüft.

Betreuer sind notwendig, wenn der Pflegebedürftige nicht in der Lage ist, für sich selbst zu bestimmen, und keine nächsten Angehörigen (Ehefrau, Ehemann, Kinder) vorhanden sind, die die Aufgabe des Betreuers übernehmen können.

> Der Verwandtschaftsgrad hat keinen Einfluss darauf, ob ein Angehöriger für einen Pflegebedürftigen entscheiden darf. Nur wenn ein Angehöriger auch Betreuer ist, kann er für den Pflegebedürftigen entscheiden.

Generell haben **Pflegebedürftige** ein **Vorschlagsrecht** bezüglich der Person, die als Betreuer eingesetzt werden soll. Der Pflegebedürftige kann auch im Vorfeld, obwohl er selber noch entscheidungsfähig ist, jemanden als **Betreuer** benennen, damit er im Bedarfsfall abgesichert ist (sog. Patientenverfügung oder Vorsorgevollmacht). Die **Patientenverfügung** ist eine schriftliche Willenserklärung für den Fall, dass die Person nicht mehr in der Lage ist, in eine ärztliche Behandlung einzuwilligen (▶ Bd. 2, Kap. T1.2). Die **Vorsorgevollmacht** ist eine Willenserklärung, mit der einer Vertrauensperson Vertretungsvollmacht für alle Rechtsgeschäfte und persönliche Angelegenheiten übertragen wird.

Das **Vormundschaftsgericht (VG) bestätigt** den Betreuer, der damit die Entscheidungsbefugnis erhält. Als Betreuer werden Angehörige aber auch fremde Personen (z. B. Mitglieder eines Betreuungsvereins, Mitarbeiter einer Betreuungsbehörde, Rechtsanwälte) benannt. Die Zustimmung der Angehörigen bezüglich einer Betreuungsperson ist nicht notwendig.

Da die **Aufgaben der Betreuer** verschiedene Bereiche umfassen, können mehrere Betreuer für einen Pflegebedürftigen jeweils für einen oder mehrere der folgenden Bereiche bestellt werden:
— Vermögensangelegenheiten,
— Wohnungsangelegenheiten,
— Rentenangelegenheiten,
— Aufenthaltsbestimmung,
— Gesundheitssorge (Untersuchung des Gesundheitszustandes, Heilbehandlungsmaßnahmen, ärztliche Eingriffe) oder
— Entgegennahme und Öffnung der Post (§ 1896 Abs. 4 BGB).

> Name und Anschrift des Betreuers (bzw. der Betreuer) sowie die Information, wer ab wann, für wie lange und für welchen Aufgabenbereich vom Vormundschaftsgericht bestellt wurde, ist in der Pflegedokumentation festgehalten.

26.5.3 Freiheitseinschränkende Maßnahmen

Du sollst deinen Nächsten lieben wie dich selbst.
3. Mose 19, 18

Das **Betreuungsgesetz** und das **Bürgerliche Gesetzbuch** (BGB) sind für die geriatrischen Einrichtungen von Bedeutung. Von Pflegenden wird eine hohe Fachlichkeit, Sachkenntnis und Humanität verlangt. Es besteht eine Sorgfalts-, Betreuungs- und Aufsichtspflicht, wobei freiheitseinschränkende Maßnahmen ein besonders sensibles Thema darstellen (▶ Kap. 6). Hier wird der Begriff »**freiheitseinschränkende Maßnahmen**« dem ursprünglichen Begriff aus dem Gesetzestext »freiheitsentziehenden Maßnahmen« vorgezogen, um Missverständnisse zu vermeiden.

26.5 · Rechtliche Aspekte

> Der Begriff Freiheitsentzug wird im Rahmen des Strafvollzugs benutzt, ist jedoch im Zusammenhang mit pflegerischen Maßnahmen nicht geeignet.

Zu freiheitseinschränkenden Maßnahmen gehören:
- Bettgitter,
- Leibgurt am Bett oder Stuhl,
- Schutzdecke,
- Fesselung, z. B. mit Hand- oder Fußfesseln,
- Tischplatte an Stuhl oder Rollstuhl, die Pflegebedürftige nicht wegklappen können,
- Schließmechanismen, die Pflegebedürftige am Verlassen der Einrichtung hindern,
- sedierende Medikamente,
- Wegnahme von Straßenkleidung oder Mobilisationshilfen.

Grundsätzlich wird die Entscheidung über eine freiheitseinschränkende Maßnahme im Pflegeteam diskutiert (Sorgfaltspflicht), um gemeinsam im Einvernehmen mit dem zuständigen Hausarzt zum Wohle des Pflegebedürftigen zu handeln.

Sowohl »nicht genehmigungspflichtige« als auch »genehmigungspflichtige« freiheitseinschränkende Maßnahmen werden **grundsätzlich dokumentiert**. Dafür gibt es gesonderte Formulare, die in der Bewohnerakte abgelegt werden. Im Stammblatt wird eingetragen, **welche freiheitseinschränkende Maßnahme** erforderlich ist und **für welchen Zeitraum** sie vom Vormundschaftsgericht genehmigt wurde.

> *Wahrhaft ethisch ist der Mensch nur, wenn ihm das Leben als solches heilig ist. Das des Menschen und das der Kreatur. Gut ist Leben erhalten und Leben fördern; schlecht ist Leben hemmen, schädigen und stören. Jedes Geschöpf ist Leben, das leben will, inmitten von Leben, das leben will.*
> *Albert Schweitzer*

Nicht genehmigungspflichtige freiheitseinschränkende Maßnahmen

Sedierende Medikamente, die als Nebenwirkung den Bewegungsdrang einschränken, jedoch zu Heilzwecken angeordnet wurden, müssen nicht vom Vormundschaftsgericht genehmigt werden (Psychopharmaka und Schlafmittel).

Befindet sich ein Pflegebedürftiger in einem **vorübergehenden akuten Zustand** (z. B. Suizidankündigung, starke psychomotorische Unruhe, krankheitsbedingter akuter Verwirrtheitszustand oder erhebliche Selbst- und Fremdgefährdung), dürfen freiheitseinschränkende Maßnahmen **in unregelmäßigen Zeitabständen bis zu 3 Tagen** ohne Genehmigung des VGs ergriffen werden (§ 32 und 34 Strafgesetzbuch, StGB). Entscheidend ist, dass die Maßnahme nicht zu bestimmten Zeiten (z. B. immer Nachts) oder Gelegenheiten (z. B. immer zum Essen) erfolgt.

> Die Maßnahme muss vom zuständigen Hausarzt schriftlich genehmigt sein. Angehörige oder der Betreuer, falls er für die Aufenthaltsbestimmung und Gesundheitssorge eingerichtet ist, werden umgehend über die Maßnahme informiert (Informationspflicht).

Freiheitseinschränkungen, z. B. durch Bettgitter, in die ein Pflegebedürftiger selbst eingewilligt hat, bedürfen keiner Genehmigung des VG. Die Einwilligung erfolgt mittels **Einverständniserklärungen**, was jedoch Einwilligungs- und Einsichtsfähigkeit beim Pflegebedürftigen voraussetzt. Die **Einsichtsfähigkeit** kann nur ärztlich, z. B. vom zuständigen Hausarzt, bestätigt werden. Sie wird spätestens nach 6 Monaten von ihm überprüft.

Alle freiheitseinschränkenden Maßnahmen setzen das Einverständnis der Pflegebedürftigen, des Hausarztes und des Betreuers voraus, es sei denn, sie erfolgen in Notsituationen, um den Pflegebedürftigen vor Schaden zu schützen. In diesem Fall wird der Betreuer für die Bereiche »Aufenthaltsbestimmung und Gesundheitssorge« umgehend informiert.

> **Insidertipp**
> Ist ein Pflegebedürftiger fortbewegungsunfähig und kann die Maßnahme nicht verstehen oder erkennen, ist z. B. das Anbringen von Bettgittern keine freiheitseinschränkende Maßnahme. Sie dienen in diesem Fall lediglich zum **Schutz**, damit die Person nicht aus dem Bett fallen kann.

Genehmigungspflichtige freiheitseinschränkende Maßnahmen

Erfolgt eine **freiheitseinschränkende Maßnahme regelmäßig** zu bestimmten Zeiten oder Gelegenheiten unabhängig von der Dauer, ist eine Genehmigung des VG erforderlich.

Betreuer mit dem Aufgabengebiet »Aufenthaltsbestimmung und Gesundheitssorge« werden informiert, da sie, bevor die Maßnahme eingeleitet werden darf, zustimmen müssen (Zustimmungspflicht). Es ist ihre Aufgabe, beim VG die Genehmigung zu beantragen. Besteht keine Betreuung, wird beim VG die Bestellung eines Betreuers angeregt und gleichzeitig die Genehmigung für freiheitseinschränkende Maßnahmen eingeholt.

Freiheitseinschränkende Maßnahmen zum Schutz vor Herausziehen von Magen- bzw. Ernährungssonden, Sauerstoffsonden/-brillen, Venenverweilkanülen, Blasendauerkatheter, etc. müssen ebenfalls von den Betreuern genehmigt werden, falls der Pflegebedürftige nicht selber die Zustimmung geben kann.

Mögliche rechtliche Folgen

> Es ist nicht gesagt, dass es besser wird, wenn es anders wird, wenn es aber besser werden soll, muss es anders werden.
> *Georg Christoph Lichtenberg*

Ein gewisses Risiko besteht immer, wenn Bewohner bestimmte Aktivitäten unternehmen. Die **Fürsorge- und Aufsichtspflicht** soll nicht so weit gehen, dass sie in ihrer Freiheit und ihren persönlichen Rechten eingeschränkt werden. Juristische Folgen können entstehen, wenn BtG, StGB und BGB nicht beachtet werden. Relevant sind folgende Paragraphen:

— § 239 StGB   Freiheitsberaubung
— § 323c StGB   Unterlassene Hilfeleistung
— § 223b StGB   Misshandlung von Schutzbefohlenen

Folgen bei Missachtung der rechtlichen Aspekte können sein:

— Anzeige wegen Freiheitsberaubung
— Anzeige wegen Nötigung
— Anzeige wegen Verletzung des Briefgeheimnisses
— Schadensersatzforderungen
— Schmerzensgeldforderungen
— Eintragung ins polizeiliche Führungszeugnis
— Freiheitsstrafe bis zu fünf Jahren

Nachschlagen und Weiterlesen

Garms-Homolova v, Gilgen R (Hrsg. 1999) Resident Assessment Instrument RAI 2.0. Verlag Hans Huber, Bern
Kerkhoff B, Halbach A (2002) Biografisches Arbeiten. Vincentz, Hannover
Klie T (2001) Rechtskunde – Lehrbuch Altenpflege. Vincentz, Hannover
Korecič, Jasenka (2005) Pflegestandards Altenpflege. Springer, Heidelberg
Kämmer K, Schröder B (2006) Pflegemanagement in Alteneinrichtungen. Schlütersche, Hannover
Kuratorium Deutsche Altershilfe (Hrsg. 1998) Qualitätshandbuch Wohnen im Heim. KDA, Köln
Kuratorium Deutsche Altershilfe Hrsg. (2000) Kurzzeitpflege. KDA, Köln
Kuratorium Deutsche Altershilfe Hrsg. (2000) Tagespflege. KDA, Köln
o. A (2002) Heimgesetz. Vincentz, Hannover
Nikolaus T (2000) Klinische Geriatrie. Springer, Heidelberg
Runge M, Rehfeld G (2001) Geriatrische Rehabilitation im Therapeutischen Team. Thieme, Stuttgart
Schneider A (2003) Staatsbürger-, Gesetzes- und Berufskunde für Fachberufe im Gesundheitswesen. Springer, Heidelberg

Schülerseite

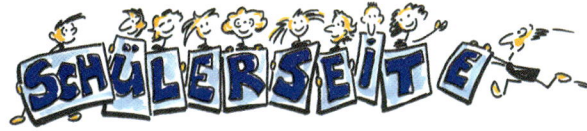

Wissen

Wohin mit Maxl?

Die eigene Wohnung aufzugeben, ist ein schwerer Einschnitt im Leben alter Menschen. Sie müssen nicht nur gewohnte, lieb gewordene Dinge zurücklassen, oft auch ein **Haustier**, das seit vielen Jahren ihr einziger Begleiter ist. Nicht alle Tiere können von Familienmitgliedern, Nachbarn oder Freunden weiter versorgt werden und landen dann im Tierheim.

In Deutschland finden sich erst wenige Einrichtungen für Senioren, die Haustiere zulassen. Oft sind hygienische Bedenken und Zeitmangel des Personals ein Argument dagegen. An den Orten aber, wo Papageien, Wellensittiche, Hunde und Katzen mit den neuen Bewohnern eingezogen sind, überwiegen die positiven Erfahrungen. ❗ Nicht nur den Besitzern bleibt damit ein wichtiger Teil ihres Lebensinhaltes erhalten, auch Mitbewohner profitieren davon. ❗ Das Streicheln eines Tieres beruhigt, vermittelt Wärme und Zuneigung. Es spricht besonders bei dementen Patienten das Langzeitgedächtnis an und motiviert zu mehr Bewegung. Werden die Tiere regelmäßig tierärztlich betreut und grundsätzliche Hygienemaßnahmen wie das Händewaschen nach Kontakt mit den Tieren eingehalten, besteht kein Gesundheitsrisiko.

Wo keine eigenen Tiere gehalten werden dürfen, kann mancherorts ein wöchentlicher **Besuchservice** durch ehrenamtliche Helfer und ihre Vierbeinern Ersatz bieten.

Dass Tiere das Wohlbefinden alter Menschen steigern können, nahm das Kuratorium Deutsche Altenhilfe 2004 zum Anlass, eine neunmonatige berufsbegleitende Fortbildung zum Thema »**Tiere öffnen Welten**« anzubieten. Mitarbeitern in der Altenpflege wird dort in 132 Std. fundiertes Wissen vermittelt, um Tiere gezielt und sicher zur Steigerung der Lebensqualität älterer Menschen einsetzen zu können.

🌐 Internet

Mehr zu dem Thema Tiere in der Altenpflege unter:
http://www.kda.de Kuratorium Deutsche Altenhilfe

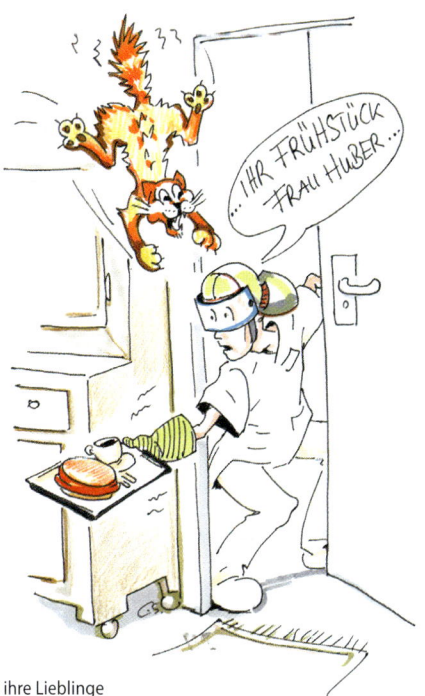

Bewohner und ihre Lieblinge

Probieren

Ich gehöre noch nicht zum »Alten Eisen«!

40% aller **Suizide** verüben Menschen über 60 Jahren (Staatsministerium für Umwelt, Gesundheit und Verbraucherschutz 2004). Grund dafür ist oft ein **Gefühl der Sinn- und Hoffnungslosigkeit** (▶ Bd. 2, Kap. H4), das ältere Menschen überfällt, weil sie den Eindruck haben, nicht mehr gebraucht zu werden. Viele Senioren sind aber noch zu jung, um »nichts« mehr zu tun. Sie brauchen eine **neue Aufgabe**. Hier kann ein **Ehrenamt** helfen, in das sie ihre Lebenserfahrung und Energie einbringen können.

❓ Vielleicht kennen Sie auch jemanden, dem Sie mit diesem Tipp neuen Auftrieb vermitteln könnten?

Behilflich bei der Suche nach einem ehrenamtlichen Freizeitjob sind:

🌐 Internet

http://www.buergergesellschaft.net (bundesweite Übersicht von Organisationen, die Freiwilligenarbeit fördern)
Alt hilft jung Bundesarbeitsgemeinschaft e. V. Kennedyallee 62–70, 523175 Bonn, Tel. 0228/8891236; http://www.althilftjung.de (Mitglieder aus Industrie und Handwerk geben ihr Fachwissen an die junge Generation weiter)

Probieren

Regeln für Vielbeschäftigte

1. Nutzen Sie Ihren inneren Rhythmus, d. h. nutzen Sie Ihr Tageshoch für die schwierigen und unangenehmen Aufgaben. Die Routine kann auch in Ihren Tagestiefs erledigt werden.
2. Machen Sie regelmäßig Pause. Pausen entspannen. Aber was noch viel wichtiger ist: sie sorgen oft für die notwendige Distanz zu den Dingen. In der Pause klärt, ordnet und verankert das Gehirn zuvor Gedachtes. Die besten Ideen kommen immer in den ruhigen Momenten.
3. Vermeiden Sie Kaffee- und Colakonsum, Nonstop-Arbeit und zwei Abende hintereinander zu spät ins Bett zu gehen. Das wirbelt nur Ihren eigenen Rhythmus durcheinander.
4. Überschlafen Sie wichtige Entscheidungen. Sie erreichen bessere Resultate, vermeiden Fehler und machen keine unüberlegten Zusagen.
5. Sorgen Sie für gute Stimmung um Sie herum. Halten Sie sich von den ewigen Nörglern fern, diese rauben Ihnen nur unnötige Energie. Kultivieren Sie Lebensfreude und Lebenslust. Schärfen Sie Ihre Wahrnehmung für die schönen und erfreulichen Dinge.
6. Schon 10 Minuten Bewegung macht Sie für 2 Stunden fit.
7. Bringen Sie sich durch Entspannungsübungen oder eine kleine Plauderei wieder in Schwung.
8. Vergessen Sie Ihren Optimismus nicht. Optimismus ist nicht Sorglosigkeit, sondern tätiger Zukunftsmut (Gottlieb Duttweiler).
9. Überwinden Sie sich selbst: Gehen Sie joggen, raffen Sie sich zu einer unangenehmen Tätigkeit auf. Sie werden am Ende mehr Energie gewinnen, als Sie am Anfang aufgewendet haben.

Matthias Burisch (2005): Das Burnout-Syndrom. Springer Verlag, Heidelberg

Erfahren

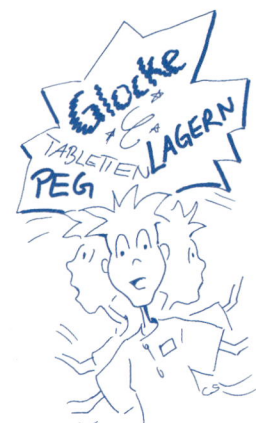

Ein ganz normaler Tag

Belastung nach Maß?

Die wöchentliche Arbeitszeit ist in den letzten 40 Jahren um durchschnittlich 10 Std. gesunken, während die **Ansprüche** an die zu erbringende **Arbeitsleistung** ständig **gestiegen** sind. Das führt besonders in Berufen, die auf zwischenmenschlichen Beziehungen basieren, zu extremen **Belastungen.** 62% der Beschäftigten in der Altenpflege geben an, »zu wenig Zeit« für die einzelnen Bewohner zur Verfügung zu haben (BGW – DAK Gesundheitsreport 2001 Altenpflege). Das Gefühl, ständig hinter den eigenen Ansprüchen »herzuhinken«, führt schnell zu Stress. ❗**Hier ist es wichtig, rechtzeitig bei sich selbst die Bremse zu ziehen und eigene Grenzen zu erkennen und zu akzeptieren.** ❗ Dabei können Qualitätssicherungsinstrumente wie **Teambesprechungen**, **Balintgruppen** (Fallbesprechungen), **regelmäßige Fortbildungen** oder **Supervisionen** (Besprechung der beruflichen Erlebnisse und Probleme) helfen.

Betriebsintern kann eine **Flexibilisierung der Arbeitszeiten** Erleichterung bringen. Unter Berücksichtigung der gesetzlichen Vorgaben können z. B. individuelle Arbeitszeiten über einen längeren Zeitraum hinweg mittels eines Arbeitszeitkontos vereinbart werden. Dafür wird z. B. bei Teilzeitkräften eine Jahresarbeitszeit festgelegt, die dann entsprechend dem tatsächlichen Bedarf geleistet wird. So können Arbeitsspitzen in arbeitsintensiven Zeiten durch einen vermehrten Personaleinsatz abgemildert werden.

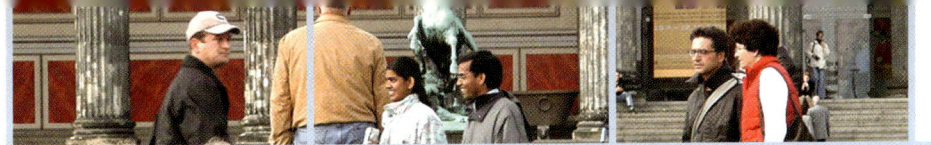

27 Hospize

Sieglinde Gross

27.1 Begriffserklärung und Patientensituation – 546
27.1.1 Qualitätskriterien ambulanter Hospize – 546
27.1.2 Qualitätskriterien stationärer Hospize – 548

27.2 Aufbau und Organisation eines Hospizdienstes – 548
27.2.1 Bauliche Gegebenheiten – 548
27.2.2 Mitarbeiter im Hospiz – 549
27.2.3 Personalbedarf – 550

27.3 Aufgaben der Mitarbeiter – 550
27.3.1 Schwerkranke und Sterbende begleiten – 551
27.3.2 An Supervisionen teilnehmen – 553

27.4 Diagnostische und therapeutische Maßnahmen – 553

27.5 Rechtliche Aspekte – 553
27.5.1 Finanzierung – 553
27.5.2 Patientenverfügung – 553

Schülerseite – 555

27.1 Begriffserklärung und Patientensituation

Der Tod ist nichts Schreckliches. Nur die fürchterliche Vorstellung vom Tode macht ihn furchtbar.
Epiktet

Im Mittelalter waren Hospize (lat. »hospitium« = Herberge) Raststätten für Pilger, Reisende, Mittellose und Kranke. Geführt von christlichen Orden boten sie den Menschen Schutz, Geborgenheit, Erfrischung, Stärkung und Heilung, z. B. das Hospiz am großen Sankt Bernhard.

Dame Cicely Saunders war es, die **1967** das **erste stationäre Hospiz (St. Christopher's Hospiz)** in London eröffnete und damit den Meilenstein für die Hospizbewegung in Europa setzte.

1970 berichtete das ZDF in einer Reportage mit dem Titel »**Nur noch 16 Tage**« über das Leben im St. Christopher`s Hospiz in London und entfachte damit in Deutschland eine heiße Debatte um die Hospizbewegung (»Abschiebung Sterbender in sog. Sterbekliniken«). **1985** wurde der erste deutsche Hospizverein in München (Christopherus-Hospiz) gegründet. Es folgte **1986** das erste stationäre Hospiz »**Haus Hörn**« in Aachen. **1988** wurde die **deutsche Hospizhilfe e.V.** und im Jahre 1992 die **Bundesarbeitsgemeinschaft (BAG)** ins Leben gerufen.

> **Hospizarbeit ist die Pflege und Begleitung von Schwerkranken und Sterbenden in ihrer letzten Lebensphase sowie die Begleitung der Angehörigen.**

In den letzten Jahren haben sich neben den Hospizen auch in den Krankenhäusern *Palliativ*stationen gebildet, um auch im Akutbereich Menschen in ihrem letzten Lebensabschnitt würdevoll begleiten zu können. Zunehmend etablieren sich auch ambulante Sitzwachen, die Sterbende zu Hause oder in Kliniken und Pflegeeinrichtungen begleiten.

Viele Menschen verdrängen das Thema Sterben und setzen sich erst mit der Situation auseinander, wenn es sie selber betrifft. Sie wünschen sich dann einen Ort ihrer Vertrautheit, umgeben von Menschen, die sie achten und lieben. In Kontakt mit Hausärzten, ambulanten Diensten, Seelsorgern und ganz besonders mit Angehörigen und Freunden versuchen alle im Netzwerk der Begleitung, ein würdevolles Leben bis zum letzten Augenblick mitzugestalten.

Patientensituation

Der Mensch, der ins Hospiz geht, um zu sterben, hat sich mit seinem Tod auseinandergesetzt und sieht das Hospiz als geeigneten Ort zum Sterben an. Er hofft hier auf einen schmerzfreien Tod mit professioneller Begleitung. Häufig benötigt er pflegerische Betreuung und ist zu schwach, um seinen Tagesablauf in seiner eigenen Wohnung zu organisieren und selbstständig zu bewältigen. In dieser Situation kann er seine Bezugspersonen bzw. Familie mit einbeziehen oder, falls er keine sozialen Kontakte pflegt, zu den pflegerischen Bezugspersonen als Lebensendabschnittsbegleiter eine Beziehung aufbauen. Er möchte nicht zu Hause oder im Krankenhaus sterben, sondern sucht sich eine gemütliche, wohnliche Atmosphäre. Gegenstände, die dem Menschen wichtig sind, z. B. Bilder, Andenken oder auch kleinere Möbelstücke, kann er meist mitbringen, um sein Umfeld selbst zu gestalten.

Der Tod ist nicht zu verleugnen. Er ist allgegenwärtig, von der ersten Stunde des Lebens an.

27.1.1 Qualitätskriterien ambulanter Hospize

Die Qualitätskriterien entwickelten die Hospiz-Landesarbeitsgemeinschaften und die Bundesarbeitsgemeinschaft Hospiz (Tabelle 27.1).

27.1 · Begriffserklärung und Patientensituation

Tabelle 27.1. Qualitätskriterien ambulanter Hospize. (Aus der Hospiz-Zeitschrift, Ausgabe 83, 2001/2)

Hospizform	Aufgaben	Strukturqualität	Prozessqualität	Ergebnisqualität
Ambulante Hospizinitiativen und Hospizgruppen	Bildungs- und Öffentlichkeitsarbeit und/oder psychosoziale Begleitung durch geschulte ehrenamtliche Hospizhelfer und/oder Trauerbegleitung			
Ambulanter Hospizdienst (AHD)	zusätzlich zu Stufe 1: Psychosoziale Beratung, Sterbebegleitung, Trauerbegleitung, Angehörigenbegleitung Durchführung bzw. Vermittlung von Hospizhelferschulung	Qualifizierte Mitarbeiter (mindestens 10 geschulte, einsatzbereite Ehrenamtliche; mind. eine halbe Stelle für einen hauptamtlichen fachlich qualifizierten Koordinator) Hospizbüro Erreichbarkeit zu festen Bürozeiten	Dokumentationssystem inkl. Beteiligung an standardisierter Dokumentation der BAG-Hospiz. Interne und externe Qualitätssicherung (Hospizhelferbegleitung, Supervision, Fortbildung) Ergebnisqualität Evaluation im Rahmen der standardisierten BAG-Dokumentation	
Ambulanter Hospiz- und Palliativ-Beratungsdienst (AHPB)	zusätzlich zu Stufen 1 und 2: Beratung bezüglich palliativpflegerischer Maßnahmen in Abstimmung mit den behandelnden Ärzten und beteiligten Pflegediensten Vermittlung weitergehender Hilfen	Fachlich qualifizierte psychosoziale Beratung Mindestens eine halbe Stelle für eine hauptamtliche Palliativ-Care-Pflegefachkraft	Beratungsplanung Geeignetes Dokumentationssystem (inkl. Beteiligung der standardisierten AHD-Dokumentation der BAG-Hospiz) Interne und externe Qualitätssicherung (regelmäßige Fort- und Weiterbildung in palliativer Pflege sowie Praxisbegleitung und Supervision) Aufbau und Beteiligung am Netzwerk Hospiz	Einsatz von Instrumenten zur Selbst- und Fremdeinschätzung (z. B. Symptome, Lebensqualität, Zufriedenheit) Evaluation im Rahmen der standardisierten BAG-Dokumentation
Ambulanter Hospiz- und Palliativ-Pflegedienst AHPP	zusätzlich zu Stufe 1, 2 und 3: Palliativ-pflegerische Versorgung in enger Abstimmung mit den behandelnden Ärzten Grundpflege bei Bedarf Gegebenenfalls Anleitung von Angehörigen bei palliativ-pflegerischen Maßnahmen	Qualifiziertes Personal (mindestens 3 hauptamtliche Palliativ-Care Pflegekräfte) 24 Stunden Bereitschaft Instrumentelle Ausstattung (in Anlehnung an § 37 und § 39a SGB V) Anbindung eines palliativmedizinischen Konsilardienstes	Beratungs- bzw. Pflegeplanung Geeignetes Dokumentationssystem (inkl. Beteiligung der standardisierten Dokumentation der BAG-Hospiz) Interne und externe Qualitätssicherung (regelmäßige Fort- und Weiterbildung in palliativer Pflege sowie Praxisbegleitung und Supervision)	Einsatz von Instrumenten zur Selbst- und Fremdeinschätzung (z. B. Symptome, Lebensqualität, Zufriedenheit) Evaluation im Rahmen der standardisierten BAG-Dokumentation

27.1.2 Qualitätskriterien stationärer Hospize

Stationäre Hospize sind kleine, familiäre Einrichtungen mit max. 16 Plätzen. Sie verfügen über eine besondere Ausstattung und beinhalten vier Bereiche (◘ Abb. 27.1).

Hospizdienste und Hospizeinrichtungen betreuen **Menschen mit unheilbaren Erkrankungen** in weit fortgeschrittenem Stadium und mit **begrenzter Lebenserwartung** von **ca. 6 bis 8 Monate**. Dabei spielen Religion, Hautfarbe, Herkunft und sozialer Status keine Rolle. **Allen Menschen** wird die **gleiche Hilfe** zuteil, die erforderlich ist, um ihr Leid zu lindern, ihre Lebensqualität zu verbessern bzw. zu erhalten und ihre Eigenverantwortlichkeit zu unterstützen.

Zu den **Krankheiten** der Patienten im Hospiz gehören z. B. Krebs- und neurologische Systemerkrankungen (z. B. Multiple Sklerose), Aids und nicht maligne internistische Erkrankungen (z. B. Herz-, Lungen-, Nierenerkrankungen im Endstadium).

Der Mensch wird in seiner **Ganzheit** gesehen, d. h. es werden alle seine Leiden berücksichtigt: die des Körpers, des Geistes, der Seele und die sozialen Probleme.

Cicely Saunders hat es einmal so formuliert:

> »Sie sind wichtig, weil Sie eben Sie sind. Sie sind bis zum letzten Augenblick Ihres Lebens wichtig und wir werden alles tun, damit Sie nicht nur in Frieden sterben, sondern auch bis zuletzt leben können.«

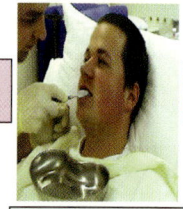

◘ Abb. 27.1. Versorgungsbereiche im Hospiz

27.2 Aufbau und Organisation eines Hospizdienstes

27.2.1 Bauliche Gegebenheiten

Hospize sind wohnliche Bereiche ohne Klinikatmosphäre, damit die Patienten sich heimisch fühlen können. Hier gibt es Pflanzen, Tiere, gemütlich eingerichtete Aufenthaltsräume und Zimmer mit entsprechender farblicher Gestaltung sowie Übernachtungsmöglichkeiten für Angehörige. Sterilität und Technik, wie sie in einer Klinik bestehen, rücken in den Hintergrund (◘ Abb. 27.2).

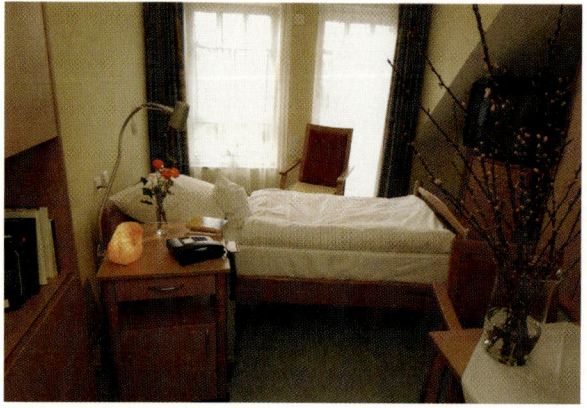
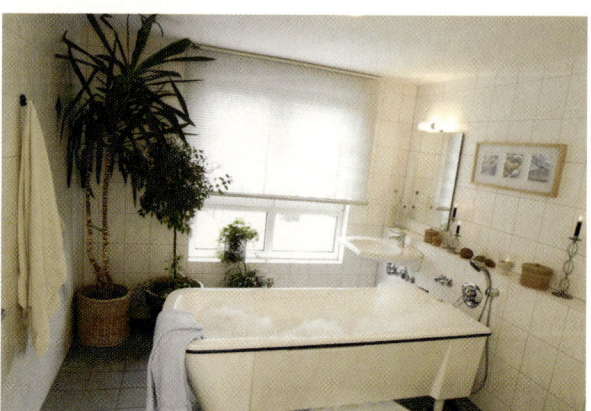

◘ Abb. 27.2a,b. Patientenzimmer im Hospiz: **a** Patientenzimmer, **b** Patientenbad

27.2.2 Mitarbeiter im Hospiz

Sowohl ehrenamtliche Helfer wie auch Hospizfachpersonal haben anderen Pflegenden gegenüber den Vorteil, ihre Arbeit nicht unter Zeitdruck ausüben zu müssen, sondern dem Patienten und seinen Angehörigen die von ihnen erwünschte und erforderliche Zeit widmen zu können.

Ehrenamtliche Helfer

Die heutige Hospizarbeit wird überwiegend von **ehrenamtlichen Mitarbeitern** gewährleistet, die in **Seminaren** über einen Zeitraum von einem Jahr sorgfältig vorbereitet und befähigt werden, Schwerkranke und Sterbende zu begleiten. Diese Seminare bestehen aus einem **Grund-** und einem **Aufbaukurs**.

Lernziele:
- Auseinandersetzung mit der persönlichen Einstellung zu Sterbenden, Sterben und Tod
- Erwerb von Grundkenntnissen über Sterbeprozess und Sterbebegleitung
- Einführung in die Hospizarbeit, Hospizidee und Hospizbewegung
- Erwerb der Grundlagen der Gesprächsführung, Wahrnehmung und Kommunikation
- Erwerb der Grundlagen der Schmerztherapie, damit auch die letzte Lebensphase Leben statt Leiden bedeutet
- Einschätzen der eigenen Persönlichkeit
- Rechtliche Aspekte kennen lernen

Zwischen beiden Kursabschnitten hat der Teilnehmer die Möglichkeit, ein **Praktikum** in stationären oder in ambulanten Einrichtungen zu leisten. Es dient der Begegnung mit kranken und alten Menschen und soll prüfen, ob man dem Kontakt mit diesen Menschen gewachsen ist. Das Praktikum dauert etwa 3 bis 5 Tage. Anschließend findet ein Zwischengespräch mit dem Teilnehmer und der Kursleitung statt. Es dient der Reflexion von Grundkurs und Praktikum. Zusammenfassend ist der **Grundkurs persönlichkeitsbezogen** und der **Aufbaukurs themen- und sachbezogen**. Die Kurse werden von den einzelnen Hospizinitiativen oder z. B. von katholischen Bildungswerken angeboten. Die Kosten sind unterschiedlich und liegen etwa zwischen 100 und 150 € pro Kurseinheit. Bei den **Referenten** handelt es sich um **Sozialpädagogen, Theologen, Ärzte, Rechtsanwälte, Psychologen** und **Gesundheits- und Krankenpflegerinnen/-pfleger**.

Bundesweit gibt es für die **Hospizhelfervorbereitung** noch kein einheitliches Konzept. In der LAG-Hospiz in Rheinland-Pfalz werden zurzeit diesbezüglich Qualitätsstandards entwickelt.

Weitere **Bedingungen** für die aktive Hospizarbeit sind:
- Einführung und Begleitung bei der Tätigkeit durch hauptamtliche Mitarbeiter
- Einhaltung der Schweigepflicht (durch schriftliche Vereinbarung)
- Zeitliche Verfügbarkeit pro Woche ca. 4–6 Stunden
- Dokumentation der Besuche
- Regelmäßige Teilnahme an *Supervisionen*
- Angebot von Fortbildungsveranstaltungen

Hospizfachpersonal

Pflegepersonal wird im Hospizdienst als Hospizfachpersonal eingesetzt, wenn folgende Voraussetzungen erfüllt sind:
- eine abgeschlossene Pflegeausbildung nach dem aktuell gültigen Pflegegesetz
- eine mindestens 3-jährige praktische hauptberufliche Tätigkeit innerhalb der letzten 5 Jahre in einem Krankenhaus, in einer Pflegeeinrichtung oder einem Hospiz

> Die Kurse sind nicht geeignet, um persönliche Probleme therapeutisch zu bearbeiten, z. B. den Verlust des eigenen Partners oder die Konfrontation mit der Diagnose Krebs.

> Diejenigen, die gehen, fühlen nicht den Schmerz des Abschieds. Der Zurückbleibende leidet.
>
> Henry Wadswarth Longfellow

- *Palliativ-Care* Weiterbildung (kann innerhalb von 3 Jahren erworben werden)
- ein 4-wöchiges Praktikum in einer stationären Einrichtung (Palliativstation, stationäres Hospiz) oder in einem ambulanten Hospizdienst

27.2.3 Personalbedarf

Ambulanter Bereich

Die Mitarbeiter im ambulanten Hospizdienst besuchen die Patienten zu Hause, in Krankenhäusern, Pflegeheimen, auf Palliativstationen und in stationären Hospizen. Hier ist eine große Zahl ehrenamtlicher Helfer tätig.

Stationärer Bereich

In einem stationären Hospiz, in dem auch eine teilstationäre Betreuung möglich ist, betreuen die Mitarbeiter, die dort angestellt sind, die Patienten. Die Pflege übernimmt das Hospizfachpersonal. Des Weiteren arbeiten Psychologen, Seelsorger, Sozialarbeiter u. a. mit. Auch aus dem ambulanten Bereich können Mitarbeiter dort eingesetzt werden.

27.3 Aufgaben der Mitarbeiter

In der folgenden Tabelle sind die Aufgaben von ehrenamtlichen und hauptamtlichen Mitarbeitern beispielhaft aufgeschlüsselt (◘ Tabelle 27.2).

> **Insidertipp**
>
> Leistungen der häuslichen Pflege gehören nicht zum Aufgabengebiet der Hospizfachkräfte, so dass eine Konkurrenzsituation zu ambulanten Pflegediensten ausgeschlossen ist.

◘ **Tabelle 27.2.** Aufgaben von ehrenamtlichen Helfern und Hospizfachpersonal

Aufgaben der ehrenamtlichen Helfer	Aufgaben des Hospizfachpersonals
- Teilnahme am Erstgespräch mit der Einsatzleitung - Regelmäßige Besuche des Kranken nach Absprache (Zuhören, Gespräche, einfühlsames Eingehen auf die Ängste und Nöte) - Hilfestellungen bei Dingen des alltäglichen Lebens, z. B. Begleitung zum Arzt, kleine Einkäufe tätigen, Behördengänge oder Apothekenbesuch - Praktische Entlastung der Angehörigen durch Präsenz beim Patienten - Vermittler zwischen Patient und Angehörigen – Ausdruck von Gefühlen - Ein offenes Ohr haben, auch für die Sorgen und Probleme der Angehörigen und Freunde	- Anamnesegespräch mit den Patienten zur ersten Kontaktaufnahme - Koordination (Erfassung und Klärung der Bedürfnisse von Patient und Familie, Einsatz ehrenamtlicher Helfer, Vermittlung ambulanter Pflege- und anderer Dienste) - Spezielle palliativpflegerische und psychosoziale Beratung von Patient und Familie, z. B. Auseinandersetzung mit dem tödlichen Krankheitsverlauf, Mobilisierung von Ressourcen, Hinweise zur Körper-/Mundpflege in der Terminalphase - Unterstützung des Hausarztes und/oder des Pflegedienstes bei der Symptomkontrolle und der Organisation palliativmedizinischer Maßnahmen, z. B. Schmerztherapie - Überwachung der Wirksamkeit eingeleiteter Therapiemaßnahmen - Patientenbetreuung bei Komplikationen - Praxisbegleitung der ehrenamtlichen Helfer

27.3.1 Schwerkranke und Sterbende begleiten

Eine Herausforderung an das tägliche Leben

Die Begleitung soll so sein, dass der Sterbende seinen Weg und sein Ziel selbst bestimmen kann. Die letzte Wegstrecke geht er **bewusst alleine**, weil es sich um sein für ihn bestimmtes Ziel handelt. Die Begleitung eines schwerkranken Menschen auf dem letzten Abschnitt seines Lebensweges bedeutet Auseinandersetzung mit Sterben und Tod, Akzeptieren der eigenen Endlichkeit, die Bereitschaft da zu sein – zuzuhören – auszuhalten, die eilige Geschäftigkeit ablegen und sich auf ein Gespräch mit dem Schwerkranken einlassen, Wünsche, Bedürfnisse und Gefühle des Sterbenden beachten und eigene Bedürfnisse zurückzustellen.

Begleitung bedeutet nicht: Die Probleme für den Sterbenden zu lösen und seine Last zu tragen

 Jeder Mensch lebt sein Leben und stirbt seinen Tod.

Auseinandersetzung mit Sterben und Tod

Mit der Geburt beginnt das Sterben. Der Mensch ist das einzige Individuum auf der Erde, das mit Sicherheit weiß, dass es einmal sterben wird. Dessen sollten wir uns jeden Tag unseres Lebens bewusst sein. Demzufolge zählen nicht die Jahre des Lebens, sondern die **Lebendigkeit und die Intensität, mit der wir unser Leben gestalten**. Wir sollten das Leben nicht an Lebensjahren messen und damit voraussetzen, dass Menschen mit 75 Jahren eher bereit sind, zu sterben als Menschen mit 50 Jahren. Es kann durchaus sein, dass gerade der 50-Jährige aufgrund seiner Lebensgestaltung zum Sterben bereit ist und der 75-Jährige noch vieles erleben möchte.

Akzeptieren der eigenen Endlichkeit

Durch das Akzeptieren der eigenen Endlichkeit lernt der Mensch, bewusster im Hier und Jetzt zu leben. Man **genießt die kleinen Freuden** des täglichen Lebens, die Frische des Morgens, das Licht der Sonne, den Duft der Gräser und Blumen und die Stille der Nacht.

Der Mensch spürt sein Inneres und hält inne, erforscht, was ihm fehlt, was ihm gut tut, was er braucht, was er sich selbst geben kann und was andere ihm geben können. Dies alles setzt ein Umdenken im Entwicklungsprozess voraus und macht klar, wie wichtig die Intensität des Lebens ist und wie leichtfertig man doch tagtäglich damit umgeht.

Abschied nehmen ist immer ein Stückchen Tod.
Aus Frankreich

Die Bereitschaft da zu sein – zuzuhören – auszuhalten

Helmut Harsch formulierte folgende Leitsätze der **Gesprächsführung**:
- Ich nehme den anderen an, wie er ist.
- Ich fange da an, wo der andere »steht«.
- Ich mache ihm deutlich, dass ich Kontakt mit ihm aufnehmen möchte.
- Ich verzichte auf Argumentieren und Diskutieren.
- Ich prüfe meine Gefühle, die der andere in mir auslöst.
- Ich beurteile ihn nicht nach meinen Wertmaßstäben.
- Ich versuche, ihn von seiner Entwicklung und seinem Umfeld her zu verstehen (soziales Umfeld).
- Ich orientiere mich an dem, was er braucht.
- Ich sehe in ihm meinen Arbeitspartner und nicht mein Arbeitsobjekt.

Schwerkranke und Sterbende fühlen sich oft mit und nach der Diagnose alleingelassen. Häufig ziehen sich Freunde und Angehörige aus Unsicherheit zurück, vermeiden das Gespräch über die Bedrohlichkeit und Endgültigkeit der Erkrankung. **Hilflosigkeit** und **Angst** machen sich

Wir sollten das Leben verlassen wie ein Bankett: Weder durstig noch betrunken.
Aristoteles

breit. Alle Phasen des Lebens spiegeln sich noch einmal wieder und lassen folgende Gefühle entstehen:
- Schuldgefühle
- Wünsche der Versöhnung und des Verzeihens
- Der Wunsch, »Danke« zu sagen
- Die Sorgen um die Angehörigen: Wie geht es weiter, wenn…?

Zunehmende Schwäche und das Fortschreiten der Erkrankung konfrontieren den Sterbenden mit seiner **Abhängigkeit** von anderen und der Notwendigkeit, fremde Hilfe zuzulassen. Der Verlust des Selbstwertgefühls macht sich breit. Die Gefühle schwanken zwischen Auflehnung, nicht Wahrhaben wollen, **Kämpfen und Einwilligung** zum Sterben.

Die eilige Geschäftigkeit ablegen und sich auf ein Gespräch mit dem Schwerkranken einlassen

Die Geschäftigkeit, die bei Sterbenden an den Tag gelegt wird, sowohl von Seiten der Pflegenden als auch der Ärzte, hat als tiefere Ursache häufig die Angst vor der Auseinandersetzung mit Sterben und Tod und dem Eingeständnis, hier machtlos zu sein und an die eigenen Grenzen zu stoßen. Deshalb ist es bei der Hospizarbeit wichtig, sich einzulassen und die Ängste zuzulassen, einfach nur Mensch zu sein, mitzufühlen und zugänglich für sein Gegenüber zu sein.

Auch Schweigen ist eine Kunst. Es gibt dem anderen einen geschützten Raum, in dem er ganz bei sich sein darf. Man kann lernen, Schweigen auszuhalten, Unsagbares unbenannt zu lassen, immer wieder Pausen zu machen, in denen die Seele Luft holen kann. Man kann üben, ohne Worte zu sprechen, wenn Worte weniger sind als stille Gesten.

Wünsche, Bedürfnisse und Gefühle beachten

Um die Wünsche, Bedürfnisse und Gefühle des Sterbenden zu erkennen, muss man eine Brücke bauen und ihm signalisieren, dass man bereit ist, sich zu öffnen und einzulassen. Damit wird Verbundenheit und Geborgenheit vermittelt. Es ist nicht hilfreich, Ratschläge zu geben, die Situation zu verharmlosen, dem Gefühl des anderen zu widersprechen, es zu bewerten, zu verallgemeinern oder gar Belehrungen auszusprechen.

> **Insidertipp**
>
> Hilfreiche Verhaltensformen sind hier: annehmen, aufmuntern, äußere Beobachtungen aussprechen, dem anderen helfen, den Kern seines Problems auszudrücken.

Eigene Bedürfnisse zurückstellen

Es gilt immer wieder zu hinterfragen: Welche **Bedürfnisse** befriedige ich gerade? Sind es wirklich die des Sterbenden oder doch die eigenen, z. B. wenn es um die Situation der Nahrungs- bzw. Flüssigkeitsaufnahme geht? Mit welchem Recht wird entschieden, wann der Sterbende essen und trinken soll. Oft ist er trotz seiner körperlichen Schwächen doch noch imstande, diese **Entscheidung selbst zu treffen**. Pflegende oder auch Angehörige versuchen ihm aber klarzumachen, dass es besser ist zu essen und zu trinken, weil sie überzeugt sind, dass es ihn stärkt. Doch trifft dies wirklich zu? Dient es nicht doch der eigenen Befriedigung, etwas getan zu haben, ohne vorher darüber nachzudenken, wie sich der Sterbende fühlt? Oft lehnt er sich innerlich gegen die Nahrungsaufnahme auf, um aber den Angehörigen nicht zu widersprechen, erfüllt er ihnen den Wunsch zu essen, obgleich er vielleicht kurze Zeit später alles wieder erbricht. Wem hat es dann gedient?

Man sagt, er stirbt bald, wenn einer etwas gegen seine Art und Weise tut.
Johann Wolfgang v. Goethe

Verstirbt ein Mensch, kommt derzeit vermehrt der Wunsch auf, den Leichnam zu waschen und anschließend einzukleiden (ein Kleidungsstück von besonderer Bedeutung). Dabei erfahren die Angehörigen noch einmal Nähe und Berührung. Es bedeutet gleichzeitig Abschied nehmen und loslassen, manchmal ist es auch der Beginn der Trauer (▶ Bd. 2, Kap. T1).

> Jeder Leichnam kann zu Hause bis zu 36 Stunden aufgebahrt werden (§ 7 Aufbahrung/Leichenhalle der ordnungsbehördlichen Verordnung vom 07. Aug. 1980).

27.3.2 An Supervisionen teilnehmen

Supervision (lat. supervidere = beobachten, kontrollieren) stellt eine Form der Beratung dar, bei der Einzelpersonen, Teams oder Gruppen mit Hilfe des Supervisors (externer Berater) arbeitsbezogene Problemstellungen reflektieren.

Der Supervisor, häufig ein Psychologe, betrachtet als »neutrale Person« die Gruppe von außen. In der Hospizarbeit dient die Supervision dazu
- sich auszutauschen und neue Anregungen von anderen Begleitern aufzunehmen,
- belastende und beeindruckende Erlebnisse mit Hilfe der Gruppe zu verarbeiten,
- neue Kraft zu tanken,
- über die Ziele der eigenen Arbeit nachzudenken.

Die Supervision ist Hilfe zur Selbsthilfe. **Lernziel** ist, dass Einzelpersonen oder Teams lernen, ihre Probleme zu erkennen und zu bewältigen. Sie gibt den Teilnehmern die Möglichkeit, aktiv zur Konfliktlösung beizutragen und damit unbelasteter in den privaten Teil des Tages zu gehen.

27.4 Diagnostische und therapeutische Maßnahmen

Diagnostische Maßnahmen erfolgen nur bei bestehenden Schmerzen, um sie bestmöglich behandeln zu können. Die Schmerztherapie steht bei den therapeutischen Maßnahmen im Vordergrund und wird individuell angepasst (▶ Bd. 2, Kap. S3).

Vom Leben muss man wie vom Mahle fortspazieren, dem Wirte danken und sein Bündel schnüren.
Voltaire

27.5 Rechtliche Aspekte

27.5.1 Finanzierung

Die Finanzierung der stationären Hospize ist seit 1997 über das SGB V § 39a geregelt. Hier ist z. B. geregelt, dass Versicherte **Anspruch** auf einen **Zuschuss** zur stationären und teilstationären Versorgung in Hospizen haben. In der Krankenkassensatzung wird die Höhe des Zuschusses festgelegt (ca. die Hälfte der durchschnittlichen Höhe der Krankenhauspflegesätze).

Die Kosten werden durch Zuschüsse der Krankenkassen, Eigenbeteiligung der Bewohner und des jeweiligen Hospizträgers sowie Spenden getragen.

27.5.2 Patientenverfügung

Für viele Menschen ist es eine grauenhafte Vorstellung, von Schläuchen, Infusionen und Beatmungsmaschinen am Leben gehalten zu werden. Grundsätzlich darf der Arzt keine Maßnahmen ohne ausdrückliche Patientenzustimmung ergreifen. Doch wer entscheidet, wenn der Patient selbst dazu nicht mehr in der Lage ist? Weder der Ehegatte, Lebenspartner noch die Kinder (Eltern) haben automatisch das Recht, über Behandlungsmaßnahmen zu entscheiden. Die Patientenverfügung (▶ Bd. 2, Kap. T1) bietet hier die Möglichkeit der vorsorglichen Willensbekundung zur Sicherung der Selbstbestimmung. Eine vorherige Beratung mit dem Hausarzt und den Angehörigen ist sinnvoll und anzuraten. Die Patientenverfügung kann jederzeit widerrufen werden. Es gilt zu bedenken, dass gesunde Menschen ohne die Erfahrung ernsthafter Erkrankungen Krisensituationen anders einschätzen als Erkrankte. Patientenverfügungen sind über die Hospizinitiativen erhältlich.

Nachschlagen und Weiterlesen

Albrecht E, Orth C, Schmidt H (2002) Hospizpraxis. Herder, Freiburg
Husebø S, Klaschik E (2003) Palliativmedizin. Schmerztherapie, Gesprächsführung, Ethik. Springer, Heidelberg
Husebø, Stein (1999) Was bei Schmerzen hilft. Herder, Freiburg
Kast V (2000) Sich einlassen und loslassen. Herder, Freiburg
Klie T, Student J-C (2003) Die Patientenverfügung. Herder, Freiburg
Kränzle S, Schmid U, Seeger C (2006) Palliative Care. Handbuch für Pflege und Begleitung. Springer, Heidelberg
Kübler-Ross E (2001) Leben bis wir Abschied nehmen. GTB 955, Gütersloh
Kübler-Ross E (2003) Was können wir noch tun? Antworten auf Fragen nach Sterben und Tod. Droemer Knaur, München
Ministerium für Frauen, Jugend, Familie und Gesundheit des Landes NRW (2002) Hospizbewegung und Sterbebegleitung – Konzepte und Leitsätze. Düsseldorf
Saunders C (1993) Hospiz und Begleitung im Schmerz. Herder, Freiburg
Specht-Tomann, Tropper (2001) Hilfreiche Gespräche und heilsame Berührungen. Springer, Heidelberg
Student J-C (1999) Das Hospiz-Buch. Lambertus, Freiburg
Tausch-Flammer D (2004) Sterbenden nahe sein – Was können wir noch tun? Herder, Freiburg
Tausch-Flammer D, Bickel L (1999) Die letzten Tage – Leben und Sterben im Hospiz. Kreuz, Stuttgart

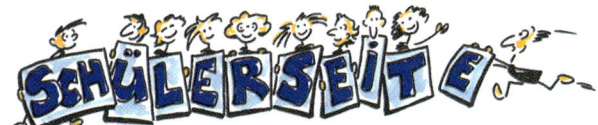

Wissen

Aktueller Stand der Hospizentwicklung

Weltweit hat sich der Hospizgedanke in über 40 Ländern verbreitet, so dass von einer globalen Bewegung gesprochen werden kann.

In Deutschland verzeichnet die Bundesarbeitsgemeinschaft derzeit 112 stationäre Hospize, 90 Palliativstationen und ca. 1310 registrierte ambulante Hospizdienste. Über 80.000 (!) Menschen leisten laut der Bundesarbeitsgemeinschaft Hospiz ehrenamtliche Hospizarbeit (Stand 12/2004).

Leitsätze des Landeskonzeptes NRW

Die 6 Leitsätze des Landeskonzeptes von NRW haben das Ziel, eine Verbesserung der Versorgungssituation für schwerkranke sterbende Menschen zu erreichen. Sie lauten:
1. Sterben und Tod in der Öffentlichkeit behutsam thematisieren
2. Ambulant vor stationär, d. h. das Sterben zu Hause ermöglichen
3. Versorgung durch ein stationäres Hospiz in Einzelfällen
4. Qualifizierung der Mitarbeiter im Umgang mit Sterbenden und die Einbeziehung und Unterstützung von Angehörigen, verbunden mit dem Ausbau des Systems ehrenamtlicher Helferinnen und Helfer
5. Netzwerkbildung mit dem Ziel, alle regionalen Ressourcen der Versorgung von Schwerstkranken zu nutzen
6. Etablierung und ggf. Standardisierung von Fortbildungen für alle Mitarbeiter

🌐 Internet

Mehr zum Thema unter:

http://www.hospiz.net Die Bundesarbeitsgemeinschaft Hospiz e. V. bietet umfassende Informationen über Hospize und Hospizarbeit, u. a. auch alle Anschriften und Internetadressen der Bundesländer.

http://www.dghs.de Deutsche Gesellschaft für Humanes Sterben DGHS

Erfahren

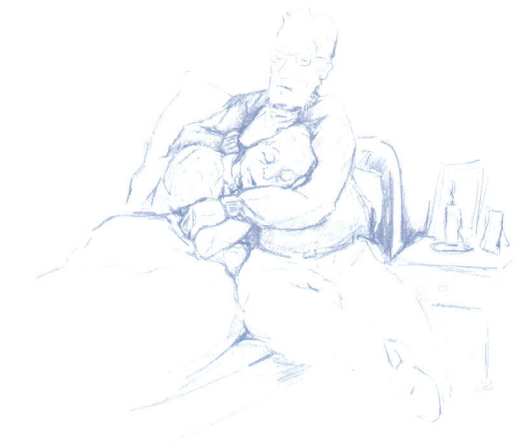

»Es macht mir Angst…«

Die Konfrontation mit **Sterben und Tod** bleibt für Lernende in einem Pflegeberuf nicht aus. »Das gehört eben dazu!«, heißt es unter Umständen nur. Dabei ist es wichtig, dass Sie Gefühle, die in Ihnen hochkommen, auch zulassen! Reden Sie darüber und weinen Sie ruhig. Dies ist keinesfalls ein Zeichen dafür, dass Sie Ihrem »Job« nicht gewachsen wären. Im Gegenteil! Berührt der Tod eines Menschen einen nicht mehr, hat man wahrscheinlich eine Mauer um sich herum aufgebaut, die auch sonst kaum Empfindungen mehr durchlässt. ❗ **Aber ohne diese Empfindungen können Sie Ihren Beruf nicht ausüben.**❗

Im **Krankenpflegegesetz** von 2004 ist die **palliative Pflege** explizit benannt und in der Ausbildung ein fester Bestandteil, ein praktischer Einsatz im stationären Hospiz ist jedoch nicht eingeplant. 🔑 In jedem Fall aber empfiehlt sich der Besuch eines Hospizes – vielleicht im Rahmen einer Seminararbeit oder in Form einer Bildungsfahrt. ❗ Das gibt Ihnen Gelegenheit, mit Fachkräften zu sprechen, von deren Erfahrungen Sie im Umgang mit Sterbenden profitieren können.❗ ❓ Wie wär's, wenn Sie so etwas organisieren?

Wissen

Sterbebegleitung oder Sterbehilfe?

Unter **Sterbehilfe** versteht man im medizinischen Bereich die **Verkürzung der Sterbephase** eines unheilbar Kranken. Die **passive Sterbehilfe** bedeutet das **Unterlassen lebensverlängernder Maßnahmen** wie z. B. die Beatmung oder Dialyse, aber auch der Stopp von Nahrungs- oder Flüssigkeitszufuhr, sowie von Medikamenten (außer Schmerz- und Beruhigungsmittel!). Das ist in Deutschland erlaubt, wenn dies der Wille des Betroffenen ist. Im Gegensatz dazu ist **aktive Sterbehilfe**, d. h. das **aktive Herbeiführen des Todes** eines unheilbar kranken Menschen, gesetzlich verboten. Einen – aber i. d. R. straffreien – Grenzfall stellt die **indirekte Sterbehilfe** dar. Dabei wird zu Gunsten einer besseren und stärkeren Schmerzbehandlung der vorzeitige Tod in Kauf genommen.

Hier entsteht eine **Gratwanderung** vor allem im Hinblick auf den Hospizgedanken mit seinem Anspruch auf schmerzfreies, würdevolles Sterben. So kommt es u. a. zum Vorwurf, damit werde der aktiven Sterbehilfe eine Hintertür geöffnet, denn der Schritt von einer ausreichenden Morphingabe hin zur Überdosis sei schnell getan.

In den **Niederlanden** ist seit 2001 und in **Belgien** seit 2002 unter gesetzlich festgelegten Bedingungen **aktive Sterbehilfe erlaubt**. Dagegen hat der Europäische Gerichtshof im April 2002 ein Grundsatzurteil gefällt, das sich deutlich gegen die aktive Sterbehilfe ausspricht.

Mehr Wissen?!

Die Zeitschrift *Palliativmedizin* (jährl. Erscheinung) weist eine differenzierte Darstellung der bestehenden stationären und ambulanten Palliativ- und Hospizeinrichtungen in Deutschland auf. Sie ist zu beziehen über:
- Bundesarbeitsgemeinschaft Hospiz e.V., Am Weiherhof 23; 52382 Niederzier, Tel: 02428-802937, Fax: 02428-802892
- Deutsche Gesellschaft für Palliativmedizin, von Hompesch-Straße 1, 53123 Bonn, Tel: 0228-6481361, Fax: 0228-6481851

Wichtige Personen

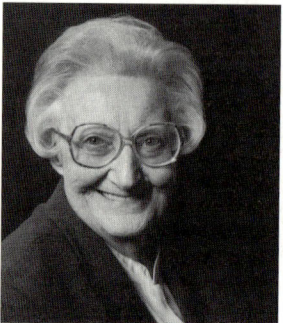

Dame Cicely Saunders

Saunders, Cicely: (*1918–2005) Englische Krankenschwester, Sozialarbeiterin und Medizinerin. Sie ist die Wegbereiterin des Hospizgedankens. Kurz nach dem 2. Weltkrieg begegnete ihr in einem Londoner Krankenhaus ein polnischer Jude, der dem Holocaust entkommen war und mit knapp 40 Jahren unheilbar an Krebs erkrankt war. Er träumte von einem besseren Ort für Sterbende und hinterließ ihr sein ganzes Vermögen (500 englische Pfund) mit den Worten: »Ich werde ein Fenster in Ihrem Heim sein.« Cicely Saunders machte sich an die Arbeit und brauchte 19 Jahre, »um ein Haus um dieses Fenster zu bauen«, wie sie bei der Eröffnung des St. Christopher's Hospice 1967 erklärte.

Erfahren

Abschied

Finales gibt es ja doch nur in den Opern. Man steigt aus – und weiß nicht, dass es das letztemal gewesen sein soll. Denn dann kam vielleicht die Krankheit, die lange Bettlägerigkeit … nie wieder ein Automobil. Zum letztenmal in seinem Leben Sauerkraut gegessen. Zum letztenmal telefoniert. Zum letztenmal geliebt. Zum letztenmal Goethe gelesen. Vielleicht lange Jahre vor dem Tode. Und man weiß es nicht.
Kurt Tucholsky, Nachher

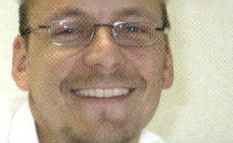

Markus Boucsein

Chefredakteur der Fachzeitschriften »Die Schwester/ Der Pfleger« und »Pflegen Ambulant«

Menschen pflegen ist neben Leidenschaft und Herzensangelegenheit eine bedeutende Profession. Der Bürger hat das erkannt und bewertet die Pflegeberufe in einer Rangliste weit oben. Pflegende selbst sind oft zu bescheiden und sehen sich nicht so. Selbstbewusstsein und stärkere Durchsetzungsfähigkeit seitens der Pflegeberufe sind dringend geboten, um sich in der Gesundheitsversorgung so zu etablieren, wie sie es verdient hätten.

Agieren und qualifizieren: Beruf und Karriere

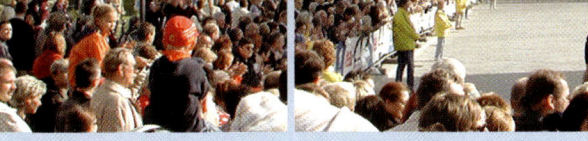

28 Karriereplanung für Pflegeberufe

Manfred H. Riedel

- 28.1 Karriereplanung – was ist das? – 560

- 28.2 Ausbildung und mehr – 561
- 28.2.1 Schlüsselqualifikationen – 561
- 28.2.2 Zuschüsse für Begabte – 562

- 28.3 Persönlichkeitsentwicklung – 563
- 28.3.1 DISG-Persönlichkeitsmodell – 563
- 28.3.2 Die Mischung macht's – 564
- 28.3.3 Schwächen in Stärken verwandeln – 564

- 28.4 Persönlichkeit als Erfolgsmarke – 564

- 28.5 Gutes Benehmen – 565
- 28.5.1 Kontaktaufnahme – 565
- 28.5.2 Der erste Eindruck – 567

- 28.6 Beziehungen nutzen?! – 567

- 28.7 Richtig bewerben – 568
- 28.7.1 Stellenangebote – 568
- 28.7.2 Netzwerk aktivieren – 569
- 28.7.3 Bewerbung beim bisherigen Arbeitgeber – 569
- 28.7.4 Blindbewerbung – 569
- 28.7.5 Initiativbewerbung – 570
- 28.7.6 Personalvermittlungen – 570
- 28.7.7 Internet – 570
- 28.7.8 Arbeitsagenturen – 571

Schülerseite – 572

Abb. 28.1. Karriere und Aufstieg sind mit einer Bergtour vergleichbar. Im Tal das Ziel vor Augen zu haben, spornt an zum Durchhalten, und die Aussicht vom Gipfel motiviert für neue Herausforderungen

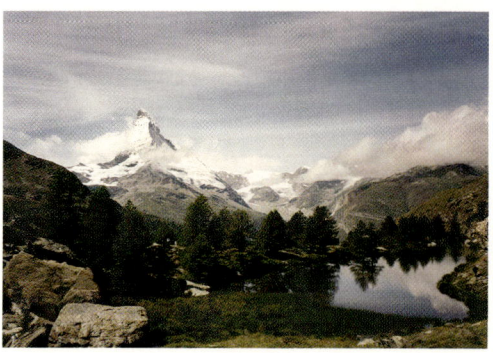

Die Bedeutung des **Gesundheitswesens als Wirtschaftszweig** und damit auch die der Pflegeberufe wird in den nächsten Jahrzehnten zu**nehmen,** wie Zukunftsforscher prophezeien. Sie sprechen von einem Zeitalter für Gesundheit und Pflege, welches das Technologiezeitalter ablösen soll, mit der Folge, dass sich Entgeltsysteme, Versorgungsstrukturen und Lohnsysteme verändern.

Da immer mehr alte und kranke Menschen gepflegt werden müssen, wird in den Pflegeberufen der Bedarf an Fachpersonal zunehmen. **Pflegende** werden noch mehr als bisher **gesuchte Fachkräfte** sein. Wer vorne dabei sein will und nicht mit einem Platz im Mittelfeld zufrieden ist, muss flexibel sein und sich auf neue Arbeitsfelder im Gesundheitswesen einstellen (Abb. 28.1). Seine »**Traumstelle**« muss man allerdings **frühzeitig planen**.

28.1 Karriereplanung – was ist das?

Was immer Du kannst oder erträumst zu tun, beginne es jetzt.
Johann Wolfgang v. Goethe

Der Freund »Zufall« kann einem schon mal bei einem Karrieresprung behilflich sein, verlassen sollte man sich jedoch nicht darauf. Derjenige, der Karriere machen möchte, sollte sich ein **Ziel stecken** und es konsequent verfolgen. 3 Fragen können bei diesem Zielsetzungsprozess helfen:

1. **Zielfindung** – Was will ich persönlich und beruflich erreichen?

In dieser Stufe formuliert man seine **Wunschziele**, wobei Jugendträume nicht vergessen werden sollten. Es geht darum, ein möglichst konkretes berufliches Leitbild mit Position, Funktion und Titel zu entwickeln, z. B.:

- Leitung einer Einrichtung/Station mit … Mitarbeitenden,
- Expertin für …,
- selbstständig sein als …,
- gegenwärtige Stelle halten und ausbauen,
- berufspolitische Karriere als …

Ob und wie sich diese Wunschziele verwirklichen lassen, wird in den nächsten beiden Schritten überlegt.

2. **Situationsanalyse** – Was kann ich persönlich und beruflich?

Eine Bestandsaufnahme der **eigenen Stärken** und **Schwächen** hilft beim Einschätzen, ob das Wunschziel zu realisieren ist (▶ auch Kap. 28.3). Folgende Leitfragen helfen bei der Analyse des momentanen Standortes:

Die schwerste Kunst: sich selber kennen.
Deutsches Sprichwort

- Was waren meine größten Erfolge?
- Welche Ereignisse und Personen haben mich beeinflusst (Kindheit, Jugend, Familie, Bezugspersonen)?
- Welche Werte sind mir wichtig?
- Was sind meine charakterlichen Stärken und Schwächen?
- Welche Fähigkeiten und Kenntnisse haben mir bisher geholfen, Erfolge zu erzielen (Fachkenntnisse, Führungsfähigkeiten, Denkfähigkeiten, Arbeitstechniken, Kernkompetenzen, ▶ Kap. 28.2.1)?

28.2 · Ausbildung und mehr

- Wo kann ich meine Fähigkeiten entfalten, wo nicht (innerhalb des Teams, der Station, der Einrichtung, im persönlichen Bereich)?
- Welche Menschen fördern meine Entfaltung, welche behindern sie?
- Was kann ich anderen geben?
- Kenne ich die Leitziele meiner Einrichtung, meiner Stelle?
- Sind meine Ziele und Vorstellungen mit meinem Vorgesetzten abgestimmt?

Stellt man anschließend die Wunschziele seinen Fähigkeiten und Möglichkeiten gegenüber, kann man entscheiden, ob eine Umsetzung realistisch ist. Dabei ist es sinnvoll, sich auf die 5 wichtigsten Ziele zu konzentrieren (▶ Schülerseite »Analyseformular zur Karriereplanung«).

3. **Zielplanung** – Was werde ich persönlich und beruflich in Angriff nehmen?
Ist das Wunschziel klar und zu realisieren, wird über das »wie zu erreichen« nachgedacht. Hierzu plant man einzelne Ziele und Teilziele, ähnlich wie bei der Pflegeplanung, möglichst konkret und überprüfbar. Dabei ist es wichtig, sich **Erledigungstermine** zu setzen (▶ Schülerseite »Karriereplan«).

> *Kleine, realistische Schritte bringen einen eher weiter als große Taten, die man vor sich herschiebt.*
> Manfred Riedel

> **Insidertipp**
> »Zunächst muss man sich im Klaren sein, ob man überhaupt Karriere machen will. Karriere ist nichts Unanständiges. Wichtig ist es, dass man sie zielgerichtet aufbaut. Bei Bewerbungen lege ich vor allem Wert auf den beruflichen Lebenslauf. Es muss schlüssig erkennbar sein, wohin sich jemand entwickelt.« Peter Jacobs, Pflegedirektor, Klinikum der Universität München

28.2 Ausbildung und mehr

Bereits während der Ausbildung kristallisiert sich heraus, welche Einsatzbereiche und Aufgaben einem besonders Spaß machen. Im Hinblick auf zukünftige Entwicklungen ist es von Vorteil, möglichst viele Arbeitsfelder, auch im nichtstationären Bereich kennen zu lernen.

> Sich frühzeitig konkrete Lern- und Berufsziele zu stecken, erhöht die Motivation und damit die Erfolgsaussichten.

> *Die Welt ist aus Stufen gemacht, der eine steigt sie hinab, der andere hinauf.*
> Deutsches Sprichwort

28.2.1 Schlüsselqualifikationen

Ausbildungseinrichtungen legen vermehrt Wert auf Schlüsselqualifikationen, auch Kernkompetenzen genannt (◘ Tabelle 28.1). Dies sind Fähigkeiten, Kompetenzen und Handlungsmuster, die neben dem Fachwissen wichtig sind, um in der modernen Pflegewelt erfolgreich zu bestehen. Schlüsselqualifikationen können durch verschiedene Projektarbeiten im Unterricht geschult und gefördert werden (◘ Abb. 28.2). Sie sind das **tägliche Handwerkszeug**, das unterschwellig immer im Einsatz ist, sich in vielen Situationen des beruflichen Alltags auszahlt und einen Karrierevorsprung sichert.

Auch wenn Kernkompetenzen nicht ausdrücklich im Unterricht oder bei Fortbildungen erwähnt und angesprochen werden, lohnt es

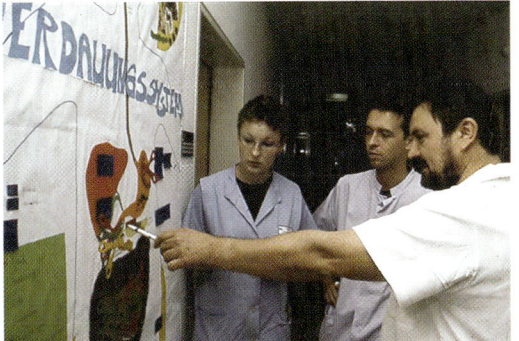

◘ Abb. 28.2. Bei Unterrichtsprojekten werden viele Kernkompetenzen trainiert

Tabelle 28.1. Beispiele zum Training von Schlüsselqualifikationen

Schlüsselqualifikation	Trainingsmöglichkeiten
Teamkompetenz	Gruppenarbeit, Projektarbeit, Arbeitsgruppen, *erlebnispädagogische* Aktion, *Planspiel*, Teamgespräch
Kommunikationsfähigkeit	Diskussion, *Kugellagermethode*, Gesprächsleitung bei Gruppenarbeit oder Teamgespräch, Präsentation einer Gruppenarbeit, Referat, Bericht über Fortbildung, Klassensprecheramt, Übergabe
Kreativität	Posterpräsentation einer Gruppenarbeit, *Mind-Map*, *Brainstorming*, Hobby
Informationskompetenz	Austausch mit anderen, Fallstudie, Facharbeit, Lexika und Fachlexika, Tageszeitungen und Nachrichtenmagazine, Fachbücher und Fachzeitschriften, Internet-Suchmaschinen, TV-Magazine (z. B. Frontal, Monitor, Panorama)

sich, manche Unterrichtsmethode und den Berufsalltag bewusster zu erleben, um neben dem Fachwissen dieses Rüstzeug so ganz nebenbei zu erwerben und zu schulen.

> Nach Ansicht vieler Führungskräfte ist die Leidenschaft, die man für seinen Beruf empfindet, die wichtigste Kernkompetenz.

28.2.2 Zuschüsse für Begabte

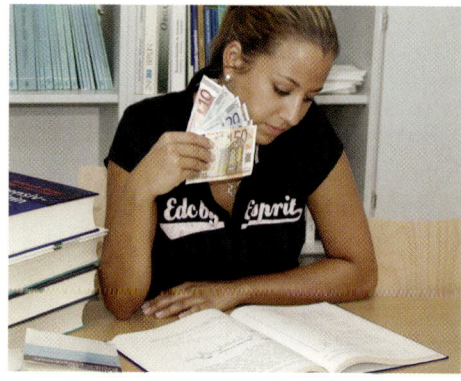

Abb. 28.3. Durch Lernen Geld verdienen

Durch Karriereplanung während der Ausbildung lässt sich sogar Geld verdienen. Im Rahmen der **Begabtenförderung** unterstützt die »Stiftung Begabtenförderungswerk berufliche Bildung« u. a. auch Absolventen von Schulen im Gesundheitswesen, die ihre Prüfung mit einem Notendurchschnitt von mindestens 1,9 oder besser bestanden haben. Gefördert werden begabte junge Menschen, die bei Aufnahme in das Programm noch keine 25 Jahre alt sind. Anrechnungszeiten, z. B. Freiwilliges soziales Jahr, Zivildienst oder Erziehungsurlaub, können bis zu 2 Jahren geltend gemacht werden.

Gefördert werden fachbezogene berufliche Fort- und Weiterbildungen, z. B. Kinästhetik-Kurse, Weiterbildung im Qualitätsmanagement oder in der Anästhesie- und Intensivpflege. Das Programm fördert auch fachübergreifende Maßnahmen, z. B. EDV-Kurse, Intensivsprachkurse und persönlichkeitsbildende Kurse. Die Höhe der Förderung soll innerhalb eines Kalenderjahres 1.700 EUR nicht übersteigen. Maximal stehen 5.100 EUR im Förderzeitraum von 3 Jahren zur Verfügung (Abb. 28.3).

Insidertipp

Begabtenförderung: Stiftung Begabtenförderungswerk berufliche Bildung, Adenauerallee 14, 53133 Bonn, Tel: 0228/10 44 100, Fax: 0228/10 44 107, E-Mail: info@begabtenfoerderung.de, Internet: http://www.begabtenfoerderung.de

28.3 Persönlichkeitsentwicklung

Persönlichkeit zeigt sich darin, wie sich Menschen in bestimmten Situationen verhalten. Die Persönlichkeitsentwicklung ist geprägt durch die Umgebung, in der ein Mensch aufwächst, z. B. Eltern, Kultur, soziales Milieu, Mode oder Musik. Im beruflichen Alltag ist es notwendig, die eigene Persönlichkeitsstruktur zu kennen, sie entsprechend einzusetzen oder sie zu verändern.

Der »Karrierebewusste« kennt seine Verhaltenstendenzen und lernt, diese effektiv einzusetzen. Er entdeckt sein inneres (z. B. kommunikativ, zuverlässig) und äußeres Potenzial (äußeres Erscheinungsbild), bringt es miteinander in Einklang und entwickelt seinen persönlichen Verhaltensstil.

> Der »Erfolgreiche« nimmt nicht nur seine Stärken, sondern auch seine Grenzen an. Durch die Akzeptanz und den Einsatz von Beidem lassen sich kritische Situationen oder Konflikte leichter bewältigen.

In einer Zeit, in der sich Wissen ständig verändert und rasant weiterentwickelt, ist der Mensch mit seiner Persönlichkeit die einzig *Konstante*. Ziel sollte es deshalb sein, eigene Stärken mit bestimmten Situationen zusammenzufügen.

Die Welt ist eine feine Schule.
Deutsches Sprichwort

28.3.1 DISG-Persönlichkeitsmodell

Eine Hilfe, um herauszufinden, wer man eigentlich ist, kann das DISG-Persönlichkeitsmodell sein. Es beschreibt 4 **Grund-Typen**: D = dominant, I = initiativ, S = stetig, G = gewissenhaft, wobei es außerdem eine Reihe von Mischtypen gibt (Tabelle 28.2).

Mit dem DISG-Modell lassen sich eigene Stärken, Schwächen und Präferenzen gut einschätzen. Evtl. ergibt sich daraus die Antwort auf die Frage: »Welche **Aufgabe** und Situation passt am besten zu meinem **Persönlichkeitsprofil**«?

In Bewerbungsgesprächen setzen Pflegedienstleitungen oft eine fachliche Kompetenz voraus und achten deshalb besonders darauf, ob das Persönlichkeitsprofil einer Bewerberin zu der angestrebten Stelle bzw. in das Team passt. **Teamarbeit** ist im Pflegealltag eine wichtige Voraussetzung für eine qualifizierte Betreuung von Pflegebedürftigen. Durch das Erkennen von persönlichen Stärken und Schwächen einzelner, können Gruppen zu echten Teams werden. Wenn unterschiedliche Personen auch unterschiedlich behandelt werden und die Möglichkeit haben,

Tabelle 28.2. DISG-Persönlichkeitstypen

Persönlichkeitstyp	Eigenschaften
Dominant: ist motiviert, Probleme zu lösen und schnelle Ergebnisse zu erreichen; bevorzugt direkte Antworten, vielfältige Tätigkeiten und Unabhängigkeit	bestimmend, direkt, ergebnisorientiert, energisch, großes Selbstvertrauen, mutig, wetteifernd
Initiativ: ist motiviert, andere zu überzeugen und zu beeinflussen; drückt seine Gedanken und Gefühle offen in Worten aus und arbeitet gerne mit anderen zusammen	beeinflussend, begeisternd, beziehungsorientiert, gesprächig, ideenreich, optimistisch, spontan
Stetig: ist motiviert, ein berechenbares, organisiertes Umfeld zu schaffen; kann geduldig zuhören und ist lieber Teammitglied als Teamleitung	bescheiden, bewahrend, geduldig, loyal, teamfähig, voraussagbar, zuverlässig
Gewissenhaft: ist motiviert, hohe Standards zu erreichen; bevorzugt ein Umfeld, in dem bekannte und bewährte Vorgehensweisen eingesetzt werden, um Qualität zu erreichen	analytisch, detailorientiert, diplomatisch, genau, selbstdiszipliniert, systematisch, vorsichtig

ihre persönlichen Stärken voll einzusetzen, lassen sich Spannungen abbauen. Die frei werdende Energie ermöglicht Teamarbeit mit überdurchschnittlichen Ergebnissen.

> Das DISG-Modell kann die Entwicklung eines effektiven Kommunikationsstils und erfolgreichen Führungsverhaltens fördern.

28.3.2 Die Mischung macht's

Die meisten Menschen lassen sich nicht eindeutig den oben genannten Grundtypen zuordnen. Bei ihnen stehen Charaktereigenschaften bzw. Fähigkeiten im Vordergrund, die wiederum durch eine Kombination der Grundtypen entstehen und sie somit zu **Mischtypen** machen.

- »Dominante« Misch-Typen sind der **Motivator** (»D« und »I«), der **Eroberer** (»D« und »G«) sowie der **Ergebnisorientierte** (»D«, »I« und »G«).
- **Überzeuger** (»I« und »D«), **Kalkulierer** (»I« und »G«) und **Ermutiger** (»I« und »S«) sind »initiative« Mischtypen.
- Verschiedene Ausprägungen »stetiger« Persönlichkeiten sind der **Vermittler** (»S« und »I«), der **Spezialist** (»S« und »G«) und der **Leistungsmensch** (»S« und »D«).
- Bei den »gewissenhaften« Mischtypen zeigen sich der **Praktiker** (»G«, »I« und »S«), der **Perfektionist** (»G« und »S«) sowie der **Eroberer** (»G« und »D«)

28.3.3 Schwächen in Stärken verwandeln

Die Wahrheit kommt immer ans Licht.
Deutsches Sprichwort

Jeder Mensch hat Schwächen, über die man meist nicht gerne redet. Sie zu verstecken, bringt oft nicht den gewünschten Effekt, irgendwann kommen sie doch ans Tageslicht. Schwächen zu erkennen, sie anzunehmen und ihnen zu begegnen, ist hier das Motto der Wahl.

- Der »dominante« Persönlichkeitstyp sollte darauf achten, dass er mehr Geduld aufbringt, zuhört, auf die Bedürfnisse anderer eingeht und Beweggründe ausreichend erklärt.
- Eine »initiative« Person kann sich weiterentwickeln, wenn sie andere realistischer einschätzt, bei Entscheidungen objektiver ist und sich Prioritäten und feste Termine setzt.
- Persönlichkeiten mit »stetigen« Eigenschaften sollten sich Konfrontationen bewusst stellen, öfter mal die Initiative ergreifen und schnelle Veränderungen akzeptieren.
- »Gewissenhafte« tun gut daran, mehr Optimismus an den Tag zu legen, ein größeres Selbstbewusstsein zu entwickeln und offener mit Gefühlen umzugehen.

Insidertipp

»Eigene Stärken herausfinden, konkrete Ziele stecken, über den ‚Tellerrand' hinausblicken, Beziehungen knüpfen.« Ute Jahnel, Diplom Pflegewirtin (FH), Caritas-Krankenhaus St. Josef Regensburg

---

28.4 Persönlichkeit als Erfolgsmarke

Große Marken wie Coca-Cola oder Daimler Chrysler profitieren von ihrem Bekanntheitsgrad. Obwohl sie jeder kennt, investieren sie immer wieder aufs Neue Geld und Zeit in die Werbung, um bekannt zu bleiben.

Auch viele Pflegende haben sich einen Bekanntheitsgrad, eine persönliche »Marke« erworben. Zum Beispiel als Expertin für Pflege (C. Bienstein) oder Fachmann für Pflegerecht (P. Jacobs, ▶ Schülerseite). Die Entwicklung einer eigenen »Marke« kann für den beruflichen Erfolg hilfreich sein.

> **Insidertipp**
> Die »Ich-Aktie« ist ein Modell, Karriere neu zu denken:
> (Wissensbasis + emotionale Intelligenz) x Innovationskraft =
> ICH-Aktien-Index (weitere Infos: http://www.die-ichaktie.com)

Wie entwickelt man seine »ICH-Marke«?
- Persönliche Leistungen sollten klar identifizierbar sein. Ergebnisse von Arbeitsgruppen oder Schriftstücke tragen daher immer die Namen der Verfasser.
- Wer etwas weiß und etwas zu sagen hat, sollte dies durch Veröffentlichungen in Fachzeitschriften, im Internet und in Fachbüchern tun.
- Wenn eine Einrichtung oder eine Station etwas Besonderes geleistet hat, sollte die Leistung in internen und externen Zeitungen bekannt gemacht werden.
- Selbstbewusstsein im Auftreten beschreibt die Persönlichkeit positiv. Beispielsweise ist es ein Unterschied, ob man sich als »arbeitslose Hausfrau und Mutter« bezeichnet oder als »Gesundheits- und Krankenpflegerin nach abgeschlossener Familienphase«.
- Auch Pflegende dürfen über ihre Leistungen sprechen, z. B. kann man sagen »Ich bin Gesundheits- und Krankenpfleger« oder »Als Gesundheits- und Krankenpfleger pflege ich etwa 500 Patienten im Jahr«.
- Um sich als »Marke« zu positionieren, sollte man sich in 5 Sätzen beschreiben können.

> »Wer versteht, was die Stärke von Marken ausmacht, kann auch mehr aus sich selbst machen«. (Simplify your life 6/2001)

28.5 Gutes Benehmen

Anstand ziert und kostet nichts.
Deutsches Sprichwort

> **Insidertipp**
> Wussten Sie schon, dass das »Gesundheit!«-Wünschen nach dem Niesen aus der Zeit der großen Pestepidemien stammt, weil Niesen als Anfangssymptom dieser Seuche gesehen wurde und dass man dieses körperliche Bedürfnis heute besser kommentarlos überhört?

Korrekte Umgangsformen sind ein wichtiger Erfolgsfaktor. Gutes Benehmen ist ein wesentlicher Aspekt der **sozialen Kompetenz** und zählt, wenn es gilt, die Karriereleiter ein Stück höher zu kommen. Es lohnt sich, sein Verhalten zu reflektieren und evtl. zu korrigieren. Umsichtige Gesten wirken auch positiv auf Patienten und haben Auswirkungen auf das Betriebsklima.

28.5.1 Kontaktaufnahme

Begrüßen
Klopft die Pflegedienstleitung an das Stationszimmer, schließt sie als Besucherin unbewusst aus der Strecke, die ihr entgegengegangen wird auf das **Entgegenkommen**. Dies gilt ebenso für die

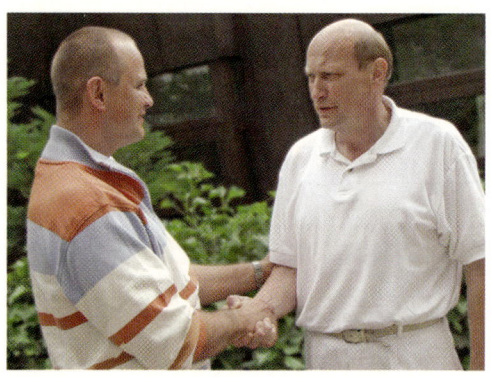

Abb. 28.4. Handschlag als Machtgebärde

Verabschiedung. Auch Patienten, Schüler, Vertraute oder Fremde nehmen dieses »Ehrengeleit« wahr.

Eine Frage ist oft auch »aufstehen oder sitzen bleiben?« Zur Begrüßung sollte immer aufgestanden werden. Man kann dem Besucher damit signalisieren, dass er es Wert ist, sich für ihn zu mobilisieren.

Begrüßt man sich mit einem **Handschlag**, sollte es vermieden werden, mit der linken Hand den rechten Oberarm des Gegenübers zu berühren (Abb. 28.4). Dieser Doppelgriff kann als Machtgebärde ausgelegt werden. Es reicht auch aus, wenn man bei der Kontaktaufnahme deutlich »Guten Tag!« sagt und freundlich dabei lächelt. Es empfiehlt sich, das Bedürfnis des Gegenübers auf Nähe und Distanz auszuloten.

Beim Händedruck ist auch die **Rangfolge** zu beachten. Die Ranghöhere reicht immer zuerst die Hand, z. B. reicht die 30-jährige Pflegedienstleitung der 58-jährigen Pflegeperson die Hand. Bei gleicher Ranghöhe reicht die ältere Person der jüngeren, die Dame dem Herrn die Hand.

Vorstellen

Stufe für Stufe kommt man auf den Turm.
Deutsches Sprichwort

Ins Fettnäpfchen treten kann man auch, wenn man **sich selbst vorstellt**. Ein »Guten Tag, ich bin der Herr Schmidt!« klingt umgangssprachlich. Niemand darf sich selbst als »Herr« oder »Frau« vorstellen. Immer häufiger wird beim Vorstellen neben dem Nach- auch der Vorname genannt: »Guten Tag, ich bin (oder: heiße, mein Name ist) Volker Schmidt!«. Der Vorname vervollständigt das Bild. Das Gegenüber kann sich an die Stimme gewöhnen, bekommt einen Eindruck von der Artikulation und kann sich auf die Lautstärke einstellen. Patienten sind dankbar, wenn man neben dem Namen auch die Funktion nennt.

Werden andere Menschen **einander vorgestellt**, gilt als Grundregel, dass die wichtigste Person alle Informationen zuerst erhält. Die rangniedere Person wird zuerst genannt, damit die ranghöhere Person den ihr zustehenden Wissensvorsprung hat. Allerdings muss im nächsten Atemzug die ranghöhere Person ebenfalls genannt werden.

Vortritt

Bei Vorstellungsterminen wird man oft durch den neuen Arbeitsbereich geführt und es stellen sich Fragen wie: Wer vor geht und wer öffnet die Tür?

In fremdem, unübersichtlichem Terrain geht immer der Gastgeber vor. Handelt es sich um kurze übersichtliche Strecken, hat der Besucher den Vortritt. Alle Türen werden vom Gastgeber geöffnet und geschlossen. Der Besucher geht als erster durch die Tür. Auf einer Treppe geht hinauf die Dame und hinunter der Herr vor.

Pünktlichkeit

Ein wichtiger Gradmesser für die Wertschätzung anderer ist die Pünktlichkeit. Dies gilt nicht nur Vorgesetzten gegenüber. Verspätet man sich zu einem Termin, sollte man die **Verspätung ankündigen**, den Grund nennen und die kalkulierte Ankunftszeit. Ist eine Ankündigung nicht möglich, entschuldigt man sich bei der Person, die einen erwartet.

28.5.2 Der erste Eindruck

Beim Bild eines Menschen spielt das äußere Erscheinungsbild (z. B. gewaschene Haare, die Kleidung) eine wichtige Rolle (äußeres Potenzial; Abb. 28.5). Dies gilt für ein Bewerbungsgespräch ebenso wie bei der täglichen Arbeit.

3 Fragen sind für die **berufliche Kleidung** wichtig:
1. Wofür steht mein Beruf und wie will sich meine (zukünftige) Einrichtung diesbezüglich darstellen?
2. Wie kann dieses Bild mit der Kleidung erreicht werden?
3. Welche Notwendigkeiten bringt meine Stellung mit sich?

Will sich mein Krankenhaus seriös, zuverlässig, gewissenhaft, bunt, flippig oder kreativ darstellen? Passt z. B. ein selbstgemachtes Namensschild zu dem, was meine Einrichtung verkörpern will? Welchen Eindruck macht ein durch Pflaster ersetzter fehlender Knopf?

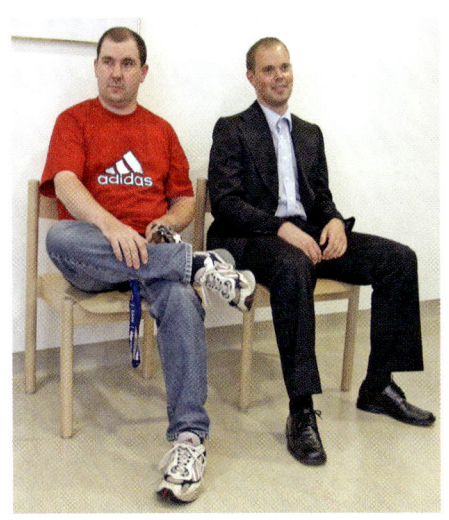

> **Abb. 28.5.** Was meinen Sie, wer die Stelle erhält?
>
> Kleider machen Leute.
> *Deutsches Sprichwort*

Insidertipp

Ein gepflegtes Aussehen als Mitarbeiter in einem Pflegeberuf ist nicht nur für Karrierebewusste ein Muss.

Vorgesetzte, die an der Karriere beteiligt sind, aber auch Pflegebedürftige und Angehörige sehen Details: Sind die Fingernägel sauber und geschnitten, die Haare gewaschen, die Brille geputzt, die Kleidung einwandfrei? Ebenso wird der Körpergeruch registriert, deshalb nicht nach Zigarettenrauch, Schweiß oder aufdringlichem Parfum riechen.

Insidertipp

Checkliste für »Gutes Benehmen«: Ich…
- respektiere mich selbst, damit ich andere respektieren kann.
- erweise allen Besuchern die gleiche Ehre.
- stehe zur Begrüßung auf und stelle eine gemeinsame Ebene her.
- warte in fremder Umgebung, bis mir der Gastgeber die Hand reicht.
- respektiere die Ranghöhe.
- halte Termine ein und zeige damit anderen Respekt.
- stelle mich nicht mit »Frau« oder »Herr« vor und nenne selbst keine akademischen Grade und Titel.
- gebe beim einander Vorstellen der wichtigsten Person alle Informationen zuerst.
- achte auf mein Äußeres.
- interessiere mich für andere, dann interessieren sich auch andere für mich.

28.6 Beziehungen nutzen?!

Beziehungen zu haben, hat für manche einen schalen Beigeschmack. Beziehungen zu haben, ist jedoch nichts Schlechtes – im Gegenteil – sie nützen. Gute Kontakte können die Karriere unterstützen. Viele Arbeitsstellen werden über **Mundpropaganda** vergeben. Beziehungsnetz-

> Die Rede von einem,
> ist die Rede von keinem.
> *Deutsches Sprichwort*

Tabelle 28.3. Zwischenmenschliche Netzwerke aufbauen und pflegen

Kontakte säen	Kontakte pflegen
– Achten Sie grundsätzlich die Menschen – egal welcher Nationalität und Hautfarbe – Seien Sie höflich zu allen – Organisieren Sie ihre Hobbys im Verein oder mit Gleichgesinnten – Schließen Sie sich einem Berufsverband an – Organisieren Sie einen Pflegetreff – Sprechen sie Menschen an, z. B. auf Seminaren, auf Messen, beim Sport – Archivieren Sie die Visitenkarte von neuen Bekannten mit wichtigen Zusatzinformationen (z. B. Hobbys, Geburtstag)	– Netzwerke bedeuten immer geben und nehmen – Melden Sie sich nicht nur, wenn Sie jemanden brauchen – Gehen Sie zu Ehemaligentreffs – Halten Sie Kontakt zu ihren Ausbildern – Arbeiten Sie in Arbeitsgruppen der Berufsverbände mit – Gehen Sie zu Mitgliederversammlungen ihres Vereins oder Verbandes – Ein Telefonat, SMS, E-Mail oder eine Urlaubskarte können große Wirkung haben

werke gibt es zwischen Familienmitgliedern, privaten Freunden, Klassenkameraden, Arbeitskollegen oder Vereins- und Verbandsmitgliedern. Netzwerke sind **Börsen für wichtige Informationen**, die nur der erhält, der in das Netzwerk eingebunden ist. Kontakte aufzubauen und zu pflegen, gehört zum guten Ton in der heutigen Arbeitswelt (● Tabelle 28.3).

> **Insidertipp**
>
> Beziehungen sind hilfreich und können ein Sprungbrett für die Karriere sein. Sie schaden im Zweifelsfall immer nur denen, die sie nicht haben. Jedoch: Beziehungen allein sind keine Erfolgsgarantie!

Die sich zuviel vornehmen, führen wenig aus.
Deutsches Sprichwort

28.7 Richtig bewerben

Nach der Ausbildung oder während der Berufstätigkeit stellt sich die Frage eines gezielten Arbeitgeberwechsels, um sich in Richtung des angestrebten Karriereziels weiterzuentwickeln. Vor jeder Bewerbung sollte man die 3 Stufen und Fragen des Zielfindungsprozesses (▶ oben) überprüfen und aktualisieren.

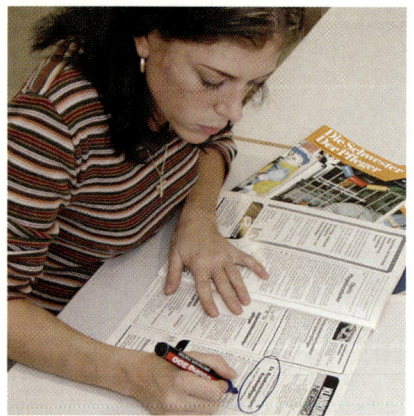

● Abb. 28.6. Wer suchet, der findet!

28.7.1 Stellenangebote

Bei einer geplanten Stellensuche empfiehlt es sich, rechtzeitig über einen gewissen Zeitraum die Stellenanzeigen zu **analysieren** (▶ Schülerseite »Checkliste zur Analyse von Stellenanzeigen«). So erhält man einen Einblick in den aktuellen Bedarf und kann die Angebote der verschiedenen Anbieter miteinander vergleichen (● Abb. 28.6).

Stellenangebote werden in den Wochenendausgaben regionaler und überregionaler Tageszeitungen veröffentlicht. Diese Quelle empfiehlt sich insbesondere bei regionaler Gebundenheit. Einen umfangreichen Stellenmarkt bieten das Internet und Fachzeitschriften (▶ »Gewusst wo«). Hat man selber keine Zeitschrift abonniert, sind diese meist in den Bibliotheken von Krankenpflegeschulen und Krankenhäusern einsehbar.

28.7.2 Netzwerk aktivieren

Steht eine konkrete berufliche Veränderung an, ist es an der Zeit, sein persönliches Netzwerk gezielt zu aktivieren. Durch persönliche Beziehungen und Gespräche erfährt man oft frühzeitig von interessanten Stellen und kann sich direkt über den möglichen Wunscharbeitgeber informieren. Dabei erfährt man u. a. die richtigen Ansprechpartner, wichtiges zum Fragestil im Bewerbungsgespräch, Besonderheiten des Arbeitgebers und andere nützliche Insiderinformationen.

> Nicht vergessen sollte man allerdings, sich bei seinem Auskunftsgeber zu bedanken.

28.7.3 Bewerbung beim bisherigen Arbeitgeber

Bleibt jemand nach der Ausbildung bei demselben Arbeitgeber, hat dies den Vorteil, dass er die Stationen und die Abläufe kennt. Andererseits läuft er aber auch Gefahr, dass er in den Augen mancher Mitarbeiter weiterhin als »Schüler« gesehen wird.

Innerbetrieblichen Ausschreibungen kommt eine große Bedeutung zu. Arbeitgeber sparen sich teure Anzeigen und können sich aus einem Ausbildungsjahrgang die Besten aussuchen. Außerdem sind viele Einrichtungen durch Betriebsvereinbarungen verpflichtet, frei werdende Stellen zuerst innerbetrieblich auszuschreiben. Auf folgende Aspekte sollte man achten:

— Auch wenn die Einrichtung und die Mitarbeiter bekannt sind, ist die Bewerbung für die innerbetriebliche Stellenausschreibung genauso gewissenhaft wie für eine externe.
— In dem **Bewerbungsschreiben** erklärt man, warum man sich im Ausbildungsbetrieb bewirbt bzw. sich innerbetrieblich verändern möchte, z. B. weist man darauf hin, dass man sich in dem Betrieb wohlfühlt und seine Kraft auch weiterhin zum Wohle des Betriebes einsetzen möchte.
— Seine Bewerbung behält man zunächst für sich, um Spekulationen und Gerüchte zu vermeiden.
— In vielen Bereichen finden sog. Mitarbeiterjahresgespräche statt, in denen Ziele und konkrete Förderungsmöglichkeiten angesprochen und festgelegt werden. Sie bieten eine sehr gute Möglichkeit, die eigenen Karrierevorstellungen einzubringen.

> **Insidertipp**
>
> »Voraussetzung sind für mich regelmäßige Gespräche zwischen den Mitarbeitenden und dem Vorgesetzten, um ein Stärkenprofil zu ermitteln. Pflegekräfte sollten sich eine gewisse Flexibilität erhalten und auch zu einem internen Wechsel bereit sein. Mir ist es wichtig, dass interne und externe Fortbildungsmöglichkeiten transparent sind«. Robert Fersterra, Pflegedienstleiter, DiaMed Centrum, Neuendettelsau

28.7.4 Blindbewerbung

Bewirbt man sich an einer Einrichtung, ohne dass diese eine Stelle ausgeschrieben hatte, spricht man von einer Blindbewerbung.

Da nicht alle Einrichtungen im Pflegebereich selbst ausbilden und i. d. R. in Ausbildungseinrichtungen nicht alle Absolventen übernommen werden, kann es sinnvoll sein, Blindbewerbungen an mehrere Einrichtungen zu verschicken. Nachdem die Ausbildung der meisten Pflegeschulen im März oder im September endet, greifen Pflegedienstleitungen außerhalb dieser Zeit gerne auf einen Pool von Bewerbungen (Blindbewerbungen) zurück.

Im Krankenhausadressbuch sind alle **Krankenhausadressen** verzeichnet. Dieses ist z. B. in Bibliotheken (Krankenpflegeschule oder Krankenhaus) einsehbar. Im Internet sind Krankenhausadressen auf den Seiten der Landeskrankenhausgesellschaften abrufbar. Über die Seite der Deutschen Krankenhausgesellschaft (http://www.dkgev.de) kommt man unter den Links auf die Seiten der Landesorganisationen und findet dort ein umfangreiches Krankenhausregister. Adressen finden sich auch im Stellenmarkt der Pflegefachzeitschriften.

28.7.5 Initiativbewerbung

Die Welt gehört dem, der sie sich nimmt.
Deutsches Sprichwort

Bei der Initiativbewerbung wird im Gegensatz zur Blindbewerbung **ein interessanter Arbeitgeber konkret angeschrieben**. Vor einer Initiativbewerbung ist es ratsam, sich möglichst viele Informationen über die Einrichtung einzuholen. Diese finden sich in Broschüren, im Internet, in Presseberichten oder auch durch das persönliche Netzwerk.

Das **Bewerbungsschreiben** sollte gezielt formuliert sein und die Informationen, die man über die Einrichtung hat, einbeziehen. Es ist wichtig, dass der richtige Ansprechpartner benannt wird und dass die Bewerbung eindeutig erkennen lässt, wofür sich jemand bewirbt. Außerdem ist es gut zu begründen, warum man gerade in dieser Einrichtung arbeiten möchte.

28.7.6 Personalvermittlungen

Vermehrt treten sowohl in den Fachzeitschriften als auch im Internet private Personaldienstleister, Zeitarbeitsfirmen und Personalvermittlungen auf. Sie bieten den Bewerbern z. B. eine kostenlose Vermittlung, eine Analyse der Vorstellungen und Fähigkeiten und unterstützen bei der Zusammenstellung einer professionellen Bewerbermappe. Ein **Vergleich** der **Leistungen** und der **Vergütungen**, falls man sich bei einer entsprechenden Firma anstellen lassen möchte, ist ratsam, da die Unterschiede stark variieren.

28.7.7 Internet

Im Internet lassen sich über spezielle Jobbörsen sehr schnell auch ausgefallenere Stellen finden. Daneben werden Tipps zur Bewerbung, zum Vorstellungsgespräch, zur Karriereplanung und Persönlichkeitstests angeboten.

> **Insidertipp**
>
> **Bewerbungstipps:** http://www.checkliste.de/selbstmanagement/bewerbung-und-job, http://www.berufszentrum.de/bewerben.html, http://www.t-online.de, http://www.jobworld.evita.de, http://www.freundin.de, http://www.erfolgreicher-bewerben.de, http://www.stellenmarkt.de
> **Stellenbörse:** http://www.arbeitsagentur.de, http://www.carelounge.de, http://www.jobworld.evita.de, http://www.stellenmarkt.de

28.7.8 Arbeitsagenturen

Die örtlichen Arbeitsagenturen geben in erster Linie einen Überblick über den regionalen Arbeitsmarkt. Durch den Stelleninformationsservice (SIS) kann man vor Ort am Computer selbst nach offenen Stellen suchen. Dieser Service ist über http://www.arbeitsagentur.de auch im Internet verfügbar.

Nachschlagen und Weiterlesen

Beutelmeyer W und Seidl C (2003) Die Marke ICH. Wirtschaftsverlag Carl Ueberreuter, Wien
Bonneau E (2002) Erfolgreich durch gutes Benehmen. Augustus, München
Gay F (2004) DISG Persönlichkeitsprofil. Gabal, Offenbach
Heilberufe (2004) Job und Karriere in der Pflege. Urban & Vogel, Berlin
Kirckhoff M (1997) Mind Mapping. Einführung in eine kreative Arbeitsweise. GABAL, Offenbach
Knobbe T (1999) Kernkompetenzen für Ihren Erfolg. mvg, Landsberg am Lech
Küstenmacher M und W (2001) Die Marke ICH. Simplify your life. VNR Verlag, Bonn. Heft 6: 10
Mende M (2005) Pflegeausbildung – und dann? Urban & Fischer bei Elsevier, München
Savant M, Fleischer L (2002) Brain Building. Wunderlich im Rowohlt, Reinbek
Seiwert L, Gay F (2004) Das 1x1 der Persönlichkeit. GU, München
Seiwert L, Gay F (1997) DISG Kommunikationsprofil »Listening«. Gabal, Offenbach
Seiwert L, Gay F (2001) DISG Teamprofil »C.A.R.E«. Gabel, Offenbach
Wahrig R (2002) Deutsches Wörterbuch. Bertelsmann Lexikon Verlag, Gütersloh

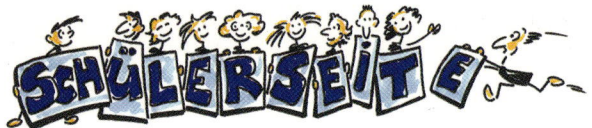

Erfahren

Checkliste: Analyse von Stellenanzeigen

- Spricht mich die Anzeige an? Ist die grafische Gestaltung modern oder konservativ? Wodurch hebt sich die Anzeige von anderen ab?
- Wie ist das Einrichtungsprofil des Hauses (Größe, Mitarbeiteranzahl, Führungsstil)?
- Entspricht die Stelle meinem Karriereziel (◘ Tabelle 28.4)?
- Passt die ausgeschriebene Stelle zu meinen Qualifikationen?
- Was ist der Einrichtung wichtig?
- Ist der Arbeitgeber in einer von mir bevorzugten Stadt oder Region?
- Ist eine Internetadresse angegeben?
- Wie ist der Bewerbungsweg?
- Ist ein Ansprechpartner für Vorabinformationen genannt?
- Ist die Stelle befristet oder unbefristet, eine Vollzeit- oder Teilzeitstelle?
- Was wird außer dem Arbeitsplatz noch angeboten?

Checkliste: Bewerbungsmappe

Vollständigkeit der Unterlagen

- evtl. Deckblatt mit Name, Adresse und evtl. Bewerbungsfoto
- individuelles Anschreiben (Bewerbungsschreiben)
- Lebenslauf
- aktuelles Bewerbungsfoto (Porträtfoto)
- saubere, lesbare Kopien von: Schul- und Examenszeugnissen, Arbeitszeugnissen (lückenlos), Bescheinigungen von Fort- und Weiterbildungen

Wissen

Pflege-Persönlichkeiten

Bienstein, Christl: (*1951) ist Krankenschwester, Diplom-Pädagogin und als Professorin Leiterin des Instituts für Pflegewissenschaften der Universität Witten/Herdecke. In den 80er-Jahren begründete sie zusammen mit Andreas Fröhlich die Theorie und Therapie der Basalen Stimulation. Ihre Vorträge sind immer wieder anregend und alles andere als praxisfern! Nicht verpassen, wenn sich die Gelegenheit ergibt, einen zu besuchen!

Jacobs, Peter: (*1950) Krankenpfleger mit Weiterbildung in Anästhesie- und Intensivpflege sowie Lehrer für Pflegeberufe. Derzeit leitet er als Pflegedirektor das Universitätsklinikum Großhadern und Klinikum Innenstadt in München. Er ist Referent, Autor und wirkt in der Redaktion der Zeitschrift »Die Schwester/Der Pfleger« mit. Sein Spezialgbiet ist »Pflege-Recht«, sein Wissen hierzu ist auch in diesem Buch zu finden.

◘ Tabelle 28.4. Beispiel für einen Karriereplan

Ziel	Zeit bis	Maßnahmen	Kontrolltermin	Erledigt X
Stationsleitung	2006	Gespräch mit Vorgesetzter	September 2002	
		Schichtleitung	ab 2003	
		Klärung der Freistellung und Finanzierung mit Pflegedienstleitung	2003	
		Klärung der privaten Situation	2003	
		Auswahl der Weiterbildungsstätte	2003	
		Anmeldung zur Weiterbildung	2004	
		Weiterbildung	2005	

Bewerbungsanschreiben und Lebenslauf
- Ist, falls bekannt, der Ansprechpartner genannt?
- Steht bei Chiffre-Anzeigen die Kennzahl auf dem Anschreiben?
- Stimmen Anschrift und Absender auf dem Anschreiben?
- Hat jemand das Anschreiben und den Lebenslauf auf Fehler kontrolliert?

Bewerbungsfoto
- Das Foto kann auf dem Deckblatt, dem Bewerbungsschreiben oder dem Lebenslauf angebracht werden
- Das Foto sollte gut haltbar angebracht sein (z. B. mit Fotoecken)

Wurden die Unterlagen ordentlich und in der richtigen Reihenfolge abgeheftet?
- Stimmt die Reihenfolge in der Mappe? Deckblatt, Lebenslauf, Zeugnisse und Bescheinigung rückwärts chronologisch (das Aktuelle zuerst); lose auf der Mappe liegend: das Bewerbungsschreiben
- Machen die Unterlagen einen ordentlichen Eindruck?
- Ist der linke Rand ausreichend, so dass alles auch nach dem Einheften gut zu lesen ist?

Vor dem Versenden
- Stimmen Anschrift und Absender auf dem Umschlag?
- Ist die Bewerbung ausreichend frankiert?
- Haben Sie Kopien für die eigenen Unterlagen gemacht?
- Alles kontrolliert? Wenn alles in Ordnung ist, können Sie Ihre Bewerbungsmappe losschicken. Viel Erfolg beim Vorstellungsgespräch!

Das Bewerbungsgespräch – Antworten erfahrener Pflegedienstleitungen

Was erwarten Sie von Bewerberinnen und Bewerbern?
- Pünktlichkeit beim Vorstellungstermin.
- Höflichkeit und korrekte Umgangsformen, ein gepflegtes Erscheinungsbild.
- Sicheres, natürliches Auftreten, Offenheit und Ehrlichkeit.
- Bereitschaft, etwas über sich zu erzählen (z. B. Hobbys).

Zu welchen Fragen sollte eine Bewerberin/ein Bewerber Stellung nehmen?
- Grund der Bewerbung, der gewünschten Veränderung.
- Leitbild der Einrichtung (aus Stellenanzeige oder vorher zugesandtem Informationsmaterial ersichtlich).
- Beruflicher Werdegang.
- Persönlichkeitsprofil.
- Eigene Schwerpunkte der täglichen Arbeit.
- Führungsstil (je nach Funktion).
- Organisationsformen der Pflege.

Probieren

Erfolg ist relativ!

Erfolgreich zu sein bedeutet für jeden Menschen etwas anderes, auch wenn häufig der Eindruck erweckt wird, Maßstäbe dafür seien Bankkonto und Bekanntheitsgrad. ❓ Was wäre für Sie persönlich ein Erfolg in Beruf und Privatleben? Welche Ziele verfolgen Sie und welche Schritte müssen Sie planen, um diese zu erreichen? 🗝 Diskutieren Sie im Klassenverband darüber!

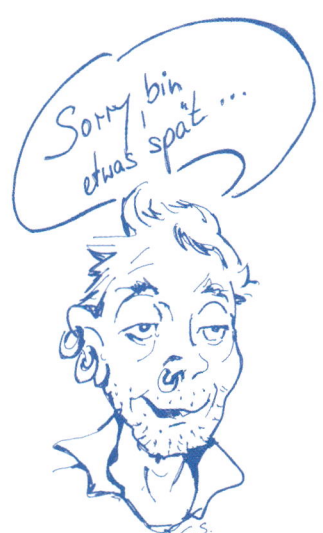

Ob's diesmal klappt mit dem Vorstellungsgespräch?

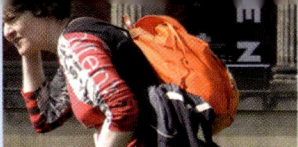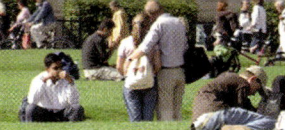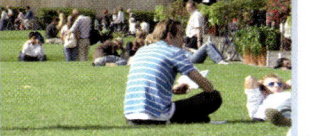

29 Lebenslang Lernen

Manfred H. Riedel

29.1 Lernen kann jeder – regelmäßig fortbilden – 576
29.1.1 Stationsinterne Fortbildung – 576
29.1.2 Innerbetriebliche Fortbildung – 576
29.1.3 Überbetriebliche Fortbildung – 577
29.1.4 Fachzeitschriften – 577
29.1.5 Fachliteratur – 577
29.1.6 Internet – 577
29.1.7 Arbeitsgruppen und Pflegetreffs – 578

29.2 Lernen hilft weiter – gezielt weiterbilden – 578

29.3 Lernen macht klug – studieren und promovieren – 579

29.4 Lernen ist spannend – Auslandserfahrung sammeln – 579
29.4.1 Anerkennung und Arbeitsmöglichkeiten – 580
29.4.2 Freiwilligendienst – 580
29.4.3 Austauschprogramm – 580
29.4.4 Entwicklungsdienst – 581

Schülerseite – 583

> Du sollst unersättlich im Lernen und unermüdlich im Lehren sein.
> *Deutsches Sprichwort*

Durch immer neue Entwicklungen in der Pflege, der Medizin und in der Gesellschaft müssen Pflegende ihr Wissen ständig aktualisieren. Pflegende benötigen nicht nur **aktuelles Wissen**, um Pflegebedürftige kompetent zu **versorgen**, sondern auch, um es an andere weiterzugeben: z. B. bei der **Beratung** von Pflegebedürftigen und deren Angehörigen oder bei der **Anleitung** von Pflegeschülern, Kollegen etc. Diejenigen, die auf das Wissen von Pflegenden angewiesen sind, haben Anspruch auf korrektes Wissen, wodurch für die Pflegenden eine »Verpflichtung« zum Lernen und zur Wissensaktualisierung entsteht.

> Die Weitergabe von Wissen beinhaltet die Verantwortung gegenüber denjenigen, die einem anvertraut sind und vertrauen.

29.1 Lernen kann jeder – regelmäßig fortbilden

Die berufliche Fortbildung dient dazu, berufliche **Kenntnisse** und Fertigkeiten zu **erhalten**, zu **erweitern** und an neue Entwicklungen **anzupassen** oder beruflich **aufzusteigen**. Regelmäßige Fortbildung fordert auch die Berufsordnung des Deutschen Berufsverbandes für Pflegeberufe (DBfK, 1992, ▶ »Gewusst wo«):

>> »Die/der Altenpflegerin/Altenpfleger, Kinderkrankenschwester/Kinderkrankenpfleger, Krankenschwester/Krankenpfleger ist verpflichtet, sich regelmäßig fortzubilden und sich dabei über die für ihre/seine Berufsausbildung jeweils geltenden Bestimmungen zu unterrichten. Es sind pro Jahr mindestens 20 Stunden berufliche Fortbildung nachzuweisen.«

Berufliche Fortbildung gilt nicht generell als Arbeitszeit. Jedoch unterstützen viele Arbeitgeber ihrer Mitarbeiter, da die Einrichtung selbst davon profitiert, wenn das Personal auf dem neuesten Wissensstand ist. Deshalb sollte bei einem Arbeitsstellenwechsel schon im Vorstellungsgespräch eine Frage den Fortbildungsangeboten und Fördermaßnahmen (z. B. Fortbildungsrichtlinien) gewidmet sein.

> Durch Lehren lernen wir.
> *Deutsches Sprichwort*

29.1.1 Stationsinterne Fortbildung

In stationsinternen Fortbildungen können die Mitarbeiter des Pflegeteams ihren Wissenstand aktuellen Entwicklungen im direkten Arbeitsumfeld anpassen (Abb. 29.1). Alle Teammitglieder sind zeitgleich auf dem gleichen Kenntnisstand. Diese Form der Fortbildung eignet sich besonders gut zur Entwicklung und Einführung neuer Konzepte. Einzelne Teammitglieder können sich nach der Teilnahme an einer externen Fort- oder Weiterbildung als Multiplikator bei einer stationsinternen Fortbildung einbringen. So wird Wissen in einer Art »Schneeballprinzip« weiter vermittelt.

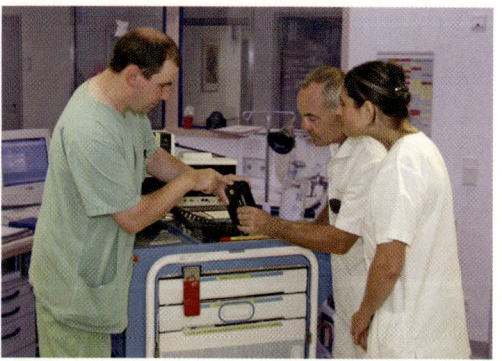

 Abb. 29.1. Wissen macht sicher

29.1.2 Innerbetriebliche Fortbildung

Viele Einrichtungen haben eigene **Fortbildungsinstitute**, deren Mitarbeiter innerhalb des Hauses Fortbildungen organisieren oder selber umsetzen. Dies spart Zeit, Fahrt- bzw. Übernachtungskosten und kann vor Ort häufiger wiederholt werden. So sind viele Mitarbeiter der Einrichtung zu erreichen und damit ist neues Wissen schnell zu *implementieren*. Gibt es kein Fortbildungsinstitut in der Einrichtung, kann die Pflegedienstleitung externe Dozenten für **Inhouse-Seminare** gewinnen.

> Die Worte sind gut, folgen auch die Taten nach.
> *Deutsches Sprichwort*

29.1.3 Überbetriebliche Fortbildung

Einzelne Pflegende einer Einrichtung nehmen an externen, regionalen oder überregionalen Seminaren teil, die z. B. von Fortbildungsinstituten oder Berufsverbänden angeboten werden. Aktuelle Entwicklungen der Pflege können aufgegriffen und über die Teilnehmenden als Multiplikatoren in die einzelnen Pflegeteams getragen werden (stationsinterne Fortbildung). Fortbildungsangebote sind über Pflegedienstleitungen, Fachzeitschriften und Berufsverbände zu erhalten.

> **Insidertipp**
> Häufig ist der Arbeitgeber bereit, einen Teil der Kosten oder Arbeitszeit zur Verfügung zu stellen, vor allem wenn man sich als Multiplikator anbietet. Nachfragen beim Vorgesetzten lohnt sich.

29.1.4 Fachzeitschriften

Jeder, der in der beruflichen Pflege arbeitet, sollte mindestens eine Fachzeitschrift regelmäßig lesen (▶ »Gewusst wo«). Fachzeitschriften werden von Verlagen angeboten oder sind als Mitgliedszeitschrift in den Leistungen der Berufsverbände enthalten. Abos von Fachzeitschriften können wie Fachbücher beim Finanzamt geltend gemacht werden (▶ unten). Einsehbar sind sie außerdem in vielen Krankenhaus- und Krankenpflegeschulbibliotheken. Zum **Lesen** einer Fachzeitschrift benötigt man etwa **1,5 Stunden pro Monat**. Zur Bündelung der Informationen sollten in einem Pflegeteam verschiedene Fachzeitschriften gelesen, gesichtet und Inhalte ausgetauscht werden.

> Die Wurzel des Lernens ist bitter, doch ihre Frucht ist süß.
> *Deutsches Sprichwort*

29.1.5 Fachliteratur

Nach der Ausbildung und bei einem Arbeitsplatzwechsel ist oft im jeweiligen Arbeitsbereich eine Aktualisierung oder Vertiefung von Fachwissen notwendig. **Fachbücher** und **CDs** ermöglichen dies im Selbststudium und geben die Möglichkeit, sein eigenes Lerntempo zu bestimmen. Häufig werden hohe **Kosten** von Fachliteratur beklagt. Da man jedoch mit einem Buch oder einer CD einige Jahre arbeiten kann, verteilen sich die Kosten. Außerdem kann der Aufwand bei der **Einkommensteuer** bzw. bei dem Lohnsteuerjahresausgleich als Kosten für berufliche Aufwendungen (Werbungskosten) geltend gemacht werden.

29.1.6 Internet

Zukunftsforscher prognostizieren einen Boom der virtuellen Lernangebote und Lernportale. Durch sie ist **kurzfristiges** und **problemnahes Lernen** möglich. Gelernt wird das, was gerade gebraucht wird. Die Schulungskosten für die Einrichtung und für den Einzelnen sind niedrig.

Fachleute rechnen mit einem Einsparungspotenzial von 30%. Bei der Vielzahl der Internetportale ist es ratsam, **gezielt** zu **suchen** und auszuwählen, da sonst viel wichtige »Fortbildungszeit« verloren geht.

29.1.7 Arbeitsgruppen und Pflegetreffs

In internen und externen Arbeitsgruppen werden die Erfahrung und das **Fachwissen** von Experten **gebündelt**. Eine Mitarbeit in Fachgruppen ist immer ein Fortbildungsgewinn und beinhaltet die Möglichkeit, auch andere am eigenen Wissen teilhaben zu lassen.

Ein regelmäßiges Treffen im Kollegenkreis ermöglicht es, aktuelle Berufsprobleme **auszutauschen** und sich kollegial zu beraten. Außerdem können aktuelle Themen je nach Interessenlage der Teilnehmenden als Kurzfortbildung angeboten werden.

29.2 Lernen hilft weiter – gezielt weiterbilden

Die viel anfangen, enden wenig.
Deutsches Sprichwort

Um in den verschiedensten Arbeitsfeldern und Fachbereichen der Pflege spezielle Aufgaben wahrnehmen zu können, z. B. als Praxisanleiter, ist eine **Spezialisierung** durch gezielte Weiterbildung erforderlich.

> **Weiterbildung ist die Wiederaufnahme organisierten Lernens nach der Erstausbildung mit dem Ziel der Erlangung eines zusätzlich qualifizierenden beruflichen Abschlusses, der zur Übernahme bestimmter Funktionen oder Aufgabenbereiche berechtigt. Sie wird in Vollzeitlehrgängen, berufsbegleitend oder in Fernlehrgängen angeboten.**

Weiterbildungen erfolgen i. d. R. nach den Empfehlungen der **Deutschen Krankenhausgesellschaft (DKG)** oder nach der Rahmenordnung des **Deutschen Bildungsrates für Pflegeberufe (DBR)**, so ist ein gewisser Mindeststandard sichergestellt.

> **Insidertipp**
>
> Infos zu Weiterbildungen sind u. a. erhältlich bei:
> - Arbeitsgemeinschaft Deutscher Schwesternverbände und Pflegeorganisationen (ADS)
> - Bundesausschuss der Lehrerinnen und Lehrer für Pflegeberufe (BA)
> - Deutscher Berufsverband für Pflegeberufe (DBfK; ▶ Suchen und finden: Serviceteil)

Mögliche Weiterbildungen für Pflegeberufe sind u. a. (alphabetisch sortiert):
- Enterostomatherapie,
- Familiengesundheitspflegerin/-pfleger (Public Health in Nursing),
- Funktionsdienste (Endoskopie/Operationsdienst),
- Gemeindekrankenpflege,
- Gerontopsychiatrie,
- Heimleitung,
- Intensivpflege und Anästhesie,
- pädiatrische Intensivpflege,
- Krankenhaushygiene,
- Laktationsberaterin,
- Leitung einer ambulanten Pflegeeinrichtung,

- Leitung einer stationären Pflegeeinheit,
- Nephrologie und Dialyse,
- Onkologie,
- Pflegedienstleitung,
- Praxisanleiter,
- Psychiatrie,
- Qualitätsbeauftragter,
- Rehabilitation.

29.3 Lernen macht klug – studieren und promovieren

Studiengänge in der Pflege sind durch das Streben nach mehr Professionalität entstanden. Sie gewinnen zunehmend an Bedeutung und bieten einen Anreiz, eine **wissenschaftliche Laufbahn** einzuschlagen (Abb. 29.2).

Es gibt z. B. folgende Studiengänge in der Pflege (alphabetisch geordnet):

- Gesundheitsförderung,
- Gesundheitsmanagement,
- Gesundheitsökonomie,
- Gesundheitswissenschaft,
- Health Care Management,
- Lehramt Medizinpädagogik,
- Pflegeleitung,
- Pflegemanagement,
- Pflegepädagogik,
- Pflegewissenschaft,
- Vernetzung in der Pflege.

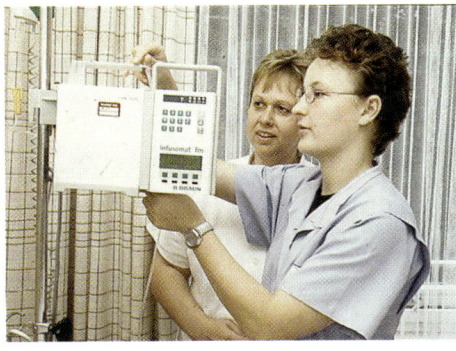

Abb. 29.2. Lehrer bzw. Berufspädagogen geben aktuelles Wissen an andere weiter. Sie verbinden die Theorie mit der Praxis

> **Insidertipp**
>
> Adressen von Weiterbildungsstätten, Hoch- und Fachhochschulen:
>   Weiterbildungsstätten, Regelungen und Studiengänge für Pflegeberufe, 2001, Teil 1–3:
>   www.bibliomed.de, Bibliomed, Postfach 1150, 34201 Melsungen
>   Aktuelle jährliche Übersicht mit Adressen, Abschlussmöglichkeit und mehr unter:
>   www.heilberufe-online.de

Durch Weisheit wird ein Haus gebaut und durch Verstand erhalten.
Deutsches Sprichwort

Abb. 29.3. Von, mit und über andere Menschen etwas lernen

29.4 Lernen ist spannend – Auslandserfahrung sammeln

Auslandserfahrung gewinnt angesichts der zunehmenden Internationalisierung an Bedeutung und ist neben der persönlichen Prägung ein wichtiges Qualifikationsmerkmal für die Karriere. Ein Praktikum im Ausland gilt als **Pluspunkt im Lebenslauf**. Wer sich in einer fremden Umgebung bewährt hat, bringt Schlüsselqualifikationen, wie Flexibilität und Belastbarkeit, mit. Der »Auslandserfahrene« gilt als zielstrebig. Im Ausland lernt man nicht nur fachlich, sondern auch viel über Umgangsformen in anderen Kulturkreisen (Abb. 29.3). Die Horizonterweiterung ist daher vor allem eine gute **Persönlichkeitsschule**.

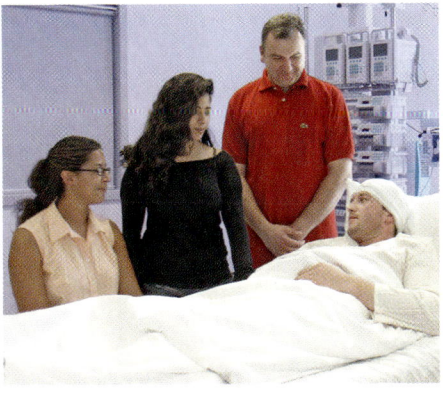

29.4.1 Anerkennung und Arbeitsmöglichkeiten

Ein vereintes Europa wird das Ergebnis mühevoller Anstrengungen sein.
Paul Henry Spaak

Für die Länder der **Europäischen Union** (EU) gelten eine gegenseitige Anerkennung der Krankenpflegeausbildung und die freie Arbeitsplatzwahl. In dem jeweiligen EU-Land muss die Anerkennung bei der zuständigen Stelle beantragt werden.

> Eine einheitliche Krankenpflegeausbildung oder ein »internationales Krankenpflegeexamen« gibt es nicht.

Jedes Land außerhalb der EU legt bei der Anerkennung einer ausländischen Ausbildung seine eigenen Maßstäbe an. In der Kinderkrankenpflege oder Altenpflege ausgebildete Personen haben es oft schwer mit der Anerkennung, da weder in der europäischen Union noch in einem anderen Land diese Ausbildungen bekannt sind.

Zur Vorbereitung auf eine Tätigkeit in den **USA** muss bereits in Deutschland eine Vorprüfung abgelegt werden, die 2-mal jährlich stattfindet (Amerikahaus, Staufenstraße 1, 60323 Frankfurt/M.). Zur Vorbereitung kann dort auch das »Guide Book for Applicants« mit den notwendigen Formularen und Literaturhinweisen angefordert werden.

Der **DBfK** berät seine Mitglieder kostenlos über Arbeitsmöglichkeiten, Arbeitssituation und Anerkennungsverfahren. Bei einer geplanten Auslandstätigkeit ist die Mitgliedschaft im nationalen Krankenpflegeverband (DBfK) empfehlenswert, da dieser Mitglied im Weltbund der Krankenschwestern und Krankenpfleger »International Council of Nursing« (ICN) ist.

29.4.2 Freiwilligendienst

Die Schwingen wachsen im Flug.
Deutsches Sprichwort

Freiwilligendienste im eigenen Land oder im Ausland bieten vorwiegend jungen Menschen Möglichkeiten zur **Mitarbeit in gemeinnützigen Projekten**. Die Programme dienen der internationalen Verständigung und Versöhnung sowie der Unterstützung von Kindern, Jugendlichen, Älteren, Behinderten und Flüchtlingen. Auf internationale Einsätze werden die Teilnehmer vorbereitet.

Der Deutsch-Russische-Austausch vermittelt z. B. junge Europäer nach Russland. Die interessierten Bewerber arbeiten ehrenamtlich in sog. Nichtregierungsorganisationen mit. Durch einen mindestens 3-monatigen Einsatz in diesen nichtstaatlichen, nichtkommerziellen Einrichtungen (Beratungszentren, Sozialstationen), erhalten sie einen Einblick in die russische Arbeits- und Lebenswirklichkeit.

29.4.3 Austauschprogramm

Die Saat, die man nie säte geht nicht auf.
Deutsches Sprichwort

Der ständige Ausschuss der Krankenhäuser der Europäischen Union bietet seit mehreren Jahren das **HOPE**- (Hospitals of Europe) Austauschprogramm für Krankenhausmitarbeiter an. Ziel des Programms ist es, zu einem tieferen Verständnis der unterschiedlichen Gesundheits- und Krankenhaussysteme innerhalb der Europäischen Union beizutragen sowie die Zusammenarbeit und den gegenseitigen Austausch des Krankenhauspersonals zu fördern. Es richtet sich u. a. an Gesundheits- und Krankenpflegerinnen/-pfleger, die Auslandserfahrung sammeln möchten. Auf nationaler Ebene erfolgt die Koordination des Austauschprogramms durch die **Deutsche Krankenhausgesellschaft**.

Die **Voraussetzungen** für die Teilnehmer sind eine mindestens 3-jährige Berufserfahrung und fundierte Sprachkenntnisse in der Heimatsprache des gewünschten Gastlandes oder einer anderen dort akzeptierten Sprache. Die Hospitanten verbringen ca. 4 Wochen im Gastland als *Trainee* in einem Krankenhaus.

> **Insidertipp**
>
> **Internetadressen**
> http://www.dbfk.de
> http://www.ads-pflege.de
> http://www.arbeitsagentur.de
> http://www.entwicklungsdienst.de
> http://www.foerderungswerk.de
> http://www.austausch.com
> http://www.aerzte-ohne-grenzen.de
>
> **Arbeitskreis »Lernen und Helfen in Übersee« e.V.**
> Thomas-Mann-Straße 52, 53111 Bonn
> Tel.: 0228/9089910, Fax: 0228/9089911
> E-Mail: aklhue@entwicklungsdienst.de
>
> **Förderungswerk**
> Thomas-Mann-Straße 52, 53111 Bonn
> Tel.: 0228/9089930, Fax: 0228/9089938
> E-Mail: foerderungswerk@foerderungswerk.de
>
> **Deutsch-Russischer-Austausch e.V.**
> Brunnenstrasse 181, 10119 Berlin
> Tel.: 030/4466800, Fax: 030/444 94 60
> E-Mail: info@austausch.org
>
> **Ärzte ohne Grenzen**
> Am Köllnischen Park 1, 10179 Berlin
> Tel.: 030/22337700, Fax: 030/22337788
> E-Mail: office@berlin.msf.org
>
> **Deutsche Krankenhausgesellschaft**
> Wegelystraße 3, 10623 Berlin
> Tel.: 030/398010
> E-Mail: dkg.mail@dkgev.de

29.4.4 Entwicklungsdienst

Entwicklungshelfer haben eine abgeschlossene Berufsausbildung und mehrere Jahre Berufserfahrung. Als Gesundheits- und Krankenpflegerin/-pfleger arbeitet man für einige Zeit, i. d. R. mindestens 2–3 Jahre, integriert in einem Projekt der Partner in einem Entwicklungsland mit. Der gesetzliche und soziale Status ist durch das **Entwicklungshelfer-Gesetz** (EhfG) geregelt, das neben einer umfassenden sozialen auch die finanzielle Absicherung gewährleistet. Vor der Ausreise werden die Fachkräfte durch die Träger des Entwicklungsdienstes auf ihren Einsatz vorbereitet. **Voraussetzungen,** um z. B. bei »Ärzte ohne Grenzen« mitzuarbeiten:
- eine abgeschlossene Berufsausbildung und 2 Jahre Berufserfahrung,
- sehr gute Sprachkenntnisse (Englisch oder die Landessprache),
- Arbeits- und/oder extensive Reiseerfahrung in Entwicklungsländern,
- tropenmedizinische Kenntnisse (Tropenkurs),
- 6 bis 24 Monate Zeit für einen Einsatz.

Die Pflege der Patienten erfolgt in den Projekten von den nationalen Pflegekräften. Die Aufgaben des entsandten Krankenpflegepersonals liegen vielmehr im Organisieren und Planen der medizinischen und pflegerischen Versorgung. Weitere Schwerpunkte sind Programme für die primäre Gesundheitsversorgung, Organisation der Gesundheitsberatung, Medikamentenverteilung, Aus- und Fortbildung von Dorfgesundheitshelfern sowie Planung, Organisation, Koordination und Auswertung von Programmen der Präventivmedizin (z. B. Impfprogramme).

Von Vorteil sind aufgrund der Aufgaben Erfahrungen im Bereich der Aus- und Fortbildung oder fachpflegerische Weiterbildungen. So wird in kriegschirurgischen Programmen häufig

Die Zeit gibt Bescheid.
Deutsches Sprichwort

Anästhesie- und OP-Pflegepersonal eingesetzt oder Fachkrankenschwester/-pfleger für Psychiatrie, um Betroffene bei der Bewältigung von traumatisierenden Erfahrungen mit Gewalt, Tod und Krankheit zu unterstützen.

Die Welt ist dazu da, um zu lernen und um zu leben.
Deutsches Sprichwort

> **Insidertipp**
>
> Weitere Informationen über den Arbeitskreis »Lernen und Helfen in Übersee« in:
> **Übersicht »Chancen des persönlichen Engagements im Ausland«**
> Adressenliste von Organisationen, die Auslandseinsätze anbieten
> **»Als Entwicklungshelfer/in nach Übersee«**
> Einstecktasche mit Einzelbroschüren der 6 anerkannten Träger des personellen Entwicklungsdienstes
> Erhältlich als Download unter: http://www.entwicklungsdienst.de

Nachschlagen und Weiterlesen

Deutscher Berufsverband für Pflegeberufe (Hrsg. 1992) Berufsordnung. *Verlag Krankenpflege, Eschborn*
Bühler R (1996) Was liest Mann/Frau als Krankenpflegeschüler/in? *Die Schwester/Der Pfleger, Bibliomed, Melsungen.* Jahrg. Heft: 6: 36
Gnamm E, Denzel S (2003) Praxisanleitung – beim Lernen begleiten. *Thieme, Stuttgart*
Kollak I, Pillen A (1998) Pflege-Ausbildung im Gespräch – Ein internationaler Vergleich. *Mabuse, Frankfurt a. M.*
Deutscher Bildungsrat für Pflegeberufe (Hrsg, 1998) Konzeption arbeitsfeld-, pflege und funktionsbezogene Weiterbildung und Rahmenordnung zu den arbeitsfeld-, pflege und funktionsbezogenen Weiterbildungen in den Pflegeberufen. *Verlag Krankenpflege, Eschborn*
Neiheiser R (2001) Weiterbildungsstätten, Regelungen und Studiengänge für Pflegeberufe. *Die Schwester/Der Pfleger, Bibliomed, Melsungen.* Sonderdruck
Robert-Bosch-Stiftung (Hrsg, 2000) Pflege neu denken. *Schattauer, Stuttgart*
Seiwert L, Gay F (2002) DISG Führungsprofil »Leadership«. *Gabal, Offenbach*
Seiwert L, Gay F (2004) Das 1x1 der Persönlichkeit. *GU, München*
Zintl V (1998) Lernen mit System. *Urban & Fischer bei Elsevier, München*
Heilberufe Fort- und Weiterbildungs-Kalender jeweils mit der Dezemberausgabe von Heilberufe, *Urban & Vogel, Berlin*

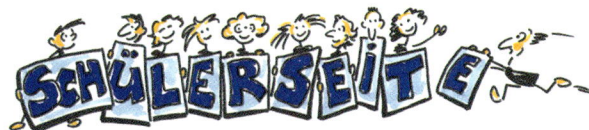

Schülerseite

Probieren

➤ Schauen Sie auf die Abbildung und nennen Sie beim Lesen die Farbe, die Sie sehen, und nicht das Wort, das Sie lesen.

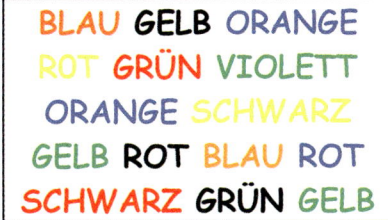

Der Rechts-Links-Konflikt

Es wird vermutet, dass bei der Durchführung der oben stehenden Übung die beiden Gehirnhälften in Konflikt kommen und man »geistig ins Stolpern« gerät (▶ Bd.2, Kap. D1).

Die Schwierigkeit beim Lesen entsteht jedoch nicht aus einem Konflikt der Gehirnhälften, sondern ergibt sich aus der Tatsache, dass wir normalerweise einen Text lesen und nicht die Farbe der Buchstaben wiedergeben. Beim Lesen codiert man zudem automatisch die Buchstabenfolgen in sinnvolle Wörter und achtet nicht auf die Farbe.

Erfahren

Die Tiere, die etwas Bedeutendes tun wollten

Eines Tages beschlossen die Tiere, etwas zu tun, um die Probleme der Welt zu lösen. Sie gründeten eine Schule, mit den Unterrichtsfächern Schwimmen, Laufen, Klettern und Fliegen. Zur besseren und effektiveren Organisation hatten alle die gleichen Fächer.

Die Ente war im Schwimmen begabt. Beim Fliegen machte sie Fortschritte, aber beim Lauftraining war sie schlecht. Um mehr Zeit zum Laufen zu haben, vernachlässigte sie das Schwimmen. Das viele Wettlaufen beanspruchte ihre Schwimmhäute so stark, dass sie beim Schwimmtraining nur noch durchschnittlich war.

Der Hase war beim Laufen der Beste. Aber das viele Schwimmen führte zu Zuckungen in seinen Beinen, und so war er beim Laufen nicht mehr schneller als der Durchschnitt.

Das Eichhörnchen war im Klettern am besten. Aber es wurde immer mehr entmutigt, weil der Fluglehrer verlangte, dass es vom Boden aus starten sollte und nicht vom Baumwipfel herab in die Tiefe. Dadurch wurden die Noten im Klettern und Laufen immer schlechter.

Der Adler war ein Problemkind und wurde strengstens dafür bestraft, dass er nicht gehorchte. Im Kletterunterricht war er immer als erster oben, er bestand allerdings darauf, auf seine eigene Art und Weise dorthin zu kommen (nach einer Fabel aus Seiwert u. Gay 2004).

❓ Was leiten Sie aus dieser Fabel für Ihre eigene Karriereplanung ab?

Probieren

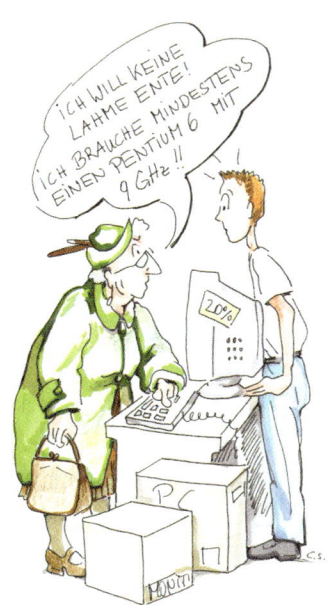

Es ist nie zu spät, etwas Neues zu lernen!

Entdeckungsreise

Negative Erinnerungen haften oft stärker in unserem Gehirn als angenehme. Aus Sicht der Evolution schützt uns das vor erneuten Fehlern. ❗ Aber Lernen lässt sich auch gut aus Erfolgen, denn sie motivieren. ❗

➤ Erinnern Sie sich einmal an Ihre Erfolge und an glückliche Momente. Üben Sie zu zweit: Helfen Sie Ihrem Gegenüber im Gespräch und durch aktives Zuhören z. B. seine beruflichen Höhepunkte freizulegen. Wiederholen Sie die Übung mit umgekehrten Rollen.

Stellen Sie sich gegenseitig z. B. folgende Fragen:
- In welchen Situationen hast du dich besonders lebendig gefühlt, warst du besonders begeistert oder kreativ? Was machte diese Momente spannend? Wer war mit dabei?
- Was schätzt du an dir vor allem als Persönlichkeit, als Mitarbeiter, als Pflegeperson? Wenn du dich bei deiner Arbeit gut fühlst, was magst du dann an deiner Tätigkeit besonders?
- Eine Fee erfüllt dir drei Wünsche für Veränderungen in deinem Beruf. Welche Wünsche hättest du? Formuliere sie positiv und als wären sie erfüllbar!

Erfahren

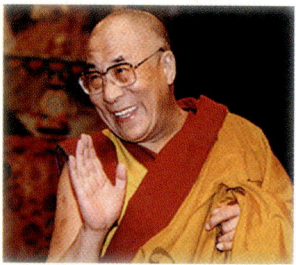

Dalai Lama (Oberhaupt der tibetanischen Buddhisten)

Manchmal reicht ein Leben nicht aus…

Im **Buddhismus** soll der Mensch durch Meditation zu innerer Erleuchtung gelangen. Dafür muss er ein Leben gemäß der **sittlichen Prinzipien** führen, **Achtsamkeit gegenüber den eigenen Gedanken, Gefühlen und Taten** aufbringen sowie **Weisheit, Verständnis und Liebe** entwickeln. Dies ist für die meisten Menschen so schwer, dass ein kurzes Leben dafür nicht ausreicht. Daher verliert man nach buddhistischen Vorstellungen seine mentalen Kräfte nicht mit dem Tod, sondern sie manifestieren sich in einem neuen Wesen, um die Aufgabe fortzuführen bis alle materiellen Bedürfnisse, Begierden und Triebe überwunden sind. Diese Vorstellung der Reinkarnation (Wiedergeburt) scheint verlockend. Was man jetzt nicht schafft, macht man einfach im nächsten Leben, oder? Aber wer sagt, dass das so zutrifft? Vielleicht ist es doch besser, schon in diesem Leben alles zu versuchen, um zufrieden zu werden?

Wissen

Wer stehen bleibt, geht rückwärts

Berufliche Pflege entwickelt sich ständig weiter. Das bedeutet nicht nur für den Einzelnen lebenslanges Lernen, sondern stellt auch die Berufsverbände vor die Herausforderung, auf **gesellschaftliche und politische Rahmenbedingungen** positiv einzuwirken sowie **Qualitätssicherungsinstrumente** kontinuierlich zu verbessern. Mit diesen Zielen und zur Koordination der **Ressourcen der Pflegeorganisationen** entstand 1998 der **Deutsche Pflegerat (DPR)**. Derzeit zählen 11 Organisationen aus der Kranken-, Alten- und Kinderkrankenpflege und des Hebammenwesens zu den Mitgliedern.

🌐 Internet

Mehr zu der Arbeit und den Mitgliedern des DPR unter:
http://www.deutscher-pflegerat.de

Erfahren

Guter Unterricht?!

Was ist ein »guter Unterricht«? Ein Unterricht, der viel Wissen vermittelt? Einer, der nicht langweilt? Auf diese Frage gibt es so viele unterschiedliche Antworten, wie es unterschiedliche Erwartungen gibt. Hilbert Meyer, Professor für Schulpädagogik an der Carl-von-Ossietzky-Universität in Oldenburg, nennt folgende »10 Merkmale des guten Unterrichts«:

1. Klare Strukturierung
2. Hoher Anteil echter Lernzeit
3. Lernförderliches Klima
4. Inhaltliche Klarheit
5. Sinnstiftendes Kommunizieren
6. Methodenvielfalt
7. Individuelles Fördern
8. Intelligentes Üben
9. Transparente Leistungserwartungen
10. Vorbereitete Umgebung

▶ Diskutieren Sie in Gruppen (evtl. mit Ihrem Lehrer), was für Sie ein guter Unterricht ist und wann für Sie der Unterricht gelungen ist.
▶ Gestalten Sie mit einigen Klassenkameraden eine Unterrichtsstunde, in der Sie die Aspekte, die Ihnen für einen guten Unterricht wichtig sind, berücksichtigen. Lassen Sie sich von den übrigen Mitschülern nach dieser Stunde eine Rückmeldung geben.
▶ Mehr zum Thema »guter Unterricht«:

Meyer H (2004) Was ist guter Unterricht? Cornelsen, Berlin
Meyer H (2003) UnterrichtsMethoden, Band 2. Cornelsen, Berlin

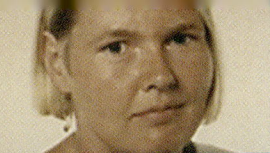

Annemarie Schäper

**Stellvertretende Pflegedirektorin
des Universitätsklinikums Münster, Fachbeiratsmitglied**
Menschen pflegen heißt, Menschen im Kontext ihres sozialen Umfeldes entsprechend ihrer Bedürfnisse zu beraten, zu unterstützen und zu begleiten. Die Bedarfe zu definieren und Pflege im Sinne der Patienten differenziert und kontinuierlich auszuführen, ist und bleibt die zentrale Herausforderung.

Suchen und finden: Serviceteil

Gewusst wer: Pflegeorganisationen – organisiert sein ist alles?!

Sicher, je mehr Menschen einer Berufsgruppe an einem Strang ziehen, desto leichter lassen sich **Dinge verändern** und umsetzen. Sie entscheiden selbst, ob und wenn ja, wo Sie sich organisieren möchten.

Im **Internet** finden Sie Informationen zur Mitgliedschaft, den **Leistungen** und den **Mitgliedsbeiträgen** der Organisationen. Teilweise gibt es die Möglichkeit, Vertreter der Organisationen und Verbände zu einem Gespräch oder zu einer Unterrichtseinheit einzuladen. Oder Sie versuchen, einen Termin für einen Besuch mit Ihrer Klasse in der Geschäftsstelle zu vereinbaren.

Ein alphabetischer Überblick über Pflegeorganisationen und Gewerkschaften (Stand Januar 2006) ist hier zu finden. Genannt sind Organisationen aus Deutschland, Österreich, der Schweiz sowie internationale Organisationen.

Deutsche Pflegeorganisationen

Der Deutsche Pflegerat (DPR)

Der DPR ist der Dachverband der Pflegeorganisationen Deutschlands und hat z. Zt. 11 Mitgliedsverbände. Er ist Partner der Spitzenorganisationen der Selbstverwaltung und vertritt die Belange des Pflege- und Hebammenwesens in Deutschland. Eine direkte Mitgliedschaft für Pflegende im DPR ist nicht möglich, da es sich um einen Dachverband handelt.
Aktivitäten: Die politische Durchsetzung der Positionen der Pflegeorganisationen, deren Koordination und Steuerung. Hier ein Einblick in das Wirkungsfeld:
- Beteiligung am Runden Tisch des Bundesministeriums für Gesundheit und soziale Sicherung (BMGS), Vertretung der Pflege in allen Arbeitsgruppen.
- Mitwirkung in der Arbeitsgruppe »Patientenrechte« des BMGS.
- Mitglied im »Deutsches Forum Prävention und Gesundheitsförderung« beim BMGS.
- Beteiligung nach §17a und 17b KHG zum neuen Krankenhausentgeltsystem.
- Kontakte zu den Parteien im Deutschen Bundestag zu gesundheitspolitischen Fragen. Gespräche mit Ministerien, Krankenkassen, Bundesärztekammer, Kassenärztlicher Bundesvereinigung und der Deutschen Krankenhausgesellschaft.
- Beteiligung im Bundesausschuss »Häusliche Krankenpflege«.
- Kooperation mit dem Deutschen Netzwerk für Qualitätsentwicklung in der Pflege (DNQP), LEP AG, Managementinformations- und Controllingkonzepte für das Gesundheitswesen Schweiz, mit der Dekane-Konferenz u.v.a.
- Gesellschafter der Kooperation für Transparenz und Qualität im Krankenhaus, KTQ-GmbH.
- Vergabe des Deutschen Pflegepreises.

Gründung: 1998.
Struktur: Das von der Ratsversammlung alle 3 Jahre gewählte Präsidium (Präsidentin/Präsident, 2 Stellvertreter, 2 weitere Präsidiumsmitgliedern) koordiniert die Aufgaben und führt die laufenden Geschäfte.
Kontakt: DPR
Postfach 303 220, 10729 Berlin
E-Mail: info@deutscher-pflegerat.de
http://www.deutscher-pflegerat.de
Präsidentin: Marie-Luise Müller

Zu den derzeit 11 Mitgliedsverbänden des DPR gehören:

Arbeitsgemeinschaft Deutscher Schwesternverbände und Pflegeorganisationen e.V. (ADS)

In der ADS sind z. Zt. 9 Mutterhausverbände, Schwesternschaften, Verbände und Pflegeorganisationen des Deutschen Caritasverbandes, des Diakonischen Werkes der Evangelischen Kirche Deutschlands und des Deutschen Roten Kreuzes organisiert (▶ Tabelle Anhang 1).
Aktivitäten: Die ADS fördert das öffentliche Gesundheitswesen, insbesondere die Gesundheits-, Kranken- und Sozialpflege. Sie vertritt gemeinsame Belange ihrer Mitgliedsorganisationen, setzt sich für die beruflichen Interessen der Pflegeberufe sowie für eine professionelle Pflege ein und fördert die berufliche Aus-, Fort- und Weiterbildung.

Die ADS ist Gründungsmitglied des Deutschen Pflegerates e.V. und des Deutschen Bildungsrates für Pflegeberufe.
Gründung: Bereits 1918 entstanden Teilorganisationen, die sich 1951 in der ADS zusammenschlossen.
Struktur: Der Vorstand wird für 3 Jahre durch die Delegiertenversammlung gewählt.

Tabelle Anhang 1: Die neun Mitglieder der ADS

Name	Adresse	Web-Seite/E-Mail
Bund Deutscher Gemeinschafts-Diakonissen-Mutterhäuser	Liobastraße 22 75378 Bad Liebenzell Tel. 0 70 52 – 17-1 77 Fax 0 70 52 – 17-2 24	http://www.liebenzell.org E-Mail: schwestern@liebenzell.org
Caritasgemeinschaft für Pflege- und Sozialberufe e.V.	Maria-Theresia-Str. 10 79102 Freiburg i. Br.	http://www.caritasgemeinschaft.caritas.de E-Mail: caritasgemeinschaft.freiburg@t-online.de
Deutscher Gemeinschafts-Diakonieverband e.V.	Postfach 200 600 35018 Marburg Tel. 0 64 21 – 1 88-0 Fax 0 64 21 – 1 88-2 01	http://www.dgd.org E-Mail: direktion@hst.dgd.org
Evangelischer Fach- und Berufsverband für Pflege e.V.	Rathausstraße 62–64 65203 Wiesbaden Tel. 06 11 – 1 86 01 86 Fax 06 11 – 1 86 01 87	http://www.efaks.de E-Mail: info@efaks.de
Kaiserswerther Verband deutscher Diakonissen-Mutterhäuser e.V.	Lindenstr. 13 34131 Kassel Tel. 05 61 – 3 64 71 Fax 05 61 – 31 29 55	http://www.kaiserswerther-verband.de E-Mail: verband@kaiserswerther-verband.de
Katholischer Berufsverband für Pflegeberufe e.V.	Adolf-Schmetzer-Str. 2–4 93055 Regensburg Tel. 09 41 – 6048-770 Fax 09 41 – 6048-779	http://www.kathpflegeverband.de E-Mail: info@kathpflegeverband.de
Verband freikirchlicher Diakoniewerke	Am Isfeld 19 22589 Hamburg Tel. 0 40 – 80 92-115 Fax 0 40 – 80 92-114	http://www.albertinen.de E-Mail: adresler@tabea.de
Verband der Schwesternschaften vom Deutschen Roten Kreuz	Carstennstr. 58 – 60 12205 Berlin Tel. 030 – 84 78 29-0 Fax 030 – 84 78 29-25	http://www.schwesternschaften.drk.de E-Mail: drk-schwesternschaften@drk.de
Zehlendorfer Verband für evangelische Diakonie	Humboldtstr. 5 30169 Hannover Tel. 05 11 – 129-2204 Fax 05 11 – 129-2407	http://www.friederikenstift.de E-Mail: rainer.reimann@friederikenstift.de

Kontakt: ADS e.V.
Reinhäuser Landstr. 26, 37083 Göttingen
Tel. 05 51 – 37 08 90-5, Fax 05 51 – 37 08 90-6
E-Mail: info@ads-pflege.de
http://www.ads-pflege.de
Vorsitzende: Renate Heinzmann
E-Mail: caritasgemeinschaft.freiburg@t-online.de

Berufsverband Kinderkrankenpflege Deutschland e.V. (BeKD)

Aktivitäten: Der BeKD setzt sich für eine Gesundheits- und Kinderkrankenpflege ein, die, basierend auf differenzierter Kompetenz, die pflegerische Versorgung, Betreuung und Beratung von Kindern, Jugendlichen und deren Eltern und Angehörigen sichert. Ein Schwerpunkt der Arbeit des BeKD e.V. ist der Erhalt und die Stärkung des Berufsbildes der Gesundheits- und Kinderkrankenpflege.

Gründung: 1993 entstand aus dem 1980 gegründeten Arbeitskreis der Kinderkrankenschwestern (AKK) der Berufsverband für Kinderkrankenschwestern und Kinderkrankenpfleger e.V. Dieser wurde 1998 in »Berufsverband Kinderkrankenpflege Deutschland e.V.« umbenannt.
Struktur: Der Vorstand besteht aus dem Vorsitzenden, dem stellv. Vorsitzenden, Schatzmeister, Schriftführer und 5 Beisitzern. Er wird von der Mitgliederversammlung gewählt.
Kontakt: BeKD e.V. Geschäftsstelle
Janusz-Korczak-Allee 12, 30173 Hannover
Tel. 05 11 – 28 26 08, Fax 05 11 – 85 15 16
E-Mail: Bv-Kinderkrankenpflege@t-online.de
http://www.bekd.de
Kommissarische Vorsitzende: Elfriede Zoller (Wahl der Vorsitzenden September 2006)

Bundesausschuss der Lehrerinnen und Lehrer für Pflegeberufe e.V. (BA e.V.)

Aktivitäten: Der Bundesausschuss sieht seine Aufgaben in der Kooperation mit Institutionen, Behörden und einschlägigen Berufsverbänden des Bildungs-, Gesundheits- und Sozialwesens, in der Förderung der Gesundheitspflege, insbesondere in der Aus-, Fort- und Weiterbildung in gesundheits- und sozialpflegerischen Berufen. Dieses Anliegen wird durch Forschungsprojekte in der Gesundheitspflege unterstützt.
Gründung: 27. Juni 1998 in Mainz.
Struktur: Die Mitgliederversammlung wählt den Vorstand, der sich aus 5 Personen zusammensetzt. Die Mitglieder jedes Bundeslandes bilden eine Landesarbeitsgemeinschaft.
Kontakt: BA e.V. Bundesgeschäftsstelle
Vogelsangstraße 106, 42109 Wuppertal
Tel. 02 02 – 2 99 37-00, Fax 02 02 – 2 99 37-15
E-Mail: ba-ev@t-online.de
http://www.ba-ev.de
Vorstand: Michael Breuckmann
E-Mail: michael.breuckmann@ba-ev.de

Bund Deutscher Hebammen e.V. (BDH)

Aktivitäten: Der BDH will eine menschenwürdige Geburtskultur mitgestalten und möglichst jeder Frau eine normale Geburt, d. h. ohne technische Interventionen, aber mit viel menschlicher Zuwendung, ermöglichen. Dazu engagiert sich der Verein u. a. in folgenden Projekten:
— Förderung der beruflichen und wirtschaftlichen Interessen der Hebammen.
— Fort- und Weiterbildungen der Hebammen auf Landes- und auf Bundesebene.
— Evaluierung und Qualitätssicherung der hebammengeleiteten Geburtshilfe.
— Bedarfsgerechte Modifizierung der Hebammenausbildung und Mitgestaltung an der Akademisierung der Hebammenausbildung.
— Vertretung der Hebammeninteressen gegenüber Politik, Wirtschaft, Gewerkschaften, Krankenkassen sowie gegenüber anderen Berufs- und Standesorganisationen, Einflussnahme auf politische Prozesse in Fragen der Frauengesundheit.
— Mitwirkung bei Gesetzesänderungen, die die Themen Reproduktion, Frauen- und Familiengesundheit und das Leben mit Kindern betreffen.
— Austausch und Vernetzung mit anderen frauenorientierten Verbänden und Organisationen.

Die Verbandszeitschrift Hebammenforum ist eine Abo-Zeitschrift. Unter hebammenforum@bdh.de oder Tel. 07 21 – 9 81 89-19 kann ein kostenloses Probeheft angefordert werden.
Gründung: Der Ursprung der Hebammenverbandsarbeit geht bis auf das Jahr 1885 zurück. Seit 1974 nennt sich der Verein »Bund Deutscher Hebammen e.V.«.
Struktur: Der BDH besteht aus 16 Hebammenlandesverbänden. Das Präsidium wird alle 4 Jahre von der Delegiertentagung gewählt und setzt sich aus der Präsidentin, 3 Beirätinnen, einer Schriftführerin und einer Schatzmeisterin zusammen.
Kontakt: BDH
Gartenstraße 26, 76133 Karlsruhe
Tel. 07 21 – 9 81 89-0, Fax 07 21 – 9 81 89-20
E-Mail: info@bdh.de
http://www.bdh.de
Präsidentin: Helga Albrecht
Knesebeckstraße 16, 10623 Berlin
Tel. 030 – 62 98 37 09, Fax. 030-62 98 37 43
E-Mail: bdh-albrecht@gmx.de

Bundesfachvereinigung Leitender Krankenpflegepersonen der Psychiatrie e.V. (BFLK)

Aktivitäten: Die BFLK wirkt mit bei der Festlegung von psychiatriepolitischen Positionen, der kompetenten Vertretung der psychiatrischen Pflege und der aktiven Mitgestaltung der psychiatrischen Pflege im Rahmen der Aus-, Fort- und Weiterbildungsangebote. Sie unterstützt Pflegestudiengänge und fördert bzw. wirkt bei pflegewissenschaftlichen Projekten mit.

Zudem ist die Bundesfachvereinigung die berufsständische Vertretung leitender Pflegepersonen in psychiatrischen Einrichtungen.
Gründung: 1975.
Struktur: Der Vorstand, bestehend aus dem 1. und 2. Vorsitzenden, Schriftführer, Schatzmeister und Koordinator für Öffentlichkeitsarbeit, wird für 4 Jahre von der Bundeskonferenz, die sich aus dem Vorstand und den Landesvorsitzenden zusammensetzt, gewählt.
Kontakt: BFLK
Siegburgerstr. 311, 53229 Bonn
Tel. 02 28 – 5 51 21 37, Fax 02 28 – 5 51 21 47
E-Mail: lepper@BFLK.de
http://www.bflk.de
Vorsitzender: Heinz Lepper

Deutscher Berufsverband für Pflegeberufe e.V. (DBfK)

Aktivitäten: Der Deutsche Berufsverband für Pflegeberufe (DBfK) ist die größte Berufsorganisation für Pflegende in Deutschland. Der DBfK ist die berufliche Interessenvertretung aller Gesundheitskrankenpflegerinnen/-pfleger, Altenpflegerinnen/-pfleger, Gesundheitskinderkrankenpflegerinnen/-pfleger und somit in den verschiedensten Gremien und auf politischer Ebene in den relevanten Ministerien des Bundes und der Länder aktiv.

Der DBfK setzt sich aktiv für eine qualitativ hochwertige pflegerische Versorgung der Bevölkerung im Gesetzgebungsverfahren ein, fördert die öffentliche Gesundheitspflege und stärkt die Hilfe für Bedürftige. Er setzt sich außerdem für die Belange der Pflegende ein, so z. B. für bessere Arbeitsbedingungen, die Akademisierung der Pflege oder eine hochwertige Ausbildung.

Der DBfK ist deutsches Mitglied im International Council of Nurses (ICN) und der European Federation of Nurses Associations (EFN).
Gründung: Die 1903 von Agnes Karll gegründete Berufsorganisation der Krankenpflegerinnen Deutschlands (nach dem 2. Weltkrieg Agnes-Karll-Verband) vereinigte sich mit anderen Berufsorganisationen 1973 zum DBfK.
Struktur: Der DBfK arbeitet dezentral in Landesverbänden, unter der Federführung des Bundesverbandes. Der Bundesverband wird durch den Bundesvorstand geleitet, die Geschäfte führt der Bundesgeschäftsführer.
Kontakt: DBfK-Bundesverband
Geisbergstraße 39, 10777 Berlin
Tel. 030 – 21 91 57-0, Fax 030 – 21 91 57-77
E-Mail: dbfk@dbfk.de
http://www.dbfk.de
1.Vorsitzende des Bundesverbandes: Gudrun Gille
Bundesgeschäftsführer: Franz Wagner

Deutsche Gesellschaft für Fachkrankenpflege und Funktionsdienste e.V. (DGF)

Aktivitäten: Die DGF fördert die Sicherstellung einer optimalen Patientenversorgung in Spezialgebieten der Pflege. Sie vertritt Pflegende mit Weiterbildungen in den Bereichen Anästhesie, Intensivmedizin/-pflege, Operationsdienst, Dialyse, Endoskopie, Kardiologie, Gemeindepflege und Psychiatrie und ist Ansprechpartner für politische Institutionen. Sie engagiert sich für Regelungen in Bundesländern, die noch keine Pflegeweiterbildungsverordnung erlassen haben. Zudem strebt die DFG eine Vereinheitlichung der Gesetzgebung im Bereich der Weiterbildung für alle Bundesländer an.
Gründung: 1974 in Mainz
Struktur: Per Briefwahl wählen die Mitglieder für 4 Jahre ihren Vorstand, der sich aus dem 1. und 2. Vorsitzenden, 1. und 2. Schriftführer, 1. und 2. Geschäftsführer und dem Schatzmeister zusammensetzt.
Kontakt: DGF
Herrmann Simon-Str. 7, 33334 Gütersloh
Tel. 0 52 41 – 53 22 03, Fax 0 52 41 – 53 22 05
E-Mail: dgf@dgf-online.de
http://www.dgf-online.de
1.Vorsitzender: Klaus Notz

Deutscher Pflegeverband e.V. (DPV)

Aktivitäten: In der Zusammenarbeit mit seinen Partnern verfolgt der DPV die Sicherstellung und Weiterentwicklung einer qualitativ hochwertigen Pflege. Der DPV fördert die Professionalisierung und Qualitätssicherung der Pflege durch Aus-, Fort- und Weiterbildung sowie die Gesundheitserziehung und Beratung der Bevölkerung. Er unterstützt und fördert die Initiierung einer Pflegekammer mit dem Ziel der Selbstverwaltung und -bestimmung der Pflege.
Gründung: 1997.
Struktur: Für 4 Jahre wählen die Mitglieder den Vorstand, der aus bis zu sechs Personen bestehen kann. Die Wahl des 1. Vorsitzenden erfolgt in einem gesonderten Wahlgang. Ebenso werden die Delegierten und Ersatzdelegierte von den Mitgliedern (500 Mitglieder/1 Delegierter) für die Delegierten

Konferenz gewählt, welche den Vorstand bei dessen Arbeit unterstützt.
Kontakt: DPV
Mittelstraße 1, 56564 Neuwied
Tel. 0 26 31 – 8 38 80, Fax 0 26 31 – 83 88 20
E-Mail: Deutscher_Pflegeverband_DPV@t-online.de
http://www.dpv-online.de
Geschäftsführer: Rolf Höfert

Verband anthroposophisch orientierter Pflegeberufe e.V. (VaoP)

Aktivitäten: Der VaoP vermittelt Pflegeexperten und Referenten für anthroposophische Pflege und Fortbildungsangebote, er organisiert Tagungen und Kongresse. Der Verband arbeitet in nationalen und internationalen Organisationen der anthroposophischen Medizin und Pflege und unterstützt die Pflegeforschung. Zudem unterstützt er die Arbeit an einem theoretischen Modell der anthroposophischen Pflege.
Kontakt: VaoP
Roggenstrasse 82, 70794 Filderstadt
Tel: 0711 – 735 92 19, Fax: 0711 – 779 97 12
E-Mail: mail@anthro-pflegeberufe.de
http://anthro-pflegeberufe.net
Sekretärin des Verbandes: Sabine Schmitt

Verband Bundesarbeitsgemeinschaft Leitender Pflegepersonen e.V. (BALK)

Aktivitäten: Der BALK fördert die Pflege und vertritt deren Interessen in Politik und Öffentlichkeit. Der Verein setzt sich für die Sicherung der Pflegequalität durch Mitarbeit bei der Entwicklung von qualitätssichernden und -fördernden Maßnahmen ein und unterstützt den pflegerischen Fortschritt auf fachlicher, politischer und sozialer Ebene. Ein weiteres Ziel ist die Qualifizierung von Pflegepersonen für das Wahrnehmen der Aufgaben im Pflegemanagement.
Gründung: 1991.
Struktur: Das oberste Organ des Vereins ist die Mitgliederversammlung, sie wählt den Vorstand für die Dauer von 4 Jahren.
Kontakt: BALK
Ernst-Reuter-Haus, Straße des 17. Juni 114, 10623 Berlin
Tel. 030 – 44 03 76 93, Fax 030 – 44 03 76 96
E-Mail: berlin@balkev.de
http://www.balkev.de
Vorsitzender: Konrad Schumann, Klinikum Chemnitz gGmbH
Flemmingstrasse 2, 09116 Chemnitz
Tel. 03 71 – 33 33 32 40, Fax 03 71 – 33 33 34 80
E-Mail: k.schumann@balkev.de

Verband der Pflegedirektorinnen und Pflegedirektoren der Universitätsklinika (VPU)

Aktivitäten: Der Verband nimmt die Interessen der Mitglieder auf allen Gebieten der ambulanten und stationären Krankenversorgung, der Prävention und Gesundheitsförderung, der Beratung, der Rehabilitation und Nachsorge sowie der Forschung und Lehre in der Pflege unter Berücksichtigung der wirtschaftlichen Rahmenbedingungen wahr. Insbesondere fördert der Verband den Informations- und Erfahrungsaustausch unter den Mitgliedern, berät und unterstützt sie und vertritt deren Interessen bei krankenhausspezifischen und gesundheitspolitischen Themen.
Gründung: 1997.
Struktur: Oberstes Organ des Verbandes ist die Mitgliederversammlung. Der Vorstand besteht aus dem Vorsitzenden, dem stellv. Vorsitzenden, dem Kassenwart und dem Schriftführer. Er wird von der Mitgliederversammlung für 3 Jahre gewählt.
Kontakt: VPU
Frau Ricarda Klein, Pflegedirektorin
Universitätsklinikum Hamburg Eppendorf
Martinistraße 52, 20246 Hamburg
E-Mail: r.klein@plexus.uke.uni-hamburg.de
http://www.vpu-online.de
1. Vorsitzende: Ricarda Klein

Österreichische Pflegeorganisationen

Die österreichische Pflegekonferenz (ÖPK)

Aktivitäten: Die ÖPK versteht Berufspolitik als Teil der Gesundheitspolitik. Sie stellt ein Zusammenschluss verschiedener Organisationen in Österreich dar, die die Bedeutung und den Nutzen professioneller Pflege für ein effektives und effizientes Gesundheitssystem im Interesse der Bevölkerung zum Ziel haben und die Interessen der Pflegepersonen vertreten (▶ Tabelle Anhang 2). Sie koordiniert die pflegeberuflichen und pflegepolitischen Positionen der Organisationen und steuert deren Durchsetzung.
Gründung: 2002.
Struktur: Das Präsidium der ÖPK besteht aus dem Vorsitzenden, 2 stellv. Vorsitzenden und dem Kassierer und wird von allen Mitgliedsorganisationen für 2 Jahre gewählt.

Tabelle Anhang 2: Die Mitglieder der ÖPK

Kürzel	Name der Organisation	Internetseite
ÖGKV	Österreichischer Gesundheits- und Krankenpflegeverband	http://oegkv.at
ÖGKV / ARGE P. Dir.	Österreichischer Gesundheits- und Krankenpflegeverband/ARGE Pflegedirektoren Österreichs	http://www.oegkv.at/fgv
FGV	Österreichischer Gewerkschaftsbund/Fachgruppe Gesundheitsberufe	http://www1.oegb.or.at/fgv/
IG Psych. Pflege	Interessensgemeinschaft psychiatrische Pflege Österreich	
DV AFBÖ + SD PfH	Dachverband der AltenfachbetreuerInnen Österreichs	http://www.altenfachbetreuerinnen.at/
ÖGVP	Österreichische Gesellschaft für vaskuläre Pflege	http://www.oegvp.at
AHOP	Arbeitsgemeinschaft hämato-onkologischer Pflegepersonen in Österreich	http://www.ahop.at
AG Akad.	Arbeitskreis Akademisierung	http://www.pflegewissenschaft.ac.at
ÖBAI	Österreichischer Berufsverband für Anästhesie- und Intensivpflege	http://www.oebai.at
senium	Verein für Forschung und Fortbildung in der geriatrischen Pflege	http://www.senium.at
BKKÖ	Berufsverband Kinderkrankenpflege Österreich	http://www.kinderkrankenpflege.at
BöGK	Berufsverband österreichischer Gesundheits- und Krankenpflegeberufe	http://www.boegk.at
ÖRK	Österreichisches Rotes Kreuz (außerordentliches Mitglied)	http://www.roteskreuz.at

Kontakt: ÖKP
c/o NÖ Landesakademie – Höhere Fortbildung in der Pflege
Bereich Soziales und Gesundheit
Sr. M. Restituta Gasse 12, 2340 Mödling
Tel. 0664 – 52 39 977
E-Mail: office@pflegekonferenz.at
http://www.pflegekonferenz.at
Vorsitzende: Maria Jesse

Österreichischer Gesundheits- und Krankenpflegeverband (ÖGKV)

Aktivitäten: Der ÖGKV ist die berufliche Interessensvertretung der Pflegepersonen Österreichs. Er vertritt die Interessen aller Pflegebereiche und Pflegeberufe in Gesellschaft und Politik. Seine Ziele sind die Qualitätssicherung pflegerischer Leistungen, die Sicherung der Eigenständigkeit pflegerischer Berufe, die Weiterentwicklung der Pflege in Theorie und Praxis sowie die Förderung der Pflegeforschung. Zugleich setzt er sich ein für eine Mitsprache bei der Gesetzgebung, für zeitgemäße Arbeitsbedingungen und eine angemessene Entlohnung für Pflegende.
Gründung: 20. April 1933.

Struktur: Der Bundesvorstand besteht aus 6 Präsidiumsmitgliedern, 6 weiteren gewählten ordentlichen Mitgliedern, den Vorsitzenden oder stellv. Vorsitzenden der regionalen/überregionalen Zweigvereine, den Vorsitzenden oder stellv. Vorsitzenden der überregionalen fachspezifischen Arbeitsgemeinschaften.
Kontakt: ÖGKV
Mollgasse 3a, 1180 Wien
Tel. +43-(0)1 – 4782710, Fax +43-(0)1 – 4782710-9
E-Mail: office@oegkv.at
http://www.oegkv.at
Präsidentin: Christine Ecker
E-Mail: christine.ecker@oegkv.at

Schweizer Pflegeorganisationen

Schweizer Berufsverband der Pflegefachfrauen und Pflegefachmänner (SBK)

Aktivitäten: Der SBK fördert das geschlossene Auftreten der Pflegefachfrauen und Pflegefachmänner in der Öffentlichkeit auf nationaler und internationaler Ebene. Er befasst sich aktiv mit den Fragen des Gesundheitswesens, des Staates und der

Gesellschaft und setzt sich dafür ein, dass diese Fragen im Interesse seiner Zielsetzung gelöst werden. Er formuliert Sollvorstellungen für den Pflegeberuf und setzt sich dafür ein, dass sie verwirklicht werden. Er betätigt sich in der Grundausbildung sowie in der Fort- und Weiterbildung der Gesundheits- und Krankenpflege. Er vertritt die beruflichen, wirtschaftlichen und sozialen Interessen seiner Mitglieder.

Gründung: Der SBK wurde 1910 gegründet. Der heutige Verband entstand am 29. April 1978 durch den Zusammenschluss der Pflegeverbände, die die allgemeine, die psychiatrische und die Kinderkranken-, Wochenbett- und Säuglingspflege vertraten.

Struktur: Die Delegiertenversammlung, als oberstes Organ, wählt für 4 Jahre den Präsidenten und den Vizepräsidenten, die Zentralvorstandsmitglieder und die Mitglieder der Geschäftsprüfungskommission.

Kontakt: SBK Geschäftsstelle
Choisystrasse1, Postfach 8124, CH-3001 Bern,
Tel. +41-(0)31 – 3883636, Fax +41-(0)31 – 3883635
E-Mail: info@sbk-asi.ch
http://www.sbk-asi.ch
Präsident: Pierre Théraulaz
Geschäftsführer: Urs Weyermann

Internationale Pflegeorganisation

International Council of Nurses (ICN)

Aktivitäten: Der ICN ist ein Zusammenschluss von nationalen Berufsverbänden der Pflege aus derzeit 129 Ländern. Er ist die internationale Stimme der Pflege und vertritt weltweit Millionen von Pflegenden. Der ICN kooperiert mit verschiedenen Institutionen z. B. mit der NANDA-Konferenz. Er setzt sich für eine weltweite, einheitliche Fachsprache ein und unterstützt daher die Entwicklung der »International Classifikation of Nursing Practice«, die sog. ICNP's.

Der ICN hat sich u. a. folgende Ziele gesetzt:
- Pflegequalität für alle zu sichern
- Eine ausgewogene Gesundheitspolitik in aller Welt
- Fortschritt im Pflegewissen
- Ein anerkanntes Berufbild für Pflegende
- Fähige, zufriedene Pflegende

Gründung: Erste Aktivitäten fanden bereits 1899 statt. Am 17. Juli 1904 erfolgte die offizielle Gründung in Berlin. Gründerländer waren England, Amerika und Deutschland. Agnes Karll, Begründerin des DBfK, wurde 1909 zur Präsidentin des ICN gewählt.

Struktur: Die Delegierten der nationalen Pflegeverbände wählen »The Board of Directors« mit Präsident und Stellvertretern. Die derzeitige Legislaturperiode begann im Mai 2005 und endet im Jahr 2009.

Kontakt: International Council of Nurses
3, Place Jean-Marteau, Ch-1201 Genf
Tel. +41-(0)22 – 90801-00, Fax +41-(0)22 – 90801-01
E-Mail: icn@icn.ch
http://www.icn.ch/contact.htm
Präsidentin: Dr. Hiroko Minami, Japan
1. Vizepräsident: Franz Wagner, Deutschland
2. Vizepräsident Rosemary Bryand, Australia
3. Vizepräsident Phila Nzimande, South Africa

Gewerkschaften im Gesundheitswesen

Deutschland

Gewerkschaft für Beschäftigte im Gesundheitswesen (BIG)

Aktivitäten: Die BIG positioniert sich neben Ver.di als eine eigene Gewerkschaft für alle Beschäftigten im Gesundheitswesen. Neben allgemeinen Gewerkschaftsaufgaben sieht sie ihren Schwerpunkt in der Zusammenarbeit mit den Berufsverbänden, der Schaffung eines Petitionsausschusses, der Förderung der Fort- und Weiterbildung.

Gründung: Am 15. Juni 1991 wurde die »Gewerkschaft Pflege« in München von ca. 100 Pflegenden gegründet. Im Oktober 2000 öffnete sich die »Gewerkschaft Pflege« allen Arbeitnehmern des Gesundheitswesens, der Alten- und der Behindertenhilfe und heißt seitdem »Gewerkschaft für Beschäftigte im Gesundheitswesen«.

Struktur: Z. Zt. gibt es 3 Bundesorgane: den Bundesverstand, den Petitionsausschuss und die Bundeskontrollkommission sowie mehrere Landesverbände.

Kontakt: BIG
Höllturm-Passage 5/6, 78315 Radolfzell
Tel. 0 77 32 – 5 25 73, Fax 0 77 32 – 5 32 66
Email: kleefeld@gewerkschaft-big.de
http://www.gewerkschaft-big.de
Vorsitzender: Kai-Uwe Kleefeld

Vereinte Dienstleistungsgewerkschaft (Ver.di)

Aktivitäten: Als Vereinte Dienstleistungsgewerkschaft betreut Ver.di Beschäftigte in mehr als 1.000 Berufen. Ver.di ist unabhängig von Arbeitgebern, Parteien, Religionsgemeinschaften und staatlichen Organen und vertritt und fördert die wirtschaftlichen, ökologischen, sozialen, beruflichen und kulturellen Interessen seiner Mitglieder. Im Fachbereich 3 »Gesundheit, Soziale Dienste, Wohlfahrt und Kirchen« arbeiten acht Fachgruppen: Gesundheitsberufe, Krankenhäuser, Pflegeeinrichtungen, Psychiatrie, Rehabilitation, Rettungsdienst, Wohlfahrtsverbände und kirchliche Einrichtungen.

Gründung: Im Jahre 2001 schlossen sich die Deutsche Postgewerkschaft (DPG), Gewerkschaft Handel, Banken und Versicherungen (HBV), Gewerkschaft Öffentliche Dienste, Transport und Verkehr (ÖTV), die IG Medien und die Deutsche Angestelltengewerkschaft (DAG) zur Vereinten Dienstleistungsgewerkschaft Ver.di zusammen.

Struktur: Ver.di ist komplex in vier Ebenen und 13 Fachbereichen organisiert. Darüber hinaus gibt es neben der Gewerkschaftsarbeit für Frauen und spezielle Gruppen eigene Strukturen und Arbeitsmöglichkeiten. Der Bundesvorstand wird vom Bundeskongress, dem höchsten Ver.di-Organ, in dem zu gleichen Teilen ehrenamtliche Vertreter der Ebenen und der Fachbereiche sitzen, gewählt.

Kontakt: ver.di Bundesvorstand
Paula-Thiede-Ufer 10, 10179 Berlin
Tel. 0 30 – 69 56-0, Fax 0 30 – 69 56- 1 41
E-Mail: info@verdi.de
http://www.verdi.de
Bundesvorsitzender: Frank Bsirske
Leiterin des Fachbereichs 3: Ellen Paschke

Österreich

Die Fachgruppenvereinigung für Gesundheitsberufe (FGV)

Aktivitäten: Die FGV ist eine überfraktionell tätige Einrichtung im Österreichischen Gewerkschaftsbundes (ÖGB), in der sich die in den einzelnen Gewerkschaften des ÖGB organisierten Arbeitnehmer (Gewerkschaftsmitglieder), aus den Bereichen Krankenpflege, medizinisch-technischer Dienst, Hebammen, Kardiotechniker, medizinisch-technischer Fachdienst, Sanitätshilfsdienste, Altenbetreuung und zahnärztliche Assistenten zur Wahrnehmung gemeinsamer Interessen zusammengeschlossen haben.

Die ca. 55.000 Mitglieder der ÖGB/FGV kommen aus 5 Gewerkschaften:
- Gewerkschaft der Privatangestellten
- Gewerkschaft Öffentlicher Dienst
- Gewerkschaft der Gemeindebediensteten
- Gewerkschaft Handel, Transport, Verkehr
- Gewerkschaft Hotel, Gastgewerbe, Persönlicher Dienst

Gründung: 1917 wurde die »Fachorganisation des Krankenpflegepersonals und verwandter Berufe« gegründet. Diese Organisation wurde 1934 aufgelöst und 1949 als »Fachgruppenvereinigung des Krankenpflegepersonals und verwandter Berufe im ÖGB« erneut ins Leben gerufen. 1989 erhielt sie die Bezeichnung »Österreichischer Gewerkschaftsbund, Fachgruppenvereinigung für Gesundheitsberufe«.

Struktur: Der Fachgruppentag, das oberste Organ der Fachgruppenvereinigung, tritt alle 4 Jahre zusammen; seine Beschlüsse sind für alle Mitglieder bindend. Einberufen wird der Fachgruppentag durch den Zentralvorstand, der aus den 12 Mitgliedern des Vorstandes und 18 weiteren Mitgliedern besteht. Das Bundessekretariat erledigt die laufenden Geschäfte der Fachgruppenvereinigung. Vertreten wird die Fachgruppenvereinigung durch die/den Vorsitzende/n.

Kontakt: Bundesfachgruppenvereinigung
Maria-Theresien-Straße 11, 1090 Wien
Tel. +43(0)1 – 31316-83-6 62, Fax +43(0)1 – 31316-83-6 60
E-Mail: karl.preterebner@gdg.oegb.or.at
http://www1.oegb.or.at/fgv
Vorsitzende: Monika Mauerhofer

Schweiz

Verband des Personals öffentlicher Dienste (vpod)

Der Schweizerische Verband des Personals öffentlicher Dienste vpod ist die Gewerkschaft im und für den Service Public. Sie hat ca. 40.000 Mitglieder aus allen Bereichen des Öffentlichen Dienstes. Sie vereinigt 9 verschiedene Verbände. Pflegende und Angehörige der Gesundheitsfachberufe sind im vpod Gesundheitsberufe organisiert.

Kontakt: vpod Gesundheitsberufe
Postfach, 8030 Zürich
Tel. +41(0)1 – 266-5252, Fax +41(0)1 – 266-5253
E-Mail: beat.ringger@vpod-ssp.ch
http://www.vpod-ssp.ch
Präsidentin: Christine Goll

Gewusst wohin: Internetadressen

Weitere Informationen zu Pflegethemen finden Sie unter folgenden Internetadressen (ein Anspruch auf Vollständigkeit besteht nicht):

http://www.ads-pflege.de
http://www.ahop.at
http://www.altenfachbetreuerinnen.at/
http://www.anthro-pflegeberufe.net
http://www.ba-ev.de
http://www.balkev.de
http://www.bdh.de
http://www.bekd.de
http://www.beleke.de/outsites/prog-index.html
http://www.bflk.de
http://www.bmg.bund.de
http://www.bmgs.bund.de
http://www.boegk.at
http://www.caritasgemeinschaft.caritas.de
http://www.dbfk.de
http://www.dbfk-pflegeaktuell.de
http://www.deutscher-pflegerat.de
http://www.dgf-online.de
http://www.dgd.org
http://www.dpv-online.de
http://www.efaks.de
http://www.friederikenstift.de
http://www.gewerkschaft-big.de
http://www.gmkonline.de
http://www.heilberufe-online.de
http://www.hospizbewegung.de/zeitschrift
http://www.icn.ch
http://www.kaiserswerther-verband.de
http://www.kathpflegeverband.de
http://www.kinderkrankenpflege.at
https://www.lindenhof-schule.ch
http://www.medizinverlage.de
http://www.oebai.at
http://www.oegkv.at
http://www1.oegb.or.at/fgv
http://www.oegkv.at/fgv
http://www.pflegekonferenz.at
http://www.pflegen-online.de/pflegebrief
http://www.pflegewissenschaft.ac.at
http://www.printernet.info
http://www.roteskreuz.at
http://www.sbk-asi.ch
http://www.sbk-asi.ch/webseiten/deutsch/2zeitschrift/inhalt.htm
http://www.schwesternschaften.drk.de
http://www.senium.at
http://www.vpod-ssp.ch
http://www.vpu-online.de

Gewusst was: Glossar

A

Absorptionsfähigkeit. Fähigkeit, etwas aufzusaugen bzw. in sich aufzunehmen (z. B. Flüssigkeit oder Strahlen)

Abstandquadratgesetz. Die Dosisleistung des von einer Röntgenröhre ausgesandten Strahlenbündels, und damit die Strahlenbelastung, verringert sich mit dem Quadrat seiner Entfernung von der Röhre (Bsp. 0 Meter = Strahlendosis 100%, 1 Meter = Strahlendosis 50%, 2 Meter = 25%)

Adaptation. (lat.) Anpassung von Fähigkeiten an Gegebenheiten, Umstände oder die Umwelt

Analyse. Systematische Zerlegung, Untersuchung eines Gegenstandes, Sachverhaltes

Anastomose. Künstlich hergestellte Verbindung zwischen Hohlorganen; auch natürliche Verbindung zw. Blut- oder Lymphgefäßen

Artefakt. Hier Störung in der Bilddarstellung

aseptischer Operationssaal. Hier werden Operationen durchgeführt, bei denen nicht mit Keimen gerechnet wird. Eine Verunreinigung der Wunde mit Keimen von außerhalb soll verhindert werden

Assessment. Kriterienorientiertes und strukturiertes Erhebungsverfahren zur Ausweisung und nachvollziehbaren Einschätzung eines Patientenzustandes

Ätiologie. (griech.) Lehre von Krankheitsursachen

ätiologisch. (griech.) Ursächlich, begründend

Aufmerksamkeitsorientierung. Das Vermögen einer Person, sich selbst zu spüren (z. B. Wohlbefinden, aber auch Stress)

B

Balintgruppe. Methode von Gruppensitzungen (nach dem engl. Arzt und Psychoanalytiker Michael Balint) für helfende Berufe, bei der ein Teilnehmer der Gruppe von Erlebnissen mit einem Patienten/Klienten erzählt. In der anschließenden freien Diskussion übernimmt ein Gruppenleiter mit spezieller Ausbildung zum Balintgruppenleiter die Moderation

Ballonkatheter. Katheter, an dessen distalem (dort) Ende sich ein Ballon befindet, der nach Einführung und Positionierung des Katheters mit Flüssigkeit gefüllt wird, a) z. B. bei Pulmonaliskathetern, um Stenosen aufzudehnen, b) Blasenverweilkatheter

Behaviorismus. US-amerikanische Richtung der Verhaltensforschung, die durch das Studium des Verhaltens von Lebewesen, deren seelische Merkmale zu erfassen versucht

Biopsie. Ein zusammengesetzter Begriff aus griech. Bios = Leben und opsis = Betrachtung; Gewebeuntersuchung

Bougies. (franz.) Kerze; (Savary-Gillard-Bougies) Verschieden dicke, stabförmige, konisch geformt und sich distal verjüngende, flexible oder starre Instrumente zur Dehnung, z. B. von Stenosen. Bei manchen Bougies kann durch die Mitte des Instruments ein Führungsdraht durchgezogen werden

Brainstorming. (engl.) wörtl. = Gehirnsturm; Methode, um durch das Sammeln und Auswerten spontan vorgebrachter Einfälle die beste Lösung für ein Problem zu finden

C

Casemanagement. Fallmanagement; Einzelfallunterstützung und -beratung für Menschen mit speziellen Problemlagen

Cell saver. (engl.) Maschinelles Autotransfusionsgerät, mit dem aus dem Operationsgebiet abgesaugtes Blut in einer Zentrifuge gewaschen und dem Patienten anschließend retransfundiert wird

chirurgische Händedesinfektion. Ausgiebige Handwaschung und anschließende Händedesinfektion mit alkoholischer Desinfektionslösung vor operativen Eingriffen

Cluster. (engl.) Anhäufung, Ansammlung, Bündelung; eine als einheitlich Ganzes zu betrachtende Menge von Einzelteilen

Compliance. (engl.) Bereitschaft des Patienten, therapeutische Maßnahmen aktiv durchzuführen, wie z. B. Einnahme der Medikation, Änderung des Gesundheitsverhaltens

Coping. (engl.) Bewältigung; Bezeichnung für Methoden zur Behebung von Stresssituationen, zur Lösung von Problemen und zur Entscheidungsfindung

Defibrillator. Gerät, mit dem durch eine gerichtete Abgabe von Gleichstrom ein Kammerflimmern beseitigt oder bei Herzstillstand der normale Herzrhythmus wiederhergestellt werden kann

Dehydratation. Austrocknen, Flüssigkeitsverlust

DEKRA. Hervorgegangen aus dem Deutschen Kraftfahrzeug- und Überwachungsverein; ein privatrechtliches Dienstleistungsunternehmen, das für mehr Sicherheit und Qualität im Umgang mit Menschen, Technik, Umwelt und Mobilität arbeitet

Dialysator. Kernstück einer künstlichen Niere, hier geschieht die eigentliche Dialyse. Durch den D. fließt das zu reinigende Blut im sog. Blutkompartiment, von der Dialysierlösung durch eine Membran getrennt

Diffusion. (lat.) Auseinanderfließen, hindurch treten; Vermischung von Stoffen, die miteinander in Berührung stehen mit dem Ziel des Konzentrationsausgleiches

Diffusionshypoxie. Reduzierter Sauerstoffpartialdruck im arteriellen Blut durch den Abfall der alveolären Sauerstoffkonzentration, hervorgerufen (statt bedingt) durch schnelle Lachgasrückdiffusion bei der Narkoseausleitung mit volatilen, d. h. flüchtigen, schnell verdunstenden, Anästhetika

Dilatation. Aufdehnung

Diskurs. (lat.) Erörterung, Abhandlung; intensives, nachdenkliches, der Logik folgendes Gespräch, in dem es nicht um Vertretung und Übernahme einer »richtigen« Meinung geht, sondern um Darstellung und Verständnis unterschiedlicher Positionen

Dislokation. Fehllage, Lageatypie, z. B. einer Magensonde

Dissektion. Zerschneidung, Aufspaltung

distal. Rumpffern gelegene Teile der Extremitäten, Gegenteil von proximal (▶ dort)

Drainage. Ableitung krankhafter oder vermehrter natürlicher Körperflüssigkeiten (und Gase) mit Hilfe eines Drains, i. d. R. an die Körperoberfläche

Dualismus. Zweiheit, Gegensätzlichkeit, hier: philosophisch-religiöse Lehre von der Existenz zweier Grundprinzipien des Seins, die sich ergänzen oder gegenüberstehen

EDTA. Ethylendiamintetraessigsäure findet Anwendung in der Labormedizin (z. B. werden Blutproben für die Blutbildanalyse mit EDTA ungerinnbar gemacht)

Effizienz. Wirtschaftlichkeit; sinnvolles Verhältnis von aufzuwendenden Mitteln und erzieltem Nutzen

Eigenreflexion. Selbstreflexion; mit Reflexion ist hier eine kritische, vertiefte gedankliche Selbstbetrachtung gemeint (reflektieren)

Empowerment. (engl.) Ermächtigung, Befähigung

Engramm. Die im zentralen Nervensystem hinterlassene, sichere Gedächtnisspur (mnemische Spur) eines Reizes oder Erlebniseindrucks, die dessen geistige Reproduktion zu einem späteren Zeitpunkt ermöglicht

Epidemiologie. Untersuchung der Verteilung, Determinanten und Risikofaktoren gesundheitsbezogener Zustände in Bevölkerungsgruppen

Erlebnispädagogik. Durch naturbezogene Aktivitäten (z. B. Trekkingtouren, Bootswandertouren, Wildniscamps) werden der eigene Körper erfahren, der Umgang mit Ängsten erlernt und Alternativen zur Konfliktbewältigung entwickelt

eruieren. (lat.) ausgraben herausfinden, ermitteln; etwas durch gründliche Untersuchung herausfinden

Ethylenoxid. Farbloses, süßlich riechendes giftiges Gas, das die Augen, die Atemwege und die Haut stark reizt und zu Übelkeit und Erbrechen führt. Bewusstlosigkeit und Atemstillstand können eintreten. Der Hautkontakt mit der gekühlten Flüssigkeit führt zu Erfrierungen und Verätzungen. Aus den entstehenden Wunden können sich Krebsgeschwüre entwickeln. Weitere mögliche Folgeschäden sind Lungenödeme, Leber- und Nierenschäden und genetische Schäden

evidenzbasiert. Auf augenscheinlichen oder wissenschaftlichen Erkenntnissen beruhend (engl.: »evidence based medicine«)

Existenzialismus. Lebenseinstellung, die von der Überzeugung der verpflichtenden Freiheit und unausweichlichen Diesseitigkeit des menschlichen Daseins ausgeht

Existenzphilosophie. Philosophische Richtung des 20. Jahrhunderts. Sie betrachtet den Menschen in seinem Menschsein, wie er sich in dieser Welt und anderen Menschen gegenüber gibt. Im Zentrum ihres Bemühens steht der Weg zur Wahrheit.

Extubation. Entfernen des Tubus aus dem Atemwegssystem

fokal. (lat.) focus = Herd; von einem Herd ausgehend

fokusieren. Etwas, z. B. eine Linse ausrichten, ein Objektiv scharf stellen, Strahlen auf einen Punkt bündeln

Formaldehyd. Einfachster Aldehyd; stechend riechendes Gas, das als ca. 40%ige Lösung in Wasser Formalin oder Formol heißt. F. reagiert mit Eiweißstoffen aller Art zu denaturierten unlöslichen Produkten. Darauf beruht seine stark keimtötende Wirkung als Desinfektionsmittel, seine Eignung zur Konservierung und Härtung von anatomischen und anderen biologischen Präparaten und die Verwendung zur Herstellung künstlicher Gerbstoffe. Formaldehyd gehört zu den Stoffen, bei denen ein krebserzeugendes Potenzial (Kanzerogenität) vermutet wird

Halbwertszeit (HWZ). Zeit, in der sich ein exponentiell mit der Zeit abnehmender Wert halbiert. Auch die Zeitspanne, in der der menschliche Körper die Hälfte eines aufgenommenen Stoffes wieder ausgeschieden hat

Handling. (engl.) Handhabung; Art und Weise, wie ein Patient innerhalb des Bobathkonzeptes angefasst und unterstützt wird

Helicobacter pylori (Hp). Bakterium, das sich u. a. im Magen ansiedelt und Gastritiden (Magenschleimhautentzündungen) verursachen kann

HF-Gerät. Hochfrequenzstromgerät mit ca. 330 KHz Wechselstromerzeugung, durch dessen Funktion Gewebe (z. B. Polypen oder Tumorgewebe) abgetrennt werden kann. Bei diesem Hochfrequenzstrom kommt es nicht zur Muskelerregung

Hirndruck. Im Schädelinneren herrschender physiologischer Liquordruck

Holismus. (griech.) Lehre von der Ganzheitlichkeit; Existenz und Erscheinungsform eines Menschen, Dinges oder Ereignisses können nur im Ganzen, unter Berücksichtigung der Wechselbeziehungen zur Umwelt erklärt und verstanden werden

Homecare. (engl.) Bezeichnung für den Bereich der häuslichen Pflege; Homecare-Unternehmen sind Dienstleistungsunternehmen, die vorwiegend im Bereich der häuslichen bzw. ambulanten Nachversorgung mit medizinischen Produkten und Hilfsmitteln handeln und ihre Kunden durch qualifizierte Fachkräfte individuell beraten und betreuen

homöostatisch. Die Homöostase betreffend, zu ihr gehörend; Homöostase = Konstanz des inneren Milieus eines Organismus

Humanismus. Das Bemühen um eine der Menschenwürde und Persönlichkeitsentfaltung entsprechende Gestaltung des Lebens und der Gesellschaft durch Bildung, Erziehung und Schaffung der dafür notwendigen Lebensbedingungen. Denken und Handeln werden bewusst auf die Würde des Menschen und das Wohl der Menschheit ausgerichtet

humanistisch. Auf dem Humanismus basierend

hygienische Händedesinfektion. Kurze Händedesinfektion mit alkoholischem Desinfektionsmittel

hyperbar. Mit erhöhtem Druck; hier: durch das Einbringen von Glukosemolekülen in ein Lokalanästhetikum bekommt dieses ein höheres spezifisches Gewicht als der Liquor und breitet sich dadurch im Rahmen einer Spinalanästhesie in die unteren Extremitäten aus (anstatt nach kranial)

Hypothermie. Unterkühlung; akute oder anhaltend erniedrigte Kerntemperatur unter dem Sollwert infolge verminderter Wärmebildung oder durch allgemeine Abkühlung oder künstlichen Wärmeentzug

I

Ileozökalklappe (Valva ileocaecalis oder Bauhin-Klappe). Schleimhautfalten am Übergang zwischen Dünn- und Dickdarm. Diese bewirken normalerweise, dass Darminhalt nur in Richtung Dickdarm transportiert werden kann

implementieren. Einführen, einsetzen, einbauen

interpersonal response trait. (engl.) Eigenschaft, auf das Verhalten anderer Personen in einer bestimmten, für das betreffende Individuum charakteristischen Weise zu reagieren

interpersonell. Zwischen Personen

Interpretation. Auslegung, Deutung

Intervention. (lat.) intervenire = dazwischentreten, sich einschalten; Bezeichnung für eine zielgerichtete Handlung zur positiven Veränderung einer bestehenden Situation

Intubation. Einbringen eines starren oder biegsamen Rohres (Endotrachealtubus) in die Trachea unter Passage des Kehlkopfes entweder durch den Mund (orotracheal) oder die Nase (nasotracheal) zur sicheren Freihaltung der Atemwege

invasiv. (lat.) invasio = Angriff, Eindringen; Diagnostik und/oder Therapie unter Verletzung des Körpers

Inzidenz. (lat.) incidere = geschehen; Häufigkeit von Neuerkrankungen innerhalb eines bestimmen Zeitraumes

Ionisation. Vorgang, durch den ein neutrales Atom oder Molekül entweder eine positive oder eine negative Ladung erhält

K

Kanülierung. Einbringen einer Kanüle (Hohlnadel oder Rohr)

Kanzerogenität. Krebserregendes Potenzial eines Stoffes

koagulieren. a) verschmoren, b) zur Gerinnung bringen

Kombinationsschäden. Gesundheitsschäden bei Patienten mit einer Krebserkrankung, deren Ursachen nicht getrennt auf die Krebserkrankung, die Therapie oder davon unabhängige Faktoren zurückgeführt werden können

Kompensation. Ausgleich oder Ersatz bei einem krankheitsbedingten Ausfall von Funktionen durch andere Funktionen oder Hilfen

konstant. Beständig, unveränderlich

kontaminationsfreies Arbeiten. Arbeitsweise, welche verhindert, dass sich Keime ausbreiten

kontextuell. Abgeleitet von Kontext, d. h. den inneren Zusammenhang, in dem etwas steht, beachtend, verknüpfend

Kontinuum. Etwas lückenlos Zusammenhängendes, Stetiges, nicht in Einzelteile auflösbares Ganzes; im sozialwissenschaftlichen Zusammenhang häufig als Linie bzw. Ebene zwischen zwei Extrempolen dargestellt, auf welcher der zu betrachtende Gegenstand oder Zustand je nach aktueller Situation immer neu positioniert werden kann

Kontrollüberzeugung. Die Überzeugung eines Menschen, das eigene Leben meistern zu können

Konvektion. (lat.) konvehere = zusammenbringen, Gemeinsamer Transport von Molekülen zusammen mit dem Lösungsmittel zu einem Ort mit anderer Konzentration (hier im Rahmen der Ultrafiltration, ▶ dort)

Kugellagermethode. Methode zum Kommunikationstraining: In einem Innenkreis und einem Außenkreis sitzen sich jeweils zwei Teilnehmer gegenüber und tauschen Argumente aus

Kuhnsystem. Rohrartiges Handbeatmungssystem, das durch einen zwei- bis dreifachen Frischgasflow die ausgeatmete Luft aus dem System verdrängt und eine Rückatmung vermeidet. Ein Ende des Metallrohres enthält den Handbeatmungsbeutel, das andere Ende wird über ein gekrümmtes Metallrohr (»Maskenkrümmer«) an die Atemmaske oder den Endotrachealtubus aufgesteckt

Kultur. (lat.) Bearbeitung, (geistige) Pflege, Ausbildung; Bezeichnung für die Gesamtheit der geistigen, sozialen und materiellen Formen menschlicher Lebensäußerungen; in weiter Begriffsverwendung das, was der Mensch geschaffen hat, was also nicht naturgegeben ist

Kumulation. Anhäufung eines Wirkstoffes im Organismus mit der Gefahr der Toxizität, wenn wiederholte Einzeldosen schneller erfolgen als sie der Organismus aufgrund der Halbwertszeit (▶ dort) abbauen kann

L

Laerdalbeutel. Handbeatmungsbeutel mit eingebautem Rückatmungsventil zur manuellen Beatmung über Atemmasken oder Endotrachealtuben

laparoskopisch. Operative Technik unter Verwendung einer Optik und einer Videoeinheit, die es ermöglicht, ohne größeren Hautschnitt z. B. eine Gallenblase chirurgisch zu entfernen

Laparotomie. Eröffnung der Bauchhöhle

Linearbeschleuniger. Physik. Teilchenbeschleuniger; erzeugt ultraharte Röntgenstrahlen, die sich v. a. für die Behandlung tief liegender Tumore eignen, und negativ geladene Teilchen (Elektronen), die nur wenige Zentimeter ins Gewebe eindringen und zur Therapie oberflächennaher Tumoren eingesetzt werden

M

Metaparadigma. Beschreibt den Gegenstandsbereich einer einzelnen Disziplin in Abgrenzung zu anderen Disziplinen; wird aus Schlüsselbegriffen gebildet, welche in knappster Form die für eine Disziplin interessanten/grundlegenden Phänomene benennen. Es ist die abstrakteste Komponente in der Hierarchie des Wissens, repräsentiert den breitesten Konsens innerhalb einer Disziplin und schafft damit eine allererste Arbeitsgrundlage. Es hat internationale Gültigkeit und ist perspektivneutral, d. h., es favorisiert kein Modell/keine Theorie

mikrochirurgische Instrumente. Sehr feine und empfindliche chirurgische Instrumente

Mind-Map. wörtl.: Gedankenlandkarte; Arbeits- und Darstellungsmethode, die gleichermaßen die rechte wie auch die linke Hirnhälfte anspricht, indem sie sprachlich-logisches mit intuitiv-bildhaftem Denken verbindet

multimorbid. An mehreren Erkrankungen leidend

Multimorbidität. (lat.) Mehrfacherkrankung, gleichzeitiges Bestehen mehrerer Gesundheitsstörungen bei einem Patienten

N

Netzwerk, soziales. Öffentliche und private Einrichtungen und Organisationen sowie andere Personen und deren Hilfsmöglichkeiten, einen hilfsbedürftigen Menschen möglichst in seinem sozialen Umfeld aufzufangen und zu unterstützen

neurobehavioral. US-amerikanische Richtung der Psychologie auf Basis des Reiz-Reflex-Mechanismus; wertet nur objektives, messbares Verhalten, klammert seelische Deutungen aus; Anwendung in der Verhaltensforschung und in Lerntheorien

normativ. Maßgebend, als Richtschnur dienend

O

Ökonomie. Wirtschaft, auch Wirtschaftlichkeit, Sparsamkeit

Okular. Die dem Auge des Untersuchers zugewandte Linse oder Linsenkombination eines optischen Gerätes

Organigramm. Graphische Darstellung der Strukturen in einer Organisation

Osmose. (griech.) osmos = Stoß, Antrieb; Diffusion einer Flüssigkeit durch eine feinporige Wand (halbdurchlässige, semipermeable Membran, die zwei Lösungen unterschiedlicher Konzentration voneinander trennt)

P

palliativ. Die Beschwerden einer Krankheit oder von Symptomen lindernd, ohne deren Ursachen behandeln oder heilen zu können

Palliativ Care. (engl.) palliative = lindernd, wohltuend, care = Pflege, Behandlung, Betreuung, Begleitung; hat gemäß der WHO zum Ziel, bei fortschreitenden, unheilbaren Erkrankungen das Leiden der Betroffenen zu lindern, die bestmögliche Lebensqualität zu sichern und ein Sterben in Würde zu ermöglichen

Paradigma. (griech.) Vorbild; breitester Konsens als Hintergrundannahme aller Forschungsarbeiten von Mitgliedern einer Disziplin; ist die »Brille«, durch die in dieser Disziplin die Welt betrachtet wird, anerkanntes Theoriegebäude einer Wissenschaft, bildet und leitet die wissenschaftlichen Traditionen einer Disziplin, legt Regeln und Normen für wissenschaftliches Arbeiten in dieser Disziplin fest

Pathogenese. Gesamtheit der zu einer Erkrankung führenden Fakten

PEG. Perkutane Endoskopische Gastrostomie

Pharmakologie. (griech.) pharmakon = Heilmittel; Lehre über die Art und von der Zusammensetzung der Arzneimittel sowie deren Wirkungen und Indikationen

Planspiel. Methode zur Bewusstmachung oder Prüfung von Verhaltensweisen, bei der anhand eines Modells der Realität den Teilnehmern Handlungsentscheidungen abverlangt werden

Poliklinik. Medizinische Einrichtung für ambulante Untersuchung und Behandlung

Postmoderne. Wörtlich: Nach-Moderne; seit Ende der 1960er-Jahre gebräuchlicher Begriff für Wandlungen und Umbrüche der Gesellschaft und den Denkens; die Welt wird nicht auf ein Fortschrittsziel betrachtet, sondern vielmehr als pluralistisch, zufällig und chaotisch. Die P. wendet sich gegen Festschreibungen insbesondere ideologischer Art

proximal. Näher an der Körpermitte gelegen; Gegenteil von distal (▶ dort)

Prozess. Eine sich vollziehende Entwicklung, die nach bestimmten, definierbaren Schritten in eine beobachtbare Richtung verläuft

psychopathologisch. Die Leiden der Seele im Sinne einer Erfassung von Erlebens- und Verhaltensweisen eines als psychisch krank geltenden Menschen

Pulsoxymetrie. Verfahren zur unblutigen (non-invasiven) kontinuierlichen Messung der arteriellen Sauerstoffsättigung des Blutes mittels eines transkutan angebrachten Messfühlers (z. B. am Ohrläppchen), Normwert: 95–100%

Punktion. (lat.) pungere = stechen; z. B. Einstechen in eine Körperhöhle oder ein Blutgefäß

R

Reduktionismus. Isolierte Betrachtung eines Ganzen als einfache Summe seiner Einzelteile unter Überbetonung der Einzelteile, von denen ausgehend generalisiert wird

Rehabilitation. Gesamter Prozess der Wiedereingliederung von durch Krankheit oder Unfall Geschädigten in die Gesellschaft

Relevanz. Wichtigkeit, Bedeutung

residual. Zurückbleibend, rückständig, überbleibend

Ressource. (franz.) Rohstoff-, Erwerbsquelle, Geldmittel; im pflegerischen und sozialwissenschaftlichen Sprachgebrauch als Bezeichnung für Fähigkeiten, Möglichkeiten, Mittel und Kräfte, die einem Menschen zur Verfügung stehen

Ressourcen. (lat.) resurgere = wiedererstehen; Fähigkeiten und potenzielle Hilfsreserven, oft der wichtigste und einzige Motor zur Bewältigung eines Gesundheitsproblems, besonders wichtig sind Werte wie Motivation, Einsicht und Erkenntnis

Restititio ad optimum. (lat.) Bestmögliche Wiederherstellung verlorener Funktionen

Restitutio ad integrum. (lat.) Vollständige Wiederherstellung verlorener Funktionen

Restitution. (lat.) Wiederherstellung

Retraktor. (lat.) retrahere = zurückhalten; Instrument zum Zurückhalten von Gewebe bei Amputationen

retrograd. Entgegen der physiologischen Richtung (z. B. vom After zum Zökum), rückwärts, auch zeitlich zurückliegend (retrograde Amnesie)

S

Salutogenese. Lehre von der Gesundheitsentstehung oder Gesunderhaltung

Screening-Instrumente. (engl.) screenen = untersuchen; z. B. Kurzfragebögen zur Identifizierung von Personen mit bestimmten Problemlagen

septische Operation. Operation einer mit Bakterien verunreinigten Wunde, eine Ausbreitung der Bakterien muss verhindert werden

SGB. Sozialgesetzbuch

Spallationsquelle. (engl.) spall = herauslösen, herausschlagen; Neutronenquelle, bei der die Neutronen aus den Atomkernen eines mit energiereicher Teilchenstrahlung beschossenem Targets (engl. Ziel; hier das mit Teilchen beschossene Material) herausgelöst werden

Spiegelneuronen. Nervenzellen, die im Gehirn bei Beobachtung einer Tätigkeit die gleichen Potenziale auslösen, als wenn eine Tätigkeit durchgeführt würde

Spezifikum. Gegen eine bestimmte Krankheit wirksames Mittel

Sterilgut-Lagerverpackung. Material, das nicht von der Zentralsterilisation sterilisiert wurde, sondern bereits steril von Herstellfirmen kommt

StGB. Strafgesetzbuch

Strategie. Handlungsweise zur Erreichung eines Zieles

Subsystem. (lat.) sub = unter, unterhalb; System: eine Menge von untereinander abhängigen Elementen und Beziehungen

Supervision. Etwas von oben überblicken, mit Abstand betrachten; Beratungsmethode zur Sicherung und Verbesserung der Qualität beruflicher Arbeit und zur Lösung von Problemen und Konflikten im beruflichen Alltag

Synthese. Zusammenfügung einzelner Teile zu einem Ganzen

Tautologie. Die Bezeichnung desselben Sachverhalts durch verschiedene Ausdrücke, z. B. weißer Schimmel

Terminologie. Gesamtheit einer Systematik eines Fachwortschatzes

Toxikologie. Lehre von den Giften und deren Wirkungen auf den Organismus

Trainee. Auszubildender, der in einem Unternehmen alle Abteilungen durchläuft

Transducer. Druckwandler, durch den mechanische Schwingungen des Blutes, z. B. bei der invasiven Blutdruckmessung, in elektrische Signale umgewandelt werden, die auf dem Monitor sichtbar werden

transnasal. Durch die Nasenhöhle

Ultrafiltration. Filtration (manchmal unter Druck) durch sehr kleinporige Filter, z. B. die einer künstl. Niere; mittels U. können große Moleküle von kleinen in Körperflüssigkeiten getrennt werden

V

Validation. Methode, mit dementiell erkrankten Menschen zu kommunizieren.

Validierung. Prüfung eines Lösungsansatzes, Gültigkeitserklärung; hier in der Sterilisationsabteilung der Nachweis der Prozessfähigkeit der Sterilisationsabläufe und -einrichtungen

Vigilanz. (lat.) vigilis = wachsam; Wachheit, Bewusstseinslage

W

Warm-Touch. Wärmedecke aus speziellem Papier, die durch ein Wärmegel beheizt wird, um eine Auskühlung des Patienten während einer Operation zu verhindern

Weaningphase. Entwöhnung vom Respirator

Z

zentralisierte Heimdialyse. Dialyse in einem ambulanten Dialysezentrum ohne unmittelbare Anwesenheit des Arztes

Zentrumsdialysen. Dialyse in einem ambulanten Dialysezentrum

Zyanose. Bläuliche Verfärbung der Haut und Schleimhaut durch nicht ausreichend mit Sauerstoff gesättigtes Hämoglobin im Kapillarblut

zyklisch. Kreisläufig, kreisförmig, regelmäßig wiederkehrend

Zytoplasma. Alle Bestandteile einer Zelle mit Ausnahme des Zellkerns

Gewusst woher: Abbildungsverzeichnis

Seite	Abb.	Quelle
5		Mit freundlicher Genehmigung von Ruth Schröck
6		Mit freundlicher Genehmigung von Patricia Benner
10		Mit freundlicher Genehmigung von Jaqueline Fawcett
31		© UN/DPI
88	Abb. 4.1	Nach Meleis A (1997) Die Theorieentwicklung der Pflege in den USA. In: Schaeffer D et al. Pflegetheorien, Beispiele aus den USA. Huber, Bern
89		Hildegard Peplau; aus: Marriner-Tomey, Ann (1996) Pflegetheoretikerinnen und ihr Werk, 2. A., RECOM Verlag
90	V. Henderson	Mit freundlicher Genehmigung: Yale University, School of Nursing
90	M. E. Rogers	Aus: Marriner-Tomey, Ann (1996) Pflegetheoretikerinnen und ihr Werk, 2. A., RECOM Verlag
91	D. E. Orem	Mit freundlicher Genehmigung: International Orem Society for Nursing Science and Scholarship
91	I. King	Aus: Marriner-Tomey, Ann (1996) Pflegetheoretikerinnen und ihr Werk, 2. A., RECOM Verlag
91	Schwester C. Roy	Mit freundlicher Genehmigung: Boston College; William F. Connell School of Nursing, Office of the Nurse Theorist
94	P. Benner	Mit freundlicher Genehmigung von Patricia Benner
99	Abb. 4.4	Nach Wittneben K (1999) Multidimensionale Patientenorientierung – Ein heuristisches Modell zur Entdeckung und Erfassung der Pflegewirklichkeit. Vortrag im Rahmen der 2nd International Conference On Nursing Theories, Meistersingerhalle Nürnberg, 24. September 1999
158	Abb. 7.1	Statistisches Bundesamt (2004) Wiesbaden
165	Abb. 7.4	Mit freundlicher Genehmigung: AOK-Mediendienst
182–187	Abb. 8.1–8.10	Nach Vorlagen des »European Institute for Human Development«
190	Abb. 8.11	Mit freundlicher Genehmigung von Maren Asmussen-Clausen
193	Abb. 8.12a–c	Mit freundlicher Genehmigung von Karin Jäckle
194	Abb. 8.13	Mit freundlicher Genehmigung von Karin Jäckle
194	Abb. 8.14	Mit freundlicher Genehmigung von Karin Jäckle
212	Abb. 9.5	Deutsches Institut für Wirtschaftsforschung (DIW) Schneekloth/Müller, TZ-München, 22.03.2001
220	Abb. 9.7	Nach Buchna M et al. (2005) Anleitung zur Tracheostoma-Pflege. A. Fahl Medizintechnik Vertrieb, Köln. Fotos Jürgen Drexler
239	Abb. 9.18	© Globus Infografik GmbH; Datenquelle: Bundesarbeitsministeriums 2000
241	Abb. 9.19	Mit freundlicher Genehmigung: AOK-Mediendienst
247		Die wichtigsten Krankheitsarten … Datenquelle: AOK und DAK, 2004
247		Die 5 Einzelbeschwerden … BGW-DAK, Stress-Monitoring, 2004
251	Abb. 10.1	Aus: Larsen (2004) Anästhesie und Intensivmedizin. Springer Heidelberg
262	Abb. 10.5	Mit freundlicher Genehmigung von Dr. B. Jacobs, Universität des Saarlandes (www.phil.uni-sb.de/FR/Medienzentrum/verweise/psych/wwwfrage/spajava2.html)

Gewusst woher: Abbildungsverzeichnis

Seite	Abb.	Quelle
301	Abb. 12.2	Mit freundlicher Genehmigung von Braun Melsungen aus: Infusomat fmS, Gebrauchsanleitung, 2001
309	Abb. 13.1	Mit freundlicher Genehmigung: AOK Mediendienst
310	Abb. 13.2	Aus: Schuster/Färber (2003) Kindernotfallradiologie. Springer, Heidelberg
310	Abb. 13.3	© www.jend.de
310	Abb. 13.4	Aus: Reiser/Semmler (2002) Magnetresonanztomographie. Springer, Heidelberg
311	Abb. 13.5	Aus: Weiser/Birth (2000) Viszeralchirurgische Sonographie. Springer, Heidelberg
314	Abb. 13.6	Aus: Biersack/Grünwald (2002) Die wichtigsten Diagnosen in der Nuklearmedizin. Springer, Heidelberg
319	Abb. 13.9	Nach: Bleib gesund! (2000) Das AOK-Magazin Life, Heft 2, S. 2–3. Foto: Jürgen Drexler
332	Abb. 13.14	Aus: Larsen (2004), Springer, Heidelberg
336, links oben		Aus: Schuster/Färber (2002), Springer, Heidelberg
336, rechts oben		© www.jend.de
336, rechts Mitte		Aus: Reiser/Semmler (2002), Springer, Heidelberg
336, rechts unten		Aus: Weiser/Birth (2000), Springer, Heidelberg
350		Mit freundlicher Genehmigung: README.TQU 47 Copyright TQU Verlag
352	Abb. 15.1	Mit freundlicher Genehmigung von Patric Walter
356	Abb. 15.2	Mit freundlicher Genehmigung von Patric Walter
357	Abb. 15.3	Mit freundlicher Genehmigung von Patric Walter
360	Abb. 15.6	Mit freundlicher Genehmigung von Patric Walter
361	Abb. 15.7	Mit freundlicher Genehmigung von Patric Walter
419	Abb. 19.8	Aus: Larsen (2004), Springer, Heidelberg
420	Abb. 19.10	Aus: Larsen (2004), Springer, Heidelberg
422	Abb. 19.11 a,b	Nach: Larsen (2004), Springer, Heidelberg
423	Abb. 19.12	Nach: Larsen (2004), Springer, Heidelberg
433	Abb. 20.1	Mit freundlicher Genehmigung: ifw – Institut für Fort- und Weiterbildung, Patienten-Heimversorgung, Ludwigsburg
434	Abb. 20.2	Mit freundlicher Genehmigung: ifw – Institut für Fort- und Weiterbildung, Patienten-Heimversorgung, Ludwigsburg
435	Abb. 20.3	Mit freundlicher Genehmigung: ifw – Institut für Fort- und Weiterbildung, Patienten-Heimversorgung, Ludwigsburg
436	Abb. 20.4	Mit freundlicher Genehmigung von PHV-Der Dialysepartner Patienten-Heimversorgung, gemeinnützige Stiftung
438	Abb. 20.5	Mit freundlicher Genehmigung: ifw – Institut für Fort- und Weiterbildung, Patienten-Heimversorgung, Ludwigsburg
439	Abb. 20.6	Mit freundlicher Genehmigung: ifw – Institut für Fort- und Weiterbildung, Patienten-Heimversorgung, Ludwigsburg
446	Abb. 21.1	Mit freundlicher Genehmigung von Birgit Unfug
447	Abb. 21.2	Mit freundlicher Genehmigung von Birgit Unfug
447	Abb. 21.3	Mit freundlicher Genehmigung von Birgit Unfug
449	Abb. 21.4	Mit freundlicher Genehmigung von Birgit Unfug
450	Abb. 21.5	Mit freundlicher Genehmigung von Birgit Unfug

Seite	Abb.	Quelle
450	Abb. 21.6	Mit freundlicher Genehmigung von Birgit Unfug
451	Abb. 21.7	Mit freundlicher Genehmigung von Birgit Unfug
454	Abb. 21.8	Mit freundlicher Genehmigung von Birgit Unfug
455	Abb. 21.9	Mit freundlicher Genehmigung von Birgit Unfug
459		Mit freundlicher Genehmigung: Bundeszentrale für gesundheitliche Aufklärung
467	Abb. 22.1	Mit freundlicher Genehmigung: Pro Vita, Mannheim. Martina Döbele
470	Abb. 22.3	Mit freundlicher Genehmigung: Pro Vita, Mannheim. Martina Döbele
492		Claudia Styrsky
496	Abb. 24.1	Mit freundlicher Genehmigung: Orth L, Arbeitskreis Psychiatriegeschichte Bonn (APG-Bonn)
497	Abb. 24.2	Mit freundlicher Genehmigung: Uwe Genge, BKH Günzburg
526	Abb. 26.2	Quelle: Deutsches Institut für Wirtschaftsforschung
547	Abb. 27.2	Mit freundlicher Genehmigung: Caritasverband für die Stadt Köln e.V.; Hospiz An St. Bartholomäus
556		Mit freundlicher Genehmigung: St Christopher‹s Hospice, photograph by Carolyn Djanogly
560	Abb. 28.1	Mit freundlicher Genehmigung von Manfred H. Riedel
561	Abb. 28.2	Mit freundlicher Genehmigung von Manfred H. Riedel
579	Abb. 29.2	Mit freundlicher Genehmigung von G. Hießleitner, Diakonie Neuendettelsau

Gewusst wo: Stichwortverzeichnis

   Glenn 89
   424
   atgesetz 363
   der Rehabilitation 487
   rierungsmodell 98
   egorien 98
   rungen 500
   zept 488
   341, 504
   chlussheilbehandlung)
   Pflege 483, 532
   des täglichen Lebens (ATL)
   8
   und existenzielle Erfahrungen
   s (AEDL) 37
   chnik 232
   ikation 342
   ästhesie 277, 392, 401
   524
   68, 530
   4
   Veiterbildung 527
   en 527
   chtungen 527
   524 ff.
   e Pflege 528

– hauswirtschaftliche Leistungen 528
Altenpflegegesetz 135
Altenpflegeheim 530
Altenpflegerin/-pfleger 526
Altersstruktur 158
Alveolardruck 331
Alzheimer, Alois 507
Ambulanter Hospiz- und Palliativ-Beratungsdienst (AHPB) 547
Ambulanter Hospiz- und Palliativ-Pflegedienst AHPP 547
Ambulanter Hospizdienst (AHD) 547
Ambulante Betreuung 528
Ambulante Einrichtungen 6, 8
Ambulante Hospize 546
– Qualitätskriterien 547
Ambulante Hospizinitiativen 547
Ambulante Pflege 8, 462ff., 526
– Behandlungspflege 469
– Dienstformen 466
– Einzelkämpfer vor Ort 468
– Grundpflege 469
– hauswirtschaftliche Versorgung 469
– Krankenhauseinweisung 468
– Mitarbeiter 465
– Überleitung 469
– Verlegungsbericht 469
– Versorgungsnetzwerk 467
Ambulante Pflegedienste 8, 520

Ambulanz 340ff.
– interdisziplinäre 340
– internistische 340
– Leistungsabrechnung 346
– Notfallbetreuung 345
– Notfallpatient 345
– Qualifikation der Mitarbeiter 343
– therapeutisches Team 342
– unfallchirurgische 340
– Übergabe 344
Amerikanische Krankenpflegegesellschaft (American Nursing Association, ANA) 61
Amnesie, anterograde 355
Ampelsystem 415
Anamnese, medizinische 265
Anästhesie (▶ Narkose) 392ff
– abfluten 410
– anfluten 410
– balancierte 402
Anästhesieabteilung 392ff.
– Voraussetzung des Pflegepersonals 393
Anästhesie-Ausleitungsraum 393, 382, 397
Anästhesie-Einleitungsraum 280, 382, 393, 395
– Basisausstattung 395
Anästhesieeinleitung 397, 280

Anästhesiefähigkeit 277
Anästhesiepflegepersonal, Aufgaben 281
Anästhesieverfahren 277
Anästhesiewagen 393
Anästhetikum 392
– Inhalations- 392
– Injektions- 392
– Lokal- 392
Anerkennung der Krankenpflegeausbildung 580
Angehörigenarbeit 537
– Kooperationsbereich 538
– Vorteile einer guten Zusammenarbeit 537
Angehörigenpflege 212
Angiographieanlage 448
Angst 341, 392, 412, 438, 453, 476
Anleitung von Patienten/Angehörigen 219ff., 470
– Pflicht zur 150
Annan, Kofi 31
Anordnung (▶ Delegation) 148
– Adressat 149
– Dokumentation 149
– Durchführbarkeit der 149
– Kontrolle 150
– Mitschuld 148
– mündliche 149
– richtige 148
– Übermittlung der 149
– vollständige 148
Anordnungsverantwortung 147
Anorexia nervosa 170
Anpassung 179, 194
Anpassung der Umweltbedingungen 487
Anscheinsbeweis 143
Anschlussheilbehandlung (AHB) 477
Antikörperbildung 328
Antipathie 256
Antonovsky, Aaron 16, 207, 247
Anwendungsindikator 370
Argon-Plasma-Koagulation (APC) 362
Applikationsformen 323
– nichtparenteral 324
– parenteral 323
Applikationsmöglichkeiten 321

Arbeitsagentur 571
Arbeitsgemeinschaft zur Qualitätssicherung 119
Arbeitsrecht 134, 136, 138, 145, 146
Arbeitsschutzgesetz 240, 304
Arbeitssicherheitsgesetz 240
Arbeitsunfall 347
Arbeitsvertragsrichtlinien (AVR) 136
Arbeitszeitgesetz 138
Aristoteles 20
arterielle Blutdruckkurve 419
arterielle Schleuse 450
Arthroskopie 317
Arzneimittel (▶ Medikamente) 319
– Anwendungsfehler 319
– Applikationsformen 321
– apothekenpflichtige 319
– Lagerung 330
– Nebenwirkung 320
– Suchtpotenzial 320
– therapeutische Breite 320
– unerwünschten Wirkung 319
– verschreibungspflichtige 319
– Wechselwirkung 320
– Wirkmechanismus 319
Arzneimittelform 321
Arzneimittelgesetz (AMG) 319
Assessment 38
– Basis- 35, 38
– Fokus- 38
Assessmentinstrumente 38
Astrup 430
Atemfrequenz (AF) 425
Atemminutenvolumen (AMV) 425
Atemzeitverhältnis 426
Atemzugvolumen (VT) 330
Atmung 282
Aufgabenfelder der beruflichen Pflege 6
Aufgabenverteilung 309
Aufklärung (▶ Patientenaufklärung) 348, 452
– ärztliche 276
Aufklärungsbogen 400
Aufklärungsgespräch 276, 518
Aufnahmegespräch 266, 515
Aufnahmestatus 342
Aufnahmeuntersuchung 517
Aufnahmevertrag 142

Aufn
Auf
A
–
–
– P
– Sch
– Über
– Verleg
Aufwachra
Ausbildung
Auskultation
Auslandserfahr
Ausscheidungsf
Ausschreibung 5
Austauschprogram
Autogenes Training
Autoklav 373
– autoklavieren 373

B

Balintgruppe 232
Ballondilatation 455
Ballonkatheter 454
Barium (▶ Röntgenkontrastm
Barthel-Index 38
Bartholomeyczik, Sabine 10
Basale Stimulation 488, 539
Basisphilosophien 19
Beatmung 422ff.
– druckkontrollierte 426
– kontrollierte 422
– Ursachen 422
– volumenkontrollierte 426
– Ziele der 422
Beatmungsgerät 425
– einstellen 425
– Parameter 425
Beatmungsplatz 425
Bedarfsmedikation 148, 3
Bedürfnishierarchie 162
Bedürfnispyramide 532
Begabtenförderung 562
Behandlungsvertrag 440

Behaviorismus, klassischer 162
Belastungen 226, 230
– emotionale 226
– körperliche 228
– psychische 346
Belastungs-EKG 332
Belegungsverteilung 344
Benner, Patricia 6, 94
Beobachtung 250ff, 438
– als Pflegemaßnahme 257
– Definition 250
– Kriterien 258
– Maßnahmen 261
– pflegerische 257ff.
Beobachtungsfähigkeit 253
Beobachtungstechnik (▶ Beobachtung) 77, 260, 267
– beiläufige Beobachtung 260
– direkte Beobachtung 260
– indirekte Beobachtung 260
– klinisches Interview 261
– standardisierte Fremdbeobachtung 261
– Überwachung 260
– vertiefte Beobachtung 260
– Zeitprobentechnik 261
Beobachtungsvermögen 257
Beratung (▶ Edukation) 219, 438, 470
– Definition 211
Beratungskompetenz 215
Bereichspflege 128
Bertalanffy, Ludwig von 163f.
Berufsbezeichnung 135
Berufs- und Tätigkeitsfelder für beruflich Pflegende 9
Berufsethos 23
Berufshaftpflichtversicherung 141, 302
Berufskleidung 238
Berufskrankheit 239ff., 247, 347
– anerkannte 239
Berufskrankheitenverordnung 239
Berufsordnung 5
Berufspolitik 136
Berufsrechtschutzversicherung 302
Berufsunfähigkeit 241
Beschwerden, postoperative 284
Bestimmungswörter der NANDA 69f.
Betastrahlen 315

Betäubungsmittel 330
Betäubungsmittelgesetz (BtMG) 319
Betreuer 539, 540
Betreutes Wohnen 464, 528
Betreuung, teilstationär 529
Betreuungsgesetz (BtG) 540
Betreuungsrecht 134
Beurteilung (▶ Evaluation) 36, 47
Bewältigungsstrategie 229
Bewegung in der Kinästhetik 179ff.
Bewegungsaustausch 192
Bewegungselemente 181, 182
Bewegungsfähigkeit 197
Bewegungsinduktionstherapie 489
Bewegungskompetenz 180, 181, 189
Bewegungsmuster 185
– parallele 185
– spiralige 185
Bewegungsressourcen 197
– individuelle 185
Bewegungsrichtung 184
Bewegungssystem 178
Beweislast 143
– -erleichterung
– -umkehr 143
Bewerbung 568ff.
– Blind- 569
– Initiativ- 570
Bewerbungsgespräch 573
Bewerbungsmappe 572
Bewerbungsschreiben 569
Bewusstseinslage 416
Beziehung (▶ Pflegebeziehung) 159, 160f., 214, 223ff.
– Distanz 173
– Nähe 173
– pflegetherapeutische 222, 224
– vertrauensvolle 171
– zwischenmenschliche 164
Beziehungsaufbau 223
Beziehungsbedürfnis 173
Beziehungspflege 169
– kongruente 169
Beziehungsprozess 223
Bezugspflege 129
Bezugspflegesystem 465

Bienstein, Christel 572
bildgebende Verfahren 309
– digitale 310
– Kontrastmittel 311
– konventionelle 309
Biografie 532
Biografiearbeit 489, 533
– Möglichkeiten 534
– Selbstbestimmung 533
– Selbstwertgefühl 533
– Voraussetzungen 534
Biografiebogen 535
biologischer Test 373
Biopsie 334
Biostoffverordnung 441
Biphasic Positive Airway Pressure (BIPAP) 426
Bipolarität 165
Bleischürze 316
Blutdruckmessung 332
– 24-Stunden- 332
– invasive 418
– nichtinvasive 418
Blutgasanalyse 331, 418
Blutstillung, endoskopisch 363
Bobath-Konzept 488, 539
Bodyplethysmographie 331
Bougierung 362
Bowie-Dick-Test (BDT) 372
Bradenskala 38
Brobst 37
Bronchialtoilette 423f.
Bronchoskopie 317, 360
Buddhismus 584
Bundesangestelltentarif (BAT) 136
Bundesinstitut für Arzneimittel und Medizinprodukte (BfArM) 301
Bundessozialhilfegesetz (BSHG) 471
Bürgerliches Gesetzbuch 137
Burnout-Syndrom 228, 544

C

C-Griff 403
CAPD (▶ Peritonealdialyse) 435

CareLit 108
CE-Kennzeichen 296
cell saver (▶ Transfusion, autologe)
Charge 329
Chargen-Nummern 371
Charta für Kinder im Krankenhaus 519
chronisch Kranke 476
CINAHL 108
Clinical Pathway 213
Cluster 76f.
Compliance 216, 483
Computertomographie (CT) 310
Continuous Positive Pressure Ventilation (CPPV) 426
Continuous Positive Airway Pressure (CPAP) 427
critical incidents 505
Cycler 434

D

Dampfsterilisation 357, 373
Darmreinigung 278
Datenschutz 52
Dekubitusprophylaxe 190, 399, 421
Delegation (▶ Anordnung) 147, 148
Delegationsfragen 134
Deliktsfähigkeit 519
Denkschulen 94
Descartes, René 11
Desinfektion 239, 357
Desinfektionsmittel 236
– bakterizid 236
– viruzid 326
Deutscher Bildungsrat für Pflegeberufe (DBR) 578
Deutsche Krankenhausgesellschaft (DKG) 415, 448, 578
Deutscher Pflegerat (DPR) 138, 153
Deutsches Netzwerk für Qualitätssicherung in der Pflege (DNQP) 126, 132
Diagnoseinstrumente 225
Diagnosis Related Groups (DRGs) 79

Diagnostik 308
– ärztliche 308
– pflegerische 308
diagnostische Kategorien 77
Dialyse 433ff.
– Mitarbeiter 436
Dialysegerät 433
Dialysepatient 440
– Ernährung 442
– Laborparameter 440
– Selbstpflege 439
Dialysepflichtigkeit 432
Dialyseregime 434
Dialysezentrum 436
Dienstübergabe 125
Diffusionshypoxie 402
Diffusionskapazitätsmessung 330
Dilatator 450
Dilemma, ethisches 19, 27
Direktionsrecht 147
DISG-Persönlichkeitsmodell 563
DISG-Persönlichkeitstypen 563
Distanz (▶ Eigenschutz)
Dokumentation (▶ Pflegedokumentation) 51, 263, 299, 326
Dokumentationssystem 51
Donabedian, Avedis 115, 120
Dopplersonographie 311
Dosimeter 316
Drainage 283
Drogenkonsum 342
Druckaufnehmer 418
Druckverband 451
Druckwandler 418
Dualismus 161
Durchführungsverantwortung 46, 147, 519
Durchführung der Pflege 36, 45
– Anpassen des Pflegeplans 46
– Beobachtung 45
– Dokumentationspflicht 46
– Durchführungsverantwortung 46
– Erweiterung der Informationssammlung 46
– Konsequenz 45
Durchgangsarzt 347
Durchgangsarztbericht 347
Durchleuchtung 310

E

Edukation (▶ Beratung) 211, 213ff.
EDV-Angebot 53
EDV-Arbeitsplatz 241
EDV-Einführung 53, 55
EEG (▶ Elektroenzephalograph)
– Hirnfunktionen 333
EFQM-Bewertungskriterien 117
EFQM-Modell 117
ehrenamtliche Helfer
– Aufgaben 550
Eigenschutz des Pflegepersonals 222ff.
– abschalten 231
– austauschen 231
– Distanz 227, 231
– entspannen 232
– in der Rehabilitation 481
– in der Psychiatrie 503
– loslassen 232
– Nähe 227
– unterdrückte Gefühle 227
Eigenständigkeit 230
Einrichtungen 6
– ambulante 6, 8
– stationäre 6
– teilstationäre 463
Einsatzmöglichkeiten für beruflich Pflegende 9
einschleusen 396
Einschwemmkatheter 453
Einüben postoperativer Fertigkeiten 279
Einverständniserklärung 357, 452, 541
Einwilligung 347, 427
– aktuelle 428
– hypothetische 428
– mutmaßliche 428
Einwilligungserklärung 388
Einzelknopfnaht 288
Einzelschulung 221
Einzug in eine geriatrische Einrichtung 536
– Eingewöhnungsphase 536
– Orientierungshilfen 537
Elektroenzephalogramm (EEG) 333

Elektrokardiogramm (EKG) 331, 418
- 24-Stunden-EKG 332
- Langzeit 332
- P-Welle 332
- QRS-Komplex 332
- T-Welle 332
Elektromyographie (EMG) 333
Elektroneurographie (ENG) 333
Elterliche Sorge 518
Eltern-Kind-Kontakt 513
Eltern zur Mithilfe befähigen 196
Emotionen 254
Empathie 169,
Empowerment 211
Endomyokardbiopsie 455
- Komplikationen 456
Endoskop 355, 357
- Desinfektion 357
- flexibles 356
- starres 356
- Sterilisation 357
Endoskopie 352ff.
- Voraussetzung des Pflegepersonals 353
Endoskopieabteilung 352
endoskopisches Lasern 362
endoskopische Diagnostik 317
- Nachsorgemaßnahmen 318
- pflegerische Nachsorge 317
- Vorbereitungsmaßnahmen 318
Endoskopisch-retrograde Cholangiographie (ERC) 358
Endoskopische retrograde Cholangio-Pankreatikographie (ERCP) 317, 358
Endoskopisch-retrograde Pankreatikographie (ERP) 358
Entfaltungseffekt 253
Enthospitalisierung 498
Entlassung 516
Entlassungsbericht 48
Entspannung 232, 305
Entspannungsübungen 232
Entwicklungsdienst 581
Entwicklungshelfer 581
Epidemiologie 499
ERCP (▶ Endoskopisch-retrograde Cholangio-Pankreatikographie)
Erfahrungssystem 225

Ergebniskontrolle 263
Ergebnisqualität 49, 115
Ergotherapeut 480
Erhebungsinstrument 106
Erhebungsmethode 103, 106
Erickson, Helen C. 94
Erkenntnisinteresse 19
Ernährung 286
ERP (▶ Endoskopisch-retrograde Pankreatikographie)
Erwartungsdruck 228
Erwartungshaltung 254
Ethik (▶ Moral, Pflegeethik) 18ff.
- der Verantwortung 25
- deskriptive 19
- konstruktive 19
- kontextuelle 26
- normative 19
Ethikkodex 23
- ICN- 24, 31
Ethikkommission, zentrale 30
Europäisches Netzwerk für Qualitätssicherung (EuroQUAN) 126
Evaluation 47, 63
- Produkt- 47
- Prozess- 47
Evaluationsarten 47
evidenzbasiert 487
existenzielle Erfahrungen 97
Exspiratorisches Reservevolumen (ERV) 330
Exsudat 333
extrakorporal 432
extrakorporaler Kreislauf 433
Extubation 423

F

Fachkrankenpflege (▶ Fachweiterbildung) 9
Fachliteratur 107f., 577
Fachweiterbildung
- Anästhesie- und Intensivmedizin 9, 394
- Anästhesie- und Intensivpflege 9, 415

- Endoskopie 9, 353
- Geriatrie 9
- Gerontopsychiatrie 527
- Nephrologie 9, 436
- Onkologie 9
- Operationsdienst 383
- Psychiatrie 500
- Rehabilitation 9, 479
Fachzeitschriften 108, 577
Fahrlässigkeit 140, 146
Fallverstehen 9
Familienedukation (▶ Beratung, Patientenedukation) 212
Fawcett, Jacqueline 10
Feedback-Kontrolle 179
Feldenkrais 232
Felderschließung 104
Fernziel (▶ Pflegeprozess) 43
Fiberglasfaserendoskope 356
Fixierung 399
Forschungsberichte 106
Forschungsdesign 103
Forschungsfrage 102
Forschungsliteratur 106
Forschungsprozess 102ff.
Fort- und Weiterbildung 233
Fortbildungen 139
- berufliche 576
- innerbetriebliche 576
- stationsinterne 576
- überbetriebliche 577
Fortbildungsinstitut 576
Freiheitsbeschränkende Maßnahmen 134
Freiheitseinschränkende Maßnahmen 134, 540
- genehmigungspflichtige 542
- nicht genehmigungspflichtige 541
Freiwilligendienst 580
Fremdbeobachtung, standardisierte (▶ Beobachtungstechniken) 261
Fremdkörperentfernung 361
Fremdsteuerung 230
Freud, Sigmund 162
Frühgeborene 193
Frührehabilitation 478
Fry, Virginia 61
Führungsverantwortung 147, 408

Fünf-R-Regel 148
Funktionelle Verhaltensmuster (FVM) 37
Funktionspflege 48, 127f.
Fürsorgepflicht 542

G

Galen 207
Gammastrahlen 315
Ganzheitlichkeit 161
Garantenpflicht 146
Gassterilisation 375
– mit Ethylenoxid 375
– mit Formaldehyd 375
Gastroskop 356
Gastroskopie 357
Gastrostomie (PEG) 317
Gebbie, Kristine 61
Gedächtnistraining 539
Gefährdungsnähe 150
Gefühle 225f.
– unterdrückte 227
Gefühlsarbeit 222, 224, 227
Gehörsinn 251
Gerätesicherheitsgesetz (GSG) 304
Geriatrische Einrichtungen 524ff.
– Mitarbeiter 526f.
– stationäre Einrichtung 526
– teilstationäre Einrichtung 526
Geriatrische Rehabilitationseinrichtungen 531
Gerontopsychiatrie 500
Geschäftsfähigkeit 519
Gestaltpsychologie 252
Gesunderhaltung des Pflegepersonals (▶ Eigenschutz)
Gesundheit 14, 172, 477
– Definition der WHO 14f.
– Grundvoraussetzungen 15
– Klassifikation der WHO 477
– Wechselwirkung 477
Gesundheitsdiagnosen 74
Gesundheits-Krankheits-Kontinuum 14

Gesundheits- und Kinderkrankenpflegerinnen/-pfleger 512
Gesundheitsaufklärung 206
Gesundheitsberatung, ganzheitliche (▶ Beratung, Edukation) 97
Gesundheitsförderung 15, 202ff., 207, 210
– WHO-Definition 208
Gesundheitsmodernisierungsgesetz (GMG) 138
Gesundheitspflege 207
Gesundheitsressourcen 209, 210
– ökosoziale Ressourcen 210
– personale Ressourcen 209
Gesundheitsrisiko 210
Gesundheitssicherung 234
Gesundheitsstadien 203
Gesundheitsstrukturgesetz (GSG) 137, 138
Gesundheitsverhalten 74
Gewebebiopsieuntersuchung 388
Gewebeentnahme 334
Gewöhnungseffekt 253
Gipsraum 346
Gipsverband 346
Glasgow-Koma-Skala 38, 416
Gleichgewichtssinn 251
Gordon, Marjory 37, 79
Grad der Behinderung (GdB) 491
Grand Theories 88, 95ff.
Griesinger, Wilhelm 496, 507
Grundgesetz 22, 134, 137
Grundlagenforschung 100
Gruppenpflege 128
Gütekriterien für die qualitative Forschung 102

H

Haftungsbereich 145
Haftungsrecht 145
Hall, Lydia E. 89
Halo-Effekt 256
Haltbarkeitsdatum 329
Hämodialyse 433ff.

Händedesinfektion 386
– chirurgische 235, 385
– hygienische 235, 386
Händehygiene 235ff.
Händewaschen 235
Handlungsanweisung (▶ Pflegemaßnahmen) 43
Handlungsfähigkeit 197
Handlungspriorität 64
Handlungsqualifikationen 208
– Advocacy 208
– befähigen und ermöglichen 208
– Enabling 208
– Interessen vertreten 208
– Mediation 208
– vermitteln und vernetzen 208
Handlungsstrategien 209
Handlungsverantwortung 147, 151, 408
Handpflege 236
Handschuhe
– sterile 236
– unsterile 236
Harnausscheidung, postoperativ 286
Hatch, Frank 178
Häusliche Pflege (▶ Ambulante Pflege)
Hausnotrufsystem 473
Heilberufe 136, 159
Heilpraktikergesetz 136
Heimgesetz 137, 527
Heißluftsterilisation 374
Helicobacter Urease Test (HUT) 358
Henderson, Virginia 90
Hepatitis-Impfung 329
Herz-Kreislauf 283
Herzkatheter 449
Herzkatheterlabor 446ff.
– Mitarbeiter 448
– therapeutisches Team 448
Herzkatheteruntersuchung 446
– Arbeitsplatz 450
– Indikation 446
– Komplikationen 455
– Kontraindikation 446
– Punktionsstelle 451
– Punktionsstelle komprimieren 451
– Schleuse 451
– steriler Tisch 449

- Verlegung 452
- Vorgehen 449
Herzschrittmacherimplantation 446
Hilfe zur Selbsthilfe 214
Hippotherapie 492
Hirndruckmessung 420
Hochdruckspritze 447
Hochschulbibliothekszentrum NRW 109
Holismus 161
HOPE- (Hospitals of Europe) Austauschprogramm 580
Horn-Effekt 256
Hospitalisierung 498
Hospitalismus, psychischer 497
Hospizarbeit 546, 549
- Akzeptieren der eigenen Endlichkeit 551
- Auseinandersetzung mit Sterben 551
- Begleitung 551
- eigene Bedürfnisse zurückstellen 552
- Gesprächsführung 551
- - Hilfreiche Verhaltensformen 552
- - Supervision 553
Hospiz 546ff.
- ambulantes 546
- bauliche Gegebenheit 548
- ehrenamtliche Mitarbeiter 549
- Ganzheit 548
- Hospizfachpersonal 549
- Mitarbeiter 549
- Qualitätskriterien 547f.
- stationäres 548
HUT (▶ Heliobacter Urease Test)
Hygienebeauftragter 373
Hygienegrundlagen 234
Hygienemaßnahmen 235
Hygieneplan 441
Hygienevorschriften 384
Hypnotikum 401

I

Ich-Aktie 565
ICH-Marke 565

ICNP (▶ International Classifikation of Nursing Practice)
ICN-Ethikkodex 24, 31
Immunglobulin 327
Immunisierung 328
- aktive 327, 329
- passive 328, 329
Immunseren 327
Impfausweis 329
Impfempfehlung 328
Impfstoff 326, 329
- Einzelvakzine 326
- Lebendimpfstoff 326
- Mischpräparat 326
- Totimpfstoff 326
Impfung 328ff.
- Injektionsstelle 329
Indikatorstreifen 372
Infektionsprophylaxe 285, 421
Infektionsschutzgesetz 137, 441
infektiöser Abfall 238
Infiltrationsnarkose- 402
Information (▶ Patientenedukation, Edukation)
Informationskarten 221
Informationssammlung (▶ Pflegeprozess) 35, 36, 64, 77, 532
Inhaltationsnarkose 406
Inhouse-Seminare 577
Inoperabilität 380
Inspektion 263
Inspirationsflow 426
Inspiratorisches Reservevolumen (IRV) 330
instrumentieren 386
Instrumentierdienst 385f.
Intensivbehandlung 412
Intensivbehandlungszentren 413
Intensivbettplatz 414
Intensivpatient 413
Intensivpflege 412ff.
- internistische 412
- neurologische 412
- operative 412
- pädiatrische 412
Intensivstation 412ff.
- Kompetenz der Mitarbeiter 415
Intensivüberwachung 412

Interaktion 181, 189, 196, 226
- einseitige 183
- gleichzeitig-gemeinsame 183
- Schritt-für-Schritt
Interaktionsfähigkeit 198
Interaktionsprozess 180
Interaktionssystem 179
Intermittent Positive Pressure Ventilation (IPPV)) 426
Internationale Klassifikation der Krankheiten (International Classifikation of Diseases, ICD) 79
Internationale Klassifikation für die Pflegepraxis (International Classifikation of Nursing Practice, ICNP) 79
International Standardisation Organisation (ISO) 118
Interview, klinisches (▶ Beobachtungstechnik)
Intoxikation 342
intrakorporal 432
intrakranielle Druckmessung 420
Intrakutannaht 288
Intraoperative Phase 280
Intubation 423
Intubationsnarkose (▶ Anästhsie) 401f.
Intubationstisch 395
Intubationszubehör 424
Intuition 225
Ionisation 315
IPPV (▶ Intermittent Positive Pressure Ventilation)
Irrenanstalt 496
ISO-EN-900x:2000-Prozessmodell 118

J

Jacobs, Peter 572
Jobbörsen 570
Jod 311
Johnson, Dorothy E. 93, 164
Jonas, Hans 20
Juchli, Liliane 37, 96
Judkins 454

K

Kaizen 116
Kant, Immanuel 20
Kanülenstichverletzung 241
Karriereplan 572
Karriereplanung 560
Kaudalanästhesie 404
Kausalitätsprinzip 16
Keime, pathogene 234
Kennzeichen (▶ Pflegediagnose) 259
Kernkompetenzen 27
Kinästhetik 178, 228, 251, 488, 539
– 6-Konzepte der 181ff.
– Analyse 189
– einfache Funktion 185
– Grundposition 186
– in der Pflege 188
– Infant Handling 188, 191
– komplexe Funktion 185
– menschliche Bewegung 184
– menschliche Funktion 185
– Massen 183
– Sinnessystem 182
Kinästhetikprogramme 187ff.
Kinder 510
– ablenken 517
– Aggression 510
– Aufnahme 514
– Aufnahmegespräch 514
– Aufnahmeuntersuchung 517
– Bezugsperson 515
– Depression 510
– Entlassung 516
– geplante Verlegung 516
– Grundbedürfnisse aller 513
– im Herzkatheterlabor 449
– im OP 396
– in der Ambulanz 341
– in der Rehabilitation 483
– individuelles Eingehen 513
– Infusionstherapie 518
– Medikamente 518
– Mitaufnahme der Eltern 511
– notfallmäßige Verlegung 516
– Regression 510
– zur Prämedikation 279

Kindergartenkinder 510
Kinderstation 512
King, Imogene M. 91
KIS (▶ Krankenhausinformationssystem)
Klammerentferner 289
Klammernaht 289
klientenzentriert 487
Knie-Ellenbogen-Lage 359
Kodierung 78
Kognitiv therapeutische Übungen 489
Kohärenzgefühl 229
Kohlendioxid 312
Kollagen-Verschluss-System 451
Koloskop, flexibles 360
Koloskopie 317, 359
Kombinationsschäden 485
Kommunikation 166, 169, 260, 416
Kommunikationsebene 223
Kompensation 202, 487
Kompetenz 27
– Fach- 28
– gesundheitsförderliche 208
– persönliche 28, 233
– soziale 28, 233, 565
– – gutes Benehmen 567
– – Kontaktaufnahme 565
– – Pünktlichkeit 566
– – vorstellen 566
Komplikationen, postoperative 283f.
Konditionierung, klassische 162
Konferenz zur Klassifikation von Pflegediagnosen 61
Konfliktgespräch 260
Kongruenz 170
Kontrastmittel (▶ Röntgenkontrastmittel) 311ff.
– Nebenwirkungen 313
– Spätschäden 312
– unerwünschte Wirkung 313
– Verabreichung 312
– – enteral 312
– – intravasal 312
Kontrastmitteldarstellung 310
Kontrastmittelinjektor 447
Kontinuierlicher Verbesserungs-Prozess (KVP) 116
Kooperation für Transparenz und Qualität (KTQ) 118

Koronarangiographie 454
Körperhaltung, gesunde 242
Körperpflege 278, 285
– postoperative 285
– präoperative 278
– bei Intensivpflegepatienten 420ff.
Körpertemperatur 283
Kostaufbau 286
Kraepelin, Emil 496, 507
Krankengymnast 479
Krankenhausaufnahmevertrag 427, 518
Krankenhausinformationssystem (KIS) 53
Krankenpflegeausbildung (▶ Pflegeausbildung)
Krankenpflegegesetz 66, 137
Krankenversicherung 470
– Grund- und Behandlungspflege 470
– Kosten 470
– Kosten für die Behandlungspflege 470
Krankheit 14, 15ff.
– Kausalitätsprinzip 16
Krankheitserleben 80
Krohwinkel, Monika 37, 97
KTQ (▶ Kooperation für Transparenz und Qualität)
Kuhnsystem 393
Kuration 202
Kurzanamnese 437
Kurzzeitpflege 530
Kurzzeitpflegeeinrichtung 463

L

Laborkontrolle 283
Laboruntersuchung 318
– Aufgaben des Pflegepersonals 318
– Aufnahmegefäß 319
Laerdalbeutel 393
Laienpflege 4
Laienpflegende 222
Langzeit-EKG (▶ EKG) 332
Laparoskopie 317
Larynxmaskennarkose 401, 403

Larynxmaske 403
Laserstrahlen 316
Latexallergie 236
Lavin, Mary Ann 61
Lebensaktivitäten (LA) 37
Lebenslauf 579
Lebenssituationen 80
Lebenszeitprävalenz 499
Leercharge 372
Leininger, Madeleine M. 92
Leitbild 122, 126
Lernbogen 220
Lernen 179
Leeuwenhoek, Antoni van 378
Lévinas, Emmanuel 20
Levine, Myra E. 90
Liebe 173
Linearbeschleuniger 315
Linksherzkatheterisierung 454
Literaturdatenbank 108
Literaturverwaltung 107
Logan, Winifred W. 93
Logopädie 479
Lokalanästhesie 277, 392, 406
Luftröhrenschnitt 423
Luhmann, Niklas 163, 164, 167
Lungenfunktionsdiagnostik 330

M

Magenspiegelung (▶ Gastroskopie)
Magnetische Kernspinresonanz-Tomographie (MRT) 310
Maietta, Lenny 178
Marriner-Tomey, Ann 88, 163f.
Maskennarkose 401, 403
Maslow, Abraham 12, 132, 162
Masseur 480
maximaler Inspirationsdruck (p_{max}) 425
Medizingeräteverordnung (MedGV) 294, 299
Mediastinoskopie 317
Medikament (▶ Arzneimittel) 319
– richten 324
– verabreichen 325
– Wechselwirkungen 325
– Wirkungsdauer 320
– Wirkungseintritt 320
– Wirkungsstärke 320
Medizingeräteverordnung 294, 299, 304
Medizinischer Dienst der Krankenversicherung (MDK) 466
Medizinprodukte 295, 299
– aktive 296
– Bringschuld 298
– Einweisung 296, 298, 300
– Funktionsprüfungen 300
– Funktionssicherheitsprüfung 297
– Funktionsstörungen 301
– Gebrauchsanweisung 298
– Holschuld 298
– Risikoklassen 296
– Zwischenfall 301
Medizinprodukt-Gruppe 298
Medizinprodukt-Typ 298
Medizinprodukte-Betreiberverordnung (MPBetreibV) 294, 407
– Anwender 295, 297f.
– Betreiber 295
– Hersteller 294
Medizinproduktebuch 298
– Dokumentation 298
Medizinproduktegesetz (MPG) 137, 294, 363, 376, 407, 441
– Anwender 295, 297f.
– Beauftragter 299
– Betreiber 295
– Hersteller 294
Medizinprodukte mit Messfunktion 297
– Toleranzgrenzen 297
Meleis, Afaf 86
Menschenbild 161, 178
– biomedizinisches 162
– dualistisches 162
– ganzheitliches 11
– holistisches 11
– humanistisches 12, 502
– mechanistisches 11
Menschenrechte 21

Metaethik 19
Meta-Theorie 88
Metaparadigma 10
Mikroschulungen 219
Mill, John Stuart 20
Mobilisation 198
– postoperative 284
Moderator 123, 232
Monitor 417
Monitoring 398, 417
Moral 18
MPBetreibV (▶ Medizinprodukte-Betreiberverordnung)
MPG (▶ Medizinproduktegesetz)
MRT (▶ Magnetische Kernspinresonanz-Tomographie) 310
Müdigkeit 253
Multidimensionale Patientenorientierung 98
– geschlechtsspezifische Orientierung 100
– Handlungsorientierung 99
– interkulturelle Orientierung 100
– Kommunikations- und Interaktionsorientierung 100
– Krankheitsorientierung 99
– Symptomorientierung 99
– Verhaltensorientierung 99
– Verrichtungsorientierung 99
multimorbid 525
Multimorbidität 486
Münchner Arbeitskreis Medizinprodukteschulung (MAM) 299
Mundpflege 285
Mutterschutzgesetz 138

N

Nachbesprechung 125
Nachblutung 335
Nachtcafe 529
Nachtdialysen 436
Nachteilsausgleich 491
Nachtpflege 529
Nachtpflegeeinrichtungen 463

Nähe (▶ Eigenschutz)
Nahziel (▶ Pflegeprozess) 43
NANDA (North American Nursing Diagnosis Association, Nordamerikanische Pflegediagnosenvereinigung) 37, 61
NANDA-Diagnosen (▶ Pflegediagnosen) 76
NANDA-Klassifikation 78
NANDA-Pflegediagnosen 69
NANDA-Taxonomie 1 69, 78
NANDA-Taxonomie 2 78, 258
Narkose (▶ Anästhesie) 276, 392, 410
– flache 410
– tiefe 410
Narkose-Beatmungsgeräte 395
Narkoseausleitung 402
Narkoseeinleitung 397
Narkosegerät 393
Narkoseprotokoll 397, 399, 401
Narkoseunfall 302
– mit Todesfolge 302
Narkosezwischenfälle 397
Narkotikum (▶ Anästhetikum) 392
Nahrungskarenz 286, 314
– postoperative 286
– präoperative 278
Nationale Expertenstandards 44
Nervenstimulator 406
Netzwerke 568f.
Neugeborenes 510
Neuman, Betty 93
Neuroleptanästhesie 402
Neutronenstrahlen 316
Newman, Margaret A. 10, 92
Nierenersatztherapie 437
Nightingale, Florence 11, 82, 89, 207
Nobel, Alfred 110
non-restraint 507
Normen 171
Nortonskala 38
nosokomiale Infektion 234
Notaufnahme (▶ Ambulanz) 340
Noteingriff 380
Notfallambulanz 340ff.
– unfallchirurgische 340
Notfallbetreuung 345
Notfallendoskopie 353, 356

Notfallkoffer 393
Notfallmedikamente 448
Notfallnarkose 394
Notfallpatient 345
Notstand 348
Nuklearmedizinische Untersuchung, Aufgaben des Pflegepersonals 315

O

objektive Daten 65; 262
offene Station 500
OP-Schleuse 393
Operationsabteilung 380, 392
– Arbeitsabläufe 384
– dezentrale 380, 392
– Mitarbeiter 383
– zentrale 380, 392
Operationseingriffe 380
– kurative 380
– palliative 380
Operationsfähigkeit 277
Operationspflegepersonal 380, 383
– Anforderungen 383
Operationsplan 394
Operationssaal 385, 393
– aseptischer 385
– septischer 385
Operationstechnische Assistenten (OTA) 384
Opiat 401
optische Täuschung 252
Orem, Dorothea E. 37, 91
Organisationspflicht 143
Organisationsverantwortung 142
Organisationsverschulden 143
Organspende 459
Orientierung 184
Orlando, Ida Jean 89
Ösophago-Gastro-Duodenoskopie (ÖGD) 317, 357
Ösophagusvarizenblutung 363
Ottawa-Charta 209

P

Pädiatrische Einrichtungen 510ff.
– Mitarbeiter 512
Palliativ-Care Weiterbildung 550
Palliativpflege 66
Palliativstationen 546
Palpation 264
Papillotomie 362
Pasteur, Louis 378
Paterson, Josephine G. 92
Pathogenese 207
Patienten-Informationszentrum 219
Patientenaufklärung (▶ Aufklärung) 276
Patientenbroschüre 217
Patientenedukation (▶ Beratung, Edukation) 210, 211ff.
Patientenedukationsprogramme 212
Patientengespräch 35, 36
Patientenklientel
– in der Ambulanz 341
– in der Endoskopie 353
Patientenkontrollierte Analgesie (PCA) 407
Patientenrechte 134
Patientenschleuse 382
Patientenverfügung 348, 429, 540, 553
Pawlow, Iwan Petrowitsch 162
PCA (▶ Patientenkontrollierte Analgesie)
PDA (▶ Periduanästhesie)
PEEP (Positive End Expiratory Pressure) 427
PEG (Perkutane endoskopische Gastrostomie) 362
Peplau, Hildegard E. 89, 164
Perfetti 489
Periduralanästhesie (PDA) 404
– thorakale 404
Periduralkatheter 404
Periduralraum 404
perioperative Pflege 276ff.
perioperative Überwachung 397
periphere Leitungsanästhesie 405
– inguinale Blockade 406
– interskalenäre Blockade (WINNIE-Block) 406

- subaxilläre Blockade (axillärer Block) 406
Peritonealdialyse 434, 435
- kontinuierliche ambulante (CAPD) 406
Perkussion 264
Perkutane endoskopische Gastrostomie (▶ PEG)
Perkutane endoskopische Jejunostomie (PEJ) 317
Perkutane transluminale Koronarangioplastie 446, 454
Personalschleuse 382
Personalvermittlung 570
Persönlichkeitseigenschaften 205
Persönlichkeitsfaktoren 205
Persönlichkeitsmerkmale 209
Persönlichkeitsprofil 563
PES-Schema (Pflegediagnosentitel, Einflussfaktoren, Symptome) 72
Pflege 40
- aktivierende 40
- ambulante 66
- berufliche 5, 15, 27
- gleich bleibende 40
- informelle 4
- koordinierende 41
- Laien- 4
- palliative 41
- präventive 65, 66
- professionelle 9
Pflegeausbildung
- Anerkennung 580
- generalisierte 135
- Geschichte der 7
- integrierte
Pflege-Qualitätssicherungsgesetz (PQsG) 120, 532
Pflegeanamnese 77, 266, 270, 276, 515
Pflegeanpassung 62, 67f.
Pflegebedürftige 474
Pflegebedürftigkeit 470, 526, 528
- 3 Stufen der 471
Pflegebegleitschreiben 341
Pflegebeziehung 169, 222ff.
Pflegebezirke 465
Pflegediagnosen 36ff., 39, 60, 62, 76, 122
- aktuelle 73
- Ätiologie 72

- Definition 62, 70
- Einflussfaktoren 69
- Kennzeichen 64, 77
- Klassifikation 77
- Pflegediagnosentitel 69
- pflegediagnostischer Prozess 75
- Präzisierung nach Grad 71
- Präzisierung nach Inhalt 71
- Präzisierung nach Zeit 72
- Risikofaktoren 72
- Symptome/Kennzeichen 69, 77
- Ursachen 72
- Zeichen 64
Pflegediagnostik 68
Pflegedokumentation 51, 144
- Echtheit 52
- Eindeutigkeit 52
- Schutz und Verschwiegenheit 52
- Vollständigkeit 51
- Zeitnähe 52
- Ziel 51
Pflegedokumentationssystem 48, 51
Pflegeethik 22
Pflegeevaluation 67f.
Pflegefachgespräch 123ff.
Pflegeforschung 100, 105ff.
- qualitativ 100f.
- quantitativ 100f
Pflegegespräch 221
Pflegehandlung 17
Pflegeheim 525, 530
Pflegeinformationssysteme (PIS) 52
Pflegeinterventionen 97
Pflegekammer 138, 153
Pflegekurs 221
Pflegeleitbild 48, 126, 536
- Definition 126
- Ziele 127
Pflegemaßnahmen 65
Pflegemodelle 85
Pflegende
- berufliche 105
- forschende 105
pflegende Angehörige 295, 296, 474, 537
Pflegeorganisationsformen (▶ Pflegesysteme)
Pflegepersonalverordnung 437

Pflegeplanung 139
Pflegeprobleme 38
- aktuelle 38
- generelle 38
- individuelle 38
- potenzielle 38
- vermutete 38
Pflegeprozess (▶ Informationssammlung) 34ff., 48, 60, 68, 122
- Beurteilung 47
- Defizit 60
- Durchführung 45
- Erkennen von Ressourcen und Pflegeproblemen 36, 38
- Evaluation 47
- Fernziel 42, 49
- Informationen 35
- Modelle 61
- – 4-Phasen-Modell 63
- – 5-Phasen-Modell 63
- – 6-Phasen-Modell 63
- Nahziel 49
- Nutzen 49
- Phasen 35
- Planung 43
- Ziele 39ff.
Pflegequalität 119, 120
- angemessene Pflege 121
- gefährliche Pflege 120
- optimale Pflege 121
- sichere Pflege 120
- Stufen der 120, 139
Pflegestandard 44, 122, 139
Pflegesysteme 127
Pflegetheorien 10, 84
pflegetherapeutische Beziehung 222, 224
Pflegetherapie 62, 65, 68
Pflegetreffs 578
Pflegewissenschaft 84ff.
Pflegeversicherung 470
- Antrag zur Einstufung 470
- Leistungen der 471
Pflegeverständnis 126
- defizitorientiertes 203
Pflegevisite 123ff.
- präoperative 291
Pflegewissen 67

Pflegeziele 36, 41, 42
– Fernziele 42
– Festlegung der 39
– formulieren von 41
– Nahziele 43
physiologische Arbeitshaltung 228
Physiotherapeut 479
Piktogramme 341
Planung der Pflegemaßnahmen (▶ Pflegeprozess) 36, 43
Plasmasterilisation 376
Plexusanästhesie 405f., 407
Pneumonieprohylaxe 399, 421
Poletti, Rosette 11, 97
Polypektomie 362
Positionsunterstützung 193
Positive End Expiratory Pressure (positiver endexpiratorischer Druck, PEEP) 452, 427
postoperative Phase
– Übernahme 281
– Überwachung 282
PQRST-Komplex (▶ EKG) 418
PQRST-Schema 37
Prämedikation 276, 279, 280, 397
Prämedikationsbogen 400
Prämedikationsvisite 400
präoperative Phase 276
– Dokumente 280
Prävention 197, 202ff., 204, 210, 243, 438
– risikoadaptierte 204
Praxisforschung 100
Pre-Test 101, 104
Primärprävention 205
Primary Nurse 129
Primary Nursing 129
– Voraussetzungen 130
progressive Muskelentspannung 232
Projektplan 103
Proktoskopie 317, 359
Prozess 34 (▶ Pflegeprozess)
– Aushandlungs- 40
– pflegediagnostischer 39, 75
– Problemlösungs- 34
Prozessorientierung 119
Prozesspflege, fördernde 97
Prozessqualität 115

Psychiatrie (▶ Psychiatrische Einrichtungen)
Psychiatrie-Reform (Psychiatrie-Enquête) 497
Psychiatrische Einrichtungen 498ff.
– 12-Monats-Prävalenz 499
– Behandlungsbereiche 501
– forensische 500, 508
– gewaltfördernde Bedingungen 504
– geschlossene Station 500
– Mitarbeiter 500
– Patientenklientel 498
– Regelaufgaben 501
– Regeldienst 501
– Versorgungsarten 498
Psychiatrische Pflege 501
– allgemeine Pflege 502
– Anamnese 505
– gruppenbezogene Behandlung 502
– Kostenträger 506
– somatische Pflege 502
– Therapie- und Arbeitsbesprechungen 503
– Ziele 501
Psychologe 480
psychopathologischer Befund 505
Psychosomatik 16
psychosoziale Phänomene 160
PTCA (▶ Perkutane transluminale Koronarangioplastie) 446, 454
Pulmonaliskatheter 453
Pulsoxymetrie 419
Punktion 333
– des Shunts 437

Q

Qualität 114ff.
– Definition 114
– Messkriterien 115
Qualitative Forschung 101
Qualitätsebene 115
– emotionale 115
– gesellschaftliche 115
– sachbezogene 115

Qualitätsförderung 121
– Instrumente 122
– pflegerische 121
– traditionelle 121
Qualitätsmanagement 116ff., 466
– Fremdbewertung 119
– Selbstbewertung 118
Qualitätssicherung 119, 372, 539
Qualitätssystem 118
Qualitätsverständnis 114
Qualitätszirkel 123
– Instrumente 123
Quantitative Forschung 101

R

Radioisotope 314
Radiologie 309
radiologische Untersuchungen 313
– Aufgaben der Pflegenden 313
Radionuklide 314
Radiopharmaka 314
Rasur, präoperative 279
Reaktionsmuster, menschliche 37
Realitätsorientierungshilfe (ROH) 533, 539
Realitätsorientierungstraining (ROT) 538
Reanimation 422
Reanimationsteam 393
Rechtsfähigkeit 518
Rechtsherzkatheterisierung 453
Rechtsherzsondierung 454
Rechtschutzversicherung 141
Redon-Drainage 288
Reduktionismus 161
Regionalanästhesie 277, 403, 407
Rehabilitation (▶ Rehabilitative Einrichtungen) 476
– Beantragung der 490
– berufliche 477
– geriatrische 486, 539
– medizinische 477
– pädiatrische 483
– psychiatrische 481, 486

– stationäre 478, 490
– teilstationäre 478
Rehabilitations-Angleichungsgesetz 490
Rehabilitationsziele 486f.
Rehabilitative Einrichtungen 202, 476
– ambulante 477
– Mitarbeiter 478f.
– Berufsgruppen 478
– biopsychosoziales Modell der 477
– Forderungen 487
– Innere Medizin 484
– Kostenträger 490
– Neurologie 484
– Onkologie 485
– Orthopädie 485
– Psychosomatik 486
– psychosoziale 477
– schulisch-pädagogische 477
– Sucht 486
Rektosigmoidoskopie 317
Rektoskopie 317, 359
Reliabilität 101
Ressourcen 17, 38, 39, 60, 229
Ressourcenanalyse 532
Restitutio ad integrum 487
Restitutio ad optimum 487
Richten eines sterilen Tisches 386
Risikofaktoren 204f., 258
Risikofaktorenmodell 204
Risiko-Pflegediagnose 74
Riva-Rocci 418
Rizzo Parse, Rosemarie 93
Robinson-Drainage 288
Rogers, Carl 12, 162
Rogers, Martha E. 90, 164
Rollenübernahme 167
Rollenverhalten 159, 167, 255
– Rolle als Fremder 168
– Rolle als Lehrender 169
– Rolle als Unterstützender 168
Röntgenkontrastmittel (▶ Kontrastmittel) 311
– Nebenwirkungen 312
– negative 312
– – Kohlendioxid 311
– – Luft 3111
– – Sauerstoff 312

– positive 311
– – Barium 311
– – Jod 311
Röntgenkontrolle 388
Röntgenleeraufnahme 310
Röntgenuntersuchung 309
Röntgenverordnung 316, 363, 456
Roper, Nancy 37, 93
Rückenschmerzen 241
rückenschonende Hebe- und Tragetechniken 228
Rückgriffsrecht 146
Ruhe-EKG 332

S

Saaleinteilung 395
Sauerbruch, Ernst Ferdinand 429
Salutogenese 16, 207, 229
– Kohärenzgefühl 17
– Widerstandsfähigkeit 17
SARS 237
Sauerstoffkonzentration 425
Saunders, Cicely 546, 556
Säugling 510
Schlüsselqualifikationen 27, 561
Schmerzambulanz 407
Schmerzen, postoperative 283, 284
Schmerzlinderung 399
Schmerztherapie 407
Schmutzwäsche 238
Schockraum 342
Schonhaltung 279
Schröck, Ruth 5
Schulkinder 511
Schulung (▶ Patientenedukation; Edukation) 211ff., 219, 438
Schutzkleidung 238
Schweigepflicht 52, 348
Schweizer Wegeleitung 138f.
Schwerbehindertengesetz 491
Schwerkraft 179
Schwester Callista Roy 91
Sekundärprävention 206
Sekundenkapazität (FEV) 331

Selbstbeobachtung 262
Selbstbestimmungsrecht 348, 428
Selbstbewusstsein 233
Selbstbild 255
Selbsteinschätzung 225
Selbstkontrolle, kindliche 195
Selbstpflege (▶ Eigenschutz) 111
Selbstpflegerfordernisse (SPE) 37
Selbstprüfungspflicht 151, 408
Selbstschutz (▶ Eigenschutz) 226
Selbstsicherheit 233
Selbstversorgung 4, 39, 214
Semmelweis, Ignaz 378
Service Wohnen 528
Shunt 433, 438
– Selbstpunktion des 439
– Punktion 437
– Punktionsprozess 438
Shunttraining 439
Sicherungsaufklärung 440
Sigmoidoskopie 359
SIMV (▶ Synchronized Intermittent Mandatory Ventilation)
Sittlichkeit 172
Smith, K. U. 180
Sonden 283
Sones 454
Sonographie 309, 310
Sorgerecht 518
Sorgfaltsmaßstab 140
– objektiver 140
– subjektiver 141
Sorgfaltspflicht 139, 234
Sorgfaltspflichtverletzung 140, 145, 146, 148
– Vermeidbarkeit 141
– Vorhersehbarkeit 141
– Zumutbarkeit 141
Sozialarbeiter 481
Sozialgesetzbuch XI (SGB XI) 119f., 137
Sozialgesetzbuch V (SGB V) 138
Sozialstation 463
Sperrbereich 316
Spezialambulanzen 340
Spinalanästhesie (SPA; ▶ Anästhesie) 404
Spiroergometrie 331
Spirometrie 330

Spontanatmung 422
Sporentest 373
Sprachkompetenz 215
Sprachtherapeut 479
Springer 387
Spritzentablett 324
St. Christopher's Hospiz 546
Standardmonitoring 395, 397
Standardpflegepläne 44
Standards 43 (▶ Pflegestandard)
Stand-by-Anästhesie 406
Standesethik 23
Steinschnittlage 359
Stellenanzeigen 568
Stenosen 362
Stent 362, 454
Stentimplantation 362
Sterilgut 371
– Lagerungsdauer 372
Sterilisation 239
Sterilisationsabteilung (▶ Zentralsterilisation) 368
– dezentrale 368
– zentrale 368
Sterilisationsverfahren 368
Sterilisator 370
Stichprobengröße 101
Strafgesetz 137
Strafrecht 145, 146
Strahlenbelastung 314, 457
Strahlenschutz 316, 456
Strahlenschutzkurs 363
Strahlenschutzverordnung 363
Strahlensterilisation 376
Strahlentherapie 315
– ionisierende Strahlen 315
– nichtionisierende Strahlen 315
Stress 253
Stressoren 227
Strukturqualität 115
Studiengänge in der Pflege 9, 579
Stuhlausscheidung 286
Stuhlverhalt, postoperativ 286
Subarachnoidalraum 404
subjektive Daten 65, 263
Supervision 231f.
Swain, Mary Ann P. 94
Swan-Ganz-Katheter 453

Sympathie 256
Symptome bei Pflegediagnosen 64
Synchronized Intermittent Mandatory Ventilation (SIMV) 427
Syndrom-Pflegediagnose 74
Systemtheorie 163, 174
Szintigraphie 314

T

Tageskliniken 464
Tagespflege 529
Tagespflegeeinrichtungen 463
Tarifverträge 136
Taubheit 489
Taxonomie 77
Team, therapeutisches 8, 478
Teamarbeit 563
Teilzeit- und Befristungsgesetz 138
Tertiärprävention 206
Testament 348
Theoretiker
– Bedürfnis- 94
– ergebnisorientierte 95
– humanistische 95
– Interaktions- 95
Theorieentwicklung in der Pflege 86
– Ausbildungsphase 86
– Begriffsentwicklung 87
– Fachgebietsdefinition 87
– Forschungsphase 86
– philosophischen Analysen und Debatten 87
– Praxisphase 86
– situationsspezifischen Theorien 87
– Syntax 87
– Theoriephase 86
Theorien mittlerer Reichweite 87
Therapie
– ärztliche 308
– pflegerische 308
Thorakoskopie 317
Thromboseprophylaxe 278, 399, 421
Tidalvolumen 425
Tiefenpsychologie 162

Tierney, Alison J. 93
Tiffeneau-Test 331
Titerbestimmung 328
Tomlin, Evelyn M. 94
Tomographie 310
Totale intravenöse Anästhesie (TIVA) 402
Total Quality Management (TQM) 116
Tracheotomie 423
Transfusion, autologe (cell saver) 395
Transfusionsgesetz 137, 441
Transport des Intensivpatienten 420
Transsudat 333
Travelbee, Joyce 90

U

Übereinkommen über die Rechte des Kindes 519
Überfürsorglichkeit 27
Übergabe 292, 344
Übernahmegespräch 281
Übernahmeverschulden 151
Übertragbarkeit 102
Überwachung 260, 397, 416
– apparative 417f.
– klinische 416
Überwachungsbereich 316, 457
Überwachungsprotokoll 345
Überwachung des Intensivpatienten 416
Ulkusblutungen 363
Ultrafiltrationsrate (UFR) 434
Ultraschall 310
– Ultraschallwellen 310
Umfeld 12
– soziales 12
– soziokulturelles 13
Umgebung 187, 191, 192, 194
– anpassen 194
UN-Kinderkonvention 519
Unfallambulanz 340
Unfallverhütungsbericht 240
Unfallverhütungsvorschriften 138, 238, 240, 304

Unterlassungsbegehen 147
Unterstützung 230
Untersuchung 250
– körperliche 77, 265
– pflegerische 263
– Dokumentation 263
– Ergebniskontrolle 263
– Überprüfung 263
Untersuchungsmethoden, pflegerische 265ff.
Unverträglichkeitsreaktionen 312
UQM (Umfassendes Qualitäts-Management) 116
Urinausscheidung, postoperativ 283

V

Vakuumtest 372
Vakuumverfahren, fraktioniertes 373
Validation 489, 539
Validität 101
Ventrikulographie 454
Verantwortung 142
– Verantwortungsrahmen 142
Verdachtsdiagnose 64
Verhaltenskybernetik 178
Verhaltensprävention 206
Verhaltenssystem 164
Verhaltenstherapie 490
Verhältnisprävention 207
Verlegung 516
Venendruck, zentraler 419
– Messung 419
Venenkatheter, zentraler 422
Verbandwechsel, postoperativer 287
Verrichtungsgehilfen 146
Versorgungsangebote für Senioren 525
Versorgungsauftrag 347
Versorgungspfade, klinische 213
Verständigungsproblem 341
Vertrauensgrundsatz 144, 408, 427
– horizontaler 144
– vertikaler 144
Videobronchoskop, flexibles 361
Videoendoskop 356, 357

Vigilanz 282
Vitalkapazität (VC) 331
Vorbehaltsaufgaben 135, 136
Vorbildfunktion 233
Vormundschaftsgericht (VG) 540
Vorsatz 140, 146
Vorschulkinder 511
Vorsorgevollmacht 429, 540

W

Wahrnehmung (Beobachtung) 250ff.
– optische 252
Wahrnehmungsgesetze 252
Wahrnehmungsmöglichkeiten 251
Wahrnehmungssystem 225
Wandschienensystem 415
Warm-Touch 387
Watson, Jean 92
Watson, John B. 162
Weaningphase 423
Weisungsberechtigung 408
Weiterbildungen für Pflegeberufe 578
Weltgesundheitsorganisation (WHO) 14, 209
Werte, universelle 171
Widerstandsressourcen 230
Wiedenbach, Ernestine 89
Wiederherstellung
– größtmögliche 487
– vollständige 487
Wittneben, Karin 98
Wohngemeinschaften 464
Wunddrainagen 287
Wundverband 283
Wundverschlussmaterial 288
Wundversorgung 346

Z

Zderad, Loretta T. 92
Zeichen, bei Pflegediagnosen 64

Zeitdruck 228
Zeitprobentechnik 261
Zentralsterilisation 368ff.
– Mitarbeiter 368
– reine Seite 368, 370
– unreine Seite 368, 369
Zertifizierung 118
Ziele von Pflege (Pflegeziele) 5
Zimmerpflege 128
Zivilrecht 145
ZVD (▶ Venendruck, zentraler)
Zwangseinweisung 506
Zwangsmaßnahmen 504
Zwischenspringer 387
Zystoskopie 317